新世纪全国高等中医药院校七年制规划教材

中医医家学说及学术思想史

主　编　严世芸（上海中医药大学）
副主编　颜　新（上海中医药大学）
　　　　薛益明（南京中医药大学）
主　审　朱伟常（上海中医药大学）
　　　　周崇仁（上海中医药大学）

中国中医药出版社·北京

图书在版编目（CIP）数据

中医医家学说及学术思想史/严世芸主编．—北京：
中国中医药出版社，2005.12（2015.5重印）
新世纪全国高等中医药院校七年制规划教材
ISBN 7－80156－576－2

Ⅰ．中…　Ⅱ．严…　Ⅲ．①中医学—中医学院—教材②中国医药学—医学史—中医学院—教材
Ⅳ．R22②R－092

中国版本图书馆CIP数据核字（2004）第136186号

中国中医药出版社出版
北京市朝阳区北三环东路28号易亨大厦16层
邮政编码：100013
传真：64405750
北京泰锐印刷有限责任公司印刷
各地新华书店经销
*
开本　850×1168　1/16　印张35.25　字数827千字
2005年12月第1版　2015年5月第4次印刷
书　号：ISBN 7－80156－576－2/R·576
*
定价：42.00元
网址　WWW.CPTCM.COM

社长热线　010 64405720
购书热线：010 64065415　010 84042153

全国高等中医药专业教材建设

专家指导委员会

前　言

“新世纪全国高等中医药院校七年制规划教材”，是高等中医药院校成立七年制以来第一版规划教材，是依据教育部《关于“十五”期间普通高等教育教材建设与改革的意见》精神，在教育部、国家中医药管理局宏观指导下，由全国中医药高等教育学会主办，全国设有七年制的高等中医药院校为主联合编写。第一批规划教材计18种，均为七年制各专业（各培养方向）必修的主干课程。包括：《中医古汉语基础》《中医哲学基础》《中医基础理论》《中医诊断学》《中医医家学说及学术思想史》《临床中药学》《方剂学》《中医内科学》《中医外科学》《中医妇科学》《中医儿科学》《中医骨伤科学》《针灸学》《内经学》《伤寒论》《温病学》《金匮要略》《中医养生康复学》。

本套规划教材系统总结了中医药七年制教育和教材建设的经验，根据七年制教学和学生素质特点，在吸取历版五年制教材成功经验的基础上，立足改革，更新观念，勇于探索，在继承传统理论基础上，择优吸收现代研究成果，拓宽思路，开阔视野；在注重“三基”教育的同时，注意启迪学生的思维；在“宽基础”的基本原则下，注意实践能力的培养。

本规划教材采用了“政府指导，学会主办，院校联办，出版社协办”的运作机制。教育部和国家中医药管理局有关部门、有关领导始终关注、关心本规划教材，及时予以指导；全国高等中医药专业教材建设专家指导委员会予以全程指导和质量监控，从教材规划、主编遴选、教学大纲和编写大纲审定、教材质量的最后审查，都进行了严肃认真的工作，严格把关，确保教材高质量，为培养新世纪中医药高级人才、为培养新一代名医奠定坚实的基础。

需要特别提出的是全国各高等中医药院校，尤其是设立七年制的中医药院校，在本规划教材编写中积极支持、积极参与，起到了主体作用；中国中医药出版社积极协办，从编校、设计、印装质量方面严格要求、注重质量，使本教材出版质量得以保证。各高等中医药院校和中国中医药出版社还在经费方面予以支持，为教材编写提供了保障。在此一并致谢！

由于编写中医药七年制教材尚属首次，本规划教材又在继承的基础上进行了一定力度的改革与创新，所以在探索的过程中难免有不足之处，甚或错漏之处，敬请各教学单位、各位教学人员在使用中发现问题及时提出，以便我们及时修改，不断提高质量。谨此致以衷心感谢！

全国中医药高等教育学会
全国高等中医药教材建设研究会
2004年6月

《中医医家学说及学术思想史》编委会

主　　编　严世芸（上海中医药大学）

副 主 编　颜　新（上海中医药大学）
　　　　　薛益明（南京中医药大学）

常务编委（以姓氏笔画为序）
刘桂荣（山东中医药大学）
严世芸（上海中医药大学）
李永谦（湖北中医学院）
李孝刚（上海中医药大学）
俞欣玮（浙江中医学院）
秦玉龙（天津中医学院）
彭建中（北京中医药大学）
颜　新（上海中医药大学）
薛益明（南京中医药大学）

编　　委（以姓氏笔画为序）
任春荣（陕西中医学院）
刘桂荣（山东中医药大学）
刘景超（河南中医学院）
严世芸（上海中医药大学）
李永谦（湖北中医学院）
李孝刚（上海中医药大学）
李笑然（苏州大学）
林慧光（福建中医学院）
易法银（湖南中医学院）
俞欣玮（浙江中医学院）
秦玉龙（天津中医学院）
彭建中（北京中医药大学）
颜　新（上海中医药大学）
薛益明（南京中医药大学）

主　　审　朱伟常（上海中医药大学）
　　　　　周崇仁（上海中医药大学）

编写说明

中国医药学是世界现存医学中与自然、人文关系最为密切的一种，也是一门最富哲学思想的医学科学。中医药学之所以能始终保持其独特的风格，历百代而绵亘，其原因也正在于此。

自从《黄帝内经》《难经》《伤寒杂病论》和《神农本草经》等中医经典著作问世以后，其所点燃的不灭的中医学术思想之炬，照耀千载，历代医学家承先启后，传薪续焰，使中医学术不断发扬光大。

可以设想，如或没有以中华传统文化为载体的中医学术思想作为根本维系，那么，所谓中医也仅属一种“方术”而已。同样，如果不掌握中医学术思想，即使有一些神方妙药，也只如散系的项链，仅存零珠碎玑。

因之，了解并掌握历代医家的重要学说及学术经验，探究其学术思想，且从而进一步研究中医学术思想的形成、演变和发展，实是学习中医药学的一门重要课程。《中医医家学说及学术思想史》教材正是为此开创设置的，可以认为，本教材是《中医各家学说》教材的进一步深化和提高。

《中医医家学说及学术思想史》的教学目的是使学生在研习中医学各门课程的基础上，更为系统、全面地了解并掌握自先秦迄于清代的中医学术发展梗概、历代著名医学家的学术理论和临床经验，以及主要学术流派对中医学术发展的贡献。

本教材供七年制中医专业教学用。为了保持有关课程设置的协调和教学内容的相关及延续性，教材的编写是“新世纪全国高等中医药院校规划教材”《中医各家学说》的深化和提高，与《中医各家学说》相比，则更强调了学术思想的形成、演变、发展及影响，更突出了学术发展的脉络原委。希望对七年制学生认识“传统”，启迪思维，会有更多的裨益。

沿着历史的轨迹，本教材大体分先秦两汉、魏晋南北朝、隋唐、宋金元及明清等五部分。系统介绍各历史时期中医学术思想的发展概况及其影响，并重点选择在医学理论和临床证治方面有重要建树的医学家，阐述其学术思想和临床经验。

教材后附《历代医家著作年表》，选辑了先秦以迄清代重要的医家论著，从学术著作方面展示中医学术发展的概况，以便于读者查考。

本教材的编写由主编负责，编委会集体讨论，分工编写，再行集体审定而完成的。李明同志为协助编写辛勤工作，特此为志。编写时力求在继承的基础上进行一定的改革和创新，不足之处在所难免，敬请学者及时提出宝贵意见，以便修订提高，使之更臻完善。

《中医医家学说及学术思想史》编委会

2005 年 10 月

目　录

第一章　先秦、两汉医学

——中医学术思想的起源与医学理论体系的形成

中医学术思想和学术理论的产生，初始于春秋时期，但远溯其源，则上系于夏、商、周（西周）三代。文化是随社会生产力、社会经济的发展而发展的。夏代是奴隶社会的开端，农业生产工具虽然以石器为主，但已有骨器、蚌器和木质工具，并已开始进入青铜器时代。夏代有“昆吾作陶”、“仪狄造酒”的传说，出土成组的陶制酒器和铜爵，说明随着农业生产的发展，产品有了剩余，这与医药卫生有一定的关系。

甲骨文是刻在龟甲兽骨上的一种古老文字，是利用龟甲、兽骨占卜吉凶时篆刻的卜辞和与占卜有关的文字。甲骨文最初出土于河南安阳小屯村的殷墟。在殷墟卜辞中，有不少关于医学的记载。当时的巫医掌握着医术，所以古代的“医”字写作“毉”。伊尹创制汤液的传说也在这一时期。

殷人早已发明了历法，他们以“十天干”、“十二地支”轮配纪日，并有了明确的季节、时间观念和五方的空间观念。

西周的社会生产力更有提高，已是一个农业繁盛、手工业发展的社会，是我国奴隶社会发展到极盛和开始衰落的转折时期。周平王四十九年（公元前722年）至周敬王三十九年（公元前481年），是历史上所称的“春秋时代”（相当于鲁国编年史《春秋》的始末之年），是我国奴隶社会的衰落时期。其时列国兼并，周室逐渐式微。战国之始，政治上出现了重大变局，继“三家分晋”之后，战国七雄进行了长期的所谓“合纵”与“连横”的斗争。公元前221年，秦始皇统一中国，建立了中央集权制，统一了度量衡、货币、法律、文字、车轨、服装、历法等，使社会经济政治发生了剧烈变化，并引起和促进了社会文化的发展，与此同时，秦王朝对人民实行了残暴的经济剥削和政治压迫，公元前207年，秦王朝覆灭。

战国（公元前475年~前221年）是封建社会的初期，社会制度正经历着巨大的历史性变革，以宗族制度为基础的生产关系受到以家族制度为基础的生产关系的冲击。奴隶制度逐渐解体，新兴的地主阶级兴起。两个阶级进行了长期激烈的斗争，包括军事、政治、思想、经济诸方面。以后封建制度占据了社会主导地位，推动了当时生产力的发展与提高，生产迅速发展、经济形态剧烈变动、学术思想活跃，出现了代表不同阶级、层次利益和要求的各种学术流派，后人统称为“诸子百家”，并围绕着天人关系、尚贤与尚亲、礼法制度、名实关系、古今关系等问题展开了激烈争论，其学术的争鸣就是历史上的“百家争鸣”。汉初司马谈将其分为阴阳、儒、道、墨、名、法六个学派，《汉书·艺文志》又把先秦之学分为儒、道、法、阴阳、名、墨、纵横、杂、农、小说十家。这一时期，是我国古代历史上学术思想最为活跃的时期。当时的自然及人文科学，如天文学、地理学、光学、力学、历史学、文学等也都有进步。在医学方面，也出现了医和、医缓、医竘、扁鹊、文挚等名医。这时，医学理论也渐成系统，出现了不少重要的著作，包括《黄帝内经》中的许多内容。

在奴隶社会里，人们的宗教思想和自然观发生了很大变化，对自然和祖先的崇拜，已被宇宙间至高无上的神——天帝所代替。到了春秋时期，社会政治的剧变，导致了对天命、鬼神说的动摇，产生了具有朴素唯物主义和辩证思想的五行说和阴阳八卦说。

秦始皇为了消灭旧贵族的文化思想，曾有焚书坑儒的举动，所幸医药学、天文、历书等未被焚毁，而由吕不韦主编的《吕氏春秋》则保存了先秦诸家的重要学术资料。

公元前202年，西汉王朝建立。汉初农业和冶铁、纺织、陶瓷等手工业已相当发达，商业繁荣，民众生活改善，社会比较安定，史称“文景之治”。在政治经济方面，基本上是所谓“汉承秦制”，但当时的统治思想特点是采取了学术思想形式，如在汉初，提倡“清静无为”、“恬淡寡欲”的“黄老之术”，但实际上是“内法外道”；武帝即位后，“罢黜百家，独尊儒术”，其实是“内法外儒”。当时的重要哲学著作《淮南子》，以道家为主，杂糅各家，使道家的“道”更接近于一元论的唯气论。至于西汉儒学，其特点是将阴阳家和儒家学说结合起来，董仲舒鼓吹“天人合一”，刘向大谈“天人感应”。该哲学体系认为，天是最高的神，而由阴阳五行支配着世界，阴阳消长形成四时，四时配合五方而成五行，五行顺相生，逆相胜，整个世界的运动是阴阳五行的运动。汉儒的这种政治哲学与医家的医学理论有本质上的区别，但同样用阴阳五行说作为说理工具，则是其一致之处。另外，在当时完成的《黄帝内经》中，也明显地存在“天人合一”说影响的痕迹。

西汉自然科学的进步十分明显，首先是天文学，到了汉代，关于天体已有盖天说、宣夜说、浑天说三家之说。最早的盖天说记载于《大戴礼记·天圆篇》，认为天圆而地方，这在《内经》中亦存其说；郄萌记宣夜说，以为天穹无质，高远无极，青冥色黑，非有体也。日月星辰，浮空行止，皆须气焉。七曜皆东行，日日行一度，月日行十三度，迟疾任性，不附天体。东汉张衡《浑天仪图注》记浑天说要点为：“浑天如鸡子，天体圆如弹丸，地如鸡中黄，孤居于内，天大而地小，天表里有水，天之包地，犹壳之裹黄。天地各乘气而立，载水而浮。周天三百六十五度四分度之一，又中分之，则一百八十二度八分之五覆地上，一百八十二度八分之五绕地下。天转如车毂之运也，周旋无端，其形浑浑，故曰浑天”。同时，历法、数学较之先秦也有很大进步。此外，当时的数学专著《九章算术》在世界上也居于先进地位。其时张骞出使西域，对扩展药物的范围有很大贡献。

西汉后期，政治黑暗，民生疾苦。公元25年，刘秀接帝位，定都洛阳，史称“东汉”。东汉早期，社会经济得到恢复和发展，尤其是造纸术的改进和推广，有利于科学文化知识的传播。东汉末年，宦官和外戚集团的斗争尖锐，农民起义爆发，东汉王朝名存实亡，逐渐形成了曹操、刘备、孙权三国鼎立之势，进入了历史上的三国时期。

东汉的政治文化，是西汉的继续和发展。当时的科学文化成就是很可观的，如在哲学上，两汉之间有桓谭的《新论》（佚）和《形神论》。其后，出现了唯物主义哲学家王充的《论衡》。王充在自然观上根据当时的科学知识，第一次提出了明确、完整的气的一元论，把一切现象都看作气的运动。他对天命鬼神等唯心主义观点进行了批驳，发挥先秦以来关于

"精"、"气"的唯物主义自然观，并提出无鬼论和神灭论的观点，论述了精神与肉体的关系。在科学技术方面，也有不少成就，杰出的科学家张衡，指出日有光，月无光，月食是地体掩蔽的结果，并制造浑天仪模拟星辰运动，制地动仪测地震，制候风仪测天气。对日食、月食、地震、地裂、山崩、水涌、暴风雨等自然现象，都作了比较科学的解释，而历法也有重要的改进。这些都与医学的发展有重要的关系。

由于军事和文化经济方面的对外交流，在东汉时期有不少外域药物，如薏苡、羚羊角、苏合香等相继传入了中国。薏苡是马援从交阯传入的，《后汉书·马援传》载："初，援在交阯，常饵薏苡实，用能轻身省欲，以胜瘴气。方薏苡实大，援欲以为种，军还，载之一车，时人以为南土珍怪，权贵皆望之"。《后汉书·冉駹夷传》还记载"有灵羊，可疗毒"；《大秦国传》谓"合会诸香煎其汁，以苏合"，名苏合香。后来薏苡、羚羊角等药物被载入《神农本草经》中。

东汉的医学成就，较为突出的是临床医学的进步。其时，除《难经》《神农本草经》成书外，张仲景还撰写了《伤寒杂病论》。名医华佗的医术在当时与仲景媲美，故《晋书·本传·释劝论》有"华佗存精于独识，仲景垂妙于定方"之称。华氏擅长外科，首先使用了麻醉剂，《后汉书》本传说："若病发结于内，针药所不能及者，乃令先酒服麻沸散，既醉无所觉，因刳破腹背，抽割积聚；若在胃肠，则断截湔洗，除去疾秽，既而缝合，敷以神膏，四五日创愈，一月之间皆平复"。华佗的著作虽然未能传世，但仲景的《伤寒杂病论》确立了中医学临床辨证论治的理论体系，对后世医学的发展，产生了极为深远的影响。

总之，先秦和两汉的哲学思想和科学技术的进步，对中医学术理论的形成，具有重要作用。

第一节　中医学术理论的起源

一、哲学与医理的结合

哲学是世界观，它研究的是自然、社会和人类思维的一般规律，即所谓"究天人之际，通古今之变"的一种根本观点和方法。

任何一门学科的建立和发展，都离不开哲学。因之，恩格斯曾说："不管自然科学家采取什么样的态度，他们还是得受哲学的支配。问题只在于：他们是愿意受某种坏的时髦哲学的支配，还是愿意受一种建立在通晓思维的历史和成就的基础上的理论思维的支配"（《马克思恩格斯全集》第二十卷）。所谓受"理论思维的支配"，也就是说任何学科必然采用一定的认识方法，因为"如果一个自然科学的理论，没有认识论作为依据，是站不住脚的"（爱因斯坦），而这种认识方法的性质，则对其所产生的理论的特点和实质起着决定性的作用。

我国古代，有着相当发达的理论思维和高水平的哲学。在自然科学与哲学尚未明显分开的当时，正由于科学家们具有这种古代东方的特殊思维方式，因而创造了我国古代的科学理论。

古代的医学家也不例外，他们在研究人体运动规律的时候，受到了当时哲学观点和方法论的深刻影响，把阴阳、五行、精气神等哲学概念与医学知识熔为一体，使之成为中医学的重要概念，并从而形成了古代的中医理论。

（一）阴阳学说对医学的渗透

1. 阴阳学说的产生与发展

阴阳是中国传统文化的重要范畴。“阴阳”的产生，由来古远。《春秋内事》说，“伏羲氏定天地，分阴阳”。《淮南子·说林训》又有“黄帝生阴阳”之说。

阴阳的原始含义是用于表达日光的向背，古代先民们在“日出而作，日落而息”的生活和劳动实践中观察到日光照射的不同变化，由此产生了“阴阳”的概念。嗣后，阴阳的含义逐渐引申、类比，使自然界所有相对应的万物或现象都被归为阴和阳两个方面，此时的阴阳，已成为一个抽象的概念，概括了自然界具有相对性的万物或现象。

“阴阳”与“八卦”的关系十分密切。古人生活在自然界中，通过对天地、风雷、水火、山泽等自然现象以及对人类本身的长期观察，将所得的观念进行了概括，于是便产生了“八卦”，正如《周易·系辞下》所说：“古者庖羲氏之王天下也，仰则观象于天，俯则观法于地，观鸟兽之文与地之宜，近取诸身，远取诸物，于是始作八卦，以通神明之德，以类万物之情”，道出了“八卦”产生的现实基础。当然，所谓“庖羲氏”作八卦，仅属一种传说，如果从历史学角度而论，则大抵在殷、周之际，早已形成了原始的“八卦”：乾（☰，象天）；坤（☷，象地）；震（☳，象雷）；巽（☴，象风）；坎（☵，象水）；离（☲，象火）；艮（☶，象山）；兑（☱，象泽）。

“八卦”所体现的是相对的四类事物，其中天地的对立是最基本的，次则为雷风，为水火、为山泽。依此类比，则鸟兽有牝牡，草木有雄雌，人类有男女……万类虽殊而皆有对立的现象。如将其进行高度的概括，则阴（– –）、阳（–）的对立，为宇宙间的根本对立。由此可见，“八卦”的基本观念是朴素唯物主义的，其剖析、推衍事物的过程则富于朴素辩证法思维。它的作用在于“以通神明之德，以类万物之情”，而阴阳所代表的对立却是无穷无尽的，所谓“阴阳者，数之可十，推之可百，数之可千，推之可万，万之大不可胜数，然其要一也”。（《素问·阴阳离合论》）是自然界和人类社会一切现象的最初根源。

到了西周，特别是春秋时期，一些思想较为开明的祝、宗、卜、史之类的人物，以及某些贵族，他们对天道、人事发表了一些新见解，从而成为先秦诸子的思想先驱。首先，他们在生产和自然知识发展的基础上，进一步发展了原始的阴阳学说。他们以阴阳的变化来解释一些自然现象，《国语·周语上》载，幽王二年（公元前780年），伯阳父说，“夫天地之气，不失其序，若过其序，民乱之也。阳伏而不能出，阴迫而不能蒸，于是有地震”。他确认天地之气的运行有一定的秩序，而以天地间阴阳二气的失调来解释地震。此时，正相当《周易》著作的年代，然而春秋时的易筮，还没有以阴阳来作解说的。《庄子·天下篇》：“易以道阴阳”，当在阴阳说流行之时，即战国中晚期。这是由于以阴阳说“易”十分自然，“易”的爻画分阴阳两类，故阴阳说很快为易学家所接受。战国晚期的阴阳学说，有魏襄王（公元前317年～前277年）墓的竹书《易繇·阴阳卦》以及《阴阳说》。战国末至西汉中叶，由儒生经师所作的《易传》，对阴阳更有发挥。《易传》认为阴阳二气是自然的根源，而统一于道，“一阴一阳之谓道；阴阳不测之谓神”（《系辞》）。又说：“乾，阳物也；坤，阴物也，阴阳合德而刚柔有体，以体天地之撰，以通神明之德”。《易传》以阴阳刚柔的变化统一来说明一切，这是从乾（☰）坤（☷）发展来的，这种思想比《易经》前进了一步。

值得重视的是大约活动于公元前571年（周灵王元年）~公元前477年（周敬王卒年，以后即为六国时代）这百年间的老子，他对阴阳也有重要的论说。《道德经》说：“道生一，一生二，二生三，三生万物，万物负阴而抱阳，冲气以为和”。《庄子·田子方篇》记载，老子对孔子谈到“至阴肃肃，至阳赫赫，肃肃出乎天，赫赫发乎地，两者交通成和，而万物生焉”。最早注解老子之说的是《淮南子》，其言曰：“道始于一，一而不生，故分为阴阳。阴阳合和而万物生，故曰‘一生二，二生三，三生万物’，又曰‘天不发其阴，则万物不生；地不发其阳，则万物不成”（《天文训》）。又说：“夫精神者，所受于天也，而形体者所禀于地也，故曰一生二，二生三，三生万物”（《精神训》）。总之，老子认为道始于一，一者元气，元气分为阴阳，互相推荡，故曰“一生二”。阴阳相合，又出现了矛盾的统一，故曰“二生三”。阴阳一气，相争相合，散为万殊，故曰“三生万物”。一气包含着阴阳，所以由气所化之任何事物亦必包含着阴阳，故曰“万物负阴而抱阳”。积阴则沉，积阳则飞，阴阳相接，乃能成和，故曰“冲气以为和”。

事实上，阴阳学说是道家、儒家等都感兴趣的，他们以此研究宇宙起源、生物演化。《孔子家语》记载：“子夏问于孔子曰：‘尝闻易之生人及万物、鸟兽昆虫，各有奇偶，气分不同。而凡人莫知其情，唯达德者能原其本焉。天一、地二、人三……故人十月而生，其余各从其类矣。鸟鱼生阴而属于阳，故皆卵生。是以至阴主牝，至阳主牡。敢问其然乎？’孔子曰：‘然，吾昔闻老聃，亦如汝之言’”（《执辔篇》）。由于论阴阳者日众，所以在先秦时期，阴阳家已列为九流之一。而以阴阳家著称的孔伋、孟轲本身为儒家。《汉书·艺文志》著录有阴阳家二十一家，三百六十九篇。其学包括阴阳、四时、八位、十二度、廿四时等数度之学和五德终始的五行之说。

秦、汉的学者上承旧说，主张宇宙间万象的本体出于阴阳。《吕氏春秋》谓：“万物所出，造于太一，化于阴阳”（《大乐》）；“凡人物者，阴阳之化也；阴阳者，造乎天而成者也”（《知分》）。《淮南子·天文训》也说：“天地以设，分而为阴阳，阳生于阴，阴生于阳，阴阳相错，四维乃通，或死或万物乃成，蚑行喙息，莫贵于人”。又说：“道始于虚霩，虚霩生宇宙，宇宙生气，气有汉垠，清阳者薄靡而为天，重浊者滞凝而为地……天地之袭精为阴阳，阴阳之专精为四时，四时之散精为万物”。同书《泰族训》并认为“天地四时，非生万物也，神明接，阴阳和，而万物生之”。《淮南子》的论述，实把道家学说和阴阳家之说混为一体。在两汉时代，阴阳家之说曾获得优势，其貌袭儒家，而实质上仍本于道家的自然说。但在武帝时，董仲舒更发挥天人合一说，认为天能干预人事，人的行为也能感应上天，自然界的灾异和祥瑞表示着天对人们的谴责和嘉奖，作为他建立封建神学体系的基础。西汉末王莽托言符命，东汉初光武奉行图谶，于是阴阳家一变而为图谶纬书的言论，所以受到了王充《论衡》的批判。

阴阳学说也是古代医家所十分重视的。晚近，哲学界有人认为“《黄帝内经》把我国古代唯物主义推上了一个高峰，构成从荀况、韩非到王充、范缜之间的一个重要发展环节”（《哲学研究》1978，7：57）。具体而言，可以认为《内经》在阴阳学说方面的发展是极为重要的。

2. 阴阳学说的要点

阴阳学说认为，两种事物有阴阳属性的存在，并按照其相互之间的发展规律运动着。阴阳运动的规律，大致有对立统一、动静升降、互根依存和剥复转变等四个方面，正如《吕氏春秋·大乐》所说：“太一出两仪，两仪出阴阳，阴阳变化，一上一下，合而成章。浑浑沌沌，离则复合，合则复离，是谓天常。天地车轮，终则复始，极则复反，莫不咸当”。

（1）对立统一

《老子》曾论述对立统一，其言曰：“有无相生，难易相成，长短相形，高下相倾，音声相和，前后相随”。这种相反相成的原理，贯穿于老子哲学体系。其所谓有无、难易、长短、高下等，实皆不离于阴阳。后来庄子谈到生命的对立统一，曰：“方生方死，方死方生”，实说明了新陈代谢的对立统一规律。任何事物，不仅有内在矛盾，还有外在矛盾，所以事物之间常呈现相反相成之局，或相因相轧之势，故庄子说：“阴阳相照，相益相治；四时相代，相生相杀，欲恶去就，于是桥起；雌雄片合，于是庸有，安危相易，祸福相生。缓急相摩，聚散以成”（《庄子·则阳篇》）。《素问·阴阳应象大论》也论述了这一问题，曰：“积阳为天，积阴为地。阴静阳躁，阳生阴长，阳杀阴藏。阳化气，阴成形”。天地、静躁、生长杀藏、化气成形，彼此虽有矛盾，却是相反相成。但这种矛盾的统一，并非阴阳的绝对平均，而是在不同条件下的阴阳调和。所谓“和者，阴阳调……生之与成，必得和之精……阴阳相接，乃能成和”（《淮南子·汜沦训》）。

（2）动静升降

动静升降，是阴阳的运动形式。阳动阴静，阳升阴降；动而复静，静而复动；升已而降，降已而升，如此维系着永恒的运动。《素问》论述天地阴阳之气的动静升降说，“清阳上天，浊阴归地。是故天地之动静，神明为之纲纪，故能以生长收藏，终而复始”；“清阳为天，浊阴为地。地气上为云，天气下为雨，雨出地气，云出天气”（《素问·阴阳应象大论》）。此外，又说：“升已而降，降者谓天；降已而升，升者谓地。天气下降，气流于地；地气上升，气腾于天。故高下相召，升降相因，而变作矣”（《素问·六微旨大论》）。这种上下升降，周而复始的状况，先秦阴阳家称为“圜道”。《吕氏春秋》有《圜道》篇，认为“精气一上一下，圜周复杂，无所稽留，故曰圜道……日夜一周，圜道也，精行四时，一上一下各与遇，圜道也；物动则萌，萌而生，生而长，长而大，大而成，成乃衰，衰乃杀，杀乃藏，圜道也”。可见《素问·阴阳应象大论》所说的“阳生阴长，阳杀阴藏”原属于动静升降之圜道。

（3）互根依存

相对的双方互为影响，相互关联，这就是阴阳的相互依存，即阴中有阳，阳中有阴。《文子·微明篇》说:“阳中有阴,阴中有阳,万事尽然,不可胜明”。《淮南子·说林训》所谓；“水中有火，火中有水”，与之相同。这种阴阳的相互依存关系，儒家又称“阴阳互根”，如唐·王冰注《素问·四气调神大论》“夫四时阴阳者，万物之根本也，所以圣人春夏养阳，秋冬养阴，以从其根”，所以说：“阳气根于阴，阴气根于阳，无阴则阳无以生，无阳则阴无以化”。

（4）剥复转变

老子认为，天下之物无成而不毁，天下之动无往而不复，故曰：“万物并作，吾以观其复。凡物芸芸，各复归其根”。后庄子予以发挥，谓：“无动而不复，穷则反，终则始，其分也成也，其成也毁也。始终相反无端，往复之际不可穷”。说明宇宙间的事物尽在往复变化之中。《易》论阴阳的转变，则曰剥极则复，由䷖反而为䷗。《易传》说，“反复其道，七日来复，天行也”（《彖上传》），指出阴阳的剥复转变是一种自然规律。由于这种规律，使事物不断发展更新。物极必反，剥极必复，《易·系辞下传》以为其意义在于“穷则变，变则通，通则久”。由物极必反，又可推出对立转化这一法则，盖一切事物自身包含着矛盾，既有其正，又有其反，在一定条件下可互相转化，故老子说，“祸兮福之所倚，福兮祸之所伏。孰知其极？其无正，正复为奇，善复为妖”。推而广之，任何对立的统一体，在一定的条件下均可互相转化。《素问·阴阳应象大论》所说的“寒极生热，热极生寒”，“重寒则热，重热则寒……故重阴必阳，重阳必阴”，以及《灵枢·论疾诊尺》所论的“四时之变，寒暑之胜，重阴必阳，重阳必阴……寒生热，热生寒，此阴阳之变化也”，正是指这种阴阳剥复转变的现象。

3．阴阳学说与医学的结合

古代医家把阴阳学说密切地结合到医学领域中来，把它延伸、演绎为医学专业的内容，这在有关生理、病理、诊断、治疗等各个方面体现了出来。在《黄帝内经素问》八十一篇中，就有四十五篇论及阴阳，其内容至为丰富。现举例如下。

（1）阴阳和生理

《素问·金匮真言论》指出：人体内外脏腑，均可以阴阳属性概括之，“夫言人之阴阳，则外为阳，内为阴；言人身之阴阳，则背为阳，腹为阴；言人身之脏腑中阴阳，则脏者为阴，腑者为阳，肝、心、脾、肺、肾五脏皆为阴，胃、胆、大肠、小肠、膀胱、三焦六腑皆为阳”，所谓“人生有形，不离阴阳”（《素问·宝命全形论》）。同时，人身的精气、营卫、气血，亦皆分属于阴阳。以表里而言其作用是“阴者藏精而起亟也，阳者卫外而为固也”（《素问·生气通天论》）。

《素问·阴阳应象大论》还有“清阳出上窍，浊阴出下窍；清阳发腠理，浊阴走五藏；清阳实四支，浊阴归六府”的论述，也是生理方面的重要内容。

在正常生理状态时，阴阳保持着相对的平衡，“凡阴阳之要，阳密乃固……阴平阳秘，精神乃治”（《素问·生气通天论》）。

此外，由于阴阳之气各有多少，故又有三阴三阳之分，即太阳、阳明、少阳；太阴、少阴、厥阴。以之与脏腑相配，则（手）太阳小肠、阳明大肠、少阳三焦；（手）太阴肺、少阴心、厥阴心包。（足）太阳膀胱、少阳胆、阳明胃；（足）少阴肾、太阴脾、厥阴肝。

（2）阴阳和病理

古人认为，凡疾病的产生，总属阴阳失调，故《内经》说：“阴胜则阳病，阳胜则阴病。阳胜则热，阴胜则寒”（《素问·阴阳应象大论》）。

“阳胜则热”的情况是“腠理闭，喘粗为之俛仰，汗不出而热，齿干以烦冤腹满死，能冬不能夏”。

“阴胜则寒”的情况是“身寒汗出，身常清，数栗而寒，寒则厥，厥则腹满死”，这就是所谓“阴阳更胜之变”的病态。

《素问·调经论》还对阳虚外寒、阴虚内热、阳盛外热、阴盛内寒的病机作了重要讨论：“帝曰：‘经言阳虚则外寒，阴虚则内热，阳盛则外热，阴盛则内寒，余已闻之矣，不知其所由然也’。岐伯曰：‘阳受气于上焦，以温皮肤分肉之间。今寒气在外，则上焦不通，上焦不通，则寒气独留于外，故寒栗’。帝曰：‘阴虚生内热奈何?’岐伯曰：‘有所劳倦，形气衰少，谷气不盛，上焦不行，下脘不通，胃气热，热气熏胸中，故内热’。帝曰：‘阳盛生外热奈何?’岐伯曰：‘上焦不通，则皮肤致密，腠理闭塞，玄府不通，卫气不能泄越，故外热’。帝曰：‘阴盛生内寒奈何?’岐伯曰：‘寒气积于胸中而不泻，不泻则温气去，寒独留，则血凝泣，凝则脉不通，其脉盛大以涩，故中寒’”。由此可见，阳虚、阴虚、阳盛、阴盛，实代表着各种复杂的病机变化。

《内经》论病机，凡归咎于阴阳失调者难以胜数。如论“狂”及“九窍不通”说：“阴不胜其阳，则脉流薄疾，并乃狂；阳不胜其阴，则五藏气争，九窍不通”（《素问·生气通天论》）。倘若阴阳的偏胜达到极端之后，则又转化为“重寒则热，重热则寒”（《素问·阴阳应象大论》）的状况，在临床上表现为“真寒假热”和“真热假寒”之证，如《素问·至真要大论》所说的“诸禁鼓栗，如丧神守，皆属于火”，即属真热假寒之象。

（3）阴阳和诊断

古代医家强调诊断疾病必明阴阳，认为“诊不知阴阳逆从之理，此治之一失也”（《素问·征四失论》）。所发明的望、闻、问、切“四诊”之法，即在于通过直觉以诊断疾病的性质、部位及预后情况，其首务是分辨阴阳，故《素问·阴阳应象大论》说：“善诊者察色按脉，先别阴阳”。阴阳之辨，对于切脉尤为重要，所谓“微妙在脉，不可不察，察之有纪，从阴阳始”（《素问·脉要精微论》）。

《素问·阴阳别论》对脉的阴阳论述说：“脉有阴阳，知阳者知阴，知阴者知阳……所谓阴阳者，去者为阴，至者为阳；静者为阴，动者为阳；迟者为阴，数者为阳”。当然，其余脉象可以依此类推，而分属于阴阳。

对于疾病的具体诊断，同样联系到阴阳。如“病在阳则热而脉躁，在阴则寒而脉静”（《素问·疟论》）。又如“关格”，“阴气太盛，则阳气不能荣也，故曰关；阳气太盛，则阴气弗能荣也，故曰格；阴阳俱盛，不能相荣，故曰关格。关格者，不得尽期而死也”（《灵枢·脉度》）。

至于脉象阴阳的逆从问题，对于诊断尤为重要。《灵枢·动输》指出：“阳病而阳脉小者为逆；阴病而阴脉大者为逆，故阴阳俱静俱动，若引绳相倾者病。”也有“脉从而病反”的情况，其诊，“脉至而从，按之不鼓，诸阳皆然”；“诸阴之反……脉至而从，按之鼓甚而盛也”（《素问·至真要大论》）。阳病见阳脉，脉至而从，如浮洪滑大之类，本皆阳脉，但按之不鼓，指下无力，便非真阳之候，不可误认为阳，而属似阳非阳的假热，如格阳之证，是为脉病相反的情况。同样，阴病见阴脉，脉至而从，若虽细小而按之鼓甚有力者，这是似阴非阴的假寒证，故诊病必求其本。

（4）阴阳和治疗

阴阳学说既已用于解释生理、病理和诊断，也必然作为治疗学的重要依据。在治疗学中，阴阳之所指是很广的，如内外、上下、左右、精气、邪正、寒热等等。《素问·至真要大论》说："谨察阴阳所在而调之，以平为期"；又说："调气之方，必别阴阳，定其中外，各守其乡。内者内治，外者外治，微者调之，其次平之，盛者夺之，汗之下之，寒热温凉，衰之以属，随其攸利"，无不根据阴阳病变之所在而治之。

在治法上，无论针灸、药物，都在于调治阴阳，所谓"阳病治阴，阴病治阳"（《素问·阴阳应象大论》），"调其阴阳，不足则补，有余则泻"（《素问·骨空论》）。然而阴阳的虚实补泻，还有先后之别，"阴盛而阳虚，先补其阳，后泻其阴而和之；阴虚而阳盛，先补其阴，后泻其阳而和之"（《灵枢·终始》）。其实是指扶正为先，祛邪在后的一种治疗方法。

针刺法调治阴阳，《素问·标本病传论》有"凡刺之方，必别阴阳"之说。其具体方法很多，如"善用针者，从阴引阳，从阳引阴，以右治左，以左治右"（《素问·阴阳应象大论》）；"络满经虚，灸阴刺阳；经满络虚，刺阴灸阳"（《素问·通评虚实论》）；"形有余则泻其阳经，不足则补其阳络"（《素问·调经论》）。

药物治疗，也是运用药物的阴阳之性，发挥其四气、五味的各种具体作用。《素问·阴阳应象大论》说："阳为气，阴为味"；"味厚者阴，薄为阴之阳；气厚者为阳，薄为阳之阴"；"气味辛甘发散为阳，酸苦涌泄为阴"；《素问·至真要大论》又说："咸味涌泄为阴，淡味渗泄为阳"，同时还论述了"五味阴阳之用"，认为"辛甘发散为阳，酸苦涌泄为阴，咸味涌泄为阴，淡味渗泄为阳。六者或收或散，或缓或急，或燥或润，或耎或坚，以所利而行之，调其气使其平也"。说明若能掌握药物的阴阳之性，在具体运用时，各因其利而行之，就能达到调气使平的治疗效果。

（二）五行学说与医学相结合

1. 五行学说的产生及其发展

"在神权动摇的时代，学者不满足于万物为神所创造的那种陈腐的观念，故而有无神论出现，有太一、阴阳等新观念产生。对这种新的观念，犹嫌其笼统，还要分析入微，还要更具体化一点，于是便有原始原子说的金、木、水、火、土的五行出现。万物的构成，求之这些实质的五个大元素，这思想应该是一大进步"。以上是郭沫若《十批判书》论原始五行说的产生及其评价。虽然五行说未必能达到所谓"原子说"的高度，但这种朴素的唯物主义哲学观点，确实在一定程度上解释了客观世界的多样性和它的内在联系问题。

"五行"观念建立甚早，《史记·历书》有"黄帝建五行，起五部"的传说。对于"五行"具体内容的最早记载，则出于托名殷人箕子所作的《尚书·周书·洪范》。《洪范》记述周武王克殷之后，问箕子以天道，箕子论"天地之大法"共九项，称为"洪范九畴"。尽管据考《洪范》的著作年代在战国之末，构成"九畴"体系恐也在春秋之后，但《洪范》的原始思想起源于殷代，这是确然可信的。

"九畴"的第一项："五行，一曰水，二曰火，三曰木，四曰金，五曰土。水曰润下，火曰炎上，木曰曲直，金曰从革，土爰稼穑。润下作咸，炎上作苦，曲直作酸，从革作辛，稼穑作甘”，描摹了古人日用的五种物质的性质及其作用。

同时，《尚书·大传》还记载周武王伐纣时，师至殷郊，士卒作歌：“孜孜无息！水火者，百姓之所饮食也；金木者，百姓之所兴生也；土者，万物之所资生，是为人用”。在对“五行”的朴素歌唱中，渐露出土生万物之意。

值得注意的是，《洪范》还把五行配四时五方，认为春多东风，草木生，相木；夏多南风，天气热，相火；秋多西风，天风肃杀，相金；冬多北风，天气寒凉，相水；土居中央，能生万物。这是对四时五方自然现象的摹拟。《洪范》还将“五行”附会“五事”，以为人君之貌“与木为类”、言“与金为类”、视“与火为类”、听“与水为类”、思“与土为类”。这种对事物的认识和归纳方法，即《礼记·学记》所说的“古之学者，比物丑类”，亦即《韩非子》所称的“连类比物”。显然，《洪范》的认识和归类有其牵强附会之处，如将“五行”附会“五事”，实是秦、汉以后风靡一时的“天人感应说”的渊源所在。但更多的则是通过“连类比物”，将四时、五方，以及其他自然界事物组成五行结构。这种理论，对春秋战国时期的农业、物候以及医学等均有重要的影响。

到了西周之末，郑国史伯与郑桓公议论西周形势时，也谈到了五行调和而成百物的问题，说：“夫和实生物，同则不继，以他平他调之和，故能丰长而物归之。若以同稗同，尽乃异矣。故先王以土与金、木、水、火等成百物”，同时还指出“声一无听，物一无文，味一无果，物一不讲”（《国语·郑语》），有了五音、五味、五色的调和，然后产生各种音乐、滋味和颜色。更进一步《国语·鲁语》还提出了“地之五行，所以生殖也”的观点。

大约在春秋时代，用五行解释事物成败已很流行。《孔子家语》载，季康子问于孔子，孔子曰：“昔丘也闻诸老聃曰，天有五行，水、火、金、木、土，分时化育，以成万物”。《左传》还谈到五行的相胜之说，“火胜金，故弗克”（《左传·昭公三十一年》），“水胜火，伐姜则可”（《左传·哀公九年》）。

战国时，在齐国形成的阴阳学派，将《周易》所论的“阴阳”与《洪范》所论的“五行”合而言之。著名的学者有驺忌、驺衍、驺奭，人称“三驺子”，而以驺衍为最。《史记》说他“深观阴阳消息而作怪迂之变，《终始》《大圣》之篇十余万言，其语闳大不经，必先验小物，推而大之，至于无垠”。其《五德终始》竟然进一步以五行相胜解释朝代的更替，成为一种历史哲学，故其唯心成分不言而喻。

除此以外，《管子》的《四时》和《水地》篇中，也保留有阴阳家的一些观点，如《四时》说：“阴阳者，天地之大理也；四时者，阴阳之大经也”，并把五行与五方四时配合：“东方曰星，其时曰春，其气曰风，风生木与骨……南方曰日，其时曰夏，其气曰阳，阳生火与气……中央曰土，土德实辅四时入出，以风雨节土益力……西方曰辰，其时曰秋，其气曰阴，阴生金与甲……北方曰月，其时曰冬，其气曰寒，寒生水与血”。《水地》提出了地和水是万物本源的观点，说：“地者，万物之本原，诸生之根菀……水者，地之血气，如筋脉之通流者也，”又说：“人，水也，男女精气合，而水流形”。表明了土生万物，而生命离不开水的观点。

如上所说，可见随着五行说的发展，其内容逐渐充实，由对五种日用物质的性状、作用的认识，而日渐产生了“土生万物”、“水流成形”、“和实生物”、“五行相胜”等观念。并且，还通过“连类比物”，把日月星辰、四时五方以及人与动植物等一系列自然界中的事物纳入了五行结构。

2. 五行学说渗入医学

自从阴阳家之说流行后，五行观念支配了一般人的思想，认为这是当时最合理、最系统的学说。以致驺衍的历史哲学又一变而为儒家的政治哲学。而像《吕氏春秋》《礼记·月令》，则又将其推广为文化哲学，同时，五行学说也渗入了医学。

如《吕氏春秋》十二纪认为：春季，其日甲乙，其虫鳞，其音角，其味酸，其臭羶，载青旗，食麦与羊，其日立春，盛德在木。夏季，其日丙丁，其虫羽，其音徵，其味苦，其臭焦，载赤旗，食菽与鸡，其日立夏，盛德在火。秋季，其日庚辛，其虫毛，其音商，其味辛，其臭腥，载白旗，食麻与犬，其日立秋，盛德在金。冬季，其日壬癸，其虫介，其音羽，其味咸，其臭朽，载玄旗，食黍与彘，其日立冬，盛德在水。这些内容，在《灵枢·顺气一日分为四时》中也有所反映。此外，类似者在《素问·金匮真言论》中亦有所载，并联系了医学，如说：东风生于春，南风生于夏，西风生于秋，北风生于冬，中央为土。东方青色，其味酸，其类草木，其畜鸡，其谷麦，其应四时，上为岁星，是以春气在头也，其音角，其臭臊。南方赤色，其味苦，其类火，其畜羊，其谷黍，其应四时，上为荧惑星，是以知病之在脉也，其音徵，其臭焦。中央黄色，其味甘，其类土，其畜牛，其谷稷，其应四时，上为镇星，是以知病之在肉也，其音宫，其臭香。西方白色，其味辛，其类金，其畜马，其谷稻，其应四时，上为太白星，是以知病之在皮毛也，其音商，其臭腥。北方黑色，其味咸，其类水，其畜彘，其谷豆，其应四时，上为辰星，是以知病之在骨也，其音羽，其臭腐。同时，《素问·阴阳应象大论》还说：东方生风，风生木，在色为苍；南方生热，热生火，在色为赤；中央生湿，湿生土，在色为黄；西方生燥，燥生金，在色为白；北方生寒，寒生水，在色为黑。

由此可见，古人把五行视作宇宙间的普遍规律，认为万物运动随四时周而复始。在这一认识基础上，又综合了当时的天文、地理、物理、生物等知识，以四时为中心，将五方、五色、五材、五味、五音、五星等联系起来，构成一个理论体系，以说明世界，而医学家则又开始将其与医理结合起来。

当然，在五行学说与医学结合的过程中，其初也有不同的说法，如《内经》对肺、肝两脏的属性，归为肺金、肝木，但《淮南子》所载之旧说却是肺木、肝金（《精神训》）。又《内经》以肝胆为表里，同属于木，而《淮南子·精神训》注作“胆，金也”。关于五脏与诸窍的配合，又有“肺主目、肾主鼻、胆主口、肝主耳，外为表而内为里”（《精神训》）之说，显然与《内经》有异。再如，《管子·水地篇》论人的形成说，“男女精气合而水流行。三月如咀，咀者何？曰五味。五味者何？曰五脏：酸主脾，咸主肺，辛主肾，苦主肝，甘主心。五脏之具，而后生肉：脾生膈，肺生骨，肾生脑，肝生革，心生肉。五肉已具，而后发为九窍：脾发为鼻，肝发为目，肾发为耳，肺发为窍，五月而成，十月而生”。其说法又有不同。这反映了五行学说运用于医学的早期情况。待《内经》成书，五行与五脏的配合才基本上固定并统一起来，而且有了更系统的论述，如《素问·金匮真言论》说：“东方青色，入通于肝，开窍于目，藏精于肝，其病发惊骇”；“南方赤色，入通于心，开窍于耳，藏精于心，故病在五藏”；“中央黄色，入通于脾，开窍于口，藏精于脾，故病在舌本”；“西方白色，入通于肺，开窍于鼻，藏精于肺，故病在背”；“北方黑色，入通于肾，开窍于二阴，藏精于肾，故病在溪”。

《素问·宣明五气》还以五行学说为核心，论述了五味所入、五气所病、五精所并、五脏所恶、五脏化液、五味所禁、五病所发、五邪所乱、五邪所见、五脏所藏、五脏所主、五劳所伤、五脉应象等一系列问题。

事实上在《内经》中，无论生理、病理、诊断、治疗各方面，无不渗透着五行学说的精神。如《素问·玉机真藏论》论病机传变，有“五藏受气于其所生，传之于其所胜，气舍于其所生，死于其所不胜”之论；《素问·脉要精微论》论色脉说：“从阴阳始……从五行生”，并认为“声合五音，色合五行，脉合阴阳”；又《素问·藏气法时论》论诊治说：“合人形以法四时五行而治，何如而从，何如而逆……五行者，金、木、水、火、土也，更贵更贱，以知死生，以决成败，而定五藏之气，间甚之时，死生之期也”。然而不可否认，《内经》以五行来说明五脏特性，用五行生胜解释五脏的生理、病理关系，有一定的牵强之处，甚至不免有所矛盾，这是当时的历史条件所决定的。

3. 五行学说的要点

简论之，五行学说的主要内容，大致包括生克胜复、相乘相侮等方面。

(1) 生克胜复　与阴阳理论一样，古人对五行的认识，着眼于事物的矛盾作用及其运动变化。

五行学说认为，五行结构中每一行都与其他四者发生一定关系，相生和相胜是最基本的。相生者，包括“生我”与“我生”；相胜者，包括“我胜”与“胜我”。

五行相生规律是“水生木，木生火，火生土，土生金，金生水”。

五行相胜规律是“木胜土，土胜水，水胜火，火胜金，金胜木”（《淮南子·天文训》)。《素问·宝命全形论》也有“木得金而伐，火得水而灭，土得木而达，金得火而缺，水得土而绝，万物皆然，不可胜竭”的形象描述。无论相生或相胜，皆本于自然之物性。

在五行中，一旦出现任何一行的过亢，即产生“胜气”，“胜气”又会招致“复气”的抵御，所谓“有胜之气，其必来复”（《素问·至真要大论》)，而且“微者复微，甚者复甚，气之常也”(《素问·五常政大论》)。同时《素问·至真要大论》还指出：“胜至则复，复已而胜，不复则害”，说明生克胜复的规律，使五行结构保持着动态平衡。这犹如《庄子》所说的，“夫天地专而为一……分而为五，反而合之，必中规矩”，“金、木、水、火、土，其势相离，其道相待”。

(2) 相乘相侮　若五行任何一行亢而无制，破坏了事物的正常运动，其情况有相乘、相侮两种。

相乘，即乘其亢盛之气而侵凌其所胜者。《素问·六节藏象论》说，“太过，则薄所不胜，而乘所胜也，命曰气淫”。其所指之太过者，即亢盛之气。如金假其亢盛之气而乘木；木假其亢盛之气而乘土；土假其亢盛之气而乘水；水假其亢盛之气而乘火；火假其亢盛之气而乘金。这些便是五行的相乘。其与相克的不同点在于，相克为正常之气而相互制约，相乘为亢盛之气而产生危害。

相侮，是凭其气之有余而反克其不胜者。如木气有余而反侮金，这是气有余而“侮所不胜”；另一方面，如金气衰，则木气相对有余而侮之，这就是“己所胜，轻而侮之”。《素问·五运行大论》说：“气有余，则制己所胜，而侮所不胜；其不及，则己所不胜侮而乘之，己所胜轻而侮之”，这是五行的相侮情况。

五行的相生相胜，相乘相侮，分别反映着“承制”和“亢害”，“承制”为常，包括生、克两方面；“亢害”为变，即无制之妄动，包括了相乘相侮。故《素问·六微旨大论》说：“亢则害，承乃制。制则生化，外列盛衰，害则败乱，生化大病”。《内经》的“亢害承制”学说颇为后世医家所重，如唐之王冰、金之刘完素、元之王履，以及明代张介宾，他们都各有发挥，其中张氏认为：“造化之机，不可无生，亦不可无制，无生则发育无由，无制则亢而为害”（《类经图翼》），是对有制之常与无制之变的精辟论述。

以上“五行”生克胜复、相乘相侮之理，在中医运气学说和生理、病理研究中被广泛运用。

（三）气、精、神生命观的确立

1. 先秦及汉代哲学中的气、精、神学说

气、精、神，是我国古代哲学中的重要问题。古代哲学家认为，气和精是物质的，它们相互转化，而为万物之本原；神是精气所表现，也指事物的玄妙变化。

气，古文本作“氣”。其概念原指天空的云气，《说文》：“氣，雲氣也”；也指呼吸气息，《礼记·祭义注》：“气，谓嘘吸出入者也”；又指天地之气，《国语·周语上》，“天地之气，不失其序”。

古人认为气是一种无形的存在，一切固体皆由气的凝结而成，万物由气化成，故气充满了形体，如《庄子·至乐》说，“察其始而本无生，非徒无生也，而本无形；非徒无形也，而本无气。杂乎芒芴之间变而有气，气变而有形，形变而有生”。《易纬·乾凿度》也说，“夫有形者生于无形，故太易者未见气也，太初者气之始也，太始者形之始也，太素者质之始也。气、形、质具而未分离，故曰浑沦”。《列子》的记载与之相似。这都说明有形之质皆生于气。《鹖冠子·秦录》开始以“元气”相称。又如《高氏小史》所说：“然则元气之始，自太初也”；何休《公羊传解诂》也以为“元者气也，无形以起，有形以分，造起天地，天地之始也”。各种气的概念最终统一、提升为“元气”，指产生和构成天地万物的原始物质或指阴阳二气混沌未分的实体。

古人在论气的时候，当然还涉及阴阳。老子所说的“一生二”，其中实寓有“一分为二”，由元气分出阴阳之理。即《淮南子》所说“一而不生，故分而为阴阳，阴阳合和而万物生”（《天文训》），故《庄子》早有“通天下一气耳”（《知北游》）的观点。

战国时道家认为万物都是一气变化而生，既然一切有形之物均本于气，故于人也无例外，“人之生也，气之聚也，聚则为生，散则为死”（《知北游》）《管子·心术》也说“气者，身之充也”。后战国晚期的荀况又提出“水火有气而无生……人有气有生”（《荀子·王制》）之说。直至汉代的王充，在《论衡》中还强调“人，物也，禀天地阴阳之气以生”，并比喻“气之生人，尤水之为冰也。水凝为冰，气凝为人”。其认识与先秦人实无二致。

精与气的关系是极其密切的。《易纬·乾凿度》指出："纯粹，精也"。《管子·内业》说："精也者，气之精也"。这是说"气之尤者，谓之精"（《管子》注），亦即精微之气。因之，往往有"精气"之称。

精气是化生万物（包括人类）的本原，《易·系辞》说："精气为物"，还说"男女构精，万物化生"。显然已提出了生殖之精的概念。

精气于人的作用，《管子》也有论述，以为"精存自生，其外安荣，内脏以为泉原，浩然和平，以气为渊，渊之不涸，四肢乃固，泉之不竭，九窍遂通"（《内业》）。王充更明确地指出了精气与生命、血脉及形体的关系，他说："人所以生者，精气也，死而精气灭。能为精气者，血脉也，人死血脉竭，竭而精气灭，灭而形体朽，朽而成灰土"（《论衡》）。这与医家之说都很相近。

古人在研究精气的同时，还涉及于"神"。哲学家所说的神，并非神灵，而是指事理玄妙，变化神奇之意，如《管子·内业》所说，"一物能化谓之神"；《易·系辞上》也说："阴阳不测之谓神"。其注云："神也者，变化之极，妙万物而为言，不可形诘者也"。对此，《荀子》的解释更为具体，他说："列星随旋，明暗递照，四时代御，阴阳大化，风雨博施，万物各得其和以生，各得其养以成，不见其事，而见其功，夫是之谓神"（《天论》），认为"神"是自然之力，造化之功。

2. 医学领域中的气、精、神说

气、精、神哲学思想对医学的影响不亚于阴阳五行，通过古代医家的进一步研究，其所论内容更加具体和系统。

《黄帝内经》诸篇先后著成于先秦和汉代，因此，万物由气而成，人亦由气而生的基本观点，自然与上述论说无异，如《素问·宝命全形论》说："天地合气，别为九野，分为四时……万物并至，不可胜量"，又说："人以天地之气生，四时之法成……天地合气，命之曰人"。

《内经》所论述的气，除阴阳之气外，还包括天地间的风、寒、暑、湿、燥、火之气，人体中的营卫之气，经络、脏腑之气，以及正气和邪气等等。《灵枢·刺节真邪论》曾将"真气"与"谷气"并称，认为"真气者所受于天，与谷气并而充身也"，说明呼吸之气与水谷之气是维持生命的两大物质来源。"气"在人体，除代表生命物质外，还表示着生理功能，如"上焦开发，宣五谷味，熏肤、充身、泽毛，若雾露之溉，是谓气"，其间，物质与运动是分不开的。

《素问·气交变大论》指出："善言气者，必彰于物"。说明了解了气及其运动，就能进一步认识万物。

关于气的运动，《素问》的论述颇为深刻，它谈到了气的敷布化散，出入升降。《素问·五常政大论》说："气始而生化，气散而有形，气布而蕃育，气终而象变，其致一也"；《素问·六微旨大论》说："气之升降，天地之更用也……升已而降，降者谓天；降已而升，升者谓地。天气下降，气流于地；地气上升，气腾于天。故高下相召，升降相因，而变作矣"。又说："出入废则神机化灭，升降息则气立孤危，故非出入则无以生长壮老已；非升降则无以生长化收藏"。说明动植物的生命本诸气之升降出入。此外《素问·六微旨大论》

还论述了气的胜复，“气有胜复，胜复之作，有德有化，有用有变”。凡此，反映医家对于气的运动，其认识达到了新的水平。

与“气”一样，“精”也是人身之本。《素问·金匮真言论》说：“夫精者，身之本也”《灵枢·经脉》谓：“人始生，先成精”，《灵枢·本神》也认为“故生之来，谓之精”。这就是后人所称的“先天之精”，其源来自五脏六腑，如《素问·上古天真论》所说：“肾者主水，受五藏六府之精而藏之”。五脏之精与“五藏之气”（《素问·五藏生成》）同时并存。《素问·金匮真言论》在论述“五藏应四时，各有收受”时谈到“藏精于肝”、“藏精于心”、“藏精于脾”、“藏精于肺”、“藏精于肾”的问题。

《吕氏春秋》论述了精气的运动，以为“精气一上一下，圜周复杂，无所稽留”（《圜道》）。精气的上下运动，促成了其相互转化。《素问·阴阳应象大论》说：“气归精……精化为气”。明·张介宾指出，“气归精，是气生精也……精化气，是精生气也，二者似乎相反，而不知此正精气互根之妙”（《类经·阴阳类》）。

正由于精和气的关系极其密切，故医家也常将它们合称为“精气”。然《内经》所论“精气”的具体涵义是很广泛的。它认为人之呼吸与“天地之精气”相通，“故呼则出，吸则入，天地之精气，其大数常出三入一”（《灵枢·五味》）。《素问·上古天真论》也说“呼吸精气”。此外，“精气”还包括“水谷之精气”（《灵枢·平人绝谷》）和脏腑之精气等，如《素问·厥论》说：“脾主为胃行其津液者也，胃不利则精气竭，精气竭则不营四末也”，又说：“以秋冬夺于所用……精气溢泻，邪气因从之而上也。”《素问·上古天真论》又有男子八八、女子七七而“精气皆竭”的论述。

对于“神”，先秦和汉代医家的认识是唯物的。《内经》有“拘于鬼神者不可与言至德”（《素问·五藏别论》）、“道无鬼神，独来独往”（《素问·宝命全形论》）之语。这在当时的历史环境中，是难能可贵的。

在“神”的问题上，古代医家受到哲学思想影响的痕迹十分明显，《素问·天元纪大论》“阴阳不测谓之神”，其说本于《系辞》。在此，“神”表示玄妙的变化，故有“玄生神”（《素问·六元正纪大论》）、“阴阳者，神明之府也”（《素问·阴阳应象大论》）的说法。医家推及生命体的产生，也具有阴阳变化的过程，这在当时是莫测的，因而《灵枢·本神》说，“故生之来谓之精，两精相搏谓之神”；《灵枢·决气》也说，“两神相持，合而成形”。又《灵枢·营卫生会》谓：“营卫者精气也，血者神气也”，这是说“血由化而赤，莫测其妙，故曰血者神气也”（《类经·经络类》）。

然而在一般概念上，“神”是指精神而言，故有“志意和则精神专直”（《灵枢·本藏》）、“怵惕思虑则伤神”（《灵枢·本神》）。

同时，“神”还意味着生命体的机能主宰。《素问·五常政大论》所说的“根于中者命曰神机，神去则机息”，即指此而言。此外，《灵枢》又将正气称为“神”，所谓“神者正气也”（《灵枢·九针十二原》）。

古人还认为神、魂、魄、意、志等概念，都可以“神”字总之，它们分居于五脏。所以《素问·宣明五气》论“五藏所藏”有“心藏神，肺藏魄，肝藏魂，脾藏意，肾藏志”之说，而这五脏又统称为“神藏”（《素问·三部九候论》）。从“心藏神”可知“神”与心的关系最为重要。《韩非子·内储说》称"君为神明";《淮南子》说:"或问神,曰:心;""故心者形之主也,而神者心之宝也"(《精神训》)。因而,医家也有"心者君主之官也,神明出焉"(《素问·灵兰秘典论》)及"心者,生之本,神之变也"(《素问·六节藏象论》)的说法。这种论述,反映当时对脑的功能尚缺乏完整的认识。

神与精、气的关系是难以分割的,所以常有"精神"、"神气"之称。古代医家认识到"神"由精气所生,精气是产生神的物质基础。《灵枢·天年》说:"黄帝曰:'何者为神?'岐伯曰:'血气已和,荣卫已通,五藏已成,神气舍心,魂魄毕具,乃成为人'"。《素问·六节藏象论》也谈到"神"的产生,以为"五味入口,藏于肠胃,味有所藏,以养五气,气和而生,津液相成,神乃自生"。分别从先、后天角度讨论了"神"的生成。除此以外《内经》还有不少篇章论述了这一问题,如《素问·八正神明论》说,"血气者,人之神,不可不谨养";《素问·生气通天论》说,"阳气者,精则养神";《灵枢·肠胃》说,"血脉和则精神乃居,故神者,水谷之精气也";《灵枢·营卫生会》说:"血者,神气也";《灵枢·本神》又认为"肝藏血,血舍魂;脾藏营,营舍意;心藏脉,脉舍神;肺藏气,气舍魂;肾藏精,精舍志"。无不反映了"神"由精气所生的唯物主义观点。

上述内容,说明中医学关于气、精、神的学说,不但受到哲学思想的影响,而且也是这种思想在医学领域中的具体深化。

后世的医家、养生家对气、精、神学说十分重视,他们的认识也有一定提高。晋·道成以精、气、神为人之"三宝",道家认为养生之道在于维护精、气、神,以达到"养生、积精、全神",延长寿命的目的。医家如金元时期的李东垣,他认为养生当以养气为本,持有"气乃神之祖,精乃气之子,气者精神之根蒂也"(《脾胃论·省言箴》)的观点。又如张介宾,则认为"先天之气,气化为精;后天之气,精化为气,精之与气,本自互生。精气既足,神自王矣。虽神由精气而生,然所以统驭精气而为运用之主者,则又在吾心之神。三者合一,可言道矣"(《类经·摄生类》),其对先、后天精气互生之理,以及精、气、神三者的关系,作了精辟的论述。

综上所述,道家关于宇宙起源的气精神学说和医学结合后,形成了医学理论上的气精神生命观,它对人体生命的产生及其生长、发育、衰老、死亡等一系列生理、病理理论,乃至养生、诊断、治疗等方面都起着主导作用,实际上已成为中医基本理论的核心,对中医学的发展有着极为重要和深远的影响。

(四)形神论与中医基本理论

1. 哲学上的形神论

与气、精、神学说关系至为密切的是形神论。古人早有形、神不可分割的认识,《荀子·天论》说:"形具而神成"。《汉书·司马迁传》也有对于形神关系的重要论述,认为"凡人之所生者神也,所托者形也","神者生之本,形者生之具","神形蚤衰,欲与天地长久,非所闻也",又说:"神大用则竭,形大劳则蔽,形神离则死,死者不可复生,离者不可复合,故圣人重之"。

哲学家在论述形神的时候,总是联系到医学问题,这在《淮南子》中尤为明显。《原道训》谈到了形、气、神三者的慎守问题，说："夫形者，生之舍也；气者，生之充也；神者，生之制也，一失位则二者伤矣，是故圣人使人各处其位、守其职而不得相干也。故夫形者非其所安也，而处之则废；气不当其所充而用之则泄；神非其所宜而行之则昧，此三者不可不慎守也……圣人将养其神，和弱其气，平夷其形"。同时，在《俶真训》中还指出："形伤于寒暑燥湿之虐者，形苑而神壮；神伤于喜怒思虑之患者，神尽而形有余"，若人"形系而神泄"，则不免于虚损之疾。

生于公元前24年（汉成帝阳朔二年）的桓谭，是一位著名哲学家，他的名著《新论》借火与烛的关系来比喻形神关系，认为："精神居形体，犹火与然烛矣"，有烛才有火，有形方有神。若人的形体保养得宜，则可能"堕齿复生，白发还黑，肌颜光泽"但到了寿命的极限最终仍不免于死。明者知此，故"不以自劳"，昧者妄求，"尽脂易烛之力"，故汲汲不息，以求长生不死。实则人与草木禽兽一般，"生之有长，长之有老，老之有死，若四时之代谢矣，而欲变易其性，求为异道，惑之不解者也"（《新论·形神篇》）。

桓谭的形神论，批判了当时的长生不死之妄说，在哲学史上是很有贡献的。后来到了南北朝时期，范缜又发表了《神灭论》，更加明确地指出："形者神之质，神者形之用"，认为形与神"名殊而体一"，"是非之虑"，以及"痛痒之知"，"总为一神。"而形的生和灭，是非生物与生物的普遍规律，人亦如此，形死，则神随而灭。范缜"形存则神存，形谢则神灭"的"形神相即"观点，把朴素唯物主义推进到了新的高度。

2. 医学中的形神说

在哲学研究的同时，先秦及汉代医家在医学角度上，对形神问题进行了探讨。他们认为摄生不慎必然损伤形、神，故养生和治病总不离治神和治形。因而《素问·上古天真论》说，必使"形与神俱"，方能尽终天年。《素问·宝命全形论》也认为医家必须懂得"治神"，并"知养身"（《黄帝内经太素》）作"知养形"）。其论曰："故针有悬布天下者五，黔首共余食，莫知之也。一曰治神，二曰知养身（形）……从"黔首"一词测知，这是秦代的医学文献。

在《内经》中，形与神主要表示机体与精神的关系。《素问·三部九候论》称与五志有关的五脏为"神藏"，即是与头角、耳目、口齿、胸中等四"形藏"相对而言。此外，形神还表示机体与功能，《素问·汤液醪醴论》说："嗜欲无穷，而尤患不止，精气弛坏，荣泣卫除，故神去之而病不愈也"；"神去之"则"神不使"，故虽用毒药攻其中，针艾治其外，"形弊血尽而功不立。"显然，这里的"神"是指机体功能而言。

"形伤于寒暑燥湿之虐者，形苑而神壮；神伤于喜怒思虑之患者，神尽而形有余"（《淮南子·俶真训》）。《内经》指出：形神二者，俱有有余不足之证。《素问·调经论》说："神有余有不足"，"形有余有不足"，"神有余不足何如……曰：神有余则笑不休；神不足则悲"，其治法，神有余则泻其小络之血，无中其大经，则"神气乃平"；神不足者，视其虚络，刺之无出其血，无泄其气，以调其经，"神气乃平"；又说："形有余不足奈何……曰：形有余则腹胀泾溲不利；不足则四支不用"。其治法，形有余则泻其阳经，不足则补其阳络。《素问·血气形志》还曾论述身形和神志苦乐为病及其治疗，谓："形乐志苦，病生于脉，治之以灸刺；形乐志乐，病生于肉，治之以针石；形苦志乐，病生于筋，治之以熨引；

形苦志苦，病生于咽嗌，治之以百药；形数惊恐，经络不通，病生于不仁，治之以按摩醪药，是谓五形志也”。认为形神的各种疾患，当施之于不同的治疗方法。

《内经》在论述针刺疗法时，还强调医者对病人的“以神制神”问题，认为这样能调动机体的正气，加强治疗效果。《素问·针解》说：“必正其神者，欲瞻病人之目制其神，令气易行也”。

《内经》甚至强调医者必知“粗守形，上守神”之理。《素问·八正神明论》曾有下述文字：“然夫子数言形与神。何谓形？何谓神？愿卒闻之。岐伯曰：‘请言形，形乎形，目冥冥，问其所病，索之于经，慧然在前，按之不得，不知其情，故曰形。’帝曰：何谓神？岐伯曰：‘请言神，神乎神，耳不闻，目明心开而志先，慧然独悟，口弗能言，俱视独见，适若昏，昭然独明，若风吹云，故曰神。三部九候为之原，九针之论不必存也’”。强调医者不必拘于九针之制，不能不懂经脉之诊，正如王冰所注：“以三部九候经脉为之本原，则可通神悟之妙用，若以九针之论佥议，则其旨惟博，其知弥远矣”。顾炎武曾以为《八正神明论》的文字，绝似《荀子·成相篇》风格。可见这些论述形神的医学韵文，本出于先秦之世。

重视形神，是中医学的特点之一。关于形、神的常与变，以及对形神的调整和恢复问题的研究，始终贯穿于生理、病理、诊断、治疗，以及养生等环节。可以认为《素问·四气调神大论》和明·张介宾的《治形论》，是“调神”、“治形”的代表作。

以上所述阴阳、五行、精气神等哲学思想对医学的渗透，是中医学术形成中的主流部分。然而不必讳言，在秦汉医学中也杂有一些机械唯心主义的内容，如西汉·董仲舒《春秋繁露·人副天数》有“是故人之身，首妢（坌）圆，象天容也；发，象星辰也；耳目戾戾，象日月也；鼻口呼吸，象风气也……足布而方，地形之象也”等说。《淮南子·精神训》也说：“故头之圆也象天，足以方也象地，天有四时五行九解三百六十六日，人亦有四支五藏九窍三百六十六节。天有风雨寒暑，人亦有取与喜怒。故胆为云、肺为气、肝为风、肾为雨、脾为雷，以与天地相参也”。如果稽诸《灵枢》，也有所谓“天圆地方，人头圆足方以应之。天有日月，人有两目；地有九州，人有九窍；天有风雨，人有喜怒；天有雷电，人有声音；天有四时，人有四肢；天有五音，人有五藏；天有六律、人有六府；天有冬夏，人有寒热；天有十日，人有手十指；辰有十二，人有足十指、茎、垂以应之……地有四时不生草，人有无子，此人与天地相应者也”（《灵枢·邪客》）。显然，与汉儒的人与天地相参说如同一辙。《灵枢·阴阳二十五人》还有所谓金形之人“清廉”；水形之人“戮死”以及“年忌”之说，在医理中搀入了唯心的无稽之谈。当然，对于汉代的五行纬说家的某些言论，医学家也曾进行过一定的改造并加以合理利用，如日人丹波元胤所指出的，《难经》中的“金生于巳，水生于申；泻南方火，补北方水之类，并是五行纬说家之言”（《中国医籍考》）。

二、自然科学技术对医学的影响

道家和阴阳家十分重视人与自然的关系，强调“人法自然”，如老子所说，“人法地，地法天，天法道，道法自然”。在其思想影响下，先秦时期的医家也主张“法天则地，合以天光”（《素问·八正神明论》）。因而，他们对人体的认识并不孤立，而是将其放在自然界的整体运动和广阔的动态平衡中加以研究。先秦医家在建立医学理论的过程中，也就必然运用了有关的各种自然科学技术，尤其像农业、物候、天文、历法以及冶金术等科学技术，对医学的渗透最大，因而使之达到了相当高度的理论水平。

（一）先秦时期的天文、历法和物候学

考古学表明，我国很早就进入了畜牧、农耕时代，即传说中的伏羲、神农之世。历史上，第一个朝代夏之时，农业已相当发达。由于人们在生活作息和生产劳动中观察到日月出没，列星旋天；经历着四季递更，草木荣枯，因之，像物候、天文、历法等观念逐渐随之而产生，而最终形成了各种有关学科。所以司马迁曾说：“自初生民以来，世主曷尝不历日月星辰？及至五家三代，绍而明之”（《史记》）。

据殷墟甲骨文考证，在距今约3200年的武丁时代，已将观察到的星命名“鸟”、“火”、“鹑”等作了记录。后又设置了专测“火”星、执行火政的官员“火正”。古农书《夏小正》还指出了初昏时斗柄的方向与时令的关系，这在《鹖冠子》中有更具体的记载：“斗柄指东，天下皆春；斗柄指南，天下皆夏；斗柄指西，天下皆秋；斗柄指北，天下皆冬”。

从西周经春秋战国，天文、历法的发展十分显著，《周礼·春官》记有“冯相氏，掌十有二岁，十有二月，十月二辰，十日，二十有八星之位，辨其叙事，以会天位”。《吕氏春秋》也说古代的太史“司天日月星期之行，宿离不忒”。周初的历法初具规模，当时已设置闰月，配合季节。《书经·尧典》说：“朞三百有六旬有六日，以闰月定四时成岁”，说明其时阴阳历已经并用。至迟在公元前7世纪，天文家用土圭测日影而确定了冬至点，称冬至为“日南至”。因而周代已能将含冬至日的十一月定为岁首。《孟子·离娄》谓“天之高也，星辰之远也，苟求其故，千岁之‘日至’，可坐而致也”，反映了当时推算“日至”的水平。

春秋中期，产生了历法方面的“三正论”。春秋末至战国初，又建立了十九年七闰之法，并得出了四分历术。其后，回归月与朔、望月长度也渐见明确。

春秋时期，也是世界上最早记录发现哈雷彗星的时期。《春秋·文公十四年》记秋七月“有星孛入于北斗”；《史记》根据古史所编的《六国年表》又载秦厉公十年（公元前467年）“彗星见”；又《左传·昭公十年》记“春王正月，有星出于婺女”，同时《竹书纪年》也说周景王十三年（公元前532年）“春有星出婺女”。以上所述，正是哈雷彗星连续出现的三次记录，其周期为76年。

在天文、历法中，凡叙昏旦中星，定月离日躔，述五星所在，立八正位置，以及记经星方位等，无不以二十八宿为依据。而二十八宿的成立则不晚于春秋中后期，这对天文、历法的发展具有重要的意义。《春秋》所记的“春王正月”，乃是周王室颁行统一历法的明证。

春秋末到战国初，进入了封建社会，随着周王室的衰微，诸侯国各自为政，天文专业人员流落各地。因而，各国在奉行周历法的同时，又颁行了自己的历法。司马迁所说“幽厉之后，周室微，故畴人子弟分散，或在诸夏，或在夷狄”，正是指这一史实。据记载，春秋末期出现的一批治天官、历谱之学的术数之士有郑稗灶、周苌弘、鲁梓慎等，是阴阳家的前驱。后齐国稷下学派中的阴阳家驺衍，也因善言天文，而被称为“谈天衍”。在战国之时，

各种四分历术已在各国试行。

公元前450年前后，魏国的天文学家曾进行过一次至少包括二十八宿距星在内的测定，其所得宿度，在《淮南子》和《汉书》中均有记载。这就是石申夫所著的《石氏星经》。这种较为精确的天文观测资料，说明了天文学的进一步发展。至于二十八宿的使用，在战国初期已很普遍。1978年湖北随县出土的战国初曾侯乙墓葬内的漆器（衣箱）上，用古篆绘写着一圈完整的二十八宿星名。这是公元前433年的实物明证。

从晚近出土文物，还可进一步获得战国和秦代的其他天文、历法资料。如根据山东临沂出土的汉·元光元年竹简《历书》，以及湖南马王堆帛书《五星占》，推论在秦初（公元前246年）创制了颛顼历，它在秦统一天下后，颁行全国。《五星占》记行星的运行，运用了"度"，如"秦始皇帝元年正月，岁星日行廿分，十二日而行一度"，并指出一度等于240分。秦始皇元年，中国尚未统一，故可判定"度"以及定周天为365又四分之一度是战国时代早已形成的成法。

战国时期还发现了赤极绕黄极旋转的事实。《吕氏春秋》说："极星与天俱游，而天极不移"，正是指地球的运动，一方面绕赤轴（地轴）自转，日夜一周，而赤极又绕黄极旋转，是谓"进动"。这是天文学上的又一重要成就。

先秦时期天文、历法的成就，是与当时相当成熟的冶铸青铜技术分不开的。在这种技术条件下，由土圭和壶漏的使用，发展到浑天仪和圆仪的发明和应用，完全是必然的。《春秋文耀钩》记："唐尧即位，羲和立浑仪"；《刘氏历》说："高阳造浑仪，黄帝为盖天，至舜则璇玑玉衡，以齐七政"。虽然其说出于托古，但正反映我国天文观测仪器的发明是很早的。

在天文、历法以及农业发展的同时，人们对物候的观察也很细致。古人以五日为一候，一年二十四节气，共七十二候。物候，是根据动物、植物或其他自然气象变化的征候说明节气变化，以作为农事活动的依据。其说初见于《逸周书》《吕氏春秋》《礼记·月令》及《淮南子·时则训》中，均有载述。现以《吕氏春秋》十二纪中仲春、仲夏、仲秋、仲冬月的内容为例。

仲春之月：始雨水，桃李华，苍鹏鸣，玄鸟至。是月也，日夜分，雷乃发声，始电，蛰虫咸动。

仲夏之月：螳螂生，鵙始鸣，反舌无声，农乃登黍。是月也，日长至，阴阳争，死生分，鹿角解，蝉始鸣，半夏生，木堇荣。

仲秋之月：凉风至，候鸟来，玄鸟归，群鸟养羞。是月也，日夜分，雷乃始收声，蛰虫俯户，杀气浸盛，阳气日衰，水始涸。

仲冬之月：冰益壮，地始坼，鹖鴠不鸣，虎始交。是月也，日短至，阴阳争，诸生荡，芸始生，荔挺出，蚯蚓结，麋角解，水泉动。

据其内容可知，春月为春阳布发生之令，夏月为夏气扬蕃秀之令，秋月为秋气正收敛之令，冬月为冬气正养藏之令，反映了春生夏长秋收冬藏的自然规律。相传周代的太史就是根据这种规律安排一年的农事的，如《礼记》所载："太史掌国之六典，正岁时以序事"。

（二）天文、历法、物候学对医学的影响

先秦医家具有丰富的天文、历法及物候学知识，他们将其与医学密切结合，作为医学理论的重要依据。如根据周天以测卫气营血在经脉中的循行；观察日月盈亏以究人体经络气血的虚实；根据四时八节气候变异以论“虚邪”之中伤；依照春生夏长秋收冬藏的自然规律强调人体必须顺应四时等等。这些都是中医学的重要问题，所谓“善言天者，必有验于人”（《素问·举痛论》）。

1. 昼夜变化与营卫循行

先秦医家认为，人身营卫之气的运行，是与日月之运、昼夜之变息息相关的。《内经》指出，营行脉中，卫行脉外，营周不休，五十而复大会，阴阳相贯，如环无端。《灵枢》论营卫的运行会合以为：“卫气行于阴二十五度，行于阳二十五度，分为昼夜。故气至阳而起，至阴而止……如是无已，与天地同纪”。该书还分别详述了营卫之气的运行之数，具见于《灵枢·五十营》《灵枢·卫气行》中。《灵枢·五十营》谓：“天周二十八宿，宿三十六分。人气行一周千八分，日行二十八宿。人经脉上下左右前后二十八脉，周身十六丈二尺，以应二十八宿。漏下百刻，以分昼夜。故人一呼脉再动，气行三寸；一吸脉亦再动，气行三寸，呼吸定息，气行六寸，十息气行六尺……气行十周于身，水下二十刻。日行五宿二十分，一万三千五百息。气行五十营于身，水下百刻，日行二十八宿，漏水皆尽，脉终矣”。这是营气五十营于身的情况。《灵枢·卫气行》又论述了卫气的运行与昼夜的关系，说：“天周二十八宿……房至毕为阳，昴至心为阴。阳主昼，阴主夜。故卫气之行，一日一夜五十周于身，昼日行于阳二十五周，夜行于阴二十五周……阳尽于阴，阴受气矣”。如以平旦为始，则水下一刻，人气在太阳，继而少阳、阳明，循环运行。水下二刻，人气又在太阳，此为卫气行于阳分六周，正半日之度。因而，产生于《灵枢》《素问》之前的古医籍《大要》说：“常以日之加于宿上也，人气在太阳。是故日行一舍，人气行三阳，行与阴分，常如是无已，天与地同纪”。如果卫气始入于阴，则从足少阴注于肾，相继注于肺、肝、脾，复注于肾，而为一周。这是古人论述营卫之气循行与日行二十八宿相应的情况。

2. 月廓盈虚与人体虚实

《列子》说：“一体之盈虚消息，皆通于天地，应于物类”（《周穆王篇》），这种人与自然息息相关的情况，在《淮南子》又称为“物类相动，本标相应”（《天文训》）或“同气相动”（《说山训》）。

物类相应的具体记载，见于《吕氏春秋》和《淮南子》。认为“月也者，群阴之本也。月望则蚌蛤实，群阴盈；月晦则蚌蛤虚，群阴亏”（《吕氏春秋·精通》）；“日者，阳之主，是故春夏则群兽除，日至而麋鹿解；月者，阴之宗也，是以月亏而鱼脑流，月死而蠃蛖膲”（《淮南子·天文训》）。这是通过天文和物候观察所得到的认识。

医学家把上述情况联系到人体。他们不仅认识到“天温日明，则人血淖液而卫气浮；天寒日阴，则人血凝泣而卫气沉”（《素问·八正神明论》），而且，更进一步发现日常月轮圆缺对人体气血、肌肉以及腠理开闭的影响。《灵枢·岁露》指出：“人与天地相参，与日月相应也，故月满则海水西盛，人血气积，肌肉充，皮肤致，毛发坚，腠理郄，烟垢着。当

是之时，虽遇贼风，其入浅不深。至其月郭空，则海水东盛，人气血虚，其卫气去，形独居，肌肉减，皮肤凝，腠理开，毛发残，膲理薄，烟垢落。当是之时，遇贼风则其入深，其病人也卒暴”。此外，《素问·八正神明论》也说：“月始生则血气始精，卫气始行；月郭满则血气实，肌肉坚；月郭空则肌肉减，经络虚，卫气去，形独居”。古人认为“月郭空”属于“天之虚”，对人的健康影响至关重要。这种发现，不仅具有特殊的生理学意义，而且对防病治病也有一定的价值。如在防病方面，告诫人们切莫“以身之虚而逢天之虚”（《素问·八正神明论》）。用针刺治疗，则应注意“天温则血易泻，气易行……是以天寒无刺，天温无疑，月生无泻，月满无补，月郭空无治”（《素问·八正神明论》）。这就是所谓“得时而调之”。如果违反上述原则，月生而泻，是谓“藏虚”；月满而补，则使血气扬溢，络有留血，称为“重实”，月郭空而治疗，则使阴阳相错，外虚内乱，称为“乱经”。

以上关于月郭盈虚与人体虚实补泻的关系问题，受到后世针灸学家的重视。元代名医朱丹溪在阐述“阳常有余，阴常不足”的时候，以为“人身之阴气，其消长视月之盈缺”（《格致余论·阳有余阴不足论》），乃本于《灵》《素》之学。

3. 四时八风与“虚邪”致病

《吕氏春秋》在载述正常气象、物候的同时，还指出了十二纪气象、物候的一些灾变，以及人们的发病情况。如说：孟春行夏令，则风雨不时，草木早槁；行秋令则民大疫，疾风暴雨数至，藜莠蓬蒿并兴；季春行夏令则民多疾疫，时雨不降，山陵不收；仲夏行秋令则草木零落，果实早成，民殃于疫；孟秋行夏令则多火灾，寒热不节，民多疟疾；仲冬行春令，则虫螟为败，水泉减竭，民多疾厉。

在一年之中，古人更重视四时八节，以及正月朔日的气候情况，认为“二至者，寒暑之极；二分者，阴阳之和；四立者。生长收藏之始，是为八节”（《周髀算经》注)。《左传》记载：“凡分、至、启、闭，必书云物，以备故也”（《僖五年》）。当时的天文家就是按时登上台观，观测八节的气候变化，并加以记录的。八节之气，应八方之风。凡正常的和风，称“八风”。《史记·律书》论“八风”，引用甘氏星经之说，太史公曰：“律历，天所以通五行八正之气，天所以成孰万物也”。《灵枢》也认为正常的八风有“长养万物”的作用。《吕氏春秋·有始》曾载八正之风的名称：东北炎风，东滔风，东南熏风，南巨风，西南凄风，西飂风，西北厉风，北寒风。《淮南子》所载略有不同。

1977年，安徽阜阳发掘汉初汝阴夏侯婴袭爵子夏侯灶之墓，在出土的三件天文星占仪器中，有一件太乙九宫占盘。这是公元前173年的遗物，用以进行占候。《灵枢》中有《九宫八风》一篇，记载了“八正之候”的具体方法：“太乙入徙，立于中宫，乃朝八风，以占吉凶”。即太乙从冬至日起，约每四十六日依次移居于叶蛰、天留、仓门、阴洛、天宫、玄委、新洛等宫，最后复归叶蛰之宫，而尽一岁。《灵枢》认为“太乙移日，天必应之风雨”，则岁美民安少病。这与《淮南子·天文训》“凡八纮之气，是出寒暑，以合八正，必以风雨”的说法是一致的。《九宫八风》还认为，如风雨先期，则其岁多雨，后期则多旱。同时，当太乙居中宫，以及春分和二至、二分之日，若狂风发屋，折树木，扬沙石，起毫毛，发腠理，则多致疾病。凡八风发邪，其风从相反方向来，称为“虚风”，性主杀害毁伤。

古人认为八风发邪其性各异，侵犯脏腑、肢体的发病情况亦有不同。此外，还有正月朔日的测候，即所谓“候岁之风贼伤人者”（《岁露》）。其法测正月朔日“太乙居天留之宫”时的异常风气，凡天气温和无风，则籴贱而民不病，若天寒而风，则籴贵民多病。

测候八正之风，对于防病治病也有重要的意义。古人强调“八正之虚邪而避之勿犯也”（《素问·八正神明论》）；“用针之服，必有法则，上规天光，下司八正”（《灵枢·官能》）。

综上所述，可见周秦时期的自然科学对医学影响之一斑。至于汉以后运气学说的形成，则与天文、历律的关系更为密切。

（三）冶金技术与“九针”之制

冶金术的出现，在用火技术普遍之后。《礼记》曰：“昔先王未有火化，后圣修火之利，范金合土”，是为陶冶之始。《古史考》谓：“燧人铸金作刀”，《周书》有“神农作冶”，《尸子》说：“造冶者，蚩尤也”。虽然传说不一，但说明我国冶金术的发明是为时很早的。

用金属铸为兵器，史传亦始于蚩尤，《吕氏春秋》说“蚩尤作五兵”，另《太白阴经》所说的“神农以石为兵，黄帝以玉为兵，蚩尤乃烁金为兵，割革为甲”，反映了旧石器、新石器和冶金术发明时代兵器原料的进步情况。《灵枢·五禁》也谈到“针之与五兵”，可见当时所用的材料是相同的。

考古学所得，在距今4000年前的辛店文化遗址中有炼铜的残渣。史书记载禹铸九鼎，商周时钟鼎盛极一时，这都是古代冶铜的凭证。

大约在西周末年，又发明了铁器。春秋战国时期，铁器的使用日益普遍。《国语·齐语》云：“美金以铸剑戟，试诸狗马；恶金以铸鉏夷斤斸，试诸壤土”。其所谓“恶金”就是指铁。故《孟子》有“以铁耕乎？”之问。在1950年出土的河南辉县魏墓中，以及1955年在石家庄赵国遗址中发现的大批铁制农具，正是这段历史的明证。晚近所发现的越王勾践用剑的史实，则更加显示了当时冶金技术的高超。

我国的针刺医术，是与冶金术分不开的。远古时代早有针砭，《路史》谓“伏羲尝草制砭”；《山海经·东山经》又有“高氏之山，其下多箴石”；“高氏之山，有石如玉，可以为箴”之说。1963年，内蒙多伦旗头道洼出土一种一端可砭痈肿，另一端可作针刺的砭石，正是上古医者的遗物。随着冶金技术的进步，砭石渐为金属针所代替，这是医疗器械制作技术的重大进步。隋代医家全元起说：“砭石者，是古外治之法，有三名：一针石，二砭石，三鑱石，其实一也。古来未能铸铁，用石为针，故名之针石”。

古时的针具有各种形制，《帝王世纪》说：“伏羲制九针”，又有黄帝造九针以代鑱石之说，说明很早就有九针之制。加巾针、絮针、毳针、綦针、锋针等，是较近古的，缺乏统一的规格。但在秦始皇统一六国之后，“器械一量，同书文字”（《史记·秦始皇本纪》）。近年出土的《云梦秦简·工律》证实当时“为器同物者，其大小短长广必等”。于是医用金针也统一为“官针”。古人认为“天地之至数，始于一，终于九”（《素问·三部九候论》），故其制有九，简称“九针”。《素问·宝命全形论》所说：“针有悬布天下者五，黔首共余食，莫知之也”，以及《灵枢·官针》所载的内容，正是当时的史实。

官针取法于古针，并模仿“黍粟之锐”、“剑锋”和“毫毛”等物，有鑱针、员针、鍉针、锋针、铍针、员利针、毫针、长针、大针等九种。其规格各异，用途及用法亦殊。

镵针：长一寸六分，头大末锐。其刺浅，泻阳气。治病在皮肤无常处者，主热在头身。

员针：一寸六分，末圆如卵形。揩摩以泻分肉间气，而不伤肌肉。

鍉针：三寸半，身大末圆。针如黍粟之锐。凡病在脉气少，当补之，取井荥分输，按脉取气，令邪出而针不陷入。

锋针：一寸六分，身圆直，其末有三锋刃。凡热在五脏，泻井荥分输；泻热出血，治经络痼痹、痈疽。

铍针：长四寸，广二分半，末如剑锋。取大痈脓。

员利针：一寸六分，圆而锐，中微大，尖如氂。以取诸经暴痹。

毫针：三寸六分，尖如蚊虻喙。徐微久留，养正散邪，治寒热痛痹在络。

长针：七寸，身薄，锋利。治病在中，刺腰脊膝理间深邪远痹。

大针：四寸，尖如挺，锋微圆。治湿邪流溢，大气不能通过关节，壅滞水肿，可泻关节之水。

总之，九针之制各有所宜，“一针皮，二针肉，三针脉，四针筋，五针骨，六针调阴阳，七针益精，八针除风，九针通九窍，除三百六十五节气”（《素问·针解》）。

“九针”或利如剑刃，或细若蚊喙，如无高超的冶炼工艺，是难以办到的。当时分别用九针治疗各种疾病，比使用单一的形制显然要合理得多。

1968 年，河北满城发掘西汉中山靖王刘胜夫妇墓，出土金针四支、银针五支，是为汉代“九针”的实物。1978 年，内蒙古达拉特旗又发现了一枚青铜针。该针长 4.6 厘米，一端呈锥状，腰部四棱状，另一端为半圆形刃，刃宽 0.15 厘米，经专家鉴定为战国到西汉时的针灸用针，定名青铜砭针。1985 年，又在广西武鸣县马头乡一处西周墓葬群中发掘出土青铜针两枚，经鉴定确认为西周时期的针灸针，也是迄今发现年代最早的金属针灸针。该青铜针长 2.7 厘米，分针柄、针身两部分。针柄为长方形，扁而薄，无针孔；横断面呈矩形，长 2.2 厘米，宽 0.6 厘米，厚 0.1 厘米。针柄的一端，有一圆锥形针身，直径仅 0.1 厘米，长约 0.5 厘米。此针主要用于浅刺治病，其形状更接近于现代针灸针。这些金属针的陆续发现，对研究针灸学术的发展历史，具有重要意义。

第二节　养生学的形成

养生学，是中医学的重要组成部分。先秦、西汉时期，养生学逐渐形成，这是一个由养形结合养神，由实践提高到理论的过程。

一、养生术的起源与导引吐纳、养神服食

“养生”一词，原是广义的，《吕氏春秋》说：“知生也者，不以害生，养生之谓也”（《节丧》）。

养生学的历史十分悠久。上古时代，人们在生活实践中，逐渐形成了一些养生措施，《韩非子·五蠹》说：“上古之世……民食果蓏蚌蛤，腥臊恶臭，而伤害腹胃，民多疾病。

有圣人作，钻燧取火，以化腥臊”。《吕氏春秋·古乐篇》又记：“昔陶唐之始，阴多滞伏而湛积，水道壅塞，不行其源。民气郁阏而滞者，筋骨瑟缩不达，故作舞以宣导之”。钻木取火，炮生为熟；作舞宣导，不只利于养生，且对人类文明有极其重要的影响。

在公元前14世纪殷商时期的甲骨文中，又可见到一些关于个人卫生和环境卫生的记录，如“庚辰卜，大贞，耒丁亥寇帚”。

在古代传说中，有一些高寿之人，如彭祖之流，他们早已讲究养生之术，故《素问·上古天真论》说：“上古之人，其知道者，法于阴阳，和于术数，食饮有节，起居有常，不妄作劳，故能形与神俱，而尽终其天年，度百岁乃去”。

《庄子·刻意篇》曾记载古时有一些“吹呴呼吸，吐故纳新”的导引之士、养形之人。其所谓导引，即包括“导气令和”和“引体致柔”之术。随着历史的发展，这种养生实践逐渐形成一种理论，如战国时期的《行气玉铭》早记载了行气的方法和机理，其文云：“行气，深则蓄，蓄则伸，伸则下，下则定，定则固，固则萌，萌则长，长则退，退则天，天几舂在上，地几舂在下，顺则生，逆则死”（郭沫若释文）。

养形的具体方法包括多种，《淮南子·精神训》记载：“若吹呴呼吸，吐故纳新，熊经鸟伸，凫浴猿躩，鸱视虎顾，是养形之人也”。1973年，长沙马王堆出土的西汉帛画《导引图》中描绘了四十四种姿势，如“鹞背”、“熊经”、“引烦”、“引聋”等，其题记多半残缺。这不仅是早期的健身图谱，而且也反映导引有治疗的功效。后来，汉、魏之际华佗的五禽戏，乃由此演变而来。《三国志·华佗传》记载华佗语说：“古之仙者为导引之事，熊经鸱顾，引挽腰体，动诸关节，以求难老。吾有一术，名五禽之戏，一曰虎，二曰鹿，三曰熊，四曰猿，五曰鸟。亦以除疾，并利蹄足，以当导引”。1983年，湖北江陵张家山西汉前期墓葬出土竹简中，又发现了《引书》。这是一本以文字讲述导引之术的专著，详载导引的各种动作以及治疗诸病的方法。如“引穨”：以左手据左股，左足前屈，右足后伸。曲右手，向左顾三次，后右足在前，左足在后。曲左手，向右顾三次。《引书》还有论述病因的文字，如说：“人之所以得病者，于暑湿风寒雨露，腠理启阖，饮食不和，起居不能与寒暑相应，故得病焉”。阐述了当时养生家的卫生原理，其说与《内经》一致。我们在《金匮要略》一书中，还可以看到张仲景记载“四肢才觉重滞”，可用导引吐纳之法，可见在东汉时期，医家已开始用此法治疗一些疾病。

汉代养生家还有一种“饮玉浆”之术，它与吐纳的闭气法并称“胎食”和“胎息”，《汉武内传》说：“习闭气而吞之，名曰胎息；习嗽舌下泉而咽之，名曰胎食”。这种方法在当时是颇为流行的，故在出土的汉铜镜背，往往镌有“上有仙人不知老，渴饮玉泉饥食枣”之类的铭文。

除导引吐纳外，积精养神更为养生家所重视。故《文子》有“太上养神，其次养形”之论，《汉书》也说“吸新吐故以养藏，专意积精以适神，于以养生，岂不长哉”（《王（吉）贡两龚鲍传》）。

秦汉养生术中还有一种服食法，此法企图借药物以强身延寿。如刘向《列仙传》说：“山图陇西人，好乘马，马踢折脚，山中道士教服地黄、当归、羌活、玄参，服一年不嗜食，病愈身轻”（《后汉书·莋都夷传》）。华佗亦用漆叶青黏散“去三虫，利五藏，轻体，使人头不白”（《后汉书·华佗传》）。《汉武内传》也记载，鲁女生“饵胡麻及术，绝谷八十余年，日少壮，色如桃花，日能行三百里，走及獐鹿”（《后汉书·泠寿光传》注）。其说未免夸张，但说明胡麻、白术等是当时服食养生所常用。在《神农本草经》中所载的上品，大都被认为是轻身益气，不老延年之药，甚至有“服之神仙”之语，这大概与秦、汉的方士之说有很大关系。相传秦始皇求长生不死之药，汉武帝信李少君之言“亲祠灶，而遣方士入海求蓬莱安期生之属，而事化丹沙诸药齐为黄金”（《史记·孝武本纪》），则是将养生服食之术引向了歧途。

二、春秋战国诸子的养生理论

古籍相传，在“黄帝”时，有广成子讲究养生，主张清静。《庄子·在宥》记载其言论说：“必静必清，无劳女形，无摇女精，乃可以长生”。《淮南子·诠言训》也记其语说：“慎守而内，周闭而外……抱神以静，形将自正”。这可以说是最早的养生家的论说，主张清静，养神保精。

春秋战国之世，养生学说丰富多彩。这些学说的产生，与诸子蜂起、百家争鸣有着密切关系。这不仅是因为其有关内容出于诸子著作中，而且，这些内容本身就是诸子立说的重要组成部分，正如《吕氏春秋·审分》所说：“治身与治国，一理之术也”。较有代表性的当推道家、儒家、佛家的养生观，其有关诸家，除了属于道家的老子、子华子、文子、庚桑楚、庄子，还有孔子、管子、荀子、韩非子等各家之说。

（一）老子“清静无为”说

老子、庄子等提出“归真返朴”“清静无为”的养生理论，持“静以养生”的观点。

据《史记·老庄申韩列传》记载：老子李耳，享年一百六十余岁，是一位“修道而养寿”的人，他具有朴素的辩证法思想，提倡“贵柔守雌”、“清静无为”的观点和方法。

自然无为是老子的重要观点，他主张一切事物都应顺应自然去发展。自然是道德之尊者，其中突出的要旨是“静”字，惟有清虚静泰，避免妄动才能符合万物生存的客观规律。所以，“无为”是指不妄作为，顺应自然，如此自能无所不为，无所不成。“无为”的内涵还包括“好静”、“无事”、“无欲”等，即保持人心的清静明澈。老子在《道德经》中提出：“致虚极，守静笃”，“诸静为天下正”，“见素抱朴，少思寡欲”的“静神观”，反映出他的主要代表思想。有关养生，认为人应“见素抱朴，少思寡欲”，恬淡虚无，不以生命和健康去换取物质享受，否则将自取其咎，如《老子》云：“五色令人目盲，五音令人耳聋，五味令人口爽，驰骋田猎令人心发狂，难得之货令人行妨，是以圣人为腹不为目，故去彼取此”，说明其不赞成厚养其生，反对以外物益生，认为不能过度追求自体养生，否则必致灾殃。老子还说：“交乐乎天，不以人物利害相撄”“淡然无为，神气自满，以此将为不死之药”，即以平常心待人和事，利诱、烦恼、得失均可置之度外，如此则祸福、夭寿等皆无足扰其心，而能身心泰然，不为外物所动，自然健康长寿。

老子认为，生与死都是自然规律，人生之途大致有三种情况：有的人天赋醇厚而长寿，称为“生之徒”；有的人由于禀赋薄弱而中道夭折，称为“死之徒”；又有的人本来禀赋尚厚，体质尚强，可以久生，但其自持富有，不吝其财，席丰履厚以养，或服食药饵，企求长生，结果反而“动之于死地”，这就是不守无为之道，不顺从自然之故，值得引起警惕。

为了达到健康长寿、长生久视的境界，老子认为必须履行一个“啬”字。啬者，节俭，不浪费之谓。老子说：“治人事天莫如啬……可以长久，是谓深根固柢，长生久视之道”，从养生的角度看，这一“啬”字，实寓有爱惜精、气、神的意思。啬神、啬精、啬气，可令神完、精充、气足，精气神乃人生三宝，三者充盛不衰，即能固其本源，得其根本，安享天年。而要达到这一目标，则离不开自然无为、虚静守一的养生原则及方法。

对待“身”与“物”的关系，老子主张以物养生，而不是以身殉物，亦不提倡禁欲，他认为应该“甘其食，美其服，安其居，乐其俗”，此处所说的甘、美、安、乐，是知足常乐、抱朴寡欲的具体反映。对于个人的名利得失，老子告诫人们要“知足”“知止”，他说：“名与身孰亲？身与货孰多？得与亡孰病？是故甚爱必大费，多藏必厚亡”，如果贪得无厌，追求太多反而会招致重大损失，应该“知足不辱，知止不殆”。

老子的摄生思想，寓有浓厚的哲学内涵，在春秋战国之际已有很大影响，对后世的影响亦很深远，在中医学的著作中亦有生动体现。

（二）庄子“养生”、“全形”说

庄子，名周，战国宋蒙人，曾为漆园吏，楚威王欲迎为相，庄子辞而不就。其著书十万余言，多出于寓言故事形式，想象丰富，名为《庄子》，在哲学和文学上都有较高的参考价值。庄周独尊老子，其学说与老子之说一脉相承。在养生方面，主张“循天之理”，遵循自然规律，并力主“虚无恬淡”，认为“夫恬淡寂寞，虚无无为，此天地之平而道德之质也……平易恬淡，则忧患不能入，邪气不能袭，故其德全而神不亏”（《刻意》）。

庄子将养生具体分为“养神”和“全形”，养神指摄养精神情志，全形指保全形体身躯。他主张养神以静为主，但当静中有动；养形以动为主，但当动中求静，总之，动不应妄动，静不应死寂，而要动静得当，动静结合。庄子还曾记载古时“吹呴呼吸，吐故纳新，熊经鸟伸，为寿而已矣”的养生方法，包括“导气令和”和“引体致柔”之术，即为养神与养形相结合的具体体现，一方面吸纳新鲜空气，吐出废浊之气，是一种以静为主的气功；另一方面提倡运动，模仿熊、鸟等动物的动作，活络肢体关节，是一种以动为主的导引之术。

（三）子华子“贵生”说

子华子，战国时哲学家，魏国人，约与庄子同时期而略早，思想接近道家。

子华子主张“六欲皆得其宜”，认为“全生为上，亏生次之，死次之，迫生为下”（《吕氏春秋·贵生》）。在“全生”、“亏生”、“迫生”中，他认为保全生命最为重要，然“全生”是有欲的，即主张乐其所乐，但在不得其宜时，则又须忘欲，这与其“六欲皆得其宜”的观点是一致的。

传有《子华子》三卷，系后人述作。子华子强调“贵生”，偏重养生之道，提倡生命流动，生生不息的观点，与华佗等均持“动以养生”说。《子华子·意问第九》说：“营卫之行，无失厥常，六府化谷，津液布物，故能长久而不敝。流水不腐，以其游故也；户枢不蠹，以其运故也”，比较能代表其养生以动为主的思想。

（四）孔子“安适自养”说

孔子是春秋末期的思想家、政治家和教育家，为儒家的创始者。孔子名丘，字仲尼，鲁国陬邑（今山东曲阜东南）人。自汉以降，孔子学说成为两千余年封建文化的正统思想，影响极大。孔子对殷周以来的鬼神宗教迷信采取存疑态度，认为“未知生，焉知死”，“未能事人，焉能事鬼”。在孔子的《论语·乡党》中对饮食卫生提出具体要求，“食不厌精，脍不厌细，食饐而餲，鱼馁而肉败不食，色恶不食，臭恶不食，失饪不事，不时不食”，对饮食有较高的要求，食物经久而腐臭、味恶、不新鲜的都不能吃，并且没有烧煮过的食物不能吃，不到进食时间不能吃等。除此以外，孔子还提出酒肉需适量、食不语、长幼异食等主张，均为有关饮食养生的具体论述。

在生活起居方面，孔子亦提出要求，为“寝不尸”、“居不客”、“寝不语”等。“寝不尸”指不得仰卧如挺尸状，“居不客”指居家之时不妨轻裘缓带以安适自养，“寝不语”指睡寝时言语有碍脏腑。

对于养生，孔子持动静结合的观点，如《孔子家语》载：“若夫智士仁人将身有节，动静以义，喜怒以时，无害其性，虽得寿焉，不亦宜夫”。

孔子之说对后世养生实践具有启迪作用。

（五）荀子“修身礼治”说

荀子，战国时思想家，教育家，名况，时人尊而号为“卿”，赵国人。韩非和李斯都是荀子的学生。

荀子反对天命鬼神说，提出人定胜天的观念，重视环境和教育对人的影响。对于养生，荀子认为当顺其自然，而又要有所节制，如《礼论》中说：“故礼者，养也。刍豢稻粱，五味调和，所以养口也；椒兰芬苾，所以养鼻也；雕琢刻镂，黼黻文章，所以养目也；钟鼓管磬，琴瑟竽笙，所以养耳也；疏房檖貌，越席床第几筵，所以养体也”，既有丰富的物质生活，但又须主之以“礼”，而使其有节，这是其论“修身”的主张。《修身》中进一步要求以“礼”来主管生活起居、饮食情志，“凡用血气志意知虑，由礼则治通，不由礼则勃乱提僈；食饮衣服居处动静，由礼则和节，不由礼则触陷生疾”，多处强调“礼”，代表着当时儒家理想的社会规范和道德规范已辐射到了养生领域。

（六）韩非子“啬神”、“少欲”说

韩非，战国末期哲学家，法家的主要代表人物，出身韩国贵族。韩非在其著作《韩非子》中论及养生问题，重点谈到了“啬神”、“少欲”、无“忧”、“去甚去泰”的问题。如《解老》说：“众人用神也躁，躁则多费，多费之谓侈；圣人之用神也静，静则少费，少费之谓啬”，这是对老子“治人事天，莫若啬”的详细解释，进一步阐明了养生当清心寡欲，保全精神之理。少欲、少忧则可避免病祸的侵害，“民少欲则血气治……夫内无痤疽瘅痔之害”，“忧则疾生……疾婴内则痛祸薄于外，苦痛杂于肠胃之间，则伤人也憯”。过甚过度始终是养生之大忌。《韩非子·扬权》指出不能过度追求享乐，以免留下后患；又说：“夫香美脆味，厚酒肥肉，甘口而病形；曼理皓齿，说神而损精，故去甚去泰，身乃无害”，应使生活淡泊平静，有利摄生。

《解老》篇中已经认识到人体健康与否与脾胃的状态直接相关，“是以圣人不引五色，不淫于声乐……以肠胃为根本”。韩非子虽属法家，但其养生学说显然与老子的思想一脉相承。

（七）管子“节欲存精”说

管子，即管敬仲，春秋初期政治家，名夷吾，字仲，颍上（颍水之滨）人。《管子》实系后人托名所作，其中有一些关于养生的论述。如认为“精”是气的物质基础，《管子·内业篇》云：“精也者，气之精者也”，认为精是气中的更加精微部分，而且精气两者密不可分，是人体生命的源泉，故主张存精以养生。《心术》中提出要“虚其欲”以存其精，而存精的具体方法是“爱欲静之，遇乱正止，勿引勿摧，福将自归”，即为节欲存精之义；如此则“精存自生，其外安荣，内脏以为泉原”。

要做到存精，必须要心静。《内业》提出“内静外敬……性将大定”，“心能执静，道将自定”，均说明主静之重要性，并主张“明养生以解固”，固即侵凌贪得之心，应去除贪妄，无欲无求，清静怡养。

《内业》中对于饮食之道亦有论述，认为“凡食之道，大冲伤而形不臧，大摄骨枯而血沍，充摄之间，此谓和成，精之所舍，而知之所生。饥饱之失度，乃为之图，饱则疾动……饱不疾动，气不通于四末”（《内业》），阐明了食饮当有节，不应暴食以及饱食后运动的重要性。

综上所述，春秋末至战国时期，诸子蜂起，百家争鸣，在思想文化领域互相辩争的学术风气盛起，有力促进了学术文化的发展与繁荣，养生学说亦丰富多彩。先秦诸子论养生之道见仁见智，但无论是道家、儒家还是法家的代表人物，他们在养精神、护形体、节嗜欲、和情志、调饮食等方面的观点是基本一致的，虽各有侧重，实际并无抵牾，而是各自从不同角度阐述了养生的要旨，他们的学说对中医养生学基础的奠定起着重要的作用。

（八）《吕氏春秋》集先秦养生学大成

《吕氏春秋》是先秦时的重要典籍，对研究先秦的历史和文化具有极大价值。有关养生，《吕氏春秋》可谓是当时集大成者，它保存了先秦诸家论养生的丰富资料，在养生学史上影响深远。《吕氏春秋》亦称《吕览》。战国末秦相吕不韦集合门客共同编写，为杂家代表著作，内容以儒、道思想为主，兼及名、法、墨、农及阴阳家言，汇合先秦各家学说，在议论中引证了许多有关天文、地理、历数、音律、养生等方面的知识。其有关养生的思想如下。

1. 法天顺时

《吕氏春秋》中记载了不少有关四时养生的内容，如其将一年设为十二纪，即春、夏、秋、冬各分为孟、仲、季三季。如春天分为孟春季、仲春季、季春季，分别代表了春季的前期、中期、后期，其他夏、秋、冬季依此类推。摄生必须顺乎春生夏长秋收冬藏的自然规律。除应了解春、夏、秋、冬每个季节的总体特点外，更应明了每季的阴阳消长、寒暑转化，人体才能更好地适应天地自然，安然无恙。如论夏季，《孟夏季》言孟夏值立夏，盛德在火，“是月也，继长增高，无有坏隳。无起土功，无发大众，无伐大树”，即此时物类继续生长，人类亦应顺和阳气，不得损害。《仲夏季》：“是月也，日长至，阴阳争，死生分。君子斋戒，处必揜（深，引申为掩盖）身，身欲静无躁，止声色，无或进，薄滋味，无致和，退嗜欲，定心气”，意为炎热的夏天昼长夜短，最热时应避免光照，力求身心宁静，远房帷，饮食清淡。《季夏季》：“无举大事，以摇荡其气”，意为夏季将过，阴气渐生，阳气日退。养生当心宁神静，以养阴固气为要务。《仲冬季》说“是月也，日短至，阴阳争，诸生荡。君子斋戒，处必揜，身必宁，去声色，禁嗜欲，安形性，事欲静，以待阴阳之所定”，说明冬季水冰地坼，养生尤当节欲保精，以合“养藏之道”。而“开春始雷，则蛰虫动矣，时雨降则草木育矣。饮食居处适，则九窍百节千脉皆通利矣”，说明春回大地，万物复苏，饮食起居应作相应调整，以遂春生之机。

总之，春天生发，夏天茂盛，秋天收藏，冬天藏匿，是自然界的总体规律，人体养生既要顺应自然变化，又要避免可能造成的伤害。诸如此类，均阐明了古人治身，必法天地的道理。《素问·金匮真言论》所强调的冬必藏精，以免春生温病，以及元代朱丹溪所说的“古人于夏必独宿而淡味，兢兢业业于爱护”，冬月“潜伏闭藏以养其本然之真，而为来春发生升动之本”（《格致余论·阳有余阴不足论》），实是受到上述论说的启发。

2. 知本去害

《吕氏春秋·尽数》专论养生。“尽数”又称“毕数”，即尽其天年之意。该篇立论基于谨察阴阳、善辨利害。认为“天生阴阳寒暑燥湿，四时之化，万物之变，莫不为利，莫不为害。圣人察阴阳之宜，辨万物之利以便生，故精神安乎形，而年寿得长焉”。《尽数》指出：五味、五志以及气候变化太过，均可致害为病。如甘、酸、苦、辛、咸过甚，“五者充形则生害”；喜、怒、忧、恐、哀过极，“五者接神则生害”；热、寒、燥、湿、风、霖、雾，“七者动精则生害”。因此，如欲“尽数”必先“知本”，而知本即在于“去害”。否则，“万物章章，以害一生，生无不伤”，其势如“万人操弓共射一招，招无不中”（《本生》）。

运动形体，是先秦养生家所强调的。《尽数》说：“流水不腐，户枢不蝼，动也，形气亦然。形不动则精不流，精不流则气郁。郁处头则为肿为风，处耳则为挶为聋，处目则为䁾为盲，处鼻则为鼽为窒，处腹则为张为府，处足则为痿为蹶”。说明运动可使精气流畅，减少发病。

调节饮食，同样是《吕氏春秋》论摄生的重要内容。《尽数》称烈酒致病为“疾首”，其论饮食之道说：“凡食无彊厚，味无以烈味重酒……食能以时，身必无灾。凡食之道，无饥无饱，是之谓五藏之葆。口必甘味，和精端容，将之以神气，百节虞欢，咸进受气。饮必小咽，端直无戾”。对饮食的宜忌、时间、数量、调味，乃至进食时的精神状态和姿势，论述得颇为详细。另在《本味》篇，还提出了调和五味的具体要求：“凡味之本，水最为始……调和之事，必以甘酸苦辛咸，先后多少，其齐甚微，皆有自起……熟而不烂，甘而不哝，酸而不酷，鹹而不減，辛而不烈，澹而不薄，肥而不䐈"，洵为烹饪、营养学之要论。

此外，先秦时人已经认识到水土与疾病的关系，因而《吕氏春秋》重视择居。如谓"轻水所多秃与瘿人，重水所多尰与躄人……辛水所多疽与痤人，苦水所多尪与伛人"，唯"甘水所多好与美人"，故居处当择水土甘美之乡，这对于地方性疾病的预防有重要意义。

与老、庄"静以养神"的养生主张相对应的，是吕不韦主张动以养形的观点。《吕氏春秋·尽数》认为欲尽天年则当重视养生，而运动可使精气顺畅，疾病可除而天年可得。若过度安逸，形体静而不动，经络之气壅滞不通，则会产生全身的病变。如郁在头部则为肿病、风病；郁于耳部则失聪重听；郁于目则不明而盲；郁于鼻则窒而不通；郁于腹则为胀为跳动；郁于足则痿软难行。《达郁》篇阐述疾病机理为"精气欲其行也……病之留，恶之生也，精气郁也。故水郁则为污，树郁则为蠹，草郁则为蒉（枯）"，郁乃滞而不通之义，吕氏强调疾病产生的关键是"精气郁"，反映了其重视生命流动的学术思想。针对人们贪图安逸，"出则以车，入则以辇"的状况，吕氏发出"命之曰招蹶之机"的警言，"招蹶"意为弯曲将倒，为颠覆之端，吕氏借此提醒人们应重视四肢形体的锻炼。

3. 顺性、养生

其核心内容当为顺乎自然，凡事有节制，珍爱生命。有关情欲的问题，《吕氏春秋》认为此乃人之本性。《贵当》篇曰："性者万物之本也，不可长，不可短，因其固然而然之，此天地之数也"。

《情欲》篇更清楚地说："天生人而使有贪有欲"，无论贵贱愚智，对声色滋味皆"欲之若一"。正因如此，若言禁欲，则是违反自然之性的，也是不现实的，吕氏把这种违反自然之性的倾向称为"非性"，"非性"反而不利健康。正确的做法是"顺性"，意为顺乎自然，凡事皆有节制。若不知修节，恣情纵欲，则为大患，如《本生》篇指出："世之富贵者，其于声色滋味也多惑者，日夜求，幸而得之则遁（放纵不禁）焉。遁焉，性恶得不伤?"若过度贪求声色之乐，"靡曼皓齿，郑卫之音，务以自乐，命之曰伐性之斧"，则可危害生命。吕氏指出圣人的全性之道为："今有声于此，耳听之必慊（快也），已听之则使人聋，必弗听。有色于此，目视之必慊，已视之则使人盲，必弗视。有味于此，口食之必慊，已食之则使人瘖，必弗食。是故圣人之于声色滋味也，利于性则取之，害于性则舍之，此全性之道也"。利与害的区别，关键在于有节与否。

《吕氏春秋》中多次论及"贵生"。所谓贵生，就是厚养其生，贵重生命的意思，"由贵生动则得其情矣，不由贵生动则失其情矣。此二者，死生存亡之本也"。意为应当节制情欲，情欲之动，必自贵生出发，然后生命可长而人身可安，否则就是伐生之举。而"治欲"的方法不在于强制，而在于"胜理"，"胜理以治身则生全，生全则长寿矣"，强调了以理制欲的重要性。

4. 胜理、归朴

胜理之义，是说"治欲"不在强制，而在以理制欲。若能胜理则生全、寿长。若不能胜理则重伤、无寿矣。

归朴，即保精、全神、得道，凡事超脱无所求，返璞归真，知足常乐，生活淡泊，生性乐观，无所贪欲。

在《黄帝内经·素问》中，有道家所谓“真人”之称，《吕氏春秋》也有这种说法，但认为“真人”即善于养生而能终其天年的人，如《先己》所说：“凡事之本，必先治身，啬其大宝。用其新，弃其陈，腠理遂通，精气日新，邪气尽去，及其天年。此之谓真人”。在这一问题上，《吕氏春秋》之见是十分高明的。

从上所述，足见《吕氏春秋》的医学内容深受道家及阴阳家思想的影响，其精湛的养生思想不仅集先秦养生学之大成，还奠定了中医养生学的基础。

（九）《淮南子》中的养生思想

西汉淮南王刘安（公元前179－前122年）集其门客苏非、李尚、伍被等著《淮南子》，亦称《淮南鸿烈》。《汉书·艺文志》著录内二十一篇，外三十三篇，内篇论道，外篇杂说，现只流传内二十一篇。刘安是西汉时思想家、文学家，沛郡丰（今江苏丰县）人，汉高祖之孙，袭父封为淮南王，好读书、鼓琴，善为文辞，才思敏捷，后因谋反事发自杀，受株连者达数千人。以其为首集体编写的《淮南子》，《汉书·艺文志》列为杂家，其内容以道家的自然天道观为中心，并综合先秦道、法、阴阳等各家思想，其基本倾向是“以道绌儒”，书中有比较丰富的养生内容。

1. 知性

《淮南子》中主张静默恬淡以养性，《人间训》中说：“静清恬愉，人之性也”，所以“人性欲平，嗜欲害之”，“知人之性，其自养不勃”。为顺应人性，应当“静默恬淡，所以养性也；和愉虚无，所以养德也。外不滑内则性得其宜，性不动和则德安其位，养性以经世，抱德以终年，可谓能体道矣！若然者，血脉无郁滞，五藏无蔚气，祸福弗能挠滑，非誉弗能尘垢”（《俶真训》）。

2. 胜心

生活于世间，虽人性安静却易为嗜欲乱之，贪婪多欲之人精神日耗，易致形神相失之患。为避免这种不良后果，应当以高尚的道德修养来克制不正当的妄念，“是故至人之治也……去其诱慕，除其嗜欲，损其思虑”（《原道训》），《诠言训》说“圣人胜心，众人胜欲，君子行正气，小人行邪气。内便于性，外合于义，循理而动，不系于物者，正气也。推于滋味，淫于声色，发于喜怒，不顾后患者，邪气也。邪与正相伤，欲与性相害，不可两立，一置一废，故圣人损欲而从事于性。目好色，耳好声，口好味，接而说之，不知利害，嗜欲也”，《淮南子·诠言训》将“胜心”与“胜欲”指为一正一邪，晓以利弊，关键在于告诫人们要清静无为，主之以静，因为“夫精神气志者，静而日充者以壮，躁而日耗者以老”，这里的“静”并非指消极静养，而是心境平和，顺其自然，不妄贪求的意思。

3. 顺情

《淮南子》还主张“不以欲伤生，不以利累形”（《泰族训》），并重于“法天顺情”，而反对儒者“迫性违情”。认为“儒者不本其所以欲而紧其所欲；不原其所以乐而闭其所以乐，是犹决江河之源而障之以手也”，这种扬汤止沸的方法，“欲修生寿终，岂可得乎”（《精神训》）。因之，认为当“量腹而食，度形而衣，容身而游，适情而行”，（《精神训》）

无非“顺情”而已。

4. 主静

要使五脏安定，当先清理环境，清心淡泊不为所动，“使耳目精神玄达而无诱慕，气志虚静恬愉而省嗜欲，五脏定宁充盈而不泄，精神内守形骸而不外越。”

总之，《淮南子》论养生重视神、气、形，而以“神气”为最要，欲达到养神、养气、养形的目的，必须知晓人性，顺应人性，去除贪欲，主之以静，最终达到“治身养性，节寝处，适饮食，和喜怒，便动静，使在己者得而邪气因而不生”的目的。

先秦诸子的养生思想与养生实践，及至《黄帝内经》的问世，完成了一个全面总结。

（十）《黄帝内经》论养生

《内经》科学地提出了人体的生长壮老已是不可抵抗的客观规律，人不可能长生不老，在《灵枢·天年》中以十年为一个周期，具体描述了人的生命过程：人生十岁，五脏始定，血气已通，其气在下，故好走；二十岁，血气始盛，肌肉方长，故好趋；三十岁，五脏大定，肌肉坚固，血脉盛满，故好步；四十岁，五脏六腑十二经脉，皆大盛以平定，腠理始疏，荣华颓落，发颇斑白，平盛不摇，故好坐；五十岁，肝气始衰，肝叶始薄，胆汁始减，目始不明；六十岁，心气始衰，苦忧悲，血气懈惰，故好卧；七十岁，脾气虚，皮肤枯；八十岁，肺气衰，魄离，故言善误；九十岁，肾气焦，四脏经脉空虚。百岁，五脏皆虚，神气皆去，形骸独居而终矣。并认为人的寿命的极限约在百岁左右，《素问·上古天真论》说，“形与神俱，而尽终其天年，度百岁乃去”。所谓“天年”，亦称“天寿”、“天数”，就是人的自然寿限。影响人的自然寿限的因素很多，也十分复杂，但归纳起来不外乎先天和后天两大方面，先天即遗传因素，来自父母，即所谓“以母为基，以父为楯”（《灵枢·天年》）。一般来说，先天的优劣不可能自己选择，而后天因素如环境气候、饮食起居、精神状态等是完全可以调节的。所以只要发挥人的主观能动性，积极地进行养生，就有可能却病延年。可见，健康长寿的关键在于养生。

《素问》论养生，主要有《素问·上古天真论》和《素问·四气调神大论》。

《素问·上古天真论》“虚邪贼风，避之有时，恬淡虚无，真气从之，精神内守，病安从来”，是为养生之要旨。同时还主张“志闲而少欲，心安而不惧，形劳而不倦”，且当“美其食，任其服，乐其俗”，这样方为“合于道”，能年度百岁而动作不衰。其论述是与《老子》《淮南子》的养生思想一脉相承的。重要的是《上古天真论》还明确指出，养生当“适嗜欲于世俗之间……行不欲离于世”，这与离世绝俗的养生者截然不同。

《素问·四气调神大论》强调养生应顺从阴阳四时，认为“阴阳四时者，万物之终始也，死生之本也，逆之则灾害生，从之则苛疾不起”。故“圣人不治已病治未病，不治已乱治未乱”，即在于适应春生夏长、秋收冬藏的自然之道。其论认为：

“春三月，此谓发陈，天地俱生，万物以荣。夜卧早起，广步于庭，被发缓行，以使志生……此春气之应，养生之道也”；

“夏三月，此谓蕃秀，天地气交，万物华实。夜卧早起，无厌于日，使志无怒……使气得泄，若所爱在外。此夏气之应，养长之道也”；

“秋三月，此谓容平，天气以急，地气以明。早卧早起，与鸡俱兴，使志安宁……收敛神气，使秋气平，无外其志，使肺气清。此秋气之应，养收之道也”；

“冬三月，此谓闭藏，水冰地坼，无扰乎阳，早卧晚起，必待日光，使志若伏若匿，若有私意，若已有得，去寒就温，无泄皮肤，使气亟夺。此冬气之应，养藏之道也”。

以上关于四时起居作息和精神状态等方面的养生、养长、养收、养藏之道，在这里还是首次提出。

在其同时，《四气调神大论》还有“春夏养阳，秋冬养阴，以从其根”的论述，从阴阳互根的角度讨论了四时的养生原则，对后世医家很有启发。唐·王冰阐发说：“阳气根于阴，阴气根于阳。无阴则阳无以生，无阳则阴无以化。全阴则阳气不极，全阳则阴气不穷。春食凉，夏食寒，以养于阳，秋食温，冬食热，以养于阴。滋苗者必固其根，伐下者必枯其上，故以斯调节，以顺其根。二气常存，盖由根固，百刻晓暮，食亦宜然”。

由上可知，《淮南子》和《素问》的养生思想是基本一致的。它们的写作时间也相距不远，而同时受到道家及阴阳家学说的重要影响。其中，《素问》的养生论述，洵为秦汉养生学说的高度概括。

第三节　医学基础理论的确立

一、《内》《难》医学理论——中医学基础理论确立的标志

中医学基础理论的确立，可以《内经》和《难经》作为标志。

《内经》在《汉书·艺文志》中全称《黄帝内经》，共十八卷，包括《素问》《灵枢》各九卷。《淮南子·修务训》说：“世俗之人，多尊古而贱今，故为道者必托之于神农黄帝而后能入说”。因而，在《艺文志》中凡道家、阴阳家、农家、小说家、兵法家、天文家、历谱家、五行家、杂占家、医经家、经方家之说，往往冠以神农、黄帝之名。

《灵枢》原名《针经》，该书《九针十二原》有“先立针经”之说。东汉张仲景《伤寒论》序则称之为“九卷”。唐·王冰始名为《灵枢》。《灵枢》的著作时期与《素问》一样，大致基本成书于战国，也包括一些秦、汉的作品。但《灵枢》的成书又比《素问》略早。

关于《素问》的成书，宋、明以来，学者有较为一致的认识。如宋·邵雍说：“《素问》……七国时书也”（《皇极经世·心学》）；程颢说：“《素问》书出战国之末”（《二程全书·伊川先生语》）；司马光认为“此周、汉之间，医者依托（黄帝）以取重耳”（《传家集·书启》）；朱熹则说：“至于战国之时，方术之士，遂笔之于书，以相传授……盖必有粗得其遗言之仿佛者”。在明代，方孝孺认为“《内经》称黄帝……皆出战国秦汉之人”（《逊志斋稿·读三坟书》）；方以智谓“《灵枢》《素问》也，皆周末笔”（《通雅》）。清人魏荔彤也说：“轩岐之书……战国人所为”。此外，元代的吕复也有较为中肯的论述：“《内经素问》，也称黄帝岐伯问答之书，及观其旨意，殆非一时之言，其所撰述，亦非一人之手。刘向指为韩诸公子所著（指《汉书·艺文志》著录的《黄帝泰素》，颜师古引刘向《别录》语），程子谓出于战

国之末。而其大略，正如《礼证》之萃于汉儒，而与孔子、子思之言并传也”（《九灵山房集·沧州翁传》引）。他说明《素问》既非出于一时，亦非作自一手，而是在一段较长时期中，经过许多医家的师承、祖述逐渐汇集而成的。因之，其学术思想及不少内容的流传，就自然要比成书之时早得多。后来在各个历史时期，又经过若干次整理、修订，始成今日之貌。

在《内经》的著作过程中，曾经引用不少古医籍，这些文献是《内经》的成书基础，计有二十余种之多，如《五色》《脉变》《揆度》《奇恒》《九针》《针经》《热论》《上经》《下经》《形法》《本病》《阴阳十二官相使》《金匮》《太始天元册》《大要》《刺法》，以及其他“经言”。其中的《脉法》，西汉淳于意曾深有研究，并用以指导临床实践，其记载见诸《史记》。

由《素问》《灵枢》构成的《黄帝内经》，基本上包括了中医学基础理论的各方面内容。这在历代医家“以类相从”（《素问灵枢类纂约注·凡例》）的研究中有明显的反映。如隋·杨上善的《黄帝内经太素》将《灵》《素》各篇内容分为十九类，包括摄生、阴阳、人合、脏腑、经脉、输穴、营卫气、身度、诊候、设方、九针、补泻、伤寒、寒热、邪论、风论、气论、杂病等。元·滑寿的《读素问钞》将《素问》删繁撮要，分为藏象、经度、脉候、病能、摄生、论治、色脉、针刺、阴阳、标本、运气、汇萃，凡十二类。明代张介宾的《类经》则类分为摄生、阴阳、藏象、脉色、经络、标本、气味、论治、疾病、针刺、运气、会通十二大类。李中梓的《内经知要》又分为道生、阴阳、色诊、脉诊、藏象、经络、治则、病能八类。以上一些分类已足以概括中医学基础理论之所在。

与《灵》《素》并传的还有《黄帝八十一难经》。此书《汉书·艺文志》未录，《隋书·经籍志》《唐书·艺文志》均有记载。初唐杨玄操序言以为其书系秦越人所作。王勃则说它是“医经之秘录”，自古授受，至“秦越人始定立章句”（《文苑英华》），这是有可能的。然而不能不看到两汉的医家曾进行过整理和补充，日·丹波元胤曾说《难经》“语气稍弱，似出东都以后之人”，并以为书中如“木所以沉，金所以浮”出于《白虎通》；“金生于巳，水生于申”，“泻南方火，补北方水”之类并是五行纬说家之言，正是说明了这一情况。但从其主要学术内容来说，多推本《内经》之旨，也有补《内经》所未备者。因此，元·滑寿认为除“出于《灵枢》《素问》二经之文”外，“别有摭于古经”（《难经本义》）。同时吕复也说“所引经言，多非灵、素本文，盖古有其书，而今亡之耳”（《九灵山房集·沧洲翁传》）。说明《难经》的作者别有师承，故能自出杼机，而为一家言。因而清·徐大椿说：“实两汉以前书云”（《难经经释》自序）。鉴于上述原因，我们就不能将《难经》的学术成就，简单地归诸东汉。

东汉之末，张仲景在《伤寒杂病论》中曾引用七十七难上工治未病，见肝之病，知肝传脾，当先实脾的论说，此后王叔和《脉经》、皇甫谧《甲乙经》往往引用《难经》文字。而注解《难经》者，为时也较早，最先是三国时的吴太医令吕广（博）。

《难经》的著作，旨在设问难以明了的《内经》之奥义。其内容包括论脉、经络流注、奇经、疾病吉凶、荣卫三焦藏府、七冲门、八会、老幼寤寐、诊候藏府积聚泄利、伤寒、杂病，继以望闻问切，以及藏府荣输、用针补泻等，其中以脉诊、经脉、命门学说、虚损病机和治则等最有成就。因之，它对中医学基础理论的确立也有重要的贡献，而足与《内经》并垂后世。

宋·苏轼说："医之有难经，句句皆理，字字皆法，后世达者，神而明之，如盘走珠，如珠走盘，无不可者"（《楞伽经跋》）说明它对后世医家的临床实践具有重要的启迪作用。

二、藏象学说的建立

"藏象"一词，见于《素问·六节藏象论》，其原意如张介宾所说"象，形象也，藏居于内，形见于外"（《类经·藏象类》）。藏象学说是中医学研究人体脏腑功能、病理及其相互关系的学说，它以解剖学为基础，但又不为其所限。因为古人在解剖分析的同时，还进一步对活体进行系统的认识，这正是藏象学说的特点。

（一）解剖与度量

原始时代，先民们在生活中逐渐对动物和人体的内部器官有所观察和了解，随着医事活动的进一步展开，终于出现了原始的人体解剖。《素问·阴阳应象大论》："上古圣人，论理人形，列别藏府，端络经脉"，以及传说中俞跗"割皮解肌，诀脉结筋"，反映上古医者已能通过解剖认识人体，并进行一些外科手术。

由于解剖学的进一步发展，人们不仅对人体外部有细微的观察量度，并且，还把尸体解剖作为认识人体的一条重要途径，从而进行了理论总结。如《灵枢·经水》说："若夫八尺之士，皮肉在此，外可度量切循而得之；其死可解剖而视之。其藏之坚脆，府之大小，谷之多少，脉之长短，血之清浊，气之多少。十二经之多血少气，与其少血多气，与其皆多血气，与其皆少血气，皆有大数"。可见通过解剖，对五脏的质地、六腑的容积、经脉的长度以及动静脉的情况等均已有所了解。这类资料，在《内经》载有不少，如四肢的解剖记录认为诸筋皆属于节；胸腹的解剖记录指出脏腑在胸胁腹腔之内，胸腹为脏腑之外郭。

消化道的解剖记录尤其突出："谷所以出入浅深远近长短之度。唇至齿长九分；口广二寸半；齿以后至会厌深三寸半，大容五合；舌重十两，长七寸，广二寸半；咽门重十两，广二寸半，至胃长一尺六寸；胃纡曲屈伸之，长二尺六寸，大一尺五寸，径五寸，大容三斗五升；小肠后附脊，左环回周迭积，其注于回肠者，外附于脐上，回运环十六曲，大二寸半，径八分分之少半，长三丈二尺；回肠当脐左环，回周叶积而下，回运环反十六曲，大四寸，径一寸寸之少半，长二丈一尺；广肠传脊以受回肠，左环叶脊上下，辟大八寸，径二寸寸之大半，长二尺八寸；肠胃初入至所出，长六丈四寸四分，回曲环反三十二曲也"。以上对自唇口至广肠，整个消化道各组成部分的长度、宽度、重量、圆周和直径等情况，描述得十分细致和完整。

此外，《内经》对胃肠受纳水谷的容积也有记录：胃横屈，受水谷三斗五升，其中之谷常留二斗，水一斗五升而满；小肠受谷二斗四升，水六升三合半；回肠受谷一斗，水七升半；广肠受谷九升三合余。肠胃的受纳总数是九斗二升一合余（《灵枢·肠胃》）。以上皆是解剖后所得的数据。至于活体则更有测算："平人则不然，胃满则肠虚，肠满则胃虚，更虚更满，故气得上下……故肠胃之中，常留谷二斗，水一斗五升"（《灵枢·肠胃》），可见其研究是很细致的。

其他脏腑的解剖记录，包括肝、胆、心、肺、脾、肾、膀胱等的解剖位置、形状、重量或容量，如胆在肝之短叶间，重三两二铢，盛精汁二合；肾有两枚，重一斤一两；膀胱重九两二铢，纵广九寸，盛溺九升九合。同时，还发现了脑、髓、女子胞等器官组织，而与骨、脉、胆合称“奇恒之府”，认为它们既有别于“藏精气而不泻也，故满而不能实”的五脏，又不同于“传化物而不藏，故实而不能满”（《素问·五藏别论》）的六府。

古人对形体、骨骼、血脉、筋膜等均有量度，这在《素问·通评虚实论》称为“形度、骨度、脉度、筋度”。《灵枢》有关于筋、脉、骨度的记录。至于“形度”的具体内容载于古医籍《三备经》（佚）中，唐·王冰注《素问》时犹能见到此书。

西汉之时，尸体解剖仍在进行。《汉书·王莽传》载：“翟义党王孙庆捕得，莽使太医、尚方与巧屠共刳剥之，量度五藏，以竹筳导其脉，如其所终，云可以治病”。可见当时的解剖是由太医、掌作御刀剑的尚方令丞及巧屠共同进行的，其目的是为了医学研究。

上述这些直观的解剖和度量方法，虽然还比较粗糙，但在当时，其水平已颇为领先了。

（二）“司外揣内”的藏象学说

先秦科学家十分重视事物表里间所存在的密切联系，由此而形成一种思维方法。这犹如《管子·地数》所说，“上有丹砂者，下有黄金；上有慈石者，下有铜金；上有陵石者，下有铅锡赤铜；上有赭石者，下有铁，此山之见荣者也”。当时的医家“览观杂学，及于比类，通合道理”（《素问·示从容论》），同样用这种思维方法来研究五脏六腑、脑髓涕唾、哭泣悲哀等问题。其方法在《内经》中称为“以表知里”、“见微得过”，即《素问·阴阳应象大论》所说：“以我知彼，以表知里，以观过与不及之理，见微得过，用之不殆”，而《灵枢》又称“外揣”，“下有渐洳，上生苇蒲，此所以知形气之多少也”（《灵枢·刺节真邪》），即是其法。

“司外揣内”、“司内揣外”的认识方法，其实在《周礼·医师章》早有体现，如“以五气、五声、五色，视其死生，两之以九窍之变，参之以九藏之动”。《内经》的论述则更为详细，《灵枢·外揣》论述其理说：“昭昭之明不可蔽……合而察之，切而验之，见而得之，若清水、明镜之不失其形也。五音不彰，五色不明，五藏波荡，若是则内外相袭，若鼓之应桴，响之应声，影之似形，故远者司外揣内，近者司内揣外”。

古代医家经过长期的医疗实践，终于总结出“以表知里”的藏象学说的一系列具体内容。从而可通过机体的外部形象，以推知内脏组织的常变之情，所谓“视其外应，以知其内应，则知所病也”（《灵枢·本藏》）。

《素问》《灵枢》关于藏象学说的内容颇为丰富，《难经》又别有补充。其中《素问》的《金匮真言论》《阴阳应象大论》《五藏生成》《六节藏象论》等篇，论述五脏与四肢、九窍、毛发、皮肌等组织的关系；《五藏别论》区分五脏六腑和奇恒之府；《上古天真论》论述肾气的盛衰；《经脉别论》论饮入于胃之后的一系列生理变化。《灵枢》的《本神》论五志；《决气》《五癃津液别》论津液血脉；《营气》《营卫生会》分析营气、卫气的化生与运行；《海论》《大惑》论脑，内容都很重要。例如：

《素问·六节藏象论》首先提出了“藏象”的概念及内容：“藏象何如……曰：心者，生之本，神之变也，其华在面，其充在血脉，为阳中之太阳，通于夏气；肺者，气之本，魄之处也，其华在毛，其充在皮，为阳中之太阴，通于秋气；肾者，主蛰，封藏之本，精之处也，其华在发，其充在骨，为阴中之少阴，通于冬气；肝者，罢极之本，魂之居也，其华在爪，其充在筋，以生血气，其味酸，其色苍，此为阳中之少阳，通于春气；脾胃大肠小肠三焦膀胱者，仓廪之本，营之居也，名曰器，能化糟粕，转味而入出者也，其华在唇四白，其充在肌，其味甘，其色黄，此至阴之类，通于土气。凡十一藏，取决于胆也”。

《素问·五藏生成》还进一步论述了气血与心肺、血脉与眼，以及脑髓、筋节的关系，认为诸脉皆属于目，诸髓皆属于脑，诸筋皆属于节，诸血皆属于心，诸气皆属于肺。

《素问·上古天真论》论肾气盛衰也是中医藏象学说的重要内容，如“女子七岁，肾气盛，齿更发长。二七而天癸至，任脉通，太冲脉盛，月事以时下，故有子。三七，肾气平均，故真牙生而长极。四七，筋骨坚，发长极，身体盛壮。五七，阳明脉衰，面始焦，发始堕。六七，三阳脉衰于上，面皆焦，发始白。七七，任脉虚，太冲脉衰少，天癸竭，地道不通，故形坏而无子也”。又说：“丈夫八岁，肾气实，发长齿更。二八肾气盛，天癸至，精气溢泻，阴阳和，故能有子。三八，肾气平均，筋骨劲强，故真牙生而长极。四八，筋骨隆盛，肌肉满壮。五八，肾气衰，发堕齿槁。六八，阳气衰竭于上，面焦，发鬓颁白。七八，肝气衰，筋不能动，天癸竭，精少，肾藏衰，形体皆极。八八，则齿发去。肾者主水，受五藏六府之精而藏之，故五藏盛，乃能泻。今五藏皆衰，筋骨解堕，天癸尽矣，故发鬓白，身体重，行步不正，而无子耳”。这是中医学对肾气与生长壮老关系的独特论述。

《素问·经脉别论》又探讨了饮食精气归于脏腑，见于寸口，以及其代谢的情况：“食气入胃，散精于肝，淫气于筋；食气入胃，浊气归心，淫精于脉，脉气流经，经气归于肺，肺朝百脉，输精于皮毛。毛脉合精，行气于府，府精神明，留于四藏，气归于权衡，权衡以平，气口成寸，以决死生”；“饮入于胃，游溢精气，上输于脾，脾气散精，上归于肺，通调水道，下输膀胱，水精四布，五经并行”。

又《灵枢·海论》《灵枢·大惑》论脑，认为“脑为髓海，其输上在其盖……髓海有余，则轻劲多力，自过其度；髓海不足，则脑转耳鸣，胫痠眩冒，目无所见，懈怠安卧”。如果邪中于项，并逢其身之虚，外邪深入，则随眼系以入于脑，入于脑则脑转，脑转则引目系急，目系急，则目眩而转。反映了当时医家对脑的认识程度。

另《难经》论呼吸，有“呼出心与肺，吸入肾与肝”的精辟之语，说明呼吸不仅出于心肺，且亦关乎肝肾。

除此以外，三焦和命门理论是藏象学说中的重要内容。

三焦为六腑之一，主全身气化，维持水谷精微之生化和水道的疏通。有上、中、下之分。《灵枢·营卫生会》说：“三焦者，中渎之府也，水道出焉”，“上焦如雾，中焦如沤，下焦如渎”。《灵枢·决气》还有更具体的论说，以为“上焦开发，宣五谷味，熏肤充身泽毛，若雾露之溉，是谓气”；“中焦亦并胃中，出上焦之后，此所受气者，泌糟粕，蒸津液，化其精微，上注于肺脉，乃化而为血，以奉生身，莫贵于此，故得独行于经隧，命曰营气”；“下焦者，别回肠，注于膀胱，而渗入焉。故水谷者，常并居于胃中，成糟粕，而俱下于大肠，而成下焦，渗而俱下，济泌别汁，循下焦而渗入膀胱焉”。说明三焦的功能，实相当于人体上中下脏腑功能的总和。

《难经》对三焦也有论述，认为三焦为水谷之道路，气之所终始。上焦在心膈之下，胃之上口，主纳而不出，其治在膻中；中焦在胃中脘，主腐熟水谷，其治在脐旁。下焦当膀胱上口，主分泌清浊而司传导，其治在脐下一寸，故名为三焦（《难经·三十一难》）。此外，《难经·三十八难》还认为三焦“有原气之别焉，主持诸气，有名而无形，其经属于少阳，此外府也”。从此，对于三焦的有形、无形问题，引起了后世的学术争论，这在元、明之时最为突出。

“命门”，在《内经》原指目。《灵枢·卫气》：“命门者，目也”。然而，《难经》却认为命门为右肾。《难经·三十九难》指出：“肾有两藏也，其左为肾，右为命门。命门者，精神之所舍也”。《难经·三十六难》：“原气之所系也，男子以藏精，女子以系胞，其气与肾通”。可见《难经》以命门为人身精气神所居之宅，而关系男女生殖，它与肾的关系既分又合。自《难经》此说出，命门学说遂成为中医藏象学说中的一个突出课题。历代医家尤其是明代的薛己、孙一奎、赵养葵和张介宾等人，都将命门联系到临床，而在理论上有更多的阐发。

综上所述，可知藏象学说始终保持着人身内外上下有密切联系的整体观，它主要从功能作用方面揭示着脏腑的本质。运用“以表知里”的方法研究人体，是在始终不破坏人体正常生命活动的条件下进行的。由于藏象学说主要从人体结构和功能关系上考虑问题，所以并不局限于某一脏器实体。因之，其所论的脏腑，除具有一定的解剖学意义外，更多的则是与之密切相关的生理、病理功能的综合概念，也就是说，脏象学说中的脏腑组织功能与解剖学所论并不尽符。这种藏象学说的建立，与阴阳、五行等学说一样，体现了中医学的特色。

三、经络学说的形成

经络学说的形成，有其悠久的历史。皇甫谧《黄帝三部针灸经》自序曰：“黄帝咨访岐伯、伯高、少俞之徒，内考五脏六腑，外综经络血气色候，参之天地，验之人物，本性命穷神极变，而针道生焉。其论至妙，雷公受业，传之于后”。春秋时，秦越人治虢太子病，使弟子厉针砥石，以取外三阳五会，并为五分之熨（《史记·扁鹊仓公列传》），说明当时的临床针灸术因有经络学说的指导，已达到了相当水平。

先秦时期，针灸术是主要的治疗手段，直至汉代，依然盛行，如淳于意、张机、华佗俱精针术，涪翁、郭玉也是有名的针灸家。

有关经络针刺方面的理论，古有《黄帝针灸》，与《神农本草》《素女脉诀》并称。《汉书·艺文志》曾载录包括《黄帝内经》在内的“医经七家”。班固说：“医经者，原人血脉经络，骨髓阴阳表里，以起百病之本，死生之分，而用度箴石汤火所施，调和百药齐和之所宜。”可见，其中有相当部分属于经络学说内容。可惜除《内经》以外，其他古医经皆已失传。1973 年在长沙马王堆发掘的汉文帝初年墓葬中，曾整理出帛书《足臂十一脉灸经》和《阴阳十一脉灸经》，比较完整地记载了十一脉的名称、起止、走向与疾病等，内容远较《内经》简略，但亦初具规模。十一脉不称“经络”，而分足臂两类。足脉六，分三阳三阴；

臂脉五，分三阳二阴，却无臂厥阴。这种情况与《灵枢·本输》所载相一致。另外，臂三阳又仅称为肩脉、耳脉、齿脉。十一脉的起止均与《内经》不同，也无相互衔接“如环无端”的概念。其中，谈到有四脉与脏腑有联系，但除足少阴系于肾外，其他三脉所系脏腑与《内经》之说不同。然而，其所分的“是动病”和“所生病”则与《灵枢·经脉》一致。由此可见，足臂十一脉是早于《内经》的经络学说。

1983年，在湖北江陵张家山西汉前期墓葬中，又发现了竹简《脉书》，其中包括《阴阳十一脉灸经》。对照其内容，可知《脉书》当是《灵枢·经脉》的一种祖本。

《灵枢》《素问》以及《针灸甲乙经》所载的汉代《明堂经穴针灸治要》，有大量的针灸理论，其重要基础则是经络学说。

关于经穴的发现，至今还缺乏足够的研究资料，但在《灵枢》《素问》原著中，我们可获得一些端倪。

古人在长期的医疗实践中，发现人体的内脏与体表一定部位有相应的联系。《灵枢·背腧》记载腧穴的确定情况说：“欲得而验也，按其处，应在中而痛解，乃其腧也”。说明古人发现用指按一定的腧穴，可减轻内脏的疼痛。

背部和四肢腧穴与脏腑的关系，《灵枢》记载得很清楚，如背俞穴与脏腑的关系为“五脏之俞出于背……肺俞在三焦之间，心俞在五焦之间，膈俞在七焦之间，肝俞在九焦之间，脾俞在十一焦之间，肾俞在十四焦之间，皆挟脊相去三寸许”。四肢腧穴与脏腑的关系，《九针十二原》说：“五脏有疾也，应出十二原。十二原各有所在，明知其原，睹其应，而如五藏之害矣”。如太渊、大陵、太冲、太白、太溪，为四肢腧穴，乃肺、心、肝、脾、肾五脏之原。左右各一，加上鸠尾、脖胦，为膏、肓之原，共为十二原。凡脏腑表里之气皆通于此，故五脏有疾应于十二原。《难经》曾将脏腑经气在背部穴位转输者，称俞穴；在胸部聚积者，称募穴。

人身大部分穴位的确立，是依据骨节分布情况定的。古人认为人身应于天道，故定主要骨节三百六十五，以合一岁。凡骨之会在于节，当大节小节之间，为肉之大会小会之处，其大会称“谷”，小会称“溪”。这分肉之间，溪谷之会，都是行荣卫之气的所在，因而有腧穴三百六十五，亦应于一岁。《素问·气府论》说：“脉气所发者，凡三百六十五穴也”。《素问·气穴论》又说：“凡三百六十五穴，针之所由行也”。这些气穴，包括脏腧五十穴，腑腧七十二穴，热腧五十九穴，水腧五十七穴，以及其他部分的许多穴位。虽然如此，《内经》各篇对穴位的记载实是说法不一的。《类经》曾指出，《气穴》有气穴数342，《气府》有气穴数386，共728穴，内除《气府》重复者12穴，又除气穴、气府相重者213穴，实际存503穴。然而后世所传的《十四经腧穴图经》总数则有660穴，其中包括了后人所增的穴位。

腧穴与脏腑，是由经络相联系的。经络对于人身至关重要。《灵枢》说：“经脉者，所以行血气而营阴阳，濡筋骨，利关节是也”（《灵枢·本藏》）。其“内属于藏府，外络于肢节”（《《灵枢·海论》）。所以“能决死生，处百病，调虚实”（《灵枢·经脉》）。

经脉之数，是古人按照大地上的十二经水之数而定的。《灵枢·经水》说：“经脉十二者，外合于十二经水，而内属于五藏六府。夫十二经水者，其有大小深浅广狭远近各不同；

五藏六府之高下大小受谷之多少亦不等"，"凡此五藏六府，十二经水者，外有源泉，而内有所禀，此皆内外相贯，如环无端，人经亦然"。这便是十二经脉数的渊源，实是将人"与天地相参"（《淮南子·精神训》）而得到的。

十二经脉包括手足太阴、少阴、厥阴；手足太阳、少阳、阳明。其循行走向为"手之三阴，从藏走手；手之三阳，从手走头；足之三阳，从头走足；足之三阴，从足走腹"（《灵枢·顺逆肥瘦》）。三阴三阳分别表示阴阳的盛衰以及所系的脏腑，三阳以太阳为始，阳明为盛，少阳为弱；三阴以太阴为始，少阴为弱，厥阴为极。十二经脉与脏腑相配及其营行情况如下：

肺手太阴脉，起于中焦→大肠手阳明脉→胃足阳明脉→脾足太阴脉→心手少阴脉→小肠手太阳脉→膀胱足太阳脉→肾足少阴脉→心主手厥阴心包脉→三焦手少阳脉→胆足少阳脉→肝足厥阴脉→复注手太阴肺脉……如环无端。

从中可见，肺与大肠、胃与脾、心与小肠、膀胱与肾、心与三焦、胆与肝等手足三阴三阳，均存在着表里关系。

除了十二经脉外，还有十五络脉、奇经八脉，以及十二经筋等。

《内经》认为，经脉与络脉有所不同。《灵枢·经脉》指出："经脉之与络脉异也……经脉者常不可见也，其虚实以气口知之"；"经脉十二者，伏行分肉之间，深而不见，其常见者，足太阴过于外踝之上，无所隐也"。并说："诸脉之浮而常见者，皆络脉也……诸络脉皆不能经大节之间，必行绝道也出入，复合于皮中，其会皆见于外……经脉为里，支而横者为络，络之别者为孙（络）"。十二络脉加上任、督之络以及脾之大络，共十五络脉。《灵枢·九针十二原》认为，经脉十二，络脉十五，"二十七气所行，皆在五腧"。也就是说，井、荥、俞、经、合是365穴的要领所在。

十二经筋，皆起于四肢指爪之间，而后盛于辅骨，结于肘腕，系于膝关，联于肌肉，上于颈项，终于头面，这是人身经筋的大略。其与经脉之不同是，经脉营行表里，故出入脏腑，以次相传；经筋联缀百骸，故维络周身，各有定位，虽所经之部多与经脉相同，但其所结、所盛之处，则以四肢溪谷为最。

冲、任、督、带、阴跷、阳跷、阴维、阳维，是为奇经八脉。《难经》认为"人脉隆盛，入于八脉"，这犹如"沟渠满溢，流入深湖"，因而不为十二经所拘。明·李时珍曾认为，《难经》之说实发《灵枢》《素问》未发之秘旨。

古人对经脉的长度曾有测量，这在《灵枢》称为"脉度"。脉度是通过"骨度"而得出的，《灵枢·骨度》说："脉度言经脉之长短，何以立之……曰：先度其骨度之大小广狭长短而脉度定矣"。这也就是《灵枢·经水》所说的，"八尺之士，皮肉在此，外可度量切循而得之"。

根据《内经》的记载，我们可知其所论经脉，主要包括血脉。王莽时使太医等以竹筳"导其脉，知所终始"，乃是对血脉的量度。当然，除血脉以外，经脉也是气所出入的道路，因而，经络的实质犹待进一步研究。

四、病因研究

殷代巫医对疾病的原因，多归咎于天神所降或人鬼作祟，如甲骨文“贞疾齿，钋于父乙”，以为殷王齿病，为其先父小乙作祟，故致祭以求愈。虽然如此，但从其他文献也可看到远古时对发病原因的一些正确观点，如“燧人氏始钻木取火，炮生而熟，令人无腹疾”（《礼纬·含文嘉》），反映原始人发明用火熟食的一个重要原因，就是认识到生食与肠胃疾病的关系。

春秋时代，由于文化的发展，加上巫医的没落和医和、医缓等专业医生的出现，逐渐出现了病因学说的滥觞。如郑国子产认为，疾病是“出入、饮食、哀乐之事”，而与鬼神无关。齐国的晏婴认为“纵欲厌私”可以致病。管仲也说：“苛病，失也”，当“守其本”不能恃诸巫（《吕氏春秋·知接》）。更值得重视的是《左传·昭公元年》记载秦国医和给晋侯治病时的病因论说，他说：“疾不可为也，是谓近女室，疾如蛊，非鬼非食，惑以丧志……公曰：女不可近乎？对曰，节之……天有六气……淫生六疾。六气曰：阴阳风雨晦明也，分为四时，序为五节，过则为灾。阴淫寒疾，阳淫热疾，风淫末疾，雨淫腹疾，晦淫惑疾，明淫心疾。女，阳物而晦时，淫则生内热蛊惑之疾。今君不节不时，能及此乎？”医和六气致病的论述，实是病因理论的创始。此外，《周礼·天官》说：“四时皆有疠疾”，以为痟首疾、痒疥疾、疟寒疾、嗽上气疾，分别与时令有关。《左传》还有“国人逐瘈狗”的记载，说明当时对狂犬病的病因也有所认识。

在《灵枢》《素问》诸篇的写作年代，人们认为疾病的具体因素包括六淫、七情、饮食劳伤等方面。《灵枢》指出：“夫百病之所始生也，必起于燥湿寒暑风雨，阴阳喜怒，饮食居处”（《灵枢·顺气一日分为四时》）。《素问》也认为“夫邪之生也，或生于阴，或生于阳。其生于阳者，得之风雨寒暑；其生于阴者，得之饮食居处，阴阳喜怒”（《素问·调经论》）。这属于后世所说的外感和内伤病。同时《素问·阴阳应象大论》还从天、地、人不同的病因角度，论述大致的发病部位，说：“故天之邪气，感则害人五藏；水谷之寒热，感则害于六府；地之湿气，感则害皮肉筋脉”。因之，金代医家张从正曾发天邪、人邪、地邪之说。

关于六淫、七情、饮食、劳倦致病，《内经》的论述十分详细。在风、寒、暑、湿、燥、火“六淫”中，以风邪致病的病变最多，故说“风者，善行而数变，故风者百病之长也，至其变化，乃为他病，无常方，然致有风气也”（《素问·风论》）。据记载，风邪伤人可致寒热、热中、寒中、疠风、偏枯、脑风、目风、漏风、内风、首风、泄风，以及肺风、心风、肝风、脾风、肾风、胃风、肠风等病，另风痉也属其类，故说：“诸暴强直，皆属于风”（《素问·至真要大论》）。风邪每兼它气致病，如痹证多挟寒、湿之气，所谓“风、寒、湿三气杂至，合而为痹也”（《素问·痹论》）。从《内经》所论可知，其所言风邪致病，实包括了后世所称的外风和内风。

还值得注意的是《素问·阴阳应象大论》有“冬伤于寒，春必病温；春伤于风，夏生飧泄；夏伤于暑，秋必痎疟；秋伤于湿，冬生咳嗽”的论述，这实是后世“伏气”说的渊源所在。

喜、怒、忧、思、悲、恐、惊等情志刺激致病，也是《内经》所极重视的。其导致疾病有多种多样，如心怵惕思虑则伤神，神伤则恐惧自失，破䐃脱肉；脾忧愁而不解则伤意，意伤则悗乱，四肢不举；肝悲哀动中则伤魂，伤魂则狂忘不精，当人阴缩而挛筋，两胁骨不举；肺喜乐无极则伤魄，魄伤则狂，皮革焦。肾盛怒而不止则伤志，志伤则喜忘其前言，腰脊不可以俛仰屈伸；恐惧而不解则伤精，精伤则骨痠痿厥，精时自下（《灵枢·本神》）。说明了伤神可以导致伤形。

甚至，像溲血、薄厥、噎膈，以及所谓“脱营”、“失精”皆系情志之病，如所谓“悲哀太甚，则胞络绝，胞络绝则阳气内动。发则心下崩，数溲血”（《素问·痿论》）；“阳气者，大怒则形气绝，而血菀于上，使人薄厥”（《素问·生气通天论》）；“隔则闭绝，上下不通，则暴忧之病也”（《素问·通评虚实论》）；“尝贵后贱，虽不中邪，病从内生，名曰脱营；尝富后贫，名曰失精”（《素问·移精变气论》）。这些论述，是颇有临床现实意义的。

此外，论饮食致病，有“饮食自倍，肠胃乃伤”（《素问·痹论》）；“阴之五宫，伤在五味”；“高粱之变，足生大丁”（《素问·生气通天论》）；“肥者令人内热，甘者令人中满，故其气上溢，转为消渴”（《素问·奇病论》）等论说。说明古人早已认识到饮食不节所致的各种危害。

论房室所伤，《灵枢·五癃津液别》说：“阴阳不和，则使液溢而下流于阴，髓液皆减而下，下过度则虚，虚故腰背痛而胫痠”。《素问》又有“因而强力，肾气乃伤，高骨乃坏”（《素问·生气通天论》）；“若醉入房，中气竭，肝伤，故月事衰少不来也”（《素问·腹中论》）；“思想无穷，所愿不得，意淫于外，入房太甚，宗筋弛纵，发为筋痿，及为白淫”（《素问·痿论》）等论。这类房室之病，是中医历来十分重视的。

除此以外，《内经》的病因说还有毁伤致病、寄生虫病、药误致病、先天致病等内容。论毁伤说：“肝与肾脉并至，其色苍赤，当病毁伤不见血，已见血，湿若中水也”（《素问·脉要精微论》）；“人有所堕坠，恶血留内，腹中满胀，不得前后”（《素问·缪刺论》）。论寄生虫病说：“心肠痛，憹作痛，肿聚往来上下行，痛有休止，腹热喜渴，涎出者，是蛟（蛕）也”（《灵枢·厥病》）。又如论药误致病说：“石药发瘨，芳草发狂……故非缓心和人，不可以服此二者”（《素问·腹中论》）。论小儿癫疾病因，归咎于母胎受惊，说：“人生而有病颠疾者，病名曰何？安所得之……曰：病名为胎病，此得之在母腹中时，其母有所大惊，气上而不下，精气并居，故令子发为颠疾也”（《素问·奇病论》）。

由上可见，《内经》在病因学方面的研究是十分深入细致的。

至于《难经》的病因论说中，又有“正经自病”和“五邪所伤”的区别，即把“忧愁思虑则伤心；形寒饮冷则伤肺；恚怒气逆，上而不下则伤肝；饮食劳倦则伤脾；久坐湿地，强力入水则伤肾”称为“正经自病”，而称中风、伤寒、伤暑、中湿以及饮食劳倦为“五邪所伤”。其所谓“正经自病”，以内伤为主，“五邪所伤”系外邪入犯。

在此以后，张仲景的《金匮要略》又有“清邪居上，浊邪居下，大邪中表，小邪中里，谷饦之邪，从口入者，宿食也”的“五邪中人”之说。其所谓清、浊、大、小之邪，指风、寒、雾、湿而言。同时，《金匮要略》还对病因进行分析归纳，有“内所因”、“外皮肤所中”等说，认为“千般疢难，不越三条：一者，经络受邪，入脏腑，为内所因也；二者，四肢九窍血脉相传，壅塞不通，为外皮肤所中也；三者，房室金刃虫兽所伤。以此详之，病由都尽”。仲景之论，以客气邪风为主，故不以内伤、外感为内外，而以经络脏腑为内外。后来宋代陈言则以六淫邪气所伤为外因，五脏情志所感为内因，饮食房室跌扑金刃所伤为不内外因，乃是合天人表里立论，故以病从外来者为外因，从内生者为内因，其不从邪气情志所生者为不内外因。其说可与仲景的三因说并传。

五、病证和病机理论

随着医学的发展，人们对疾病的认识从少至多，由简到繁，不仅确定了许多病证名称，而且对这些疾病的病机进行了日益广泛和深入的探索研究。

(一) 病证记载概况

在殷墟甲骨文中，记载有疾首、疾目、疾耳、疾口、疾齿、疾身、疾止（趾）、疾疋（足）及疾言等名称，反映当时已能根据身体的部位和症状特点认识一些病证。此外，还有“育子疾”、“子疾”、“雨疾”等有关妇产科病、小儿病和流行病的记载。可见其范围已较广泛。后据《周礼》所记，则有痟首疾、痒疥疾、疟寒疾、嗽上气疾等疠疾，以及疕、疡、肿痛、金疡、折疡等病证。《左传》中又有寒疾、热疾、末疾、腹疾、惑疾、心疾，以及水旱疠疫、痁、瘅疽等病证名。至于《山海经》，其所记疾病有 38 种，其中除心腹之疾、肿病、腹病等概称外，还有风、痹、疟、痈、疽、疥、痔、瘕疾、狂，以及疫疾等病名，还有腑、睬、腹痛、嗌痛、呕、聋等证名。繁多的病证名称，从一定角度上反映了当时的学术水平。

晚近，长沙马王堆汉墓出土的战国《五十二病方》中，记有疾病 52 种，并还涉及其他病证名约百余种之多。《内经》所论的病证更为繁多，大致可归为经络脏腑病、阴阳血气津液病、情志病、风寒暑湿燥火病，以及按病证部位和特点命名的各种疾病，包括头项、九窍、胸胁腰背、皮毛筋骨、四肢、喘咳、呕哕、肿胀、诸痛、积聚癥瘕、癫狂惊痫、消渴、膈、厥痹痿证、汗证、卧证、疝证、肠澼、泄泻、痈肿、胎孕等等，反映在当时已能按系统、按病因或按疾病特点而认识病证。其所论，既包括疾病、症状，也包括以某种症状为主症的一类疾病。还有些病证，则据其病因病机所属而进行辨证分类，如咳，有五脏六腑之异；厥，有六经、十二经之别；热病有外感内伤之不同等；这些情况均体现了中医学的辨证特点。

(二) 病机理论研究

在认识病证的基础上，古人结合生理知识，对疾病的发生和发展变化的机理进行了探索。先秦医家在病机理论方面的研究已是十分深入。《史记·扁鹊仓公列传》记载秦越人对虢太子“尸厥”的病机论述说：“太子病血气不时，交错不得泄，暴发于外，则为中害。精神不能止邪气，邪气蓄积，而不得泄，是以阳缓而阴急，故暴蹶而死”。他还进一步论说：“若太子病所谓尸蹶者也。夫以阳入阴中，动胃缠缘，中经维络，别下于三焦膀胱，是以阳脉下遂，阴脉上争，令气闭而不通，阴上而阳内行，下内鼓而不起，上外绝而不为使，上有绝阳之络，下有破阴之纽，破阴绝阳，色废脉乱，故形如死状，太子未死也。夫以阳入阴支兰藏者生，以阴入阳支兰藏者死。凡此数事，皆五藏蹶中之时暴作也”。以上病机论说十分详细，但文义甚是古奥，当是太史公根据古史记录保存下来的。

人以精气为本，先秦人对于精气郁滞证的病机，也有正确的认识，曾说：“血脉欲其通也，精气欲其行也。若此则病无所居而恶无所生矣。病之留，恶之生，精气之郁也”（《吕氏春秋·达郁》）。又说：“形不动则精不流，精不流则气郁。郁处头则为肿为风；处耳则为挶为聋；处目则为䁾为盲；处鼻则为鼽为窒；处腹则为张为府；处足则为痿而蹶”（《吕氏春秋·尽数》）。具体论述了精气郁滞所致的种种病证。这些内容，可谓开中医学郁证病机论之先河。

《内经》的病机理论更为翔实，其内容既综合了大多数疾病的发生条件、阴阳虚实和脏腑经络传变等总的情况，又分析了各种病证的具体发病和传变机理。

《内经》论病机，十分重视正气的作用，认为正气强弱不仅关系到发病与否，且与病证的轻重虚实，及其预后情况均有十分重要的关系。如《素问·评热病论》说：“邪之所凑，其气必虚。阴虚者阳必凑之”，这是说热病的产生往往为阳热之邪侵犯阴虚之体。故《素问·金匮真言论》又有“夫精者身之本也，故藏于精者春不病温”的论述。对于一些反复发作的慢性病来说，同样如此，正如《灵枢·五变》所指出的“亦因其骨节、皮肤、腠理之不坚固者，邪之所舍”所致。总之《内经》认为虚邪贼风，必乘虚而伤人。

当病邪侵犯人体后，《内经》认为正气与病邪相争的胜负，又决定着人的安危，“勇者气行则已，怯者着而为病”（《素问·经脉别论》）；“真气得安，邪气乃亡”（《素问·疟论》）。《素问·评热病论》在论述热病“阴阳交”时，还有更具体的论述，说：“人所以汗出者，皆生于谷，谷生于精。今邪气交争于骨肉而得汗者，是邪却而精胜也。精胜则当能食而不复热，复热者邪气也。汗者，精气也。令汗出而辄复热者，是邪胜也。不能食者，精无俾也。病而留者，其寿立而倾也”。对正邪交争的胜负之情，作了透彻的论析。

对于疾病的病机传变，《内经》掌握了其一般规律。现举例于下。

1. 外感热病的传变

有由表入里和表里同病两类。

（1）由表入里　《素问·热论》说：“伤寒一日，巨阳受之，故头项痛，腰脊强；二日，阳明受之，阳明主肉，其脉挟鼻络于目，故身热，目疼而鼻干不得卧也；三日，少阳受之，少阳主胆，其脉循胁络于耳，故胸胁痛而耳聋。三阳经络皆受其病，而未入于藏……四日，太阴受之，太阴脉布胃中络于嗌，故腹满而嗌干；五日，少阴受之，少阴脉贯肾络于肺，系舌本，故口燥舌干而渴；六日，厥阴受之，厥阴脉循阴器而络于肝，故烦满而囊缩。三阴三阳，五藏六府皆受病，荣卫不行，五藏不通，则死矣”。说明了伤寒热病由表入里的传变次序。当然其一日、二日之说并不是机械的。

（2）表里同病　即《素问·热论》所谓“两感于寒”。病一日，则巨阳与少阴俱病，头痛口干而烦满；二日，则阳明与太阴俱病，腹满身热，不欲食，谵言；三日，则少阳与厥阴俱病，耳聋囊缩而厥。表里两感的病证是比较危重的。

另外，《素问·热论》还提出了“食复”发热的病机学说，认为这是病退之后，余热与谷气相薄，“两热相合”所造成的，这些病机理论，为张仲景《伤寒论》的六经病机理论奠定了基础。

2. 五脏病的传变

《素问》认为五脏病一般有顺传和逆传。《素问·玉机真藏论》说：“五藏相通，移皆有次。五藏有病，则各传其所胜”，如风寒入侵，初病皮肤闭而为热，或痹不仁、肿痛，若失治而入舍于肺，则为肺痹，发咳上气。肺传于肝，则病肝痹，胁痛吐食。肝传之脾，则病脾风，发瘅、腹中热、烦心、溲黄。脾传之肾，病疝瘕，少腹冤热而痛、溲白。肾传之心，病瘛，筋脉相引而急。这样按五行相胜规律而传变者，为顺传。反之则为逆传，逆传者多重危。当然这是五脏病的一般规律，《素问》还指出“或其传化有不以次者”，说明这种五行传变，并不是一成不变的。《内经》中曾有不少病机论述，并没有固守五行相胜规律，如肾移寒于肝、脾移寒于肝、肝移寒于心、心移寒于肺、肺移寒于肾；脾移热于肝、肝移热于心、心移热于肺、肺移热于肾、肾移热于脾，以及胞移热于膀胱、膀胱移热于小肠、小肠移热于大肠、大肠移热于胃、胃移热于胆、胆移热于脑等。

3. 阴阳虚实病机

《素问》对阴虚内热，阴盛内寒；阴虚外寒，阳盛外热的病机，也有精采论述。《素问·调经论》说：

“阴虚生内热……有所劳倦，形气衰少，谷气不盛，上焦不行，下脘不通，胃气热，热气熏胸中，故内热”。

“阴盛生内寒……厥气上逆，寒热积于胸中而不泻，不泻则温气去，寒独留，则血凝泣，凝则脉不通，其脉盛大以涩，故中寒”。

“阳虚生外寒……阳受气于上焦，以温皮肤分肉之间，今寒气在外，则上焦不通，上焦不通则寒气独留于外，故寒栗”。

“阳盛生外热……上焦不通利，则皮肤致密，腠理闭塞，玄府不通，卫气不得泄越，故外热”。

4. 其他病证的病机论述

《内经》对许多具体疾病，也有合理的病机分析。

（1）痹证　《素问·痹论》说：“风寒湿三气杂至，合而为痹也。其风气胜者为行痹；寒气胜者为痛痹；湿气胜者为着痹”。还指出“荣卫之气……逆其气则病，从其气则愈。不与风寒湿气合，故不为痹”。对于痹证各种症状的产生，认为有寒故痛；病久荣卫行涩，经络空疏，故不仁；阴气多故寒；阳气多故为痹热；湿甚故多汗。骨痹、筋痹、脉痹、肌痹、皮痹日久不已，复感于邪，则内舍于五脏，而为肺痹、心痹、肝痹、肾痹、脾痹，以及肠痹、胞痹等病。

（2）肺咳　肺寒咳逆的病机，《灵枢·邪气藏府病形》认为形寒饮冷则伤肺，因其两寒相感，中外皆伤，故气逆而上行。《素问·咳论》进一步说明：皮毛与肺脏合应，皮毛先受邪气，邪气以从其合；若寒饮食入胃，从肺脉上至于肺，则肺寒，因而外内合邪，发为肺咳。

（3）痿躄　《素问·痿论》认为“五藏因肺热叶焦，发为痿躄”。肺主皮毛，心主血脉，肝主筋膜，脾主肌肉，肾主骨髓，故五脏气热，则可产生痿躄、脉痿、筋痿、肉痿、骨痿等证。另外，对阳明虚所致足痿的病机分析也很重要，认为“阳明者，五藏六府之海也，主润宗筋，宗筋主束骨而利机关……阳明虚则宗筋纵，带脉不引，故足痿不用”（《素问·痿论》）。

（4）水肿　《素问·水热穴论》对水肿病的病机，重于肺肾，认为“其本在肾，其末在肺，皆积水也”。并说：“肾者，胃之关也，关门不利，故聚水而从其类也。上下溢于皮肤，故为胕肿”。对于“风水”的产生，认为多因“勇而劳甚则肾汗出，肾汗出逢于风，内不得入于藏府，外不得越于皮肤，客于玄府，行于皮里，传为胕肿。本之于肾，名曰风水”。这些论述，为后世对水肿病的辨证论治奠定了理论基础。明代张介宾在“其本在肾，其末在肺”的基础上，补充了“其制在脾”，使这方面的病机理论更趋于完整。

（5）衄血、后血、血积　《灵枢》认为血证的病机系络伤血溢。指出起居不节，用力过度，则络伤。阳络伤则血外溢，血外溢则衄血；阴络伤则血内溢，血内溢则后血；肠胃之络伤，则血溢于肠外；肠外有寒，汁沫与血相搏，则并合凝聚不得散，因而成积（《灵枢·百病始生》）。

（6）伤肝　多因气血瘀滞所致，《灵枢·邪气藏府病形》说：“有所堕坠，恶血留内，若有所大怒，气上而不下，积于胁下，则伤肝”。

（7）呕胆　认为系胆液泄胃，逆上所致。“邪在胆，逆在胃，胆液泄则口苦，胃气逆则呕苦，故曰呕胆”（《灵枢·四时气》）。

（8）薄厥　“大怒则形气绝，而血菀于上，使人薄厥”（《素问·生气通天论》）。

（9）气虚证　气虚所致诸证病机，有上气不足、中气不足、下气不足之异。《灵枢·口问》说：“上气不足，脑为之不满，耳为之苦鸣，头为之苦倾，目为之苦眩；中气不足，溲便为之变，肠为之苦鸣；下气不足，则乃为痿厥心悗”。

（10）癃闭、遗溺　“膀胱不利为癃，不约为遗溺”（《素问·宣明五气》）。

（11）老年病　将其病机归咎于阴气衰乏，下虚上实。《素问·阴阳应象大论》说：“年四十而阴气自半，起居衰矣；五十体重，耳目不聪明矣；年六十，阴痿，气大衰，九窍不利，下虚上实，涕泣俱出矣”。

如上所述《内经》的病机理论已经达到了相当高的水平，其例难以尽举，而《难经》在这方面的研究，也有一些重要内容，如论“五损”认为：一损损于皮毛，皮聚而毛落；二损损于血脉，血脉虚少，不能荣五脏六腑也；三损损于肉；肌肉消瘦，饮食不能为肌肤；四损损于筋，筋缓不能自收持；五损损于骨，骨痿不能起于床……从上下者，骨痿不能起于床者死；从下上者，皮聚而毛落者死。此外，对于《内经》经脉“是动”、“所生病”阐发说：“是动者气也，所生病者血也。邪在气，气为是动；邪在血，血为所生病。气主呴之，血主濡之。气留而不行者为气先病也；血壅而不濡者，为血后病也。故先为是动，后所生病也”。在此，首先阐明了气病入血的病机。另外《难经》论伤寒热病病机，有“肺邪入心者为谵言妄语”的论说，实发温邪犯肺，逆传心包说之先声。

《素问·至真要大论》强调必须“审察病机”，并对多种病机进行扼要的归纳：诸风掉眩，皆属于肝；诸寒收引，皆属于肾；诸气膹郁，皆属于肺；诸湿肿满，皆属于脾；诸热瞀瘛，皆属于火；诸痛痒疮，皆属于心。诸厥固泄，皆属于下；诸痿喘呕，皆属于上；诸禁鼓栗，如丧神守，皆属于火；诸痉项强，皆属于湿；诸逆冲上，皆属于火；诸胀腹大，皆属于热；诸躁狂越，皆属于火；诸暴强直，皆属于风；诸病有声，鼓之如鼓，皆属于热；诸病胕肿，疼酸惊骇，皆属于火；诸转反戾，水液浑浊，皆属于热；诸病水液，澄彻清冷，皆属于寒；诸呕吐酸，暴注下迫，皆属于热。故《大要》曰："谨守病机，各司其属，有者求之，无者求之，盛者责之，虚者责之，必先五胜，疏其血气，令其调达，而致和平，此之谓也"。以上病机十九条，虽未能罗致病机学说的全部内容，但已将临床常见的一些病证，从心、肝、肺、脾、肾五脏和风、寒、暑、湿、燥、火六气的致病加以概括，起有执简驭繁的作用。金代刘完素在此基础上，著《素问玄机原病式》，论病以"五运主病"、"六气为病"为纲，对病机理论颇有发挥。

六、诊断学成就

中医的诊断方法望、闻、问、切"四诊"，在《难经》之前的古医经中早已确立，如第六十一难所说："《经》言望而知之谓之神；闻而知之谓之圣；问而知之谓之工；切脉而知之谓之巧"。这是通过望五色的荣枯逆从，闻五音的清浊高下，问五味的好恶多少，并切脉以知疾病的虚实所在。在《灵枢》中，则曾将"见其色知其病命曰明；按其脉知其病命曰神；问其病知其处命曰工"，大抵文异而旨同。

关于诊法的渊源及其具体内容，在《内经》等著作中有着详细记载。

相传，神农时代的医家僦贷季精于察色诊脉。《素问·移精变气论》说，"上古使僦贷季理色脉而通神明"。宋代的《路史》也根据古史记载说："神农命僦贷季理色脉，对察和齐，摩踵告屯，以利天下，而人得以缮其生"。因此，僦贷季可算是中医诊断学之鼻祖。据说其术辗转相传，至于岐伯，"岐伯云：'色脉者，上帝所贵也，先师所传也'"（《素问·移精变气论》）。

《周礼·天官》有"以五气、五声、五色，视其死生"的记载，说明望诊和闻诊在当时的运用。春秋时，扁鹊有"切脉、望色、听声、写形，言病之所在"（《史记·扁鹊仓公列传》）的言论，《脉经》曾载其语说："相疾之法，视色听声，观病之所在，候脉要诀，岂不微乎"（《扁鹊脉法》）。扁鹊在诊虢太子"尸蹶"时称"色废而脉乱"。可见在当时"四诊"皆具，而更重视"色脉"。

由于色脉为诊法之大要，因而《素问·阴阳应象大论》有"善诊者察色按脉，先别阴阳"的说法。同时，《素问·移精变气论》也说："治之要极，无失色脉，用之不惑，治之大则"。又说："临病人观死生，决嫌疑，欲知其要，则色脉是矣……夫色之变化以应四时之脉，此上帝之所贵，以合于神明也"。后来，唐人颜师古在注《汉书·艺文志》"中世有扁鹊、秦和，盖论病以及国，原诊以知政"句时，仍根据古意，将"诊"释为"色脉"，说："诊，视验，谓视其脉及色候也。"

（一）色诊

《内经》认为饮食、呼吸之精气，"藏于心肺，上使五色修明"（《素问·六节藏象论》)。故说:“精明五色者,气之华也”(《素问·脉要精微论》)。因而,察五色可以测知脏腑之病变。

色诊,包括诊面气、决明堂、察目色、诊血络等方面。

1. 诊面气

五色见于面部《淮南子》称为“面气”,认为“面气者,人之华也,而五藏者,人之精也”。在“胸腹充而嗜欲省”的健康状况下,“面气能专于五藏而不外越”(《精神训》)。其表现情况,如《素问·脉要精微论》所说:“赤欲如帛裹朱,不欲如赭;白欲如鹅羽,不欲如盐;青欲如苍碧之泽,不欲如兰;黄欲如罗裹雌黄,不欲如黄土;黑欲如重漆色,不欲如地苍”。古人认识到“藏病则气色发于面”(《汉书·眭两夏侯京翼李传》),出现反常之色,若所谓“五色精微象见”则病多危重,即“青如草兹者死;黄如枳实者死;黑如炱者死;赤如衃血者死;白如枯骨者死”(《素问·五藏生成》)。

2. 决明堂

《灵枢·五色》有“五色独决于明堂”的说法。这是将鼻四周的面部区划为“五藏六府肢节之部”,认为“五色之见也,各出其色部”。察其浮沉,以知浅深;察其泽夭,以观成败;察其散抟,以知远近;视色上下,以知病处。

3. 察目色

《灵枢·论疾诊尺》认为目赤色者,病在心,白在肺,青在肝,黄在脾,黑在肾。

4. 诊血络

诊络脉之色察病,以手鱼际之络尤为显见。《灵枢·经脉》说,“凡诊络脉,脉色青则寒且痛,赤则有热。胃中寒,手鱼之络多青矣。胃中有热,鱼际络赤。其暴黑者,留久痹也。其有赤有黑有青者,寒热气也。其青短者,少气也”。

五色的出现,一般是青黑为痛,黄赤为热,白为寒。五色与五脏相合,则青为肝,赤为心,白为肺,黄为脾,黑为肾。两种情况当相互参照。但若五脏热病,也并不都见到赤色,如肺热者,色白而毛拔,心热者,色赤而络脉溢;肝热者,色苍而爪枯;脾热者,色黄而肉蠕动;肾热者,色黑而齿槁。

《内经》的色诊,还从面、目、身体发展到齿垢、爪甲、小便等。《素问·平人气象论》说:“目黄者曰黄疸”,“身痛而色微黄,齿垢黄,爪甲上黄,黄疸也。安卧,小便黄赤”。这些论述,在临床上有着重要的诊断价值。

(二) 脉诊

“凡诊病者,必知脉之虚实”(《后汉书·王符传》引《述赦篇》)。我国的脉学专著出现甚早,《礼记正义》将《素女脉诀》(又曰《夫子脉诀》)与《黄帝针灸》《神农本草》并称“三世之书”。相传还有《黄帝脉诀》《黄帝脉经》《扁鹊脉经》等,大概都是秦汉之前医家所撰集。《史记》载西汉时淳于意曾得古先道所传“黄帝、扁鹊之脉书,五色诊病,知人死生,决嫌疑,定可治”。扁鹊的脉学对后世很有影响,故司马迁说:“至今天下言脉者,由扁鹊也”。在王叔和的《脉经》中载有扁鹊脉法多种,包括《扁鹊阴阳脉法》《扁鹊脉法》《扁鹊诊诸反逆死脉要诀》等,共七十余条,分别对阴脉、阳脉、平脉、病脉,以及逆死之脉进行了详细论析。其中有些内容，也见于《素问》和《针灸甲乙经》。

两汉以前的脉学理论，除扁鹊脉法外，在《内经》《难经》中内容更为丰富。

《内经》对于诊脉部位，有三部九候、人迎气口和气口成寸等不同论说。古法诊脉分三部九候，上部两额、两颊及耳前动脉，分别候头角、口齿、耳目之气；中部手太阴、手阳明、手少阴脉，分别候肺、胸中、心之气；下部足厥阴、足少阴、足太阴脉，分别候肝、肾、脾胃之气。这是根据全身动脉诊病的方法。此外，有人迎、气口诊脉法，即诊颈部两侧和两手太阴脉搏动处，“气口候阴，人迎候阳”（《灵枢·四时气》）、“寸口主中，人迎主外”（《灵枢·禁服》）。《素问·五藏别论》又认为气口（寸口）“独为五藏主”，故又有“气口成寸，以决死生”（《素问·经脉别论》）的寸口尺脉诊法，其法：“尺内两旁则季胁也。尺外以候肾，尺里以候腹。中附上，左外以候肝，内以候鬲；右外以候胃，内以候脾。上附上，右外以候肺，内以候胸中；左外以候心，内以候膻中。前以候前，后以候后。上竟上者，胸喉中事也；下竟下者，少腹腰膝足中事也”（《素问·脉要精微论》）。

后来，《难经》还提出“独取寸口，以决五藏六府死生吉凶之法”。到了晋代，王叔和的《脉经》又引《脉法赞》“肝心出左，脾肺出右，肾与命门，俱出尺部”之说，而倡言“心部在左手关前寸口是也……与手太阳为表里，以小肠合为腑，合于上焦；肺部在右手关前寸口是也，与手阳明为表里，以大肠合为腑，合于上焦”，以致《脉诀》有“右肺大肠脾胃命，左心小肠肝胆肾”的相配法，这与秦汉的脉法就大有所异了。

《内经》认为，诊法当在平旦，乃可诊有过之脉，还须据平人呼吸脉搏至数，以调诊病人之脉。对于四时平脉和五脏平脉的研究认为，脉合四时阴阳，四时平脉为春微弦，夏微钩，长夏微耎弱，秋微毛，冬微石。若春夏脉沉涩，秋冬脉浮大，即是逆四时之脉。五脏有平脉、病脉、死脉等不同诊断。《素问·平人气象论》描述五脏平脉说，“平心脉来，累累如连珠，如循琅玕”；“平肺脉来，厌厌聂聂，如落榆荚”，“平肝脉来，耎弱招招，如揭长竿末梢”；“平脾脉来，和柔相离，如鸡践地”；“平肾脉来，喘喘累累如钩，按之坚”。

古人认识到，无论四时平脉或五脏平脉，皆贵在胃气，故《素问·平人气象论》指出“脉无胃气亦死”。所谓有胃气，据《素问·玉机真藏论》解释为“脉弱以滑，是有胃气”。如果春、夏、长夏、秋、冬的脉象分别出现但弦、但钩、但耎弱、但毛、但石，而无徐缓之象，即是无胃气之征。以五藏脉论，若“肝不弦，肾不石”，也是不得胃气之象。《内经》称这种无胃之五脏脉为“真藏脉”，所谓“无胃气者，但得真藏脉，不得胃气也”（《素问·平人气象论》）。真藏脉的具体形象是：心脉前屈后倨，如采带钩；肺脉如物之浮，如风吹毛；肝脉来急益劲，如新张弓弦；脾脉锐坚如鸟之喙、鸟之距，如屋之漏，如水之流；肾脉发如夺索，辟辟如弹石。凡此多属死候。另外，《内经》还有虾游、转豆、火薪、散叶、横络、弦缕、委土、悬雍、如丸、如春、如喘、霹雳等特殊脉象的描记，也属危死之证。

此外，对于新病、久病，伤寒，伤食，以及妇人孕脉等均有论述，如说“脉小弱以涩，谓之久病；脉滑浮而疾者，谓之新病”（《素问·平人气象论》），“人迎盛坚者伤于寒；气口盛紧者伤于食”（《灵枢·五色》）；“妇人手少阴脉脉动甚者，任子也”（《素问·平人气象论》），“阴搏阳别，谓之有子”（《素问·阴阳别论》）。

《素问·至真要大论》还有关于脉象真假的讨论。“帝曰，脉从而病反者，其诊何如？岐伯曰：脉至而从，按之不鼓，诸阳皆然。帝曰：诸阴之反，其脉何如？岐伯曰：脉至而从，按之鼓盛而盛也”。说明阳症见阳脉，然而按之无力，不能鼓指，则脉虽浮大，却非阳证；同样，阴症见阴脉，若鼓指有力，即非阴证。

至于脉象的名称，《内经》载有20多种，包括缓、急、大、小、滑、涩、浮、沉、迟、数、疾、长、短、洪、细、虚、实、代、散、耎、弱、弦、紧、革、坚、横、喘等，凡后世所论的脉象，几乎包括无遗。在上述诸多脉象中，《灵枢》以缓、急、大、小、滑、涩为脉之纲领（《灵枢·邪气藏府病形》），以为“调其脉之缓急大小滑涩，而病变定矣”；又说“病之六变者……诸急者多寒；缓者多热；大者多气少血；小者血气皆少；滑者阳气盛，微有热；涩者多血少气，微有寒”。然而《素问·五藏生成》则又以“大小滑涩浮沉”为纲，其说虽有少异，但总不出表里寒热虚实之辨。

《内经》对于诸病的脉诊，论述颇为详细。《素问·脉要精微论》有很扼要的叙述说：“夫脉者血之府也，长则气治，短则气病，数则烦心，大则病进，上盛则气高，下盛则气胀，代则气衰，细则气少，涩则心痛，浑浑革至如涌泉，病进而色弊，绵绵其去如弦绝死”。有关各种病证的论脉内容，分布于其他有关篇章中。

古代医家还主张脉诊与色诊相互参合，《素问·五藏生成》说：“能合脉色，可以万全”；《难经》也认为“五藏有五色，皆见于面，当于寸口尺内相应，其不应者病也”，其精神是一致的。

除了色脉以外，《内经》在闻诊和问诊方面也很重视，如《素问·脉要精微论》说：“声如从室中言，是中气之湿也；言而微，终日乃复言，此夺气也；夜被不敛，言语善恶不避亲疏者，此神明之乱也”，典型地分析了中湿、气虚和神昏者的语言情况。对于问诊，《素问·疏五过论》主张未诊先问，说“凡未诊病者，必问尝贵后贱……尝富后贫”，并指出“凡欲诊病者，必问饮食居处”，“问年少长，勇怯之理”，反复强调了问诊的重要性。

先秦和汉代的“四诊”法，对于临床医学具有十分重要的诊断价值。淳于意在《诊籍》中说：“必审诊，起度量，立规矩，称权衡，合色脉，表里有余不足顺逆之法，参其人动静，与息相应，乃可以论”。《诊籍》的记载，正是将其所治生死成败的二十五病例，与古《脉法》相参而论的，如“齐王太后病，召臣意，入诊脉，曰：风瘅客脬，难于大小溲，溺赤。臣意饮以火齐汤，一饮即前后溲；再饮病已，溺如故。病得之流汗出巡，巡者，去衣而汗晞也。所以知齐王太后病者，臣意诊其脉，切其太阴之口……湿然风气也。《脉法》曰：‘沉之而大坚，浮之而大紧者，病主在肾。肾切之而相反也，脉大而躁，大者膀胱气也；躁者，中有热而溺赤”。到了东汉，张仲景治疗伤寒杂病，在前人诊法的基础上，作了新的补充，除《伤寒杂病论》所述者外，《脉经》还记载了《张仲景论脉》等内容，其中论说，“风则浮虚，寒则紧弦，沉潜水蓄，支饮急弦，动弦为痛，数洪热烦，设有不应，知变所缘”，这是其临床实践经验的精辟总结。

七、治法及治则的制定

《吕氏春秋·勿躬》有“巫彭作医”之说。远古巫医治病，除卜筮祷祀外，还用一种祝由术。祝由术出于迷信，但却寓有心理疗法的成分。史载苗父、巫咸等多擅此术。《说苑》谓“苗父之为医也，以菅为席，以刍为狗，北面而视，祝发十言耳。诸扶而来者，舆而来者，皆平复如故”。《世本》也说：“巫咸，尧帝时臣，以鸿术为尧之医，能祝延人之福，愈人之病”。

祝由治病，本有一定的范围。《灵枢·贼风》说：“先巫者，因知百病之胜，先知其病之所以生者，可祝而已矣”。《素问·移精变气论》也说明，“古之治病，惟其移精变气，可祝由而已……往古人居禽兽之间，动作以避寒，阴居以避暑，内无眷慕之累，外无伸宦之形，此恬淡之世，邪不能深入也……故可移精祝由而已。当今之世不然，忧患缘其内，苦形伤其外，又失四时之从，逆寒暑之宜，贼风数至，虚邪朝夕，内至五脏骨髓，外伤空窍肌肤，所以小病必甚，大病必死，故祝由不能已也”。正因为许多疾病非祷祀、祝由所能已，使人们认识到“尚卜筮祷祠，故疾病愈来”（《吕氏春秋·尽数》）。因而古医者遂“作汤液醪醴……以为备”，“病至而治之，汤液十日，以去八风五痹之病。十日不已，治以草苏草荄之枝”（《素问·移精变气论》）。

历来认为，汤液的创始者是明辨本草的商朝宰相伊尹，他曾与商汤讲述烹调之术，用“阳朴之华，招摇之桂”等药品。伊尹曾答汤之问说：“用其新，弃其陈，腠理遂通，精气日新，邪气尽去”（《吕氏春秋·先己》），高诱注认为，这正是“用药物之新，弃去其陈以疗疾”。

除以内服药物治病外，据传上古的俞跗还能“割皮解肌，诀脉结筋，搦髓脑，揲荒爪幕，湔浣肠胃，漱涤五藏”（《史记·扁鹊仓公列传》），其记载有否失实之处尚可研究，但另一方面也在一定程度上反映当时的名医已有较高的外科技术。

《素问·异法方宜论》指出，各种不同的治法，原来自各地。由于方土、气候、居处，以及体质与发病情况的不同，导致治法亦有所异，如东方之民腠理疏，多痈疡，故有砭石；西方之民脂肥而体壮，病生于内，故治用毒药；北方之民野处乳食，脏寒生满病，故有灸焫之法；南方多雾露，民病挛痹，故有九针；中土多病痿厥寒热，故有导引按跻。医家广泛采取了这些方法，“杂合以治，各得其所宜”，治法遂越来越丰富。春秋战国时期，各种医疗法如汤液、醴醪、刺灸、砭熨，以及精神疗法、食养疗法，大体均已具备。当时医家对这些治法的使用，在古籍中每有记载。如《战国策》记扁鹊欲以砭石为秦武王治病；《史记》载扁鹊治病厉针砥石，并用熨法及“八减之剂”，其论病时谈到“汤液醴酒，镵石跻引，案杌毒熨”，并说：“疾之居腠理也，汤熨之所及也；在血脉，针石之所及也；其在肠胃，酒醪之所及也”。又《韩非子》又有扁鹊：“以刀刺骨”的记载。《尸子》载医竘为宣王割痤，为惠王疗痔；《吕氏春秋》载文贽用情志疗法，激怒齐闵王以愈疾。凡此等等，反映当时的治疗方法已是多种多样的。到了战国时代，即《素问·汤液醪醴论》所说的“当今之世”，时医疗疾“必齐毒药攻其中，镵石针艾治其外”。

晚近，长沙马王堆汉墓出土的战国时期医著《五十二病方》证实了上述情况。该书共载方280多首，有内服方、外用方，灸方、砭法、熨法、熏法、手术法，以及洗浸、药摩、角法等等。其治“牝痔”的手术法，将狗脬套竹管，插入肛中，吹胀后引出直肠下端患处，然后割治，敷以黄芩。这是一种巧妙的手术设计，反映了当时外科手术之一斑。

然而《灵枢》《素问》所载的具体治法，则以针刺为主，其所载方剂仅有十一首，包括内服和外治法，如治狂病的生铁落饮，治尸厥的左角发酒，治酒风的泽泻饮，治臌胀的鸡矢醴，治血枯的四乌鲗骨一藘茹丸，治脾瘅的兰草汤，治猛疽、米疽的豕膏，治败疵的菱翘饮，治不眠的半夏秫米汤，治口僻的马膏膏法，治寒痹的椒桂姜酒熨法等，其疗效多为后世临床所证实。

古代医家对长期积累的医疗经验加以提取和总结，终于制定了一系列重要的治疗原则。如《五十二病方》所说的"治病者取有余而益不足"的治则，乃是较早的记载。后在《内经》之中，则记载了更多的治疗法则，现概述下。

1. 治未病

《素问·四气调神大论》主张"不治已病治未病"，这原是强调顺从阴阳四时，调神养性，防患于未然，但也有早期治疗的意思，即"上工救其萌芽，下工救其已成已败"（《素问·八正神明论》）。善治者治皮毛，其次治肌肤，其次治筋脉，其次治六腑，其次治五脏之谓。

《难经》的认识又深入了一层，认为"所谓治未病者，见肝之病则知肝当传之与脾，故先实其脾气，无令得受肝之邪，故曰治未病焉。中工治已病者，见肝之病，不晓相传，但一心治肝，故曰治已病也"。

治未病，是《内经》《难经》所强调的根本治则，故为历来医家所重。东汉张仲景《金匮要略》首条，即载述了这一问题，并有所发挥，"问曰：上工治未病，何也？师曰：夫治未病者，见肝之病，知肝传脾，当先实脾。四季脾王不受邪，即勿补之。中工不晓相传，见肝之病，不解实脾，惟治肝也。夫肝之病，补用酸，助用焦苦，益用甘味之药调之……肝虚则用此法，实则不在用之。经曰：虚虚实实，补不足，损有余；是其义也。余藏准此"（《金匮要略·藏府经络先后病脉证第一》）。

2. 治有标本

《素问·阴阳应象大论》说："治病必求于本"，原是指治病之道，必先求诸阴阳，但《内经》还有标本之论，认为病有标本，治有先后。"知标与本，用之不殆"（《素问·至真要大论》）。对于一般疾病来说，皆当先治其本，但若病生中满，以及大小便不通者，则先治其标，即所谓缓则治其本，急则治其标。但对于病轻者，则可以标本并治，所谓"谨察间甚，以意调之，间者并行，甚者独行"。《素问》有《标本病传论》专论其治。

3. 适事为故

"适事为故"，即以治疗方法适合病情者作为成例。《素问·至真要大论》具体论述了寒者热之，热者寒之，微者逆之，甚者从之，坚者削之，客者除之，劳者温之，结者散之，留者攻之，燥者濡之，急者缓之，散者收之，损者温之，逸者行之，惊者平之，上之下之，摩之浴之，薄之劫之，开之发之等治疗法则。此外，《素问·阴阳应象大论》也有类似论述而更为具体，说："病之始起也，可刺而已；其盛，可待衰而已。故因其轻而扬之，因其重而减之，因其衰而彰之。形不足者，温之以气；精不足者，补之以味。其高者因而越之；其下者引而竭之；中满者泻之于内；其有邪者渍形以为汗；其在皮者汗而发之；其慓悍者按而收之；其实者散而泻之。审其阴阳，以别柔刚，阳病治阴，阴病治阳。定其血气，各守其乡，血实宜决之，气虚宜掣引之”。以上根据阴阳气血、邪正虚实的不同情况，而采取各种治疗法则和具体方法，对于后世治则治法的进一步具体化，有着重要的指导意义。

4. 正治反治

《内经》所制的“正治”、“反治”法则，即“逆者正治，从者反治”。如以寒治热，以热治寒，凡用药与疾病性质、病机相逆者，谓之正治；以寒治寒，以热治热，凡用药与疾病现象相从者，谓之反治。《素问·至真要大论》论反治法则说：“热因热用，寒因寒用，塞因塞用，通因通用，必伏其所主，而先其所因，其始则同，其终则异”，说明无论正治反治，其原则仍是治病求本。

5. 治求其属

对于阳气式微的虚寒证，以及阴精亏耗的虚热证，若误用祛寒和泻热之法，则势必反生它病。因而《内经》又提出了“取之阳”和“取之阴”的治则，说：“有病热者，寒之而热；有病寒者，热之而寒。二者皆在，新病复起，奈何治……诸寒之而热者取之阴，热之而寒者取之阳，所谓求其属也”（《素问·至真要大论》）。唐人王冰，由此而阐发了“益火之原，以消阴翳；壮水之主，以制阳光”的治则名论。

6. 食养尽之

《内经》认为，用药物攻邪，应适可而止，“大毒治病，十去其六；常毒治病，十去其七；小毒治病，十去其八；无毒治病，十去其九”，对于余邪的治疗原则则是“谷肉果菜，食养尽之”，其目的在于避免攻邪太过，反伤其正。以上对于攻邪程度和食养蠲邪的论述，是后世医家所重视的基本原则，金代医家张子和对此尤为重视，故其认识更深。

除此以外，《素问·至真要大论》还规定了君、臣、佐、使的组方原则，并根据病情和药性，提出了大、小、缓、急、奇、偶、重，以及反佐等制方法则。

7. 各种病证的具体治则

《内经》时代的医家，还根据其治病经验总结出许多病证的具体治则。除以上提到的“形不足者，温之以气；精不足者，补之以味”；“血实宜决之，气虚宜掣引之”等治则外，还对暑热、水肿、臌胀、痿证、虚损等提出了精辟的治疗法则。

暑病：“暑当与汗皆出勿止”（《素问·热论》）。

热病：“泻其热而出其汗，实其阴以补其不足”（《灵枢·热病》）。

水肿：“去菀陈莝……开鬼门，洁净府”（《素问·汤液醪醴论》）。

臌胀：“先泻其胀之血络，后调其经”（《灵枢·水胀》）。

痿证：“治痿者，独取阳明”（《素问·痿论》）。

虚损：“阴阳形气俱不足，勿取以针，而调以甘药”（《灵枢·邪气藏府病形》）；“损其肺者益其气；损其心者调其营卫；损其脾者调其饮食，适其寒温；损其肝者缓其中；损其肾者，益其精”（《难经》）。

此外，《难经》还对脏腑虚实证提出了“虚者补其母，实者泻其子”；对肝实肺虚，火实水虚之证，制定了“东方实，西方虚，泻南方，补北方”的治则。凡此种种《内经》《难经》所举的各种治则，对后世临床治疗起有重要的指导作用。

先秦、两汉医学经历了十分漫长的发展时期，这是使我国医学从感性认识逐步向理性认识发展的过程。纵观这一过程，具有以下显著特点。

第一，与西方古代科学技术正在逐步进入漫长的黑暗时期这一发展趋势相反，当时的中国正在走向古代科学技术高度发达时期。这一时期，中国医学不断接受了古代科学技术的影响和渗透，才得以迅速地发展和提高。这为医学理论上的突破创造了必需的条件。

第二，发达的古代科学技术，提高了社会生产力，推动了社会经济形态的变革，随之必然带来与其相适应的文化、思想、哲学及方法论等的发展变化。而这一时期，中国医学之所以能实现感性向理性的飞跃，并最终确立了中国医学的基础理论体系，其中十分重要的原因是主动地、广泛地吸收当时文化界、思想界、哲学界及方法论的各个流派的精粹，对医学进行了一次系统的总结，使丰富的医学经验和散在的医学理论系统化、条理化、科学化。

第三，这个时期对中国医学进行的一次大综合，它以医学理论的突破性进展，确立了系统的、严密的、科学的中国医学基础理论。标志着中国医学摆脱了经验性医学的状态，而成了理论与实践统一的医学。至此，中国医学进入了一个新的里程，即在医学理论指导下的临床医学迅速发展的阶段。

第四节　《伤寒杂病论》——临床辨证论治体系的确立

一、《伤寒杂病论》的问世

《素问·热论》曾总结外感热病的一般传变规律、三阳三阴主证、治疗大法及其禁忌。其论认为“今夫热病者，皆伤寒之类也”，这犹如《难经》所说：“伤寒有五：有中风，有伤寒，有湿温，有热病，有温病”，说明“伤寒”的概念亦有广义的，它包括多种外感热病。

《素问·热论》所提出的巨阳、阳明、少阳、太阴、少阴、厥阴病的症状，均属热证，按次序，病由三阳入于三阴，是一个由表入里，由经络入于脏腑的过程。大法在表用汗法，在里用泄法。《素问·热论》的记载，可以代表东汉之前对于伤寒热病的论治方法。

东汉之世，外感热病流行猖獗，如建宁二年（公元169年），疫气流行，死者极众，在南阳患疫疠者甚多（《千金要方·伤寒》）。建安十三年（公元208年）荆州疾疫。魏文帝与元城令吴质书曰：“昔年疾疫，亲故多离其灾，徐（干）、陈（琳）、应（玚）、刘（桢），一时俱逝”（《三国志·魏书》）。建安十四年，“疫气，吏士死亡不归，家室怨旷，百姓流离”（《三国志·魏书》）。建安二十二年（公元217年），疠气流行，“或阖门而殪，或覆族而丧”（《曹集诠评》）。疫病的流行，促使当时的医家对其进一步研究。

汉末张机，字仲景，南阳人，受业于同郡张伯祖，善于治疗，尤精医方。举孝廉，据传曾官长沙太守，后在京师为名医。仲景以宗族二百余，自建安纪年以来，犹未十稔，而死者三分之二，其中患“伤寒”死者十居其七，因而感往昔之沦丧，伤横夭之莫救，乃勤求古训，博采众方，撰用素问、九卷、八十一难、阴阳大论、胎胪药录，并平脉辨证，著《伤寒杂病论》一书。《针灸甲乙经·序》称“仲景论广伊尹汤液，为数十卷”，想亦有其根据。

以后，宋·朱肱说：仲景泻心汤比古汤液则少黄芩，后人脱落之；许叔微也以为伊尹汤液论大柴胡汤八味，今监本无大黄，只是七味，亦为脱落之。这都说明仲景方继承古汤液论。仲景之书，晋太医令王叔和曾为撰次。唐·孙思邈称“江南诸师，秘仲景要方不传。”（《千金要方·伤寒》）而在其《千金要方》《千金翼方》中有所记载。至宋代治平中（公元1064～1067年），命儒臣校订此书。孙奇等序载“开宝中，节度使高继冲，曾编录进上，其文理舛错，未尝考正。历代虽藏之书府，亦阙于雠校，是使治病之流，举天下无或知者。国家诏儒臣校正医书，臣奇续被其选，以为百病之急，无急于伤寒，今先校定张仲景《伤寒论》十卷，总二十二篇，证外合三百九十七法，除重复，定有一百一十二方，今请颁行”。这便是今世所传的《伤寒论》本。

二、伤寒外感辨证论治

（一）六经辨证论治

《伤寒论》以太阳、阳明、少阳；太阴、少阴、厥阴六经作为辨证论治的纲领。这是将伤寒外感病发展过程中所出现的各种症状，依据正气强弱、感邪浅深，及其病机变化等各个方面的因素所做出的分析综合。六经病证的产生，并非简单孤立的六个证候群的划分，而与经络脏腑都有一定的关系。

1. 太阳病

病在表。凡中风、伤寒、温病，初起均可见恶寒发热，脉浮、头项强痛等太阳表证。如自汗脉缓者为中风；无汗脉紧者为伤寒；初起即发热口渴而不恶寒者为温病，这是太阳病的三个主要证型。膀胱为太阳之腑，如经邪入腑，在气分则出现小便不利，烦渴不解，或渴欲饮水，水入即吐的蓄水症；在血分则有瘀血内阻，少腹鞕满结急，小便自利，如狂、发狂的蓄血证。在治疗方面，汗法有多种，如无汗脉紧，用麻黄汤开腠透邪；自汗脉缓，以桂枝汤调和营卫；外有表邪，里有郁热，无汗烦躁者，用大青龙汤解表清里；外有表邪，里挟水饮，发热喘咳者，用小青龙汤解表化饮。此外，还提出汗法禁忌，如疮家、淋家、亡血家等素体津血虚亏者，若误汗则更致伤阴，多所变端。若汗家卫阳不固，误汗则易致亡阳。腑证的治疗，蓄水多用五苓散利水解表，蓄血多用桃仁承气汤、抵当汤（丸）逐血行瘀。同时还有不少关于救误的辨证，如汗多气阴两伤，表邪未解，以新加汤解其表邪，兼护气阴；过汗漏泄不止，表阳虚衰，用桂枝附子汤和表而救阳。它若大、小陷胸汤，逐水通结、清热涤痰，治误下后所成的结胸证；诸泻心汤泻热解痞，治误下而致的痞证，其辨证论治之法井然而不紊。

2. 阳明病

邪热在里，阳热亢盛，有阳明经证、腑证之辨。如高热自汗，大渴引饮，脉洪大者，以白虎汤清其无形之邪热；若潮热便闭，腹满疼痛，谵语脉实者，以大、小承气汤和调胃承气汤攻下燥屎实热。阳明病多由肠胃燥热所致，故有“胃家实”之称。其源有三：一由太阳过汗，胃肠津液不足，表邪传里化热；二由少阳发汗利小便耗伤津液，以致胃燥成实；三为胃肠本有邪热，表热与之交并。即所谓太阳阳明、少阳阳明、正阳阳明三种。阳明病热邪入于血分，也可出现蓄血证。

3. 少阳病

邪在半表半里，证见寒热往来，胸胁苦满，嘿嘿不欲饮食，心烦喜呕，口苦咽干目眩，脉弦细等。治宜小柴胡汤和解之，而汗、吐、下法皆在所禁。但少阳之邪可出太阳之表，也易传入阳明之里，故有柴胡桂枝汤及大柴胡汤等方法。

4. 太阴病

多属中虚寒湿之证。其证腹满时痛，吐利不渴。治宜温运中阳，祛寒化湿，理中汤、四逆汤为主治之方。太阳病亦有“脾家实”证，故用桂枝加大黄汤去其腐秽之邪。

5. 少阴证

有虚寒、虚热两途。少阴虚寒，见脉微细，但欲寐、恶寒踡卧，手足逆冷等证，宜四逆汤、白通汤、附子汤等。如阴盛格阳、戴阳，反见发热，烦躁、面赤等证，急宜通脉四逆汤、白通加猪胆汁汤，通阳逐阴以救治之。少阴虚热，有下利，口渴，心烦不寐，咽痛咽疮等证，立黄连阿胶汤、猪肤汤、猪苓汤等育阴清热。总之，其治有回阳、救阴两大法。此外，如太阳少阴表里两感，则立发表温经之法，麻黄附子细辛汤主之；若阳明实热耗及少阴之阴，则立大承气汤急下存阴之法。

6. 厥阴证

正邪交争、寒热兼杂，其证约有两类：一为上热下寒，如消渴，气上撞心，心中疼热，饥而不欲食，食则吐蛔等证，治用乌梅丸、干姜黄连人参汤等寒温并用。二为寒热胜复，如热多于厥，为正胜邪却，但阳复太过则反为热证；如厥多于热，为邪胜正衰，病多危殆。

伤寒传变，一般阳经自表而里，由太阳传入少阳或阳明；阴经由实传虚，首太阴而深入少阴，而厥阴则是正邪相争的最后阶段。然而伤寒传变的规律并不绝对，故后人根据《伤寒论》所述，有“循经传”“越经传”以及“直中”等称。而且六经病证还有“合病”“并病”等情况。

伤寒病治疗的原则，基本上不外于驱邪扶正，或助阳抑阴，或存阴制阳。至于表里病的治疗规律，则有先表后里、先里后表、表里兼治三方面。

（二）“辨证平脉”

“辨证平脉”，是《伤寒论》辨证论治的主要思想方法。全书398条，中有135条脉证并举，其所举脉象，包括浮、沉、迟、数、虚、实、细、微、洪、大、小、弦、短、弱、紧、缓、促、滑、涩、结代等十九种，诸脉之兼见者达58种之多。伤寒脉证，有证异而脉同者，有证同而脉异者，故平脉辨证最为仲景所重，而作为其立法论治的根据。如浮脉，有表证、虚证、热证。“太阳病，脉浮者，可发汗，宜桂枝汤”为表证；“伤寒脉浮，自汗出，小便数，心烦，微恶寒，脚挛急，反与桂枝欲攻其表，此误也”，为虚证；“心下痞，按之濡，其脉关上浮者，大黄黄连泻心汤主之”，为热证。脉浮还有兼见紧、缓、数、弱、细、大、动数、滑、迟、虚、芤、涩、虚涩者，其证治亦各不同。又如，沉脉主里，而有里实、里寒之别。“关脉沉，名曰结胸”，为里实；“少阴病，脉沉者，急温之，宜四逆汤”，为里寒。沉脉还有兼见紧、迟、微、结、滑、弦、实脉者，其证治亦皆有异。再如数脉，有阳明里热、虚阳浮动、阳气回复等情况。“病人无表里证，发热七八日，脉数不解，合热则消谷善饥”，为阳明里热；“病人脉数，数为热，当消谷引食，而反吐者。此以发汗，令阳气微，膈气虚，脉易数也。数为客热，不能消谷，以胃中虚冷故也”。是虚阳浮动；“下利脉数，有微热汗出，令自愈，设复紧为未解”，为阳气回复。以上所举伤寒辨证平脉的方法，是仲景根据《内经》色诊、脉诊的原理，并通过大量临床实践加以分析、总结而得出的。

三、杂病辨证论治

杂病诊治，在西汉已达到一定水平，据文献记载，当时曾有不少相关著作。《汉书·艺文志》所载，除《黄帝内经》《外经》，《扁鹊内经》《外经》，《白氏内经》《外经》《旁篇》等“医经七家”外，还有“经方十一家，一千二百七十四卷”，并说明：“经方者，本草石之寒温，量疾病之浅深，假药味之滋，因气感之宜，辨五苦六辛，致水火之齐，以通闭解结，反之于平”。十一家著作有五藏六府痹十二病方，五藏六府疝十六病方，五藏六府瘅十二病方；风寒热十六病方，泰始黄帝扁鹊俞拊方，五藏伤中十一病方，客疾五藏狂颠病方，金疮瘛疭方，妇人婴儿方，汤液经法，神农黄帝食禁等。其中，对痹、疝、瘅等疾病根据五藏六府辨治，显然与《内经》论五藏六府痹、五脏六腑咳等的精神是一致的。

再从晚近出土的古医籍看，约在战国时期的《五十二病方》对于杂病的方治还较简单。1972年甘肃武威东汉早期墓葬出土的残简，有《治百病方》，尚存30余方，治疗伤寒、伏梁、痹、大风、脏癖、诸癃、久泄、久咳上气、大痛等杂病。其中载有方剂的作用，以及某些病理，如“中冷”、“裹脓在胃肠之外”、“寒气在胃脘”等，虽然比《五十二病方》有所进步，但也反映不出辨证论治的精神。

回顾淳于意的《诊籍》，其二十四病例所载大都为杂病，包括了疟、气鬲、涌疝、风痹、肺消瘅、遗积瘕、回风、风蹶、热蹶、肾痹、蛲瘕，以及肺伤、伤脾气等病证。淳于氏虽强调“起度量，立规矩、称权衡，合色脉，表里有余不足，顺逆之法，参其人动静，与息相应，乃可以论”，反映了辨证论治的精神，但因《诊籍》系个案记载，因之也未能对于每种病证的诸多有关脉证和治疗方法加以辨析论述。

东汉医学，在杂病辨证论治方面有了重要建树。这同样归功于张仲景，因为关于杂病辨证论治的思想方法，在他的《金匮要略》中有着集中的体现。

《金匮要略》原是《伤寒杂病论》中的一部分，王叔和《脉经》载其内容，但由于战乱迁徙，文献散佚，梁《七录》也仅载《张仲景辨伤寒》十卷。后在宋仁宗时，翰林学士王洙在馆阁蠹简中发现了《金匮玉函要略方》三卷，上辨伤寒，中论杂病，下载其方并疗妇人病诸法。林亿等在校正医书时，即取自杂病以下，终于食禁，凡二十五篇，以逐方次于证候之下，又采诸家之方附于篇末，以广其法，遂去“玉函”二字，更名为《金匮要略方论》。这就是《金匮要略》的由来。此书虽非仲景旧观，但也保存了《杂病篇》的基本面貌。

由于《金匮要略》与《伤寒论》属于同一学术体系，故亦运用《内经》的阴阳五行、脏腑经络、荣卫气血等学说作为辨证论治的立论根据。它是治疗杂病的经典著作，也最切合临床实用。全书25篇，608条，对各种病证均有“脉证并治”。在首篇，仲景论述了脏腑经络先后病脉证治，包括病因、病机、疾病分类、诊断以及防治等一些原则理论，以为全书之纲领。

《伤寒论》“平脉辨证”的精神，同样体现在杂病论治方面，如在杂病论脉时，除分寸口、趺阳、少阴三部脉，及一病可见数脉外，更重要的是论述了一脉可主数病，如弦脉可见于寒疝、腹痛、痰饮、疟、胸痹或虚劳；数脉主热，但亦见于阳微胃反；浮脉主表，而尺中浮者属里虚。

《金匮要略》还论述了辨脉论治、辨脉测预后等问题，如同是疟病见弦脉，但“弦数者多热，弦迟者多寒，弦小紧者下之差，弦迟者可温之，弦紧者可发汗针灸也，浮大者可吐之，弦数者风发也，以饮食消息止之”，其治疗各不相同。又酒疸腹满欲吐者，脉浮为邪在上，可用吐法；脉沉弦为邪在下，则用下法。水病脉出者主死，因真气外脱；久咳脉反实大者死，为邪胜正虚。这些都是根据患者的全面情况，脉诊合参所得出的结论。

《金匮要略》载有病证44种，方剂226首（另附方28首），充分体现了“辨证论治”的精神。兹举例如下：

（1）湿病　湿病所患有表里不同，治法有发汗、利小便之别。湿在表宜微汗，麻黄加术汤、麻黄薏苡杏仁甘草汤。如表阳虚者，防己黄芪汤；阳虚复兼风湿，若风重者邪伤皮腠，桂枝附子汤；湿重者湿流关节，甘草附子汤。从而为湿病的辨证论治树立了典范。

（2）中风　其病因主于“络脉空虚，贼邪不泻”，认为“邪在于络，肌肤不仁；邪在于经，即重不胜；邪入于府，即不识人；邪入于藏，舌即难言，口吐涎”，对中风病的辨证论治，发中经、中络、中腑、中脏说之先声。

（3）历节风　认为因肝肾不足，气血虚弱，外因汗出入水，感受风邪所致。如风湿蕴热，桂枝芍药知母汤；寒湿成病，乌头汤主之。

（4）虚劳　根据其脉证，辨邪正，别阴阳，顾脾胃。如虚劳挟风气，以薯蓣圆补正散邪；有瘀血，以大黄䗪虫丸祛瘀生新。又有建中汤、黄芪建中汤甘温益脾，建立中气；天雄散益肾阳之虚衰；八味肾气丸阴阳兼顾；酸枣仁汤和阴安神。为虚劳的辨证施治确立了大法。

（5）胸痹　多属于阳虚阴乘，但因体质不同、感邪轻重而症状有异，故亦当辨证施治。如痰浊重而寒盛者，栝蒌薤白白酒汤、栝蒌薤白半夏汤；寒气痞结，枳实薤白桂枝汤、橘皮枳实生姜汤；阳虚气痞，人参汤；水盛者，茯苓杏仁甘草汤；寒湿俱盛，薏苡附子散；虚而寒盛痛剧者，乌头赤石脂丸。

（6）水气病　辨别症状，分为风水、皮水、正水、石水。并为治水立“诸有水者，腰以下肿当利小便，腰以上肿当发汗乃愈”的大法。

（7）饮病　其证有痰饮、悬饮、溢饮、支饮之辨。其治，凡水饮在表或流溢四肢，咳嗽气喘，以大、小青龙汤使邪从汗泄；水邪在里，眩悸短气，用五苓散、苓桂术甘汤、肾气丸等方，治分脾肾；若痰饮深痼，则用十枣汤、己椒苈黄丸、甘遂半夏汤等攻逐之。“病痰饮者，当以温药和之”，为仲景所立之大法。

（8）黄疸　其病有谷疸、酒疸、女劳疸之不同。治法根据表里、寒热、燥湿、虚实而立方，如桂枝黄芪汤、茵陈蒿汤、大黄芒硝汤、茵陈五苓散、栀子大黄汤、猪膏发煎等方，各有适应证。

(9) 血证　下血，先便后血为远血，黄土汤温中摄血；先血后便为近血，赤小豆当归汤，清热凉血。又治吐衄，有泻心汤苦寒直折，柏叶汤温降止血。其方因证而设，为治疗血证确立了寒、温二法。

由此可见，《金匮要略》所载诸病的“脉证并治”内容颇为具体实用。由此而建立了杂病辨证论治的体系，这对后世的临床杂病诊治起有重要而深远的影响。

清代医家徐灵胎评价说：“《金匮要略》乃仲景治杂病之书也。其中缺略处颇多，而上古圣人以汤液治病之法，惟赖此书之存，乃方书之祖也。其论病皆本于《内经》而神明变化之；其用药皆本于《神农本草经》而融会贯通之；其方则皆上古圣人历代相传之经方，仲景间有随证加减之法；其脉法，亦皆有《内经》及历代相传之真诀；其治病无不精切周到，无一毫游移参错之处，实能动见本源，审察毫末，故所投必效，如桴鼓之相应，真乃医方之经也。惜其所载诸病，未能全备，未知有残缺与否。然诸大证之纲领，亦已粗备，后之学者，以此为经，而参考推广之，已思过半矣”。其观点是比较中肯的。

如果从方剂学的角度而论，《伤寒论》的 113 方加上《金匮要略》的 226 方，去其重复者，依然蔚为大观。不言而喻，其中有历代相传之经方，也有张仲景本人所创制的方剂。这些方剂，无论从数量之多、方法之众、治病之广、配伍之精、效验之神的各方面来说，都是“前无古人”的，在仲景以前，没有任何一家方书可以与之比拟，所以今人称赞“仲景垂妙于定方”，后人也以《伤寒杂病论》为“众法之宗，群方之祖”（《伤寒尚论篇·自序》）。

必须说明的是与张仲景同时代的医家华佗，他对伤寒的传变还是粗略的按由表入里之路径来认识，其治法是按照时日，用膏摩、针灸、发汗、催吐、攻下等法。《备急千金要方》载其学说：“华佗曰：夫伤寒始得一日，在皮肤，当摩膏、火灸之即愈。若不解者，二日在肤，可依法针，服解肌散发汗，汗出即愈。若不解，至三日在肌，复一发汗即愈。若不解者，止勿复发汗也。至四日在胸，宜服藜芦丸，微吐之则愈。若病困，藜芦丸不能吐者，服小豆瓜蒂散，吐之则愈也。视病尚未醒，醒者，复一法针之。五日在腹，六日入胃，入胃乃可下也”。显然，其法较之张仲景论中的 397 法、113 方所构成的伤寒辨证论治体系高下自别。后人因此对仲景伤寒治法推崇备至，正如孙思邈所说：“伤寒热病，自古有之，名贤睿哲，多所防御，至于仲景，特有神功”（《千金翼方·伤寒》）。同样，仲景对杂病的辨证论治内容也是当时其他医家所未及的。他的论述为后人树立了典范，所以医界遂尊其为医中之圣，并视其著作为医中之经典，正如清人徐忠可所说：“张仲景者，医家之周、孔也；仲景之《伤寒论》《金匮要略》医家之六经也”（《金匮要略论著·自序》）。可见其对祖国医学的贡献是不朽的。

第五节　中药理论的萌芽——第一部本草专著的问世

一、本草学的雏形

史传我国药物的起源，早在神农之世。《史记》云：“神农尝百草，始有医药”。《淮南子·修务训》也记载说："神农乃始教民播种五谷，相土地之宜，燥湿肥垅高下，尝百草之滋味、水泉之甘苦，令民知所避就，当此时，一日而遇七十毒"。其所言"神农"者，实代表农业生产已发展到相当阶段的原始氏族，如范文澜《中国通史简编》所说："古书凡记载大发明，都称为圣人，所谓某氏某人，实际上是说某些发明，而这些发明，正表示人类进化的某些阶段"。可见早在原始氏族公社时期，人们已能通过生活实践，逐渐学会对植物的鉴别，并进一步利用有毒食物治疗疾病了。

然而上古时代尚无文字，人们在医疗实践中不断积累的药物知识，只能通过以口头相传的形式流传于后世，如梁·陶弘景《名医别录·序》所说："轩辕以前，文字未传，药性所主，识识相因"。因而宋代掌禹锡便以为"本草"两字就是古人师学相传的称呼，"上古未著文字，师学相传，谓之'本草'"。至于本草有文字记录，尚未能确指何时。纵然，晋·皇甫谧《帝王世纪》曾有"黄帝使岐伯尝味百草，定本草经"之说；陶弘景也认为"至于雷桐，乃著简编"（《名医别录·序》）但这都缺乏根据，难为凭信，而只能说明在"神农"之后，逐渐出现了本草的文字记载。事实上，以上过程是颇为漫长的，诚如章太炎所说："药品之众，药性之微，神农黄帝固不能物物而明之。是诸药者，或日用饮食而知之……或偶然发现而传之……或医工臆度而得之……然必辗转试验，历千百年，使成本草之书"。

《尚书·说命》曾载："若药弗瞑眩，厥疾弗瘳"，反映其时已用药物治病。《针灸甲乙经·序》称"伊尹撰神农本草一书"，说明本草著作可能在商代亦已出现。周代的药物疗法更为盛行，《周礼·天官》载："医师掌医之政令，聚毒药以供医事"，"以五味、五谷、五药养其病"，又说："凡和，春多酸，夏多苦，秋多辛，冬多咸，调之以甘"。可见，在当时出现药物学著作更有其可能性。大约成书于战国的《山海经》中，曾记载大量药物，包括植物52种、动物63种，还有矿物等其他药物多种。其论述如杜衡食之已瘿，栎食之已痔，萆荔食之已心痛等等。另如《诗经》《离骚》中也有不少药物资料。然据考古所见，今存之最古本草为春秋战国的《万物》残简。

到了汉代，药物专著已经颇具规模。据考"本草"之名，实始于西汉，其所以称为"本草"，是由于在金石草木虫兽诸药中，以草木药为最多。《汉武内传》谓："药有松柏之膏，山术姜沉精，菊草泽泻，苟以延年"，足知在汉武帝时已筛选补益延年的草木药甚多。汉武帝开疆拓地，西至西域，南至越南，南北方药物均被采用。公元前122年，张骞出使西域后，原所未有的石榴、胡桃、胡瓜、苜蓿、胡荽、西瓜、无花果等得以移入中土。

《汉书·平帝纪》还记载，在元始五年（公元5年），"征天下通知逸经、古记、天文、历算、钟律、小学、史篇、方术、本草以及五经、论语、孝经、尔雅教授者，一遣诣京师，至者数千人"。《汉书·楼护传》也说："护诵医经、本草、方术数十万言"。在《汉书·郊祀志》中，还可见当时有："本草待诏"的设置。这些资料，都反映当时所传的本草著述当是十分可观的，而研习者也不乏其人。

二、《神农本草经》成书

东汉、三国时代，所传的本草著作已有多种，如《雷公药对》"论其佐使相须"（陶宏景语，见《神农本草经·序例》）；又《桐君采药录》一书，记其花叶形色，实是我国最早的一部药物鉴别著作，可惜此书久已失传。其他尚有《神农本草经》《子仪本草》《蔡邕本草》《吴普本草》《李当之本草》等。其中影响最大的是《神农本草经》三卷，晋《博物志》《抱朴子》，梁·刘孝标注《世说新语》并引其书。

《神农本草经》初见于梁·阮氏《七录》。梁启超《古书真伪及其年代》指出："此书在东汉三国年间，盖已有之"，这是比较客观的。不少学者还认为，《神农本草经》是汉代医家继承前人之学，并加以修饰而成书的。如陶宏景《本草经集注·序》以为"旧说神农本经，余以为信然……此书应与《素问》同类，但后人多更修饰之尔。秦皇所焚，医方、卜术不预，故犹得全录。而遭汉献迁徙，晋怀奔进，文籍焚靡，千不遗一，今之所存，有此四卷，是其本经。所出郡县，乃后汉时制，疑仲景、元化等所记"。掌禹锡更断言此书为"两汉以来名医……因古学附以新说，通为编述"（《嘉祐补注本草·序》)。另啖助《春秋集传纂例》也说："古之解说，悉是师传，自汉以来乃为章句。如《本草》皆后汉时郡国，而题以'神农'……本皆口传，后之学者，乃著竹帛，而以祖师之目题之"。说明它是东汉时期医家在前人著作基础上，对本草学所进行的划时代总结。

《神农本草经》的药品，较之《山海经》大有增益，且对其性用记载尤为具体。该书将药物分上、中、下三品，上、中品各120种，下品125种，共365种，以应周天之数。认为上品为君，"主养命"，久服轻身益气，不老延年；中品为臣，"主养性"，斟酌其宜，可以遏命；下品为佐使，"主疗病"，可以除寒热邪气，破癥积聚。其说与《素问·至真要大论》"三品何谓？所以明善恶之殊贯也"的说法是相符合的。考《尚书·帝命期》曰："神仙之说，得上品者，后天而老；其中品者，后天而游；其下药茯苓、菖蒲、巨胜、黄精之类，服之可以延年"；又《艺文类聚》所引的《本草经》文，有"太一子曰：凡药上者养命，中者养性，下者养病"之语，显然三品之论实受道家医学思想的影响。

对于药物的气味，《素问·至真要大论》分"寒热温凉"，"有毒无毒"，并有辛甘发散、酸苦涌泄、咸味涌泄、淡味渗泄，以及酸先入肝、苦先入心、甘先入脾、辛先入肺、咸先入肾等有关五味的论说。对于方剂组成问题，又有"方制君臣……主病之谓君，佐君之谓臣，应臣之谓使"等君臣佐使的配伍原则。即此，《神农本草经序录》有所总结，较为集中地提出了四气五味、君臣佐使，以及七情和合等药物配伍应用的基础理论。如说："药有君臣佐使，以相宣摄"，"药有酸、咸、甘、苦、辛五味，又有寒热温凉四气，及有毒无毒"，并谓"有单行者，有相须者，有相使者，有相畏者，有相反者，有相杀者。凡此七情和合，当视之"，认为用药应相须相使，忌相恶相反。若有毒性，则以相畏相杀之品制之。除此之外，尚有采造、制剂、服食法度等内容。这些宝贵经验，为方剂配伍提供了重要原则。

更可贵的是《本草经》所载的药物性用，不为五行推衍所拘，而是通过实践经验的积累，对每种药物的性能和主治范围作有明确具体的记载。如：

大黄味苦寒，主下瘀血、血闭、寒热、破癥瘕积聚，留饮宿食，荡涤肠胃，推陈致新，通利水谷，调中化食，安和五脏。

黄连味苦寒，主热气，目痛，眦伤泣出，明目，肠澼、腹痛下痢，妇人阴中肿痛。

石膏味辛微寒，主中风寒热，心下逆气，惊喘，口干舌焦，不能息。

牛黄主惊痫，寒热，热盛，狂痉。

这种记载，颇便于临床应用，其疗效也是可以肯定的。

分析《神农本草经》所载药品。包括了矿物、植物、动物等方面。金石矿物类如丹砂、石钟乳、消石、滑石、紫石英、赤石脂、雄黄、石膏、磁石、代赭石、禹余粮，以及水银、铁落、龙骨；草木植物类如芝、术、人参、黄芪、茯苓、甘草、薯蓣、地黄、石斛、苁蓉、狗脊、枸杞、续断、杜仲、牛膝、五茄、菟丝子、巴戟天、五味子；天麦门冬、玄参、沙参、百合、葳蕤、女贞实；当归、芎䓖、丹参、芍药、丹皮；麻黄、细辛、防风、藁本、白芷、独活、秦艽、菊花、葛根、柴胡、升麻、桑皮、桔梗、紫菀、款冬、杏仁、桃仁；乌头、附子、吴萸、干姜、桂、半夏；甘遂、大戟、芫花、葶苈；大黄、枳实、厚朴；黄芩、黄连、栀子、龙胆、茵陈、秦皮、白头翁、蚤休、连翘；车前、泽泻、通草、瞿麦、萹蓄、薏苡仁等；动物类药如牛黄、麝香、犀角、羚羊、鹿茸、阿胶、牛角䚡、露蜂房、白僵蚕、䗪虫、水蛭、蜈蚣、蚯蚓、蜣螂、鳖甲、龟甲、牡蛎、海蛤等。

由此可见，这些东汉时期的临床应用药物，至今为医家所常用，其品类之繁，功用之广，自非《伤寒杂病论》方所能限。当然，仲景的用药与《神农本草经》所论也十分符合，故清代医家徐大椿《神农本草百种录》说：“张仲景《金匮要略》及《伤寒论》中诸方……其用药之义，与《本经》吻合无间，审病施方，应验如响”。

然而，由于受时代的影响，限于当时人的认识水平，《神农本草经》中也杂有一些荒谬之说，如认为水银、雄黄等剧毒药物“久服神仙不死”，这些炼丹术士的错误认识，终于给后世带来了很大流弊。但书中所记的丹砂“能化为汞”，水银“熔化还复为丹”等内容，却是汉代化学家实验结果的珍贵纪录。

总之，东汉时期修饰成书的《神农本草经》一书，是对长期以来医家临床用药经验（包括道家的药物知识）所作的重要总结，它不仅为本草学的发展奠定了基础，并对后世医家的治疗用药起到实际指导的作用。

此外，成书于公元前3世纪初的《吴普本草》，在本草学发展史上也有重要的地位。此书为华佗弟子吴普所撰，共六卷，载药441种，较《本经》多76种。《吴普本草》对魏以前“神农”、“黄帝”、“岐伯”、桐君、雷公、扁鹊、医和，包括李当之在内的近十家本草著述，广集博引。李时珍认为其中也有华佗的有关论述。可见在魏以前，各家本草学说已有种种不同，如清·孙星衍辑复《本经》时所说：“神农、黄帝、岐伯、雷公、扁鹊各有成书，魏·吴普见之，故其说药性主治各家殊异”。清·邵晋涵又言“释本草者，以吴普为最古”（《神农本草经·邵序》）。指出吴普为注释《本经》的先导者，当然，也是集魏以前本草学之大成者。

《吴普本草》在《本经》基础上有了明显的充实和发展。首先如药物著作的体例，吴普保留、充实了《本经》的正名、性味、功用、别名和产地，又增加了药用植物生态、药物形态、采集时间、加工炮制、配伍宜忌等方面内容。从而奠定了本草学体例的基础。这也是本草学进一步发展和成熟的标志。对于药性的论述，吴普从《本经》的一药一性味发展到一药多种论说。特别对药物毒性，阐说明确。如麻蕡和礜石，《本经》作为上品，认为能轻身、不老、增年，而吴普予以纠正，明确了其毒性。他还指出“诸石药有毒”，并研究了石药中毒的治疗药物，冲破了《本经》上、中、下三品之说，所以陶宏景评论《吴普本草》“三品混糅”。对于药物别名的记载，《吴普本草》也更为详细。药物的功用，不仅保留了《本经》之所载，并添新说，如生大豆“杀乌头毒”、淫羊藿“坚骨”，称大黄为“中将军”等。至于药物的产地，也更加具体，又邯郸、咸阳、会稽等实际地名。可见当时对道地药材的应用已很重视。《吴普本草》对药用植物生态和药物形态有详细介绍，如紫参“圆聚生，根黄赤有文、皮黑中紫，五月花紫赤，实黑大如豆”；人参“根有头、足、手、面目如人”。这种记载，对药物的鉴别具有重要意义。吴普十分重视药物的配伍宜忌，具体涉及相须、相使、相畏、相恶、相杀等实际内容，如大豆黄卷“得前胡、乌喙、杏子、牡蛎、天雄、鼠矢共蜜和佳（相须）；不欲海藻、龙胆（相恶）”。这些论述，来自临床实践，为制方时药物的合理使用提供了典范。

《吴普本草》对后世本草学的发展起有重要影响。如《名医别录》曾大量引用其内容，并载于《本草经集注》中。此后，像韩保升的《蜀本草》、掌禹锡的《嘉祐本草》、苏颂的《本草图经》、唐慎微的《证类本草》、李时珍的《本草纲目》等本草名著中，都采取了《吴普本草》的论说。宋·李昉等所撰的《太平御览》中，更比较完整地保留了《吴普本草》的内容。这些，后来都成了研究和辑复《吴普本草》的重要材料。总之，《吴普本草》是《神农本草经》之后，《本草经集注》之前的一部重要药物著作，它在本草学的发展史上，起有承先启后的作用。

第六节　古代医学气象学——运气学说的产生

运气学说是我国古代医家探讨气象运动规律及其对人类生命活动影响的一门科学，它也是我国古代的医学气象学。

一、运气学说的发展概况

运气学说滥觞于先秦，发展于汉代，至后汉时期则形成系统理论。唐·王冰次注《黄帝内经素问》，根据旧传之本，补进了论述运气的七篇大论。自北宋之后开始在医界盛行其说。运气学说从天体运行联系到其他自然现象，认为各种气象、气候是由五运六气交相变化而产生的，其对人类疾病的发生有着密切的关系。因而，古代医家致力于掌握气象、气候变化的自然规律，并进一步与发病学、治疗学联系进行探索研究。

（一）两汉律历与运气学说

自汉高祖统一天下，至史称“文景之治”时期，各项措施相继颁定，但历法一承秦制而用颛顼历。由于颛顼历存在一定误差，“朔晦月见，弦望满亏，多非是”（《汉书·律历志》），因而在汉武帝太初元年，始制汉律，即太初历。《汉书·律历志》载，武帝诏命大中大夫公孙卿、壶遂、太史令司马迁、侍郎尊与大典星射姓等人，“议造汉历，乃定东西，立晷仪，下漏刻，以追二十八宿相距于四方，举终以定朔晦、分至、躔离、弦望”。当时，尚有邓平、司马可、唐都、落下闳等参加并完成了这项工作。

通过对二十八宿宿度的实测，太初历摒弃了颛顼历所用的古度，采用了后起的较为精确的石氏宿度。同时，太初历还测知冬至点位在建星区域，指出“十一月甲子朔旦冬至，日月在建星”，所谓“斗建下为十二辰，视其建而知其次”（《汉书·律历志》）。据此，而以含有冬至的十一月为岁首，定冬至为一年之始，改革了以往将十月作岁首，一年之始始于小雪的旧制。

至西汉末年，刘歆又修订太初历为三统历，但因出于托古，恢复了冬至在牵牛的旧法。然而到汉章帝时，又改为四分历，始用斗分，重废冬至在牵牛的旧法。同时，又将甲子干支始用于纪年，这是一个重要的决定。史传“大挠造甲子”。《月令章句》说：“大挠探五行之情，与斗刚所建，于是始作甲子以名日，谓之干；作子丑以名月，谓之支。支干相配，以成六旬”。据殷墟甲骨文证实，在殷商时代（公元前1562～前1066年）已用甲子纪日、纪旬，如卜辞有“己丑卜，庚雨”、“乙卯卜、昱丙雨”等。在《书契前编》中，所载卜辞甲子表不下六七十种，其中有的排列十分整齐。《甲骨学商史编》也曾记载，容庚曾为燕京大学购得一枚“为专著旬历之用”的列有六十甲子的骨版。从甲子纪日、纪旬的方法一直延续至汉代，到了东汉元和二年，开始用甲子纪年，如《后汉书·律历志》所云：“章帝元和……征能术者课校诸历，定朔稽元……上得庚申（周共和行政元年，公元前841年），而岁不摄提以辨（《史记·天官书》：大角者，天王帝廷，其两旁各有三星，鼎足句之曰摄提。摄提者直斗杓所指以建时节，故曰摄提格），历者得开其说”。此法改革了以“摄提格”等纪年的古法，从而沿用至今。

汉末至三国时期，华夏大地虽然干戈扰攘，但是天文学却依然颇有发展，天文学家也人才辈出，如北有张衡、虞恭、刘洪、蔡邕、徐岳、郄萌、杨伟等蜚声于时；南有阚泽、陆绩、王蕃、姚信、葛衡、陈卓等知名于世。张衡在阐述浑天说的同时，制造了浑天仪，立黄道、赤道，相交在二十四度，并分全球为三百六十五度四分度之一，还立南北两极，布置二十八宿及日月星辰，以漏水转之，一如天体运行。据《三辅黄图》记载，浑天仪立于长安宫南高十五仞的灵台之上。此外，张衡还制造了世界上最早的测候地动的机械装置地动仪。这些仪器的制作和应用，促进了当时天文、地理、历法等科学的发展。

从太初历、三统历、四分历等历法所测得的星宿行度和会合周期来看，其精确程度与现代所测相差甚微，如测得木星（即岁星）的运行周期为11.87年，而在2000年后的今天，其精确数值是11.86年。又从四分历所测水星的会合周期为115.87天，与当今所测定的数值基本相符。另如汉成帝河平元年（公元前28年）关于太阳黑子的记载，较伽利略的发现早了1500年左右。

以上所述均足以说明两汉的天文、历法成就十分可观。尤应指出的是，太初历以冬至为岁首及四分历用甲子纪年等规定，被直接运用于运气的推算。例如“天气始于甲，地气始于子，子甲相合，命曰岁立，谨候其时，气可与期”（《素问·六微旨大论》）。“凡六十岁而成一周”（《素问·天元纪大论》）。《金匮要略》也说：“冬至之后，甲子夜半少阳起”。总之，运气学说之所以能够形成系统理论，是与上述天文、历算之术分不开的。

（二）运气学说的逐渐形成

两汉之前，有关五运六气的文献绝少流传。《左传》昭公二十五年（公元前517年），子太叔与赵简子的答问中，有“则天之明，因地之性，生其六气，用其五行”的说法，可谓发运气学说之先声。《淮南子·氾沦训》：“昔者苌弘，周室之执数者也（苌弘：周敬王之大夫也。数：术数），天地之气，日月之行，风雨之变，律历之数，无所不通”，其时代与前者相近。据《素问》记载，古传关于运气学说的文献有《太始天元册》《天元玉册》。唐·王冰认为，《太始天元册》“记天真元气运行之纪”，为“太古占候灵文”。其遗文有云：“太虚寥廓，肇基化元，万物资始，布气真灵，总统坤元，九星悬朗，七曜周旋。曰阴曰阳，曰柔曰刚，幽显既位，寒暑弛张，生生化化，品物咸章”（《素问·天元纪大论》）。同时在《太始天元册》中，还有关于五运之气化见于天体的重要记载。

早在春秋战国时期，人们对气候失常与灾变、疾病的关系，就已有某些规律性的发现。例如《吕氏春秋》十二纪中记载，孟春“行秋令，则民大疫，疾风暴雨数至，藜莠蓬蒿并兴”；季春“行夏令，则民多疾疫，时雨不降”；季夏“行春令则谷实解落，国多风咳”。上述所谓春行夏令、夏行春令等，至西汉时则有了“未至而至”、“至而不至”等专称。

《后汉书·律历志》的注释中，即有通过运气学说占候灾变、疾病的有关论述。注释中所引《易纬》郑注云：“冬至晷长一丈三尺，当至不至，则旱多温病；未当至而至，则多病暴逆心痛，应在夏至。小寒晷长一丈二尺四分，当至不至，先小旱，后小水，丈夫多病喉痹；未至而至，多病身热，来年麻不为耳。大寒晷长一丈一尺八分，当至不至，先大旱，后大水，麦不成，病厥逆；未当至而至，多病上气嗌肿……清明晷长六尺二寸八分，当至不至，菽豆不熟，多病嚏、振寒、洞泄；未当至而至，多温病暴死……立夏晷长四尺三寸六分，当至不至，旱，五谷伤，牛畜疾；未当至而至，多病头痛、嗌肿、喉痹……立秋晷长四尺三寸六分，当至不至，暴风为灾，来年黍不熟；未当至而至，多病客上气咽肿……秋分晷长七尺二寸四分，当至不至，草木复荣，多病温，悲心痛；未当至而至，多病胸鬲痛……立冬晷长一丈一寸二分，当至不至，地气不藏，来年立夏反寒，早旱晚水，万物不成；未当至而至，多病臂掌痛……大雪晷长一丈二尺四分，当至不至，温气泄，夏蝗虫生，大水，多病少气、五疸、水肿；未当至而至，多病痈疽病，应在芒种”。其将全年二十四节气的“当至不至”和“未当至而至”所致的各种灾疾作了详细的记述。这肯定是古人长期以来通过对气候、气象、物候、农业、畜牧以及人群发病情况加以综合观察，而作出的重要经验总结，反映了运气学说在当时各有关领域中的具体运用。《素问·六节藏象论》中也有“未至而至”、“至而不至”的论述，其谓：“五运之始，如环无端，其太过不及何如？岐伯曰：五气更立，各有所胜，盛虚之变，此其常也……未至而至，此谓太过，则薄所不胜，而乘所胜也，命曰气淫……至而不至，此谓不及，则所胜妄行，而所生受病，所不胜薄之也，命曰气迫。所谓求其至者，气至之时也，谨候其时，气可与期”。此与郑注《易纬》所说的内容极相符合。

《阴阳大论》是东汉张仲景撰著《伤寒杂病论》的重要参考书籍，此书亦论运气与发病的关系。《伤寒论·伤寒例》（有谓《伤寒例》乃西晋医家王叔和所作）中，尚可见到《阴阳大论》论述“非其时而有其气”所致疾病的内容，论曰：“其伤于四时之气，皆能为病……凡时行者，春时应暖而反大寒，夏时应热而反大凉，秋时应凉而反大热，冬时应寒而反大温，此非其时而有其气。是以一岁之中，长幼之病多相似者，此则时行之气也”。此类气候失常所致的时行疾病，实即四时之气的“至而不至”、“未至而至”等原因所造成。仲景又在《金匮要略》中以冬至为例，进一步说明了“未至而至”、“至而不至”等问题，论曰：“冬至之后，甲子夜半少阳起，少阳之时阳始生，天得温和。以未得甲子，天因温和，此为未至而至也；以得甲子，而天未温和，此为至而不至也；以得甲子，而天大寒不解，此为至而不去也；以得甲子，而天温如盛夏五六月时，此为至而太过也”。这些内容，可能同样出于仲景著述《伤寒杂病论》所撰用的《阴阳大论》。由此可证，运气学说对于张仲景确实很有影响。

《伤寒论·伤寒例》虽不能断为仲景原作，但王叔和去仲景亦不远，故该篇确可反映当时的医学情况。《伤寒论·伤寒例》中有“四时八节、二十四气、七十二候决病法”，并有“欲候知四时正气为病及时行疫气之法，皆当按斗历占之”的说法。其中亦论及“至而不至”、“未至而至”而成“病气”的问题。例云：“十五日得一气，于四时之中，一时有六气，四六名为二十四气。然气候亦有应至仍不至，或有未应至而至者，或有至而太过者，皆成病气也”。此外，书中还有按斗历参考季节以鉴别疾病的记载。例如：“从霜降以后，至春分以前，凡有触冒霜露，体中寒即病者，谓之伤寒也……其冬有非时之暖者，名为冬温。冬温之毒，与伤寒大异……从立春节后，其中无暴大寒，又不冰雪，而有人壮热为病者，此属春时阳气，发于冬时伏寒，变为温病。从春分以后，至秋分节前，天有暴寒者，皆为时行寒疫也”。与此同时，《伤寒论·伤寒例》还有“二至”、“二冬”变病的论述，即“冬至之后，一阳爻升，一阴爻降也；夏至之后，一阳气下，一阴气上也。斯则冬夏二至，阴阳合也；春秋二分，阴阳离也。阴阳交易，人变病焉”。凡此等等，均反映了汉末及魏晋时期运气学说在外感热病方面的实际应用情况。

综上所述，运气学说的形成经历了相当漫长的历史时期。惜因年移代革，相关文献多所散佚。虽然始皇焚书，医方不予，西汉亦曾征集焚余书籍，然而至其末年，长安兵起，宫室图籍燔烧殆尽。东汉刘秀再集天下遗书，而汉献帝移都，图书缣帛，皆取为帷幕，西京大乱，更毁荡无余。因此，不仅其他运气学说的专著不能复睹，即如班固《汉书·艺文志》所录《黄帝内经》十八卷中的《素问》九卷，在齐梁间全元起作注时，也仅存八卷。直至唐代，太仆令王冰始获师氏所藏第七卷（包括天元纪大论、五运行大论、六微旨大论、气交变大论、五常政大论、六元正纪大论、至真要大论等七篇），将其补入书中，《素问》庶为完璧。上述“七篇大论”形成了较为完整的运气学说理论体系，也是我国现存古代文献中绝无仅有的宝贵资料，因王冰的工作而使其广为流传。

（三）运气推衍与气象规律

运气即五运六气。五运包括木、火、土、金、水五气，每气形成一运，即木运、火运，土运、金运、水运；六气包括厥阴风木气、少阴君火之气、少阳相火之气、太阴湿土之气、阳明燥金之气、太阳寒水之气。

运气学说运用干支纪年的推算法，将十天干（甲、乙、丙、丁、戊、己、庚、辛、壬、癸，原表示天空的方位）依次配于十二地支（子、丑、寅、卯、辰、巳、午、未、申、酉、戌、亥，原表示地面的方位）之上，共成六十个不同的干支组合，用以纪日纪年。这种组合称为“甲子”，甲子周而复始，以六十为一周。

古人又将十天干联系五运、十二地支联系六气，并有“十干化运”、“十二支化气”之说，从而推衍五运六气以探讨气象变化的规律。

1．五运（中运、主运、客运）

据《太始天元册》记载，古人通过天象观察，认为有五种不同的气象运行情况。即“丹天之气经于牛女戊分，黅天之气经于心尾己分，苍天之气经于危室柳鬼，素天之气经于亢氐昴毕，玄天之气经于张翼娄胃”；同时指出“所谓戊己分者，奎壁角轸，则天地之门户也。夫候之所始，道之所生，不可不通也”（《素问·天元纪大论》）。此处所说的五天之气，即五运之气。牛、女、心、尾、危、室、鬼、柳等，为二十八宿的星名，相关内容最早见于殷商甲骨文，秦代的《吕氏春秋》、汉初的《淮南子》及《史记》中均有关于二十八宿的著录。我国古代观象授时都以二十八宿为星空背景，在天文、历法中，凡叙昏旦中星、定月离日躔、定五星所在、四正位置以及记经星方位等，无不以二十八宿作为依据。《太始天元册》认为各年化见于天体的五行之气，横亘于二十八宿的有关星际，并相应影响着其所下临的地域方位。运气学说由此而确定该年的干支所属，并推论当年的气象情况。如“丹天之气，经牛女戊分”，说明在天象上，五行之火气横贯牛、女、奎、壁四宿时，其下适临戊癸方位，此年便是戊年或癸年，为火气运行主事，即所谓“戊癸化火”。其余可以类推。总而言之，推测五运，以“土主甲己，金主乙庚，水主丙辛，木主丁壬，火主戊癸”（《素问·五运行大论》），称“十干化运”。《素问·天元纪大论》所云：“甲己之岁，土运统之；乙庚之岁，金运统之；丙辛之岁，水运统之；丁壬之岁，木运统之；戊癸之岁，火运统之”。这些通主全年岁气之运，即所谓“大运”，也称“中运”。《素问·六元正纪大论》则指出：天地之间，“运居其中”。大运主司一年气候的总趋势，每十年循环一次。

“十干化运”有常有变，其常者为平气，变则为太过或不及的气运，总称“三气之纪”（《素问·五常政大论》）。若运得其平，则气候正常，灾疾不生。五运之平气有不同称谓，即“木曰敷和，火曰升明，土曰备化，金曰审平，水曰静顺”（《素问·五常政大论》）。如果主岁的运气太过或不及，便导致气候失常。例如“岁木太过，风气流行”，“岁木不及，燥乃大行”；“岁火太过，炎暑流行”，“岁火不及，寒乃大行”；“岁土太过，雨湿流行”，“岁土不及，风乃大行”；“岁金太过，燥气流行”，“岁金不及，炎火乃行”；“岁水太过，寒气流行”，“岁水不及，湿乃大行”（《黄帝内经素问·气交变大论》）。这是由于木为风，火为暑，土为湿，金为燥，水为寒，其太过则本气自盛，不及则它气胜之。据运气学说推算，凡属五阳干（甲、丙、戊、庚、壬）之年，为太过之年；凡五阴干（乙、丁、己、辛、癸）之年，为不及之年。

五运之岁气，分主于每年各个季节，则为五步“主运”，其分司春、夏、长夏、秋、冬五季，而为每岁之常令。每年初交之运为木运，依次为火运、土运、金运、水运，按相生之序运行，每运各主七十三日五刻。“主运”决定着一年五季气候的稳定性。然而由于“客运”的影响，又造成了气候的变动性。具体而言，客运包括初运、二运、三运、四运以及终运，每运亦七十三日五刻。但客运的初运不一定如主运起于木运，而是同于该年的“中运”，然后依五行相生次序运进。如此，五客运行于五主运之上，从而使原来稳定的气候发生了一定的变化。客运也有太过和不及，逢阳运为太过，显示其本气，遇阴运为不及，出现其所不胜之气。客运在十年之内，岁岁不同，十岁一周，周而复始。

上述可见，五运对气候的影响决定于大运（中运）、主运和客运三个方面。中运统治一年，主司全年气象特征；主运决定五季气候之常；客运引起五季气候之变。

2. 六气（主气、客气、客主加临）

运气学说认为一定气候的形成因素是错综复杂的，它不仅决定于天之“五运”，而且亦与地之“六气”有关。因此，除运用五运探讨每年季节变化的规律之外，还应从六气角度来研究其运动规律和变异。

六气之说是根据我国的气候情况分析各种气候特征而提出来的。古人由“五方观念”做出了东方生风（温）、南方生热、中央生湿、西方生燥、北方生寒的气候区划，而各方寒、温、燥、湿的特征性气候又势必产生不同的气旋活动，导致其相互的影响。

《素问·天元纪大论》曰：“厥阴之上，风气主之；少阴之上，热气主之；太阴之上，湿气主之；少阳之上，相火主之；阳明之上，燥气主之；太阳之上，寒气主之”。其以风、热、湿、火、燥、寒为六气，并分别以厥阴、少阴、太阴、少阳、阳明、太阳来表示，即所谓风化厥阴，热化少阴，湿化太阴，火化少阳，燥化阳明，寒化太阳。其中以六气之化为本，三阴三阳为标。

在一定的季节出现一定之气，称为“六元正气”。否则，便为邪气。诚如《素问·五运行大论》所说：“非其位则邪，当其位则正”。

运气学说对于六气，是配合十二支来进行推衍的，此称“十二支化气”。进而言之，逢已亥年为厥阴风木所主，逢子午年为少阴君火所主，逢寅申年为少阳相火所主，逢丑未年为太阴湿土所主，逢卯酉年为阳明燥金所主，逢辰戌年为太阳寒水所主。由于十二支有阴阳之别，所以这种配合实际反映出六气各有一主一从而两相激发。

六气分主于二十四节气，则显示了一年间的不同季节情况，此谓“主气”，亦称主时之气，又曰地气。即从大寒至春分，为厥阴风木（初之气）；从春分至小满，为少阴君火（二之气）；从小满至大暑，为少阳相火（三之气）；从大暑至秋分，为太阴湿土（四之气）；从秋分至小雪，为阳明燥金（五之气）；从小雪至大寒，为太阳寒水（终之气）。《素问·六微旨大论》称这六步主气的推移为“地理之应六节气位”。其曰：“显明之右，君火之位也；君火之右，退行一步，相火治之；复行一步，土气治之；复行一步，金气治之；复行一步，水气治之；复行一步，木气治之；复行一步，君火治之”。可见，古代天文学家面向“显明”（日出之处），从地平方位依此推步，而得出上述结论。这样，六步共365日又25刻，一岁一周，年年无异。

除固定不变的主时之气外，尚有不断运动的“客气”。客气又称“天气”，情况逐年而异。《素问·天元纪大论》记载了客气逐年司天的情况，谓：“子午之岁，上见少阴；丑未之岁，上见太阴；寅申之岁，上见少阳；卯酉之岁，上见阳明；辰戌之岁，上见太阳；巳亥之岁，上见厥阴”。并进而言之，“厥阴之上，风气主之；少阴之上，热气主之；太阴之上，湿气主之；少阳之上，相火主之；阳明之上，燥气主之；太阳之上，寒气主之”。如此，主岁之客气与主时之主气，上下交遘，“客主加临”，从而引起了一年的气候变化，这种变化以六年为一周期。

客气运行于天，动而不息，亦分六步，包括“司天之气”、“在泉之气”及上、下、左、右四“间气”。客气运动在上，称“司天之气”；客气运动在下，称“在泉之气”；居于上下之间，则称“间气”。《素问·五运行大论》曰：“上者右行，下者左行，左右周天，余而复会也”，其提示司天之气在上，不断右转，以降于地；在泉之气在下，不断左旋，以升于天。当一年之中，“岁半之前，天气主之，岁半之后，地气主之”（《素问·六元正纪大论》）。然而，无论是司天之气、间气，还是在泉之气，六气所“化”的性质总是不变的。因此，《素问·至真要大论》说：“六气分治，司天地者，其至何如……曰：厥阴司天，其化以风；少阴司天，其化以热；太阴司天，其化以湿；少阳司天，其化以火；阳明司天，其化以燥；太阳司天，其化以寒……地化奈何？岐伯曰：司天同候，间气亦然”。无论哪一年，该年的司天客气，是与“三之气”的客气相同的，如其年为厥阴风木司天，“三之气”的客气也是厥阴风木。

由于主岁的在天客气与主时的在地主气“上下相遘”、“客主加临”（在推算时，将逐年司天客气加临于主气的第三气上，其余五气自然依次相加），从而出现一年季节气候的变化。这种变化以六年为一周期。至于“客主加临”的结果如何，则是根据两者的生克情况而决定的，所谓“相得则和，不相得则病”（《素问·五运行大论》）。又因主气为岁气之常，客气为岁气之变，故虽有客气胜制主气的异常气候出现，但毕竟是短暂的变化。

主运，客运；主气，客气。在六十年变化中，除互为生克，互有消长之外，还有二十六年运气同化现象。所谓“同化”，即运与气若逢同一性质的变化，则必见同一气象。例如木同风化，火同暑热化，土同湿化，金同燥化，水同寒化等。《素问·六元正纪大论》说：“愿闻同化何如？岐伯曰：风温春化同，热曛昏火夏化同……燥清烟露秋化同，云雨昏暝埃长夏化同，寒气霜雪冰冬化同”。当然，其中也有太过与不及。同化的出现，包括如下情况：通主全年的中运之气与司天之气相符而同化，称为“天符”；中运之气与岁支之气相同，名曰“岁会”；凡阳年太过的中运之气与在泉之气相合，称为“同天符”；若阴年不及的中运之气与在泉之气相合，名曰“同岁会”；既是天符，又是岁会，则称“太乙天符”。前已述及运气同化的二十六年中，天地同化，运气符合，无所克侮，则气候多属正常。如果运气同化为单一之气，就当虑其亢而为害。

上述五运六气的自然综合，呈现了实际的气象情况。古人在对高空气象和大地气候变化情况的长期观察中，进行深入研究，并结合天文、律历之学，创立了五运六气学说。通过运气的推衍，使各年气象的差异有一定的规律可循。这一规律是以一年为小循环、六十年为大循环，即由于五运和六气两大系统的运动，而形成了六十种年气象变化的类型。

二、运气学说在医学上的应用

自王冰补入七篇大论之后，运气学说遂成为《黄帝内经》的重要内容之一。它不仅在我国古代气象学史上具有重要价值，而且还为人们提供了气候变化与自然灾害及人体疾病关系的大量宝贵资料。

宋代著名科学家沈括说：“医家有五运六气之术，大则候天地之变，寒暑风雨，水旱螟蝗，率皆有法；小则人之众疾，亦随气运盛衰”（《梦溪笔谈·卷七》）。例如《素问·六元正纪大论》中有描述五运六气太过、郁极而发导致自然灾害的情况。即“土郁之发，岩谷震惊，雷殷气交，埃昏黄黑，化为白气，飘骤高深，击石飞空，洪水乃从，川流漫衍，田牧土驹”；“金郁之发，天洁地明，风清气切，大凉乃举，草树浮烟，燥气以行，霿雾数起，杀气来至，草木苍干”；“水郁之发，阳气乃辟，阴气暴举，大寒乃至，川泽严凝，寒雰结为霜雪，甚则黄黑昏翳”；“木郁之发，太虚埃昏。云物以扰，大风乃至，屋发折木”；“火郁之发，太虚肿（曛）翳，大明不彰，炎火行，大暑至，山泽燔燎，材木流津，广厦腾烟，土浮霜卤，止水乃减，蔓草焦黄”。上述山崩水漶、铄石流金等自然灾害，均属运气失常所致。

古人更强调医生掌握运气的重要性，故《素问·六节藏象论》谓：“不知年之所加，气之盛衰，虚实之所起，不可以为工矣”。《素问·阴阳应象大论》则指出：“故治不法天之纪，不用地之理，则灾害至矣”。

临证时运用五运六气，是通过阴阳五行理论来加以说明的。《素问·藏气法时论》列举了五脏五行生克制化的病理变化和治疗大法，《素问·至真要大论》则更加具体地论述了天地之气内淫所致的气象、物候和疾病变化等一系列情况，并提出了重要的治疗法则。例如“岁厥阴在泉，风淫所胜”，其气象、物候变化情况是“地气不明，平野昧，草乃早秀”；发病情况为“民病洒洒振寒，善伸数欠，心痛支满，两胁里急，饮食不下，鬲咽不通，食则呕，腹胀善噫，得后与气，则快然如衰，身体皆重”；其治疗原则是“风淫于内，治以辛凉，佐以苦，以甘缓之，以辛散之”。“岁少阴在泉，热淫所胜”，其气象、物候变化情况是“焰浮川泽，阴处反明”；发病情况为“民病腹中常鸣，气上冲胸，喘不能久立，寒热皮肤痛，目瞑齿痛，𩓿肿，恶寒发热如疟，少腹中痛，腹大，蛰虫不藏”；其治疗原则是“热淫于内，治以咸寒，佐以甘苦，以酸收之，以苦发之”。“岁太阴在泉，湿淫所胜”，其气象、物候变化情况是“草乃早荣，埃昏岩谷，黄反见黑”；发病情况为“民病饮积，心痛耳聋，浑浑焞焞，嗌肿喉痹，阴病血见，少腹痛肿，不得小便，病冲头痛，目似脱，项似拔，腰似折，髀不可以回，腘如结，腨如别”；其治疗原则是“湿淫于内，治以苦热，佐以酸淡，以苦燥之，以淡泄之”。“岁少阳在泉，火淫所胜”，其气象、物候变化情况是“焰明郊野，寒热更至”；发病情况为“民病注泄赤白，少腹痛，溺赤，甚则血便”；其治疗原则是“火淫于内，治以咸冷，佐以苦辛，以酸收之，以苦发之”。“岁阳明在泉，燥淫所胜”，其气象、物候变化情况是“霿雾清暝”；发病情况为“民病喜呕，呕有苦，善太息，心胁痛不能反侧，甚则嗌干面尘，身无膏泽，足外反热”；其治疗原则是“燥淫于内，治以苦温，佐以甘辛，以苦下之”。“岁太阳在泉，寒淫所胜”，其气象、物候变化情况是“凝肃惨栗”；发病情况为“民病少腹控睾，引腰脊，上冲心痛，血见，嗌痛颔肿”；其治疗原则是“寒淫于内，治以甘热，佐以苦辛，以咸泻之，以辛润之，以苦坚之”。

总而言之，掌握运气的基本精神，知其胜衰生克之所在，采取胜者抑之、衰者扶之、生者助之、克者平之的方法，“安其运气，无使受邪，抑其郁气，资其化源，以寒热轻重，多少其制”（《素问·六元正纪大论》）。即先平其制胜之气，以解其被郁之气，并资养其生化之源。这一论治原则，在临证时具有重要的指导意义。

综上所述，我国古代气象医学——运气学说的系统形成，在当时世界上即占有领先地位。由于它是一门与天文、律历、气象、物候、医学等学科有着密切关系的边缘科学，并有其丰厚的实践基础，因而即使由于历史条件和当时自然科学水平的限制而存在一定的缺点和局限性，仍然对后世医学的发展有着重要的影响，至今尚具有一定的参考价值和研究价值。

王冰在运气学说的七篇大论之后进行了精详的注解，其研究阐发，最为后世首肯。例如五运六气有常也有变，王氏曾详为论述，他认为：“五运更统于太虚，四时随部而迁复；六气分居而异主，万物因之以化生”。说明四时的递更，万物之化生，均本于自然界五运六气。在一年之中，风、君火、相火、湿、燥、寒六气，各分治60日余87刻半，其次序为：春分前60日，厥阴风木之位，“天度至此，风气乃行”；春分后60日，少阴君火之位，“天度至此，暄淑大行。居热之分，不行炎暑”；夏至日前后各30日，少阳相火之位，“天度至此，炎热大行”；秋分前60日，太阴湿土之位，“天度至此，云雨大行，湿蒸乃作”；秋分后60日，阳明燥金之位，“天度至此，万物皆燥”；冬至前后各30日，太阳寒水之位，“天度至此，寒气大行”。可见五运六气不失常度，则时序气候风、温、热、湿、燥、寒均属正常状态，无所变异。然而，如运气失常，则必然引起自然界气候、气象、物候等一系列变异，也可使人体气血受扰，多致疾病。王冰说：“造化之气失常，失常则气变，变常则气血分挠而为病也。天地变而失常，则万物皆病”。如君火之位，相火居之，则“大热早行，疫疠乃生”，但君火之气过甚也可致“天下疵疫”；如燥金之位，君火居之，则气候温热，“热病时行”，但金气太过，亦可为“大凉燥疾”；如风木之位，天气炎热，则“少阳居之，为温疫至”，若少阴居之，则“为热风伤人，时气流行”。凡此等等，说明五运六气的失常，是发生时行疫病的重要因素。王冰的论述，对于理解《素问》之旨，并进一步研究气候变异与人体发病的关系，是很有启发的。

第二章 魏晋、南北朝、隋唐医学

——医学理论的继承和临床方治的革新

从魏晋至唐，是我国封建社会的上升时期，尤其是唐朝更是我国封建社会高度繁荣的时期。220年，曹操儿子曹丕迫使刘协禅位，自己做了皇帝，国号魏，建都洛阳。公元221年，刘备在益州（今四川成都）称帝，国号汉。同年孙权称吴王，公元229年于武昌称帝。从此形成三国鼎立的局面。公元265年司马炎建立了西晋。在长达350年的魏晋南北朝时期，中国有三国鼎立，有短暂的统一，有“八王之乱”。直至隋朝结束了近300年为争夺政权的连年战争，实现了继秦汉之后的第二次大统一。南北统一促进了全国经济的发展和文化交流，为唐经济文化的昌盛打下了基础。唐朝疆域辽阔，机构完备，法律健全，经济繁荣，成为当时世界上极为富庶和高度文明的大国，形成了历史上有名的“贞观之治”。但“安史之乱”后，唐朝陷入分崩离析的局面，公元907年唐灭。

这一时期，科学文化较为发达，引人注目。著名算学家祖冲之，第一个把圆周率的准确数值算到小数点后七位数3.1415926和3. 1415927之间。他利用其创制了“大明历”，精确地测出一回归年的日数是365. 24281481日，与现代科学计算的日数相比，只差约50秒。北魏出现了我国最早的一部地理专著，郦道元的《水经注》四十卷。东魏出现了我国最早、最完整的农书，贾思勰的《齐民要术》十卷。唐代诗人多如繁星，李白、杜甫闻名遐迩；“唐三彩”艺术中外闻名；雕版印刷的发明为文化的交融、发展、流传创造了条件，为世界文化作出了贡献。在意识形态方面，由于中外交流的发达，许多西方宗教传入中国，尤其佛教和佛典的传入对中国当时的哲学、文化和艺术影响很大。随着佛教的传入、兴起和道教的盛行，打破了两汉时期独尊儒学的局面。儒、佛、道三教的斗争和合流及玄学的流行，丰富了我国的宗教文化，同时，也影响着医学的发展。儒家重生不重死，注重礼乐制度的构建和伦理道德的修养，对中医医德的形成有积极的影响，但封建纲常礼教对医学发展又有消极作用。道教追求长生不老，提倡无欲无为，推崇炼丹，为倡导中医养生康复的思想和方法，构建传统预防保健医学起到积极作用。炼丹过程中的发现，为古代化学、药物学的发展积累了不少有价值的科学资料，但以炼丹冀长生的目的是无法实现的，也是不科学的。佛教宣扬的“因果报应”、“灵魂不灭”、“转世轮回”对医学发展有一定影响，佛经传入所带来的外来文化和医药知识促进了中外文化与医药的交流。

这一时期，医学理论得到比较系统的整理，方药著作大量涌现。全元起、杨上善、王冰对《内经》进行了注释。王叔和整理、编次了《伤寒论》，撰写了奠定我国脉学基础的《脉经》。皇甫谧首次对针灸进行大总结，编撰《针灸甲乙经》。病因学和证候学有了显著的进步，探索病源证候理论的专著《诸病源候论》问世。陶弘景的《本草经集注》、雷敩的《雷公炮炙论》、葛洪的《肘后救卒方》、陈延之的《小品方》、孙思邈的《备急千金要方》《千金翼方》、王焘的《外台秘要》及唐政府组织专人编撰的我国最早的国家药典《新修本草》等，都代表了当时临证医学的发展水平，对后世产生极大影响。

第一节　晋唐时期养生学的发展

晋唐时期佛教与道教极为盛行，其养生论与儒家之说一起对中医养生学的发展产生了极大的推动作用，并丰富了中医养生学的内容。此时的著名医学家葛洪、陶弘景、孙思邈都受儒、释、道三教养生思想的影响，而为当时的代表人物。晋·葛洪一生主要从事炼丹与医药实践，所著《抱朴子》，论养生以虚清为本，辅以吐纳、导引、丹药，其节欲保命的养生法则，强调精气对养生防衰的重要作用。南朝·陶弘景的《养性延命录》，为现存最早的一部养生学专著，在理论和方法上均集前代之大成并有所发展。理论上继承《内经》“天人一体”的整体观念，阐明了在整体观念指导下进行养生的重要性，同时认为人体生命的基本要素是形神和调，把调神、养形作为养生的“都领大归”。其书载录了梁以前多种典籍所载的养生法则和养生方术，大致可概括为顺应四时、调摄情志、节制饮食、适当劳动、节欲保精、服气导引等方面。之后隋·巢元方编撰的《诸病源候论》列病候1730余条，大都列有“补养宣导”之法，防治结合，实集魏晋南北朝以来宣导术之大成。唐·孙思邈集前代医、道、佛、儒各家养生之说，结合自己丰富的实践经验，在《千金方》中论述了重要的养生原则和许多具体方法，另还撰有《摄养枕中方》等，孙思邈的有关论著在我国养生学上具有承前启后的作用。其突出贡献，是继承发展了《内经》“治未病”的思想，把“治未病”作为养生的基本原则，提出“善养性者，则治未病之病”，“是以圣人消未起之患，治未病之疾、医之于无事之前，不追于既逝之后”（《千金要方·养性序》）的观点。

今存的晋唐养生著作，还有隋·释智顗面的《六妙法门》、唐·司马承祯的《天隐子》、唐·施肩吾的《养生辩疑诀》、梁丘子所注的《黄庭内景玉经注》，以及胡愔的《黄庭内景图》、幻真先生的《胎息经注》和王仲丘的《养生纂录》等。

一、葛洪与陶弘景的养生思想

（一）葛洪的养生思想

葛洪（约公元283—363年），字稚川，号抱朴子，丹阳句容（今属江苏）人。东晋著名医学家、炼丹术家、养生家和道教理论家。葛洪好学寡欲，为人质朴而不善辞令，为求好书，请教文义，不远千里前往请益，必期所得。《晋书·葛洪传》赞曰“稚川优洽，贫而乐道”、“束发从师，志而忘倦，紬奇册府，总百代之遗编；纪化仙都，穷九丹之秘术，谢浮荣而捐杂艺，贱尺室而贵分阴，游德栖真，超然事外。全生之道，其最优乎”。葛洪为葛玄之孙，少好神仙术和导引养生法，从葛玄弟子郑隐受炼丹术，悉得其传。后去广州，师事南海太守鲍玄，传其业，兼习医术，并娶其女鲍姑为妻。葛洪一生著述颇丰，主要著作有

《抱朴子》《玉函方》《肘后救卒方》等。《抱朴子》内篇言“神仙方药，鬼怪变化，养生延年，攘邪却祸”之事；外篇言“人间得失，世事臧否”。书中所言“金丹”、“黄白”、“仙药”诸篇，多述炼丹之术，所言炼丹过程中的物质分解、化合、置换等反应，为化学史上最早的记载，英国学者李约瑟称其为“最伟大的博物学家和炼金术士”。

葛洪的养生思想主要见于《抱朴子》，兹述其要点如下。

1. 伤损必先“复故”

衰老和死亡的原因何在？如何却老延龄？这是抱朴子所关注和研究的。通过覃思精虑，他从先天禀赋及后天损伤两方面加以分析，认为生命长短首先取决于“受气各有多少”，凡受气多者其尽迟，受气少者其竭速。然而受气虽多，亦自有限，所以重要的是避免伤损，葆养精气。正如《抱朴子·微旨》所谓：“欲修长生之道……禁忌之至急，在不伤不损而已”。葛氏还指出：“夫人所以死者，损也，老者，百病所害也，毒害所中也，邪气所伤也，风冷所犯也”（《至理》），如果摄养有违，恣情极欲，则“济之者鲜，坏之者众”（《极言》），欲求身强寿长，实如缘木求鱼而难得。《极言》还进一步比喻说，木槿、杞柳最易成活，但若种浅根荄不固，复加刻剥摇拔，则虽有沃土良肥，“津液不能遂结其生气”，故仍难于萌长，最终不免枯瘁。因此，如受气不足而更加剥夺，则虽居温室，食美肴，还是无济于寿命的。何况人身易伤难养，比之槿柳，不及远甚。

当然，损伤毕竟难免，重要的是既有所伤，即须补救，以复其常，所谓“补而救之，必先复故”，然后再求补益。葛洪曾认为：“受气本多则伤损薄，伤损薄则易养……受气本少则伤深，伤深则难救”（《极言》），提示养生、服药的效果如何，不仅取决于方法，且也牵涉到禀赋厚薄和受损的程度，也正如《极言》所说：“吐故纳新者，因气以长气，而气大衰则难养也，服食药物者，因血以养血，而血垂竭者则难益也”。如奔走喘逆，或欬或满，用力役体，吸吸短气者，为气损之候；面无光色，皮肤枯腊，唇焦脉白，腠理萎瘁者，乃血减之证。气损血减，“二证既衰于外，则灵根亦凋于中”（《极言》），葛氏以为，如此者若无上药，则难于挽救。

在生活中，人们往往自恃少壮，恣情而为，不知爱惜，“自役过差，百病兼结”。如果伤损已深，虽用药频多，却难补复；或重行克伐，旧疾复作。由于补益在于积渐，伤损多因暗耗，因而有人既“不知益之为益”，更“不知损之为损”。其实，“损之者如灯火之消脂，莫之见也，而忽尽矣；益之者如苗禾之播殖，莫之觉也，而忽茂矣”（《极言》），其后果是十分明显的。所以，在日常生活中，必须避小损、积小益，所谓“治身养性，务谨其细。不可以小益为不平而不修，不可以小损为无伤而不防”（《极言》）。聚沙成塔，蚁穴溃堤。积渐防微，确为养生之要旨。

2. 延养自须“得谨”

生命的修短，委诸“天命”抑属于人力？抱朴子观点鲜明。他以《龟甲文》名义，响亮地提出了“我命在我不在天”（《黄白》）的口号。并指出：“陶冶造化，莫灵于人。故达其浅者，则能役用万物，得其深者，则能长生久视，知上药之延年”。同时，葛氏还认为，“彭、老犹是人耳，非异类也，而寿独长者，由于得道，非自然也”（《对俗》）。这种观点，在当时是颇有挑战意味的。他强调益寿延年，必须得“养生之道”，掌握“延养之理，补救之方”（《至理》）。

《抱朴子》所论的延养之道，大致由宝精行气、守一存真、护身服食等兼赅之。

（1）宝精行气

抱朴子甚重“形神”的摄养，认为“形者神之宅也，故譬之于堤，堤坏则水不留矣，方之于烛，烛糜则火不居矣。形劳则神散，气竭则命终。根竭枝繁，则青青者去木矣；气疲欲胜，则精灵离身矣”（《至理》），故养生之道，“至要者在于宝精行气”（《释滞》）。

宝精，主要指保惜肾精，即房室之事应有“节宣之和”，若恣情纵欲，或禁绝阴阳，均足成损。《释滞》说：“人复不可都绝阴阳，阕田不交，则坐致壅阏之病，故幽闭怨旷，多病而不寿；任情肆意，又损年命。惟有得其节宣之和，可以不损”，其观点是完全合理的。葛氏对当时所传的“还精补脑”的房中之术，也有比较正确的认识，以为“古人恐人轻恣情性，故美为之说，亦不可尽信也”（《微旨》），否则反致“速死”。

宝精须兼以“行气”。《抱朴子·至理》说：“人在气中，气在人中，自天地至于万物，无不须气以生者也。善行气者，内以养生，外以却恶，然百姓日用而不知焉”，这是他提倡行气的理由。“行气”即练习吐纳。葛氏认为如能“闭气胎息”则其道已成。他曾备述其作用，谓“行气可以治百病，或可以入瘟疫……或可伏水中……或可以解饥渴，或可以延年命”（《释滞》）。并介绍其法：“初学行气，鼻中引气而闭之。阴以心数至一百二十，乃以口微吐之，及引之。皆不欲令已耳闻其气出入之声。常令入多出少，以鸿毛著鼻口之上，吐气而鸿毛不动为候也。渐习渐增，其心数久之，可以至千。至则老者更少。日还一日矣”（《释滞》）。行气当在半夜至日中阳气生旺的六个时辰，即所谓“生气之时”，否则无益，古时固有“仙人服六气”之说。同时，行气忌多食，禁生菜肥鲜，犯则“气强难团”。又禁恚怒，以免“气乱”、发欬。这些经验，值得练习者参考。

（2）守一存真

存思作念，是道家养生术之一。方法虽众，而以“内视法”为主，认为可“却恶防身”。如《杂应》记载：“入瘟疫禁法，思其身为五玉……又思五藏之气从两目中出，周身如云雾……五色纷错，则可与疫病者同床也”。类似考见于《素问》《千金方》等书，方法固属原始，但通过意念是否能激发机体一定的抗邪力，则有待于研究了。葛洪还提倡所谓“守一存真”，他引《仙经》“子欲长生，守一当明。思一至饥，一与之粮；思一至渴，一与之浆”（《地真》）以形容其重要作用。晚近，哲学界认为葛洪所说的“一”，神通广大，大概就是道教的“元始天尊”（孙叔平《中国哲学史稿》）。其实，《抱朴子》自序早说过，道家之书“率多隐语，难可卒解，自非至精，不能寻究”。故道家虽将“一”神化了，但其实质所指犹可求得。《地真》说：“道起于一，其贵无偶，各居一处，以象天、地、人，故曰三一也。或在脐下二寸四分下丹田中；或在心下绛宫金阙，中丹田中；或在人两眉间，却行……三寸，为上丹田中”。由此可知，其所谓“守一”，即意守上、中、下三丹田，而别无其他神秘，而在三者之中，“独有真一”为“守形却恶”的关键，其位置“在北极大渊之中”（《地真》），实指下丹田而言。抱朴子还指出，“守一”必须安静专一，寡欲节食，持之以恒，所谓“不施不与，一安其所；不迟不疾，一安其室；能暇能豫，一乃不去。守一存真，乃能通神。少欲约食，一乃留息……知一不难，难在于终，守之不失，可以无穷”

(《地真》)。当然，葛洪的“白刃无所措其锐，百害无所容其凶”(《地真》)等说，将“守一存思”的作用渲染失实了。然而意守丹田对强身却疾的功效是不可抹煞的，因而，它历来为养生家所肯定。

“守真一”之要，在于入静，虽平时亦当“恬淡少欲，静寂忘形”。因此，抱朴子还强调“守玄一”，认为“玄一之道”与“真一”同功。必须明白的是“玄”究竟指什么。且从《畅玄》进行探索，其中说：“玄者，自然之始祖，而万殊之大宗也……胞胎元一，范铸两仪，吐纳大始，鼓冶亿类……玄之所在，其乐不穷；玄之所去，器弊神逝”。说得很玄，但无非指自然之道而言，故又称“玄道”。万类生成于自然之道，养生同样要合乎自然之道。如有违此道，声色过度，极乐则哀集，至盈必有亏，这实是理势之所召。抱朴子因而认为，五声八音、鲜华艳采、宴安逸乐、冶容媚姿，“其唯玄道，可与为永；不知玄道者，虽顾眄为生杀之神器，唇吻为兴亡之关键”(《畅玄》)。总之，说明要有一定的内在修养，而不徇身于外物，即所谓“玄道者，得之乎内，守之者外”(《畅玄》)，这是其要旨。根据葛洪的标准，真得玄道者能“乘流光，策飞景……经乎汗漫之门，游乎窍渺之野”，即《素问》“游行天地之间”的“真人”者流，在现实世界中并不存在。其次是“真知足”者，能“含醇守朴，无欲无忧”，即《素问》“以恬愉为务，以自得为功”的“圣人”之流。以上便是“守玄一”的实质。论其大要，则在于割除嗜欲，所谓“剖嗜欲所以固血气，然后真一存焉，三七守焉，百害却焉，年命延焉”(《地真》)。

(3) 护身服食

抱朴子还重视“服小药以延年命，学近术以辟邪恶”(《微旨》)。服药长生，在葛洪是孜孜以求的。他披涉卷以千计，希望制得“还丹金液”。这类药物，美国席文称之为“控时物质”。但葛洪意识到它是不易卒办，难以炼成的，故不得不求小药支持，像明珠、石英、灵芝、茯苓、地黄、麦冬、黄精、巨胜之类，以取其补益。同时，抱朴子还注意“治身养性”，俾正气不衰，形神相卫。他认为“百病不愈，安得长生”，故强调“养生以不伤为本”(《极言》)，曾分析形神受伤的种种因素，如才不逮而困思，力不胜而强举，悲哀憔悴、喜乐过差、汲汲所欲、久谈言笑、寝息失对、沉醉呕吐、饱食即卧、跳走喘乏、欢呼哭泣、阴阳不交，以及五味过度，皆可致伤，甚则积伤至尽而早亡。针对这些情况，葛氏提出治身之要，如保护五官，“唾不及远……耳不极听、目不久视……不欲极目远望”(《极言》)；注意起居，“行不疾步……坐不至久，卧不及疲……不欲甚劳甚逸，不欲起晚，不欲多睡，不欲奔车走马”(《极言》)；调节饮食，“不欲极饥而食，食不过饱；不欲极渴而饮，饮不过多……不欲多啖生冷……五味入口，不欲偏多”(《极言》)；不犯寒温，“先寒而衣，先热而解……不欲汗流……不欲饮酒当风，不欲数数沐浴……冬不欲极温，夏不欲穷凉，不露卧星下，不眠中见肩，大寒、大热、大风、大雾，皆不欲冒之”(《极言》)；怡悦情性，“忍怒”、“抑喜”、“不欲广志远愿”。此外，葛氏还论述了导引、坚齿之道，“能龙导虎引，熊经龟咽……千二百至，则聪不损也”(《杂应》)；“能养以华池，浸以醴液，清晨建齿三百过者，永不摇动”(《杂应》)。治身之法还包括医疗，葛氏主张“兼修医术，以救近祸”，因而著述方书，以拯世人。

如上所述，葛洪对于延养之道的论述是十分全面的。所谓“善摄生者，卧起有四时之早晚，兴居有至和之常制。调制筋骨有偃仰之方，杜疾闭邪有吞吐之术，流行荣卫有疏泻之法，节宣劳逸有与夺之要。忍怒以全阴气，抑喜以养阳气”（《极言》）。这些措施，洵能弥补药石之不逮。

3. 养生“不绝人理”

葛洪的思想，也深蒙有道教的神秘色彩。在《抱朴子》中，有不少服丹画符、神仙不死等玄怪之谈，这是必须加以分析的。然而在养生和治病问题上，他却坚决反对迷信，否定鬼神，且还批评离世绝俗、脱离社会现实生活的习尚。他指出不少人“劳逸过度而碎首以请命；变起膏肓而祭祷以求痊；当风卧湿而谢罪于灵祇；饮食失节而委祸于鬼魅”（《道意》）；因而发难说：“蕞尔之体，自贻兹患，天地神明，岂能济焉？其烹牲罄群，何所补焉？”同时还认为“福非足恭所请也，祸非禋祀所禳也，若命可重祷延，疾可半祀除，则富姓可以必长生，而贵人可以无疾病也”（《道意》）。这种思想，在当时是难能可贵的。

抱朴子对世俗学道者脱离人群、入山修炼的方式也持否定态度，说；“若委弃妻子，独处山泽，邈然断绝人理，决然与木石为邻，不足多也”（《对俗》）。在具体修炼法方面，又特别反对所谓“欲得长生，肠中当清，欲得不死，肠中无滓”，以及“食谷者智而不寿，食气者神明不死”（《杂应》）的说法。认为“断谷，亡精，费气，最大忌也”，这是行气者的偏说，不可轻信。他告诫人们“无致自苦，不如莫断谷，而节量饥饱”（《杂应》）。这一观点，也是十分可取的。

葛氏还认为，进行养生锻炼，与参与社会活动是没有矛盾的，曾说：“内宝养生之道，外则和光于世。治身则身长修，治国而国太平……古人多得道而匡世，修之于朝隐……何必修于山林，尽废生民之事，然后乃成乎”（《释滞》）。抱朴子的这种说法，虽有为他自己入世为官，出世为炼丹服食之仙人的儒、道二重人格辩解之嫌，然而，“治身”与“治国”同行的观点，是不乏其积极意义的。

重视道德修养也是葛洪养生思想的重要方面，他在《微旨》中说：“欲求长生者，必欲积善立功，慈心于物，恕己及人，仁逮昆虫；乐人之吉，愍人之苦；赒人之急，救人之穷；手不伤生，口不劝祸；见人之得如己之得，见人之失如己之失；不自贵，不自誉；不嫉妒胜己。不佞谄阴贼，如此乃为有德”，“道家抱一以独善”。这种思想是历代养生家之共识。

（二）陶弘景的《养性延命录》

南朝陶弘景（公元456—536年），丹阳秣陵（今江苏句容）人。众采百家，兼通佛道，尤精于医学。“十岁得葛洪《神仙传》，昼夜研寻，便有养生之志”（《梁书·处士传》）。萧道成（齐高帝）任相国时，引荐其为诸王侍读。永明十年，隐居句容县句曲山修道，自号华阳隐居。后又从东阳道士孙游岳受符图经法。著《真诰》，为道教重要经典。梁武帝即位，每有吉凶征讨大事，无不先行咨询，当时人称之为“山中宰相”。陶氏曾皈依佛教，试图融佛道以发展道教。

陶弘景有祖传《范汪方》，家人“勘酌详用，多获其效”，后有求教者，不论贵贱，皆好心施予，救治“数百千人”。陶氏善琴棋、书法，曾造天文仪器“浑天象”。又“性好著述”，共有著作220多卷，内容涉及政治历史、伦理道德、山川地理、天文历算、医学等方面。陶氏隐居茅山，专行吐纳，并“游意方技，览本草药性”（《名医别录·自序》），所著《养生延命录》，为现存最早的一部养生学专著。《养性延命录》辑录了“上自农皇以来，下及魏晋之际，但益于养生者”。保存了秦汉以来直至魏晋时期的不少宝贵养生资料，如彭祖、列子以及张湛《养生要集》中的养生观等，此外还收载了早已失传的《小有经》《导引经》《明医论》等书的内容。全书共二卷，分为教诫、食诫、杂诫、服气疗病、导引按摩、御女损益等六篇。书中所述的养生法则和方法甚多，概括起来，大致有顺四时、调情志、节饮食、宜小劳、慎房事、行气吐纳等几个方面。

《养性延命录》中说：“道者气也，保气则得道，得道则长存。神者精也，保精则神明，神明则长生。精者血脉之川流，守骨之真神也。精去则骨枯，骨枯则殆矣，是以为道务宝其精”。

道家重视整体养生，把人比作小宇宙，并与大宇宙联系起来。提出日、月、星为天之三宝，精、气、神为人之三宝，强调精气神在人身中的重要作用。陶氏推崇葛洪“养寿之法，但莫伤之”的养生原则，认为莫伤之就应莫过之，即凡事皆应适度、中和，“能中和者，必久寿也”。

陶氏认为人之寿夭不在天，善养生者长寿。他引《大有经》之“天道自然，人道自己”、《仙经》之“我命在我不在天”等说明之。并强调养生贵于“静养”，引《中经》“静者寿，躁者夭”、“静而不能养诫寿，躁而能养延年”诸说。且又指出“养生之法，但莫伤之”，切忌劳役、饮食及房事等过度损伤。

《养生延命录》发挥道家“无为”之说更为具体详细，他根据《小有经》提出：“少思、少念、少欲、少事、少语、少笑、少愁、少乐、少喜、少怒、少好、少恶，此十二少，养生之都契也”，显然将老庄哲学思想引申，联系到日常生活中。陶氏还进一步强调了“十二多”的危害性，认为“多思则神殆，多念则志散，多欲则损志，多事则形疲，多语则气争，多笑则伤藏，多愁则心慑，多乐则意溢，多喜则忘错昏乱，多怒则百脉不定，多好则专迷不治，多恶则憔煎无欢。此十二多不除，丧生之本也”。

书中还转引《明医论》有关五劳生六极，六极为七伤、七痛的论述，以及五脏有病，各有呼吸吐纳调摄的方法，均富有时代特色和临床应用价值。书中还引录《导引经》晨起操练的动功，它包括狼踞、鸱顾、顿踵、叉手、伸足、熨眼、搔目、摩面、干浴等在内的完整的全套功法。如“干浴”自我按摩全身肌表的方法，其法“摩手气热，摩身体，从上至下名曰干浴，”可“令人胜风寒，使气热、头痛、百病皆除”。

陶弘景认为养性延命，以“食气、保精、存神”为上士，可获长生。而须从饮食、男女、服气、导引按摩，甚至禳害祈善等多角度、全方位着手。

《食诫篇第二》论述饮食养生宜忌，多有可采之处。如说“养性之道，不欲饮食便卧”，“人食毕当行步踌躇”，“故人不要夜食”，“食欲少而数，不欲顿多难消，常如饱中饥，饥中饱”，“饱食勿大语”，“凡食，皆熟胜于生，少胜于多”等。

《杂诫篇禳害祁善篇第三》载述了平时起居言行、杂诫、咒拜祈禳等内容，其余如“久视伤血，久卧伤气，久立伤骨，久行伤筋，久坐伤肉”，“远思强健伤人，忧恚悲哀伤人，喜乐过差伤人，忿怒不解伤人，汲汲所愿伤人，戚戚所患伤人，寒热过节伤人，阴阳不交伤人"等，也都汇聚了前贤的养生论述，具有相当的参考价值。

《服气疗病篇第四》论述了吐纳咽液、导引闭气攻病等法。如"常以鼻纳气，含而漱满，舌料唇齿咽之，一日一夜得千咽甚佳"。又如"吐气之法，时寒可吹，时温可呼，委曲治病，吹以去风，呼以去热，唏以去烦，呵以下气，嘘以散滞，呬以解极"。在调气时尤重视吐纳、导引。吐纳中，创制吐纳六字诀，又名"踵息法"，是一种祛病延年的吐纳呼吸法。

用"嘘、呵、呼、呬、吹、嘻"六字，分别与肝、心、脾、肺、肾、三焦等脏腑经络对应，有病即用相应之法治之。又认为嘘可以平肝气，呵可以平心火，呼可调理脾胃，呬可以清肺热，吹可以固肾气，嘻用以迫三焦等。此外，还配合姿势，以吐纳导引并用之。

《导引按摩篇第五》述说啄齿漱液、闭目握固并活动肢体的导引方法，所载的华佗五禽戏，使后人藉以窥知华佗所创的具体方法。其法："虎戏者四肢踞地，前三踯，却二踯，长引腰侧脚仰天，即后踞行前却各七过也。鹿戏者四肢踞地，引颈反顾，左三右二，伸左右脚，伸缩亦三亦二也。熊戏者，正仰以两手抱膝下，举头，左擗地七，右亦七，蹲地，以手左右托地。猿戏者，攀物自悬，伸缩身体上下一七，以脚捐物自悬左右七，手钩却立，按头各七。鸟戏者，双立手，翘一足，伸两臂扬眉用力各二七，坐伸脚，手挽足趾各七，缩伸二臂各七也。五禽戏法任力为之，以汗出为度……消谷气，益气力，除百病，能存行之者，必得延年"（《养生延命录·导引按摩篇第五》）。

除《养性延命录》外，陶弘景还编绘过《导引养生图》一卷，此书已佚，但从晁公武《郡斋读书志》可略知此图内容为"图分三十六势，如鸿鹤徘徊，鸳鸯戢羽之类，各绘缘于其上"。

另著有《真诰》一书，亦有药物、导引、按摩等养生方法，其中"协昌期"篇，介绍摩面、拭目、挽颈、叩齿、咽津、栉发等按摩术，简便易行而有效。

道教认为精气神为内三宝，用摄精、养神、吐纳养之；耳目口为外三宝，以按摩导引益之，主要为梳头、摩面、拭目、按耳、擦鼻等。《真诰》卷九记载，梳头："顺手摩发如理栉次状……使发不白"，"栉头理发"，"欲得多过，通流血气，散其湿也；"摩面："一面之上，常欲得两手摩拭之，使热，高下随形，皆使极匝（划圆摩），令人面有光泽，皱斑不生。行三五年，色如少女；"拭目："先当摩切两掌气热，然后以（掌）拭两目；"按耳："耳欲得数按，抑其左右，亦令无数，令人聪彻；"擦鼻："鼻亦欲得按（擦）其左右……令人气平"如此等等。如上所述，《养性延命录》不仅集录了以前的各种养生论述，而且也反映了陶弘景的养生思想。

二、《诸病源候论》养生宣导术

《诸病源候论》系隋代太医巢元方（公元605—616年）之作。书中较全面地论述了各种疾病的病理机制，并分析症状，探索病因，意到而辞畅，其论理多本诸《内经》，或采撷仲景及其他前人的学术，再结合临床实际进行周密而切实的阐发，从而成为一部临床病理学和证候学方面的专著。《诸病源候论》虽为一部临床医著，但不载方药，而载养生方导引法，别具特色，充分反映其重视养生以治未病的思想。此书的编写以病源证候为纲目，相应缀以养生方导引法，并提出了“辨证施功”的证治体系。古时导引经、按摩经等早已失传的内容，藉以保存于后世。

《诸病源候论》在论述各种病候之后还详载156种养生导引法，内容丰富，形式多样，是对隋代以前养生思想和方法的一次全面总结。养生方法所述内容，涉及真人起居法，四时摄生，保养精气神，食治、杂忌，以及妇幼养生等几个方面。其中或专言导引，或专言行气，亦有以导引、行气及按摩、存思等综合为法者。

（一）对养生导引法的阐述发挥

书中所载养生导引法，多引自《仙经》之文，也有作者的注释阐发，其补充的内容颇多，包括解释行功的具体做法，如坐、卧、站、蹲、跪等多种形式；理论阐发，参入“胎息”及佛家养生用词，术语解释，如“漱醴泉”、“惔卧”、“伸腰”、“瞋”、“伏”、“握固”、“不息”、“引”等，凡此都属导引行气的基本知识。此外，还附有医嘱，如“调和未损尽时，须言语不瞋喜”，“导已，先行一百二十步，多者千步，然后食之”等。在《诸病源候论》中，巢氏还载述了调气咽津、导引存思、结合器械导引诸法。调气咽津（饮玉浆、玉泉）法，巢氏认为咽津是恢复虚损的要着，在所引《养生导引法》中说：“东向坐，仰头不息五通，以舌撩口中漱满二七咽，愈口乾，若引肾水，发醴泉，采至咽喉，醴泉甘美，能除口苦，恒香洁，食甘味和正，久行不已，如甘露，无有饥渴”（《诸病源候论·卷三》）；导引存思法，以意领“气”，引“气”到达病患处，模想色泽鲜明的脏腑形象，认为生理变化可以因心理影响而产生；结合器械的导引方法，如“风头眩候”与“风癫候”两条下均载下述器械导引法：“以两手承辘轳倒悬，令脚反在其上元。愈头眩、风癫。坐地舒两脚，以绳靽之，大绳靽讫，拖辘轳上来下去。以两手挽绳，使脚上头下，使离地，自极十二通、愈头眩、风癫。久行身卧空中，而不堕地”。

另外值得重视的是，书中将调气“六字诀”进一步与脏腑明确配对，“肝脏病者，愁忧不乐，悲思嗔怒，头旋眼痛，呵气出而愈”（肝病候）；“心脏病者，体有冷热，若冷，呼气出；若热，吹气出”（心病候）；“脾脏病者，体面上游风习习痛，身体痒，烦闷疼痛，用嘻气出”（脾病候）。“肺脏病者，体胸背痛满，四肢烦闷，用嘘气出”（肺病候）；“肾脏病者，咽喉窒塞，腹满耳聋，用呬气出”（肾病候）。以上方法对五脏疾病患者具有重要的保健养生作用，无疑也是一种辅助疗法。

（二）孕妇及小儿养生

《诸病源候论》对孕妇养胎提出了较为完备的胎教思想理论和具体措施，令对幼儿养生也十分重视，颇多要述。

其书所载“妇人妊娠病诸候”共61论，不仅论及妇科及妊娠病的各种证候，还阐述了孕妇养胎保健方面的诸多内容。例如，在妊娠候中载录了北齐徐之才的逐月养胎法。文中对孕期提出了有关饮食起居、情志劳逸、动作摄养等注意事项，以期孕妇身体健康，胎儿正常发育，并防止堕胎、小产、难产等的发生。不少内容具有优生学意义。

《诸病源候论》强调孕妇必须调悦情志，重视精神摄养。不仅“胎之肥瘦、气通于母”，而且胎借母气以生，呼吸相通，喜怒相应。孕妇最易被七情所伤，“忧思惊恐，皆伤脏腑”（《诸病源候论·妊娠吐血候》）。孕妇如情志逆乱，脏腑气血失和，可损伤胎气而影响胎儿生长。如惊胎、不语等皆与此有关，巢氏指出：“见怀妊月将满，或将产，其胎神识已具，外有劳伤损动，而胎在内惊动也”（《诸病源候论·妊娠惊胎候》）。《诸病源候论·小儿诸病候·四五岁不能语候》记载：“人之五脏，有五声、心之声为言，小儿四五岁不能言者，由在胎之时，其母卒有惊怖，内动于儿脏，邪气乘其心，令人气不和，至四五岁不能言语也”。因之，巢氏提倡逐月养胎调悦情志，认为“妊娠三月，始胎……无妄喜怒，无得思虑”；“妊娠四月……静形体，和心志”；“妊娠八月……和心静息，无使气极”（《诸病源候论·妊娠候》）。

巢氏认为，孕妇的言行举止能够感化体内胎儿，故在妊娠期间，孕妇应谨守礼仪，品性端正，他指出：“妊娠三月始胎，当此之时，血不流、形象始化，未有定仪，见物而变……欲令子贤良盛德，则端心正坐，清虚和一，坐无邪席。立无偏倚，行无邪径，目不邪视，耳不邪听，口无邪言，心无邪念……无邪卧，无横足”（《诸病源候论·妊娠候》）。

起居有常，也是养胎保健的重要内容。首先，巢氏认为妊娠“胞脉系于肾，肾载胞胎”，“儿精成于胞里”，因而应慎戒房事，所谓“居必静处，男子勿劳”，以免损伤冲任和胞脉。对起居作息亦有规定，“妊娠五月……以成其气。卧必晏起……深其屋室，厚其衣裳，朝吸天光，以避寒殃”；“妊娠六月……身欲微劳、无得静处、出游于野”；“妊娠七月……居处必燥，饮食避寒”（《诸病源候论·妊娠候》）。巢氏对孕妇的起居安全同样十分重视，指出：“胎动不安者，多因劳役气力……或居处失宜，轻者止转动不安，重者便致伤堕”（《诸病源候论·妊娠胎动候》）。还要求孕妇防范“行动倒仆，或从高堕下，伤损胞络，致血下动胎”（《诸病源候论·妊娠僵仆胎上抢心下血候》）。

避四时寒温，也是孕妇必须注意的。巢氏反复告诫：“体虚为寒所伤”（《诸病源候论·妊娠伤寒候》），“温气伤人即病”（《诸病源候论·妊娠温病候》），“寒热之气，迫伤于胎，多致损动”（《诸病源候论·妊娠寒疟候》）。还认为孕妇“冷热不调和，致伤于胎”（《诸病源候论·妊娠卒下血候》），故应避免“当风饮冷太过”（《诸病源候论·妊娠恶阻候》），要求孕妇“饮食避寒”，防止“触冒冷热”，在户外活动时需“避寒邪”，沐浴时“远避寒暑”。尤其要防范风寒之邪直入胞宫，如果“子脏为风冷所居，血气不足，故不能养胎，所以致胎数堕”（《诸病源候论·妊娠数堕胎候》），更严重者“染温疫伤寒，邪毒入于胞脏，致令胎死”（《诸病源候论·妊娠胎死腹中候》）。

有关孕妇的饮食调理，巢氏书中指出：“调以五味，是为养气，以定五脏者也”《诸病源候论·妊娠候》），否则就易“脏腑衰损，气力虚羸，令胎不长”（《诸病源候论·妊娠养胎候》）；或者出现“血气微，胎养弱，则小儿软脆易伤”（《诸病源候论·小儿杂病诸候·养小儿候》）。其饮食调养法如：妊娠一月“宜食大麦”；三月“则啖牛心、食大麦……思欲果瓜，啖味酸葅，好芬芳”；四月“其食宜稻秔”，“其羹宜鱼雁”；五月“其食宜稻麦，其羹宜牛羊，和以茱萸调以五味……宜食鱼鳖；”六月“宜食鸷鸟猛兽之肉”。并要求“饮食精熟，酸美受御”（《诸病源候论·妊娠候》）。孕妇有足够的营养，才能“荣卫和调，则经养周足，故胎安而能成长”（《诸病源候论·妊娠数堕胎候》）。

孕妇的劳逸适度非常重要，巢氏指出过劳可致“血气不足，故不能养胎，所以致胎数堕”（《诸病源候论·妊娠数堕胎候》)。“胎动不安，多因劳役气力”或“因劳损伤动其经虚……多堕胎也”（《诸病源候论·妊娠腰痛候》)。孕妇过度安逸，则气血运行不畅，化源不足而影响胎儿发育，或发生滞产、难产。巢氏告诫曰：“胎之在胞、血气资养，若血气虚损，胞脏冷者，胎则翳燥委伏不长，其状儿在胎，都不转动，日月虽满，亦不能生”（《诸病源候论·妊娠胎痿燥候》)。要求孕妇可参加适量的劳动和户外活动，可以“浣洗衣服”，“朝吸天光”。即使妊娠中期也可“身欲微劳，无得静处，出游于野，数观走犬，及视走马”。须经常“劳身摇肢，无使定止，动作屈伸”（《诸病源候论·妊娠候》)。

巢氏列举妊娠期的多种疾病都能动胎，如“初妊而肿者，是水气过多，小未成具，故坏胎也”（《诸病源候论·妊娠胎间水气子满体肿候》)；孕妇心腹“其痛冲击胞者，致动胎，甚至伤堕”（《诸病源候论·妊娠心腹痛候》)；“血气虚损者，子宫为风冷所居，则血气不足，故不能养胎”（《诸病源候论·妊娠数堕胎候》)。其他有如“伤寒”、“时气”、“热病”、“下利”、“霍乱”、“子痫”、“中风”等病均可伤胎、动胎。其有关治疗，巢氏指出：“生疾病……令胎不长，故须服药去其疾病”，并提出“若其母有疾以动胎，治母则胎安；若其胎有不牢固，致动以病母者，治胎则母瘥”的治疗原则。孕妇用药，必须十分谨慎，不可影响胎儿。对应用泻下药、逐水药更为慎重，指出：“妊娠四月，始受水精……慎勿泻之，必致产后之殃”；“怀躯七月，暴下斗余水，其胎必倚而堕”（《诸病源候论·妊娠候》)。

除孕妇养胎保健之外，《诸病源候论》在“小儿杂病诸候”中特立“养小儿候”等，对小儿养护及儿科病预防作了较为全面和重要的论述。

《诸病源候论》首先指出“小儿始生，肌肤未成”，“易虚易实”的特点。又从饮食起居等各方面指出小儿病需早防、早治，如说：“先治其轻时，儿不耗损，而病速除矣”。在平时，主张小儿不可暖衣，以使腠理致密，耐风任寒，他说：“小儿始生，肌肤未成，不可暖衣，暖衣则令筋骨缓弱。宜时见风日，若都不见风日，则令肌肤脆软，便易伤损。皆当以故絮著衣，莫用新绵也。天和暖无风之时，令母将抱日中嬉戏，数见风日，则血凝气刚，肌肉硬密，堪耐风寒，不致疾病。若常藏在帏帐之内，重衣温暖，譬如阴地之草木，不见风日，软脆不任风寒。又当薄衣，薄衣之法，当从秋习之，不可以春夏卒减其衣，则令中风寒。从秋习之，以渐稍寒进，如此，则必耐寒。冬月但当著两薄襦，一複裳耳，非不忍见其寒，适当佳耳。爱而暖之，适所以害之也。又当消息，无令汗出，汗出则致虚损，便受风寒。尽夜寤寐，皆当慎之”（《诸病源候论·小儿杂病诸候·养小儿候》)。

预防小儿外感，提出摸“风池”的方法。外感初期反对妄用针灸及“吐下”之法。

另外还指出，幼儿从哺乳至饮食这一交替阶段，如饮食不慎最易发生痰疾，若治疗不当，更易致寒热、吐、痢、利，皆多病重难治。

以上内容，多关于孕妇及小儿的保养，同样体现了《诸病源候论》的重要养生思想。

三、孙思邈集养生学说之精要

孙思邈，唐著名医药学家，养生家，京兆华原（今陕西耀县）人，约生活于公元 581 ~

682年，享年102岁，自幼天资聪颖，七岁日诵千言，时有“圣童”之称，二十精通诸子百家之说，名闻朝野，品性高雅，博学多闻，通晓经、史、佛、老之学。《旧唐书》称其：“善谈老庄及百家之说，兼好释典”。其性淡泊，不事仕途，过着隐居生活。隋文帝、唐太宗、唐高宗都曾授以爵位，俱“固辞不受”。

孙氏18岁入医门，致力于医学研究和实践，他勤求古训，访求师友，虚怀若谷，数十年孜孜不倦于《素问》《针灸甲乙经》《黄帝针经》《明堂流注》十二经脉、三部九候、表里孔穴、本草药对、张仲景、王叔和、阮河南、范东阳、张苗、靳邵等诸部经方。并崇尚道教炼养，佛家禅观气功。他一生不慕名利，唯以救治病人，修身养性，克尽人事为己任，并认为“人命至重，有贵千金，一方济之，德逾于此”。除深研医经，“至于切脉诊候、采药合和、服饵节度、将息避慎，一事长于己者，不远千里，伏膺取决”（《备急千金要方·序》）。他不仅是临床医学发展的集大成者，在养生学方面也倾注了毕生心血，正如他自己所述：“余概时俗之多僻，皆放逸以殒亡，聊因暇日粗述养性篇”；“夫养性者，欲所习以成性”。他的养生思想一反“长生不死”之说，而是通过珍视生命，保养生命，以健康长寿，克尽人事。

孙氏集毕生精力著成《备急千金要方》《千金翼方》两部医学巨著，其中有不少篇章涉及养生学内容，在《千金要方·养性》中有养性序、道林养性、居处法、按摩法、调气法、服食法、黄帝杂忌等。在《千金翼方》中又有“养性”、“辟谷”、“退居”诸卷，其“养性”卷内容有养性禁忌、养性服饵、养老大例、养老食疗；“退居”卷内容包括择地、缔创、服药、饮食、养性、种造药法和杂忌等。特别在论述养性之时，专论了“养老”的问题。此外，还有“卫生歌”、“养生铭”、“枕上记”、“谨疾箴”、“摄养论”、“存神炼气铭”、“内丹四言古诗”等，都反映了孙氏的养生思想及养生术，内容极其丰富。

孙思邈在继承《黄帝内经》《抱朴子》，以及“彭祖”、“老子”、嵇康、张湛、仲长统、卫汎等养生学说的基础上，进行了全面的整合、补充和发挥，使医家和儒、释、道的养生思想获得了充分的结合。其主要内容可归纳为“养性”和“养老”两方面。

“养性”和“养老”，为历代医家之所重。它涉及到预防医学、心身医学和老年医学等各个方面。孙思邈对此有颇为深刻的研究，其《养性》《退居》等篇章载述的内容，十分丰富多彩。凡所论述，无不反映了他“安不忘危，预防诸病”的医学思想。其所以克享遐龄，亦是他身体力行的缘故。

孙氏曾说：“夫养性者，欲所习以成性……性既自善，内外百病皆悉不生”。说明“养性”就是养成良好的习性，以期却疾延年。他认为“神仙之道难致，养性之术易崇”，但如果不知其术，则“纵服玉液金丹，未能延寿”。

养性之道包括多方面。孙氏将其归纳为“啬神”、“养形”、“导引”、“言论”、“饮食”、“房事”、“反俗”、“医药”、“禁忌”等十要点。其所谓“反俗”，就是主张“不违情性之欢而俯仰可从；不弃耳目之好而顾眄可行”的养生术。兹将其有关内容综述如下。

（一）抑情节欲

孙氏根据《素问·上古天真论》摄生之旨，反对恣情纵欲。他说：“纵情恣欲，心所欲得则便为之……无所不作，自言适性，不知过后，一一皆为病本”，又谓“年少之时，乐游驰骋，情致放逸，不至于道，倏然白首，方悟虚生”，说明情欲过度是罹疾早衰的重要因素。孙氏指出“人之寿夭，在于撙节”，“如膏用小炷之与大炷”，若不知撙节，则犹同大烛焚膏，其熄必速。故善于养生者当知“十二少”，即不多思、多念、多欲、多事、多语、多笑、多愁、多乐、多喜、多怒、多好、多恶，以免“荣卫失度，血气妄行”。上述内容，包括啬神、爱气、养形、言论、饮食、房室等事宜，尤其强调“抑情养性”以及“慎言语”、“节饮食”的重要性，如不“浮思妄想”可避免许多情志疾患；“慎言语”可以养气；“节饮食”能预防多种疾病的发生。总之，孙氏提倡抑情节欲，在于不违生理，而使气血充固，精神内守。真气长存。正如《养性篇》所说：“割嗜欲所以固血气，然后真一存焉，百病却焉，年寿延焉”。

（二）“常欲小劳”和导引、按摩

运动是摄生养性的重要方面，孙氏继承了华佗的养生思想，指出“流水不腐，户枢不蠹，其运动故也”。他认为适当的运动对人体保持健康是必要的，如果运动太少或过度，均无益于健康，故说：“养性之道，常欲小劳，但莫大劳，及强所不能堪耳”。他所提倡的适当活动，包括华佗五禽戏、天竺国按摩十八势、老子按摩法等，认为这种方法不仅可以施于平日，亦可用于患病时，如“小有不好，即按摩按捺，令百节通利，泄其邪气”。《千金翼方》又载按摩之法：“清旦初，以左右手摩交耳，从头上挽两耳，又引发，则面气通流，如此者令人头不白，耳不聋；又摩掌令热，以摩面，从上向下二七过，去皯气，令人面有光，又令人胜风寒时气，寒热头痛，百疾皆除”。这是简易可行的方法。此外，孙氏还主张每于食讫，行步踌躇，并以手摩面及腹，使饮食易消，若“饱食即卧，乃生百病”。这些论述，体现了他主张“常欲小劳”的观点。

适当的运动，可以增加全身各部分的活动，不仅促进气血的运行生化，也有助于疏治病邪。可见，“常欲小劳”与片面主静或主动的观点相较，显然更为合理和优越。

（三）依时摄养

“依时摄养”也是养性所遵行的一种方法。孙氏认为衣食寝处皆适，能顺时气者，始尽养生之道。他继承了《素问·四气调神论》的论说，并增加了许多具体内容。如“春冻未泮，衣欲上厚下薄，养阳收阴……冬时天地气闭，血气伏藏，人不可作劳出汗，发泄阴气，有损于人也。又云冬日冻脑，春秋脑足俱冻，此圣人之常法也。春欲晏卧早起，夏秋欲侵夜乃卧早起；冬欲早卧而晏起，皆益人。虽云早起，莫在鸡鸣前；虽言晏起，莫在日出后。凡冬月忽有大热之时；夏月忽有大凉之时，皆勿受之。人有患天行时气者，皆由犯此也。即须调气，使寒热平和，即免患也”（《千金要方·养性》）。凡此等等，说明无论衣着、劳作、起卧，均须与季节特点相适应。《千金翼方》引列子的话说“一体之盈虚消息，皆通于天也，应于物类”。人居天地气交之中，自然界的变化与人体息息相关，故顺应自然，依时摄养，对于保护健康具有重要的意义。

（四）内视、调气

古代养生术的“内视”“调气”，是一种专意存思、吐纳气息，以却疾强身的方法。关于“内视”方法，《素问》遗篇《刺法论》早有论述。孙氏著作中载有“黄帝内视法”及“彭祖和神导气法”等内容，可供研究参考。

孙氏主张人在康健之时，“每日必须调气补泻、按摩导引为佳”，并认为养性“常当习黄帝内视法”。其法为“存想思念，令见五脏如悬磬，五色了了分明，勿辍也。仍可每旦初起，面向午，展两手于膝上，心眼观气，上入顶，下达涌泉，旦旦如此，此名曰迎气；常以鼻引气，口吐气，小微吐之，不得开口，复欲得出气少，入气多。每欲食，送气入腹，每欲食气为主也”。这是“内视”和“调气”相结合的方法。

又有“调气”法，辅以叩齿、咽津，《千金要方·养性》有具体描述。其法在夜半后、日中前，将床铺厚软，枕之高下与身平，然后仰卧，意专思存，舒手展脚。两手握大拇指节，去身四、五寸，两脚相去四、五寸。数叩齿，饮玉浆（口津）。引气从鼻入腹，足则停止，有力更取，久住气闷，从口细细吐出使尽，还从鼻细细引入，出气一准前法。若阴雾风寒之日，则但闭气，勿更取气。古人认为这些方法可使“身体悦泽，面色光辉，发毛润泽，耳目精明，令人食美，气力强健，百病皆去”。

《千金要方·调气法》还有调气以治五脏病的记载。“若患心冷病，气即呼出；若热病，气即吹出；若肺病即嘘出；若肝病即呵出；若脾病即唏出；若肾病即呬出”。并在调气之先，左右导引三百六十遍。以上呼、吹、嘘、呵、唏、呬“息之六字”，是调气治病的重要方法，颇为养生家所重视。故曰：“气息得理，即百病不生，若消息失宜，即诸疴竞起，善摄养者，须知调气方焉”。

（五）食宜、食养和食疗

孙氏十分注意食宜、食养和食疗等问题。

首先，他认为“安身之本必资于食”，但“不知食宜者不足以存生”，故养性之道当明饮食宜忌。如“食不欲杂”，饮食过杂，必然久积为患。孙氏举例说：“关中土地，俗好俭啬，厨膳肴羞，不过菹酱而已，其人少病而寿；江南岭表，其处饶足，海陆鲑肴，无所不备，土俗多疾而人早夭”。因此，他认为“厨膳勿使脯肉丰盈，常令俭约为佳”，并谓“每食不用重肉，喜生百病。常须少食肉，多食饭及少菹菜，并勿食生菜、生米、小豆。陈臭物，勿饮浊酒”。《千金要方·食治》为了避免酸咸过度，有伤于人，他还主张“学淡食”，这对后世医家如朱丹溪等力主“茹淡”，是深有影响的。同时，孙氏又反对暴饮暴食，提倡少食多餐，曾说：“善养性者先饥而食，先渴而饮。食欲数而少，不欲顿而多，多则难消也。常欲令如饱中饥，饥中饱耳”。并还告诫“夜勿过醉饱。食勿精思，为劳苦事”，否则致疾生灾，其害非浅。

在理论上，孙氏发挥《内经》之旨，阐论了味归形、气归精，味伤形、气伤精的问题，认为“精以食气，气养精以荣色；形以食味，味养形以生力……精顺五气以为灵也，若食气相恶，则伤精也；形受味以成也，若食味不调，则损形也。是以圣人先用食禁以存性，后制药以防命也”。说明饮食气味相宜，则生精养形，气味相恶不调，则伤精损形，故养生欲求食之所宜，必先知“食禁”。

孙氏还十分重视“食治”。“食治”实包括了“食养”和“食疗”。认为“食能排邪而安脏腑，悦神爽志以资血气”，强调了食物对养身和治病的重要作用。“食养”是用饮食以养脏腑之气。由于五味入口，各有所走；各有所病，故孙氏还认为欲以饮食养脏腑之气，必须在不同季节损益五味，即春省酸增甘，以养脾气；夏省苦增辛，以养肺气；秋省辛增酸，以养肝气；冬省咸增苦，以养心气，季月各十八日省甘增咸，以养肾气。这是根据五行相克之理，不使主时的脏气偏胜而害于他脏。此法可供进一步研究。

孙氏通过丰富的临床实践，认识到“药势偏有所助，令人脏气不平”；故积极提倡食疗。他说：“医者当须先洞晓病源，知其所犯，以食治之，食疗不愈，然后命药”，并称：若能用食平疴，释情遣病者，可谓良工。在《千金要方·食治》篇中曾记载果实、蔬菜、谷米、鸟兽、虫鱼等百余种食物，详论其气味以及对于养身和治病的功用。值得后人临床使用。

（六）服食、服水

所谓“服食”，即服饵方药，以期益寿济命。《千金要方》记载，如在四季分别服小续命汤、肾沥汤、黄芪丸及某些药酒，能有利于却病强身。然而这必须因人而施，故《服食法》指出：“夫欲服食，当寻性理所宜，审冷暖之适，不可见彼得力，我便服之”。作为“服饵”的药物，包括草木石药。草药如天冬、地黄、黄精、乌麻、松子；木药如茯苓、枸杞、柏实、松脂、松子仁；石药如云母水、炼钟乳粉等。服饵方法有一定次序，一般当先驱除虫积，再用补养之剂，如孙氏所说：“服饵大法，必先去三虫，次服草药，次服木药，次服石药”。其驱邪药物如干漆、大黄、芜菁子、瓜子、真丹等。这些记载，可供后人参考。

《千金翼方》还介绍了“服水”方法。孙氏说：“水之为用……可以荡涤滓秽，可以浸润焦枯”，对人体也起有同样作用。服水法，在天晴日出时，以瓦器贮水三杯，每杯一升。先向东立，叩齿并鸣天鼓三通，然后服水一杯，饮时须“细细而缓”、“专心注下”，服后徐行，如此三遍。并可进食枣栗，凡陈臭、生冷、辛热诸物，则在所禁。孙氏认为，凡年十岁以上，八十以下，均可终身行此法。服水法原出古代养生家的《服水经》，该书寓有神秘色彩，但其合理的精神内核，是应该得到重视和研究的。

（七）养老

养老是指老年人的养性，也包括老年病的防治。孙氏认为“人年五十以上，阳气日衰，损与日至”，故常须慎护之。如避免六淫、七情之所伤，体力上不宜“强用气力”，脑力方面不应“大用意”，凡“非其务勿行”。在饮食方面，切忌“贪味伤多”，“常宜清甜淡之物”。又“常宜温食”，且当保持“常不饥不饱、不寒不热”。这样，起居饮食，随宜调护，自可有益。

“食养”对老年人尤为重要，孙氏称之为“长年饵老之奇法，极长生之术”。在食物中，如乳酪、酥、蜜等品，可经常适量温食。孙氏极推牛乳之功。曾说：“牛乳性平，补血脉、益心、长肌肉，令人身体康强润泽，面目光悦，志气不衰。故为人子者须供之以为常食……此物胜肉远矣”。

至于老年疾病，孙氏更主张“期先命食以疗之，食疗不愈，然后命药”。尤其是老人虚弱，用食治最多，如耆婆汤（酥、生姜，薤白、酒、白蜜、油、椒、胡麻仁、橙汁、糖）、乌麻方、蜜饵（白蜜、猪脂肪、胡麻油、干地黄末）、牛乳补虚破气方（牛乳、荜茇）、猪肚补虚羸乏力气方（猪肚、人参、椒、干姜、葱白、粳米）、补虚劳方（羊肝、肚、肾、心、肺、胡椒、荜茇、豉心、葱白、犁牛酥）等。

对于养老，孙氏还指出：“非但老人须知服食，将息节度，极须知调身按摩，摇动肢节，导引行气”。同时，由于老年往往“兴居怠堕，计授皆不称心……情性变异”，所以，后辈当识其性情，“常须慎护其事”。

如上所述，孙思邈对“养性”、“养老”等进行了较为全面的阐述，并说明两者之间有密切联系，为中医养生学的发展作出了重要贡献。

第二节　医经的整理与研究

历来被认为属医书中经典著作的《内经》和《伤寒论》，在古代印刷术不发达的情况下，只能以竹、木简或帛书的形式流传着，既难以保存，又容易出现抄误、脱简、衍文等差错，给两书的传播带来了很大的困难。晋唐时期的有识之士致力于对经典著作的整理和研究，为保存医经，促进中医学术的发展作出了重大贡献。

一、全元起与《内经训解》——注疏《素问》的开山

齐梁间侍郎全元起是整理、校疏《素问》最早的人，《隋志》称“全氏元起注《黄帝素问》”八卷，即《内经训解》，《新唐志》作九卷，该书亡佚于宋，今已不传。宋·高保衡、林亿校正《素问》时，还参照过全元起注本，所以在《重广补注黄帝内经素问》一书中，还保留着全本《素问》的一些原文及部分全氏原注的内容，这与现今所传的王冰注《素问》的一些原文，有一定出入。如王冰本《上古真天论》：“夫上古圣人之教下也，皆谓之虚邪贼风，避之有时”，而全本则作“上古圣人之教也，下皆为之”，与前文不一。隋·杨上善亦沿循全元起之文作释：“上古圣人使人行者，身先行之，为不言之教，不言之教胜有言之教，故下百姓仿行者众，故曰下皆为之”。

全注具独到见地者不少，如《素问·宝命全形论》：“四曰制砭石大小”，注云：“砭石者，是古外治之治，有三名：一针石，二砭石，三镵石，其实一也”。这种直截了当的说明，对学医者有很大的帮助。又如《素问·热论》：“三阳经络皆受其病，而未入于藏者，故可汗而已”。全元起本“藏”字作“府”，注云：“伤寒之病，始入于皮肤之腠理，渐胜于诸阳而未入府，故须汗发其寒热而散之”。另如《素问·大奇论》言脉，称：“脉至如悬雍，悬雍者浮揣切之益大，是十二俞之予不足也，水凝而死”。全元起本“悬雍”作“悬离”，注云：“悬离者言脉与肉不相得也”。又如《素问·生气通天论》：“风客淫气，精乃

亡，邪伤肝也”。全注为：“淫气者阴阳之乱气，因其相乱而风客之则伤精，伤精则邪入于肝也”。这些注释，简洁明了，切合实际，从临床实践出发，对经旨加以适当的解说，可惜其书不传，难窥其全貌，乃研究《内经》之损失。尽管这样，《内经》经全元起整理后，注疏之风由此而延绵不绝后世，它不仅保存了《内经》这部医经，且使深奥的经义得以深入浅出，畅晓明达，全氏作为注疏《内经》的开山，其功不可泯灭。

二、王冰与《素问注》

王冰，号启玄子，仕唐为太仆令，生活在唐景云、贞元年间（约公元 710—805 年），享年八十余。林亿等曰：“按唐《人物志》云，王冰仕唐为太仆令，以寿终”。王氏弱令慕道，笃好养生，研究《素问》，精勤不倦历时十二年。其从师问题有二说：一说在郭子斋堂学习，得到了先师张公的《素问》秘本；另一说从玄珠学道，因自号启玄子，“谓启问于玄珠子也”。他的著作有《黄帝内经素问注》《玄珠密语》《昭明隐旨》《元和纪用经》等，后三书早已亡佚，间有传本，大抵属后人依托。王氏《素问注》对医界影响巨大，是后人学习《内经》的主要参考书。

（一）整理编次

王冰见当时流传的全元起《内经训解》存在着很多问题，如“篇目重迭，前后不伦，文义悬隔……或一篇重出，而别立二名；或两论并吞，而都为一目……”等等，使后人不易学习，因此，王氏根据师授之本，对全氏《内经训解》进行全面、系统的整理和研究，重新加以编次和注释，其整理方法大致为分类别目、迁移补缺、校勘明义、删繁存要四种。同时还将篇卷全面调整，如把“上古天真论”和“四气调神大论”从原第九卷移置首卷第一、二篇，将“生气通天论”和“金匮真言论”从原第四卷移至首卷第三、四卷，合为一卷。通过重新编次，原九卷被分成二十四卷，其编次大致分养生、阴阳、五行、脏象、治法、脉法、经脉、疾病、刺法、运气、医德、杂论等，这种分类法是较为合理的。

（二）补遗七篇

古本《素问》在流传中亡佚了第七卷，全元起注解时亦未见到该卷，林亿等曾说：“时则有全元起者，始为之训解，阙第七一通”。说明早在六朝时《素问》已残缺不全，这历来是研究《内经》一个疑题。到了唐代，王冰称得到了张公旧藏之秘本，以之补充了旧卷之缺，遂将“天元纪大论”“五运行大论”“六微旨大论”“气交变大论”“五常政大论”“六元正纪大论”“至真要大论”所谓七篇大论，作为亡佚之第七卷，而正式补入《素问》。七篇大论主述运气，涉及到运气与气候、物候、人体发病、治疗等问题，内容至为重要，对后世运气学说产生重大影响，尽管这样，许多学者认为七篇大论仍然不是《素问》所亡佚的第七卷原文，如林亿等曾说：“详《素问》第七卷亡佚已久矣，按皇甫士安晋人也，序《甲乙经》云亦有亡佚……王冰唐宝应中人，上至晋皇甫谧甘露中已六百余年，而冰自得旧藏之卷，今窃疑之，仍观‘天元纪大论’……七篇居今《素问》四卷，篇卷浩大，不与《素问》前后篇卷等，又且所载之事，与‘素问’余篇略不相通，窃疑此七篇乃《阴阳大论》

之文”。

林亿怀疑七篇大论就是仲景写《伤寒杂病论》时所参考的古医经《阴阳大论》，由于年代久隔，资料缺乏，这些问题就难以进一步考证了。然而，王氏辑佚补亡，使古代运气学说的重要资料得以流传下来，功不可泯。

（三）注释阐发

王冰注释《素问》广泛地参考了哲学、文学、天文、律志等书籍，结合其丰富的医学知识，从而使《素问》奥义得以昭晰敷畅。在运气的阐发中，尤具可贵的见解，王冰为运气七篇共作注 1453 条，引用了《阴阳法》《太上玄言》《白虎通》《易》《周礼》《老子》等十余篇文献。他曾详论运气之常与变，认为“五运更统于太虚，四时随部而迁复；六气分居而异主，万物因之以化”。说明四时的递更，万物的化生，均本于自然界的五运六气。如果运气失常，则必然引起自然界的一系列变异，危及人体，而致疾病发生，王冰说：“造化之气失常，失常则气变，变常则气血分挠而为病也。天地变而失常，则万物皆病”。并举例说明某些疾病的发生与疫病流行跟运气异常的关系。王冰深入浅出的注释，对后人理解经旨，进一步研究气候变异与人体发病的关系，是很有启发的。

对七篇大论的注解，他并非限于文字，以经解经，有许多是以实践考察为据，如对《素问·五常政大论》：“是以地有高下，气有温凉，高者气寒，下者气热”之句，王冰联系地理知识、诸方气候与历候作注，并举例说：“自开封至汧源，气候正与历候同。以东行校之，自开封至沧海，每一百里秋气至晚一日，春气早发一日。西行校之，自汧源县西至蕃界碛石，其以南向西北东南者，每四十里，春气晚发一日，秋气早至一日”。

《素问·六微旨大论》中有关亢害承制的理论也有发挥，“相火之下，水气承之……亢则害，承乃制，制则生化，外列盛衰；害则败乱，生化大病”。常使后人难以理解，王冰的注释是“热盛水承，条蔓柔弱，凑润衍溢，水象可见”；“寒甚物坚，水冰流涸，土象斯见，承下明矣”；“疾风之后，时雨乃零，是则湿为风吹，化而为雨”；“风动气清，万物皆燥，金承木下，其象昭然”；“煅金生热，则火流金，乘火之上，理无妄也”；“君火之位，大热不行，盖为阴精制承其下也”。他利用自然现象来说明深奥的亢害承制理论，强调四时正常的自然现象中，均寓有“承制”之理，由于这种“承制”的存在，才使自然界保持着生态平衡。王氏之论，是阐发亢害承制之嚆矢，对后世医家启迪颇大，如刘完素、王履、张介宾等各有专论，使亢害承制理论更深入具体地与人体生病、病理及治疗结合起来，而成为中医学术中的一个重大课题。

在阴阳互根、升降出入等基础理论方面，王氏亦颇多精采的论述，如据《素问·四气调神大论》“春夏养阳，秋冬养阴，以从其根”，他说：“阳气根于阴，阴气根于阳。无阴则阳无以生，无阳则阴无以化。全阴则阳气不极，全阳则阴气不穷……二气常存，盖由根固”。成为千古名言，后世张介宾最心折其说，引申发挥甚多。并且更形象地说：“滋苗者，必固其根，伐下者必枯其上”。在治疗原则上，将“治病必求其本”解释为“阴阳与万类生杀变化犹然于人身，同相产合，故治病必先求之”，进一步阐明治疗求本对临床辨证治疗具有重要指导意义。

《素问·六微旨大论》:“出入废则神机化灭，升降息则气立孤危，故非出入则无以生长壮老已，非升降则无以生长化收藏，是以升降出入，无器不有，故器者生化之宇，器散则分之，生化息矣，故无不出入，无不升降……四者之有而贵常守，反常则灾害至矣”。说明升降出入四者是万物生化的重要条件，王冰认为凡生气根于中者，以神为动静之主，故谓之神机；根于外者，假气以成立主持，故命曰气立，如出入废则神去而机息，升降息则气止而化绝。他还认为“包藏生气者皆谓生化之器，触物皆然”，凡物之窍横者，皆有出入来去之气，窍竖者皆阴阳升降之气，如“虚管溉满，捻上悬，水固不泄，为无升气而不能降也；空瓶小口，顿溉不入，为气不出而不能入也”。他以普通常见的物理现象，形象地说明了“升无所不降，降无所不升。无出则不入，无入则不出”的至理。同时，他还进一步联系到人体，“出入谓喘息也；升降谓化气也”，出入升降之气即为生气，故“居常而生，则未之有屏出入息，泯升降气而能存其生化者”。王冰强调了呼吸出入、升阳化气对生命的重要意义。从本质上说，是以朴素的辩证法思想，宏观地探讨人体的新陈代谢，这种指导思想和治学观点，对后世医家影响不小。

王氏在《素问注》中对辨证论治颇多发挥，如有关伤寒方面，《素问·热论》:“其未满三日者，可汗而已；其满三日者，可泄而已”，后人对此往往理解不一，常被“三日”所拘，王氏则认为汗、下二法，不应为日数所限，经言三日，“此言表里之大体也”，他根据当时流传的《正理伤寒论》之说，指出“脉大浮数，病为在表，可发其汗；脉细沉数，病在里，可下之。由此则虽日过多，但有表证，而脉大浮数，犹宜发汗；日数虽少，即有里证而脉沉细数，犹宜下之，正应随脉证以汗、下之”。显然，这种观点是完全正确的。王氏理论的精辟处，还在于能明辨阴阳水火之虚实，如称“大寒而甚，热之不热，是无火也……大热而甚，寒之不寒，是无水也”。无水发热，不可以寒疗热，否则“治热未已而冷疾已生”，正确的治疗当助其肾，所谓有“取肾者，不必齐以寒……强肾之阴，热之犹可。无火恶寒，不可以热攻寒”，否则“攻寒日深而热病更起”，确当治疗须补其心，所谓“取心者不必齐以热……但益心之阳，寒亦通行”。结合《素问·至真要大论》:“诸寒之而热者取之阴，热之而寒者取之阳”之说，王冰提出了“益火之源，以消阴翳；壮水之主，以制阳光”的千古名言，它指导着后世医家的理论研究和临床实践，被奉为治疗虚性发热之准则，同时他所谓求本的肾阴和心阳，又成为启迪后人探索生命奥秘的途径，特别对明代命门理论影响深远，《四库全书提要》说：“遂开明代薛已诸人探命门之一法，其亦深于医理者矣”，这是很确切的。

对于《素问》正治、反治的机理，王氏亦颇有见地，他说：“逆者正治也，从者反治也。逆病气而正治，则以寒攻热，以热攻寒。虽从顺病气，乃反治法也”。为了说明病甚从治之理，他以火为喻加以剖析：“夫病之微小者，犹人火也，遇草而焫，得木而燔，可以湿伏，可以水灭，故逆其性气以折之、攻之。病之大甚者，犹龙火也，得湿而焰，遇水而燔，不识其性，以水湿折之，适足以光焰诣天，物穷方止矣。识其性者，反常之理，以火逐之，则燔灼自消，焰光扑灭”。此说强调火盛当顺其性而招纳之，富于临床指导意义，实为后世“引火归原”法之滥觞。

此外，对郁证的治疗，王氏亦阐发经旨而有贡献于后世，《素问·六元正纪大论》:“木郁达之，火郁发之，土郁夺之，金郁泄之，水郁折之”。王氏认为“达谓吐之，令其条达也；发谓汗出，令其疏散也；夺谓下之，令无拥碍也；泄谓渗泄之，解表利小便也；折谓抑之，制其冲逆也。通是五法，乃气可平调，后乃观其虚盛而调理之也”。从而使《素问》五郁的治则更明确而具体，后人常采纳其说，引申发挥之，如朱震亨、王履、赵献可、张介宾等都在其论的基础上各有发明。

如上所述，王冰是一位在中医学理论体系中卓有建树的医家，归纳其成就，大致可有三个方面：一是整理、编次了旧本《素问》；二是补入了七篇大论，使运气学说的重要内容赖以保存和流传后世；三是阐发经旨，大开后人无限法门，厥功宏焉。汪昂在《素问灵枢类纂约注》中评之曰：“《素问》在唐有王启玄之注……注内有补经文所未及者，可谓有功先圣”。当然在历史上也有少数学者对王冰的注次持有微词者，如刘完素在《素问玄机原病式·序》中说：“王冰迁移加减经文，亦有臆说，而不合古圣之书者也”。这是我们所要看到的问题的另一面，然而，王冰的注较之全元起本毕竟更趋成熟，经过他的整理和研究，从此使《内经》得以普及于后世医界，他的注本迄今仍不失为研究《内经》的主要参考书。

三、皇甫谧与《针灸甲乙经》——针灸学之专题研究

皇甫谧，字士安，沉静寡欲，奄贯百家之言，自号玄晏先生，安定朝那（甘肃平凉）人，生于东汉建安二十年，卒于晋太康三年（公元215—282年），是当时一位著名的学者。按《晋书》载，他曾患风痹病，因而学医，“习览经方，手不辍卷，遂尽其妙”，积累了不少古代的医学资料，尤精通于医学理论与针灸方面的研究。然而，皇甫谧却又受到当时社会上流行的服石的影响，自己炼服五石散，以致“身自荷毒”，几成废人，同时，不少人又专诚向他请教服石中毒的解救之法，使他处于自我矛盾的窘困境地，这样就更促进了他对医学的进一步研究。

他平生著作甚丰，在医学方面，除编撰有名著《针灸甲乙经》外，还有《皇甫谧脉诀》《皇甫谧依诸方撰》（《隋志》一卷）《皇甫谧曹歙论寒食散方》（《七录》二卷）等，惜三书俱佚，后书的部分内容在巢元方《诸病源候论》的第六卷中保存下来，是我们今天研究魏晋时期医学情况的一篇重要文献史料。

《针灸甲乙经》在《隋书·经籍志》中称《皇帝甲乙经》，不著作者姓名。《旧唐书·经籍志》称《黄帝三部针经十三卷》，始有谧名。《新唐书·艺文志》既有《黄帝甲乙经十二卷》，又有皇甫谧《黄帝三部针经十三卷》。《宋史·艺文志》称皇甫谧《黄帝三部针灸经》即《针灸甲乙经》。《四库全书提要》说：“《隋志》冠以黄帝，然删除谧名，似乎黄帝所自作，则于文为谬”。

《针灸甲乙经》是皇甫谧综合《素问》《灵枢》《明堂孔穴针灸治要》整理编写而成的，所谓“撰集三部，使事类相从，删其浮辞，除其重复，论其精要，至为十二卷”（《针灸甲乙经·自序》）。《素问》《灵枢》中的重要内容都被本书概括了进去。且他用“事类相从”的方法编写，使读者更能提纲挈领的学习经旨。因此，他不仅是学习针灸的主要著作，也是历来研究《内经》的一本重要参考书。《明堂孔穴针灸治要》是古代针灸学方面的一部专著，亦早已亡佚，藉《针灸甲乙经》以存其梗概。《四库全书提要》曾说：“考《隋志》有

《明堂孔穴》五卷、《明堂孔穴图》三卷，又《明堂孔穴图》三卷。《唐志》有《黄帝内经明堂》十三卷，《黄帝十二经脉名堂五脏图》一卷……今并亡佚，惟赖是书，存其精要，且节解章分，具有条理，亦寻省较易，至今与《内经》并行，不能偏废，盖有由矣”。

本书十二卷，凡一百廿八篇，主要内容分成两大部分。卷一至卷六论述医学基础理论及针灸概要，卷七至卷十二为临床病证及具体治疗。卷一主述脏腑营卫气血津液，共十六论；卷二论述十二经脉、奇经八脉、脉度、经筋等凡七论，卷三列全身654穴，凡三十五篇，卷四论述脉象及经脉病变，凡六篇，卷五为针灸禁忌及针刺大法共七篇，卷六为贼风邪气、脏腑虚实等病机理论共十二论。卷七至卷十二为临床治疗部分，列病证治疗四十八篇，内、外、妇、幼诸科俱全，集中总结了晋以前医家宝贵的临床治疗经验。

本书以线布穴的排列穴位法是很具特色的。它从头面、胸、背、腹等体表部位划几根线来分布穴位，如头直鼻中入发际一寸，循督脉却行至风府凡八穴：上星、囟会、前顶、百会、后顶、强间、脑户、风府，背自第一椎循督脉下行至脊骶凡十一穴：大椎、陶道、身柱、神道、至阳、筋缩、脊中、悬枢、命门、腰俞、长强，胸自天突循任脉下行至中庭凡七穴：天突、璇玑、华盖、紫宫、玉堂、膻中、中庭；胸自鸠尾循任脉下行至会阴凡十五穴：鸠尾、巨阙、上脘、中脘、建里、下脘、脐中，水分；阴交、气海、石门、关元、中极、曲骨、会阴。这样的布穴既方便又准确，后人每每沿从之。孙思邈在《千金要方·针灸》中说：“旧明堂图年代久远，传写错误，不足指南，今一依甄权等新撰为定云耳”。而甄权的取穴排列，悉宗《针灸甲乙经》，足见皇甫氏的这种以线布穴法，对后世针灸学所起的重大影响。

该书的编写，如前所述是将《素问》《灵枢》《明堂孔穴针灸治要》，三书以类相从、删繁就简的方法写成，故具有不少优点，既归类明确，利于后生学习，又剔除重复而突出了经文主题，常被后人所称道。由于它是我国历史上最早的一部针灸学专著，又是辑集古医经的重要文献资料，在唐代曾被确认为业医者的必读医书之一，孙思邈在《千金要方·大医习业》中开卷即说：“凡欲为大医，必须谙《素问》、《甲乙》、《黄帝针经》、《明堂流候注》、十二经脉、三部九候……”《新唐书》载唐制习医“以《本草》《甲乙》《脉经》分而为业”。又王焘在《外台秘要·明堂序》中说：“夫明堂者，黄帝之正经……又皇甫士安晋朝高秀，洞明医术，撰次《甲乙》，并取三部为定，如此则《明堂甲乙》是医人之秘宝，后人学者，宜遵而用之，不可苟从异说，致乖正理”。显然，它已被列为习医之准绳了。

同时它还远传到海外，公元7世纪，日本习医亦采取唐制，规定《素问》《甲乙》《本草》为习医者所必修。其后日本所编的《大同类聚方》百卷，即根据我国的《素问》《黄帝针经》《针灸甲乙经》《脉经》《小品方》《本草》编纂成书，可见《针灸甲乙经》在国外影响之深远。

综上所述，皇甫谧在医学方面的主要成就是纂集古医经，总结了当时针灸实践方面的临床经验，撰著成历史上第一部针灸学专著——《针灸甲乙经》，奠定了后世针灸学发展的理论基础。

四、杨上善与《黄帝内经太素》

杨上善素以编撰《黄帝内经太素》而著称于史。杨氏为隋唐间人（公元585—670年）。林亿《素问序》称“隋杨上善纂而为《太素》”。李濂《医史》、徐春甫《医统》皆说他是隋大业中太医侍御。杜光庭则又确认他为唐初人，在《道德经广圣义》中说：“太子司议郎杨上善高宗时人，作《道德集注真言》二十卷”。清·光绪年间学者萧北承提出：“本书杨注，凡引老子之言，均称玄元皇帝，考新、旧《唐书》、《本纪》，追号老子为玄元皇帝，在高宗乾封元年（公元666年）二月，则杨为唐人，更无疑义。再查隋大业距唐乾封不过五十余载，自来医家多享大年，或上善初仕隋为太医侍御，后仕唐为太子文学，亦未可知”。

《黄帝内经太素》一书，新、旧《唐志》俱载为三十卷，《宋志》仅存三卷。《宋史》修于元，故其书散佚当在南宋、金、元间。但在唐时已有抄本传入日本，晚近有学者致力于日本唐人卷子抄本的研究，幸赖以恢复《太素》之旧观。近年来通行的版本是经清·萧北承校疏的日本仁和寺宫御藏本，亦缺第一、四、七、十六、十八、二十、二十一等七卷，仍然是残缺不全的本子。

《黄帝内经太素》是研究《内经》的重要著作。该书合《素问》《九卷》（即《灵枢》）二部为一书，这是符合古意的，《汉志》曾称《黄帝内经》十八卷，皇甫谧序《针灸甲乙经》亦谓：“《针经》九卷，《素问》九卷，二九十八卷，即《内经》也”。这种合二为一的编次尝试，对后人整理、研究《内经》很有启迪和影响，如张介宾编纂《类经》亦结合二经，“以《灵枢》启《素问》之微，《素问》发《灵枢》之秘”互彰其义。

《黄帝内经太素》首创对《内经》作全面分类，将《素问》《灵枢》两经各八十一篇全部拆散，按其不同的内容分为摄生、阴阳、人合、脏腑、经脉、腧穴、身度、诊候、设方、九针、补泻、伤寒、寒热、邪论、风、气论、杂病等。杨上善编次《太素》的另一特点，是分类得当，且没有将其他资料充实进去，因此而得到了后人的好评，如黄以周在《儆季文钞·旧钞太素经校本叙》中说：“《黄帝内经太素》改编经文，更归其类，取法于皇甫谧之《甲乙经》，而无其破碎大义之失，其文先载篇幅之长者，而以所移之短章碎文附于其后，不使原文糅杂，其相承旧本有可疑者，于注中破其字，定其读，亦不辄易正文，以视王氏（指王冰）之率意窜改，不存本字，任臆移徙，不顾经趣者，大有径庭焉”。

在《黄帝内经太素》中并未见到王冰增入的《天元纪大论》的内容，故在一定程度上更切近于《内经》的原来面貌，清·萧北承曰：“足存全本《素问》之真”。

《黄帝内经素问》对经文中某些难解的字句每多引用《说文》《尔雅》《释名》《广雅》等古籍加以解释：如《黄帝内经太素·素问节真邪》中：“舌焦唇槁腊”，杨上善注“腊，干肉也”，这是引用《说文》的解释。又如《太素·十二水》中“足阳明，外合物海水，内属于胃”。杨上善注：“海，晦也”，这是引用《释名》的解释。

杨上善又结合其深湛的医学造诣，对经文中之奥义，作出颇多精彩的发挥，兹略举例说明。

1. 强调命门藏精

杨氏在阐发《内经》“五脏主藏精”时指出：“人肾有二，左为肾脏，右为命门，命门藏精，精者五脏精液，故五脏藏精”（《黄帝内经太素·卷六》）；“精谓命门所藏精也，五脏之所生也，五精有所不足，不足之脏虚而病也……命门通名为肾”（《黄帝内经太素·卷六》）。显然，杨氏所谓命门，已非《灵枢·根结》“命门者，目也”之义，而是结合了《难经·三十六难》“肾两者，非皆肾也，其左者为肾，右者为命门”之说，突出了命门藏精的概念，这是前人所罕论及的，乃发明代命门理论之先河者。

2. 阐发“知五”养生

《素问·宝命全形论》：“针有悬布天下者五，黔首共余食，莫知之也，一曰治神，二曰知养身，三曰知毒药为真，四曰制砭石（《黄帝内经太素》作砭）大小，五曰知府藏（《黄帝内经太素》作输藏）血气之诊”。言处世养身御病之秘要，杨上善结合前人论述对此作了精彩的阐发：“存生之道，知此五者以为摄养，可得长生也。魂神意魄志，以神为主，故皆名神。欲为针者，先须理神也。故人无悲哀动中，原魂不伤，肝得无病，秋无难也；无怵惕思虑，则神不伤，心得无病，冬无难也；无愁忧不解，则意不伤，脾得无病，春无难也；无喜乐不极，则魄不伤，肺得无病，夏无难也；无盛怒者，则志不伤，肾得无病，季夏无难也。是以五过不起于心，则神清性明，五神各安其藏，则寿近遐算，此则针布理神之旨也”。

“饮食男女，节之以限，风寒暑湿，摄之以时，有异单豹岩穴之害，即内养身也；实恕慈以爱人，和尘劳而不迹，有殊张毅高门之伤，即外养身也。内外之养周备，则不求生而久生，无期寿而寿长也，此则针布养身之极也。玄元皇帝曰：太上养神，其次养形，斯之谓也”。

“药有三种：上药养神，中药养性，下药疗病。此经宗旨，养神养性，唯去怵惕之虑、嗜欲之劳，其生自寿，不必假于针药者也”（《黄帝内经太素·卷第十九》）。

杨氏之论，较全面地阐述了养生的要则，对《素问》奥旨进行深入浅出的发挥。

3. 剖析热病机理

《素问·热论》：“今夫热病者，皆伤寒之类也”。杨氏别具一格地注释经旨云：“夫伤寒者，人于冬时，温室温衣，热饮热食，腠理开发，快意受寒，腠理因闭，寒居其□□□寒极为热，三阴三阳之脉、五脏六腑受热为病，名曰热病。斯之热病，本因受伤多，亦为寒气所伤，得此热病，以本为名，故称此热病，伤寒类也。故曰冬伤于寒，春为温病也”。

他以原始病因来解释伤寒而成热病之理，其关键是严冬取暖致腠理开泄，复感寒邪，寒极内闭为热病。

此外，又如他在阐发《内经》治则中亦具卓识，认为“因其轻而扬之”，“谓风痹等，因其轻动，道引微针，扬而散之”，《黄帝内经太素·卷三》指治风痹等证，须针治结合适当运动，轻动扬散而有利驱除外邪；“因其重而减之”，则“谓湿痹等，因其沉重，燔针按熨，渐减损也”，根据湿邪重浊黏腻之特点，杨氏强调须烧针热熨，积渐收功。可以看出，他认为这两句治则名言是专指两种不同性质的痹证的治疗而言。他又认为“形不足者，温之以气”，“谓寒瘦少气之徒，补其阳气也”，“精不足者，补之以味”，为“五脏精液少者，以药以食五种滋味而补养之”。对临床治疗具有一定的参考价值。

综上所述，杨上善撰注《黄帝内经太素》，保存了唐以前医经存在的一种形式，可以借以校正今本《灵枢》《素问》，其编次及阐发亦具匠心，对后世医家影响不少，成为千古以来研究《内经》的重要参考资料。

五、王叔和著《脉经》和编次张仲景方论

王叔和，名熙，高平人，西晋太医令，生活于公元3世纪。博学思深，性沉静，善养生之术。他在医学方面的主要贡献是裒集《内经》《难经》、扁鹊、仲景、华佗等的有关医学文献资料，结合自己的心得体会，撰写成《脉经》，以及整理了仲景的《伤寒论》。此两部著作流传后世，深得历代医家的重视。

《脉经》是我国医学史上最早的一部脉学专著，它确定了诊脉的寸、关、尺部位，并分列脉象二十四种：浮、芤、洪、滑、数、促、弦、紧、沉、伏、革、实、微、涩、细、软、弱、虚、散、缓、迟、结、代、动，几乎把临床上的脉象都包括了进去，全面地进行总结和研究，被后人尊为脉诊之准绳。林亿评《脉经》说："观其书，叙阴阳表里，辨三部九候，分人迎、气口、神门，条十二经，二十四气，奇经八脉，以举五脏六腑三焦四时之疴，若网在纲，有条不紊，使人占外以知内，视死而别生，为至详悉"。

王叔和编次张仲景方论的成就尤不可忽视，他鸠集整理了《伤寒杂病论》的资料，使之得以流传后世。仲景生活于东汉末年，叔和则为西晋太医令，稍后不过数十年，但仲景原著却已散失不全，后人为此常发感叹，如喻昌说："后汉张仲景著《卒病伤寒论》十六卷……至晋代不过两朝相隔，其《卒病论》六卷，已不可复睹，即《伤寒论》十卷，想亦劫火之余，仅得之读者之口授，故其篇目，先后差错"（《尚论篇》）。

在西晋时，伤寒病仍十分猖獗，时医又往往束手无策。身为太医令的王叔和注意到伤寒病的严重危害，也注意到《伤寒杂病论》对于伤寒病的贡献。但是，在《伤寒杂病论》中，伤寒与杂病同论，而且是"先论后方"的体例，医家们对伤寒病辨证论治体系认识不足，王叔和便矢志于仲景方论的整理和研究，他在《伤寒例》中说："伤寒之病，逐日浅深，以施方治。今世人伤寒，或始不早治，或治不对病，或日数久淹，困乃告医。医人又不依次第而治之，则不中病……今搜采仲景旧论，录其证候，诊脉声色，对病真方有神验者，拟防世急也"。道出了王叔和刻意从"仲景旧论"中将伤寒病部分整理出来的良苦用心。林亿等称"自仲景于今八百年，惟王叔和能学之"。叔和编次仲景方论的大致顺序是卷一、二为辨脉法、平脉法、伤寒例；卷三至六为六经证治；卷七至十为辨汗、吐、下宜忌。有后人认为惟六经证治属仲景原文，其余皆为叔和羼入，如黄仲理《伤寒类证辨惑》中说："仲景之书，六经至劳复而已，其间具三百九十七法，一百一十二方，纤悉毕备，有条而不紊也。辨脉法、平脉法、伤寒例三篇，叔和采摭群书，附以己意，虽间有仲景说，实三百九十七法之外者也"。

这种说法，结合《脉经》看，是有一定道理的，如《伤寒论》辨汗吐下宜忌诸内容，《脉经·卷七》所载远不止于此，尚有病不可发汗证、病可发汗证、病发汗以后证、病不可吐证、病可吐证、病不可下证、病可下证、病发汗吐下以后证、病可温证、病不可灸证、病可灸证、病不可刺证、病可刺证、病不可水证、病可水证、病不可火证、病可火证等，较之《伤寒论》充实得多，谅系叔和之学验，依附于仲景方论之后者。正因为叔和在搜辑仲景方

论过程中，增入了自己的东西，由此招来了后人的诟病，其中以喻昌在《尚论篇》中抨击得最为激烈：“编述（叔和）伤寒全书，苟简粗率，仍非作者本意，则吾不知之矣。如始先序例一篇，蔓引赘辞，其后可与不可诸篇，独遗精髓，平脉一编，妄入已见，总之，碎翦美锦，缀以败絮，盲瞽后世，无繇复睹黼黻之华，况于编述大意，私淑原委，自首至尾，不叙一语，明是贾人居奇之术，致令黄岐一脉，斩绝无遗”。

关于《伤寒例》中四时大法问题，后人亦常持异议，如柯琴：“其云大法，夏宜发汗，春宜吐，秋宜下，设未值其时，当汗不汗，当下不下，必得其时耶？而且利水、清火、温补、和解等法，概不言及，所以今人称仲景有汗、吐、下三法，实由于是。夫四时各家，人所同受病者，因人而异，汗吐下者，因病而施也，立法所以治病，非以治时，自有此大法之谬，后人因有随时用药之道，论麻黄、桂枝汤者，谓宜于冬月严冬，而三时禁用，论白虎汤者，谓宜于夏，而大禁于秋分后与立夏之前……有是证因有是方，仲景因证立方，岂随时定剂哉？”

其论颇具灼见，分析得很透彻，不管是否属仲景原论，这仅仅只是作为一个四时用药的参考而已，不可死执时序而妄用三法，亦不可逆时序而放弃三法，当须随证灵活用药。然而，喻氏之评未免失之偏颇，他只看到叔和编次不足的一方面，而忽视了其成就的一面，如果没有王氏的编次，《伤寒论》也难以流传迄今，正如张璐在《伤寒绪论》中所说：“余尝见王叔和集仲景《伤寒论》，未尝不废书而三叹也。嗟夫！犹赖叔和为仲景之功臣，使无叔和之集，则伤寒书同于卒病之不传矣，何能有六经证治乎？”徐灵胎亦谓：“此书（《伤寒论》）乃叔和所搜集，而世人辄加辨驳，以为原本不如此，抑思苟无叔和，安有此书”（《医学源流论·伤寒论》）。张、徐之论是公允的，由于叔和之功，而使仲景之书传之竹帛，免于亡失，否则就根本谈不上后世的研究和讨论了，至于叔和某些编次上的不足及增入部分内容，也不必过于苛求了。

六、孙思邈对《伤寒论》的研究

仲景《伤寒论》在历史上时隐时现，孙思邈在写《千金要方》时曾说：“江南诸师秘仲景要方不传”。可见孙氏当时也未能见到《伤寒论》的全貌，这在《千金要方·伤寒》章节的具体内容中亦可说明这点，如《千金要方》广泛地鸠集了华佗、王叔和、陈廪丘以及《伤寒例》《小品方》等有关资料，中间亦掺杂有不少仲景方论，但没有完整地载述《伤寒论》，也未能系统反映《伤寒论》六经证治的精神，其论理稍杂，无明确纲领可依循。在治疗方面大抵采用寒凉之药，如大青、玄参、栀子、黄芩、芒硝、寒水石、石膏之类，所谓“凡除热解毒无过苦酢之物”（《千金要方·伤寒》）。至于治五脏阴阳毒的五张制方乃其典型者。

直到孙氏晚年，方始搜觅得整本的《伤寒论》，他深怀感慨地说：“伤寒热病，自古有之，名贤睿哲，多所防御，至于仲景，特有神功，寻思旨趣，莫测其致，所以医人未能钻仰，尝见大医疗伤寒，惟大青、知母等诸冷物投之，极与仲景本意相反，汤药虽行，百无一效，伤其如此，遂披《伤寒大论》，鸠集要妙，以为其方。行之以来，未有不验，旧法方证，意义幽隐，乃令近智所迷，览之者造次难悟，中庸之士，绝而不思，故使闾里之中，岁致夭枉之痛，远想令人慨然无已”（《千金翼方·伤寒》）。

孙氏潜心其间，提出了自己的研究方法和观点：“今以方证同条，比类相附，须有检讨，仓卒易知，夫寻方之大意不过三种，一则桂枝，二则麻黄，三则青龙，此之三方，凡疗伤寒不出之也，其柴胡等诸方，皆是吐、下、发汗后不解之事，非是正对之法”（《千金翼方·伤寒》）。这种方证同条、比类相附的研究方法是把《伤寒论》条文，以同类方证归并成系统之纲，再分别展开论治，有利于理论联系实际，对研究《伤寒论》及临床应用提供了方便。

以太阳病而言，孙氏列桂枝汤法五十七证，方五首；麻黄汤法十六证，方四首；青龙汤法四证，方二首；柴胡汤法十五证，方七首；承气汤法九证，方四首；陷胸汤法三十一证，方十六首；杂疗法二十证，方十三首。这样就将庞杂的太阳病条文，按方证为提纲，系统地归并了起来，类属明确，条理清晰。其余五经亦皆如此。显然，孙氏把研究《伤寒论》六经证治的重点放在太阳病，而太阳病则又在“辨脉法”、“风则伤卫，寒则伤营，营卫俱病”的启示下，提出了太阳病的辨治之纲：一则桂枝、二则麻黄、三则青龙。这种研究方法，真如宋·林亿等所谓：“亦一时之新意”。对后世研究《伤寒论》产生了巨大影响，明·方有执将太阳病分成“卫中风”、“营伤寒”、“营卫俱中伤风寒”三类，清·喻昌提出“风伤卫”、“寒伤营”、“风寒两伤营卫”为太阳病之鼎立三纲，并以桂枝、麻黄、青龙汤分别治之，从而形成一种研究《伤寒论》的重要学说，研探其源，孙氏实为之肇端，因之，孙氏乃继叔和之后之又一长沙功臣。

第三节　病机理论方面的重要贡献

晋、隋、唐时期，一些医家在《黄帝内经》《难经》《伤寒杂病论》等经典著作的基础上，极为重视对医学理论的研究，他们结合自己的临床经验，在病机理论方面独有发挥，对后世医家影响甚大。诸如隋·巢元方撰写的我国历史上第一部病因、病机、证候学专著，王叔和、孙思邈等阐发的脏腑病机学说，王冰所论的“气动”病机学说等，最为历代医家所首肯，至今仍有十分重要的临床参考价值。兹分述如次。

一、巢元方的病因病机学说

巢元方系隋代太医博士，曾奉敕主持编写名著《诸病源候论》。宋绶序曰：“《诸病源候论》者，隋·大业中太医巢元方等奉诏所作也”。可见，此书并非巢氏的个人著作。然而，有关该书的作者，史传不一。隋、唐时期或称为吴景贤所著，或记为吴景所撰，并无巢氏撰著之说；宋以后始有巢氏撰《诸病源候论》的记载。正如《四库全书提要》所说：“《诸病源候论》五十卷，隋·大业中太医博士巢元方等奉诏撰，考《隋书·经籍志》有《诸病源候论》五卷，目一卷，吴景贤撰。《旧唐书·经籍志》有《诸病源候论》五十卷，吴景撰。皆不言巢氏书。《宋史·艺文志》有巢元方《巢氏诸病源候论》五十卷，又无吴氏书。惟《新唐书·艺文志》二书并载，书名卷数并同，不应如是之相复，疑当时本属官书，元方与景一为监修，一为编撰，故或题景名，或题元方名，实止一书，《新唐书》偶然重出。观晁公武《读书志》，称隋·巢元方等撰，足证旧本所列，不止一名。然则《隋志》吴景作吴景贤，贤或监字之误，其作五卷，亦当脱一十字，如止五卷，不应目录有一卷矣。”

上述分析合情合理，颇具说服力，不至于因旧有作者吴景之说，而怀疑此书非巢元方所撰。同时还提示该书亦非巢氏个人所著，而是其在隋大业中奉敕“与诸医共论疢疾所起之源及九候之要”（朱彝尊跋《曝书亭集》），集体编写的一部巨著，蒇事于大业六年（公元610年），进于朝，共50卷，67门，1747候。本书是历史上由官方定订的第一部病因、病机、证候学的专著，其论理精详，列证广泛，自问世以后，直至今日，对医界影响巨大。《备急千金要方》《外台秘要》均大量载引了此书的内容，以为论理之本。宋代官定医著《太平圣惠方》，每门之首，必冠此书所论。除此之外，当时还以它作为医生考核的必读之书。元朝仍沿袭宋制，把该书“列医门之七经”中，奉为经典医籍。自此医家论证，每以之为据，其在医界的权威性，于此可窥一斑。诚如《四库全书总目提要》所云：“其言深密精邃，非后人之所能及，《内经》以下，自张机、王叔和、葛洪数家书外，此为最古，究其旨要，亦可云证治之津梁矣。”

《诸病源候论》从临床医学的角度出发，较全面地论述了各种证候的病理机制，并分析症状，探索病因。其说理清楚，“意到而辞畅”。该书论理，常常本诸《内经》，亦有采撷仲景及其他前人之说，再结合临床实际发病进行周密而切实的阐发，从而构成一部临床病理学和证候学方面的不朽专著。例如其论偏枯候所说：“风偏枯者，由血气偏虚则腠理开，受于风湿，风湿客于半身，在分腠之间，使血气凝涩，不能润养，久不瘥，真气去，邪气独留，则成偏枯，其状半身不遂，肌肉偏枯小而痛，言不变、智不乱是也。邪初在分腠之间，宜温卧取汗，益其不足，损其有余，乃可复也。”文中结合了《黄帝内经》和仲景的有关论述，对风痹所致偏枯展开了机理分析，常为后世医家所宗，是论治本证的重要参考资料。

巢氏之书收载病证甚丰，所涉及的67门疾病1700余种证候，已将临床常见病证概括无遗。例如霍乱病，其首先明确霍乱有三名，“一名胃反，言其胃气虚逆，反吐饮食也。二名霍乱，言其病挥霍之间，便致缭乱也。三名走哺，言其哺食变逆者也”（《诸病源候论·霍乱候》）。然后再分列心腹痛候、呕吐候、心腹胀满候、下利候、下利不止候、欲死候、呕哕候、烦渴候、心烦候、干呕候、心腹筑悸候、呕而烦候、干霍乱候、四逆候、转筋候、中恶霍乱候等20余种，剖析病机，详尽之极，在历代医著中亦不多见。

巢元方对病机理论的阐述，不乏精辟之见。例如在外感热性病的论述中，其依据《素问·热论》的精神，重视邪热伤津，所列各种证候，都突出论述了津液竭少的病理机制，使《素问》之旨得到了进一步的阐发，并与临床实际紧密地结合起来，对后世温病学的发展具有重大影响。

《诸病源候论》对消渴证的论说亦极富特色。“夫消渴者，渴不止，小便多是也。由少服五石诸丸散，积经年岁，石势结于肾中，使人下焦虚热，及至年衰，血气减少，不复能制于石，石势独盛，则肾为之燥……其病变多发痈疽，此坐热气，留于经络不引，血气壅涩，故成痈脓”（《诸病源候论·消渴候》）。其指出渴、小便多、多发痈疽为其证候特点，颇符合现代医学中糖尿病的临床表现。他在解释机理中，强调服石而致肾燥热灼的危害，与消渴水亏火旺的病机相合，同时又针砭了服石的时弊，对纠正恣服五石散的遗风恶习，起到了积极的作用。

该书在证候分类方面，亦颇多建树。例如其将外感疾病明确分为伤寒病、时气病、热病、温病四类。《黄帝内经》《阴阳大论》等古医经所论广义伤寒病虽然涵盖上述病证，但尚未进行细分。可见巢元方已在尝试将温热病从《伤寒论》的范畴中分离出来，此处所称伤寒病当属狭义伤寒无疑。这种分类法切合于当时临床发病的实际情况。

又如对于虚劳病的分类，巢氏说："夫虚劳者，五劳、六极、七伤是也。五劳者：一曰志劳，二曰思劳，三曰心劳，四曰忧劳，五曰瘦劳。又肺劳者，短气而面肿，鼻不闻香臭；肝劳者，面目干黑，口苦，精神不守，恐畏不能独卧，目视不明；心劳者，忽忽喜忘，大便苦难，或时鸭溏，口内生疮；脾劳者，舌本苦直，不得咽唾；肾劳者，背难以俛仰，小便不利，色赤黄而有余沥，茎内痛，阴湿，囊生疮，小腹满急。六极者：一曰气极，令人内虚，五脏不足，邪气多，正气少，不欲言；二曰血极，令人无颜色，眉发堕落，忽忽喜忘；三曰筋极，令人数转筋，十指爪甲皆痛，苦倦不能久立；四曰骨极，令人痠削，齿苦痛，手足烦疼，不可以立，不欲行动；五曰肌极，令人羸瘦无润泽，饮食不生肌肤；六曰精极，令人少气，噏噏然，内虚，五脏气不足，发毛落，悲伤喜忘。七伤者：一曰阴寒，二曰阴萎，三曰里急，四曰精连连，五曰精少、阴下湿，六曰精清，七曰小便苦数，临事不卒"（《诸病源候论·卷三》）。其明确了五劳、六极、七伤的概念和内容，常为后人所依循。孙思邈所著《千金翼方》亦载引此论，并据之进行论治。

另外，该书的卷目编次，亦颇为得当。其将急重证如风病、外感病、虚劳病等置放于前，内科其他各类疾病次之，五官科、外科、妇幼科则又次之，分门别类，顺序井然，对后世病证分类产生了一定的影响。

该书在论证之后，大量援引古代医学文献资料《养生方导引法》，惜未载明出处。估计是古代流传至隋的一些常用的导引养生方法，其中不少内容很有临床参考价值，为我们研究古代导引法提供了重要资料。

《诸病源候论》的主要成就是把《黄帝内经》的许多基本理论与临床紧密结合起来，使之更具体化。作为一部能反映经旨的病理专著，在医学发展中发挥了不可磨灭的作用。可惜，本书不列具体治疗，确实令人遗憾。正如郎瑛在《七修类稿》中所说："予尝惜其当时元方不附方药，使再具之，体用俱全，是书真不可及也。"其不载方药的原因可能有二：一是当时方书众多，包括官定的方书亦可能已经问世，故巢氏尝谓"别有正方"，然而此部正方并未流布于世。二是该书摹仿《黄帝内经》《难经》，专在阐发医理，诚如《四库全书提要》所说："其书但论病证，不载方药，盖犹《素问》《难经》之例"。

二、脏腑病机学说的衍进

脏腑病机学说源于《黄帝内经》，仲景变化而发挥于临床，皆为后世大阐其说奠定了坚实的基础。然而，以脏腑为纲，专题进行病机分析者，大致以西晋王叔和为开端，其功绩不容忽视。

王叔和所著《脉经》，除专论脉学及整理研究《伤寒论》之外，还列专题阐述脏腑病机理论。《脉经·卷六》把《黄帝内经》《难经》《伤寒论》中不少理论结合临床病证进行总结和归纳，使病机学说更趋向系统化。该卷列五脏六腑十一节分述，以脏腑为纲，以虚实为目，分析疾病发作轻重时间、传变转归、症状表现、情志变化、经络病变等，形成了系统的脏腑病机学说。兹以脾病为例，说明如下：

“脾气虚则四肢不用，五脏不安；实则腹胀，泾溲不利。

脾气虚则梦饮食不足，得其时则梦筑垣盖屋；脾气盛则梦歌乐体重，手足不举；厥气客于脾则梦丘陵大泽，坏屋风雨。

病在脾，日昳慧，平旦甚，日中持，下晡静。病先发于脾，闭塞不通，身痛体重，一日之胃而腹胀，二日之肾，少腹、腰脊痛，胫痠，三日之膀胱，背膂筋痛，小便闭……

脾中风者，翕翕发热，形如醉人，腹中烦重，皮肉瞤瞤而短气也。

脾气弱病利下白，肠垢大便坚，不能更衣，汗出不止……脾胀者善哕，四肢急，体重不能衣。

脾水者其人腹大，四肢苦重，津液不生，但苦少气，小便难。

脾之积名曰痞气，在胃管，覆大如盘，久久不愈，病四肢不收、黄瘅、食饮不为肌肤，以冬壬癸日得之，何也？肝病传脾，脾当传肾，肾适以冬王，王者不受邪。

脾病者必身重苦饥，足痿不收，行善瘈，脚下痛，虚则腹胀肠鸣，溏泄，食不化。”

叔和将变化多端的脾病进行归纳，侧重脾气虚实病证，并结合经旨予以分析研究。形成了以脏腑为纲、虚实为目的系统的脏腑病机学说，较之以前的医著，无疑前进了一大步。王氏的尝试虽然十分可取，但也存在不少问题。例如证候的归类尚嫌条理不清，寒热的病理变化也未能有足够的反映等等。

尚需指出，署名华佗所著的《中藏经》中亦有脏腑病机学说的专题论述。华佗系三国时人，若此书确为华氏之作，当然要早出于《脉经》。然而，关于《中藏经》是否为华佗手定之书，疑点颇大。六朝、隋、唐间该书俱未见，且无人论及，《宋史·艺文志》始载此书，为一卷，该书有邓处中序，语涉荒诞，自言为华佗外孙，殆不可信，况邓氏传略又无从考，故后人有以此书为伪作者，亦有人认为此书中保存着华佗的不少学术经验，如吕复所说“然脉要及察声色形证等说，必出元化遗意，览者细为审谛，当自知之”。清代著名学者孙星衍在乾隆丁未年于京都见到元代大书家赵文敏的《中藏经》写本，认为“此书文义古奥，似是六朝人所撰，非后世所能假托”（《中国医籍考·卷三十九》）。孙氏之说确有其理，就脏腑病机的内容而言，《中藏经》与《脉经》大抵属同一时期或相隔不久的作品。二书俱本于《黄帝内经》，以脏腑为中心，以虚实为纲，对病机进行归纳、总结。两相比较，王叔和撰写《脉经》十卷，确切无疑，是书《隋志》已载，唐·甘伯宗《名医传》亦有叔和纪事，可见在西晋时其脏腑病机说亦已问世。据史载华元化殁于东汉末（公元208年），叔和则生活在魏、晋间，两者相差不过几十年。《脉经》撰写的时间既已确定，如果吕复之言得以印证，承元化遗意所作的《中藏经》，大致也难以超越在《脉经》之前。

此外，《脉经》简而朴，《中藏经》则稍繁复，二书重复的地方极多。前所列举《脉经》脾病的论述，《中藏经》皆备，但又增加了寒热辨证，即“脾正热，则面黄目赤，季胁痛满也；寒则吐涎沫而不食，四肢痛，滑泄不已，手足厥，甚则颤栗如疟也”（《中藏经·

卷上》)。其他脏腑辨证无不如此。可见,《中藏经》是在《脉经》论脏腑虚实病机的基础上,又补充了寒热辨证的内容,较之《脉经》又有所发展。因此,可以肯定其书出于王叔和之后。孙星衍所谓"似是六朝人所撰"的另一明证是,唐初孙思邈《备急千金要方》中的脏腑病机学说,与《中藏经》相较,又增加了不少内容,可见其问世不可能晚于唐初。

孙思邈依据《脉经》,并承六朝遗意,结合自己的临床实践,周密思考,详细归类,提出了较为完整的脏腑虚实寒热辨证,在前人著作的基础上大大发展了脏腑病机学说。

《备急千金要方》在保留《脉经》论脏腑虚实的基础上,又增加了诸如实热、虚冷等脉证。兹亦以脾脏病证为例说明如次。

"脾实热:右手关上脉阴实者,足太阴经也。病苦足寒胫热,腹胀满,烦扰不得卧,名曰脾实热也。

脾胃俱实:右手关上脉阴阳俱实者,足太阴与阳明经俱实也。病苦脾胀,腹坚,抢胁下痛,胃气不转,大便难,时反泄利,腹中痛,上冲肺肝,动五脏立喘鸣,多惊,身热汗不出,喉痹精少,名曰脾胃俱实也。

脾虚冷:右手关上脉阴虚者,足太阴经也。病苦泄注,腹满气逆,霍乱,呕吐,黄瘅,心烦不得卧,肠鸣,名曰脾虚冷也。

脾胃俱虚:右手关上脉阴阳俱虚者,足太阴与阳明经俱虚也。病苦胃中如空状,少气不足以息,四逆寒泄注不已,名曰脾胃俱虚也"(《备急千金要方·卷十五·脾脏》)。

综观《备急千金要方》论述病机辨证,既源于《脉经》,又充实了寒热、表里俱虚、表里俱实等内容,不仅增强了逻辑性,而且使脏腑病机理论的核心从虚实为纲衍进为虚实寒热为纲。

此外,在脾病的病机方面,孙思邈又加入了脾劳、肉极、肉虚实、秘涩、热痢、冷痢、疳湿痢、小儿痢等内容,较全面地概括了脾脏各种病证,其中不乏有价值的论述。例如"肉虚者,坐不安席,身危变动。肉实者,坐安不动,喘气"(《备急千金要方·卷十五·脾脏》)。前者指脾气虚弱,精亏羸怯,虚烦不能自安。后者指痰湿内蕴,瘀阻经络,形丰不耐动作。所谓秘涩病,即"有人因时疾差后,得秘塞不通,遂致夭命,大不可轻之……凡大便不通,皆用滑腻之物及冷水并通也"(《备急千金要方·卷十五·脾脏》)。此云外感热病之后,阴液被劫,津枯肠燥,大便秘结。

《备急千金要方》在病机学说方面的成就,源于《脉经》,而又高于《脉经》,几乎将临床常见的病证机理都涉及到了,它是中医病机学说发展过程中的一个重要里程碑。

继孙思邈之后,唐代王冰在病机理论方面的重要贡献则是提出"五脏本气说"。他认为"物体有寒热,气性有阴阳。"以人体五脏而言,"肝气温和,心气暑热,肺气清凉,肾气寒冽,脾气兼并之。故春以清治肝而反温,夏以冷治心而反热,秋以温治肺而反清,冬以热治肾而反寒"(《素问·至真要大论》王冰注)。其阐述了五脏的本气性质,并用自然界的温、热、清、寒等气加以说明,从而将人体的五脏性质与天地间的六气沟通起来。上述,显然是王氏立足于"天人相应"的基本观点,是在"天地之气交合之际,所遇寒、暑、燥、湿、风、火胜复之变之化,故人气从之"(《素问·六微旨大论》王冰注)的认识主导下,对人体脏腑性质的一种探索。自王冰之说问世后,脏腑病机学说就突破了虚实寒热为纲的局限,发展到了天地六气与五脏本气相结合的脏腑六气病机学说的新阶段。此说对金代刘完素影响甚大，其详加阐发，最终形成一个系统的理论，究其源，王冰则始肇其端。

三、王冰阐发“气动”病机学说

王冰对病机理论精心研究，在《黄帝内经素问》的注释中发挥甚多。他将临床各种疾病的病因、病机概括为四大类，即“病生之类，其有四焉：一者始因气动而内有所成，二者不因气动而外有所成，三者始因气动而病生于内，四者不因气动而病生于外。夫因气动而内成者，谓积聚、癥瘕、瘤气、瘿气、结核、癫痫之类也；外成者，谓痈肿疮疡、痂疥疽痔、掉瘛浮肿、目赤瘭胗、胕肿痛痒之类也；不因气动而病生于内者，谓留饮澼食、饥饱劳损、宿食霍乱、悲恐喜怒、想慕忧结之类也；生于外者，谓瘴气贼魅、虫蛇蛊毒、蜚尸鬼击、冲薄坠堕、风寒暑湿、斫射刺割捶朴之类也。如是四类，有独治内而愈者，有兼治内而愈者，有独治外而愈者，有兼治外而愈者”（《素问·至真要大论》王冰注）。

所谓“气动”是指脏气的变乱。“内有所成”指因脏气之变乱而内结为癥瘕积聚等有形的疾病；“外有所成”指痈肿疮疡等体表疾患；“病生于内”谓喜怒、劳倦等所致虚损、内伤类疾病，亦可因脏气变乱所引起；“病生于外”则由虫蛇蛊毒、坠堕之类所致外伤疾病。此种分类法将病因、病机结合在一起，不同于后世盛行的“内因、外因、不内外因”致病说，实开三因说之先河。王氏气动病机说虽然对张元素、张从正等医家有一定影响，但是在中医学发展过程中自宋·陈言三因说问世以后，此说就湮没不彰。气动病机说的特点是以脏气变乱来归纳内外各种疾病，对疾病的性质、轻重转归等都有一定说明，是中医病机理论中的一个组成部分，尤应引起当今人们的重视并加以研究。

除“气动病机说”之外，王冰在《黄帝内经素问》的注释中对其他病机理论方面的阐发不乏真知灼见。例如：

论伤寒发热的主要机理在于“外凝内郁”，即“寒气外凝，阳气内郁，腠理坚致，元府闭封。致则气不宣通，封则湿气内结，中外相薄，寒盛热生。故人伤于寒，转而为热，汗之而愈，则外凝内郁之理可知”（《素问·水热穴论》王冰注）。说明伤寒表热的机理以寒凝热郁为关键，对后世医家颇多启迪，如刘完素治疗表证强调气液宣通，亦其余绪。

关于虚损疾病，《素问·阴阳别论》有“二阳之病发心脾，有不得隐曲，女子不月，其传为风消，其传为息贲者，死不治”之说。王冰注曰：“二阳，谓阳明大肠及胃之脉也……夫肠胃发病，心脾受之，心受之则血不流，脾受之则味不化，血不流故女子不月，味不化则男子少精，是以隐蔽委曲之事，不能为也。”此注成为领会经旨的一种观点，对后人影响甚大。如金代擅长攻邪的名医张从正，亦持王冰之说，将其作为使用汗吐下法的理论依据。张氏认为虚劳病大抵由二阳受病引起，再累及心脾，“心受之则血不流，脾受之则味不化，故男子少精，女子不月”（《儒门事亲·推原补法利害非轻说》）。病原属阳明，而阳明泻而不藏，以通为补，故虚劳不宜滥用滋补，当以祛邪为主，所谓“惟深知涌泄之法者能治之”。王安道亦循王冰、子和之说，认为“二阳之病发心脾……肠胃有病，心脾受之，发心脾，犹言延及于心脾也……肠胃既病则不能受、不能化，心脾何所资乎？心脾既无所资，则无所运化而生精血矣。故肠胃有病，心脾受之”（《医经溯洄集·二阳病论》）。上述观点与晚近临床的认识相左，目前常以为二阳之病源于心脾，由情志忧结所引起，治疗当以疏肝、逍遥为主，后说受影响于《景岳全书》《吴医汇讲》等名著，唐笠山甚至还指责王履之非，“昔王安道以肠胃有病，延及心脾，颠倒其说”（《吴医汇讲·二阳之病发心脾解》）。以上是两种对《内经》病机的不同理解，结果引导出了两种截然不同的治疗方法。前说乃王太仆始肇其端，现今每被忽视，录此可资临床参考。

对于血虚机理的研究，通常归咎于心、肝、脾三脏，而少言及肾。王冰在注释“肾脉……其耎而散者，当病少血，至令不复也”（《素问·脉要精微论》）时，明确指出：“肾主水，以生化津液，今肾气不化，故当病少血，至令不复也”。突出了肾病对少血的影响，所论精确，符合临床实际，后世医家每每忽视此说，颇可惋惜。

又如，他对“鬲消”的病机也有独特之见。《素问·气厥论》曰：“心移热于肺，传为鬲消。”王氏谓：“心肺两间，中有斜鬲膜，鬲膜下际，肉连于横鬲膜，故心热入肺，久久传化，内为鬲热，消渴而多渴也。”由此可见，王氏对“鬲消”的病机解释确有独特之处。此注还说明他通于解剖之学，能从解剖的角度来研究病机，这在唐代来说是难能可贵的。

综上所述，在晋唐这一历史时期中，各位医家十分重视对病机理论的研究，其特点是以《黄帝内经》等经典著作为指导，结合临床，进行阐发，对中医病机理论做出了重要贡献。

第四节　本草学的形成

自魏晋迄唐，我国在本草学方面亦颇多建树。其突出反映在对《神农本草经》的整理与改编，为后世本草学的发展奠定了坚实的基础。诚如宋·掌禹锡等在《补注神农本草·序》中所说：“是书（指《神农本草经》）自汉迄今甫千岁，其间三经撰著，所增药六百余种，收采弥广，可谓大备”。具有突出成就的是《本草经集注》和《新修本草》。

一、陶弘景编撰《本草经集注》

秦汉至魏晋期间，本草药物的使用面临着一个极为混乱的局面。其中最主要的原因是自古相传的《神农本草经》已经残缺支离，加以历代医家的误抄、讹传和任意发挥，事实上已没有一本较为规范的本草著作可供参考，临床医生无所适从。如南朝齐梁间著名医药学家陶弘景《本草经集注·自序》所说：“三品混糅，冷热舛错，草石不分，虫兽无辨，且所主治，互有得失。”《神农本草经》几乎已经丧失了其权威性和临床指导价值。因此，在客观上迫切需要对医用本草进行深入的研究和总结。

梁·陶弘景是当时一位见闻广博的学者，对文学、史学、艺术、天文、历算及医药等均有研究，他隐居于句容的茅山，并对旧传的《神农本草经》进行了整理和改编。

《神农本草经》分上、中、下三品，共365味，以应周天之数。魏晋以来，又有吴普、李当之等名医对其进行发挥。陶弘景将《神农本草经》所载药物，加上吴普、李当之等所增补的另外365味，并结合其他道家的一些学术观点，编撰为《本草经集注》。诚如陶氏所说：“今辄苞综诸经，研括烦省，以《神农本经》三品，合三百六十五为主，又进名医副品

（即《名医别录》指吴普、李当之等的学术经验。《唐书·于士宁传》云：‘《别录》者，魏晋以来，吴普、李当之所记，其言华叶形色，佐使相须，附《经》为说，故弘景合而录之’），亦三百六十五，合七百三十种，精粗皆取，无复遗落，分别科条，区畛物类，兼注铭时用土地所出，及仙经道术所须，并此序录，合为七卷，虽未足追踵前良，盖亦一家撰制”（《本草经集注·自序》）。

上述可见，陶氏做了不少工作，将《神农本草经》所载药物365味，扩充至730味，并分门别类，加以总结、说明。此为继《神农本草经》之后，在历史上对本草进行的第一次全面整理和提高，为研究《神农本草经》和发展药物学，开启了一个重要的先例。其改编的方法与补入的学术内容俱被唐、宋药物学家所重视和效法，在本草学发展史中占有重要的地位。惜其早已亡佚，该书全貌已无法窥测，但书中不少内容通过《新修本草》《经史证类备急本草》及《太平御览》的引录而保存下来，故后世有辑佚本出现。晚近则有吐鲁番出土和敦煌出土的《本草经集注》残卷，是为后人研究陶氏之书的珍贵史料。

此外，陶弘景尚撰有《陶氏药总诀》。宋·掌禹锡称：“《药总诀》，梁·陶隐居撰，论夫药品五味寒热之性，主疗疾病，及采蓄时月之法，凡二卷。”此书亦亡佚，内容不得而知，极有可能是陶氏自己临床用药的经验总结。

在陶氏致力于药物研究的先后，亦曾出现过一些颇有影响的本草著作。例如《吴普本草》六卷，普系华佗弟子，该书唐时犹存，至宋而佚（今有尚志钧等人的辑佚本）。掌禹锡曾说：“《吴氏本草》，魏广陵人吴普撰……唐《经籍志》尚存六卷，今宇内不复存，惟诸子书多见引据，其说药性寒温五味，最为详悉。”又如《李当之本草经》一卷、《药录》六卷，俱亡佚。李时珍曾赞之曰“颇有发明”，不知其语所本。吴、李之书，大抵即所谓《名医别录》者，虽不见流传而实已载入陶氏《本草经集注》之中。此外，尚有颇负盛名的《秦承祖本草》及《雷公炮炙论》。《七录》载《秦承祖本草》六卷，亦佚。《宋书》曰：“秦承祖性耿介，专好艺术，于方药不问贵贱，皆治疗之，多所全获，当时称之为工手，撰方三十卷，大行于世”（《中国医籍考·卷十二》）。《雷公炮炙论》则是南朝刘宋时雷敩所撰，其专门论述制药知识及药物炮制方法，系我国最早的制药学专著，后人常尊之为药物炮制的圭臬，该书已佚，但其内容散见于《经史证类备急本草》及《雷公炮炙药性解》等书中，后有辑佚本行世。另如《王季璞本草经》《谈道术本草经钞》《四家体疗杂病本草要钞》《甘浚之痈疽耳眼本草要钞》《赵赞本草经》《徐滔新集药录》《徐大山本草》《蔡英本草经》《姚景本草音义》《原平仲灵秀本草图》等等，其中既有研究传统本草者，也有阐发新义者，同时开始出现专科药物研究及药物图谱等著作，皆影响于一时。

二、《新修本草》的颁行

唐·显庆四年（公元659年），由苏敬等23人集体编纂的《新修本草》大功告成，并宣告我国第一部由政府官定的国家药典正式颁行，其影响巨大，迅速流传到日本、朝鲜等国，为我国中药学发展史上的一个里程碑。

《本草经集注》流传一百数十年以后，到了国力强盛、经济文化空前发展的唐代，逐渐跟不上时代的需要了，加之作者个人阅历和时代条件所局限，该书难免存有不少舛误之处。

如张舜民在《画墁录》中说："陶隐居不详北药，时有诋谬，多为唐人所质。"唐·显庆二年（公元657年），苏敬向朝廷提出建议，重新修编本草，其理由如孔志约在《新修本草·序》中所说："梁·陶（弘）景雅好摄生，研精药术，以为《本草经》者，神农之所作，不刊之书也。惜其年代浸远，简编残蠹，与桐、雷众记，颇或踳驳，兴言撰辑，勒成一家，亦以雕琢经方，润色医业。然而时钟鼎峙，闻见阙于殊方；事非佥议，诠释拘于独学。至如重建平之防已，弃槐里之半夏。秋采榆仁，冬收云实。谬粱、米之黄白，混荆子之牡蔓。异蘩蒌于鸡肠，合由跋于鸢尾。防葵、狼毒，妄曰同根；钩吻、黄精，引为连类。铅、锡莫辨，橙、柚不分。凡此比例，盖亦多矣。自时厥后，以迄于今，虽方技分镳，名医继轨，更相祖述，罕能厘正"。孔氏对《本草经集注》的评论十分切当、合理，指出了其中存在的不少问题，突出了重新全面修定。《本草经》的必要性。因此，苏敬的"表请修定"，很快得到朝廷的重视和批准，诏令长孙无忌、许孝崇、苏敬等二十余人进行编纂，并"征天下郡县所出药物，并书图之"，以充实新的内容，此举由司空李勣"总监定之"。可见，编撰《新修本草》是一项规模空前的系统工程。

历时两年，至公元659年，《新修本草》问世。全书共54卷，其中本草20卷，目录1卷；药图25卷，目录1卷；图经7卷。该书收入药物的数量，从《本草经集注》的730种增加到840余种，所增入的药物中，不少是随着中外经济、文化交流由国外传入我国的，并经过临床验证，正式收入该书，例如龙脑、安息香、阿魏、郁金、茴香等。由此可证，在本草学形成的过程中，显然也受到外来药物输入的影响，这些以香料药为主的药物，迅速为医界所公认，并广泛地应用于临床。《新修本草》修订完成之后，皇帝亦十分重视，曾关注此事。《唐书·于士宁传》谓："士宁与司空修定本草并图合五十四篇。帝曰：'本草尚矣，今复修之，何所异耶?'对曰：'昔陶弘景以《神农经》合杂家《别录》注铭之，江南偏方，不周晓药石，往往纰缪四百余物，今考正之，又增后世所用百余物，此以为异。'"

史传《新修本草》曾历经两次纂写而成。例如李时珍说："唐高宗命司空英国公李勣等修陶隐居所注《神农本草经》，增为七卷，世谓之《英公唐本草》，颇有增益。显庆中右监门长史苏敬重加订注，表请修定，帝复命太尉赵国公长孙无忌等二十二人，与敬详定……世谓之《唐新本草》。"

事实上《新修本草》系一次蒇事。显庆二年，先由苏敬提出修定申请，政府批准，随即成立了以长孙无忌、李勣、许敬宗、孔志约、苏敬等为主的编写组织，经过两年的努力，终告完成。孔志约的《新修本草·序》与宋·掌禹锡的记叙均详列此事，足资为证。除此之外，《新修本草》中尚有《图经》七卷，虽已散佚，但该七卷的《新唐志》注尚在，注中录载撰写者的姓名确切无误，"显庆四年，英国公李勣、太尉长孙无忌、兼侍中辛茂将太子宾客弘文馆学士许敬宗、礼部郎中兼太子洗马弘文馆学士孔志约……右监门府长史苏敬等撰"，《图经》属《新修本草》的一个组成部分，此文亦足以印证《新修本草》的撰写者情况，故李时珍之说不确。所谓《英公唐本草》《唐新本草》，实则为一，即《新修本草》。日人丹波元胤也认为："李时珍错认掌禹锡之言，妄生曲说也"（《中国医籍考·卷十》）。

《新修本草》作为一部官修药典，成绩斐然。不仅订正了《本草经集注》中不少文字讹误，而且对《本草经集注》730种药物中的400多味进行了考证，涉及范围极广，其中有识别药物、纠正药物形态、药味性质、药用部位、药物功用、药物产地等内容。例如远志一药，陶氏认为："药名无齐蛤，恐是百合。"《新修本草》则云："《药录》卷下有齐蛤，即齐蛤元有，不得言无，今陶云恐是百合，非也"。又如蓍实，《新修本草》指出："此草，所在有之，以其茎为筮，陶误用楮实为之。"《本草经集注》用大青，称其"长尺许、紫茎，除时行热毒为良"。《新修本草》则指出："大青用叶兼茎，不独用茎也。"《本草经集注》称："（玄参）根甚黑，亦微香，道家时用，亦以合香。"《新修本草》纠正云："玄参根苗并臭……陶云道家亦以合香，未见其理也。"《本草经集注》认为：穬麦"性乃言热"，《新修本草》则纠正云："穬麦性寒，陶云性热，非也"。陶氏称："大蓟根甚疗血，亦有毒。"《新修本草》则指出："大小蓟……并无毒……大蓟生山谷，根疗痈肿；小蓟生平泽，俱能破血。"上述可见，《新修本草》从各个方面详细地纠正了陶书之谬，为中药学的规范化奠定了坚实的基础。

此外，《新修本草》根据当时医家临床实际用药，又增入了110余味药物。对药物的分类亦较前详细，列有玉石、草、木、兽、禽、虫、鱼、果、菜、米、有名无用等部。同时还在《本草经集注》的基础上进一步介绍了诸病通用药的治疗经验。例如治疗风病，通用防风、秦艽、芎藭、麻黄、防已、独活、羌活等；治疗大热证，通用寒水石、石膏、黄芩、知母、元参、沙参等；治疗消渴证，通用石膏、麦冬、黄连、知母、栝蒌根等；治疗黄疸证，通用茵陈、山栀、黄芩、紫草、大黄等；治疗上气咳嗽，通用麻黄、杏仁、白前、橘皮、紫菀、款冬花等；治疗瘀血证，通用蒲黄、牛膝、大黄、桃仁、水蛭、虻虫等；治疗虚劳证，通用干地黄、天冬、薯蓣、石斛、肉苁蓉、续断、枸杞子、菟丝子、杜仲等。上述经验均系切实有效之法，对后世医家用药习惯产生了很大的影响。据此尚可确切地推知，唐代医学极为质朴，全以实效为据，绝少人为地故弄玄虚，与金元之后医学界所出现的带有明显主观意识发挥的医学研究倾向是大相径庭的。

《新修本草》所绘彩色药物图谱达到25卷之多，篇幅超过了文字部分，对药品规范化及人们辨识药物起过巨大的作用。

《新修本草》问世以后，便被奉为临床医家用药之准绳，迅速传播到边陲地区，甚至还流传到日本、朝鲜等国家。例如公元1899年在敦煌石窟藏经洞发现的《新修本草》唐抄本残卷，有"乾封二年"（公元667年）之印记，表明该书自公元659年颁行后，很快就出现在远离中原的西北边陲地区。日本现有一《新修本草》的手写本，抄写于"天平三年"（公元731年），可见本书面世不过数十年间，影响已及于日本。

毋庸讳言，《新修本草》也存在一些不足之处。李时珍曾评之曰："苏敬所释虽明，亦多驳误。"例如在药物分类方面，其虽较陶氏之书详细，但仍未超脱"上药"、"中药"、"下药"的三品分类法，此系《神农本草经》以来一直没有被动摇过的。上药为君，"主养命以应天"，有"轻身益气、不老延年"之功；中药为臣，"主养性以应人"，能"遏病补虚羸"；下药为佐使，"主疗病以应地"，有"除寒热邪气，破积聚"之效。显然，依此类分中药并不科学。例如在所谓上药之中，部分是有毒药物，非但不能轻身延年，误服以后还会产生严重副作用。而一些被列为地位低卑的下药，每每有除病的实效，使人恢复健康。《新修本草》仍沿袭旧制，而不敢摆脱这种束缚。

该书在历史上流传了三百余年，宋代开宝年间朝廷又在此书的基础上重新编纂完成《开宝本草》，《新修本草》从此销声匿迹，而其彩色绘图部分的亡佚，尤早于本草文字部分，某些内容则被保存在唐慎微的《经史证类本草》之中。20世纪50年代以来，尚志钧教授为发扬民族文化遗产，致力于《新修本草》的辑复工作，确实是难能可贵的。

在《新修本草》付梓的同时，还有不少其他本草著作面世，较为著名的如甄立言的《本草音义》、郑虔的《胡本草》、陈藏器的《本草拾遗》等。甄立言乃隋名医甄权之弟，《旧唐书·甄权传》曾载其事颇神。书谓："武德中，累迁太常丞，御史大夫杜淹患风毒发肿，太宗令立言视之，既而奏曰：'从今十一日午时必死'，果如其言。时有尼明律，年六十余，患心腹臌胀，身体羸瘦，已经二年，立言诊脉曰：'其腹内有虫，当是误食发为之耳'，因令服雄黄，须臾吐出一蛇……撰《本草音义》七卷，《古今录验方》五十卷。"郑虔系唐代著名的学者博学多才，善诗文、书、画，唐玄宗厚爱其才，赞叹为"郑虔三绝"，亦通于医，其著《胡本草》较闻名。唐·开元中，陈藏器撰写《本草拾遗》，贡献尤大。他深感《本草经》虽经陶、苏等增补，而遗缺尚多，故撰《序例》一卷、《拾遗》六卷、《解纷》三卷，总称《本草拾遗》。李时珍对其评价甚高，云："藏器四明人，其所著述，博极群书，精核物类，订绳谬误，搜罗幽隐，自《本草》以来一人而已。肤谫之士，不察其详核，惟诮其僻怪，宋人亦多删削。岂知天地品物无穷，古今隐显亦异，用舍有时，名称或变，岂可以一隅之见，而遽讥多闻哉？如辟虺雷、海马、胡豆之类，皆隐于昔而用于今。仰天皮、灯花、败扇之类，皆万家所用者，若非此书收载，何以稽考，此本草之书所以不厌详悉也"。

第五节　经方的衍变与经验方的兴起

晋唐时期医学成就的一个重要方面，是方书的空前发展。当时医家习惯于以医方命名医学著作，流传至今的方书之名为数众多，如《支法存申苏方》《阮文叔河南药方》《葛洪玉函方》《肘后方》《陶弘景补阙肘后百一方》《范汪东阳方》《陈延之小品方》《殷仲堪荆州要方》《于法开议论备豫方》《羊欣中散杂汤丸散酒方》《徐叔响杂疗方》《秦承祖药方》《胡洽百病方》《释僧深药方》《褚澄杂药方》《姚僧垣集验方》《谢士泰删繁方》《宋侠经心方》《四海类聚方》《备急千金要方》《千金翼方》《崔知悌纂要方》《孟诜必效方》《张文仲随身备急方》《王焘外台秘要方》《刘禹锡传信方》等等一百余种，其中内容并非纯属方药，而颇多医学理论的发挥。医方作为一个医学的时代特征，在晋唐之际大大盛行起来。

这段历史时期有如此众多的方书，至今却大多数亡佚，所存者不过《肘后方》《备急千金要方》《千金翼方》《外台秘要》等数部而已，殊为可惜！幸而《备急千金要方》《千金翼方》及《外台秘要》并非一家方论，而是荟萃百家，集中记载了许多名家的学术经验。正如高保衡等序《备急千金要方》所说："葛仙翁之必效，胡居士之经验，张苗之药对，叔和之脉法，皇甫谧之三部，陶隐居之百一，自余郭玉、范汪、僧垣、阮炳，上极文字之初，下迄有隋之世，或经或方，无不采摭，集诸家之所秘要。"王焘撰写《外台秘要》的情况也大致如此。由于王氏在当时身居高位，又在官府藏书的弘文馆里反复寻找医学资料，竟得前贤著作千百卷之多，掇英聚萃，保存了大量珍贵的医学文献。《备急千金要方》《外台秘要》的存世，为后人研讨当时的医学发展情况提供了极为重要的素材。

毫无疑问，上述各种医方著作，同时反映着方剂学的发展概况。此时方剂在临床中的应用大致有两种形式：一是沿用经方成风，大都根据医者治疗的具体病证进行加减变化。二是临床医家在自己实践的基础上，创制出大量的经验方，其往往不为经方所囿，而以治疗实际效果为依据，经验方逐渐盛行起来。历史上对经方的含义有不同的理解，有指《黄帝内经》《伤寒杂病论》等经典医著中的方剂而言，有专指仲景方而言，亦有指医家的经验方而言。本节所言经方则从医界习俗，以《伤寒杂病论》所载方称之。经验方则是当时临床医家自制的新方。经方与经验方在晋唐时期已成为人们抗御疾病的两支并存的力量。

一、经方的衍变

张仲景的《伤寒杂病论》虽然在晋、唐（初期）之际流传并不普遍，但是仲景的一些制方，却由于医界中的相互耳授目传，已为不少医者所掌握而应用于临床。他们应用这些经方，不是墨守成规，照搬照抄，而是根据具体病证，结合自己的心得体会，加以变化发展，通过药物的加减损益，增强了治疗效果，并使经方的适应范围也随之扩大。正是因为这种衍变，而使仲景方在不同的历史时代，依然保持着旺盛的生命力，具有不朽的临床实践价值。晋唐时期对经方所采取的灵活态度，常为后世医家所崇尚。例如朱震亨在《格致余论》中说："读仲景书，用仲景之法，然未尝守仲景之方，乃为得仲景之心也。"缪希雍也强调熟读仲景书后须"师其意，变而通之"，"如是则法不终穷矣"（《先醒斋医学广笔记·卷一》）。中医界这种良好的学习方式，实乃晋唐医家们开风气之先。

《备急千金要方》对经方的变化加减，极具代表性。兹略举数方说明如次：

（一）大青龙汤

《伤寒论》大青龙汤主治伤寒表寒未除、内热烦躁汗不出的病证。然而，临床具体病证往往不能划一对待，寒热轻重、兼证、病人体质等常常不同，在主用大青龙汤的前提下，还需随证变化。孙思邈在《备急千金要方》中就记载了当时医家们的加减化裁的经验。

例如"治时气三四日不解"的解肌升麻汤，方用升麻、芍药、石膏、麻黄、甘草、杏仁、贝齿。此方适用于外寒不重、内热较炽，但仍未得汗。治疗上既要发汗解表，又须清泄里热，倘麻桂合用则嫌温燥，故去桂枝，加入升麻，存其透发之力，而无助火之弊，同时参入芍药敛阴、贝齿清热，加强了除热存阴之效。

"治伤寒三四日不差，身体烦毒而热"的葛根龙胆汤，方用葛根、龙胆、大青、升麻、石膏、萎蕤、甘草、桂心、芍药、黄芩、麻黄、生姜。此证较解肌升麻汤证病情严重，表寒在外，腠理凝闭，故重用麻、桂、姜祛寒发汗，而内热深重，烦毒炎灼，原大青龙汤专以石膏一味清热，力嫌不足，再加入大队清热药物以辅之，意取大青龙法，但变化已多。

其他尚有"治伤寒三日外……脉势仍数者，阳气犹在经络未入脏腑方（桂枝、黄芩、甘草、升麻、葛根、生姜、芍药、石膏、栀子）"、"青散治春伤寒头痛发热方（苦参、厚朴、石膏、大黄、细辛、麻黄、乌头）"、"治时病表里大热欲死方（大黄、寒水石、芒硝、石膏、升麻、麻黄、葛根）"。粗看均为自制新方，实乃大青龙汤之变方，系师仲景法，而未尝守仲景方也。在上述变方中有一个共同之处，即大都加入了寒凉药物以清内外之热，在表有升麻、葛根之辛凉，在里则有苦参、寒水石、大青、栀子之寒凉，或加入硝、黄通腑泄热，后世所谓辛凉解表、表里双解等方剂，实则俱取法于此。

（二）当归生姜羊肉汤

《备急千金要方》及《千金翼方》所载本方的衍变方有羊肉汤、羊肉黄芪汤、羊肉当归汤、羊肉生杜仲汤、羊肉生地黄汤、羊肉桂心汤等，这些都是根据妇女产后的不同病证，从仲景方损益发展而成的新方。例如：

羊肉汤治“产后虚羸，喘乏，自汗出，腹中绞痛”，其在仲景方的基础上加入桂心、芍药、甘草、芎藭、干地黄，侧重在缓急止痛。羊肉黄芪汤专补“产后虚乏”，则是在仲景方的基础上去生姜并加入黄芪、大枣、茯苓、甘草、桂心、芍药、麦门冬、干地黄以气血双调。羊肉当归汤治“产后腹中、心下切痛，不能食，往来寒热”，由于产后血虚复受风邪而致，故益入防风、川芎、黄芩、芍药、甘草以祛风清热，缓急止痛；羊肉生杜仲汤适应于产后“腰痛、咳嗽”等虚实错杂的病证，加入的药物也更见繁复，既有细辛、紫菀、款冬花等发汗温肺止咳之药，又有杜仲、人参、黄芪、白术等补益脾肾之药。上述可见，当时医生对当归生姜羊肉汤的临床运用，十分灵活自如，并无一定程式所框限，因此大大扩展了经方的应用范围。

（三）小建中汤

孙思邈在二书中所记由此方衍变的类方有前胡建中汤、黄芪汤、乐令黄芪汤、内补当归建中汤、内补芎藭汤、大补中当归汤等。前胡建中汤治“大劳虚劣，寒热呕逆，下焦虚热，小便赤痛，客热上熏头痛、目疼，骨肉痛，口干”诸症，其在小建中汤的基础上去大枣，以白糖易胶饴，并加入前胡、茯苓、半夏、黄芪、人参、当归等；黄芪汤治“虚劳不足，四肢烦疼，不欲食，食即胀汗出”，则在小建中汤的基础上去胶饴，加入黄芪、麦冬、五味子、当归、细辛、人参、前胡、茯苓、半夏等；乐令黄芪汤治“虚劳少气，胸心淡冷，时惊惕，心中悸动，手脚逆冷，体常自汗，五脏六腑虚损，肠鸣，风湿，荣卫不调百病”，只是将黄芪汤的五味子易为橘皮。内补当归建中汤、内补芎藭汤及大补中当归汤则是将小建中汤加减变化用于治疗诸种妇女产后病证。

上述三方衍变的例证，说明当时一些医家已十分重视仲景方的临床应用，并且在实践的基础上积累了丰富的经验，这种灵活加减变化经方、不拘一格、善于辨证的治学态度，堪为后人楷模。

二、经验方的兴起

晋唐时期，医者不独重视仲景方，更盛行自制新方。除专业医生之外，不少士大夫阶层的文人学者亦崇尚方术，喜好研究医学，藉以上疗君亲之疾，下济贫贱之厄，中则保身延年。例如初唐时期诗坛著名四杰之一的王勃，笃嗜医学，《新唐书》曾谓：“勃尝谓人子不可不知医，时长安曹元有秘术，勃从之游，尽得其要”（《中国医籍考·卷四十三》），相传亦有医学著作问世。唐·贞元间诗人、文学家刘禹锡也对医学颇有研究，撰有《传信方》。

甚至连皇帝也热衷于此，唐明皇李隆基曾撰《玄宗开元广济方》五卷。《旧唐书》称：“开元十一年九月己巳，颁上撰《广济方》于天下，仍令诸州，各置医博士一人。”同时要求各郡县的官吏，把《广济方》的主要内容“录于大板，以示坊村”，以使家喻户晓。

经验方的产生立足于民间的医学实践，作者们或对当时流行的单方、验方进行搜集整理而汇编成册，或根据自己的临床经验总结出有效的方剂而撰写为医方。这些方剂与仲景的经方有别，其组方配伍的要求不甚严格，有的制方还很杂，然而在临床上常能取得良好的疗效。正如孙思邈在评论“耆婆万病丸”时说：“其用药殊不伦次，将息节度，大不近人情，至于救急，其验特异”（《千金要方·胆腑》）。经验方的盛行，是继仲景之后方剂学领域的一大发展，是中医学术发展中的一件大事，中医方剂素以浩瀚著称，而此时则奠定了它的基础。

经验方兴起的原因，大致可归结为两个方面：一是临床医学的发展，自魏晋至隋唐的七百年间，除唐代国祚较长久，有三百年统治外，大多处于频繁的战乱及朝廷的更迭中，百姓四处面临着饥馑、疫病、兵燹和离乱的威胁，因此疾病流行，夭折普遍，在客观上促使人们留心和研究医学，以拯救疾厄。例如晋室南渡以后，不少人水土不服，而患脚气病，当时有名叫支法存者，治此病很有疗效，并著《申苏方》传世。孙思邈在《备急千金要方·风毒脚气》中说：“考诸经方（指当时各家之经验方）往往有脚弱之论，而古人少有此疾，自永嘉南渡，衣缨士人多有遭者，岭表江东有支法存、仰道人等，并留意经方，偏善斯术，晋朝仕望，多获全济，莫不由此二公。”又如当时外感热性病广泛流行，常以热毒炽盛为特点，时医们根据其临床的具体表现，提出了四季五色瘟证治，同时制定了以清热解毒为主的治疗方剂，对外感热性病的治疗，于仲景方之外又辟蹊径，充实和发展了温热病证治的内容。当时不少医家还重视对一些急重症治疗经验的整理、总结，许多医著俱以备急命名，如《辽东备急方》《肘后备急方》《备急单要方》（许澄）《随身备急方》（张文仲）《随身左右百发百中备急方》（王方庆）《行要备急方》（元希声）《袖中备急要方》《岭南急要方》《贾耽备急单方》《玉壶备急方》《养生益寿备急方》《备急简要方》《录验备急方》等等，记载了不少古人抢救急重症的治疗经验。孙思邈《备急千金要方》的有关内容尤具代表性，其间有卒死、缢死、溺水、蛇虫螫、跌仆堕杖伤等的紧急处理和治疗，在历史上都曾发挥过救死扶伤的作用。临床医学的发展，必然会促进方剂学的发展，此为经验方兴起的重要原因之一。二是本草学研究的进展，为经验方的重新组合提供了基础。例如梁·陶弘景根据当时流传的《神农本草经》与《名医别录》整理汇编而成的《本草经集注》，药味由原来的365种，增加到700余种。公元659年完成的《新修本草》由陶书的七卷扩展为二十卷，药物又增加了100余种，其中不少药物如龙脑、安息香、诃子、郁金、胡椒等都是随着当时的中外经济文化交流而传入我国的，经过临床的验证，然后才被收载入本草书中。这些新增入的药物，特别是香料药，对经验方的发展产生了很大的影响。如芳香开窍、化浊辟秽一类方剂的订制，与此类药物的传入息息相关。

由于种种原因，当时曾盛极一时的许多方书，绝大多数未能流传下来，仅存《肘后备急方》《备急千金要方》《千金翼方》《外台秘要》数部而已，其裒集了唐以前许多已经亡佚的珍贵医学资料，因此是我们研究当时经验方的重要依据。因本章将列专节介绍孙思邈，故略述《肘后备急方》及《外台秘要》于下。

(一) 葛洪的《肘后备急方》

晋代葛洪十分重视对方药的研究，曾细心参考了当时流传的仲景、戴霸、华佗和崔中书等的方书千百卷，并研究了周、甘、唐、阮等各家备急方的内容和体例，然犹深感其“殊多不备，诸急病其尚未尽，又浑漫杂错，无其条贯，有所寻按，不即可得而治，卒暴之候，皆用贵药，动数十种，自非富室而居京都者，不能素储，不可卒辨也”（《抱朴子》）。总之，前世方书存在着不少难以适应急救的缺点，于是他“收拾奇异，捃拾遗逸”，并根据自己的临床经验，编写完成医学巨著《玉函方》共百卷，惜未能流传于世。此书卷帙浩瀚，寻检不便，仍难应急救之用。其后，葛氏复据《玉函方》，“采其要约”，编成《肘后救卒方》三卷，方中所用大多为“易得之药”，且属“贱价草石”，具有简、便、廉、验的特点，为历代医家所重视。

《肘后救卒方》又名《肘后备急方》，经梁·陶弘景整理、编次，充实为101方，名之为《补阙肘后百一方》，取意佛经“人用四大成身，一大辄有一百一病”之说。上卷35首治“内病”，中卷35首治“外发病”，下卷31首治“为物所苦病”，这种疾病分类法与后世三因致病说迥然有别。至金代杨用道，则以辽·乾统间（公元1101～1110年）所刊《肘后方》善本，加入唐慎微《证类本草》中的许多附方，扩充而为《附广肘后方》八卷，内容更加丰富而切合实用。

现今所见《肘后方》大都为陶、杨整理过的传本，历史上曾经散失过，故已不足陶氏所谓101方之数，然其体例仍保持着“内病”、“外发病”、“为物所苦病”的旧观。所谓“内病”即内科病，包括卒中恶死、卒腹痛、心腹俱痛、伤寒时气、温病、霍乱诸急、卒发癫狂、卒中风、卒风喑不得语、卒上气咳嗽、卒身面肿满、卒大腹水、卒胃反呕啘、卒发黄疸、虚损羸瘦、脾胃虚弱等病的治方；“外发病”属外科病，包括痈疽、卒发丹火恶毒疮、癣疥等病的治疗方药；“为物所苦病”指遭虫兽创伤，包括熊、虎、犬、蜈蚣、蜂、蝎等所伤的许多治方。

该书之中保存着不少有效的方剂，例如治温毒人里发斑的黑膏汤，迄今仍为临床所习用。书中所论沙虱病（恙虫病）、天花、瘴病（血丝虫病）、青蒿（汁）治疟疾、水银软膏治蛲虫、竹筒灸法、烧灼法止血、纸片比色检尿法诊断黄疸、吹气人工呼吸法、以猘犬脑防治狂犬病等，都是十分重要的医学技术史料。

(二) 孙思邈的《千金要方》

孙思邈是我国初唐时期的著名学者和杰出一位医家，所撰《备急千金要方》《千金翼方》两部医学著作，旁征博引，集萃众长，不啻属当时之医学百科全书。《备急千金要方》收方五千余首，裒集了唐以前的大量医学资料，所以宋·林亿等在校正其书的序中称赞说：“上极文字之初，下讫有隋之世，或经或方，无不采摭，集诸家之所秘要，去众说之所未至”。

《备急千金要方》凡三十卷，其编次内容大致如下：卷一为序例，卷二至五为妇幼科，卷六为七窍病，卷七至卷二十一为内科病，卷二十二至卷二十三为外科及皮肤病，卷二十四为解毒杂治，卷二十五为急证，卷二十六为食治，卷二十七为养生，卷二十九至卷三十为针灸。他把妇科、幼科列于诸科之首，显然是受《小品方》等重视妇幼病的影响，而将其置于突出的地位。

孙思邈在撰写《备急千金要方》之后，渐觉在本草、伤寒、养生等不少方面仍有遗缺，因此复撰辑《千金翼方》三十卷，以补前书之未尽。后人对孙氏著作评价甚高，诚如高保衡等人所说："臣闻医方之学，其来远矣，上古神农播谷尝药，以养其生，黄帝岐伯君臣问对，垂于不刊，为万世法。中古有长桑、扁鹊，汉有阳庆、仓公、张机、华佗，晋如王叔和、葛稚川、皇甫谧、范汪、胡洽、深师、陶景之流，凡数十家，皆师祖农、黄，著为经方。迨及唐世，孙思邈出，诚一代之良医也，其行事见诸史传。撰《千金方》三十卷，辨论精博，囊括众家，高出于前辈。犹虑或有所遗，又撰《千金翼方》以辅之。一家之书，可谓大备矣"（《校正千金翼方表》）。

明·王肯堂所刊《千金方》之序曰："医书不经秦火，而上古禁方，流传于世者无一焉，今独张仲景方最古，其次莫如孙真人《千金方》，如是止矣。"

清初张璐撰《千金方衍义》，自序云："夫长沙为医门之圣，其立法诚为百世之师，继长沙而起者，惟孙真人《千金方》，可与仲景诸书，颉颃上下也。伏读三十卷中，法良意美，圣谟洋洋，其辨治之条分缕析，制方之反激逆从，非神而明之，其孰能与于斯乎。"

历来对孙思邈评价之高，每属张长沙后第一人。孙氏何以在千古医界中有如此重大的影响？关键是其著作的博大精深。以博大而言，在《千金方》之前的现存医书中，理法俱全、赅括各科的著作尚未得见，《千金方》属第一部。以精深而言，该书发挥精义者良多，在不少方面俱能开后人法门，其阐述立义，每每传之不朽，除养生及对《伤寒论》的研究前已论及外，在内伤杂病、方剂学、针灸等方面亦卓有建树。

（三）王焘的《外台秘要》

王焘，唐天宝间人，系宰相王珪之孙，因母病而学医。《新唐书·王珪传》说："珪孙焘，性至孝，为徐州司马，母有疾，弥年不废带，视絮汤剂，数从高医游，遂穷其术，因以所学作书，号《外台秘要》，讨绎精明，世宝焉"。

王氏所撰《外台秘要》是继孙思邈作《备急千金要方》《千金翼方》之后的又一部综合性医学巨著，其各科俱全，理法兼备，凡40卷，1104门。王焘尝高官仕途，有机会得以浏览群书而见识广博，所谓"七登南宫，两拜东掖，便繁台阁，二十余载，久知弘文馆图籍方书等，繇是睹奥升堂，皆探其秘要"（《外台秘要·自序》）。在弘文馆里，王焘看到了大量的古代珍贵的医学资料，据云达数千卷之多，许多医著当时已很稀少，其中如释僧深、崔尚书、张文仲、孟同州、许仁则、吴升等的著作都是很有临床价值的史料。王氏浸沉其间，"并味精英，钤其要妙，俾夜作昼，经之营之，捐众贤之沙砾，掇群才之翠羽，皆出入再三，伏念旬岁，上自炎昊，迄于圣唐，括囊遗缺，稽考隐秘，不愧尽心焉"。二十年焚膏继晷，终于完成了这部传世不朽的医学巨著。

该书大致的编次顺序为内科、五官、外科、二阴、中恶、金疮、大风、丸散、妇科、幼科、乳石、明堂、灸法、虫兽伤等。各门之前，均冠以前人医学理论，并载录诸家医方，从而保存了我国唐代以前的许多医学史料。诸如《素女经》、仲景方论、《针灸甲乙经》《范汪方》《姚氏集验方》《小品方》《删繁方》《深师方》《张文仲方》《必效方》《近效方》《许仁则方》等，由于《外台秘要》的存在，才使后人得以略睹先贤的吉光片羽，否则上述不少医著今已成广陵散。另外，王氏引摘古籍，都标明出处，较之《备急千金要方》更为具体。诚如孙兆序中所说："王氏为儒者，医道虽未及孙思邈，然而采取诸家之方，颇得其要者……古之如张仲景、《集验》、《小品方》，最为名家，今多亡逸，虽载诸方中，亦不能别白，王氏编次，各题名号，使后之学者，皆知所出，此其所长也。"是书的这一优点，为后人研究治学提供了不少方便。

《外台秘要》载录的某些古代医学文献，对后世医学发展具有重大的影响。例如《素女经》通过黄帝与素女的问答讨论了房劳致损的问题，同时还强调行房禁忌。诸如"日月晦朔、上下弦望、六丁之日"；"雷电风雨，阴阳晦暝，振动天地，日月无精光"；"新饱食饮，谷力未行"；"新小便精气微弱，荣气不固，卫气未散"；劳力及新沐浴后"流汗如雨"等，皆不宜行房。后世不少医家所主张的行房忌例实皆渊源于此。

《外台秘要》还保存了谢士泰《删繁方》的内容262条。其中有关五脏劳的论治内容，其谓："五脏劳者，其源从脏腑起也，鼓生死之浮沉，动百病之虚实，厥阴阳，逆腠理，皆因劳瘠而生，故曰五脏劳也"。

"凡肝劳病者，补心气以益之，心王则感于肝矣。人逆春气则足少阳不生，而肝气内变。顺之则生，逆之则死。顺之则治，逆之则乱。反顺为逆，是谓关格，病则生矣。所以肝恐不止则伤精，精伤则面离色，目青盲而无所见，毛悴色夭死于秋"。

"凡心劳病者，补脾气以益之，脾王则感于心矣。人逆夏气则手太阳不长，心气内消。顺之则生，逆之则死。顺之则治，逆之则乱。反顺为逆，是谓关格，病则生矣。心主窍，窍主耳，耳枯燥而鸣，不能听远，毛悴色夭死于冬"。

"凡脾劳病者，补肺气以益之，肺王则感脾。是以圣人春夏养阳，秋冬养阴，以顺其根矣。肝心为阳，脾肺肾为阴，逆其根则伐其本，阴阳四时者，万物之始终也"。

"凡肺劳病者，补肾气以益之，肾王则感于肺矣。人逆秋气则手太阴不收，肺气焦满。顺之则生，逆之则死。顺之则治，逆之则乱。反顺为逆，是谓关格，病则生矣"。

"凡肾劳病者，补肝气以益之，肝王则感于肾矣。人逆冬气则足少阴不藏，肾气沉浊。顺之则生，逆之则死。顺之则治，逆之则乱。反顺为逆，是谓关格，病则生矣"（《外台秘要·卷十六》）。

虽然《删繁方》的五脏劳论治在《备急千金要方》中大体已载，但《外台秘要》的史料价值更高。一是《外台秘要》明确指出五脏劳引自《删繁方》，而《备急千金要方》则未言由来。二是《外台秘要》载述较为完整，而《备急千金要方》则间有遗缺。若无《外台秘要》，后人既不能完整地了解劳则补子脏的全部内容，又误以为此乃孙思邈所发明。因此，从研究唐以前亡佚的医书及探索辑复古籍的角度而言，《外台秘要》历来是其主要依据。正如《四库全书提要》所说："其方多古来专门秘授之遗，陈振孙在南宋末，已称所引《小品》《深师》《崔氏》《许仁则》《张文仲》之类，今无传者，犹间见于此书，今去振孙四五百年，古书益多散佚，惟赖焘此编以存，弥足宝贵矣。"

在魏晋南北朝隋唐时期所涌现的大量医方中，汇集了古人可贵的医学理论和治病经验，数以千计的时方崛起，既补充了仲景方之不敷临床实际应用，又被后人效法和循用，乃为后世群方之祖，真所谓："集九代之精华，成千秋之巨制，元关秘钥发泄无遗"（《研经言·读仲景书书后》）。它标志着我国医学实践趋向全盛时期，是中医学术发展史上最为辉煌璀璨的历史时期。

第六节　医家学术思与及医学实践

陈延之

一、生平和著作

陈延之，南北朝宋齐间医家，生卒年代未详，其所著《小品方》（亦称《经方小品》《小品》）。据学者具体推论，《小品方》的成书年代，约在南北朝宋文帝元嘉之后至宋后废帝元徽元年（公元454～473年）。

《小品方》在中医学术发展史上，曾经产生过巨大的影响，尤其在唐代，备受医学界的重视。宋·林亿等在《校正〈备急千金要方〉后序》中曾说："臣尝读唐令，见其制，为医者皆习张仲景《伤寒》、陈延之《小品》。张仲景书今尚存于世，得以迹其为法，莫不有起死之功焉。以类推之，则《小品》亦仲景之比也。常痛惜其遗佚无余，及观陶隐居《百一方》、王焘《外台秘要》，多显方之所由来，乃得反覆二书，究寻于《千金方》中，则仲景之法十居其二三，《小品》十居其五六。"如上所述，唐代律令将《小品》与《伤寒论》并作为习医必读之书，足见其学术地位及对医界影响之不同于他书。甚至，当时日本亦沿袭唐制，在《大宝律令》（公元701年）《养老律令》（公元718年）和其后的《延熹式》（公元927年）中，都曾规定学医者必读《小品方》。

在东晋时期，有很多方书问世，甚至如葛洪《玉函方》（一百卷）、范汪《范东阳方》（一百五十卷）等，多是卷帙浩繁的医方书。《小品方》所载的方药，上自仲景，下迄范东阳等，多属"古今经方"，但均对其进行了严格的挑选。陈延之自序云："今若欲以方书为学者，当须精看大品根本经法……若不欲以方术为学，但以备身防急者，当依方诀，看此《经方小品》一部为要也"；又说："《经方小品》一部，以备居家野间无师术处临急便可即用也；童幼始学治病者，亦宜先习此小品，则为开悟有术，然后可看大品也"（《小品方·自序》）。在此，陈延之将"小品"作为启蒙读物，将"大品"视为"根本经法"，其对于"小品"、"大品"之称，乃是仿照了佛经之称。魏、晋、南北朝时期，佛经的翻译日多，后秦鸠摩罗什译《般若经》时，将27卷译本称作《大品般若经》，将10卷译本称作《小品般若经》。陈延之的《小品方》内容精要，正合乎"小品"之称。

虽然，《小品方》在唐代盛行一时，但从林亿所云"常病其遗逸无余"。可知此书在北宋仁宗嘉祐至英宗治平年间（公元1056～1067年）已经亡佚。然而。正如余嘉锡所说："东都藏者虽亡，而天下之书不必与之俱亡"（《四库提要辨证·卷十二》），北宋末年董汲的《脚气治法总要》中采用了《小品方》内容，可能曾藏有其原书。同时，在明代李时珍

《本草纲目·引据古今医家书目》中列有"陈延之《小品方》"一书，可见李氏当时也曾经拥有是书。这正如南宋·郑樵所说："古之书籍有上代所无，而出于今民间者"（《通志·校雠略·亡书出于民间》）。

20世纪80年代初，日本前田育德会尊经阁文库发现了古卷子本《经方小品》残卷，这是陈延之的《小品方》无可置疑。此书的出现，使人们得窥《小品方》的全书结构，并为《小品方》的辑复提供了重要内容。

《小品方》全书内容可分四部分。卷首属处方用药总论，主要论述药物的相畏、相反和相杀，药物的主治、代用及加减，药品炮制大法和剂量换算，以及临证处方用的理论和法则。卷一至卷十属治病"要方"，包括内、外、妇、儿、五官、金疮、皮肤诸病证，以及急救和服石解散方法。卷十一为"述用本草药性"，此卷所存佚文殊少，但其自序中有"撰本草药性药物所主者一卷，临疾看之，曾损所宜，详药性寒温以处之"之语，并说："本草药族极有三百六十五种，其本草所不载者，而野间相传用者，复可数十物"。可见其内容以《神农本草经》所载为基础而有所增加。卷十二为"灸法要方"，包括述用灸法、灸法要穴、灸治禁忌、诸病灸法等。实际上，以上四方面内容由《经方小品》《述用本草药性》和《灸法要穴》三部组成。

二、学术思想

在《小品方》中有许多重要的学术内容，包括"旧方"今用、四时外感、杂病治疗，以及妇产科、儿科等方面，现略述于后。

（一）关于"旧方"今用

《小品方》所载的药方，上自张仲景，下迄范东阳，多属"古今经方，治病旧典"。如何能将"旧方"有效地用诸临床？

陈延之认为"异乡殊气，质耐不同"，"所苦相似，而所得之根源实别异"。因之，他反对"唯信方说"而墨守成规，主张因时因地、因人因病，灵活地"随宜制方"、"审的为效"。

对于"旧方"的运用，他在《小品方》卷一的头三篇文字（述增损旧方用药犯禁诀、述旧方合药法、述看方及逆合备急药诀）中，提出了具体要求。

1. 选用"旧方"，注意药物犯禁

陈氏发现前人不少旧方，违反了相反、相畏、相恶、相杀的用药禁忌，如果执用原方，不作改善，一则"恐病不即除"，再则可能发生即速或潜在的毒副反应. 所谓"服相反相畏之药，虽不即毙，然久远潜害"。为此，《小品方》列举了栝蒌恶干姜，茯苓恶白蔹，麻子恶茯苓，紫菀恶远志，牛黄恶龙骨，芍药恶芒硝，甘草反海藻、甘遂、大戟、芫花等十七种情况。同时提出，如在"旧方"中见到犯禁情况，可根据病情，或以其他药物代替，以择用其中行效而无害的一药。例如，在旧方中有将栝蒌、干姜同用的，陈氏认为栝蒌恶干姜，若治"脚弱，冷痹缓弱"者，可用石斛代栝蒌。

2. 掌握"旧方"中的药物炮制和分量

《小品方》简述了旧方中常用药物的炮制方法。并对古方中一些不注明分量的药物，作

了一定的规范，如“用附子一枚者，以重三分为准”、“桂一尺者，以原二分、广六分为准”等等，以使医者容易掌握。

3. 重视“救急”药方

陈氏告诫学医者：“看方宜先解救急要说，次精绥缓和，末详辅卫，此则要矣。”《小品方》的撰集，其目的本在于“备居家野间无师术处，临急便可即用”，故其中有不少救急的方法，包括一些单验方和灸治法。如“心痛暴绞急绝欲死，灸神府百壮”；“治猘狗啮人方：嗽去其恶血，灸其处百壮，以后当日灸百壮”；“凡狂犬啮人……若重发者治之方：生食蟾蜍脍，绝良。亦可烧炙食之……初得啮，便为此，则不发。”等等，不胜枚举。

4. 掌握处方分两的“单省”或“重复”

陈氏认为，处方分两的“单省”或“重复”，当视不同情况而定：凡病重者、久病者、衰老者，以及体弱、食少、气血衰弱者，“不胜于药”，又“辛苦人少病，不经服药，易为药势”，故“处方宜用分两单省者”。反之，凡病轻者、新病者、少壮者，体强、谷气实、气血盛，“胜于药”，又“优乐人数服药，难为药势”，故“处方宜用分两重复者”。

5. 选用“旧方”当“随土地所宜”

东晋时，北方流民大规模南迁，至刘宋以后，尚未结束。陈延之生活在当时，因之，他特别强调“凡用诸方随土地所宜”。如用温热药治冷病，在东南方宜分两少的方剂、在西北方宜分两多的方剂。陈氏认为，在旧方中多“同说而异药者”，原因多在于此。

6. 掌握虚实补泻

首先，《小品方》指出，临床上有两种情况应注意，一是“病有重疢，而不妨气力饮食，而行走如常”，二是“有休强人小病便妨饮食眠卧致极者”。然后，陈氏对补、泻药的使用，有比较原则的论述，如说：体质较强的病人“触犯禁忌，暴竭精液”，“初始皆宜与平药治之”，而不可妄用利药下之，否则“竭其精液”，每致滞于床席；实证服“利汤”而病愈，“当以平和药逐和之”，而不必贸然骤用补剂；将用补药者，“当除胸腹中积痰，然后可将补药”，“虚人积服补药，或中实食为害者”，可服利药清除之。“暴虚，微补则易平也，过补喜痞结为害也”。如此论述，对补、泻药的正确使用具有指导性的意义。

如上所述，不仅体现了陈延之的医学思想，也反映了他作为一位医学家严谨的治学态度和对病人负责的精神。

（二）四时外感病论治特色

《小品方》十二卷，陈延之指出：“其中秘要者，是第六一卷。治四时之病……终极为最要也”（《小品方 · 自序》）。

1. 据《阴阳大论》论四时之病

（1）伤于四时之气，皆能为病。冬时严寒，中而即病者，名曰伤寒。

（2）不即病者，寒毒藏于肌肤中，至春变为温病，至夏变为暑病。

（3）春应暖而反大寒，夏应热而反大冷，秋应凉而反大热、冬应寒而反大温，此非其时而有其气；一岁中，长幼之病多相似者，为时行之气。

基于上述认识，《小品方》第六卷的内容安排是：“治冬月伤寒诸方”、“治春夏温热病诸方”、“治秋月中冷（疟病）诸方”。其中包括了伤寒、温热病和天行病的论治。

2．区别寒温，重视“天行”

《小品方》强调伤寒与瘟疫的病因和治法之异：

“云伤寒，是雅士之辞，云天行、瘟疫，是田舍间号耳，不说病之异同也”（《小品方·卷六》）。

“古今相传，称伤寒为难治之病，天行、瘟疫是毒病之气，而论治者不别伤寒与瘟疫为异气耳”（《小品方·卷六》）。

“考之众经，其实殊矣，所宜不同，方说宜辨”（《小品方·卷六》）。

分析第六卷医方的“方说”，不难发现除了伤寒方外，还有许多治疗温热病和防治瘟疫的方剂，如芍药地黄汤、茅根汤、梓皮汤用于“温病”，知母解肌汤用于“温热病”，葛根橘皮汤用于“温毒”发斑，黑奴丸用于“温毒发斑”和疫病，屠苏酒“辟疫疠一切不正之气”。

此外，还有不少治疗四时天行病的方剂，如葳蕤汤治“冬温”，茅根橘皮汤治“春夏天行寒毒”，知母解肌汤治“夏月天行毒”，射干汤用于“初秋夏月，天行暴寒”所致的咳喘，大黄汤用于“天行五六日，头痛壮热”，漏芦连翘汤“兼治天行”，等等。

由此可见，冬月伤寒与温热、瘟疫以及天行病的病因、治疗，原有很大的差别，将其混同论治是绝对错误的。

3. 四时外感，重视清热解毒

阅读第六卷的“方说”，还可以发现，无论天行、瘟疫、温热，甚至是伤寒，其中都论及一个“毒”字；如说：“天行、瘟疫是毒病之气”，并有“天行毒”之称；论温热病有“温毒”、“冬温毒”之称；论伤寒有“伤寒热毒”、“身体毒热”，以及“伤寒一二日便成阳毒”等说。另外，还有“毒病”、“湿热为毒”、“诸热毒”等等。

正因为如此，清热解毒药的运用自然是很重要和普遍的。在有关医方中，常用的清热解毒药有黄连、黄芩、黄柏、栀子、大青、龙胆、葳蕤、芍药、丹皮、石膏、升麻、漏芦、连翘、大黄、芒硝、秦皮、白薇、白头翁、犀角、甘草等等。

姑举治疗伤寒三、四日不瘥，身体毒热的“葛根汤”言之，方中除麻黄、桂心、葛根、生姜、炙草之外，还有龙胆、大青、葳蕤、芍药、黄芩、石膏、升麻等味，较早地使用了较大剂量的清热解毒之品，显然，这与《伤寒论》六经辨证论治的用药方法有明显差异，但也反映了“时方”的发展与“经方”的关系。

在《小品方》第六卷，有许多伤寒、温病名方出自其中，流传千年，如：

（1）萎蕤汤　“治冬温及春月中风、伤寒，发热头眩痛，喉咽干，舌强，胸痛，痞满，腰背强”（《千金》治“温风之病”，并云“亦治风温”）[1]。

（2）芍药地黄汤　“治伤寒及温病，应发汗而不汗之，内瘀有蓄血者，及鼻衄、吐血不尽，内余瘀血，面黄、大便黑者，此主消化瘀血。”此方即犀角地黄汤《千金要方》载加减法，“喜忘（《小品》作‘有热’）如狂者，加大黄二两、黄芩三两；其人脉大来迟，腹不满自言满者，为无热，但依方，不需有所增加”。《外台秘要》云“加地黄三两”，当以《千金方》“加大黄二两”为是。

(3) 漏芦连翘汤 “治伤寒热毒，变作赤色痈疽、丹疹、肿毒，及眼赤痛，生障翳。兼治天行。”[2]

三、医学实践

《小品方》中有不少杂病论治内容，反映了陈延之及其前代医家不少重要的医疗实践经验。诸多方剂很有特色，而为后世所重。

1. 中风

(1) 小续命汤 曾记载于《千金要方》，后人每称“千金小续命汤”，其实此方早见于《小品方》，仅少杏仁一味，可能是传抄的出入。

(2) 张仲景三黄汤 治中风手足拘挛，百节疼烦，发作心乱，恶食引日，不欲饮食。麻黄、独活、细辛、黄芪、黄芩。此方在《金匮要略》附方称“千金三黄汤”，在《千金方》称“仲景三黄汤”。张璐曾认为《金匮要略》附方之“千金二字乃珍重之意……或上古别有千金方书，遂以命方”。

2. 渴利

《小品》记载“渴利”症状分三种：不渴而小便自利为“消利”，渴而不利为“消渴”，随饮而小便为“渴利”，总的也称“渴利”。并认为主要病因是肾气不足、“热中”，以及“石热结肾，下焦虚热”，痈疽和“强中病”可由此引起。

(1) 枸杞汤 治热中内消，小便多于所饮，令人虚极短气。[3]

(2) 猪肾荠苨汤（华佗方） 治强中病。[4]

3. 发黄

(1) 茵陈汤 茵陈、栀子、大黄、石膏。

(2) 治黄疸方 石膏、滑石。

(3) 苦参散 苦参、黄连、黄芩、黄柏、大黄、葶苈子、瓜蒂。

以上方中用石膏、苦参、葶苈子等，其用药范围比《金匮要略》为广。

4. 心腹痛

(1) 温脾汤 干姜、附子、人参、大黄、甘草。此方最早见于《小品方》。《千金方》载录此方，故后人遂称“千金温脾汤”。

(2) 九痛丸 主九种心痛（虫、注、风、悸、食、饮、冷、热、去来心痛），并治冷肿上气、落马堕车。附子、巴豆仁、生狼毒、人参、干姜、食茱萸。虽用温热药，但主要在于止痛。

5. 虚劳

(1) 黄芪汤 治虚劳少气，小便过多。黄芪、芍药、生姜、肉桂、大枣、当归、甘草、麦冬、地黄、黄芩。

(2) 增损肾沥汤 治肾气不足，消渴引饮，小便过多，腰背疼痛。猪羊肾、远志、泽泻、黄芩、人参、茯苓、芎藭、生姜、桂心、当归、芍药、干地黄、螵蛸、麦冬、五味子。大枣、鸡肶胵黄皮。

6. 癫狂

《肘后百一方》载《小品方》“癫狂莨菪散”，用莨菪子清酒制丸，空腹服如小豆三丸，与散剂不相符合。《医心方》引此方，“治末，空腹服四分”，用药末，与散剂符合。但《医心方》方后无副反应记载，《肘后方》的记载很重要：服后“口面当觉急、头中有虫行者，额及手足应有赤色处，如此必是差候；若未见，服取尽矣”，当是《小品方》原文。

7. 瘿病

《小品方》对瘿病的病因论述对后世的证型分类有深远影响，其论云：“瘿病者，始作与瘿核相似。其瘿病喜当颈下，当中央，不偏两边也，乃不急，膇然则世瘿也。中国人息气结瘿者，但垂膇无核也；长安及襄阳蛮人，其饮沙水，喜瘿，有核瘰瘰耳，无根浮动在皮中”。

8. 妇科病

《小品方》注重妇科疾患。陈氏强调晚婚，以固肾气，作为预防妇科疾病之前提：“古时妇人病易治者，嫁晚肾气立，少病，不甚有伤故也。今时嫁早，肾根未立而产，伤肾故也，是以今世少妇有病，必难治也，早嫁早经产，虽无病亦夭也”。这确实是很有见地而难能可贵的。

《小品方》继《金匮要略》之后，将妊娠反应的临床症状进行记述，指出“沉重，愦闷不用饮食，不知其患所在，脉理顺时平和，则是欲有胎也”，“如此经二月日后，便觉不适，即结胎也”。同时还记载了半夏茯苓汤、茯苓丸等方，较《金匮要略》治疗妊娠呕吐的干姜半夏丸有了新的发挥。

在妊娠常见病方面，《小品方》载有多种安胎良方，如安胎止痛用方、安胎当归汤、安女胎寄生汤等。既有温中安胎之剂，又有苎根汤凉血安胎之法。《小品方》还记述了“子冒”之病，谓“妊娠忽闷，眼服不识人，须臾醒，醒复发，亦仍不醒者，名为痉病，亦号子冒”，并以竹沥治疗，积有经验。后隋代巢元方把妊娠痉候直称为“妊娠子痫”，其描述证候同于《小品方》。另对子淋的治疗，记载了淡渗利湿的猪苓散、清利湿热的地肤饮、清热泻腑通淋的地肤大黄汤，以及清热利湿安胎的黄柏寄生汤，显然其在治法方面颇有进步。

《外台秘要·卷三十四》载有陈氏的妇人妊娠欲去胎方：“妊娠欲去之、并断产方。栝楼、桂心各三两，豉一升”《小品方》又载“疗妊娠得病、事须去胎方。麦檗一升末，和煮二升，服之即下，神验”（《外台秘要·卷三十一》）。

对于产褥期的保健，《小品方》提出：“妇人产时骨分开解，是以子路开张，儿乃得出耳。满百日乃得完合平复也。妇人不自知，唯满月便云平复，会合阴阳，动伤百脉，则为五劳七伤之疾”。其见解对产褥期卫生具有重要意义。

其他如疗难产、横产、逆产、胞衣不下、胎死不下、产后诸病等，陈氏都积有宝贵的治疗经验。《小品方》又主张幼儿须慎择乳母，“乳母者，其血气为乳汁也，五情善恶，血气所生也，乳母者皆慎喜怒。夫乳因形色所宜，其候甚多，不可悉得，今但令不狐臭、瘿瘤、气味、蜗蚧、癣瘙、白秃、疬疡、瀋唇、耳聋、齆鼻、癫眩、无此等病者，便可饮儿也”。《小品方》还详载小儿伤寒、杂病及其他各种病证的治法方药。尤值得注意的是在《外台秘要·卷三十六》中还有《小品方》原载的儿科医案二例，反映了其诊治小儿病的精细之处。

治疗儿科诸证的单方、验方尤多，对后世儿科诊治的发展有一定影响。孙思邈在《千金要方》中将妇婴病列诸卷首，以示妇幼病治疗为首要。当与《小品方》重视妇幼科疾病不无相关。

由上可见，《小品方》内容丰富，可谓唐以前的一部包罗广泛医学内容的小百科全书，在当时具有相当影响，被视为与《伤寒论》具有同样重要意义的经典作品。细究陈延之旨趣，一为救急，受葛洪《肘后备急方》影响而著成此书，同时它又是一部浅显的门径书，所谓“僮幼始学治病者，亦应先习此《小品》，以为入门”。正由于此，在本书散佚之前，影响极大，被其后各代医家重视而加以引用。唐太医署规定《小品方》为学生必修课程。后来日本仿效唐制的《大宝律令》及《延熹式》都对此十分重视，把本书作为教科书，要求学习时间长达300天，《千金方》《外台秘要》以及《医心方》所引该书佚文中有不少独到的治疗方法。如《外台》引书卷十所载的既简易而又科学的测定井内有无毒气的方法，是防止中毒的有效措施。又如《医心方》所引的“疗自缢方”。其方法极为详尽，较张仲景《金匮要略》中所述者更有所发展。《补阙肘后百一方》所引《小品方》之聍耳出脓汁散方（矾石二两，烧，黄连一两，乌贼骨一两，三物为散，即如枣核大，绵裹，塞耳，日再易），至今仍为中医治疗中耳炎的常用方剂。

《小品方》至宋末就已亡佚。其佚文散见于后世增补之《肘后备急方》《千金要方》《外台秘要》及《诸病源候论》，此外，日本的《医心方》及朝鲜的《东医宝鉴》也录有一些佚文。近代在日本发现本书的残卷，近人高文柱有辑佚本。

【注释】

[1] 萎蕤汤　萎蕤、白薇、麻黄、独活、杏仁、芎䓖、甘草、青木香。

[2] 漏芦连翘汤　漏芦、连翘、黄芩、麻黄、白薇、升麻、甘草、大黄、枳实。热甚可加芒硝。

[3] 枸杞汤　枸杞枝叶（或根）、栝蒌根、黄连、甘草。

[4] 猪肾荠苨汤　猪肾、大夏、荠苨、甘草、人参、蓝子、茯苓、芍药、黄芩、芜青子。

孙思邈

一、生平和著作

孙思邈，初唐著名医学家，京兆华原（今陕西耀县）人。其生卒年代，据考证为隋开皇元年至唐永淳元年（公元581—682年），一说为公元541—682年。孙氏品性高雅，博学多闻，通晓经史佛老之学。《旧唐书》称其“善谈老庄及百家之说，兼好释典”。在当时享有盛名，且性甘淡泊，不事仕进，过着隐居生活。

孙氏致力于医学的研究，勤奋诚笃，终生未辍，正如他自己所说：“青衿之岁，高尚兹典；白首之年，未尝释卷”（《备急千金要方·序》）。他认为医学乃“至精至微之事”，不能以“至粗至浅之思”而草率从事，必须“精勤不倦”，方可有成。对医理的研探，他强调医者须博览群书，增加知识，提高修养，指出：“凡欲为大医，必须谙素问、甲乙、黄帝针经、明堂流注、十二经脉、三部九候、表里孔穴、本草药对、张仲景、王叔和、阮河南、范东阳、张苗、靳邵等诸部经方……不尔者，如无目夜游，动致颠殒”（《备急千金要方·大医习业》)。

孙氏集毕生之精力，著成《备急千金要方》《千金翼方》两书，虽名为方书，实乃各科兼备、理法俱全的医学巨著。根据《旧唐书》记载，孙氏的著作还有《摄生真录》《枕中素书》。

《千金要方》凡三十卷，计 233 门，方论 5300 首。在医理方面，博采群经，辑录了《内经》和扁鹊、仲景、华佗、王叔和、巢元方等名家论述，是研究魏、晋、隋、唐医药的重要文献；在方药方面，广泛裒辑了前代医家的大量方剂以及当时流传民间的许多有效方药，并参以己说，总结了用药经验，内容丰富，资料翔实。宋代林亿曾赞之说："上极文字之初，下讫有隋之世，或经或方，无不采摭，集诸家之所秘要，去众说之未至……厚德过于千金，遗法传于百代"。《千金翼方》三十卷，是孙氏补充《千金要方》的著作，在其晚年撰成，内容虽有重复，但又新增了不少资料，如采集了仲景《伤寒论》的大体内容，对传播和推广《伤寒论》的学术内容，起了积极的历史作用。还增加了"药录纂要"和"本草"，是我们研究唐代药物学的珍贵资料。

二、学术思想

（一）大医精诚论

强调医德是中医学的优良传统。孙氏在《千金要方》中首列《大医精诚》，较全面地论述了医者必须恪守的道德准则，其核心就是"精诚"两字。首先，他指出医学为"至精至微之事""故学者必须博极医源，精勤不倦"。同时，他说："凡大医治病，必当安神定志，无欲无求，先发大慈恻隐之心，誓愿普救含灵之苦；若有疾厄来求救者，不得问其贵贱贫富，长幼妍蚩，怨亲善友，华夷愚智，普同一等，皆如至亲之想；亦不得瞻前顾后，自虑吉凶，护惜身命，见彼苦恼，若已有之，身心凄怆，勿避崄巇、昼夜、寒暑、饥渴、疲劳，一心赴救，无作功夫形迹之心，如此可为苍生大医，反此则是含灵巨贼"（《备急千金要方·大医精诚》)。他对医者提出了严格的要求，首先必须具有恻隐之心，对病人普同一等，把他们的痛苦当成自已或亲人的事情来对待。其次，救治必须一心一意，无欲无求。孙氏认为："人命至重，有贵千金，一方济之，德逾于此"。其著作以"千金"命名，正是体现了这种崇高的精神境界。

他痛斥当时医界的不良风气，指出："末俗小人，多行诡诈，倚傍圣教而为欺绐，遂令朝野之士庶，咸耻医术之名，多教子弟诵短文，构小策，以求出身之道，医治之术，阙而弗论"。这里的所谓"末俗小人"，是指那些医德败坏的渔利欺世者，他们的恶劣影响，使当时社会鄙弃医术，从而妨碍了医学的发展。

在医疗实践中，孙氏提出了一句珍贵的至理名言："胆欲大而心欲小，智欲圆而行欲方"。强调医者治病，既需小心翼翼，周密谨慎，又要大胆果断，毅然能决。具体而言，须灵通圆活，随机应变，而在医者的行为上，又须端方正直，一丝不苟地恪守医德准则，不可稍有偏离。他这一胆大心小、智圆行方的告诫，赢得后世医家的普遍推崇。

在治病时，孙氏强调医者必须持严肃稳重的态度，"不得多语调笑，谈谑喧哗"，也不可任意诽谤其他医者，“道说是非，议论人物，炫耀声名，訾毁诸医”；当取得治疗效果后，更不能骄傲自满“而有自许之貌”（《备急千金要方·大医精诚》），否则，便是“医人之膏肓”。

他所提倡的医德，表现了医者忘我救治的善良之心，是古今医务人员必须遵循的医疗道德准则，至今仍具有重要的现实意义。

（二）脏腑虚实寒热辨证

孙思邈是继《中藏经》《脉经》后对脏腑辨证颇有建树的医家，他将多种疾病分属五脏六腑进行论治，如坚癥积聚属肝、胸痹属心、痢疾属脾……这种按脏腑系统归纳的疾病分类法，基本上是合理的。《千金方》所载的脏腑虚实寒热辨证法，比之《中藏经》有了明显提高，对后世脏腑辨证的进一步发展有着深远的影响。

孙氏认为，每一脏腑都有“实热”和“虚寒”证，而相为表里的脏腑又有“俱实”、“俱虚”，或“俱实热”、“俱虚寒”的情况（实际上，也包括了脏腑虚热和寒实的证治内容）。如举肝胆为例：“肝实热。左手关上脉阴实……病苦心中坚满，常两胁痛，息忿忿如怒状”；“肝虚寒。左手关上脉阴虚……病苦胁下坚，寒热，腹满不欲饮食，腹胀，悒悒不乐，妇人月经不利，腰腹痛”；“胆实热。左手关上脉阳实……病苦腹中气满，饮食不下，咽干头痛，洒洒恶寒，胁痛”；“胆虚寒。左手关上脉阳虚……病苦眩厥痿，足指不能摇，躄不能起，僵仆，目黄失精”（《千金要方·胆腑》）。“肝胆俱实。左手关上脉阴阳俱实……病苦胃胀，呕逆，食不消”；“肝胆俱虚。左手关上脉阴阳俱虚……病如恍惚，尸厥不知人，妄见，少气不能言，时时自惊”（《备急千金要方·肝脏》）。

孙氏的脏腑虚实寒热辨证纲领，虽然说理不多，但罗列病证十分详细，治疗方药也很具体，如治肝实热，目痛胸满，气急塞，泻肝前胡汤[1]；治肝虚寒，胁下痛，胀满气急，目混浊，视物不明，槟榔汤[2]；治胆腑实热，精神不守，泻热半夏千里流水汤[3]；治大病后虚烦不得眠，此胆虚寒故也，宜服温胆汤[4]，凡此等等，其中不少方剂均为后人取法的典范。而在脏腑辨证中所论的“肝虚寒”、“胆虚寒”，以及“肺虚寒”、“肾实热”等证治，其中有很多内容为后世医家所忽略，故当引起我们的重视。

（三）方剂学方面的成就和特色

1. 集方剂之大成

孙氏搜集、保存了大量古方和当时流行的许多验方，使之得以流传后世，对中医方剂学的发展，作出了重大贡献。

《千金方》中许多方剂多成为后世医家常用的名方，如犀角地黄汤，大、小续命汤，紫雪丹，孔子枕中丹，肾沥汤等。也有许多方剂，被后人应用化裁而发展为新方，如“治男子五劳六绝”的“内补散”（干地黄、巴戟天、甘草、麦门冬、人参、苁蓉、石斛、五味子、桂心、茯苓、附子、菟丝子、山茱萸、远志、地麦），实为河间地黄引子所本。又如生地黄煎（生地黄汁、生地骨皮、生天门冬、生麦门冬、白蜜、竹叶、生姜汁、石膏、栝蒌、茯苓、葳蕤、知母），对清代温病学家们所订制的甘寒养液诸方，亦有很大影响。《千金方》

中尚有许多单方、验方，对某些疾病具有很好的疗效，如以栝蒌为主的治消渴方；以海藻、昆布为主的治瘿诸方；以莨菪子为主的“治积年上气不差，垂死者方”，“治水气肿、臌胀、小便不利”方，治癫痫方；外科疮痈方面的漏芦汤等等。在浩如烟海的大量方剂中，有的已被后人所采纳应用，尚有许多未被人们所引起重视，值得进一步研究。

2. 化裁发展古方

《千金方》又善于化裁古方，以更切合于实用。于仲景方尤多研究，根据临床的实际需要，灵活加减，扩展成许多类方，如仲景当归生姜羊肉汤，《千金方》则衍变为羊肉汤、羊肉当归汤、羊肉杜仲汤、羊肉生地黄汤、羊肉桂心汤、羊肉黄芪汤等，凡此都是根据妇女产后的不同病证，从仲景方加减发展成为新的方剂。

又如仲景小建中汤，《千金方》所载由此而衍变的类方有前胡建中汤，“治大劳虚羸劣，寒热呕逆，下焦虚热，小便赤痛，客热上熏头目及骨肉疼痛口干”；黄芪汤，“治虚劳不足，四肢烦疼不欲食，食即胀，汗出”；乐令黄芪汤，“治虚劳少气，心胸淡冷，时惊惕，心中悸动，手足逆冷，体常自汗，五脏六腑虚损，肠鸣，风温，荣卫不调百病，补诸不足，又治风里急”。又将小建中汤施治于妇女产后诸病，如内补当归建中汤，治“产后虚羸不足，腹中痛不止，吸吸少气，或若小腹拘急、挛痛引腰背，不能饮食”；内补芎藭汤治“妇人产后续羸，及崩伤过多，虚竭，腹中疠痛”；大补中当归汤“治产后虚损不足，腹中拘急”（《备急千金要方·妇人方》）等等。反映了孙氏重视实践及学古能化的精神。

3. 组方配伍特色

《千金方》中有许多方剂组方繁杂，药味多至数十种，熔寒热补泻于一炉，乍看颇多抵牾，实则其结构至为严密，俱根据临床较复杂的病情而用药。如以镇心圆为例，该方治“男子女子虚损，梦寐惊悸失精，女人赤白注泻，或月水不通，风邪鬼疰，寒热往来，腹中积聚，忧恚结气诸疾”（《千金翼方·补益》），其适应证范围既广，而病情又甚复杂，内伤外感，交织在一起，凡下寒上热之虚损惊悸失精，妇人虚羸而瘀血阻滞之干血劳，虚人受邪寒热往来，赤白痢下，癥瘕积聚诸症，“皆悉主之”，《千金方》针对这种复杂的病情，以寒热虚实为纲，有条不紊地展开治疗，下虚寒有紫石英、苁蓉、桂心的温养，上火热用石膏、牛黄凉泄，正虚以人参、地黄、薯蓣、当归等培补，瘀滞则用卷柏、大黄、䗪虫等推荡，又参入铁精、银屑以定惊安神，防风、乌头等疏散风寒。孙氏均能把握病机，全面照顾。其他类似的方剂，在其著作中屡见不鲜，如应用得当，皆卓有成效。这些都值得我们很好地学习和研究。

孙氏以后，直到晚近，由于历代各家学说的发展，以及近代学术流派的形成，在总体上各种医学理论和治疗方法虽有所丰富，但是近代医家在辨证论治方面每有流于程式化的倾向，处方用药亦随之而趋向呆滞和狭隘，以致反不能正确地理解《千金方》中许多寒热补泻灵活结合的方剂，更少在临床应用，这对发掘前人精华和继承发展中医学造成的不良影响是值得我们深思的。

三、医学实践

（一）杂病论治

1. 中风

关于中风的病因、病机和治疗，《千金方》分别从内、外两个方面进行认识。

在外则属于“风中五脏六腑之腧，亦为脏腑之风”，即脏腑受外来之风而致病，并且将人体在四时各季节所受之风结合五脏而命名，所谓“以春甲乙伤于风者为肝风；以夏丙丁伤于风者为心风；以四季戊己伤于风者为脾风；以秋庚辛伤于风者为肺风；以冬壬癸伤于风者为肾风”（《备急千金要方·诸风》）。

对外风的治疗，《千金方》收载了以祛散风邪为主的古方如大、小续命汤等。孙氏称“小续命，治卒中风欲死，身体缓急，口目不正，舌强不能语，奄奄忽忽，神情闷乱，诸风服之皆验”。本方虽结合麻黄、桂枝两方面疏散外邪，但又因正虚，故用人参扶正，这是循“内虚邪中”之说而立方。孙氏又指出：“大续命汤，治肝厉风，卒然瘖痖”（《备急千金要方·诸风》），并说明古法用大、小续命二汤，通治五脏偏枯贼风。大续命汤是在小续命汤中去参、附加入石膏清热，荆沥涤痰，侧重外风而兼痰热者，与小续命汤有所不同。上述两方，每被后世医家奉为治疗真中风的代表方剂。

《千金方》又在内因方面指出：“人不能用心谨慎，遂得风病，半身不遂，言语不正，庶事皆广，此为猥退病，得者不出十年……当须绝于思虑，省于言语，为于无为，乃可求愈，若还同俗类，名利是务，财色为心者，幸勿苦事医药，徒劳为疗耳”（《千金翼方·中风》）。明确指出劳心烦神，嗜欲妄念，摄养不慎是中风病证的重要内因，这对后世“类中”、“内风”说的产生，有一定影响。

在正虚引邪而为中风之外，《千金方》又认识到正虚可以直接产生内风，这种由内风而造成的中风病证，皆呈本虚标实，本虚为精气之亏，标实为痰火之盛。由于阴液匮乏，痰火肆虐，故内风多见热证，孙氏所谓“凡患风人多热”，“凡中风多由热起”。对于这种中风的治疗，他主张初发病时以清热涤痰治标为先，宜竹沥汤（生葛汁、竹沥、生姜汁）、荆沥方（荆沥、竹沥、生姜汁），又宜接服羚羊、石膏、黄芩、芍药、升麻、地骨皮、地黄、天冬等以平肝熄风，清热养液。虽然在上述方剂之中尚杂有麻黄、防风、附子、独活等辛刚之品，但这是受当时医界所盛行的外风论治影响的结果，而在病因方面能认识到此证是由于“不用心谨慎”将息失宜所引起的；在症状方面，表现多呈痰火热证；治疗用药以羚羊、石膏、竹沥等为主，都是新见卓然，对发展中风论治具有一定贡献，但这些观点和治疗经验，每易为后人忽略。

2. 虚损

虚损的形成，孙氏强调内因，在《千金翼方·叙虚损论》中指出：“凡人不终眉寿，或致夭殒者，皆由不自爱惜，竭情尽意，邀名射利，聚毒攻神，内伤骨髓，外败筋肉，血气将亡，经络便壅，皮里空疏，惟招蠹疾，正气日衰，邪气日盛”。孙氏所称虚损，范围很广，与后世虚损的概念不尽相同。

《千金方》把虚损分为五劳、六极、七伤。其内容与《诸病源候论》基本相同。纵览《千金方》所述虚损，包括病证甚多，诸如积聚、大风、湿痹、偏枯、浮肿、寒热、惊悸、喘息、消渴、血衄、黄疸、痈肿等，凡正气虚怯，邪气留连者多属本证范围。

在补虚治疗方面，《千金方》十分重视心肾两脏，如称："疾之所起，生自五劳，五劳既用，二脏先损，心肾受邪，腑脏俱病"（《千金翼方·补益》）。其补益心气，常用人参、甘草、茯苓、五味子、远志等；滋养肾脏则侧重在血肉补精和温润益精两法，前者如牛髓、羊髓、羊肾、羊肚、羊肝、麋角胶、鹿茸、鹿角胶、白马茎等经常入药；后者如地黄、菟丝子、山萸、杜仲、远志、巴戟、麦冬、五味、人参、苁蓉、石斛、茯苓、桂心、附子等，这些方药，对后世补肾益精类方剂的发展有一定影响。

由于《千金方》所指虚损的病种很多，治疗各有特点，但其间有一些常用的法则，如"补剂兼泻"、"以泻为补"、"寒热互济"、"劳则补子"等，对临床颇有指导意义。兹分述如下。

（1）补剂兼泻

《千金方》把许多疾病都归附在虚损门下，在病机方面存在着各种正虚邪踞的情况，即使是虚象明显的疾病，也在补益方中每兼以泻，使正气强盛而邪不得留，邪气祛除而正气得复。

补方中所加入的祛邪药物，如黄芪丸治五劳、七伤诸虚不足，肾气虚损，目视䀮䀮，耳无所闻，方用人参、黄芪、石斛、当归、地黄、苁蓉、羊肾等补药中参入防风、羌活、细辛等。又如治男子五劳、七伤的肾沥散用干漆；治虚损羸瘦百病的大薯蓣丸用干漆、大黄。此外，在补方中还每兼化痰、消滞诸药。

（2）以泻为补

在邪恋而致正虚，邪不去则正气不能恢复的情况下，可暂不投补，常用泻剂来驱除外邪，以达到保存正气的目的，如治骨极虚热而见膀胱不通，大小便闭塞，颜色枯黑，耳鸣者，用三黄汤通利为先（大黄、黄芩、栀子、甘草、芒硝）；又如用西州续命汤治肉极虚热，津液开泄而用麻黄、防风、黄芩、石膏等等。这种不同一般的治法，值得后世医家的重视和研究。

（3）寒温相济

在《千金方》补益方中，常可见到寒凉药与温热药的兼用，大致有如下几种情况。

温阳散寒为主，济以苦寒清火，如"治久病虚羸，脾气弱，食不消"的温脾丸，组方以吴萸、桂心、干姜、细辛、附子温阳逐寒为主，又加入苦寒的黄柏、黄连和大黄，这是因真火式微，脾虚不能熟腐水谷，但宿食停滞，蕴积不消，又郁而为热，所以"非用三黄之苦寒，标拨上盛，则萸、桂、姜、附入胃先助上热"（《千金方衍义》），无法起到达下焦暖补阳气的作用。

甘寒养液为主，济以辛温开滞，如地黄煎治疗"肺胃枯槁，不能滋其化源，而致烦渴便难"（《备急千金要方·胃腑》）之证，方中以地黄汁、麦冬汁、栝蒌根、知母、鲜骨皮等诸甘寒濡润之味为主，又佐入姜汁一味，取"辛以开结滞之气"。又如"治精极，五脏六腑俱损伤，虚热，遍身烦疼"之证，主以生地汁、麦冬汁、石膏、竹沥、黄芩等养液清热，同时参入桂心和麻黄两味辛温药物，亦持以“发越怫郁”，宣通气机。这种治法，可减少寒凉阻遏之弊，其配伍寓有深意。

温补精气，济以养阴清热，如治男子风虚劳损方，方中有苁蓉、桂心、菟丝子、巴戟天温补肾阳，又用生地黄汁、生地骨皮、生麦门冬汁、石斛、白蜜等甘寒濡养阴液，适用于阴阳俱亏之证，使阳得阴助，生化无穷，阴得阳济，泉源不竭。

（4）劳则补子

在虚劳的治疗方面，《千金方》载有劳则补子之法，即“心劳补脾”、“脾劳补肺”、“肺劳补肾”、“肾劳补肝”、“肝劳补心”，其意是指凡母脏虚劳，须补益子气，子气充盛，必能上感于母，使母气受益而恢复健康，如“白石英丸补养肺气方”中有白石英、阳起石、苁蓉、菟丝子、巴戟天、干地黄等补益肾气，俾肾气旺盛而上感于肺，肺气充复则虚劳自愈。

劳则补子之法是虚则补母之外的又一补虚途径，但临床上拘囿于虚则补母之说，孙氏治虚补子法可以开拓医家之思路。

3. 血证

《千金方》认为：“吐血有三种，有内衄、有肺痈、有伤胃”（《千金翼方·杂病》）。内衄“得之于劳倦饮食，过常所为”，血色深暗，如豆羹汁；肺痈常因酒毒血热举发；伤胃每由“饮食大饱之后……不能消化”，食伤胃腑所致，表现为血色鲜红，腹痛，呕吐等。

对吐血的治疗，在消瘀、凉血、清热方面，《千金方》颇具特色，常用犀角、大黄、生地、丹皮、桃仁、芍药等药。如名方犀角地黄汤，即初载于此，“治伤寒及温病应发汗而不汗之内蓄血及鼻衄、吐血不尽，内余瘀血，大便黑，面黄”（《备急千金要方·肝脏》）。有凉血“消瘀”之功，如果瘀热甚而“喜忘如狂者”加大黄、黄芩。

虚劳吐血方面，在扶正的同时，亦重视消瘀，如“治吐血胸中塞痛方”[5]，内有大黄、桃仁、虻虫、水蛭等；又如治“吐血虚劳胸腹烦满疼痛”的干地黄丸[6]，也用干漆、大黄、䗪虫、虻虫等。胸腹疼痛则为用消瘀药物的重要指征。需要指出的是，古代许多药物的功效与今日的认识不尽相同，如《千金方》认为干地黄能“破恶血……通血脉”；生地黄“主妇人崩中血不止，及产后血上薄，心闷绝，伤身胎动，下血胎不落，堕坠踠折，瘀血、留血、鼻衄、吐血”诸证；芍药能“除血痹，破坚积寒热疝瘕……通顺血脉……散恶血，逐贼血”等，这些都是我们在学习分析《千金方》治疗方药时所必须加以注意的。

基于临床实践，《千金方》又记载了许多单方，如“吐血百治不差疗十十差神验不传方”药用地黄汁、生大黄末（《千金翼方·杂病》），疗效确切，已得到今日临床的验证，又如对某些血证服用大量桂心末，以及“捣荆液汁”等，尚有待于进一步研究。

千金治吐血，虽然侧重在消瘀、凉血、清热，但俱以严格的辨证论治为基础，如温摄则用黄土汤，中虚则用坚中汤（糖、芍药、桂心、甘草、生姜、大枣、半夏），气血虚亏加入人参、阿胶，兼夹外邪则佐以宣泄等等。总之，《千金方》所载吐血的方法灵活而全面，对后世有重大指导意义。

4. “备急”

“备急”、“解毒”也是《千金方》的重要内容。古人为了救急，往往因陋就简，就地取材进行治疗。其中也积有不少可贵的经验，可供我们参考。如治“卒死，针间使各百余息。又灸鼻下人中”；“治卒忤”服盐汤取吐即愈；治“五绝”，取半夏末吹鼻中；救溺水不醒，灸脐中；治猘犬毒，服莨菪子、敷猘犬脑或用灸法。此外，如“甘草解百药毒，此实如汤沃雪，有同神妙”，又鸡子清治野葛毒；甘草汁、蓝青汁治“食莨菪，闷乱如卒中风，或拟热盛狂病”；蓝子汁解杏仁毒等等。《千金方》所载的备急、解毒方法，具有一定的科学价值。

（二）针灸学的发挥

孙思邈在穴位的定位方面，提出了多种指寸法，为临床取穴带来了方便。如以中指上第一节为一寸，以大拇指第一节横度为一寸，以中指长度为三寸等。另外，他还依据临床经验，大量补充了经外奇穴，例如《备急千金要方》中的寅门、当阳、当容、燕口，《千金翼方》中的转谷、始素等，达一百余穴。尤需指出“阿是穴”始由孙氏命名，其云：“有阿是之法，言人有病痛，即令捏其上，若里当其处，不问孔穴，即得便快成痛处即云阿是，灸刺皆验，故曰阿是穴也”（《备急千金要方·卷二十九》）。上述发明，对后世针灸学的发展影响深远。

孙氏的著作保存了许多重要的针灸文献史料。例如唐初针灸名家甄权所著《针方》《甄氏针经钞》等早已亡佚，孙思邈则将其中部分内容收录书中，而使后人略窥其一二。有关支法存、陈延之、郭玉、范汪等名家的针灸治验，孙氏亦有所绍述。《备急千金要方》与《千金翼方》还收载了大量的古代针灸处方，涉及病证颇多，应用范围很广，具有很重要的临床参考价值。

综上所述，孙氏之作是一部博大精深的医学全书，既保存了不少唐以前的珍贵文献资料，又全面地总结了当时的临床实践经验，是医学发展过程中重要的里程碑。

【注释】

[1] 泻肝前胡汤（《备急千金要方·肝脏》） 前胡、秦皮、细辛、栀子仁、黄芩、升麻、蕤仁、决明子、苦竹叶、车前子、芒硝（一方有柴胡）。

[2] 槟榔汤（《备急千金要方·肝脏》） 槟榔、母姜、附子、茯苓、橘皮、桂心、桔梗、白术、吴茱萸。

[3] 泻热半夏千里流水汤（《备急千金要方·胆腑》） 半夏、宿姜、生地黄、酸枣仁、黄芩、远志、茯苓、秫米（以长流水煎）。

[4] 温胆汤（《备急千金要方·胆腑》） 半夏、竹茹、橘皮、生姜、甘草、枳实。

[5] 治吐血胸中塞痛方（《备急千金要方·胆腑》） 芍药、干姜、茯苓、桂心、当归、大黄、芒硝、阿胶、甘草、人参、麻黄、干地黄、虻虫、水蛭、大枣、桃仁。

[6] 干地黄丸（《备急千金要方·胆腑》） 干地黄、当归、大黄、细辛、白术、茯苓、前胡、人参、虻虫、䗪虫、干姜、麦门冬、甘草、黄芩、厚朴、干漆、枳实、防风。

第三章　宋金元医学

——理论探索的深入和“新学肇兴”

唐末五代十国的割据局面，前后维持了六十余年，公元960年赵匡胤灭后周，建立北宋政权，宣告五代十国的结束。

北宋政权延续了一百余年，女真族强盛起来，在北方建立金国。公元1126年，金兵陷汴京，掠走徽、钦二帝。北宋王朝被迫迁都临安，苟安江南一隅，史称南宋。这样，在中国大地上形成了短暂的南宋北金对峙局面。

公元1234年，逐渐强大起来的蒙古先灭北方金国，旋定都大都，建立元朝。公元1297年又灭南宋，统一中国，建立了元朝。

在宋金元这一历史时期中，经济、文化、生产的发展是不平衡的，这必然给医学的发展带来影响。

北宋初期，在社会比较安定，政府采取了一些轻徭薄赋的措施，促进了农业的发展和经济的繁荣，随之也迎来了一个文化、医学发展的高潮。

科技方面的成就，集中反映在沈括（公元1030—1094年）所著《梦溪笔谈》一书中，该书记载了当时在天文、历算、方志、音韵、医学等方面的成就，如置浑仪、浮漏等天文仪器，创造新历，皆为后世采用。在数学方面更有不朽的贡献。我国三大发明中的指南针和活字印刷术实际上都成熟应用于这一时期。特别是北宋毕昇发明了活字印刷术，这是印刷史上一次重要变革，大大方便于书籍的印刷、传播，对保存古代文献典籍起重要作用。就我国古代史料而言，宋以前佚者多，宋以后存者多，这也是主要原因之一。

承袭晋唐之风，文人通医的情况更为普遍，不少北宋名人皆兼擅研究医学而有著述，如司马光的《医问》，文彦博的《药准》，苏轼的《圣散子方》，沈括的《灵苑方》《良方》，张耒的《治风方》等等。文人治医与朝廷重视医学也是分不开的，北宋开国未几，宋太宗赵炅即命王怀隐等于太平兴国七年撰集《太平圣惠方》，帝自为序，并令镂版颁行天下，诸州各置医博士掌之。所以文人每有“不为良相则为良医”之说，“儒医”之称，概亦源于此时。

哲学思想对宋金元医学的发展有很大的影响，特别是北宋理学。宋初，朝廷大力提倡儒学，重用儒臣，以加强君主集权，避免地方割据。儒家内部出现了两种不同的学风，一种提倡“经世致用”，如范仲淹、欧阳修、王安石等，主张为朝廷培养实干人才。另一种学风注重道德修养，研究“性命之学”，周敦颐（公元1017—1073年）为其代表人物，他的讲学宗旨在于提倡孟子所说的“养心莫善于寡欲”，以提高人们的精神境界。在养心寡欲的基础上，又渗透了佛、老的“虚静”、“无为”思想，主张人生须清心无欲、安贫乐道，从而成为宋明理学唯心论的创始人。他的这些观点，赢得了统治阶级的支持和重视。周氏又精通于易理，著有《太极图说》，反映了他对宇宙本原、物质运动等一些重要自然现象的基本看法，由此也引申了他的世界观。其后，朱熹承其学，强调“道心”与“人心”的区别，道心含“天理”，人心为“人欲”，他说：“人心惟危，道心惟微”，通过修心养性，使“人心”转危为安，使“道心”由隐而显，人心服从于道心，私欲受天理支配。宋代理学是儒、道、释结合的产物，标志着儒家的哲学思想发展到了一个新阶段。其中有关推原万物起源的《太极图说》和有关修心养心的道德修养，对后世医学的发展起有很大的影响。元代朱震亨的“相火论”以及明代诸家命门学说的形成都与理学的影响有很大关系。

此外，运气学说对医学影响亦极大。继唐代七篇大论问世以后，不少著名学者都竭力推崇其说。沈括强调治病须“先知阴阳运历之变故”（《沈括良方·自序》）。杨康候撰《护命方》《通神论》（俱佚），其中有不少关于运气学说的内容，他认为“岐伯语五运六气，以治疾病，后世通之者，唯王冰一人而已，然犹于变迁行度，莫知其始终次序，故著此方论（指《通神论》）”（《赵希弁按通神论》）。著名文人黄庭坚亦序《通神论》，称杨康候曾对他说：“五运六气，视其岁而为药石”，说明杨氏在其书中已列出运气变迁图，根据每年不同运气，主以当年的治疗方药。刘温舒撰《素问运气入式论奥》，于元符已卯年（公元1099年）自为序，认为素问气运为治病之要，“若纲之在网，珠之在贯，粲然明白，笺明奥义”，因阐发经旨为三十论，绘成二十七图，并以之进献朝廷，颇得徽宗赵佶的赏识。在朝廷的重视下，政府每年颁布“运历”，预告当年的主气、所病及治疗当用方药等。后宋徽宗赵佶又于政和八年（公元1118年）将其所撰《圣济经》颁诸天下，而运气为其中重要的内容，并“令内外学校，课试于《圣济经》出题”，可见运气之学已被列入读书人考试的范围中。医界因此更加重视运气，自不待言。故宋代之后，不少医著皆有运气内容，如金元诸家之学说，亦受北宋重视运气的影响，刘完素、张元素、张从正、李杲等著名医家所创立的新说每与运气相关，或以运气为新说之推理工具。

由于上述种种因素，北宋医学成就颇著，不论在整理古籍、发展方书、研究经典以及本草学等方面，俱有较高的建树。

金元时期，中国境内的社会结构发生了很大变化。由于战乱频繁，少数民族所建立的政权不可能把医学放到像北宋时期的高度来对待，因此，也就谈不上对医学进行有效的监管和引导。这样，一方面，国家对医学的监管不力和引导的缺乏却给医学带来了充分的自由发展空间；另一方面，由于战乱、劳役、饥馑等因素而致疫病流行，内伤、虚劳病日益增多，促使一大批有创新精神的医家对疫病、内伤、虚劳病的病因病机及其辨证论治展开全面、系统的研究，金元诸家应运而生，他们以一家之言，结合实践从不同角度在不同层面上阐发了《内经》的奥旨，使医学进入了一个“新学肇兴”时期，对中医学的病理、诊断、治疗等方面都作出了极大的贡献。

宋以前医书虽丰，而亡佚者大半，流传于世的一些古医籍亦常常错简脱衍，谬误滋生。宋朝于嘉祐年间（公元1057年）成立了官方的校正医书局，专门从事辑集、校刊古典医著的工作，当时的一些著名学者和医家如掌禹锡、林亿、高保衡、孙兆等都参加了这个机构。他们广为搜辑，精心校正了不少古代医学文献资料，《素问》《伤寒论》《金匮要略》《脉经》《针灸甲乙经》《诸病源候论》《千金要方》《千金翼方》《外台秘要》等宋以前的重要医籍，都是经过宋代校正医书局的整理、研究和校正而流传后世的，宋代的校正本从内容到形式都成为后世历代翻刻重校本的蓝本。据记载，当时校正医书工作十分繁重，也十分认真，以《素问》为例："正谬误者六千余字，增注义者二千余条，一言去取，必有稽考，舛文疑义，于是详明"（《素问·高保衡等序》），林亿等在《新校备急千金要方·序》中更具体地说明了他们当时的工作情况："于是请内府之秘书，探《道藏》之别录，公私众本，搜访几遍，得以正其讹谬，补其遗佚，文之重复者削之，事之不伦者缉之，编次类聚，朞月功至，纲领虽有所立，文义犹或疑阻，是用端本以正末，如《素问》、《九墟》、《灵枢》、《甲乙》、《太素》、《巢源》、诸家本草，前古脉书，《金匮玉函》、《肘后备急》、谢士泰《删繁方》、刘涓子《鬼遗论》之类，事关所出，无不研核，尚有所阙，而又溯流以讨源，如《玉鉴经》、《千金翼》、《崔氏纂要》、《延年秘录》、《正元广利》、《外台秘要》、《兵部手集》、《梦得传信》之类，凡所派别，无不考理，互相质正，反复稽参，然后遗文疑义，焕然悉明"，说明当时从事校订医书工作的医家、学者为校定古代医学典籍付出了大量的艰辛劳动。经过这次校正的重要古医籍，基本上都流传下来了，而且内容比较规范。应该说，宋以前重要医学典籍能得以保存和流传至今，与宋代校正医书局的工作是分不开的。宋代校正医书局为医学事业的发展和医学知识的普及都起了重要的促进作用。

第一节　伤寒学的形成与诸家的研究

张仲景的《伤寒杂病论》经晋·王叔和将其伤寒部分整理为《伤寒论》后，历经东晋、南北朝的分裂局面，时隐时现。至孙思邈晚年著《千金翼方》，始将《伤寒论》的部分内容载入其中。在唐代，尚有《正理伤寒论》一书，可能是《伤寒论》的另一传本。王冰在注解《素问》时曾引用其论，如说"脉大浮数，病为在表，可发其汗；脉细沉数，病在里，可下之"。仅此，已可见其学术价值了。惜此书未能流传于后世，可能是由于五代十国的纷乱所致。北宋初，宋太祖开宝（公元968～976年）中，节度使高继冲曾编录此书进上，然而其文理舛错，未经考证。此后历朝虽藏之书府，但也阙于校雠，致天下医者无人得见此书。后翰林学士王洙在馆阁蠹简中，得仲景《金匮玉函要略方》三卷，上辨伤寒，中论杂病，下载其方，乃录而流传，但仅止数家。宋校正医书局成立后，在宋英宗治平年间，诏孙奇、林亿等校正《伤寒论》，经校之后，全书分十卷，22篇，除重复和佚方外，计一百一十二方，《伤寒论》遂颁行于世。

自从《伤寒论》流传之后，宋金元时代的医家学者对它进行的研究日益众多，如成无已为注解《伤寒论》的第一家；朱肱对《伤寒论》进行了综合研究；庞安常著《伤寒总病论》，论述了广义的伤寒病；许叔微著伤寒三书；郭白云采诸家之论以补其阙略；刘完素论六经病证皆属于热；王好古倡论伤寒内感阴证……他们或从理论上进行整理、注疏、阐发，或结合临床实践对各种外感热病和外感寒证提出诸多治疗方法，或从脉象舌苔方面专论伤寒的诊断。总之在宋金元时期，围绕着《伤寒论》的研究，在客观上已形成了中医学的一门专门学说——伤寒学。

一、庞安常阐论寒毒伤阳和四时温证

庞安时（公元1042－1099年），字安常，蕲州蕲水（今湖北浠水县）人。以善治伤寒名闻当世，与苏轼友善，苏轼曾赞其“精于伤寒，妙得长沙遗旨”（《东坡杂记》）。庞氏著有《伤寒总病论》六卷，别撰《难经辨》数万言，已佚。庞氏伤寒之学，上溯《内》《难》，发仲景未尽之意，又旁及诸家，参以已见，补充了许多方剂，故颇为后世所推崇。

《伤寒例》引《阴阳大论》文谓“冬时严寒，万类深藏，君子周密，则不伤于寒，触冒之者，乃名伤寒耳。其伤于四时之气，皆能为病，以伤寒为毒者，以其最成杀厉之气也。中而即病者，名曰伤寒；不即病者，寒毒藏于肌肤中，至春变为温病，至夏变为暑病……”陈延之《小品方》以及《千金》《外台》均载此说。庞安常将其与《素问·四气调神大论》“冬三月，此谓闭藏，水冰地坼，无扰乎阳”等论说相结合，进一步阐明了寒毒伤阳的问题。他认为，伤寒致病，由冬令扰动阳气，寒毒侵犯所致。其受邪发病与否，与人体正气盛衰有重要关系。他说：“严寒冬令，为杀厉之气也，故君子善知摄生，当严寒之时，周密居室，而不犯寒毒。其有奔驰荷重，劳力之人，皆辛苦之徒也，当阳气闭藏，反扰动之，令郁发腠理，津液强渍，为寒所搏，肌腠反密，寒毒与荣卫相浑，当是之时，勇者气行则已，怯者着而成病矣。其即时成病者，头痛身疼，肌肤热而恶寒，名曰伤寒；其不即时成病，则寒毒藏于肌肤之间，至春夏阳气发生，则寒气相搏于营卫之间，其患与冬时即病候无异；因春温气而变，名曰温病也；因夏暑气而变，名曰热病也；因八节虚风而变，名曰中风也；因暑湿而变，名曰湿病也；因气运风热相搏而变，名曰风温也。其病本因冬时中寒，随时有变病之形态耳，故大医通谓之伤寒焉”（《伤寒总病论·叙论》）。由此表明，庞氏认为寒毒侵犯人体，其发病与否，决定于正气之强弱。并认为“温病”、“热病”、“中风”、“湿病”、“风温”等，实为冬月所感之伏邪兼挟时令新感而成的变病。

庞氏对伤寒的治疗，既宗仲景之法则，而善于灵活变化，往往因时因地因人而异治。如认为桂枝汤对西北地人，四时可用，但江淮之地只宜用于冬春。自春末及夏至以前，如须用麻黄、桂枝、青龙等汤，则宜加黄芩。夏至以后用桂枝汤取汗，应随证加知母、大青叶、石膏、升麻等药。即使在“一州之内”，他也指出：“有山居者，为居积阴之所，盛夏冰雪，其气寒，腠理闭，难伤于邪……其有病者多中风、中寒之疾也；有平居者，为居积阳之所，严冬生草，其气温，腠理疏，易伤于邪……其有疾者多中湿、中暑之疾也”（《伤寒总病论·叙论》）。可见治疗伤寒必须考虑地理、气候以及由此形成的体质特点。

同时，庞氏还十分注意患者的禀气强弱和宿疾之有无，这些对伤寒病变都有重要的影响。他明确指出：“凡人禀气各有盛衰，宿病各有寒热。因伤寒蒸起宿疾，更不在感异气而变者；假令素有寒者，多变阳虚阴盛之疾，或变阴毒也；素有热者，多变阳盛阴虚之疾，或变阳毒也”（《伤寒总病论·叙论》）。

庞氏著作之所以称为《伤寒总病论》，因其将“伤寒”作为一个广义的概念来认识。所以在其中还包括了多种外感热病的证治内容，值得注意的是他汇集了《千金要方》中对于四时温疫病的有关论述和治疗方药。如春季的青筋牵病，用柴胡地黄汤、石膏竹叶汤；夏季的赤脉攒病，用石膏地黄汤；秋季的白气狸病，用石膏杏仁汤、石膏葱白汤；冬季的黑骨温病，用苦参石膏汤、知母解肌汤；四季可发的黄肉随病，用玄参寒水石汤。庞氏把这些原本收载于《千金方》中五脏各篇中的内容集中论述，并为有关方剂确定了名称，从而把四时天行温病的证治独立于伤寒之外，充分展示了庞氏的超群见解。这不仅在当时具有重要的临床现实意义，而且对后世也有很大的影响。当时有学者张耒曾说："安常又窃忧其有病证，而无方者，续著为论数卷，用心为述，追俪古人，淮南谓安常能为伤寒说话，岂不信哉"（《文献通考》），主要是指他在四时温疫病论治方面所取得的成就。

南宋建炎二年（公元 1128 年），许叔微曾采用庞氏定名的柴胡地黄汤治疗青筋牵病，获得良效。许氏明确指出这是一种"时行疫病"。由此可见庞氏的《伤寒总病论》对南宋医家的临床实践发挥了重要的指导作用。可惜到了明代，一些医家对四时温疫缺乏应有的认识。即使如虞抟之博学善医，却也说："愧予年逾八旬，略未见此异证，或世有之而予未之见欤？抑见之而予未之识欤"（《医学正传·医学或问》）。当时对于传染病的治疗往往束手无策也就不足为奇了。

二、朱肱对《伤寒论》的阐发和补充

朱肱，字翼中，号无求子。宋乌程（今浙江吴兴）人，元祐三年（公元 1088 年）进士，曾授奉议郎、医学博士等职。朱肱精研伤寒，著《南阳活人书》（原称《无求子伤寒百问》，作于公元 1089 年，成于公元 1107 年）二十二卷，于仲景《伤寒论》颇多阐发和补充，为医林所推崇。

朱氏研究伤寒的特点在于以经络论三阴三阳，举表里虚实为辨证大纲，并强调辨病和辨证，同时还补充了不少具体的治疗方法。

首先，朱肱认为《伤寒论》所说的三阴三阳病，是足三阴、三阳经络为病。他在《活人书》序中指出："张长沙伤寒论，其言奥雅，非精于经络不晓会"。又说："治伤寒先须识经络，不识经络，触途冥行，不知邪气之所在，往往病在太阳，反攻少阴；证在厥阴，乃和少阳，寒邪未除，真气受毙"（《南阳活人书·卷一》）。

朱氏之论，原本于《素问·热论》。他指出："病家云发热恶寒，头项痛、腰脊强，则知病在太阳经也；身热目痛鼻干不得卧，则知病在阳明经也；腹满咽干，手足自温，或自利不渴，或腹满时痛，则知病在太阴经也；引饮恶寒，或口燥舌干，则知病在少阴经也；烦满囊缩，则知病在厥阴经也"（《南阳活人书·卷一》）。先知其所病之经脉，然后再分辨其表里阴阳等。有学者认为，朱氏辨六经病的内容是后世六经病证纲领说的前身。

为了进一步说明六经病与经络的关系，朱氏还根据《灵枢》经络学说进行病理解说。如论少阴经受病说："足少阴之经，其脉起于小指之下，斜趋足心。别行者入跟中，上至股内后臁，贯肾，络膀胱；直行者从肾上贯肝膈，入肺中，系舌本。伤寒热气入于脏，流于少阴之经。少阴主肾，肾恶燥，故渴而引饮；又经发汗吐下已后，脏腑空虚，津液枯竭，肾有余热，亦渴，故病人口燥舌干而渴，其脉尺寸俱沉者，知少阴经受病也"（《南阳活人书·卷一》）。凡六经之病，皆如此而论。关于六经即经络的见解，事实上并非始自朱肱。早在晋代，皇甫谧《针灸甲乙经》已明确"六经受病，发伤寒热病"。隋·巢元方《诸病源候论》更详细地以经络解说伤寒病机，如“太阳者，膀胱之经也”，“太阳者，小肠之经也……阳明者，胃之经也……少阳者，胆之经也……太阴者，脾之经也……少阴者，肾之经也……厥阴者，肝之经也”。又如：“伤寒百合病”则是“经络百脉一宗，悉致病也”。伤寒不愈的原因是“诸阴阳经络重受于病”，显然，其以三阴三阳证称作六经病证，且完全以经络受病来分析三阴三阳的病机，比朱肱要早五百多年。这说明自东汉末年，经魏晋隋唐，迄于宋代，把伤寒三阴三阳病证解释为经络受病，医家们殆无异词。而朱肱之成就，则在于其对六经经络说的阐论更为明确深入。朱肱关于六经经络说的另一有影响的倡论是“伤寒只传足经，不传手经”（《南阳活人书·卷四》）。后世宗其说者不在少数，但这种观点未免失之偏颇。

其次，朱肱还突出表里阴阳的辨证。他认为：“治伤寒须辨表里，表里不分，汗下差误”（《南阳活人书·卷三》）。至于阴阳二证，更宜细分：“阳候多语，阴证无声；阳病则旦静，阴病则夜宁；阳虚则暮乱，阴虚则夜争。阴阳消息，证状各异。然而物极则反，寒暑之变，重阳必阴，重阴必阳，阴证似阳，阳证似阴，阴盛格阳，似是而非，若同而异”（《南阳活人书·卷四》）。表里阴阳，是《伤寒论》辨证的大纲，他对于伤寒阴证似阳和阳证似阴的辨别最为重视。指出：“身微热，烦躁面赤，脉沉而微，此名阴证似阳也，若医者不看脉，以虚阳上膈躁，误以为实热，反与凉药，则气消成大病矣”，“身冷脉细沉疾，烦躁而不饮水，此阴盛隔阳”。又说：“手足逆冷，而大便秘，小便赤，或大便黑色，脉沉而滑，此名阳证似阴也”（《南阳活人书·卷四》）。总之，朱肱将其突出地加以重视，是很有道理的。《南阳活人书》还把广义伤寒所属的各种外感疾病严加区别，并对发热、恶寒、恶风、头痛、喘、渴、呕吐、发狂等种种证候加以辨析。此外，朱氏还有感于《伤寒论》“证多而药少”，故采《千金》《外台》《圣惠》等书中的药方百余首，“以证合方，以方合病”，以补其不足。如治阴毒的白术散、附子散、正阳散、肉桂散、回阳丹、返阴丹、霹雳散、火焰散等，治阳毒的栀子仁汤，治湿温的白虎加苍术汤，以及黑膏、葳蕤汤、栀子升麻汤、犀角地黄汤等，这些晋唐及宋代方药的采纳运用，对后世临床深有影响。

由于朱肱的伤寒著作“其门多，其方众，其意直，其类辨”（《素问玄机原病式》序），对《伤寒论》的阐释和补充有重要的贡献，因而备受医家称赏，徐大椿《医学源流论·活人书论》说：“宋人之书，能发明伤寒论，使人有所执持而易晓，大有功于仲景者，活人书为第一”，这一评述，在某种意义上是比较恰当的。

三、成无己开《伤寒论》注解之先河

自《伤寒论》问世以后，对它进行注解者，当推成无己为第一家。清·汪琥说：“成无己注解《伤寒论》，犹王太仆之注《内经》，所难者惟创始耳”（《伤寒论辨证广注·凡例》）。成无己（约公元1063—1156年）确是我国医学史上注解《伤寒论》的首创者。成氏系宋金时聊摄（山东阳谷）人，世代儒医，才识明敏，记闻赅博，著《注解伤寒论》十卷，《伤寒明理论》三卷，《论方》一卷（后并入《明理论》中）。成氏所采用的《伤寒论》，即为林亿等所校正者。

成无己对《伤寒论》研究的主要贡献，在于以经释论，辨证明理，详析方制。由于

《伤寒论·自序》曾有“撰用《素问》《九卷》《八十一难》”之说，因此，成氏的注解溯本穷源，引证《内》《难》之论，以释《伤寒论》文义，是比较合理的。

例如，解《伤寒论》“若发汗已，身灼热者，名曰风温……若被下者，小便不利，直视失溲”（《伤寒论·太阳篇上》)，成氏认为“若被下者，则伤脏气太阳膀胱经也。《内经》曰：‘膀胱不利为癃，不约为遗溺。’癃者，小便不利也。太阳之脉起目内眦，《内经》曰：‘瞳子高者，太阳不足；戴眼者，太阳已绝。’小便不利，直视失溲，为下后竭津液，损脏气”。所引《内经》之语，前者见《素问·宣明五气》，后者见《素问·三部九候论》。

再如，释“伤寒表不解，心下有水气”（《伤寒论·太阳篇中》小青龙汤条)，认为“伤寒表不解，心下有水饮，则水寒相搏，肺寒气逆，故干呕，发热而咳。《针经》曰：‘形寒饮冷则伤肺，以其两寒相感，中外皆伤，故气逆而上行。’此之谓也”。文中提到的《针经》诸语，即《灵枢·邪气脏腑病形》中所论。成氏所注“气逆上行”句，纠正了今本“气道上行”之误。

又如以《难经》释“伤寒下利，日十余行，脉反实者死”（《伤寒论·厥阴篇》)，成氏注云：“下利者，里虚也，脉当微弱。反实者，病胜脏也，故死。《难经》曰：‘脉不应病，病不应脉，是为死病。’”语出《难经·十八难》。其据经释论，大抵如此。

成氏所著《伤寒明理论》举《伤寒论》中常见证候50个进行了详细的类证鉴别，可以说是一部伤寒症状鉴别诊断专著。其释战栗有内外之诊，烦躁有阴阳之别，四逆与厥有寒热浅深不同等，见解超群。如其论四逆与厥认为：“四逆者，四肢逆而不温者是也……当太阳，阳明受邪之时，则一身手足尽热……邪气在半表半里，则手足不热而自温也。至于邪传少阴，为里证已深，虽未至厥，而手足又加之不温，是四逆也。若至厥阴，则手足厥冷矣。经曰：少阴病四逆，其人或咳或悸，或小便不利，或腹中痛，或泄利下重者，四逆散主之，方用柴胡、枳实、芍药、甘草，四者皆是寒冷之物，而专主四逆之疾，是知四逆非虚寒之证也。又有四逆诸汤，亦治四逆手足寒，方用干姜、附子热药者，厥有旨哉！若手足自热而至温，从四逆而至厥者，传经之邪也，四逆散主之；若始得之，手足便厥而不温者，是阴经受邪，阳气不足，可用四逆汤温之……四逆与厥，相近而非也”（《伤寒明理论·四逆》)，“厥者冷也，甚于四逆也”（《伤寒明理论·厥》)。成氏的论析，颇得仲景之旨，使学者能因论而明理，识证以辨病。

成氏的《药方论》则论析了《伤寒论》方的制方分类。成氏在陈藏器“药有宣、通、补、泄、轻、重、涩、滑、燥、湿”的基础上，明确提出了“十剂”的概念，而且宗《内经》《本草》之说，提出了“七方”之名，说“制方之用，大、小、缓、急、奇、偶、复七方是也。是以制方之体，欲成七方之用者，必本于气味生成，而制方成焉”（《伤寒明理论·药方论序》)。他认为处方之制无逾于此，而“惟张仲景方一部，最为众方之祖”（《伤寒明理论·药方论序》)。成氏以伤寒常用二十方为例加以说明。如解桂枝汤方云：“桂味辛热，用以为君……宣通诸药，为之先聘，是犹辛甘发散为阳之意，盖发散风邪必以辛为主，芍药味苦微寒，甘草味甘平，二物用以为臣佐者，《内经》所谓‘风淫所胜，平以辛，佐以苦，以甘缓之，以酸收之……’生姜味辛温，大枣味甘温，二物以使者。《内经》所谓‘风淫于内，以甘缓之，以辛散之……’姜、枣味辛甘，故能发散，而此又不特专于发散之用，以脾并为胃行其津液，姜、枣之用，专行脾之津液而和荣卫者也”（《伤寒明理论·药方论·桂枝汤方》）。以上所引，一见于《素问·阴阳应象大论》，再见于《素问·至真要大论》。历代医家对成无己的《伤寒论》研究颇多称颂。严器之称其“分析异同，彰明隐奥……实前贤所未言，后学所未识，是得仲景之深意也”（《注解伤寒论》严序）。《医林列传》说：“成无己博极研精，深造自得，本《难》《素》《灵枢》诸书，以发明其奥；因仲景方论，以辨析其理，表里虚实，阴阳死生之说，究药病轻重去取加减之意，真得长沙公之旨趣”，王肯堂也称“解释仲景书者，惟成无己最为详明”。

当然，成氏的研究并非毫无缺点，如随文顺释，自相矛盾之处，时或有之；对于阴寒证的病机和辨证施治认识不够，即如王履所言“然即入阴经之寒证，又不及朱奉议能识，况即病立法之本旨乎？宜其莫能知也。惟其莫知，故于三阴诸寒证，止随文解义而已，未尝明其何由不为热而为寒也”（《医经溯洄集》）。然而即使如此，后世诸医家对《伤寒论》的注解发明，实大半由成氏之注而得到启悟。所以《伤寒准绳》对成无己的评价是“白璧微瑕，固无损于连城也”。

四、许叔微以“表里虚实”论治伤寒

许叔微对于《伤寒论》的辨证研究颇有发挥。许叔微（公元1079－1154年），字知可，真州白沙（今江苏仪征）人。曾举进士，官集贤院学士，故人称许学士。所著伤寒三书，即《伤寒百证歌》《伤寒发微论》《伤寒九十论》，全面反映了他在《伤寒论》研究方面的成就。

许氏认为，仲景《伤寒论》的辨证关键在于“表里虚实”。他说：“伤寒治法，先要明表里虚实，能明此四字，则仲景三百九十七法，可坐而定也”（《伤寒发微论·论表里虚实》）。如在《伤寒百证歌》中于脉证的辨析，都是以此四字为要。他指出：伤寒“脉虽有阴阳，须看轻重，以分表里”。又云：“伤寒先要辨表里虚实，此四者为急。仲景云：浮为在表，沉为在里，然表证有虚有实，浮而有力者表实也，无汗不恶风。浮而无力者表虚也，自汗恶风也”。至于在证情的辨证上，又有“表实、表虚；里实，里虚；表里俱实，表里俱虚”（《伤寒发微论·论表里虚实》）的区别。其所以不举“阴阳寒热”作为纲，是由于他认为在三阳和三阴经证中，均存在有寒证和热证。因而在事实上，他是将“阴阳寒热”包括在“表里虚实”之中进行辨析的。在掌握“表里虚实”的前提下，对真寒假热、真热假寒，阴证似阳、阳证似阴等详加分辨。他在错综复杂的伤寒病证中，重视脉证合参，以表里虚实为纲，从而把寒热、阴阳分辨清楚，使《伤寒论》的妙义清晰地揭示了出来，使之更切合于临床实用。《伤寒论》经过许叔微这样提炼以后，更突出了张仲景辨证论治的特点。

在伤寒的治疗方药方面，许叔微也有新的补充，如治太阳里虚，尺中脉迟，有黄芪建中加当归汤；治妇人热入血室，制小柴胡加地黄汤。这些方剂都成为传世之名方，对后人学习应用伤寒论有很大的启发。

《伤寒发微论》还广泛地引用扁鹊、华佗、孙思邈诸家的学说，对所列七十二证加以印证，进一步说明了《伤寒论》在历史上所起的承先启后的作用。

许氏的另一部著作《伤寒九十论》则收集了作者本人临床应用张仲景方治疗伤寒病证

的 90 个临床治验，并着重进行病机探讨和辨证分析。其特点是每一案都依托典型的临床案例来印证《伤寒论》中相应主治条文的临床应用。兹举一案：一武官为贼寇所执，置诸舟中。数日得脱，乘饥恣食。又解衣扪虱。次日即患伤寒发热自汗而胸膈不利。一医作伤食而下之，一医作解衣中邪而汗之。杂治数日，渐觉昏困，上喘息高。许诊之曰：太阳病，下之后，表未解，微喘者，桂枝加厚朴杏子汤。此仲景法也。遂指令医者治此药。一啜喘定，再啜热缓微汗，至晚身凉而脉已和矣。医者曰：某平生未尝用仲景方，不知其神捷如此。许氏临床运用仲景方辨治伤寒病证，已达炉火纯青，颇受后人称赞。清代医家俞东扶辑《古今医案按》，在伤寒门首列许氏伤寒治验数则，并加按语："仲景《伤寒论》犹儒书之《大学》《中庸》也，文词古奥，理法精深，自晋迄今，善用其书者，唯许学士叔微一人而已。所存医案数十条，皆有发明，可为后学楷模"（《古今医案按·伤寒》）。

五、郭雍补仲景论述之阙略

《伤寒补亡论》作者郭雍，字子和，其先洛阳人，父忠孝，师事程颐，雍传其父学，并通于医，号白云先生。宋乾道（公元 1165～1173 年）中，经湖北帅张孝祥荐于朝，旌召不就，赐号冲晦处士，又封颐正先生，时已八十有三。淳熙十四年（公元 1187 年）卒，大约活了九十二岁。郭氏研究《伤寒论》，采《素问》《难经》《千金方》《外台秘要》《活人书》等方论，以补仲景之阙略，故名其书为《伤寒补亡论》。

郭氏于宋时伤寒诸说，每折衷于朱肱、庞安时、常器之三家之间。三家伤寒著作中，惟常氏之书不传于世，而其部分内容在郭雍《伤寒补亡论》中尚可一见。如《伤寒论》"太阳病当恶寒发热，今自汗出，反不恶寒发热，关上脉细数者，以医吐之过也。一二日吐之者，腹中饥口不能食；三四日吐之者，不喜糜粥，欲食冷食，朝食暮吐，以医吐之所致也，此为小逆"。《补亡论》常器之云：可与小半夏汤，亦与半夏干姜汤；郭白云云：《活人书》大小半夏加茯苓汤，半夏生姜汤皆可选用。又，《伤寒论》"太阳病吐之，但太阳病当恶寒，今反不恶寒，不欲近衣，此为吐之内烦也"。《补亡论》常器之云：可与竹叶石膏汤。其所收载的常氏之论，不仅为后世保存了常氏已佚的原著资料，而且补仲景原书方药之缺略，又能给后世医家以不少启发。如对太阳病吐之内烦一条，清代《医宗金鉴》即根据常器之之说，进一步说明"今因吐后，内生烦热，是为气液已伤之虚烦，非未经汗下之实烦也……惟宜用竹叶石膏汤，于益气生津中，清热宁烦可也"。

郭氏于《伤寒论》的研究，多于极平凡处见其精细。例如太阳病的有汗无汗二症，一般均可以表实表虚言之，少有究其所以然者，独郭雍为之分析说："太阳一经何其或有汗或无汗也？曰：系于荣卫之气也。荣行脉中，卫行脉外，亦以内外和谐而后可行也。风邪之气中浅而中卫，中卫则卫强，卫强不与营相属，其慓悍之气随空隙而外出，则为汗矣，故有汗者，卫气遇毛孔而出者也。寒邪中深，则涉卫中荣，二气俱受病，无一强一弱之证，寒邪营卫相结而不行，则卫气无自而出，必用药发其汗，然后邪去而荣卫复通。故虽一经，有有汗无汗二证，亦有桂枝解表麻黄发汗之治法不同也"（《伤寒补亡论·太阳经证治上》）。郭雍此说，阐明了《伤寒论》"卫气不共荣气和谐"的理论。

郭雍对厥病的发挥亦很为突出。他说："世之论厥者，皆不达其源。厥者，逆也，凡逆皆为厥。《伤寒》所论，盖手足厥逆之一证也。凡阴阳正气偏胜而厥者，一寒不复可热，一热不复可寒。伤寒之厥，非本阴阳偏胜，暂为毒气所苦而然。毒气并于阴，则阴盛而阳衰，阴经不能容，其毒必溢于阳，故为寒厥；毒气并于阳，则阳盛而阴衰，阳经不能容，其毒必溢于阴，故为热厥。其手足逆冷，或有温时，手足虽逆冷，而手足掌心必暖"（《伤寒补亡论·厥阴证》）。郭雍认为，凡逆皆为厥，却有寒热之分。伤寒之厥，乃毒气并于阴经或阳经所致，与阴阳正气偏胜而厥者不同。

更有临床价值的是郭雍补充了五种发疹疾病的鉴别诊断，他说："伤寒热病，发斑谓之斑，其形如丹砂小点，终不成疮，退即消尽，不复有痕（斑疹伤寒）；温毒，斑即成疮，古人谓热毒疮也，舍是又安得有热毒一疮？后人谓豌豆疮，以其形似也。温毒疮数种，豌豆疮即其毒之最大者（天花）；其次则水疮麻子是也（水痘）；又其次麸疮子是也。如麸不成疮，但退皮耳，以其不成疮，俗谓之麸疮（麻疹）；又与瘾疹不同，瘾疹皮肤瘙痒，搔则瘾疹隆起，相连而出，终不成疱，不结脓水，也不退皮，忽尔而出，忽尔而消，亦名风尸（荨麻疹）"。其论述较之《太平圣惠方》和《小儿药证直诀》更为完善。由此可见，郭雍的论述确有创见，足见其治学的精深与严谨。因而汪琥认为其所著《伤寒补亡论》一书，为"治伤寒者，不可以不知也"。

六、刘完素创论六经传受皆为热证

在伤寒辨证论治研究领域，突破伤寒研究传统观点的束缚，倡言"六经传受皆为热证"的是金元四大家之一的刘完素及其弟子马宗素等。刘完素毕生重视《内经》理论的研究，尤其注重运气与病机的研究，认为医学的"法之与术，悉出《内经》之玄机"（《素问病机气宜保命集·序》），"识病之法，以其病归五运六气之化，明可见矣"。刘氏的著作有《素问玄机原病式》《素问病机气宜保命集》《医方精要宣明论》《三消论》，另有世间流传的《伤寒标本心法类萃》等署名刘完素之书，虽未必出自刘氏之手，但实亦河间绪论。其众弟子如马宗素（《伤寒医鉴》）、葛雍（《伤寒直格》）、镏洪（《伤寒心要》）等大倡其说，在各自著作中对刘完素以外感热病论伤寒的学术思想作了深入的阐发。

马宗素传河间之学最为真切，其《伤寒医鉴》载述了刘完素研究伤寒所得的重要观点"六经传受皆是热证"。他说："守真曰：人之伤寒则为热病，古今一同，通谓之伤寒……六经传受，由浅至深，皆是热证，非阴寒之证，古圣训阴阳为表里，惟仲景深得其意，厥后朱肱编《活人书》，特失仲景本意，将阴阳二字，释作寒热，此差之毫厘，失之千里矣"。认为伤寒三阴三阳是热传表里之别，非谓寒热之异。伤寒即热病，六经传变，无非热病，这是刘氏在伤寒研究中的基本观点，实源出《素问·热论》。至于《伤寒论》中的阴寒证，则被归于杂病而排出于伤寒之外，所谓"阴证者，止为杂病"（《伤寒医鉴》）。这种认识显然是不全面的，他们仅仅看到病邪之实热，而没有看到正气之虚寒。即使河间所论纯属于温热病，但事实上伤寒可以化热，温病也能化寒，其转变皆随六经之气化而定，如真阳素亏或用药失当，阳热证也可变为阴寒。对伤寒中阴寒证的认识不足，固然是河间学说的不足，但其以热病论伤寒，以寒凉治伤寒，确属创见，对后世温热病论治的发展产生了重要影响。

在"六经传受皆为热证"的理论指导下，河间在治疗外感热病的临床实践中善用寒凉剂，创新治法，自制新方，卓有自成体系。他说："余自制双解、通圣之剂，不遵仲景法桂枝、麻黄之药、非余自衒，理在其中矣。故此一时，彼一时，奈五运六气有所更，世态居民有所变，天以常火，人以常动，动则属阳，故不可骤用辛温大热之药。故善用药者，须知寒凉之味"（《素问病机气宜保命集·伤寒》）。从而突破了辛温发表，先表后里的成规，其方法是分别表证、表里同病和里证，进行治疗。如表证：主张以辛凉或甘寒之剂解表，认为"表热服石膏、知母、甘草、滑石、葱豉之类寒药，汗出而解"（《素问玄机原病式·火类》）。若不解者，宜凉膈散、白虎汤等治之。表里同病：表证兼内热者，可用表里双解法，如防风通圣散、双解散，或天水散、凉膈散同用。里证：用下法。如热邪影响到血分，就不单用承气汤，而与黄连解毒汤配合使用。若下后湿热尤甚，可以黄连解毒汤，或用凉膈散清余热。由于刘氏对外感热病的治疗能在前人方法上有所发挥，从理论到临床均独树一帜，故颇受当时一些医家的推崇。镏洪所著《伤寒心要》亦以为治热病之法，惟有表里二途，在表用双解散、防风通圣散，在里以三一承气汤合解毒汤退热，在半表半里以小柴胡合凉膈散和解之。常德亦力言寒凉发表攻里的长处。自此，热病用河间之法逐渐风行于世。因而后人有："外感宗仲景，热病用河间"（《明医杂著·医论》）之说。

七、王好古倡论伤寒内感阴证

王好古，字进之，号海藏。元代赵州（今河北赵县）人，生于公元1200年，卒年不详，早年师事张元素，后又从学于李杲。著有《阴症略例》《瘢论萃英》《汤液本草》《此事难知》《医垒元戎》等书。

王氏对伤寒的研究，在内伤阴证方面有独到的建树。他认为"伤寒古今为一大病，阴证一节，害人为尤速"（《阴证略例·跋》），因而掇取前贤有关阴证论述的精要，集为大成，并进行了新的阐发。他所说的伤寒内感阴证，是指饮食冷物、误服凉药及口鼻吸入雾湿之气而造成的病证。伤寒内感阴证的明确提出，补充了除风寒侵袭肌表而导致的阴证之外的阴寒病证，扩充了阴证的范围。

王好古对内感阴证的病机，认为其邪从口鼻而入，致使"三阴经受寒湿"，而太阴经往往首当其冲。内感阴证的发病，或先见太阴证，或先见少阴证，或先见厥阴证，但均具有"元阳中脱"的病机，这一病机又有"阳从内消"和"阳从外走"的不同，前者表现一派虚寒证，其临床表现与其病机一致，辨之为易；后者出现内真寒而外假热之证，其外在的表现与其内在的病机相反，临床辨别较难。故王氏特别重视对伤寒阴证谵语、发斑、出血等假热证的辨别。

对于伤寒阴证的治疗，王氏继承了仲景、朱肱、韩祗和、许叔微诸家的用药方法。尤其可贵的是他制方遣药又能自出机杼，以其所创的新方与古方配合，运用自如。其具体治法如内伤饮冷兼外感寒邪者用神术汤；中雾露三邪者用神术加藁本汤、神术加木香汤。若内伤冷物兼外感风邪用白术汤。治疗"元阳中脱"者，则强调以"调中"为主，认为"药当从温，不可遽热"，制有黄芪汤、调中丸、海藏已寒丸等方。

王好古的伤寒内感阴证理论，实质上是将伤寒学说与脾胃内伤学说作了进一步的有机联系，也是对仲景和易水学说的重要发挥。因而王氏的学说在伤寒学术发展史上，具有一定的学术地位。

八、其他伤寒研究诸家

宋、金、元研究伤寒诸家，除以上所述者外，尚有不少。如韩祗和著《伤寒微旨论》十五篇，附有方论，大抵皆推阐仲景之旨，从脉证分辨，尤重以脉为先。他对于伤寒阴证的论述，颇有独见，故多为王好古所取，王氏《阴证略例》中载有《韩祗和温中例》。韩氏认为仲景论中诸方，“最是治三阴病之良法，今世用之，尚有未尽证者。愚尝校自至和（北宋仁宗年号，公元1054~1056年）初岁，迄于今三十余年，不以岁之太过不及为则，每至夏至以前，有病伤寒人十中七八，两手脉俱沉细数，多是胸膈满闷，或呕逆，或气塞，或腹鸣，或腹痛，与仲景三阴病说脉理同而证不同，因兹不敢妄投仲景之阴药。才见脉沉及胸膈满，便投下药下之，往往不救。尝斟酌仲景理中与服之，其病势轻者，即胸中便快，其病势重者，半日许满闷依然。或有病人脉沉细迟，投仲景四逆汤温之，多药力太热，后必发烦躁。因较量此形证，今别立方以治之，得多对证之药，不可不传焉”。他所制的药方有温中汤、橘皮汤、七物理中丸等，皆是得之于临床实践者。王好古认为韩氏能因时立说，以救庸医执方疗病之弊，“亦足以为今之仲景也”，对其推崇至极。

北宋时的伤寒著作还有钱乙的《伤寒指微论》、孙兆的《伤寒方》《伤寒脉诀》、杨介的《四时伤寒总病论》《伤寒论脉诀》、宋迪的《阴毒形证诀》，以及庞安时的高弟王实的《伤寒证治》，可惜诸书多佚。南宋时的杨士瀛尚有《活人总括》。

金代医学研究伤寒者，还有张元素之子张璧撰《伤寒保命集》，汪琥评曰：“凡仲景六经篇证，皆参以己意，阐扬发明……是皆发仲景未发之义，而深探伤寒之奥旨者也”。后李杲曾著《伤寒会要》《伤寒治法举要》。惜前者已佚，后者共举治法之要三十二条，其法治外感羌活冲和汤，夹内伤补中益气汤，如外感风寒，内伤元气，是内外两感之证，宜用涸淆补中汤。又一法，先以冲和汤发散，后以参、芪、甘草三味补中汤济之。此外则有三黄补中汤、归须补中汤等。尚有葛根二圣汤、芎黄汤等方。李杲所制的新方，发仲景之未发，颇有新意。然其说多偏于温补，故仅适合于伤寒之夹内伤者，并非治疗伤寒的常法。

在元代诸家中，值得重视的伤寒著作还有杜本（公元1276－1350年）的《伤寒金镜录》。杜氏字原父，号清碧先生，为元代学士。相传有《敖氏金镜录》，专以舌色诊断伤寒，有舌法十二首。杜氏则以此为基础，又增补了二十四舌图及有关方剂。其自序说：“如舌本者，乃心之窍，于舌心属火，主热，象离明。人得病初在表，则舌自红，而无白苔等色。表邪入于半表半里之间，其舌色变为白苔，而滑见矣。切不可不明表证。故邪得于里未罢，则舌必见黄苔，乃邪已入于胃，急宜下之，苔黄自去，而疾安矣。至此医之不依次序，误用伤丸，失于迟下，其苔必黑，变证峰起，此为难治。若见舌苔如漆黑之光者，十无一生，此心火自炎，与邪热二火相乘，热极则有兼化水象，故色从黑，而应水化也。若乃藏府皆受邪毒日深，为证必作热证，虽宜下之，乃去胃中之热，否则其热散入络藏之中，鲜有不死者。譬如火之自炎，初则红，过则薪为黑色炭矣。此亢则害，承乃制。今以十二舌明著，犹恐未尽诸证，复作二十四图并方治列于左，则区区推源寻流，实可决生死之妙也。”张仲景《伤寒论》但有白苔、苔滑之说，而此书则更有纯红、纯黄、黑刺、裂等分别。又在仲景诸方之外，更用透顶清凉散、凉膈散、天水散、黄连解毒汤、玄参升麻汤、化斑汤等，都是治疗伤寒温热的有效方剂。《伤寒金镜录》是现存最早的伤寒舌象研究专著，对伤寒及一切外感热病的临床诊断具有十分重要的指导意义。明代王肯堂著《伤寒准绳》，将其内容收录其中。

除此之外，元末王履所著的《伤寒立法考》对伤寒研究也有一定的贡献。

综上所述，宋、金、元时代医家对于伤寒的学术研究已经广泛展开，无论在理论或临床诊治方面，都越来越深入，从而为明清医家在伤寒和外感热病方面的学术探讨创造了更好的条件。

第二节　方书的盛行与学术理论的阐发

自魏晋至隋唐，医家搜集整理临床经验效方之风颇为盛行，唐代《千金方》《外台秘要》即这一时期方书之集大成者。至宋代，编辑方书之风益盛，表现在编著方书不再仅仅是医家个人参与，而且得到了官方重视和支持。这就使得方书编著得到了更大的发展。相比较而言，由官方出面组织编写的方书，一般收罗广博，卷帙浩瀚，内容丰富；而医家个人撰著的则大抵简要而朴质，更能反映出医家个人的学术特点，而且每每在方后附以亲身治验以为方效之佐证。

一、官方钦定之方书

宋太宗赵炅，素留心医术，得要方千余首，太平兴国三年（公元978年）诏医官院，征集经验方，医家们竞进家传方书，合计有万余首之多，太宗命王怀隐、王祐等校正编类，集为《太平圣惠方》百卷，凡一千六百七十门，一万六千八百三十四首方剂，每门之前以隋·巢元方《诸病源候论》有关论述冠其首，并对疾病和治疗进行分析。淳化三年（公元992年）书成，先赠宰相李昉、参政黄中沆、枢臣仲舒淮，后颁行天下。宋太宗赵炅亲自为之作序："朕昔自潜邸，求集名方，异术玄针，皆得其要，兼收得妙方千余首，无非亲验，并有准绳，贵在救民，去除疾苦，并遍于翰林医官院，各取到经乎家传应效药方，合万余道，令尚药奉御王怀隐等四人，校勘编类，凡诸论证，并该其中，品药功效，悉载其内，凡候疾之深浅，先辨虚实，次察里表，然可依方用药，则无不愈也。"

《太平圣惠方》是继《千金方》《外台秘要》之后的第一本部大型医学百科全书，无论其规模还是内容都是空前的，尤其重要的是这是朝廷官方组织编著的大型方书，它最大限度地收载了北宋之前的临床经验方剂，较全面地反映了我国宋代以前的临床医学成就。该书的问世不仅对方剂学的发展有很大的影响，而且其对医学理论多方面的论述和阐发，更值得后人重视和研究。

元丰中，朝廷又诏示天下医家，令各进有实效的经验方，再交付太医局验证其效，并有熟药所依方炮制为成药，在京师公开发售，这就大大方便了病家。这些有实效的经验方被编辑为《太医局方》，凡十三卷。该书即《和剂局方》之底本。

自元丰间太医局在京师设立官办的熟药所后，历二十年左右，到了崇宁年间，熟药所直接售药给病家的做法，得到了人们的欢迎，业务大为扩展，在京都添置了七个供应点，统属“和剂惠民局”。官办熟药局的创办在历史上起了积极的作用。一方面推广了“局方”，流行了“成药”。这种将医药服务商业化的做法可谓今日医药连锁业的雏形。另一方面，官办药局所制定的若干制度颇有价值，如轮值制度保证了昼夜售药，检验制度保证了药品质量等。由此可知，《太医局方》在当时社会上必定有很大影响。但是，《太医局方》所收载的方剂或由医者所献，或由民间传抄，来源较杂，未经参订，存在不少问题。如有的抄写讹误，有的药味分量有差错，有的制作方法不规范等等。因此，朝廷于大观年间，令裴宗元、陈师文等组织校正《太医局方》，阅岁书成，校正七百零八字，增损七十余方，书名定为《校正太平惠民和剂局方》，成了太医局方的规范文字本，书凡五卷，二十一门，二百九十七方。此书对当时社会产生了巨大的影响，与其说它是一部重要医书，不如称它为国家颁布的医方药典更妥当。它简明扼要，切合实用，被社会所一致公认，书中载有不少良方，如三拗汤、逍遥散、华盖散、至宝丹、紫雪丹、苏合香丸、四君子汤、四物汤等，成为后世临床普遍采用的有效名方，后世许多医家方书以之为本。可见该书对中医方剂发展的影响之大。

《局方》盛行持续至元代，有元·朱震亨撰《局方发挥》非之，以为其方多数辛燥，劫伤阴血，非阴虚所宜。实则乃后人离开了辨证论治的前提，不察阴阳寒热，滥用《局方》中燥烈之剂，其责任不在《局方》，而咎在后人之不明。正如后世张海鹏在《局方》的跋中所说：“要之此书，虽有朱丹溪驳辩，然当时精集群方，几经名医之论定，献于朝，行于世，所谓得十全之效，无纤芥之疑者，苟非实有足以惠民，岂竟为纸上空谈以误世哉?”这个评价是较为客观的。

迨北宋末年，朝廷又组织了大量人力物力编写成一本辉煌医学巨著——《圣济总录》。该书凡二百余卷，约二百万言，方载近二万，是一本理法方药俱全的综合性医著。宋徽宗政和（公元1111～1118年）间成书，后遭靖康之难，镂版虽成，未及颁布，故宇内不传，南宋未见之。及金世宗大定（公元1161～1189年）中得以再刻，三刻于元大德（公元1297～1308年）。

为什么既已编定了大型的《太平圣惠方》，还要兴师动众再写《圣济总录》呢？原因之一，固然是宋徽宗崇尚医学，笃信运气，并期藉以颂扬其德，流传后世。另一方面，医界也确实存在着不少流弊，主要是庸医不精研医学理论，但凭症给药，颇多误治，如果不从医学理论上加以提高，全面指导，以前所颁《太医局方》《和剂局方》等盛举，就有可能会变成坏事。因此，在客观上需要用正确的医学理论和恰当的治疗方剂来纠正这些谬误。正如宋徽宗在此书序中所说：“悯大道之郁滞，流俗之积习，斯民之沉痼，庸医之妄作，学非精博，识非悟解，五行之数，六气之化，莫索其隐，莫拟其远，曰寒曰热，寒热之相搏，差之毫厘，失以千里，而有余者益之，不足者损之，率意用法，草石杂进，夭枉者半，不胜叹哉!”然而，赵佶的这番厚意，未能如愿，不到十年功夫，它也随着北宋政权的倾覆一起灰飞烟灭了。

《圣济总录》的特点之一是重视理论，全面阐发医论，强调以理论指导临床实践。元大德四年（公元1300年）该书三版时，焦养直在序中有这样的评价：“逐病分门，门各有方，据经立论，论皆有统，盖将使读之者，观论以求病，因方以命药，则世无不识之病，病无妄投之药。唯法有逆从，治有先后，在乎智者，择其所当，从其所宜而已。究而言之，实医经之会要，学者之指南，生民之司命也”。晚近不少学者，认为宋代医学轻理论，此论值得商榷。当然宋代医著阐述理论的形式与金元不同，前者往往全面论述，让学者自已去领略其中要妙，而后者则每每专题发挥，使读者易于接受，两者各有利弊。前者之长在于全面而概括，言简而意赅，其弊在于难得其隐旨；后者之长在于就专题而深入，故特色较为鲜明，其弊在于易陷门户之途。

《圣济总录》的特点之二是治方精奇，寓意深奥，如清代休宁程林在对其进行删繁撮要后所编辑而成的《圣济总录纂要·凡例》中说：“是书方法深奥，博学究心者，才能领会，如虚劳紫雪方，有追摄义，霍乱青金散，有劫夺义，热痢黄连汤，有反佐义，用之皆取效如神，至若调七伤，平五志，攻六气，理三因，方中有参附而用硝黄者，有桂附而用芩连者，必须熟读古人方经，庶几领会方法之妙也”。之所以其方能不同凡响，结构巧妙，用药“杂”是关键，这与继承了晋唐方书的遗意是分不开的。程氏又说：“是书成于北宋，其时四大家（刘完素、张从正、李杲、朱震亨），无一切活套应时方法（补中益气、逍遥、二陈、四物、四君之类)，医家遇沉疴痼疾，疑难奇异等证，用时方而不奏效，良工亦束手者，是书有神方也。”说明《圣济总录》无后世套方痕迹，全在医者明理择方，而收佳效。

《圣济总录》又载收五运六气，并排定六十年，作为医者临床识病用药的参考。

从上可知，《圣济总录》的撰定作为一种国家的官方行为，是很及时和必要的，说明北宋医学发展在理论和临床的结合方面还是有所作为的。《圣济总录》的编辑形式实际上已经体现出这种从理论上进行全面引导的尝试，但由于局势的急剧发展，而未能发挥更大的作用。

二、医家个人编著的方书

宋代医家个人撰编方书的风气尤盛，学者文人也每每涉足于此，形成了所谓的“儒医”。司马光、文彦博、沈括、苏轼等皆有医方著作，这些医方有的述前朝方剂，如文彦博《药准·自序》说：“采仲景并《外台》《千金方》及诸家经验方共若干，辄加注传于门内，以备处疗，谓之药准，以其依本草立方，则用之有准云”。有的学者则非亲身验证其效者不录，如沈括《良方·自序》云：“予治方最久，有方之良者，辄为疏之。世之为方者，称其治效常喜过实，《千金方》《肘后》之类，尤多溢言，使人不复信，予所谓良方者，必目睹其验，始著于篇，闻不预也……”医家编辑方书更注重实效，南宋医家许叔微撰著方书名曰《普济本事方》，指其效验皆本有其事，故方后每列治案，略述经过，以示凿实。后人曾将沈括的《良方》和苏东坡所收集的验方合编为《苏沈良方》，流传后世。文人所著之医方在当时对医界产生较大影响的，首推苏东坡的《圣散子方》。其书以圣散子一方立名，其方由东坡向眉山人巢彀求得，该方以附子、麻黄、细辛、良姜、豆蔻等温燥药为主，治疗伤寒疫证，效果显著。东坡在《圣散子方·自序》中说：“知古论病，惟伤寒最为危急，其表里虚实、日数、证候、应汗、应下之法，差之毫厘，辄致不救，而用圣散子者，一切不问阴阳二毒，男女相易，状至危急者，连饮数剂，即汗出气通，饮食稍进，神宇完复，更不用诸药，连服取差，其余轻者，心额微汗，止尔无恙，药性微热，而阳毒发狂之类，入口即觉清凉，此殆不可以常理诘也。若时疫流行，平旦于大釜中煮之，不问老少良贱，各服一大盏，即时气不入其门，平居无疾，能空服一服则饮食倍常，百疾不生，真济世之具，卫生之宝也……谪居黄州，比年时疫，合此药散之，所活不可胜数。”后来，东坡又将此方传于其挚友庞安时，庞乃一代著名医家，以精于伤寒，善治伤寒闻名于世，庞氏亦将此方收载于其著作《伤寒总病论》中，并对其效果大加称赞。淳熙间有新安张杲撰《医说》，亦对圣散子之功效大加称颂：“圣散子主疾，功效非一，去年春，杭州民病，得此药全活者，不可胜数。”显然，庞、张两位名家是深信此方的。

经过苏、庞的提倡，圣散子盛行于世，但疗效却并不尽如人意，宋·叶梦得在《避暑录话》中说：“宣和后，此药（圣散子）盛行于京师，太学诸生，信之尤笃，杀人无算”。后俞弁在《续医说·圣散子方》亦说：“圣散子方，因东坡先生作序，由是天下神之，宋末辛未年，永嘉瘟疫，服此方被害者，不可胜纪。”明代弘治癸丑年（公元1493年），“吴中疫疠大作，吴邑令孙磐令医人修合圣散子，遍施街衢，并以其方刊行，病者服之，十无一生，率皆狂躁昏瞀而卒”（《续医说》）。后来验证的效果，与东坡所说的恰恰相反，原因何在呢？症结在于疫证的性质不一，东坡所言效者是寒疫和湿疫，后人以之治热疫，岂非以火益火，所以就杀人无算了。东坡圣散子方所引起的轩然大波，说明宋代自《太平圣惠方》《太医局方》等颁布后，医方治病已深入人心，在不少人的心目中，不深究医理，而有将具体治方替代医学的倾向，这当然是错误的，但也不能因此而简单地下结论，称其重方药、轻理论。北宋末年，朝廷花费大量的人力物力组织编写《圣济总录》，究其初衷，可能也出于这样一种考虑，即想纠正当时医界逐渐蔓延起来的重方药轻理论的积习，这正说明宋代医学并没有完全忽视医学理论研究。

医家所著医方书籍较为著名的，在北宋有刘元宾《神巧万全方》、王衮《博济方》、沈括《良方》《灵苑方》、周应《简要济众方》、庞安时《验方书》、张锐《鸡峰普济方》、宋道方《全生集》、王贶《济世全生指迷方》等；南宋有许叔微《普济本事方》、陈言《三因极一病证方论》、王硕《易简方》、王璆《百一选方》、陈自明《管见大全良方》、严用和《济生方》、杨士瀛《仁斋直指方》等等。医方发展至宋，已趋鼎盛，成就大盛于前，它不仅大大丰富了临床治疗，且不乏医理的精彩阐发，对后世医家有深远影响。

《神巧万全方》，宋史载十二卷，该方书对伤寒颇多阐发，治方则取自《太平圣惠方》者不少，朝鲜和日本的学者很重视此书，朝鲜金礼蒙于公元1443年将其书的一些内容收入《医方类聚》中，日本丹波元坚尝为录出，跋曰：“右宋刘元宾子仪撰，其方药采之《圣惠》者，十居八七，多可施用，其论说亦原本古人，间加己见，至如其举伤寒各治，辨中风诸证，最为赅备，颇有发明，奈何世久失传，元明医家罕征引者……”王贶《济世全生指迷方》，《宋志》载三卷，《四库全书》据《永乐大典》作四卷，其书特点在每一病证之前，详为析理，使方药与医理相合，学者有所依循，易于运用，这在当时不少方书疏于言理的情况下，是颇为难能可贵的。该书对于脉诊也很有特色，《四库全书提要》说：“其脉论及辨脉法诸条，皆明白晓畅，凡三部九候之形，病证变化之象，及脉与病相应、不相应之故，无不辨其疑似，剖析微茫，亦可为诊家之枢要”。其书中名方指迷茯苓丸，为后世临床所常用。

在宋代个人所著方书中，对后世医家影响最大的，当推陈言的《三因极一病证方论》、许叔微的《普济本事方》、王硕的《易简方》及严用和的《济生方》。《三因方》所载方剂，祖述居多，而于病因学贡献为大。其余三部方书，特色颇著，为临床家所推崇。兹略述其要。

《普济本事方》，《宋史》作十二卷，今传世者十卷，载方300余首。许叔微是绍兴年间进士，撰写《普济本事方》的经过在自序中说得很明白："余年十一，连遭家祸，父以时疫，母以气中，百日之间，併失怙恃，痛念里无良医，束手待尽，及长成人，刻意方书，誓欲以救物为心，杳冥之中，似有所警，年运而往，今逼桑榆，浸集已试之方，及所得新意，录以传远，题为《普济本事方》，孟棨有《本事诗》，杨元素有《本事典》，皆有当时事实，庶几观者见其曲折也"。

《普济本事方》在医理方面颇有精辟之见，他十分重视肾气的生理作用，认为不少疾病之症结在于肾气虚亏，如"有人全不进食，服补脾药皆不验……此病不可全作脾虚，盖因肾气怯弱，真元衰劣，自是不能消化饮食，譬如鼎釜之中置诸米谷，下无火力，虽终日米不熟，其何能化"（《普济本事方·卷二》）。同样，消渴病中的重要机理之一，许氏亦认为由下无火力所致："肺为五脏华盖，若下有暖气蒸则肺润，若下冷极则阳气不能升，故肺干则渴，《易》有否卦，乾上坤下，阳无阴不降，阴无阳不升，上下不交则成'否'也，譬如釜中有水，以火暖之，其釜若以板覆之，则暖气上腾，故板能润也，若无火力，水气则不能上，此板则终不得润也"（《普济本事方·卷六》。强调了用肾气丸暖补肾气的重要性。此论被后人评论其学术观点为"补脾不若补肾"，这未免有点引申过当。此语许氏并未说过，而是稍后的严用和在《济生方》中所发。明·李时珍始作俑，移作许说，张介宾沿袭，而广泛影响医界。其实，对于补益肾精和脾元，他是确具灼见的，他说："脾恶湿，肾恶燥，如硫黄、附子、钟乳、炼丹之类，皆刚剂，用之人以助阳补接真气则可，若云补肾，则正肾所恶者，古人制方益肾皆滋润之药，故仲景八味丸，本谓之肾气丸，以地黄为主，又如肾沥汤之类，皆正补肾经也……"（《普济本事方·卷二》）。他总结了古人的治疗经验，提出补肾药皆是"滋润之药"，这与后人因他重视补肾而望文生义，错误地理解其为擅用附桂刚燥之剂者，不啻南辕北辙。许氏概括补肾药为二类，一类如地黄、苁蓉等温润之药，一类为血肉填精之药，概念明确，言简意赅。他又重视胃气，认为"趺阳胃脉定死生"，"不问男女老幼危急之证，但有胃气，无不获安"（《普济本事方·卷九》）。许氏调补脾胃，擅用甘味，培补土气。许氏调补脾胃的一些主张和用药经验为后世有识之士所瞩目，《临证指南》中不少治验，实滥觞于此，故叶桂赞其书为"枕中秘"。

在病机理论方面，许氏对时医漫投补药十分反感。虽然"邪之所凑，其气必虚"，然而，病邪"留而不去，其病则实"，强调治病"必先涤所蓄之邪，然后补之"（《普济本事方·卷三》），并贯彻于临床实际中，形成了祛邪治病的特点，对金元时祛邪学说的产生不无影响。

《普济本事方》中所载用真珠丸治肝虚惊悸、苏合香丸治气中、玉真丸治头痛、干姜丸治寒积泄泻、破阴丹治伤寒阴中伏阳、交加散治癥瘕积聚、虎杖根治诸般淋、紫金丹（信砒、豉）治肺气喘急、紫金丹（胆矾、黄蜡、青州枣）治虚劳黄肿等都具有相当疗效，而被后世医家所应用于临床，张锡纯誉其书为“海上仙方”，确是寓有深意的。

王硕是南宋临安府富阳县一个专理酒税的官员，字德肤，永嘉陵江人，撰有《易简方》一卷，因此而医名大振。宋代自《太平圣惠方》等大型方书盛行以来，由于载方繁富，卷帙浩瀚，每令学者有无所适从之感，方书的删繁就简已成了医界的迫切需要，《太医局方》《和剂局方》都是官方在这方面的尝试产物。个人撰写方书则更为精简，力避繁冗。王硕的《易简方》从方名到内容都反映了这个特点。他认为各种急重证病机复杂，仓促施治，用药稍误，祸不旋踵，然而每一病证必有一主要病机和主治大法。王氏根据临床实践中的有效经验简要概括了三十个大病的主治大方，如其治中风谓：“中风，昏不知人，四肢不收，六脉沈伏，亦有脉随气奔，指下洪盛，当是之时，脉亦难别，徒具诸方，何者为对？加之有中寒、中暑、中湿、中气、痰厥、饮厥之类，证大不同，而外候则一，急欲求其要领，则皆由内蓄痰涎，因有所中，发而为病，总治之法，无过下气豁痰，可解缓急，气下痰消，其人必苏”（《易简方·自序》）。王硕取方三十首，主治各种急重证，并将生药预先配好，随时供急诊所需，“凡仓猝之病，易疗之疾，莫不悉具”，至于慢性复杂的各种虚损病证则排除在外。

王氏《易简方》的学术贡献在于执简驭繁，颇得要领。这种做法满足了社会大众的需要，在医界引起了巨大反响，如刘辰翁在《须溪记钞济庵记》中说：“自《易简方》行，而四大方废，下至三因、百一诸藏方废，至《局方》亦废，亦犹《中庸》《大学》显，而诸传义废，至《诗》《书》《易》《春秋》俱废，故《易简方》者，近世名医之薮也，四书者，吾儒之《易简方》也”。

《易简方》盛行于天下，甚至替代了《局方》，其利在于方便群众，但弊端也随之产生。因忽视了医理的指导，盲目滥服的倾向可能较《局方》尤为棘手，刘辰翁其为“近世名医之薮”，但掩盖了忽视理论的倾向。由于《易简方》之大名，后人攀附添足者不少，使《易简方》疏略医理的缺点更显露了出来，有人因之而批评之，名医杨士瀛则对此颇为不平，曰：“《易简方论》，前后活人，不知其几，近世之士，类似春秋之法绳之，曰易简绳愆，曰增广易简，日续易简，借古人之盛名，以自伸其臆说，吁！王氏何负于人哉，余谓《易简方论》，后学指南……日月薄蚀，何损于明，若夫索瘢洗垢，矫而过焉，或者公论之所不予也”。可见王氏此书确实有功于当时，特别是删繁就简，预配药料的做法，在当时也是一种变革，赢得了社会的普遍欢迎。

严用和，字子礼，南宋时江西人，约生活在公元13世纪。年十二时随江西名医刘开（字立之）学医，十七岁时名声渐露，经常有病家上门请教，及长，医名卓著。刘、严被当时人所并称，江万曾说：“严由刘教，名誉正等，而心思挺出，顿悟捷得，众谓严殆过其师也”（《济生方·序》）。

严氏积三十余年的临床经验，撰《济生方》十卷，其治学态度是颇可取的：“概念世变有古今之殊，风土有燥湿之异，故人禀亦有厚薄之不齐，若概执古方，以疗今之病，往往枘凿之不相入者”（《济生方·自序》），强调治病须灵活应变，不可泥古法而不化。《济生方》中不少内容取诸前人方书，如《和剂局方》《本事方》《三因方》等，但是严氏并非机械地辑录，而是结合自己的临床实践加以发挥和变化，另立新说、新方。如《济生方》中的补真丸，其方义即源自《本事方》中的二神丸，《本事方·二神丸》曰："有人全不进食，服补脾药皆不验……此病不可全作脾虚，盖因肾气怯弱，真元衰劣，自是不能消化饮食"。《济生方·补真丸》则引申为："大抵不进饮食，以脾胃之药治之多不效者……此皆真火衰虚，不能蒸蕴脾土而然。"但是严氏在《本事方》意的基点上，又明确提出："古人云，补肾不如补脾，余谓，补脾不若补肾"，这是许叔微所没有答出的结论，其论对后世学术发展有一定的影响，但自明·李时珍起皆以此说为许叔微的观点，这是失实欠妥的。又如金匮肾气丸，严氏结合临床肾虚腰重、脚重，小便不利的特点，加入牛膝和车前子，增强了利水下趋的功效，后人遂名之为济生肾气丸，作为治肾虚水肿的名方。又如《本事方》有治"脾元虚浮肿的实脾散（附子、草果子、干姜、甘草、大腹、木瓜)"，严氏作为治阴水，实脾土的主方，并在许氏方的基础上加入厚朴、白术、木香、茯苓，其效则更验。再如古人于大便门中往往泄、痢不分，《济生方》明确分"泄泻论治"和"痢疾论治"，为后人所取法。

《济生方》的学术特点之一是重视攻邪去积，推陈致新。如痢疾证，当时不少医者常用止涩法，他说："殊不知痢疾多因饮食停滞于肠胃所致，倘不先以巴豆等剂以推其积滞，逐其邪秽，鲜有不致精神危困，久而羸弱者。余尝鉴焉。每遇此证，必先导涤肠胃，次正根本，然后辨其风冷暑湿而为之治法"(《济生方·痢疾论治》)。强调攻积去滞是痢疾的主治法则。至于泄泻，他也认为有因停滞而引起的，主张用攻积化滞为主的黑丸子（乌梅肉、百草霜、杏仁、巴豆、半夏、砂仁）来治疗。如果误用固止药，必邪留而成痢疾。这些学验，具有重要的临床指导意义，值得重视和借鉴。

另一个学术特点为重视调气，在《济生方·痰饮论治》中指出："人之气道贵乎顺，顺则津液流通，决无痰饮之患"，以导痰汤（半夏、天南星、橘红、枳实、赤苓、甘草）顺气化痰为主治方。治疗中风，他强调"若内因七情而得之者，法当调气，不当治风，外因六淫而得之者，亦先当调气，然后依所感六气，随证治之，此良法也"（《济生方·中风论治》)，并以八味顺气散（白术、茯苓、青皮、白芷、陈皮、乌药、人参、甘草）为首选方治之。正是由于他重视调气，所以《济生方》中用香燥药物颇多，这仍是《局方》痕迹的反映。

《四库全书》对《济生方》的评价是："书中议论平正，条分缕析，往往深中肯綮，如论补益云：药惟补柔而不僭，专而不杂，间有药用群队，必使刚柔相济，佐使合宜。又云：用药在乎稳重。论咳嗽云：今人治嗽喜用伤脾之剂，服之未见其效，谷气先有所损。论吐衄云：寒凉之剂，不宜过进，诸方备列，参而用之。盖其用药主于小心畏慎，虽不善学之，亦可以模棱贻误。然用药谨严，固可与张从正、刘完素诸家互相调剂云"。这些都是很有见地的，如以寒凉之剂不宜过进而言，《济生方》中用苦寒药确持慎重的态度，虽然它也重视攻积，但每配巴豆，这与刘、张的用药有很大的差别。刘、张虽早于严氏数十年，以南北间隔，在学术上竟略不相通也。

早于严用和以其方书对中医学术发展作出较大贡献的，有南宋医家陈言，字无择，青田（今浙江青田）人。陈氏于南宋·淳熙元年（公元1174年）著成《三因极一病证方论》十八卷，简称《三因方》。该书原题《三因极一病源论粹》，可见陈氏著书本旨是探讨病因病源，而其对学术发展的主要贡献是发展了中医病因学说。他把复杂的病因归纳为外因六淫、内因七情和不内外因三大类，每类有论有方，汇集医方千余首，其中相当一部分方剂不见于现存的宋以前医学文献，因而更具研究价值。又因其所论三因基本符合临床实际，且其三因学说和临床病证方治紧密地结合在一起，故为后世医家所重视，陈氏《三因方》也就成为论述中医病因学之专著。

早在东汉末年，张仲景所著的《金匮要略》曾纲领性地提出："千般疢难，不越三条，一者，经络受邪，入脏腑，为内所因也；二者，四肢九窍，血脉相传，壅塞不通，为外皮肤所中也；三者，房室、金刃、虫兽所伤"（《金匮要略·脏腑经络先后病脉证篇》）。这种三因致病的论说，使中医病因学有了雏形，但从汉末至南宋近千年间，其说并未得到应有的发展。虽然南北朝及隋唐时期，曾有印度医学的"地、水、火、风"四大学说传入中国，但因其说简略而空泛，故影响甚微。唐代王冰曾倡"始因气动而内有所成"、"不因气动而外有所成"、"始因气动而病生于内"、"不因气动而病生于外"的"气动"病因说，其说虽颇有新意，究竟未被后世医家采用。

三因学说之所以能得到后世医家的普遍赞同，是因为陈氏三因学说在仲景三因致病的基础上有了突破性进展。他博览医籍，广采众长，由博返约，在病因学研究上，汲取仲景三因致病的精华，以"内"、"外"、"不内外"为纲，分辨病因，所论翔实合理，符合临床实际。陈氏强调"凡治病，先须识因"，而"医事之要，无出三因"。在《三因极一病证方论》中首叙医学总论，着重论述三因致病说，把复杂的病因归纳为三类，一为内因，喜、怒、忧、思、悲、恐、惊，内伤七情，发于脏腑，外形于肢体；二为外因，风、寒、暑、湿、燥、火，外感六淫之邪，包括温疫时气，先自经络而入，内合于脏腑；三为不内外因，实际上是六淫之外的外因，包括饮食饥饱，呼叫伤气，虎狼虫毒所伤，金疮压溺以及其他偶然性致病因素。陈氏认为，三因致病可以单独发生，也可以兼并致病。同时，在三因致病过程中，还可以产生瘀血、痰饮等新的致病因素。陈氏特别强调求因治病的重要性，他指出："不知其因，施治错谬，医之大患"。因而强调"分别三因，归于一治"。陈氏所论三因致病学说以其合理性而为后世医家普遍接受。

第三节　"新学肇兴"与学术争鸣

医学界在宋金元时期出现的"新学肇兴"是与当时的时代背景和社会环境密切相关的。

近代著名史学家陈寅恪曾经对宋代文化作过这样的评价："华夏民族之文化，历数千年之演变，造极于赵宋之世"。两宋时期是我国古代经济文化高度发展的时代，其文明程度居于当时世界的最高水平，这是中外学者都认可的事实。中国古代四大发明中的指南针、印刷术、火药都是北宋时期发明应用的。这些发明不仅对中国历史，而且对人类社会都产生了深远的影响。

宋代在中国历史发展过程中是极其重要的阶段，在世界文明史中亦有着举足轻重的历史地位。宋代社会生产力高度发展，无论是农业，还是手工业、商业等，都取得了巨大的进步。随着经济的高度发展，宋朝政府实行了相对开明的文化政策，加之刊刻、印刷技术的进步，特别是活字印刷术的发明，使传统和创新的文化不仅能够保存下来，而且还能够广泛传播，更重要的是使教育得以普及。正是在这种背景下，宋代文化取得了前所未有的巨大成就。

宋代学校教育异常发达，京师设有国子学、太学等，还有专业性很强的武学、律学、算学、画学、书学、医学。教育的普及既是宋代文化高度发展的重要标志，也是宋代文化取得巨大成就的重要原因。宋代文化在哲学、史学、文学、艺术等各方面均取得了独具特色的成就。因此，已故著名学者邓广铭指出："宋代是我国封建社会发展的最高阶段，其物质文明和精神文明所达到的高度，在中国整个封建社会历史时期之内，可以说是空前绝后的"。

我国的儒、释、道哲学在经过此前多个朝代的碰撞、融会后，在宋朝终于形成理学。两宋历史上出现了许多思想家、哲学家，形成了不少自成体系而又颇具功力的学术流派，最终产生了以理学为代表的新儒学，成为中国封建社会后期占统治地位的思想。宋代理学家善以宇宙论为人生哲学之根据，合天道与性理而探讨议论，而宇宙论则多采道教先天无极之说。这是宋儒对中国思想史上重大的贡献，使得儒学有了一番新生命与新气象。如周敦颐以儒家经典《易传》和《中庸》为核心，同时吸收道教、佛教等思想，建立起一套较为完整的宇宙本原、万物演化以及人性善恶等理论体系，成为宋代理学的开创者，在建立新儒学的道路上迈出了关键的第一步。北宋中期，程颢、程颐运用"天理"这一范畴，将本体论、认识论、人性论等有机联系在一起，认为"理"不以人的意志为转移，不受时间和空间的限制，是永恒存在的、宇宙万物的本源。它不仅是自然界的最高法则，也是人类社会的最高原则。二程较为系统地确立了宋明理学的基本范畴，可以说是两宋理学的奠基人。时至南宋，朱熹又以二程思想为核心，吸收综合北宋以来各派儒家学说，建立起一个庞大而系统的思想体系，他以"天理"和"人欲"为主轴，将人类的自然观、认识论、人性论、道德修养等有机地结合起来，从而完成了建立新儒学理论体系的艰巨任务，因而，朱熹是两宋理学的集大成者，也是孔子、孟子以后影响最大的儒学者，在中国历史上具有举足轻重的地位。然而理学在宋代并非一统天下，不论南宋，还是北宋，思想界都非常活跃，同时存在其他种种不同的思潮。与朱熹学术存在差异的陆九渊吸取禅宗理论提出了"心即理"的命题，两者之间经过激烈争论，最后不了了之，可知当时学术空气相当自由，学术环境也非常宽松。再如史学领域，在编纂体例方面，除了继承传统的编年、纪传体之外，还创立纪事本末体，对此后史学的发展产生非常深远的影响。在宋代，不仅政府出资出力编纂当代历史，同时也允许私人撰写本朝历史，这在中国历史上具有特殊的意义。因此，宋代史学取得了多方面的成就。应该说，宋代在文化方面所取得的成就非常卓著，很多领域都达到了古代文明的最高峰，如宋词、书法等，这些都大大丰富了中国的文化宝藏，也给后代文化的发展带来了巨大而深远的影响。

中国思想史以儒学为主流，儒家可分先秦儒、汉唐儒、宋元明儒、清儒四期。汉唐儒、清儒重经典，汉唐儒功在传经、清儒功在释经；宋元明儒则重圣贤胜于重经典，重义理更胜于重考据、训诂。

从南宋末及金、元时代，理学内蕴分歧日益加深；同时，由于统治者逐渐认识到朱熹学说对封建统治的意义，以朱熹之学为正统，视其他学说为异端，这虽然使朱学成为官方哲学得以普及、巩固，但恰恰因此而使朱学变成僵化教条，从而促使学者的反思，扩大了朱学的对立面。另一方面，金、元以经济文化较为落后的少数民族政权入主中原而形成疑古主义倾向，在一定程度上打破了理学的思想桎梏，促使学界在重新认识“自我”的情况下趋向繁荣。

复杂的学术文化背景对金、元时代的科学文化产生了重要的影响，恪守传统与背离传统的冲撞，形成了科学文化的新思想、新理论。

宋金元时期，中国医药学进入了一个全面发展的新阶段，医学教育、理论及临床各科都有很大的进展。在经济文化全面发展的背景下，宋代政府十分重视与广大民众健康息息相关的医学事业，不仅政府出面编辑刻印了很多医学典籍，而且要求各州县加以推广应用。对前代医学的总结和医学书籍的流传，是宋代医学进步的重要原因；宋代医学极其重要的成就之一便是医学分科更加细密。这些都为后世，特别是金元时期医学的发展奠定了良好基础。

医学发展至金元便进入了一个全面更新的重要历史时期。中医学的发展，时有不同理论认识之间的学术争鸣和研讨，但以起于金而盛于元、影响明代医学发展的医学争鸣最富有代表性，且对促进临床医疗理论和技术的丰富最为明显。中医学在此期迎来了学术史上“新学肇兴”的新时代。

一、学术争鸣与学派的形成

《四库全书总目提要》曾说：“儒之门户分于宋，医之门户分于金元”。中国儒家的学术分野在于宋代，而有濂、洛、关、闽之学；其后金元时期的中医学也有了深刻的变化。宋儒出现理学派系，学术之间的争鸣促使其哲理更加完善，中医学金元时代出现了河间、易水等学派以及张子和、李东垣、朱丹溪等医家，形成医学流派，大大丰富了中医的学术思想，推动了中医理论与临床实践向更深层次发展。

宋代医学发展在一段时间内十分强调儒学，儒医应运而生，这对医学的发展具有一定的积极作用。然而，时至北宋后期，医学界已是一片僵化保守景象，甚至形成按证索方，不求辨证的通弊，这种情况愈演愈烈，以致在医学理论上陈陈相因，“伤寒风冷”之说，笼罩医坛；在药物供应上，成方成药，官商垄断，特别是将《太平惠民和剂局方》置于至高无上的地位，以至于医学面临着进退的抉择。迨至北方金国兴起，社会环境迅速变化，医学事业，亦随之大变，金元医学的崛起，就是应运而生的一次历史性的大变革。金代的医学家不为教条所惑，结合临床实际提出“古今异轨”，“古方新病，不相能也”的论点，对古方特别是局方提出质疑，认为要发展医学必须结合现实提高治病效果。在这样的情势下，出现了著名的金元四大家。刘完素提倡运气学说，强调“不知运气而求医无失者鲜矣”，认为传染病、流行病多由火热之毒而起，故主张多用寒凉药物治疗，并创制了许多行之有效的方剂，取得了卓著的效果，被尊之为寒凉派代表。张子和提出“古方不能尽治今病”的论点，批评了《和剂局方》滥用温燥药物的弊端，认为疾病多因实邪所致，倡导“邪去而元气自复”的理论，故于疾病治疗多用汗法、吐法和下法，而且揭示了“养生当论食补，治病当论药攻”，“血气以流通为贵”的精义，被后世称为攻下派之代表。他的学说源于刘完素而又有不同，使汗、吐、下三法内容得到了极大的丰富。李东垣提倡“人以胃气为本”，强调“内伤脾胃，百病由生”，在疾病的诊断和治疗上十分重视人体脾胃功能的保护和恢复。他的学术思想的形成虽与其师张元素重视脏腑辨证有关，更与当时战乱频繁，民众颠沛流离、饥饱无常的生活环境和发病率极高的消化性疾病密切相关。由于他治疗多用温补脾胃之法，故后世尊其为补土派之代表。朱丹溪提出“阳常有余，阴常不足”论，认为“古方治今病焉能相合”，对滥用温燥药的《和剂局方》提出了尖锐的批评，而撰《局方发挥》以纠其偏，并在临床治疗上开“滋阴降火”之法，朱氏对气、血、痰、郁、火的论治颇多发挥，使医学风气为之一变。朱丹溪的学术思想和医疗技术对日本也有着很大的影响，日本于15世纪成立“丹溪学社”，继承和发扬其学术成就。

金元医学上承秦、汉、晋、唐、宋，下启明、清两代。金元诸大家的成就，改变了唐宋以来崇尚集方、推行成药、喜言温补、繁琐而又僵化的局面。开创了辨证论治、攻邪已病、泻火养正各呈专长，重点深入，生动活泼的学术新形势。

这一时期的医学，上承《内经》《伤寒论》的成就，兼收晋、唐、北宋方药的经验，尤其诸医家的创造发明，形成了金元医学的特色，即恢复了辨证论治的优良传统，改变了历史上侧重于经验方的局限，因此能够盛行二百多年。对于明、清两代的医学发展影响亦很大，无论温热寒凉，攻邪补正，内、外、妇、儿各科，都可以看到金元的学术渊源。同时，这一时期医家的创新精神亦为后世榜样。无论金代诸名医、元代诸大家，均有一个共同点，即在临床各科，敢于提出问题，善于研究问题，总结解决问题的思路、方法，阐述自己的主张。

刘完素的火热理论，张元素、李杲的脏腑辨证和脾胃学说，张从正的祛邪理论与汗吐下三法，朱震亨的泻火养阴理论，均自成体系，辉映先后，以崭新的面貌出现在医学史上，故后人亦称此期为“新学肇兴”阶段。

“新学肇兴”的原因，大抵可归结为如下几点。

1. 医学实践经验的大量积累

自仲景学说问世后，魏晋唐宋的医家在临床中又积累了丰富的治疗经验，使临床医学得以不断地充实和发展，这些学验是金元四子阐发新论的重要实践基础，如刘完素擅用的寒凉之剂凉膈散、双解散、天水散、防风通圣散等，大抵源诸唐宋方书；又如张从正所用的催吐方，都采自《伤寒论》《千金方》《本事方》《万金方》《圣济总录》等。如果离开这些实践经验，很难设想能在理论上有所创新。

2. 以《内经》为主的医学理论指导

四家新说的主题都是围绕着《内经》的某一内容展开的，如刘完素火热理论取自《内经》中运气学说，加以阐发和演绎；张子和祛邪理论本诸《灵枢·九针十二原》；李杲脾胃论述亦要在发挥《内经》之旨；朱震亨养阴学说滥觞于《内经》有关阴气的理论。他们都曾苦心钻研《内经》数年乃至数十年，结合临床实践，而后有所新论。

3. 哲学思想的渗透和影响

四家之说都不同程度地受到当时哲学思想的影响，如刘完素的代表作《素问玄机原病式》，即是医理与哲理的有机结合，他曾指出：“易教体乎五行八卦，儒教存乎三纲五常，医教要乎五运六气，其门三，其道一”，主张“相须以用而无相失”。其主火的观点，强调火多因“动”所致，显然接受了宋儒周敦颐《太极图说》“太极动而生阳”的理论。又如朱震亨的“相火论”、“阳有余阴不足论”，与理学的影响密切相关，朱氏据《易传》“吉凶晦吝皆生乎动”，延伸于医学则认为相火妄动而导致阴精耗泄，又在周氏《太极图说》“圣人定之以中正仁义而主静”的影响下，提出“主之以静”的摄养方法，以避免相火的妄动。再如李东垣《脾胃论·远欲》，告诫人们“安于淡薄，少思寡欲，省语以养气，不妄作劳以养形，虚心以维神……”也是道家清静无为思想渗透的结果。

4. 社会因素导致火热病证骤增

刘、张、李、朱四家都对火热病机有深刻研究，河间主在阐发实火，子和主在邪火，东垣主在阴火，丹溪主在相火。火热病在金元时期骤增，是由当时的社会因素造成的。金代动乱，战火连绵，疫病流行多从火化，刘、张、李三家主要生活在此时；朱丹溪则生活在元代初年，与前三家所处的时代大为不同，其时生活较为安定，不少人沉溺于酒色之中，阴虚火旺的矛盾更为突出，从而促使丹溪致力于滋阴降火的研究。

5. 勇于批判医界的流弊

在以上各因素之外，金元四大家还有一个共同特点，即勇于批判当时医界的流弊。由北宋到金元，随着时代的推移，病种也发生了变化，外感热性病和内伤热中证显著增多，然而不少医生依然墨守陈规，习惯于恣用《和剂局方》中的温补药和香燥药，这无异于以火助火，给病人带来了严重的危害，造成了后世所说的“温燥时弊”，刘、张等对此抨击不遗余力：“但依近世方论，用辛热之药……旧病转加，热证渐起，以至于死，终无所悟”（《素问玄机原病式·序》）。“惟庸工误人最深，如鲧湮洪水，不知五行之道”（《儒门事亲·汗下吐三法该尽治病诠》）。他们的主火论和攻邪论都是在纠正时弊和不断研究中逐渐形成的。同样，朱震亨亦侧重于对滥用《局方》的鞭挞，《局方发挥》一书即由此而发。

另外，宋金对峙局面为学术争鸣创造了条件。刘、张、李新说都是在中国北方金朝统治地区兴起的，其时南宋医学基本上还是沿袭北宋旧制，变革不明显，除了南、北疾病有所差别外，政治因素也是不容忽视的，宋金对峙，不囿一说十分重要。

二、金元医家学术流派

（一）河间学派

河间学派是以宋金时期河北河间著名医家刘完素为代表的医学流派。以《内经》理论为指导，以阐述火热病机，善治火热病证而著称于世，倡“六气皆能化火”说，治病善用寒凉，世人亦称之为寒凉派。河间学派在发展过程中丰富和发展了中医对火热病的认识，促进了病机学说的发展。为攻邪学派、丹溪学派的形成奠定了理论基础，亦是明清时期温病学派形成的先导。

河间学派有其独特的理论体系和师承授受关系，自刘完素创火热论之后，承袭其术者不乏其人。据史料记载，亲炙其学的有穆大黄、马宗素、荆山浮屠，浮屠传罗知悌，知悌再传朱震亨；私淑完素之学的有张从正、葛雍、镏洪以及麻九畴、常德、李子范等，这便是后代所称的“河间学派”。

刘河间，金代著名医家，著有《素问玄机原病式》《医方精要宣明论》《三消论》等。

他的火热理论源于《素问·热论》和《素问·至真要大论》的病机十九条，其主要内容为“六气皆能化火”，临床分表里辨证治之，火热在表，治以辛凉甘寒；火热在里，用承气诸方；表里俱热，用防风通圣、凉膈以两解之。自完素以后，讨论火热证的理论方药始自成体系。

马宗素，《宋以前医籍考》云：“宗素亦金人，当得亲炙于守真之门者。”其著《伤寒医鉴》一书，从伤寒病的角度来宣扬刘完素的火热论，大张刘氏“人之伤寒则为热病，古今一同，通谓之伤寒”（《伤寒医鉴·论六经传变》）及“六经传变皆是热证”（《伤寒医鉴·论汗下》）之说。

荆山浮屠，《明史·方技·戴思恭传》云：“震亨……学医于宋内侍钱塘罗知悌，悌得之荆山浮屠，浮屠则河间刘守真门人也”。可知其学一传于罗知悌，再传于朱震亨，使河间之说由北方传到南方。

罗知悌，宋濂《丹溪先生墓表》云：“罗司徒知悌，宋宝祐中寺人，精于医，得金人刘完素之学，而旁参于李杲、张从正二家。尝言医学之要，必本于《素问》《难经》，而湿热相火，为病最多，人罕有知其秘者。兼之长沙之书，详于外感，东垣之书，详于内伤，必两尽之，治病方无所憾，区区陈、裴之学，泥之且杀人”。弟子朱震亨沿袭其说，尤重相火为病，大倡“阳有余阴不足论”，治疗强调滋阴降火，而开后世滋阴一派的先河。

略先于朱震亨而私淑刘完素之学者，有葛雍、镏洪、张从正及弟子麻九畴、常德等。

葛雍，字仲穆，《医籍考》云：“编《河间刘守真伤寒直格》三卷，亦为传河间之学者”。

镏洪，著《伤寒心要》一书，《伤寒辨注》云：“其论伤寒，大率以热病为主，此得河间之一偏”。

以上二家，虽非刘完素门人，却是最守刘完素火热论的，其著作之内容虽多寡悬殊，然立论之旨，与马宗素之《伤寒医鉴》几无二致。

河间学派的学术理论盛行于金元，薪传数百年，极大地丰富了中医学对火热病的认识，促进了病机学说的发展，对后世医学流派的创立影响很大。金·张从正私淑河间之学而创攻邪学派。元·朱震亨承河间之学，又旁开东垣、戴人之门，而创丹溪学派。明清温病诸家遥承河间学说，发展成为温病学派。故河间学派实为攻邪学派和丹溪学派的基础，又是温病学派产生的先导，是中医学术史上颇具影响的学派之一。

（二）易水学派

金元时期，新说竞兴。略后于河间学派而能与之媲美者，首推以张元素为代表的易水学派。刘完素创立火热论之后，张元素探索脏腑辨证，在总结前人成就的基础上，创立了较为系统的脏腑寒热虚实辨证学说。其后经其弟子及后世私淑者不断发挥，在脏腑病机和辨证治疗方面取得了巨大成就，汇成了著名的易水学派。

张元素整理总结《内经》《难经》《中藏经》等医籍中有关脏腑辨证的医学理论，吸取《千金方》《小儿药证直诀》的脏腑辨证用药经验，结合自身的临床实践经验，建立了以寒热虚实为纲的脏腑辨证体系，在医学发展上起到了承前启后的作用，成为易水学派的开山。

张元素，金代著名医家。著《医学启源》《脏腑标本寒热虚实用药式》《珍珠囊》等。元素是一位具有革新思想的医家，虽于“五运六气”极有研究，但与刘完素的论点尚有不同之处。他并不以“亢害承制”为研究运气的中心，而是以脏腑寒热虚实变化来分析疾病的发生和演变。有感于当时医者执古方以疗今病的习俗，针对性地提出“运气不齐，古今异轨，古方今病不相能也”（《金史·列传》）。主张从实际出发，强调脏腑辨证用药。并发明性味归经理论，如同为泻火药，黄连泻心火，黄芩泻肺火，白芍泻肝火，知母泻肾火，木通泻小肠火，石膏泻胃火等等；又有引经报使之说，如太阳小肠膀胱经病，在上用羌活，在下用黄柏；阳明胃与大肠经病，在上用升麻、白芷，在下用石膏等味。在张元素广泛研究脏腑病机的影响下，易水学派医家逐步转向对特定脏腑进行专题研究，并各有创见。

李杲，金代著名医家。从学于张元素，尽得其传。在其师脏腑辨证说的启示下，探讨脾胃内伤病机，总结出“脾胃内伤，百病由生”的理论，制定升阳泻火、甘温除热大法，创制补中益气、升阳益胃等名方，并详辨内伤与外感之异同，被后世称为补土派的代表、易水学派的中坚。所著《脾胃论》《内外伤辨惑论》《兰室秘藏》为医家所推崇，其学术影响极为深远。李氏的亲传弟子有王好古、罗天益等。

王好古，元代医家。初师事张元素，后从李杲学，得张、李二家之传，重视脏腑内伤，阳气虚损的病机，发挥为阴证论，所著《阴证略例》为阐发阴证病因病机和辨证治疗的专著。从肝脾肾阳气虚损的角度探讨阴证学说，与东垣同中有异。

罗天益，元代医家。从李杲学医十余年，得其真传。著《卫生宝鉴》，发挥李杲脾胃内伤学说。理论上深入探讨了脾胃的生理功能，他指出：“《内经》曰：肝生于左，肺藏于右，心位在上，肾处在下，左右上下，四脏居焉。脾者，土也，居中为中央，处四脏之中州，治中焦，生育营卫，通行津液，一有不调，则营卫失所育，津液失所行”（《卫生宝鉴·劳倦所伤虚中有寒》）。此说揭示了脾胃与其他四脏以及营卫津液的关系，对于正确理解脾胃内伤诸证病机颇有裨益。并评论了饮伤食伤、劳倦所伤虚中有寒、虚中有热等证治。此外，其重视三焦分治，亦有相当影响。

（三）张从正攻邪一派

攻邪学派以攻击病邪作为治病的首要任务，强调邪留则正伤，邪去则正安之理，善于运用汗、吐、下三法。其学说的产生，远则取法于《内经》《伤寒论》，近则受刘河间火热论及其治病经验的影响，张从正为该学派的代表人物。

张从正，金著名医家。《金史》载：“其法宗刘守真，用药多寒凉”。阐发河间六气病机之旨，尝有“风从火化，湿与燥兼”之论，并认为风、火、湿、燥皆为邪气，邪留正伤，邪去正安，故治法以攻邪为宗，遂成为攻邪派的师祖。是河间之学传之张从正，又为之一变矣。张从正的攻邪学说抨击了宋金一些医家盲目投补给病人带来的严重危害，对纠正医界的不良时弊起到了积极作用，其学术经验阐发了攻邪祛病的道理，使《内经》的有关论述得以发扬，并在临床上得到了验证。攻邪学说充实和发展了中医辨证论治体系，对后世医界产生了深远影响。

张从正的入室弟子有麻九畴、常德。

麻九畴，长于经史，《归潜志》云："晚更好医方，与名医张子和游，尽传其学"。子和所著书，多半出于麻九畴手。张颐斋序《儒门事亲》曰："宛丘张子和，兴定中召补太医，居无何求去，盖非好也。于是退而与麻征君知几、常公仲明辈，日游滱上，相与讲明奥义，辨析至理，一法一论，其大义皆子和发之，至于博之于文，则征君所不辞焉。议者咸谓，非宛丘之术，不足以称征君之文，非征君之文，不足以弘宛丘之术，所以世称二绝。"常德，字仲明，镇阳人。著有《张子和心镜》（又名《伤寒心镜》）一书，首论刘河间双解散，及从正增减之法，其余都属于刘、张二家的绪论。

私淑从正之学的有李子范。

李子范，《儒门事亲·后序》云："有隐士林虑李君子范者，以其有老母在，刻意岐黄，及得是书，喜而不舍，遂尽得宛丘之传"。则李子范为私淑从正之学而有心得者。

攻邪学派对后世医学的发展及学派的创立有一定影响。攻邪学说为明清温病学派开创了先河，奠定了理论基础，指出了治疗方向。吴有性《温疫论》首要达邪，强调下法。其后叶桂、薛雪、吴瑭、王士雄等温病学家又有所发展和创新，均具攻邪学说余绪。

（四）朱震亨的养阴学说及"丹溪学派"

丹溪学派以养阴为宗旨，强调保存阴气对人体健康的重要意义，其学术理论远取《内经》，近受河间火热理论影响，然丹溪学派侧重在阐述阴虚火旺之证，朱震亨为学派之倡导者。丹溪学派的形成和发展有力地促进了中医学的繁荣和进步。

朱震亨，元代著名医家，他认为肾精不足，相火易亢，是人体发病的关键，故尤重相火为病，大倡"阳有余阴不足论"，治疗强调滋阴降火，而开后世滋阴法之先河，并擅长气、血、痰、郁等杂病的论治，是河间之学传至震亨已渐变矣。传朱震亨学说的门人，主要有赵道震、赵良仁、戴垚、戴恩恭、王履、刘叔渊、刘纯等，最有成就者，当推戴思恭、王履，使丹溪学派的影响日益扩大。

赵道震，《定远县志》云："凡轩岐以下诸书，靡不精究。受学丹溪，所造益深。洪武己巳，徙籍定远，活人颇多，未尝言利"。可惜他的著作《伤寒类证》未见有传本，其学术思想难以测知。

赵良仁，《苏州府志》云："少试吏宪司，即弃去，从丹溪朱彦修学医，治疗多有奇效，名震浙东西。所著《医学宗旨》《金匮方衍义》并《丹溪药要》等书"。《医学宗旨》《丹溪药要》两书均未见，《金匮方衍义》亦未能详刊，至康熙朝经周扬俊补注，名为《金匮玉函经二注》之后，始有传本。该书系研究仲景学说的专著。

戴垚，以母病死于庸医之手而弃儒从医，率子戴思恭徒步至义乌，受业于朱震亨，"当时游丹溪之门者，弟子颇多，惟元礼父子最得其传"（《历代名医列传》）。

戴思恭，明代医家。丹溪之得意高足，著有《推求师意》《证治要诀》等书，畅发其师的"阳有余阴不足论"及论治杂病的心法，他所发挥的气血盛衰论，发展了丹溪乃至河间研究火热的学术思想，对后来汪机的学术观点产生了很大的影响。

王履，明代医家。《明史列朝诗集》载："精医药，从金华朱彦修游，尽得其传。"著有《医经溯洄集》等书。其学一本丹溪"起度量，立规矩，称权衡，必也《素》《难》诸经"

之说，于《内经》《难经》理论多有独到见解，并倡伤寒温暑为治不同论，充实河间火热论的观点。

刘叔渊，明代医家。其子刘纯（字宗厚）著《医经小学》序云："昔丹溪朱先生以医鸣江左，家君亲从之游，领其心授。纯生晚学陋，承亲之训有年矣"。惜刘叔渊之学不传，惟从刘纯著作中见之。刘纯之作尚有《玉机微义》一书。

私淑朱震亨，竞传其学的，则有汪机、王纶、虞抟、徐彦纯等，尤以汪机、王纶成就最著。

汪机，明代医家。著有《石山医案》等，其学源于朱震亨，并受到戴思恭的影响。但倡卫有余营不足论，谓卫有余而不待于补，营不足则以参、芪补之，实与朱震亨泻火养阴之旨面目全非。

王纶，明代医家。明代浙江慈溪人，著有《明医杂著》一书。其传丹溪之学，强调补阴，尤对丹溪论治杂病的心法体会深刻。强调"气、血、痰三病，多有兼郁者，有郁久而生病，或久病而生郁，或误药杂乱而成郁"（《明医杂著·医论》）。

虞抟，明代医家。明代浙江义乌人。其曾叔祖虞诚斋"与丹溪生同世，居同乡，于是获沾亲炙之化，亦以其术鸣于世"。遂世代相传，皆以丹溪为宗，其亦"承祖父之家学，私淑丹溪之遗风"（《医学正传·序》），对丹溪杂病心法理解较深，在所著《医学正传》的各个病证里都列有"丹溪要语"、"丹溪心法"、"丹溪活套"等内容，此外，对丹溪的"阳有余阴不足论"亦独具心得。

徐彦纯，明代医家。杨士奇序《玉机微义》，谓其私淑朱彦修，著有《本草发挥》，又著《医学折衷》，言杂病证治，多采刘完素、张从正、朱震亨等诸家之说，经刘纯续编后，更名为《玉机微义》。

丹溪学术思想以养阴为主题，于气、血、痰、郁、火诸证的治疗亦多发挥，每被后世奉为圭臬。丹溪学派的形成和发展，对其后的医学流派产生了深远的影响，所倡"相火论"成为后来温补学派诸家论命门之火的理论依据。温病学派诸家所采用的养阴、救液、填精诸法的确立亦受丹溪滋阴理论的影响。

金元诸学派对后世医界产生了巨大影响，在学术发展史上，无论在生理、病理、病证、治疗各方面均写下了辉煌而不可磨灭的一页。刘完素之论治热病，张从正之擅用祛邪，李杲创甘温诸剂以治阴火证，朱震亨倡言滋阴降火，俱各领风骚，而开诸流派之先河，后人每视其学术为"寒凉派"、"攻邪派"、"补土派"、"滋阴派"之圭臬，影响所及，至今不衰，故《四库全书提要》有"医之门户分于金元"之说。

四家之说，直接影响着明代医学的发展，其中以李、朱两人尤为突出，如明代王纶、汪机诸名家，皆是承其余绪者。河间、丹溪学术在历史演革中又从另一方面起到一定的作用，如朱氏倡"阳有余阴不足论"，张介宾继其后，而发"阳常不足，阴本无余论"，迨清则更有吴鞠通"阴常有余，阳常不足论"反其道而行之，使阴阳学说在临床实际的应用中更趋丰富和充实，这同样也是金元学术对后世的影响，至于薛己、孙一奎、赵献可、张介宾等所阐发的温补学说更是在批判刘、朱学术的过程中崛起的。

然而，四家所阐发的新论，仅是其学术中的一个重要方面，他们的学术总体则要丰富得多，明清不少有识医家曾告诫后人不可执守某家，晚清的唐容川曾说过："世之读丹溪书者，见其多用凉药，于是废黜热药，贻误不少，而丹溪不任咎也。盖丹溪之书，实未尝废热药"（《血证论·本草补救论》）。事实上，朱丹溪是一个集医学之大成者，思路开阔，方法众多，其治疗从未被滋阴降火所局限，他创制的许多名方，被后人遵奉为临床之规范方。此外，如从正擅长食补，亦非一味论攻；李杲治火，亦假苦寒，非滥用甘温，这是我辈所必须全面认识的。

历史上也有医家对金元新学持贬斥态度的，徐灵胎在《医学源流论·四大家论》中评论最为激烈："医道之晦久矣，明人有四大家之说……诏为千古医宗，此真无知妄谈也……河间、东垣乃一偏之学，丹溪不过斟酌诸家之言，而调停去取，以开学者便易之门，此乃世俗之所诏名医也……刘则专崇《内经》，而实不能得其精义，朱则平易浅近，未睹本原，至于东垣执专理脾胃之说，纯用升提香燥，意见偏而方法乱，贻误后人"。这是站在复古尊经的立场上来诟病新学的，不免意气用事，失之偏颇；但是，后人不善学四家之说而产生的弊端确实被徐氏击中要害，其一是"偏"，刘、张、朱、李之学本有所专，而后人"偏"之，遂成门户私见之学，而贻害无穷；其二为"平易"，后人因之而不深究《灵》《素》，置晋、唐、两宋方书于不顾，大开后学方便之门，这些也是历史上确实存在的。

第四节 临床各科学术成就

宋、金、元医学理论研究和临床医学发展的重要成就，除前述者外，尚未尽赅，其他方面亦颇有建树，择其较有影响于后世者，绍述于次。

一、儿科方面的建树

宋代以来，以钱乙为代表的儿科医家在儿科学方面取得了突出的成就。11世纪北宋政府设立的太医局中有"小方脉"，即儿科，表明儿科已经发展成为一个独立的专科。针对当时的社会情况，政府还颁布了一些有利于儿童健康成长的法令，如乾德四年（962）诏令"士庶敢有阉童者，不赦"（《宋史·太祖纪》）；淳祐九年（公元1249年）又创"慈幼局"，收养道路遗弃的初生婴儿。这些措施对保护儿童是有积极意义的。

（一）儿科著作空前丰富

这一时期的儿科著作相当丰富，主要有董汲的《小儿斑疹备急方论》、钱乙的《小儿药证直诀》、阎季忠的《阎氏小儿方论》、张涣的《小儿医方妙论》、刘昉的《幼幼新书》、无名氏的《小儿卫生总微论方》、陈文中的《小儿痘疹方论》《小儿病源方论》、杨士瀛的《婴儿指要》、刘完素的《保童秘要》等。其中尤以钱乙和陈文中的学术影响为最大。直至明代，尚有"宋钱氏仲阳著小儿直诀，太医陈文中作《痘疹方论》，世称活幼之鉴蹄，全婴之执范"之说。然而由于陈氏所用的方药偏于温热，故其临床实用价值不如钱乙。虽然《小儿病源方论》郑金序说其"于小儿疮痘，尤造其妙……赖以全活者，不可枚举矣"，但丹溪指出："陈氏立方之时，必有挟寒而豆疮者，其用燥热补之，固其宜也"（《格致余论》），可见对于实热之证是不能用的，所以在元·至正间，丹溪家乡豆疮流行，"卒投陈氏方，童幼死者百余人"（《格致余论》）。因此，对于两家的学说，朱氏曾作评论，说："近因《局方》之教久行，《素问》之学不讲，抱疾救医者，皆喜温而恶寒，喜补而恶解利。忽得陈氏方论，皆燥热补剂，其辞賅，其文简，欢然用之，翕然信之……陈氏诚一偏论，虽然，亦可谓善求病情者，其意大率归重于太阴一经……观其用丁香、官桂，所以治肺之寒也；用附、术、半夏，所以治脾之湿也……若钱氏方固未尝废细辛、丁香、白术、黄芪等，率有监制、辅佐之药，不专务于温补耳。然其用寒凉者多"（《格致余论》）。丹溪的评论是颇中肯綮的。

此外，《太平圣惠方》和《圣济总录》两部方书中也包含了丰富的儿科内容。

（二）儿科基础理论之发展

钱乙在《小儿药证直诀·卷上》明确指出：小儿有"脏腑柔弱，成而未全，全而未壮"，"气血未实"的生理特点，和得病后"易虚易实，易寒易热"的病理特点，在治疗上强调以"柔润"为原则，顾护小儿正气，侧重小儿脾胃肾的调养，反对"痛击"、"大下"和"蛮补"。强调补泻要同时调理以善其后，这是钱氏学术思想中非常突出的一个方面。钱氏提出的这些学说，对于小儿病的证治有极为重要的临床意义，很快为广大医家所接受，对后世的发展产生了很大的影响。

（三）儿科诊断技术的进步

钱乙结合实际提出了简要的小儿脉诊和望诊。钱乙把小儿脉法归纳为六种：即脉乱不治、气不和弦急、伤食沉缓、虚惊促急、风浮、冷沉细等，化繁为简，方便临证运用。钱氏望诊包括"面上证"和"目内证"，所谓"面上证"是以面部不同部位分候五脏病变，所谓"目内证"是根据目内色泽、光彩来诊断五脏的虚实寒热。这两种特殊的诊断方法，是继承了《素问·刺热论》《素问·脉要精微论》《灵枢·大惑论》等理论，并结合五脏证治而提出的。这些诊断方法都是相当宝贵的经验，至今对儿科临床仍有一定的参考价值。钱乙还注意将面色与其他诊法结合，以便更准确地对病证进行鉴别诊断，如同为头身发黄的病证，钱乙认为"一身尽黄，面目指爪皆黄，小便如屋尘色，看物皆黄"属黄疸；"面黄腹大，食土，渴者，脾疳也"；"自生而身黄者，胎疸也"，这里已将引起同见头身发黄的传染性肝炎、肠道寄生虫病、新生儿黄疸等区分得相当清楚。钱乙提出的上述诊断方法，至今对儿科临床仍有一定的参考价值。

继唐代王超小儿指纹法之后，宋代许叔微在《普济本事方》中记载了指纹法，记述小儿虎口的色泽变化与疾病的关系，如"紫风红伤寒，青惊白色疳，黑时因中恶，黄即困脾端"；至《幼幼新书》则进一步提出了虎口三关指纹法，即风关、气关、命关。指纹颜色主候疾病性质，指纹显现在"三关"预示疾病轻重，即风关病轻、气关病重、命关病危。

（四）辨证治疗体系的发挥

钱乙在前人脏腑辨证的基础上，首先把五脏辨证的方法运用于儿科临床，并做出了一定的发挥。他根据《内经》及前人关于脏腑辨证的理论，提出儿科五脏辨证法，把五脏与一些儿科疾病直接联系起来，如心主惊、肝主风、脾主困、肺主喘、肾主虚。并用寒热虚实来判断脏腑的病理变化，继以制定五脏补泻治疗法则，指导临床遣方用药。如心热用导赤散，肝热用泻青丸，脾热用泻黄散，肾虚用六味地黄丸，脾虚用益黄散等等。这种辨证治法，执简驭繁，提纲挈领，大大提高了儿科辨证论治水平。

（五）疾病认识水平的提高

对麻、痘、惊、疳等小儿病证有较为深刻的认识，钱乙细致描述了小儿麻疹初期的表现，并指出其即"天行之病"。《圣济总录》认为该病"或遇时疫"所致，《小儿痘疹方论》则指出是"因时气"而发，从而在病因学与发病学方面进一步明确了麻疹的性质和特点。此外，开始注意发疹性疾病的鉴别，在小儿发疹性疾病专著《小儿斑疹备急方论》中，将麻疹与天花分别称为疮疹与痘疮，在临床上已能较清楚地加以鉴别，在治疗上，一般初期常用解肌透表法，使麻疹由里外透；如麻疹陷落，则采用清热解毒和补气托毒的治法，反对轻率使用热药。具体用药上，选用胡荽、升麻、荆芥穗等透疹效果好的药物，并注意病儿的护理，这些都为后世所推崇。

宋代专论发疹性疾病的医书，如《小儿斑疹备急方论》《小儿痘疹方论》《小儿痘疹论》等，对天花都有论述。并能较正确地与水痘相区别。相传10世纪宋神宗时我国已发明人痘接种术，成功地预防天花。

两宋时期，对惊风的认识有着明显的提高，宋以前，对小儿抽搐一类疾病统称为惊痫。至宋，《太平圣惠方·卷八十三》首次提出了惊风的名称，并将惊风分为急惊风、慢惊风两大类，详细描述了其病因病机、临床表现。关于惊风病因，钱乙认为除了大惊之外，发热是急惊风的主要原因之一；而慢惊风则大多是吐泻之后由脾胃虚损引起。至于治疗，《太平圣惠方》对急惊风提出清热、豁痰、熄风等治则。钱乙等医家又有镇惊截风、止搐、解毒等治法。对慢惊风则以温补镇惊为总则。在用药方面，《幼幼新书》开始试用新的镇惊药曼陀罗，为治疗小儿惊风增添了新的方法。无名氏于公元1158年著《小儿卫生总微论方》二十卷，它发现小儿脐风与大人破伤风为同一种疾病，并发明用"烙脐饼子"烧烙断脐，以防脐风。

钱氏的学验对后世医家的理论与实践具有重要的指导作用。如《医学纲目》称他的五脏相胜、病随时令是扩充了《素问·藏气法时论》之旨。张洁古根据脏腑虚实寒热的辨证方法，结合自己的经验，创立了脏腑标本寒热虚实用药式。钱氏化裁张仲景肾气丸而成的地黄丸对历代医家很有启发。如朱丹溪的大补阴丸，即以钱氏的六味丸和还少丹加减而成，李东垣的益阴肾气丸、后世之都气丸等都是地黄丸的类方。嗣后，明代的薛己承用此方，为补真阴之圣药，赵养葵极力推崇本方，作为补养命门真水之专剂。故有人认为钱氏开辟了后世滋阴大法。可见他的学术影响已遍及内外妇幼各科。明·宋濂说："世以婴孺医目之，何其知乙之浅哉”（清·汲古阁书院藏版《小儿药证自注·序》）。

金元时期，医学分科由九科增至十三科，以小方脉命名的儿科和其他学科一样，也有许多新的发挥。这一时期，主要的儿科医家及医著是曾世荣及其《活幼心书》3卷、《活幼口议》20卷。另外，刘完素、张子和、李东垣、朱丹溪四大医家在儿科学术方面也都有不少阐述，尤其在小儿病证治方面较以前有明显进步。

金元医家针对当时社会上过分溺爱而致小儿发病的现象，提出科学育儿的方法和要求。曾世荣也认为，不使小儿衣过暖、食过饱，是保证小儿健康发育的重要措施之一。他曾作“小儿常安”歌：“四时欲得小儿安，常要一分饥与寒”（《活幼心书·卷上》），宣传他的育儿方法，颇得民众的欢迎，至今仍在流传。这对于维护小儿健康成长，无疑具有积极的意义。

这一时期，对儿科常见病证治取得了较大成就。关于麻疹，滑寿通过长期细致的观察，发现小儿麻疹发病之前，往往“舌生白珠，累累如粟，甚则上颚牙龈满口通生”（《麻疹全书》），滑寿这一发现是我国描述麻疹颊黏膜斑的第一人。对于麻疹与其他疾病的早期鉴别诊断有着极其重要的意义。关于麻疹的治疗，张子和提出初期应以清热解毒、辛凉清解为主；发疹期宜清热透疹；皮疹正收及收没后，用滋阴清肺。并特别指出，在病程中“须防疱疹发喘”，即注意防止麻疹合并肺炎。

对惊风的证治，金元医家有其独到之处。如张子和善用攻邪之法治疗惊风，李东垣在《兰室秘藏·小儿门》中专列“治惊论”，提出“外物惊，宜镇心，以黄连安神丸，若心气动致惊，宜寒水石安神丸”的治疗方法。

对疳积，《儒门事亲》不仅论述了身瘦疳热一类疾病的辨证和治疗，还对眼疳、牙疳等疳证作了详尽的阐述，所举甘露散、益黄散、四味肥儿丸、五疳消毒丸等方剂，一直为后世所沿用。金元时期治疗疳证的方剂已相当丰富，仅李东垣《兰室秘藏》就载有厚肠丸、中满分消丸、消痞丸等十余首。

另外，朱丹溪还用“声高气粗肺炎”来描述肺闭喘咳的症状，这在我国医学文献中还是首次使用“肺炎”一词。

曾氏对小儿吐泻也有研究，他将吐分为冷吐、热吐、积吐、伤风嗽吐、伤乳吐等，将泻分为冷泻、热泻、伤食泻、水泻、积泻、脾泻、风泻、脏寒泻等加以论述，深化了吐泻病因病机的认识。对小儿吐泻的治疗，张子和提出用桂苓甘露饮、五苓散、益元散等治疗暴泻或水泻不止；用养脾丸治久泻不止；用牛黄通膈丸治身热吐下。这些经验大大丰富了中医儿科治疗学的内容，为后世儿科学的发展打下了基础。

凡此等等，均从不同的角度反映出当时儿科学方面的成就和特点。

二、妇产科方面的贡献

宋代的临床医学发达，妇产科的成就尤为显著。宋代太医局设有产科和产科教授，专门培养妇产科医生，推动了宋代妇产科的发展。著名的妇产科专家和妇产科著作相继出现。中医妇产科成为一门独立的临床学科。

妇产科学发展至宋代，积累了丰富的经验和理论，产生了不少专著。如杨子建撰《十产论》，详述伤产、催生、冻产、热产、横产、倒产、偏产、坐产、碍产、盘肠产等各种难产以及助产方法，其中转胎手法是医学史上异常胎位转位术的最早记载。大观年间，李师圣、郭稽中编辑《妇人产育宝庆集》，以问答体裁阐述了妇科病证治。后有朱端章《卫生家宝产科备要》，总结了宋以前的产科临证经验和初生儿保育方法，是一部珍贵的产科文献。南宋时，齐仲甫又著《妇科百问》，这是一部综合性妇产科著作。

然而成就最卓著、影响最大者，则为陈自明（公元1190—1270年）的《妇人大全良方》二十四卷。此书凡分八门，包括调经、众疾、求嗣、胎教、妊娠、坐月、产难、产后。每门数十证，共二百六十余论，论后附有方剂。是我国第一部比较完善的综合性妇产科专著。

陈氏论治妇科诸病，最重冲任、肝脾，指出“妇人病有三十六种，皆为冲任劳损而致”；又认为肝脾损伤是月经病的主要原因，如说：“妇人月水不通，或因醉饱入房，或因劳役过度，或因吐血失血，伤损肝脾，但滋其化源，其经自通”。对于妇产科的其他病证，陈氏也有重要阐述，“妊娠胎动，或饮食起居，或冲任风寒，或跌仆击触，或怒伤肝火，或脾气虚弱，当各推其因而治之。若因母病胎动，但活其母，若因胎动而母病，惟当安其胎”。不仅说明了辨证求因的重要性，而且突出了标本主次、活母治子的原则，诸如此类的论述，对后世医家启发很大。如薛己对此书曾作删订，附入治验，自为一书；武之望的《济阴纲目》、王肯堂的《女科准绳》也多采取其说。《四库全书提要》对它的评论是“自明采摭诸家，提纲挈领，于妇科证治，详悉无遗”。可见其学术价值之不同于寻常。

（一）月经失调的新认识

对劳瘵、骨蒸（结核病）引起的闭经，陈自明除了对闭经进行一般辨证，用通经或健脾益气方药治疗外，还在《妇人大全良方·众疾门》中明确指出：劳瘵、骨蒸可引起完全闭经。现在看来，这与妇女生殖器官结核引起的继发性闭经极其相似，而且治法也不同于一般闭经，即不用通经药，而采用滋阴清热药，体现了控制原发病，治病求本的原则。

（二）分娩处理的新方法

1. 注重产程的观察

产妇临产的精神状态和体力状况往往影响产程的进展，陈自明要求接生人员在产程开始时，不仅要注意消除产妇分娩时的恐惧心理，而且要照顾产妇的饮食营养，以保持产妇体力，等待分娩。陈氏在《妇人大全良方·将护孕妇论》中指出：“欲产时不可多人，喧哄怆惶，但用二老妇人扶行及凭物站立。”又说：“苦心烦，用水调服白蜜一匙；觉饥，吃糜米少许。勿令饥渴，恐乏其力。不可强服催药，早于坐草，慎之。”陈氏还指出，当产程进展至“胎膜破水，儿头面出”时，始可正式接生。

2. 全兔脑制剂的应用

《证类本草·卷十七》兽部中品兔条下所引用的《经验方》中，有关于兔脑催生丹的记载，其药物组成及制作用法是：“催生丹，兔头二个，腊月取头中髓，涂于净纸上，令风吹干，通明乳香二两。碎，入前干兔脑髓，同研……以猪肉和丸如鸡头大，用纸袋盛储，透风悬。每服一丸，醋汤下，良久未产，更用冷酒下一丸，即产，此神仙方，绝验”。其有效成分主要是兔脑。经实验证明脑下垂体后叶含有催产素，具有促进子宫节律性收缩的作用，注射催产素仍是现代产科处理宫缩乏力促进分娩常用的特效制剂。而中医产科早在公元11世纪末就已使用了兔脑制剂催产，并积累了一定的经验，堪称现代产科使用催产素的先声。

3. 对脐带断面的处理方法

《小儿卫生总微论方》提出了用烙脐饼子灶灸的方法，处理新生儿脐带断面，以预防发生脐带痈疮和风证。早在《太平圣惠方·卷七十六》中，即记有烙脐四方，其药物组成、用法均与之相同。可见我国宋代对新生儿断脐后，进行脐带断面烧灼消毒，已有了相当的经验。

（三）妊娠用药禁忌

为了避免流产，保育胎儿，陈自明对妊娠用药进行了临床研究。首先指出孕妇用药应避毒药，并列举出60多种妊娠应禁忌的药物。其中有剧泻药、催吐药、活血破血药以及药性猛烈、毒性较强的药物等。还将其编成“孕妇药忌歌”，使医生容易背诵记忆，历代相传，沿用至今，成为产科用药戒规。

（四）难产分类及胎位矫正术

杨子建《十产论》最早描述了因胎位异常引起的各种难产，如横产（肩先露），倒产（足先露），偏产（额先露），坐产（臀先露），碍产（脐带攀肩），盘肠产（产时子宫脱垂）。并创用了矫正胎位转正的各种手法，兹引述横位、脐带攀肩转胎法如下：“凡推儿之法，先推儿身令直上，渐渐通以中指，摩其肩，推其上而正，渐渐引指攀其耳而正之。须使产母仰卧，然后推儿直上，徐徐正之。候其身正，门路皆顺，煎催生药一盏，令产母吃了，方可使产母用力，令儿下生。此名横产”；“碍产者，言儿身已极，门路已正，儿头已露。因而转身，脐带攀其肩，以致不能生。令产母仰卧，稳婆轻手推儿向上，以中指按儿肩，脱脐带。仍令儿身正顺，产母努力，儿即生”。

（五）重视妇女各期卫生

陈自明对妇女的生理特点有一定的认识，比较注重月经期、孕期、产褥期、哺乳期的妇女卫生。

1. 月经期卫生

妇女月经期间，全身及局部抵抗力降低，易感外邪。陈自明一再强调经期卫生的重要性，指出：“行经之时，最宜谨于将理”。

2. 孕期卫生

为了保护孕妇健康和胎儿正常发育，预防流产、难产，陈自明强调“产前先安胎”。并在“将护孕妇论”中规定，时常步履，不可多睡，不可饱食、过饮酒醴，不可乱服汤药，亦不可妄行针灸，不得负重登高涉险，要做好产前准备。

3. 产后卫生

陈自明认为“产后气血虚竭，脏腑劳伤”，强调“产后先补虚”，并规定了产后生活起居应注意的事项。还提出要注意乳汁通畅，防止“妒乳”。

金元医家在妇产科学术方面也有一定贡献。如张元素著《产育保生方》（佚）。刘完素纠正了《巢氏病源》以来一概指白带为寒的偏见，提出“下部任脉湿热甚者，津液涌溢而为带下”，“大法头目昏眩，口苦舌干，咽嗌不利，小便赤涩，大便秘滞，脉实而数者，皆热证也”（《素问玄机原病式·热炎》）。主张用辛苦寒药治之，使郁结开通，湿去燥除，热散气和而愈。

对月经不调的辨证治疗，张从正善用吐下法治疗闭经，《儒门事亲》记有他曾用吐下法治愈闭经的验案。李杲和朱震亨对于调经，一偏重于补脾，一偏重于养阴，但都主张以调气为首要，则其所见相同。李东垣论妇人经闭原因有三，即脾胃久虚、气血俱衰，血海干枯和劳心心火上炎。其调经的经验是：“妇人病经，先柴胡以行经之表，次四物以行经之里，先气而后血也。”朱丹溪调经也是以四物汤为主，但较李杲有更丰富的实践经验。他在《丹溪心法·妇人》中指出：月经先期而来为气血俱热，宜清气凉血，用柴胡、黄芩、当归、芍药、生地、香附；过期而来为气血虚，宜补气养血，用四物汤加黄芪、陈皮、升麻；经水将来或临行时腰腹疼痛为气滞血瘀，宜四物汤加桃仁、红花、莪术、玄胡、香附、木香；血枯经闭，四物汤加桃仁、红花；阴虚经闭，四物汤加苍术、牛膝、陈皮、甘草。另外，还提到肥胖妇女有经闭不育现象，可用导痰汤加黄连、川芎，成为后世辨证治疗月经不调的纲领。

李杲论治经漏不止，主于脾胃亏损，湿热下迫，或心气不生，火旺于血脉，或肾水阴虚，不能镇守包络相火等原因所致。创制调经升麻除湿汤、凉血地黄汤等传世名方。

朱丹溪对妇女产后主张以补虚为主，如说，“产后无得令虚，当以大补气血为先，虽有杂症，以末治之”（《丹溪心法》）。对于堕胎的原因，丹溪责诸“血气虚损不足荣养，其胎自堕，或劳怒伤情，内火便秘，亦能堕胎”（《格致余论·胎自堕论》）。其论难产，认为往往见于郁闷安逸之人，富贵奉养之象，盖奉养之人其气必实，当用瘦胎饮等，耗其气使和平则易产；若形肥气虚久坐之妇，胞胎不能自运，当补其母气，则儿健而易产，如紫苏饮加补气之药。又治妊娠转胞，用四物汤加参芪等，或补中益气汤，服后探吐，这些都是宝贵的经验之谈。

此外，丹溪认为，妇人求子不宜误用辛热的秦桂丸，而应用补阴血之法，他说：“妇人之无子者，率由血少不足以摄精也，必须补其阴血，使无亏，久乃可”（《格致余论·秦桂丸论》）。另对于月经病，《巢氏病源》皆曰风冷乘之，后人相习成俗，丹溪则认为经水紫者为热，黑者热甚，人但见其紫者、黑者、作痛者，率指为风冷而行温热之剂，祸不旋踵。

三、外伤科方面的发展

宋金元时期，我国的外伤科学从整体观念出发的治疗思想又有了进一步的发展，理论和实践均有突出成就。

宋代，外科学的发展已经进入了比较成熟的阶段。这一时期，出现了许多外科专著，仅据《宋史·艺文志》记载就有十九种之多。《太平圣惠方》最早记述了“内消”与“托里”

的治法，关于脓已成的切开引流思想较前代更为积极。《圣济总录》主张痈疽应内外兼治，并提出疽、痈、疖的证治差别，还总结出“五善”、“七恶”作为判断预后的依据。

当时的外科著作还有《卫济宝书》，原撰著人佚名，由东轩居士增注，约完成于12世纪初。主要论述痈疽证治和癌、瘭、疽、痼、痈的五发图说以及治疗方法，如试疮溃法、长肉法、溃脓法、打针法、灸恶疮法等，同时介绍了四十首外科方剂的临床应用。此书最早记载“癌”症，载有对乳癌较详细的观察，指出四十岁以上的妇女易患此症，溃烂三年而死等。这是在历代医学家描述体表诸种恶性肿瘤形状特点基础上的一次科学总结和确切的命名。癌字是该书首创字，从疒从喦。喦者，通岩，取其盘纡隐深，岩崖连形，用以比喻癌肿凹凸坎穴之外观及硬如岩石之状貌。可见作者对癌肿病变证候的认识十分确切，他为了帮助读者理解，更绘制了颇为形象的“癌原图”。其后，杨士瀛于公元1264年撰写的《仁斋直指方论》中，亦对癌有所描写：“上高下深，岩穴之状，颗颗累垂……毒根深藏，穿孔透里”，这种论述已认识到某些癌肿的特征。《集验背疽方》一卷，系李迅所著，现存《四库全书》辑佚本。该书论述发疽有内外之别，外发者体热、肿大、多痛而易治；内发者不热、不肿、不痛，但为脏腑深部疾患，故较难治。这一重要的发现，揭示了其一般规律。《集验背疽方》一部内容比较丰富的治疗背部化脓性感染的专书，对当时和后世均有显著影响。

公元1263年陈自明撰成《外科精要》三卷。对痈疽有独到的阐发，认为痈疽虽现于外而却内发自脏腑，脏腑病变有寒热虚实的不同，故痈疽的治疗便有温凉补泻之各异，不可拘泥“热毒内攻”之说。

陈氏对痈疽的病因、病机、诊断、治疗等作了全面的论述，提出外治以泄气、内治则把定脏腑，为外科治疗的两大方法。并介绍了以触诊定痈疽是否成脓的重要经验。陈氏对外科的见解，给后世以很大影响，朱丹溪的《外科精要发挥》、汪机的《外科理例》亦多采其说。薛立斋注《外科精要》对陈氏评价甚为中肯，谓：“虽以疡科名其书，而其治法，固多合内外之道，如作汗、泄泻、灸法等论，诚有发《内经》之微旨。”可见，陈氏对外科的经验，足资后人借鉴。

此外，齐德之于公元1335年撰《外科精义》二卷。对疮疡的治疗研究颇深，认为治疗疮疡病应先求本，酌量其阴阳虚实、强弱深浅，分别论治，此观点颇为后世医家所重。他提出了“疮肿二十六脉名状”，如“浮脉之诊，浮而数者，热也。浮数之脉应发热，其不发热而反恶寒者，疮疽之谓也”。还阐发了疮疡的辨证，如辨疮疽肿虚实、辨疮肿浅深、辨脓法、辨疮疽疖肿证候、辨疮疽善恶等。该书对外科疾病的病因、病机和诊断都有新观点。在病因上，他强调外科病是由机体阴阳不和、局部气血凝滞所造成，在诊断上重视全身症状，并以此作为辨证论治的根据。在治疗上，灵活应用温罨、排脓、提脓拔毒和止痛等多种方法，处理肺痈、痔疮、创伤、火伤等多种病变，较为全面地总结了宋元时期外科领域中的新成就。

在伤科方面也有显著的进步，随着解剖学知识的进步，骨折脱位的诊断和治疗更加准确，对于骨折、脱臼的复位、固定技术更有较大的进步。《圣济总录·伤折门》对骨折脱臼的治疗已认识到首要目的是恢复原来的解剖关系，称为“接筋续骨”，当手法正骨不能恢复到解剖位置时，强调切开复位法，由于宋代麻醉技术的进步，外科手术水平已经很高，器械已有针、线、刀（柳叶刀、钩刀）、镊、剪、凿、钳、锥、锤等，对复杂骨折的切开复位技术，也取得了进展，特别是宋代随军医生，已开始运用切开复位与凿除死骨治疗粉碎性骨折的技术。还必须指出，创伤方药疗法是我国骨伤治疗技术的一大特长。如淋、熨、帖熁、膏摩的外治法在宋代也取得长足进步，《太平圣惠方》记载 11 首淋、浴、帖熁、膏摩的方剂，选用药物除宋以前历代使用的桂、附、辛、椒、姜、芎、归、芷之外，还选用了白矾、接骨草、葱白、五加皮、桑白皮、松节、樟木节等，制成洗剂，称为淋洗方，治跌伤瘀血作痛；对伤筋折骨，或久损腰膝，关节疼痛等症均有着肯定的作用。关于感染创口的处理，则注意到辨证论治，如采取"淋渫"洗疮法以祛秽解毒，用刀剪清除坏死组织，用活血药物以生肌收口等等，还逐步发展了内外并治、辨证论治等理论。同时，治疗创伤的三大原则，即活血化瘀、养血舒筋和培元补肾（或称健脾补肝肾），在前人论述的基础上又经过了广泛实践，在创伤治疗上得到确立。

由于临床战伤外科的急需，元代增设了正骨兼金镞专科，这也反映出当时伤科已有较高水平。元代的《永类钤方》与《世医得效方》，对伤骨科具有重要贡献。

《永类钤方》由李仲南撰于公元 1331 年，二十二卷。末卷为"风损伤折"，即伤骨科专篇。公元 1343 年，危亦林，字达斋，南丰人，撰成《世医得效方》，二十卷，其中对整骨金镞设有专篇论述。两书载有丰富的经验。关于骨折脱位的诊断分类，危亦林将四肢骨折和关节脱位归类为"六出臼，四折骨"，"六出臼"指四肢肩、肘、腕、髋、膝、踝六大关节脱位，"四折骨"指肱骨、前臂骨、股骨和胫腓骨四大长骨干骨折。危氏强调在诊断骨折时要触摸辨别骨移位的方向；首次记载肩关节有前上方脱位和盂下脱位两大类型。还指出足踝部骨折脱位有内翻和外翻两大类型。

前臂骨折用四块小夹板固定治疗的方法，是《仙授理伤续断秘方》的新发展，与目前所用大体相同。对"手腕失落"、"手盘出臼"的整复方法，是"用衣服向下承住，用手拽伸，搏按，一伸一折，摇动二三次"，然后"使手捻住，贴药夹缚"固定，与现在所用的方法也大体相同。对膑骨骨折后关节内形成血肿，其治疗"须用针刀去血"，以免碎骨在有血肿的关节囊内浮动。贴药后用"竹箍箍住"，这是后世"抱膝器"的前身。对颈椎骨折脱位，《永类钤方》已用"攀巾踢墖法"，提出用手巾一条，绳一茎，系在房上，垂下来。以手巾兜缚颈下，系于脑后，杀缚，接绳头，令患者端坐于大酒坛上，然后用脚踢去坛子，进行牵引复位。这种治法是伤科史上的创举，较近代英国医生戴维斯（Davis）于公元 1927 年提出的悬吊复位法早六百余年。清代《医宗金鉴》外科的"攀索叠砖法"，只是将其稍事改变而已。当时的外科手术还创制了缝合针，名"曲针"，引丝线或桑白皮线，由内向外逐层缝合，堪称伤科史上的重要发明。

危亦林在施行金创和正骨手术时，先行麻醉，使用了曼陀罗、乌头等中药，并配合乳香、没药、川椒以止痛。他特别强调用药剂量要根据患者的年龄、体质、病情来决定，这些要求与现代医学麻醉原则基本相同。日本著名外科医生华冈青州曾于公元 1805 年将曼陀罗用作手术麻醉剂而轰动国际麻醉界，被誉为世界麻醉史上的先例，其实比危氏晚了 450 年。

四、针灸学方面的成就

宋元时期，针灸学有很大发展。宋代对针灸理论作了整理，如《太平圣惠方》载录了唐以前的部分针灸资料。更有学术价值的是，在仁宗天圣五年（公元1027年）由翰林医官尚药奉御王惟一撰《新铸铜人腧穴针灸图经》，统一了各家对腧穴的不同说法，并设计和监制了最早的两具针灸腧穴铜人，使针灸图像具有了立体感和真实感。铜人分脏腑十二经，旁注腧穴所会，刻题其名。据夏竦序说，王氏“素校禁方，尤工厉石……定偃侧于人形，正分寸于腧募……创铸铜人式”。他所制成的两具与成年男子体型相等的铜人，躯壳可拆卸，内藏脏器，外刻穴位六百五十七个，可以按穴论治，实为创举。据周密《齐东野语》记其舅氏章叔恭的经历，“尝获试针铜人，全象以精铜为之，府藏无一不具，其外腧穴，则错金书穴名于旁，凡背面二器相合，则浑然全身。盖旧部用此以试医者。其法外涂黄腊，中实以汞，俾医工以分析寸，案穴试针，中穴则针入而汞出，稍差则针不可入矣，亦奇巧之工器也”。这是古代精密的医学模型，也是教育史上形象实物教学法的重要发明。王惟一同时撰成《新铸铜人腧穴针灸图经》三卷，《图经》有“正背左右人形，并主治之术”，所载六百五十七腧穴，与《针灸甲乙经》相比，增加了青灵、厥阴俞、膏肓俞和督脉的灵台、阳关。对于腧穴的排列，则兼《甲乙》与《外台》之长。其一、二卷按十二经和督、任脉的经络循行排列，卷三讨论腧穴主治，分为偃、伏、侧、正四面和头部、面部、肩部、侧颈项、膺腧、侧腋、腹部、侧胁等各种部位排列，但四肢仍依十二经次序。这种次序排列既能使人了解古代的经络系统，又便于临证操作。此书不仅在当时刊行，并刻石于相国寺仁济殿内，宋至元间，自汴梁移置大都。此碑残石，已于北京出土。铜人及《图经》，对后世针灸的发展影响十分深远。元·忽必泰的《金兰循经》即本于此，而著名的《十四经发挥》又本于《金兰循经》。

《十四经发挥》三卷，成于公元1341年，作者滑寿，字伯仁，晚号撄宁生。从名医王居中学习，精通《内》《难》等古典医籍。后随高洞阳专学针法，而擅长针灸。滑氏的著作尚有《诊家枢要》《难经本义》《读素问钞》《麻疹全书》等。其在针灸学术上的贡献颇大，如对经络理论，提出“人身之有任督，犹天地之有子午也……任督二脉之直行者，为腹背中行诸穴所系”，“其余如冲、带、维、跷所经之穴，实则寄于诸经之间尔，诚难与督、任二脉之灼然行腹背者比”（《十四经发挥·十四经脉气所发篇·任脉》）。认为督、任二脉，行于腹背，皆有专穴，不同于其他奇经，故与十二经脉相提并论称十四经。同时滑氏以《素问》《灵枢》为基础，通考六百五十七穴，“辨其阴阳之所以往来，推其骨孔之所驻会，图章训释，缀以韵语”（《十四经发挥·自序》），尤其是将经、穴结合论述，对针灸学的发展有相当影响。

《十四经发挥》的学术影响，实不止于国内，即远在日本，亦视之为“习医之根本”，而为“世所传诵”（《重刊古本十四经发挥·张序》）。近人承淡盦氏说：“滑伯仁先生论而发挥其旨，针灸得盛行于元代，此滑氏之功也”（《校注十四经发挥·自序》），对其评价甚高。

这一时期的针灸著作，还有许希的《神应针经要诀》、王处明的《玄秘会要针经》、刘元宾的《洞天针灸经》、刘真人《琼瑶发明神书》《琼瑶真人针经》《八法神针》、王执中的

《针灸资生经》、杨氏的《玉龙歌》等。其中《资生经》和《玉龙歌》尚有流传。

《针灸资生经》撰于公元1165年，共七卷。著者王执中，字叔权，浙江瑞安县人，为乾道己丑年（公元1169年）进士，官从政郎澧洲教授。《资生经》的内容，其卷一，论述头、胸、腹、背各部腧穴，并分经论述四肢腧穴，又附入临床有效的别穴及附图46幅。卷二论述针法、灸法，尤以灸法居多，以及定穴宜忌等。卷三至七，论述各科139种病证的取穴与施治。这部内容丰富的因证配穴的临床针灸专著，实宋以前所未见。《针灸资生经》所载的灸法内容十分丰富，如灸劳、灸痔、痈疽隔蒜灸、附子饼灸、小儿雀目灸等，可谓集宋以前的灸法大成。

明代高武曾认为此书"取三百六十穴，背、面、巅分行类别，以穴为病，盖合铜人、《千金方》《明堂》《外台》而成之者也"。《四库全书总目提要》谓："其书第一卷总载诸穴，二卷至末，分论诸证，经纬相资，各有条理，颇为明白易晓。"从书的体例看，大抵同《甲乙经》，其头、胸、腹、背诸穴，均按部位记载，只有四肢诸穴，系属十二经，这与《十四经发挥》所有腧穴都按十四经记载不同，是值得进一步研究和探索的。

宋金时代，闻人耆年著于公元1226年的《备急灸法》，是论述心痛、牙痛、急喉痹、霍乱、肠痈、疔疮、附骨疽等常见急性病证灸治疗法的专著。此书还以多幅插图，如屈指量腧穴法、朱点腧穴法、骑竹马灸法等，都为当时针灸书所未载者。

这一时期的针灸学发展趋势，有两方面值得重视。一是由博返约，在三百余腧穴中，选出若干常用穴，以歌赋形式说明其主治疾病及注意事项，颇便于临证应用；二是受"运气"学说影响，特别强调针灸取穴与时间的关系，这一方法早在《灵枢》等书中已略有记述，《隋志》也有《流注针经》《黄帝流注脉经》《黄帝针灸虾蟆忌》等著录，日本丹波元胤认为此当为汉代人所撰，可见其历史已久，但到了南宋时又有新的发展，至元代尤为显著，这在窦默及其弟子王镜潭、王国端的著作中都清楚地反映出来。

窦默（公元1190—1280年）字汉卿，著有《针经指南》，其内容包括《标幽赋》、八穴指法及叶蛰宫图，此外还有《流注指要赋》《六十六穴流注秘诀》等。其门人王镜潭著有《重注标幽赋》《增注针经密语》及《针灸全书》等。王国瑞著有《扁鹊神应针灸玉龙经》，其书内容包括：一百二十穴玉龙歌八十五首；注解标幽赋一篇；天星十一穴歌诀十二首；人神尻神太乙九宫歌诀；六十六穴证治；子午流注心要秘诀；日时配合六法图等，另外，还有何若愚的《流注指微赋》一卷。这些著作原书虽佚，但《玉龙歌》《标幽赋》和《天星十八穴歌诀》，尚保留于后世的针灸书中。至今尚用的"子午流注"和"灵龟八法"也大抵来源于此，可见其影响之深远。

第五节 医家学术思想与医学实践

钱 乙

一、生平和著作

钱乙，字仲阳，宋东平郡（今山东郓城东平）人，约生活于北宋天圣十年至政和三年(公元1032—1113年)，享年82岁，是历史上著名的儿科大家。

钱乙祖籍浙江钱塘，至曾祖北迁郓州。父钱颢，善针医，然嗜酒喜游，一旦隐匿姓名，浪游海上而不返，乙时年3岁，嗣后母亲又病故，姑母哀其孤而收养为子。于是随姑丈吕氏学医，至吕将殁，乃告以家史，乙号泣请往，寻其父凡五六返，方得相见，又积数载，迎父以归，乙年已30余岁。又历7年，父以寿终。

钱氏为医，于20余岁时，即以善《颅囟方》而著名。元丰年间，长公主女有疾，召钱乙诊治而愈，乃授以翰林医学士。次年，皇子仪国公病瘛疭，乙以黄土汤治愈，因而提升为太医丞，从此，医名大噪，不论皇室官宦之家，或是庶民百姓，争相求医。10年后，乙患周痹，辞官归里。

钱乙精通儿科，兼善各科。平生注意研究方药，于本草尤邃。并多识物理，喜欢气象，诸书无不涉猎。钱乙著作很多，有《伤寒论指微》五卷，《婴孺论》百篇，皆已亡佚，现存《小儿药证直诀》三卷。

《小儿药证直诀》，由其学生阎季忠搜集编辑而成。上卷论脉证治法，中卷为医案，下卷列方剂，较全面地论述了小儿的生理、病理特点，五脏辨证及小儿常见疾病论治方法，还记载了120多首方剂，是我国现存第一本以原本形式保存下来的儿科著作，对儿科学术发展有重大影响。

继承钱乙之学者，有董汲、阎季忠等人。

二、学术思想

钱乙在继承《内经》及历代诸家学说的基础上，结合自己丰富的儿科经验，在小儿生理、病理及疾病辨证、诊断、治疗等方面颇有创见。

（一）论述小儿生理病理特点

小儿与成人相较，生理病理有不少相同之处，诸如脏腑的基本功能、阴精阳气的基本作用等，但小儿在生理病理上又有很多与成人不同之处，认识和掌握这些特点是使儿科学发展成为一门独立学科的先决条件。

钱乙论述儿科疾病，首先从研究小儿生理特点入手，他在《灵枢·逆顺肥瘦》“婴儿者，其肉脆，血少气弱”以及《诸病源候论·小儿杂病候》“小儿脏腑之气软弱，易虚易实”等学说的启发下，结合自己丰富的临床经验，指出小儿从初生到成年，在不断地生长发育变化中，无论生理病理都与成人有所不同，而且年龄越小，差别越大，因此不能简单地把小儿看成是大人的缩影。钱氏认为："小儿在母腹中，乃生骨气，五脏六腑，成而未全。"出生之后，继续发育，即"长骨脉"，五脏六腑之神智也（《小儿药证直诀·变蒸》）。此即古人所谓"变蒸"，就是在婴儿发育过程中出现的周期性生理变化。小儿随着年龄的增长而不断变化，此时脏腑"始全"，但犹"全而未壮"（《小儿药证直诀·变蒸》），因此"脏腑柔弱"（《小儿药证直诀·阎季忠序》）、"血气未实"（《小儿药证直诀·百日内发搐》）是小儿的生理特点。由于小儿脏腑柔弱，形气未充，一旦调护失宜，则外易为六淫所侵，内易为饮食所伤，易于发病且传变迅速。在发病过程中，具有"易虚易实、易寒易热"的病理特点。认识了这些生理病理特点，就为临床诊治小儿疾病奠定了重要基础。

因此，钱乙对小儿病的治疗，时时以妄攻误下为禁约。例如，他在分析小儿疳证病因时指出："小儿病疳，皆愚医之所坏病"，"小儿易虚易实，下之既过，胃中津液耗损，渐令疳瘦"（《小儿药证直诀·阎季忠序》）。又说："小儿之脏腑柔弱，不可痛击，大下必亡津液而成疳。"即使有非下不可之证，亦当"量大小虚实而下之"（《小儿药证直诀·诸疳》），并在使用下药之后，常用益黄散[1]等和胃之剂以善其后。钱氏还进一步强调："小儿易为虚实，脾虚不受寒温，服寒则生冷，服温则生热，当识此勿误也"（《小儿药证直诀·虚实腹胀》）。由于小儿形质脆弱，易虚易实，易寒易热，尤其是脾虚小儿，更应注意，若调治稍乖，则毫厘之失，遂致千里之谬，钱乙之说对临床诊治有极为重要的指导意义。

总之，掌握小儿生理、病理特点，作为临证治疗的重要前提，乃是钱乙学术思想中非常突出的一个方面，并对后世儿科学的发展起着深远的影响。

【医案例举】

李司户孙病，生百日，发搐三五次。请众医治，作天钓或作胎惊痫，皆无应者。后钱用大青膏[2]如小豆许，作一服发之。复与涂囟法[3]封之，及浴法[4]，三日而愈。何以然？婴儿初生，肌骨嫩怯，被风伤之，子不能任，故发搐。频发者，轻也。何者？客风在内，每遇不任即搐。搐稀者，是内脏发病，不可救也。搐频者，宜散风冷，故用大青膏。不可多服，盖儿至小，易虚易实，多则生热，止一服而已，更当封浴，无不效者。（《小儿药证直诀·卷中》）

分析　本案为婴儿百日内发搐，此证危及生存，要特别注意辨别真假。如为真病，是内生惊痫，发搐不过三两次，即能死亡；如为假者，发作虽然频繁，并不严重，大都由外伤风冷所致，因为小儿血气未实，不能抵御邪气侵犯，所以发搐。后者最主要的一个症状是口中气出发热。治之可以发散，用大青膏，并涂囟法、浴法。钱乙明析小儿生理病理特点，这是对小儿疾病进行辨证论治，遣方用药的重要基础。

（二）小儿病证的诊断方法

望闻问切，为医家四诊，但对于小儿却较难施行。古代中医曾把儿科称为"哑科"，认为儿科疾病比其他科的疾病都难以诊治，这主要是由于小儿多不能正确表述病情，同时小儿疾病变化多，传变快，儿科病的诊断确实有不少困难。钱氏对小儿疾病的诊断提出了简易有效的方法。

钱氏首先归纳出儿科病证六种常见脉象："脉乱不治，气不和弦急，伤食沉缓，虚惊促急，风浮，冷沉细"（《小儿药证直诀·小儿脉法》）。这种扼要的分类，具有独创性，使繁杂的脉法更切合于儿科临床。

除了提出简要的脉法外，钱氏又提出了"面上证"和"目内证"。

面上证：左腮为肝，右腮为肺，额上为心，鼻为脾，颏为肾。如上述某一部位出现赤色，则知为某脏热证，而随证治之。

目内证：赤者心热，淡红者心虚热；青者肝热，浅淡者虚；黄者脾热。无精光者肾虚。即根据目色、光彩诊断五脏虚实寒热。

这两种特殊的诊断方法，是继承了《素问·刺热论》《素问·脉要精微论》《灵枢·大惑论》等理论，并结合五脏证治而提出的，切实可行，不仅可用于审证求因，还可用于预测疾病转归。《小儿药证直诀》还记述了其他诊断办法，包括注意观察小儿的皮肤、指甲、大小便等等。例如，同一个"面晄白"，却能区分出"胃气不和"、"胃冷虚"、"虫痛"三种原因，又如"黄相似"，可因"黄病"、"黄疸"、"脾疳"、"胎疳"与"胃不和"等不同疾病所引起，钱氏都一一详加鉴别。

钱氏诊察小儿之疾，主张四诊合参，尤重望诊，经验丰富，诊断准确。

【医案例举】

例一 冯承务子，五岁。吐泻，壮热，不思食。钱曰：目中黑睛少而白睛多，面色晄白，神怯也。黑睛少，肾虚也。黑睛属水，本怯而虚，故多病也。纵长成，必肌肤不壮，不耐寒暑，易虚易实，脾胃亦怯，更不可纵酒色欲。若不保养，不过壮年。面上常无精神光泽者，如妇人之失血也。今吐利不食，壮热者，伤食也，不可下。下之，虚入肺则嗽，入心则惊，入脾则泻，入肾则益虚。此但以消积丸[5]磨之，为微有食也。如伤食甚，则可下，不下则成癖也。实食在内，乃可下之，毕，补脾必愈。随其虚实，无不效者。（《小儿药证直诀·卷中》）

分析 钱氏借助望诊，根据"目中黑睛少而白睛多，面色晄白"，指出患儿禀赋不足，肾虚神怯，只能缓图，不可急攻，于是选用消积丸以磨之。并预测：像这样先天虚怯、生而多病的小孩，"纵长成，必肌肤不壮，不耐寒暑，易虚易实，脾胃亦怯"。可见，本例患者是先后天俱虚之体。因此，钱氏谆谆告诫"更不可纵酒色欲，若不保养，不过壮年"。钱乙诊断之精细于此可窥一斑。钱氏还指出脾肾不足之体，预后变化多端，值得记取。

例二 辛氏女子，五岁，病虫痛。请医以巴豆、干漆、硇砂之属，治之不效。至五日外，多哭而俯仰，睡卧不安，自按心腹，时大叫。面无正色，或青或黄或白或黑，目无光而慢，唇白吐沫。至六日，胸高而卧转不安。召钱至，钱详视之，用芜荑散[6]三服，见目不除青色，大惊曰：此病大困，若更加泻，则为逆矣。至次日辛见钱曰：夜来三更果泻。钱与泻盆中看，如药汁，以杖搅之，见有丸药。钱曰：此子肌厚当气实，今证反虚，不可治也。辛曰：何以然？钱曰：脾虚胃冷则虫动，而今反目青，此肝乘脾，又更加泻，知其气极虚也。而丸药随粪下，即脾胃已脱，兼形病不相应，故知死病。后五日昏笃，七日而死。（《小儿药证直诀·卷中》）

分析 钱氏借助望诊及五脏辨证纲领，根据服药后，"目不除青色"及排泄物中有不消化吸收的丸药，预测患儿形病不相应，预后不佳。

（三）确立小儿五脏辨证纲领

钱氏在《内经》《难经》《金匮要略》《中藏经》《千金方》所论脏腑分证的基础上，首先将五脏辨证的方法运用于儿科临床，并作出了一定的发挥。在《小儿药证直诀》中，先列“五脏所主”，即五脏的主证，并辨别其虚实。

“心主惊。实则叫哭发热，饮水而摇（一作搐）；虚则卧而悸动不安。”

“肝主风。实则目直，大叫，呵欠，项急，顿闷；虚则咬牙，多欠气；热则外生气；湿则内生气。”

“脾主困。实则困睡，身热，饮水；虚则吐泻，生风。”

“肺主喘。实则闷乱喘促，有饮水者，有不饮水者；虚则哽气，长出气。”

“肾主虚。无实也。惟疮疹，肾实则变黑陷”；“肾病，目无精光，畏明，体骨重。”

这个纲领，是以五脏为基础，以证候为依据，以虚实寒热为论治的准则。其中把“惊、风、困、喘、虚”归纳为心、肝、脾、肺、肾五脏的主要证候特点，用虚实寒热来判断脏腑的病理变化，用五行来阐述五脏之间以及五脏与气候时令之间的相互关系，立五脏补泻诸方作为治疗的基本方剂，可谓切合儿科病特点的辨治方法，在临床具有执简驭繁的作用。

如从主要病证来分析，心属火，主神明，小儿神气怯弱，若遇大声骇异，或受邪热，则心火内动，神不安舍，故易发惊。肝属木，主风，主筋，其声呼，开窍于目，小儿真阴不足，柔不济刚，若受邪热，热极生风，风热相搏，故易发抽搐。脾属土，主运化水谷，主肌肉，小儿运化力薄，一旦受邪或饮食不节，最易发生脾病，湿遏则肢体困重、嗜卧、疲倦、懒动。肺属金，主气，外合皮毛，开窍于鼻，小儿肺气娇嫩，肌腠不密，故易受外邪，不论从皮毛而入，或从口鼻而受，均先及于肺，肺病气机失利，则发为喘嗽。肾属水，主藏精，主骨，小儿本体虚怯，血气未实，精气未充，若后天又失调养，则肾精更失于补充，故病及肾，多为虚证。“惟疮疹，肾实则变黑陷”，是指邪热内陷，属肾虚邪实证，非真正指肾气实。

再从五脏分证论治来看，钱氏列为虚实两大类，包括虚实寒热，所列补泻诸方，按“盛即下之，久即补之”（《小儿药证直诀·咳嗽》）、“热者寒之”、“寒者热之”的治则制定，其中侧重于五脏热证，列实热证、虚热证为多。因为小儿脏腑柔弱，但又生长旺盛，所以感邪之后易于热化而出现阳热亢盛的实热以及津液损耗的虚热现象。

钱乙针对五脏虚实，立补泻主治诸方。

心气热，导赤散[7]主之；心实热，泻心汤[8]主之；心虚热，生犀散[9]；若心虚肝热用安神丸[10]。

肝实热，泻青丸[11]主之；若肝肾俱虚则用地黄丸[12]滋水涵木。

脾实热，泻黄散[13]主之；邪热伤脾，用玉露散[14]；若脾气虚，则用益黄散。

肺实证，泻白散[15]或甘桔汤[16]主之；肺有痰热，用葶苈丸[17]；若肺气虚则用阿胶散[18]。

肾虚用地黄丸补肾。

钱氏强调五脏证治，但不孤立对待，而是从整体观出发，认为五脏之间可以相兼为病，四时气候对小儿五脏疾病有一定的影响。因此，运用五行生克乘侮理论，来辨别五脏相兼病证的虚实，判断其预后，以及采取相应的治法，这又是钱氏五脏辨证论治法的一大特点。如肺病又见肝虚证，咬牙、多呵欠，以肝虚不能胜肺，肺金尚能制肝木，故易治。如肺病又见肝实证，目直视、大叫哭、项急、顿闷，以肺久病渐成虚冷不能制木，肝木反实侮金，故难治。至于治疗，又提出"视病之新久虚实，虚则补母，实则泻子"（《小儿药证直诀·五脏所主》）大法。并结合四时气候而论，如"肝病秋见（或作日晡），肝强胜肺，肺怯不能胜肝，当补脾肺治肝，益脾者，母令子实故也。补脾益黄散；治肝泻青丸"（《小儿药证直诀·肝病胜肺》）。又如"肺病春见（或作早晨），肺胜肝，当补肾肝治肺脏。肝怯者，受病也。补肝肾，地黄丸；治肺，泻白散主之"（《小儿药证直诀·肺病胜肝》）。这些方法在治病中得到充分运用。

【医案例举】

朱监簿子，三岁，忽然热。医曰：此心热。腮赤而唇红，烦躁引饮，遂用牛黄丸三服，以一物泻心汤下之。来日不愈，反加无力、不能食，又便利黄沫。钱氏曰：心经虚而有留热在内，必被凉药下之，致此虚劳之病也。钱先用白术散[19]，生胃中津，后以生犀散治。朱曰：大便黄沫如何？曰：胃气正，即泻自止，此虚热也。朱曰：医用泻心汤何如？钱曰：泻心汤者，黄连性寒，多服则利，能寒脾胃也。坐久众医至，曰：实热。钱曰：虚热，若实热，何以泻心汤下之不安，而又加面黄颊赤，五心烦躁，不食而引饮？医曰：既虚热，何大便黄沫？钱笑曰：便黄沫者，服泻心汤多故也。钱后与胡黄连丸[20]治愈。（《小儿药证直诀·卷中》）

分析 本案是钱乙运用五脏辨证纲领阐明类证鉴别的一个例子。忽发热，腮赤，唇红，烦躁引饮，前医误诊为心实热，遂用苦寒凉下，致使脾阳受损，病情加重。钱乙诊断为心经虚而有留热在内，在先用白术散救药误的基础上，后用生犀散清心凉血以治心经虚热，因误治之后，寒药伤中，发热虽愈而渐成疳疾，故用胡黄连丸而收功。证明钱乙"心经虚热"的诊断是正确的。

三、医学实践

钱乙临床经验丰富，具有不少创见。兹举其论治疮疹、惊风、疳证的经验分述如下。

（一）论治疮疹的经验

钱氏所论的疮疹，其状包括水疱、脓疱、斑、疹等，从描写的症状看，类似后世所称的麻疹、天花、水痘及其他发疹性传染病。

钱氏首先指出疮疹的病因多系"外感天行，内蕴热毒"而成。并详细记述了病初症状为"面燥腮赤，目胞亦赤，呵欠顿闷，乍凉乍热，咳嗽嚏喷，手足梢冷，夜卧惊悸多睡"（《小儿药证直诀·疮疹候》）等等。钱氏对疮疹的辨证是以五脏分证立论的。不论是初期的证候或是痘、疹发出后的见症都是这样。把呵欠顿闷归属于肝，时发惊悸归属于心，乍凉乍热、手足梢冷归属于脾，面燥腮赤、喷嚏归属于肺，水疱归属于肝，脓疱归属于肺，斑归属于心，疹归属于脾，疹痘黑陷归属于肾。钱氏细致观察了预后表现，指出："疮疹属阳，出则为顺"。但"若一发便出尽者，必重也；疮夹疹者，半轻半重也；出稀者轻，里外微红者轻；外黑里赤者微重也，外白里黑者大重也"（《小儿药证直诀·疮疹候》）。若疹青干紫陷，患儿昏睡，汗出不止，烦躁热渴，腹胀啼喘，大小便不通，或米谷及泻乳不化等等，都是逆证；如疹黑陷，骶、耳反发热，也是逆证。这些经验至今还有参考价值。

钱氏认为其治疗原则为"温凉药治之，不可妄下及妄攻发"，"宜解毒"（《小儿药证直诀·疮疹候》），目的是使邪毒能从外疏散，从里清解，而不至于邪毒内陷。代表方药为用紫草散[21]开泻散风，清解热毒。若疹出不快，热盛昏睡可用抱龙丸[22]治之；若疮疹黑陷以百祥丸[23]、牛李膏[24]下之；若吐血衄血，则可用生犀磨汁服之；疮疹病后阴虚津伤，余焰未尽，上攻口齿，用五福化毒丹[25]；疮疹入眼成翳，轻则可用羊肝散[26]，重则蝉蜕散[27]。并提出护理小儿，不可令饥及受风寒，乳母亦当忌口，这样外不致复感新邪，内不致损伤脾胃，病期就容易顺利度过。

（二）论治惊风的经验

北宋以前，惊风统属于痫证门，合称为"惊痫"。《太平圣惠方》首将惊风分为急惊、慢惊。钱乙亦以急慢论说，但在病因、病机、论治上有更进一步的阐发论述。关于惊厥的原因，《诸病源候论》认为是风、惊、食三种。钱氏指出，急惊风是心肝"热盛则风生"，由外感热邪或素蕴痰热，或伤食积滞，或惊恐引起。他说："小儿急惊者，本因热生于心。身热面赤引饮，口中气热，大小便黄赤，剧则搐也。盖热盛则风生，风属肝，此阳胜阴虚也"，"小儿热痰客于心胃，因闻声非常，则动而惊搐矣，若热极，虽不因闻声及惊，亦自发搐"（《小儿药证直诀·急惊》）。而"慢惊风"多因"病后，或吐泻脾胃虚损"而生风，表现为"遍身冷，口鼻气出亦冷，手足时瘛疭，昏睡，睡露睛"（《小儿药证直诀·慢惊》）。可见，钱氏认为"急惊"的原因除受大惊外，高热也是原因之一；"慢惊"主要是吐泻等病后，脾胃虚损所致，这是过去文献所未见记载的。钱氏将"急惊风"的病理归为痰热客于心胃，阳盛而阴虚，"慢惊风"的病理归为脾虚无阳。故前者证型为"无阴"，后者证型为"无阳"。

由于急慢惊是两种不同的病证，所以治法迥别。钱氏谆谆教诲，"凡急慢惊，阴阳异证，切宜辨而治之"，"世间俗方，多不分别，误小儿甚多"（《小儿药证直诀·慢惊》）。治疗上，急惊风则以"急惊合凉泻"（《小儿药证直诀·急惊》）法，主要用泻青丸泻肝热，泻心汤、导赤散泻心火，利惊丸[28]利下痰热，抱龙丸镇惊开窍，地黄丸补肝肾之阴，诸方皆治小儿热病神昏惊厥实证之效方。慢惊风以"慢惊合温补"（《小儿药证直诀·慢惊》）法，缘其大多续发于重病或久病之后，所以因病而异，对症下药，如用栝蒌汤[29]、宣风散[30]、钩藤饮子[31]、羌活膏[32]等解毒生津、豁痰开窍、祛风镇惊以治标，使君子丸[33]、益黄散、白术散、调中丸[34]等温补脾胃以治本。

【医案例举】

例一 皇都徐氏子，三岁，病潮热，每日西则发搐，身微热而目微斜，反露睛，四肢冷而喘，大便微黄。钱与李医同治。钱问李曰：病何搐也？李曰：有风。何身热微温？曰：四肢所作。何目斜露睛？曰：搐则目斜。何肢冷？曰：冷厥必内热。曰：何喘？曰：搐之甚也。曰：何以治之？曰：嚏惊丸鼻中灌之，必搐止。钱又问曰：既谓风病，温壮搐引，目斜露睛内热肢冷，及搐甚而喘，并以何药治之？李曰：皆此药也。钱曰：不然。搐者肝实也，故令搐。日西身微热者，肺潮用事。肺主身，温且热者，为肺虚。所以目微斜、露睛者，肝肺相胜也。肢冷者，脾虚也。肺若虚甚，用益黄散、阿胶散。得脾虚证退后，以泻青丸、导赤散、凉惊丸[35]治之。后九日平愈。（《小儿药证直诀·卷中》）

分析 本案既非急惊，又非慢惊，而是虚实互见的抽搐病，潮热抽搐，虽属实证，但热不甚重，且现目微斜反露睛，四肢冷而喘，大便微黄等脾肺两虚之象，极为明显。故钱氏断为肝木有余，乘脾侮肺之证，用益黄散、阿胶散，先补脾肺之虚，再用泻青丸、导赤散、凉惊丸，以泻木火之实而收清热平肝、熄风定惊之功。此案论证用药，颇有理致可循，而且层层深入，引人入胜，是善与人规矩者。

例二 东都王氏子，吐泻，诸医药下之，致虚，变慢惊。其候，睡露睛，手足瘛疭而身冷。钱曰：此慢惊也。与栝蒌汤。其子胃气实，即开目而身温。王疑其子不大小便，令诸医以药利之。医留八正散等，数服不利而身复冷。令钱氏利小便。钱曰：不当利小便，利之必身冷。王曰：已身冷矣，因抱出。钱曰：不能食而胃中虚，若利大小便即死。久即脾胃俱虚，当身冷而闭目，幸胎气实而难衰也。钱用益黄散、使君子丸，四服，令微饮食。至日午果能饮食。所以然者，谓利大小便，脾胃虚寒，当补脾，不可别攻也。后又不语，诸医作失音治之。钱曰：既失音，开目而能饮食。又牙不紧，而口不紧也，诸医不能晓。钱以地黄丸补肾。所以然者，用清药利小便，至脾肾俱虚，今脾已实，肾虚，故补肾必安。治之半月而能言，一月而痊也。（《小儿药证直诀·卷中》）

分析 此案治疗经过可分为三个阶段。初起因病吐泻，误用攻下之药，造成脾肾之寒而起慢惊，症见睡时露睛，手足瘛疭而身冷，钱氏用栝蒌汤。服后患儿胃气渐实，即目开气温，病见好转，这是第一阶段。因患儿不大小便，前医用八正散等利尿药，又犯虚虚实实之戒，阳气受损，二便不利而身复冷，且不能食。钱氏认为再利二便使脾胃虚寒更甚，预后不佳，故用益黄散，使君子丸补益中宫，运化水谷，这是第二阶段。第三阶段投以地黄丸补肾而收功。从此案可见钱氏重视调治小儿脾肾之一斑。

（三）论治疳证的经验

“疳”证是小儿慢性消化不良和营养失调所造成的症候群的总称。在钱氏之前的医学文献，如《诸病源候论》仅仅记载有“疳湿疮”，《千金方》指的是局部的疳证，如走马疳等，和儿科的关系不很密切，而且失之过简。《颅囟经》记小儿肝、骨、肺、筋、血、心、脾、肉、脊等疳。《太平圣惠方》记载有近二十种疳，但失之繁琐。至钱氏，提出应以肝、心、肺、脾、肾、筋、骨疳论治，最为简明扼要。

在病因方面，钱氏认为：“疳皆脾胃病，亡津液之所作也。因大病或吐泻后，以药吐下，致脾胃虚弱亡津液”（《小儿药证直诀·诸疳》）。其症状多样，包括体黄瘦，皮肤干燥，身上或头面疮疥，甚至不易结痂；目肿、目涩或白膜遮睛；下泻青白黄沫，甚或泻血；发鬓呈穗状，头大颈细，腹大；口渴饮水，喜食泥土，气喘，身热，喜卧冷地等。

疳证的治疗，首先需顾护脾胃，“初病津液少者，当生胃中津液，白术散主之。惟多则妙”。具体再分别冷热肥瘦，“其初病者为肥热疳；久病者为瘦冷疳”（《小儿药证直诀·诸疳》)。热疳胡黄连丸主之，冷疳木香丸[36]，冷热夹杂宜如圣丸[37]，五脏诸疳，可依本脏补其母给予治疳药，同时常以补脾、磨积、安虫等法随证用于临床。

（四）调剂制方的特色

钱氏平生用心于方药，故《小儿药证直诀》对儿科方剂学的贡献十分突出，其遣药制方，既宗轩岐仲景之旨，又处处照顾小儿的特点，立法精当，制方严谨，用药灵活，其特点可归纳为以下五个方面。

1. 用药务求柔润

小儿稚阴未充，体属纯阳，在疾病过程中，常呈阴虚阳亢而表现阳热的证候。因此，治疗小儿疾病，应时时以顾护阴液为要。钱氏用药讲究柔润，轻清灵动，扶助脾胃生生之气。如著名的地黄丸，即在金匮肾气丸[38]的基础上减去桂、附之温燥，而存六味之柔润，变温阳之剂为养阴之方，适合小儿阴常不足之生理特点。地黄丸对历代医家很有启发，如朱丹溪的大补阴丸[39]，便是在地黄丸和还少丹[40]的基础上加减而成的，李东垣的益阴肾气丸[41]，《症因脉治·卷三》中的都气丸[42]都是地黄丸的类方。嗣后，明代的薛己推此方为补真阴之圣药，赵养葵极为推崇本方，作为补养命门真水之专剂，故有人认为钱氏创立了后世滋阴大法。

其余如泻白散、导赤散等，皆以甘寒柔润之品组方，盖泻白、导赤二方，均为清热泻火之剂，其所以不用苦寒之芩连者，是因为芩连易于化燥伤阴故也。再如治小儿气血虚弱夜啼的当归汤[43]、治小儿肺阴虚损的阿胶散，则又以柔润而不滋腻碍胃为其特点。钱氏使用柔润药物之精纯手法，于此可见一斑。

2. 力戒呆补峻攻

小儿“脏腑柔弱，易虚易实”（《小儿药证直诀·阎季忠序》)，不仅在感邪患病后，邪气易实，正气易虚，而且用药不慎，也导致虚实之变，钱氏据此特点，在祛邪务尽的原则下，力求攻不伤正，补不滞邪，或消补兼施，以通为补，力戒蛮补妄攻。例如小儿肺虚，唇色白，气粗喘促，理当补肺阴，然肺为娇脏，尤不宜呆补，故以阿胶养阴补肺，粳米、甘草培土生金，而用马兜铃、牛蒡子化痰宣肺，该方名阿胶散，是补中有泻，泻中寓补的典范，诚如《小儿药证直诀笺正》所评曰：“钱氏制阿胶散，专补肺阴，而用兜铃、牛蒡开宣肺气，俾不壅塞，是其立法之灵通活泼处，与呆笨蛮补者不同”。又如上述地黄丸，更以三补三泻为制方之楷模。

钱氏还明确指出：“小儿脏腑柔弱，不可痛击”（《小儿药证直诀·阎季忠序》)。观其所创的祛邪诸方，并非单纯攻邪，而常于祛邪方中佐以扶正之品，如败毒散[44]，本为治疗外感风寒表证而制，方中以羌活、独活、柴胡、前胡等散邪祛湿，尤妙在大队表散药中，加一味人参以扶正气，盖小儿易虚故也。此方补中兼发，邪气不至滞留；发中带补，元气不至耗散，其药物配伍颇有理法，用于小儿外感表证甚为合拍，迄今仍为扶正解表的代表方。余如上述导赤散用生地，泻白散之用粳米、甘草，皆有泻中兼补之义。

3. 注意升降气机

钱氏以重视脾胃而闻名，处方用药处处顾及脾胃之升降功能，治脾病注重升举清阳，治胃病重视降其逆气。针对小儿胃有虚寒，津液亏耗，中气下陷等证，钱氏创制了著名的白术散。盖脾胃虚弱，当健脾补中，但脾虚吐泻频发，乃中阳下陷之征，若仅以四君健脾，难以取效，故加葛根升举清阳，藿香、木香悦脾，振奋脾胃气机，从而使下陷之脾阳得升，中气得复，则诸症可愈。又如治疗胃虚有热，面赤呕吐等症，创制了藿香散[45]，方中以麦冬、甘草滋养胃阴而清热，半夏降逆而止呕，重用藿香芳香化浊以散中州之气滞。此与白术散，一升一降，前方重脾，后方重胃。

4. 善于化裁古方

钱氏灵活变通，采用药味加减化裁、剂型服法变更等方法创制新方。上述地黄丸、白术散、藿香散，皆由古方加味而成。又如异功散[46]，亦以四君子汤加陈皮一味，成为调理脾胃，培土生金的常用方。再如唐代《兵部手集方》的香连丸用黄连苦降清热，木香芳香行滞，本是治痢之方，钱氏广为加减，加豆蔻温涩止泻，名豆蔻香连丸[47]；加诃子肉苦温涩肠，名小香连丸[48]；加白附子祛寒，名白附子香连丸[49]；加豆蔻仁、诃子肉、没石子，名没石子丸[50]；上述五方虽皆治小儿腹痛泻利诸症，但寒热通涩之性已有变化。又如升麻葛根汤[51]，即《千金方》芍药四物汤的化裁，去黄芩之苦寒，加甘草之甘缓，于小儿伤寒、温疫、风热、疮疹初起等证最为适宜。如此等等，反映了钱氏师古而不泥古，于继承之中又有创新的精神。

5. 创制简便成药

钱氏根据儿科发病急、小儿不易服药等特点，于药物的剂型、服法深有研究，《小儿药证直诀》载方120余首，除口服汤剂23首外，余皆为丸、散、膏方及少数外用药，其辨证准，用药精，味少量小，易为小儿所接受和脾胃吸收。钱氏善用成药，有其独到之处，简述如下。

（1）简便救急　儿科多为急症，来势迅猛，若临时配方煎药，缓不济急，钱氏善用成药治疗急性病，取其随时应急，方便效捷等优势。如急惊风用利惊丸除痰热，用泻青丸泻肝火；慢惊风用温白丸[52]驱风豁痰；高热用泻心汤为末冲服等。

（2）寓猛于宽　钱氏遣药，继承了唐宋时期善用金石重坠、介类及香窜走泄药品之特点，这些药，有的不宜入汤剂，如麝香、冰片等；有的为峻猛之品，如干姜、甘遂、巴豆霜等。上述烈性剧药，制为成药，既可发挥其力专的祛邪作用，又能减轻药物的副作用，以尽峻药缓攻之妙。

（3）药饮多样　钱氏对于成药讲究服法，以利于药达病所及胃肠吸收。有的仅为了便于吞服，用开水或米饮汤送服，有的药引本身即是一味对症的药物，或是不宜入煎，或是作为药引，种种用意，因病而异。又选用薄荷汤、温酒、蜜汤、蝉壳汤、天门冬汤、乳汁、金银花汤、紫苏汤、龙脑水、生姜水等调服散剂或送服丸剂。

【注释】

[1] 益黄散（又名补脾散）　陈皮（去白）一两，丁香（一方用木香）二钱，诃子（炮，去核）、青皮（去白）、甘草（炙）各五钱。

[2] 大青膏 天麻（末）一钱，白附子（末，生）一钱五分，青黛（研）一钱，蝎尾（去毒，生，末）、乌梢蛇肉（酒浸，焙干，取末）各一钱，朱砂（研）、天竺黄（研）。

[3] 涂囟法 麝香一字，薄荷叶半字，蝎尾（去毒，为末）半钱，一作半字，蜈蚣末、牛黄末、青黛末各一字。上同研，用熟枣肉剂为膏，新绵上涂匀，贴囟上，四方可出一指许，火上炙手频熨，百日内外小儿，可用此。

[4] 浴体法 天麻（末）二钱、全蝎（去毒，为末）、朱砂各五钱，乌蛇肉（酒浸，焙干）、白矾各二钱，麝香一钱，青黛三钱，上同研匀，每用三钱，水三碗，桃枝一握，叶五七枚，同煎至十沸，温热浴之，勿浴背。

[5] 消积丸 丁香九个，缩砂仁二十个，乌梅肉三个，巴豆（去皮油心膜）二个。

[6] 芜荑散 白芜荑（去扇秤）、干漆（炒）各等分。

[7] 导赤散 生地黄、甘草（生）、木通各等分。

[8] 泻心汤 黄连（去须）一两。

[9] 生犀散 生犀（剉，末）二钱，地骨皮（自采佳）、赤芍药、柴胡根、干葛（剉）各一两，甘草（炙）五钱。

[10] 安神丸 马牙硝五钱，白茯苓五钱，麦门冬五钱，干山药五钱，龙脑（研）一字，寒水石（研）五钱，朱砂（研）一两，甘草五钱。

[11] 泻青丸 当归（去芦头，切，焙秤）、龙脑（焙，秤）、川芎、山栀子仁、川大黄（湿纸裹煨）、羌活、防风（去芦头，切，焙秤）。

[12] 地黄丸 熟地黄八钱，山萸肉、干山药各四钱，泽泻、牡丹皮、白茯苓（去皮）各三钱。

[13] 泻黄散（又名泻脾散） 藿香叶七钱，山栀子仁一钱，石膏五钱，甘草三两，防风（去芦，切，焙）四两。

[14] 玉露散（又名甘露散） 寒水石（软而微青黑，中有细纹者是）、石膏（坚白而墙壁手不可折者是好）各半两，甘草（生）一钱。

[15] 泻白散（又名泻肺散） 地骨皮、桑白皮（炒）各一两，甘草（炙）一钱。

[16] 甘桔汤 桔梗二两，甘草一两。

[17] 葶苈丸 甜葶苈（隔纸炒）、黑牵牛（炒）、汉防已、杏仁（炒，去皮尖）各一钱。

[18] 阿胶散（又名补肺散） 阿胶（麸炒）一两五钱，黍粘子（炒香）、甘草（炙）各二钱五分，马兜铃（焙）五钱，杏仁（炒，去皮尖）七个，糯米（炒）一两。

[19] 白术散 人参二钱五分，白茯苓五钱，白术（炒）五钱，藿香叶五钱，木香二钱，甘草一钱，葛根五钱，渴者加至一两。

[20] 胡黄连丸 胡黄连五钱，朱砂（另研）一钱，芦荟、麝香各一分。

[21] 紫草散 钩藤钩子、紫草茸各等分。

[22] 抱龙丸 天竺黄一两，雄黄（水飞）一钱、辰砂、麝香（各别研）半两，天南星（腊月酿牛胆中，阴干百日，如无，只将生者去皮脐，剉炒干用）四两。

[23] 百祥丸（一名南阳丸） 红芽大戟。

[24] 牛李膏（一名必胜膏） 牛李子杵汁。

[25] 五福化毒丹 生、熟地黄（焙，秤）各五两，玄参、天门冬（去心）、麦门冬（去心，焙，秤）各三两，甘草（炙），甜硝各二两，青黛一两半。

[26] 羊肝散 蝉蜕末，羊子肝。

[27] 蝉蜕散 蝉蜕（去土取末）一两，猪悬蹄甲（罐子内盐泥固济，烧存性）二两。羚羊角细末一分。

[28] 利惊丸　青黛、轻粉各一钱，牵牛（末）五钱，天竺黄二钱。

[29] 栝蒌汤　栝蒌根二钱，白甘遂一钱。

[30] 宣风散　槟榔二个，陈皮、甘草各半两，牵牛（半生半熟）四两。

[31] 钩藤饮子　钩藤三分，蝉壳、防风（去芦头，切）、人参（去芦头，切）、麻黄（去节，秤）、白僵蚕（炒黄）、天麻、蝎尾（去毒，炒）各半两，甘草（炙）、川芎各一分，麝香（别研入）一分。

[32] 羌活膏　羌活（去芦头）、川芎、人参（去芦头）、赤茯苓（去皮）、白附子（炮）各半两，天麻一两，白僵蚕（酒浸，炒黄）、干蝎（去毒，炒）、白花蛇（酒浸，取肉，焙干）各一分，川附子（炮，去皮脐）、防风（去芦头，切，焙）、麻黄（去节秤）各三钱，豆蔻肉、鸡舌香（即母丁香）、藿香叶、木香各两钱，轻粉一钱，珍珠、麝香、牛黄各一钱，龙脑半字，雄黄、辰砂各一分。

[33] 使君子丸　厚朴（去粗皮，姜汁涂焙）、甘草（炙）、诃子肉（半生半煨）、青黛（如是兼惊及带热泻入此味，如则变疳不调，不用此味）各半两，陈皮（去白）一分，使君子（去壳，面裹煨熟，去面不用）一两。

[34] 调中丸　人参（去芦）、白术、干姜（炮）各三两，甘草（炙）减半。

[35] 凉惊丸　硼砂（研）、粉霜（研）、郁李仁（去皮，焙干，为末）、轻粉、铁粉（研）、白牵牛（末）各一钱，好蜡茶三钱。

[36] 木香丸　木香、青黛（另研）、槟榔、豆蔻（去皮）各一分，麝香（另研）一钱五分，续随子（去皮）一两，虾蟆（烧存性）三个。

[37] 如圣丸　胡黄连、白芜荑（去扇炒）、川黄连各二两，使君子（去壳，秤）一两，麝香（别研）五分，干虾蟆（剉，酒熬膏）。

[38] 金匮肾气丸（即八味肾气丸）　干地黄八两，薯蓣、山茱萸各四两，泽泻、茯苓、牡丹皮各三两，桂枝、附子（炮）各一两。

[39] 大补阴丸（即大补丸）　黄柏（炒褐色）、知母（酒浸，炒）各四两，熟地黄（酒蒸）、龟板（酥炙）各六两。

[40] 还少丹　干山药、牛膝（酒浸一宿，焙干）、远志、山茱萸、白茯苓、五味子、巴戟（酒浸，去心）、石菖蒲、肉苁蓉（酒浸一宿，切，焙干）、楮实各一两，枸杞一两半，杜仲（去皮，姜汁并酒合涂，炙热）、舶上茴香各一两，熟地黄一两半。

[41] 益阴肾气丸　泽泻、茯苓，以上各二钱五分，生地黄（酒洗，干）、牡丹皮、山茱萸、当归梢（酒洗）、五味子、干山药、柴胡，以上各五钱，熟地黄二两。

[42] 都气丸　熟地黄八两，山茱萸肉、干山药（微焙）各四两，牡丹皮、白茯苓（去皮）、白泽泻（去毛）各三两，五味子一两。

[43] 当归汤　当归、白芍药、人参各一分，甘草（炙）半分，桔梗、陈皮（不去白）各一分。

[44] 败毒散　柴胡（洗去芦）、前胡、川芎、枳壳、羌活、独活、茯苓、桔梗（炒）、人参各一两，甘草半两。

[45] 藿香散　麦门冬（去心，焙）、半夏曲、甘草（炙）各半两，藿香叶一两。

[46] 异功散　人参（切去顶）、茯苓（去皮）、白术、陈皮（剉）、甘草各等分。

[47] 豆蔻香连丸　黄连（炒）三分，肉豆蔻、南木香各一分。

[48] 小香连丸　木香、诃子肉各一分，黄连（炒）半两。

[49] 白附子香连丸　黄连、木香各一分，白附子（大）二个。

[50] 没石子丸　木香、黄连各一分（一作各二钱半），没石子一个，豆蔻仁二个，诃子肉三个。

[51] 升麻葛根汤　干葛（细剉）、升麻、芍药、甘草（剉炙）各等分。

[52] 温白丸　天麻（生）半两，白僵蚕（炮）、白附子（生）、干蝎（去毒）、天南星（剉，汤浸七

次，焙）各一分。

许叔微

一、生平和著作

许叔微，字知可，宋代真州白沙（今江苏仪征）人。约生活于北宋元丰三年至南宋绍兴二十四年（公元1080—1154年）。11岁时，父以时疫，母以气中，百日之间，先后辞世。许氏深感医道之重要，在习儒同时，刻意方书，精研医学。凡有病者来召，不分昼夜，无问贫富，誓欲以救物为心，志在活人，而不求其报。其医术之精湛、医德之高尚，颇受时人嘉许。《伤寒百证歌·张郯序》说："建炎初，剧贼张遇破真州，已而疫疾大作，知可遍历里门，视病与药，十活八九。"许氏53岁时中进士，曾任徽州、杭州教官及翰林集贤院学士，故后世称之为"许学士"。

许氏研究《伤寒论》颇有造诣，著成《伤寒百证歌》《伤寒发微论》《伤寒九十论》（合称《许氏伤寒论著三种》）等三部，均存于世，流传至今。许氏又善化裁古方，创制新剂，晚年荟萃平生所得，撰成《普济本事方》《普济本事方续集》。此外，还著有《仲景脉法三十六图》《治法八十一篇》《翼伤寒论》《辨类》等，惜已失传。

《伤寒百证歌》五卷，许氏取仲景方论编成歌诀100首，以便后学习诵。卷一、卷二为伤寒辨证总纲歌诀，卷三至卷五为伤寒各种证候歌诀。其中仲景有论无方者，则取《千金》等方书之方补入。在歌诀的注解中，许氏援引《诸病源候论》和朱肱等人之说以补充发挥，并将自己的研究心得夹叙其中。歌诀对于传播和普及《伤寒论》及其辨证论治精神，起了很大的作用。

《伤寒发微论》分上、下两卷，收载论文22篇。第一论列举伤寒72证，并逐一阐释其病机和辨证用药的经验；第二论以下，则多为许氏抒发已见的短篇医话、医论，不少论点颇有见地。如桂枝汤用赤白芍药不同，桂枝、肉桂作用不同，伤寒以真气为主等。本书涉及伤寒的证候、病证、脉法、治法和用药等方面，反映了许氏治伤寒独到的心得和体会。

《伤寒九十论》记载许氏临床治疗病案90例。每论首记病例和治疗经过，然后依据《内经》《难经》《伤寒论》等典籍，结合个人见解，阐发其机理和处方用药心得。既有成功的经验，也有不治的病例，是现存最早的医案专著，也是学习《伤寒论》的重要参考书。《古今医案按·伤寒》评说："仲景《伤寒论》，犹儒书之《大学》《中庸》也，文词古奥，理法精深。自晋迄今，善用其书者，惟许学士叔微一人而已。所存医案数十条，皆有发明，可为后学楷模。"

《普济本事方》十卷，按病分为23门，收载370余方（包括针灸及其他治法），既辑录了古代文献中的方剂，也收载了自拟方、当代名医方、民间单验方。书中处方简单，选药精当，且多有发明。每味药必详列炮制方法，书后"治药制度总例"记录了88种药物的炮制方法。

二、学术思想

在医学界普遍存在着重方药、轻理论的倾向时，许氏能不为所囿，坚持理论研究，并能联系实践，从而在学术上取得了一定的成就。其立论旁引曲证，执简驭繁，不仅对仲景的伤寒学说多所阐发，且对杂病的论说也从临床实践体会出发，论理清晰，卓有创见。他收录的方药和丰富的临床经验多为后世医家所取用。

（一）论治伤寒重视表里虚实

许氏认为，仲景《伤寒论》辨证的关键在于分清表里虚实。他指出："伤寒治法，先要明表里虚实。能明此四字，则仲景三百九十七法可坐而定也。"（《伤寒发微论·论表里虚实》）又说："伤寒最要辨表里虚实为先。有表实，有表虚，有里实，有里虚，有表里俱实，有表里俱虚。先辨此六者，然后用药，无不差矣"（《伤寒百证歌·卷一·表里虚实歌》）。可见，在繁复的伤寒辨证中，许氏是以"表里虚实"四个字作为提纲挈领的辨证施治方法的。

在《伤寒百证歌》中，许氏对于脉证的辨析，都是以这四个字为要，并把相关内容分别归纳为"表证歌"、"里证歌"、"表里虚实歌"、"表里两证俱见歌"、"无表里证歌"等。许氏指出："脉虽有阴阳，须看轻重，以分表里。"又说："伤寒先要辨表里虚实，此四者最急。仲景云：'浮为在表，沉为在里。然表证有虚有实。浮而有力者表实也，无汗不恶风；浮而无力者表虚也，自汗恶风也'"（《伤寒百证歌·卷一·伤寒脉证总论歌》）。

至于在证情的辨析上，又"有表实，有表虚，有里实，有里虚，有表里俱实，有表里俱虚"（《伤寒百证歌·卷一·表里虚实歌》）的区别。其论表证："脉浮而缓表中虚，有汗恶风腠理疏；浮紧而涩表却实，恶寒无汗体焚如"（《伤寒百证歌·卷一·表里虚实歌》）。论里证："不恶寒兮反恶热，胃中干燥并潮热，手心腋下汗常润，小便如常大便结，腹满而喘或谵语，脉沉而滑里证决"，"三阴大约可温之，积证见时方发泄。太阴腹满或时痛，少阴口燥心下渴，积证悉具更无疑，要在安详加审别"（《伤寒百证歌·卷一·里证歌》）。

针对表里虚实的治疗，许氏提出："麻黄汤类为表实而设也，桂枝汤类为表虚而设也，里实则承气之类，里虚则四逆、理中之类是也"（《伤寒发微论·论表里虚实》）。

许氏除总结了"表里虚实"四字大法之外，对伤寒每一个症状的分析也十分重视，如认为发热有阴阳之辨，发厥有寒热之分，烦躁有虚实之别，恶寒有表里之异，特别强调对在伤寒发病过程中出现的真寒假热、真热假寒、似里而实表、似表而实里、阴证似阳、阳证似阴等情况须详加分辨，如"病人身热欲得衣，寒在骨髓热在肌"，"病人身寒衣褫退，寒在皮肤热在髓"（《伤寒百证歌·卷一·表里虚实歌》）。"又如大便数日结，头痛更兼身有热，其人小便却又清，亦是两证当区别。大便坚硬脉沉细，里证当下分明谛；头汗出时微恶寒，手足兼冷却非是"（《伤寒百证歌·卷一·表里两证俱见歌》）。再如"烦躁面赤身微热，脉至沉微阴作孽，阴证似阳医者疑，但以脉凭是要诀。身热里寒阴躁盛，面戴阳兮下虚证，阴发躁兮热发厥，物极则反皆理性"（《伤寒百证歌·卷一·阴证似阳歌》），"小便赤色大便秘，其脉沉滑阳证是，四肢逆冷伏热深，阳证似阴当审谛"（《伤寒百证歌·卷一·阳证似阴歌》)。在错综复杂的病情中，许氏重视脉证合参，强调以表里寒热为纲，从而把寒热、阴阳真假分辨清楚。

总之，许氏认为，辨治伤寒只有首先弄清表里虚实，方不致治伤寒“不循次第”，而犯虚虚实实、实实虚虚之戒。

许氏以“表里虚实”概括伤寒，是一种提纲挈领的方法。他还由此进一步分辨阴阳寒热，如“恶寒发热在阳经，无热恶寒病发阴；阳宜发汗麻黄辈，阴宜温药理中宁”(《伤寒百证歌·卷三·恶寒歌》)。在这里，许氏把辨别表里虚实与阴阳寒热有机地结合起来。

同时，许氏还非常重视对具体证候的辨析。如论发热恶寒有阴阳之辨，厥有冷热之分，结胸与痞的区别，发黄有湿热与瘀血的不同，发狂有阳毒、蓄血之异等等。

可见，许氏论治伤寒，既以“表里虚实为先”，又重视阴阳寒热的病机，强调具体证候具体分析，从而反映了其严谨的辨证论治精神。

【医案例举】

昔有乡人丘生者，病伤寒。予为诊视，发热头痛烦渴，脉虽浮数而无力，尺以下迟而弱。予曰：虽属麻黄证，而尺迟弱。仲景云，尺中迟者，荣气不足，血气微少，未可发汗。予于建中汤加当归、黄芪令饮。翌日，脉尚尔。其家煎迫，日夜督发汗药，言几不逊矣。予忍之，但只用建中调荣而已。至五日，尺部方应，遂投麻黄汤，啜第二服发狂，须臾稍定，略睡，已得汗矣。信知此事是难是难。仲景虽云，不避晨夜，即宜便治。医者亦须顾其表里虚实，待其时日。若不循次第，暂时得安，亏损五脏，以促寿限，何足贵也。

黄芪建中加当归汤：黄芪（蜜炙）、当归（洗，去芦，薄切，焙干秤）各一两半，白芍药三两，桂一两一分（去粗皮，不见火），甘草一两（炙）。上粗末，每服五钱，生姜三片，枣一个，水一盏半，同煎至八分，去滓，取七分清汁，日三服，夜二服。尺脉尚迟，再作一剂。(《普济本事方·卷八·伤寒时疫上》)

分析　丘生病伤寒，发热、头痛、烦渴，本应用麻黄汤发汗解表（或用大青龙汤解表清里），由于其脉浮数而无力，尺以下迟而弱，为荣气不足，血气微少之证，许氏隐忍其家之煎迫，用建中汤加当归、黄芪治之，待其正气恢复，气血得充，再投麻黄汤，使邱生狂汗而表解病愈。此案例体现了许氏临证注重表里虚实的辨证论治思想。

（二）因虚受邪，留而成实

许氏在《伤寒九十论·伤寒表实证七十八》中指出：“或问：伤寒因虚，故邪得以入之。今邪在表，何以为表实也？予曰：古人称‘邪之所凑，其气必虚’。留而不去，其病则实。盖邪之入也，始因虚，及邪居中，反为实矣。”可见，许氏在《内经》所论发病原因的基础上，在疾病的病机上提出了新的认识，他认为人体致病的内因固然多由于正虚，但是受邪之后，疾病的性质往往属实。这一认识，充实和完善了《内经》的病机理论，并对后世的祛邪学说有很大的影响。

基于上述观点，许氏提出了“先去邪后议补”的见解。如《普济本事方·卷三·膀胱疝气小肠精漏》中记载，“歙尉宋荀甫，膀胱气作疼不可忍，医者以刚剂与之，疼愈甚，小便不通三日矣。脐下虚胀、心闷”。许氏视其“面赤黑，脉洪大”，断为“投热药太过”，造成"阴阳痞塞，气不得通"。所以用五苓散加连须葱、茴香、盐，"令接续三服，中夜下小便如墨汁者一二升，脐下宽得睡。翌日诊之，脉已平矣，续用硇砂圆[1]与之，数日差"。许氏分析治疗经过时指出，"此疾因虚得之，不可以虚而骤补药"，其治疗关键在于"必先涤所蓄之邪，然后补之"（《普济本事方·卷三·膀胱疝气小肠精漏》）。在谈到用温脾汤[2]"治痼冷在肠胃间，连年腹痛泄泻，休作无时，服诸热药不效"时，许氏指出："宜先取去，然后调治易差，不可畏虚以养病也"。即使对老年体弱、正虚邪盛之人，也主以祛邪为先。许氏认为："脏有热毒，虽衰年亦可下。"理由是"老壮者，形气也；寒热者，病邪也"（《伤寒九十论·阳明可下证六》），祛邪正为扶正。因此，许氏常常采用辛热通宣法以攻逐寒邪，而收到邪去正安的理想效果。

（三）伤寒应以真气为主

许氏倡言伤寒应以真气为主，在《伤寒发微论》中，专门撰写了"论伤寒以真气为主"一篇，阐明这一问题。文中以《内经》"能知七损八益，则二者可调"为依据，进而论述了真气在人生命活动和发病中的重要地位。许氏认为，只有"真气完固"，才能"身常无病"。即使感受了寒邪，也易于用药。"盖病人元气不固，真阳不完，受病才重，便有必死之道，何也？阳病宜下，真气弱则下之多脱；阴病宜温，真气弱则客热便生。故医者难于用药，非病不可治也，主本无力也。"所以，"伤寒不问阴证阳证、阴毒阳毒，要之，真气完壮者易医，真气虚损者难治"，"是知伤寒以真气为主"。许氏的这一认识，并非凭空推论，而是有其临床实践作为依据的。如在《伤寒九十论》中，诊朱保义为肾阳虚脱，就是基于这一认识而做出的判断。

【医案例举】

朱保义抚辰，庚戌春，权监务。予一日就务谒之，见拥炉忍痛，若不禁状。予问所苦，小肠气痛，求予诊之。予曰：六脉虚浮而紧，非但小肠气，恐别生他疾。越数日再往，卧病已五日矣。入其室，见一市医孙尚者供药。予诊之曰：此阴毒证，肾虚阳脱，脉无根蒂。独见于皮肤，黄帝所谓悬绝，仲景所谓瞥如羹上肥也。早晚喘急，未几而息已高矣。孙生尚与术附汤、灸脐下。予曰：虽卢扁之妙，无及矣。是夕死。故论伤寒，以真气为主。（《伤寒九十论·肾阳虚脱证八》）

分析　患者虽为小肠气痛，但其六脉虚浮而紧，当属肾阳虚脱之阴寒证，故许氏认为"虽卢扁之妙，无及矣"。可见在临证时辨识真气的强弱是非常重要的。

（四）对脾肾理论的研究

许氏十分重视脾肾在人体的重要作用。他在《普济本事方·伤寒时疫》和《伤寒百证歌·伤寒脉证总论歌》等篇中都指出："趺阳胃脉定死生，太溪肾脉为根蒂"。"定死生"、"为根蒂"，既反映了脾胃乃人体生死之所系，肾为一身精气之根本的观点，又提示脾肾两脏在人体生命活动中关系着生死存亡。故当疾病危重之际，必诊太冲以察胃气之有无，诊太溪以候肾气之盛衰。若二脉不应，则多为逆证危候。

1. 注重脾胃

许氏十分注重脾胃在人体的作用。他认为“脾为中州土，主四肢一身之事”（《本事方续集》），并在《普济本事方续集·卷一·治诸虚进食生血气并论》中明确指出，人体营卫气血和五脏六腑的营养全赖于胃气，云：“何谓须用有胃气？缘胃受谷气，谷气生则能生气血，气血壮则荣卫不衰，荣卫不衰则病自去矣。如五脏六腑表里之间，皆出自谷气而相传授，生气血而灌荫五脏。或气血不足，则五脏六腑荫无所自”。这说明其视脾胃为维持全身脏腑气血正常生理功能之根本所在。脾胃功能失常是疾病发生的重要根源。

许氏在临床上常把调补脾胃的方法灵活地运用于各种疾病的治疗中，可大致归纳如下。

（1）健脾益气法　以人参、黄芪、白术、茯苓等为主。如人参圆[3]“平补五脏虚羸、六腑怯弱”。

（2）理中补脾法　用理中汤加味。如补脾汤[4]，治伤寒汗后，脾胃虚弱，气血不和。

（3）温阳化湿法　以白术、白豆蔻、干姜、白茯苓等为主。如用健运温中，温阳化饮的曲术圆[5]，治脾元久虚，不进饮食，停饮胁痛。

（4）温脾导积法　以干姜、附子、甘草为主。如用温脾汤[2]加大黄、厚朴温脾阳，通冷积，治连年腹痛泄泻；实脾散[6]温脾阳，利水湿，治脾虚浮肿。

（5）调中健脾法　以厚朴、木香、砂仁、白术、茯苓等为主。如用调中圆[7]治久伤脾胃之腹胀。

（6）燥脾填臼法　以苍术、白术等为主。如苍术圆[8]治停饮癖囊。

（7）清养胃阴法　以竹茹、葛根、麦冬等为主。如竹茹汤[9]治胃热呕吐。

此外，许氏用加料十全饮[10]补脾益气养血；用妙香散[11]健脾，补气血，安神镇心。

【医案例举】

政和中，一宗人病伤寒，得汗身凉数日，忽呕吐，药与饮食俱不下。医者皆进丁香、藿香、滑石等药，下咽即吐。予曰：此正汗后余热留胃脘。孙兆竹茹汤正相当尔。亟治药与之，即时愈。（《普济本事方·卷四·翻胃呕吐霍乱》）

分析　本案为余热滞留胃脘，胃气不降之证，并非胃寒呕吐，故用丁香、藿香下咽即吐。许氏用孙兆竹茹汤，以干葛、竹茹清解胃中余热，少佐半夏和胃降逆，故达到“即时愈”的效果。

2. 重视肾及肾中真火

许氏不仅注重脾胃，也十分重视肾及肾中真火的重要性。在《普济本事方·卷六·诸嗽虚汗消渴》中集中反映了这一点：“若腰肾气盛，是为真火。上蒸脾胃，变化饮食，分流水谷，从二阴出。精气入骨髓，合荣卫行血脉，营养一身。其次以为脂膏，其次以为血肉也，其余则为小便”。并在其中进一步指出：“下有暖气蒸则肺润”。在《普济本事方·卷二·心小肠脾胃病》中又说：“有人全不进食，服补脾药皆不验……盖因肾气怯弱，真元衰劣，自是不能消化饮食。譬如鼎釜之中，置诸米谷，下无火力，虽终日米不熟，其何能化?”这三段论述，说明许氏继承了《外台秘要》中祠部李郎中对消渴病机的认识，深入阐述了肾主水、肾藏精和肾中阳气的蒸腾作用与气化作用。

当肾气怯弱，真元衰竭，脾胃失去温煦，自是不能消化饮食。“腰肾既虚冷，而不能蒸化谷气，则尽下为小便……若下冷极则阳气不能升，故肺干则渴”，“肾经虚则五脏六腑衰极而渐至肾，则诸病生焉”（《本事方续集》）。

许氏虽然没有明确提出“补脾不若补肾”之说，但他重视肾及肾中真火的思想显而易见，这正是严用和提出“补脾不若补肾”的启示所在。

在处方用药方面，鉴于时医不分阴虚阳虚，喜用温热刚燥补剂之风，许氏戒用刚燥而力主温润之法，能使精中生气、气中生精。温润药可分两种：一是草木之味，如地黄、肉苁蓉、补骨脂、菟丝子、枸杞子、覆盆子、巴戟天、山萸肉、杜仲、川断、五味子、茴香、胡桃等；二是血肉有情之品，如鹿茸、鹿角胶、羊肾等。这一观点，对后世的补肾之法，有一定的启迪，明代张景岳、清代叶天士都颇受其影响。分析许氏记载的补肾方法大致有以下六种。

（1）补肾益精法　以地黄为主，鹿茸、苁蓉、山萸、菟丝子等药也常常选用。如温补肾内香茸圆[12]等。

（2）暖补肾气法　常取附子、肉桂、巴戟、补骨脂等为主药，温补腰肾。如麋茸圆[13]治肾经虚，腰不能转侧；椒附散[14]治肾气上攻，项背不能转侧等。

（3）温肾固摄法　以五味子、山茱萸、山药、龙骨等为主药。如金锁丹[15]治遗精梦漏，关锁不固。

（4）温肾祛风湿法　以续断、附子、牛膝、苡仁、杜仲、巴戟天、萆薢等为主药。如续断圆[16]治风湿四肢浮肿，肌肉麻痹，甚则手足无力，筋脉缓急。

（5）补肾壮筋骨法　用鹿茸、熟干地黄、牛膝、仙灵脾、肉苁蓉等。如地黄圆[17]补肝肾，壮脚膝。

（6）温肾回阳法　以硫黄、附子为主。如黑锡丹、破阴丹[18]之类。

【医案例举】

顷年乡人李信道得疾，六脉沉不见，深按至骨则沉紧有力。头疼身温烦躁，指末皆冷，中满恶心，更两医矣。医者不识，止供调气药。予因诊视曰：此阴中伏阳也。仲景法中无此证，世人患此者多。若用热药以助之，则为阴邪隔绝，不能导引真阳，反生客热；用冷药则所伏真火愈见消铄。须用散气破阴、导达真火之药，使火升水降，然后得汗而解。予授此药（指破阴丹）二百粒作一服，冷盐汤下。不半时烦躁狂热，手足躁扰，其家大惊。予曰：此俗所谓换阳也。须臾稍定，略睡已得汗，自昏达旦方止，身凉而病除。（《普济本事方·卷八·伤寒时疫上》）

分析　本案系阴中伏阳之证，若单用热药，则反生客热；独用冷药，则所伏之真火愈见消铄。许氏用破阴丹以破散阴气，导达真火，使患者体内水升火降，得汗而解。可谓判断准确，处方贴切，使阳气得回而痊。

3. 脾肾兼治

许氏十分重视人体精气的生化与肾气、“真火”的密切关系，并把肾气、“真火”和脾胃的关系比喻为“薪”和“釜”的关系。在临床上，凡遇到脾元久虚、饮食不进、泄泻不止或消渴的病证，许氏每责之下火无力、真元衰微，而用附子、肉桂、补骨脂及二神圆[19]以暖补肾气，这对后世命门学说的发展也有一定的影响。值得注意的是，许氏在治疗肾亏时也同样重视脾胃与肾的关系，常常把补脾苏胃和补肾填精合于一方。观其正补肾经的八味肾气圆、增损肾沥汤[20]，治疗肾虚的麋茸圆[13]，治疗肝肾俱虚的五味子丸等方剂，都不乏人参、黄芪、白术、茯苓、甘草、大枣等补脾药，这充分反映了许氏脾肾并重的观点。

由上可见，许氏重肾在于维护精气与真元，重脾在于安谷生精。谷气之生有赖于肾气的蒸煦，而精气必生于谷气，这两者之间存在着密切的关系，足见许氏对脾肾理论的深刻研究和独到见解。

三、医学实践

（一）杂证论治举隅

许氏对杂证的论治集中反映在《普济本事方》中。《普济本事方》先列方剂，后记述医案，或引前人论述，或有独到的阐发。兹举例说明之。

1. 论治头晕

许氏论治头晕大致有以下五方。

（1）风眩头晕　用庞先生川芎散[21]，滋补肝肾，益气养血熄风。方中以山茱肉、山药、人参滋阴益气，甘菊、茯神、川芎养血平肝。近代宁波名医范文虎将本方易名为“头晕六味方”，认为此方配合默契，补中有泻，寓泻于补，成通补开合之剂，治肝肾不足，气虚脾弱，或夹风、夹痰所致的眩晕，有桴鼓之效。

（2）肝厥头晕　用钩藤散[22]平肝清热。其方以钩藤、甘菊、防风平肝熄风，二陈汤化痰，麦冬、茯苓安神，石膏清热，人参益气扶正。

（3）气虚头晕　用白芷圆[23]健脾散风燥湿，治气虚头晕。方中以白术、甘草、茯苓、陈皮、厚朴、干姜、肉桂健脾燥湿，白芷、细辛、防风、石斛、五味子养阴散风。

（4）风痰头晕　治用祛风化痰平肝的羚羊角散[24]，方中以羚羊角清肝熄风，防风、白芷、川芎祛风，附子、生姜温散，半夏、枳壳、甘草化痰和中。

（5）头风病　此病每发必掉眩，如在舟车，治用芎羌汤[25]，养血熄风。方中以川芎、当归、熟地养血，羌活、细辛、荆芥、藁本、蔓荆子祛风，旋覆花、半夏曲化痰，石膏清解郁热。

2. 论治气中

许氏在《普济本事方·卷一·中风肝胆筋骨诸风》中介绍苏合香圆时指出：“世言气中者，虽不见于方书，然暴喜伤阳，暴怒伤阴，忧愁不意，气多厥逆，往往多得此疾”。虽患者突然出现涎潮昏塞，牙关紧急，酷似中风的表现，这仅仅是一时气厥而已，绝不能误作中风，若采用攻邪之法，非止不相当，且多致杀人。

【医案例举】

元祐庚午，母氏亲遭此祸，至今饮恨。母氏平时食素，气血羸弱。因先子捐馆忧恼，忽一日气厥，牙噤涎潮。有一里医便作中风，以大通圆三粒下之，大下数行，一夕而去。予常痛恨。每见此症，急化苏合香圆四五粒，灌之便醒。然后，随其虚实寒热而调治之，无不愈者。经云：无故而瘖，脉不至，不治自已，谓气暴逆也，气复则已。审如是，虽不服药亦

可。(《普济本事方·卷一·中风肝胆筋骨诸风》)

分析 气厥和中风，病机迥异。气厥宜芳香开窍，中风则宜区别中脏、中腑，以熄风通络。里医判断失误，错把气厥认成中风，误用大通圆，落井下石，使许氏母大下数行，一夕乃去，遂使许氏饮恨终生。

3. 治疗哮喘

治疗哮喘发作，晨夕不得卧，许氏用紫金丹[38]峻剂取得了良好的疗效。该方内有信石，其猛烈有毒，必须掌握其用量，方能取得满意的效果。

【医案例举】

有一亲表妇人，患（哮喘）十年，遍求医者，皆不效。忽有一道人货此药（即紫金丹）赠一服，是夜减半，数服顿愈。遂多金丐得此方。予屡用以救人，恃为神异。(《普济本事方·卷二·肺肾经病》)

分析 哮喘病用信石治疗，数服顿愈，说明其神异的效果，正所谓“单方一味，奇似名医”。

4. 自治膈中停饮

许氏自已曾患膈中停饮，“一味服苍术，三月而疾除”，他的经验是“初服时必膈微燥，且以茅术制之；觉燥甚，进山栀散一服，久之不燥矣”(《普济本事方·卷三·风痰停饮痰癖咳嗽》)。

【医案例举】

予生平有二疾，一则脏腑下血，二则膈中停饮。下血有时而止，停饮则无时。始因年少时夜坐为文，左向伏几案，是以饮食多坠向左边。中夜以后稍困乏，必饮两三杯。既卧就枕，又向左边侧睡。气壮盛时殊不觉。三五年后，觉酒止从左边下，辘辘有声，胁痛，饮食殊减。十数日必呕数升酸苦水。暑月止是右边身有汗，漐漐常润；左边病处绝燥。遍访名医及海上方服之，少有验。间或中病，止得月余复作。其补则如天雄、附子、矾石，其利则如牵牛、甘遂、大戟，备尝之矣。予后揣度之，已成癖囊，如潦水之有科臼，不盈科不行，水盈科而行也。清者可行，浊者依然停滀，盖下无路以决之也。是以积之五七日，必呕而去；稍宽数日复作。脾，土也，恶湿，而水则流湿。莫若燥脾以胜湿，崇土以填科臼，则疾当去矣。于是悉屏诸药，一味服苍术，三月而疾除。自此一向服数年，不吐不呕，胸膈宽，饮啖如故。暑月汗周身而身凉，饮亦当中下。前此饮渍其肝，目亦多昏眩。其后灯下能书细字，皆苍术之力也。其法：苍术一斤去皮，切末之。用生麻油半两、水二盏，研，滤取汁。大枣十五枚，烂煮，去皮核，研，以麻汁匀研成稀膏，搜和入臼熟杵，圆梧子大，干之。每日空腹用盐汤吞下五十圆，增至一百圆、二百圆。忌桃李雀鸽。初服时必膈微燥，且以茅术制之；觉燥甚，进山栀散一服，久之不燥矣。予服半年以后，止用燥烈味极辛者，削去皮，不浸，极有力，亦自然不燥也。山栀散用山栀子一味，干之为末，沸汤点服。故知久坐不可伏向一边，时或运动，亦消息之法。(《普济本事方·卷三·风痰停饮痰癖咳嗽》)

分析 许氏以亲身经历和大胆实践，总结了苍术的效用和制苍术之燥的方法，实属可贵。

5. 其他

治疗水气病，许氏指出必须“忌盐三月日”（《普济本事方·卷四·肾脏风及足膝腰腿脚气》），用紫金丹[27]兼以温补脾元气血药调理；对“视一物为两”的目疾，世皆以补肝常法论治，而许氏按经脉循行径路，独主用“驱风入脑药”（《普济本事方·卷五·眼目头面口齿鼻舌唇耳》）见效。许氏又善于根据便血的颜色和性状来区别不同疾患，如下清血色鲜者为肠风；血浊而色黯者属脏毒；肛门射如血线者系虫痔。对高空坠下之证，许氏认为必挟惊悸而血气错乱，故必须首用苏合香丸以开窍镇惊，并行气化滞。

【医案例举】

例一　仙居湛新道人传此方（紫金丹），病者不能忌盐，不若勿服，徒劳无功。果欲去病，杜死求生，须依此去盐，至诚服之。并不动脏腑，只于小便内旋去水。病初去，每日须服此药一两，兼以温补脾元气血药调理，自然向安。（《普济本事方·卷四·四之卷外》）

例二　荀牧仲顷年尝谓予曰：有一人视一物为两，医者作肝气有余，故见一为二，教服补肝药，皆不验。此何疾也？予曰：孙真人云，目之系上属于脑，后出于脑中。邪中于颈，因逢身之虚，其入深，则随目系入于脑，入于脑则转，转则目系急，急则目眩以转。邪中其睛，所中者不相比，则睛散，睛散则岐，故见两物也。令服驱风入脑药得愈。（《普济本事方·卷五·眼目头面口齿鼻舌唇耳》）

例三　顷年有一人下血几盈盆，顿尔疲苶，诸药皆不效。予曰：此正肠风，令服玉屑圆，三服止。予苦此疾三十年，蓄下血药方近五十余品。其间或验或否，或始验而久不应；或初不验弃之，再服有验者，未易立谈。大抵此疾品类不同，对病则易愈。如下清血色鲜者，肠风也；血浊而色黯者，脏毒也；肛门射如血线者，虫痔也……治肠风泻血久不止玉屑圆：槐根白皮（去粗皮）、苦楝根白皮（去粗皮）各三两，椿根白皮（去粗皮）四两，三味于九月后、二月前取软者，日干，天南星、半夏各半两（并生），威灵仙一两（去苗，洗），寒食面三两。上为细末，滴水圆如桐子大，干之。每服三十圆，水八分一盏，煎沸，下圆子煮令浮，以匙抄取，温温送下，不嚼，空心食前服。（《普济本事方·卷五·肠风泻血痔漏脏毒》）

例四　宣和中有一国医，忽承快行宣押，就一佛刹医内人，限目今便行。鞍马至，则寂未有之，须臾卧轿中扶下一内人。又一快行送至，奉旨取军令状，限日下安痊。医诊视之，已昏死矣。问其从人，皆不知病之由，惶恐无地。良久，有二三老内人至，下轿环而泣之，方得其实。云：因蹴秋千自空而下坠死。医者云：打仆伤损自属外科，欲申明，又恐后时参差不测。再视之，微觉有气，忽忆药箧中有苏合香圆。急取半两，于火上焙去脑麝，用酒半升研化灌之，至三更方呻吟，五更下恶血数升，调理数日得痊。予谓正当下苏合香圆。盖从高坠下，必挟惊悸，血气错乱。此药非特逐瘀血，而又醒气，医偶用之遂见功。此药居家不可缺，如气厥、鬼邪殗殜、传尸、心痛、时疾之类皆治。（《普济本事方·卷六·金疮痈疽打扑诸疮破伤风》）

分析　上述四则医案，从不同角度反应了许氏临床经验之丰富。水肿病人忌盐；以祛风入脑药治目疾；对下血证区分肠风、脏毒；苏合香丸“特逐瘀血，而又醒气”。凡此，对今日临床仍有重要价值。

（二）用药制方经验

1. 用药经验

许氏在用药方面颇有发挥和创见。他指出："大抵透肌解热，干葛第一，柴胡次之"（《普济本事方·卷四·虚热风壅喉闭清利头目》），"铁粉非但化涎镇心，至如摧抑肝邪特异。若多恚怒，肝邪太盛，铁粉能制伏之"（《普济本事方·卷二·心小肠脾胃病》）。椒附散[14]治肾气上攻，项背不能转侧，其中用川椒引肾气，"归经则安矣"（《普济本事方·卷二·肺肾经病》）。

许氏又对白芍、赤芍，以及桂枝、肉桂的作用进行了区分。他在《伤寒九十论·辨桂枝汤用芍药证》中指出："仲景桂枝加减法，十有九证，但云芍药。《圣惠方》皆称赤芍药，《孙尚药方》皆曰白芍药。《圣惠方》，太宗朝翰林王怀隐编辑；孙兆为国朝医师，不应如此背戾。然赤者利，白者补。予尝以此难名医，皆愕然失措"，"故用白芍药以补"，而"时行寒热，则全是赤芍药也"。其在《伤寒发微论·论桂枝肉桂》中又说："仲景桂枝汤用桂枝者，盖取桂之枝梢细薄者尔，非若肉桂之肉厚也。盖肉桂厚实，治五脏用之者，取其镇重也；桂枝轻扬，治伤寒用之，取其发散也。"

许氏还能大胆而谨慎地选用有毒之药，如由生半夏、生南星、生白附组成的三生圆，治疗风痰瞑眩；由硫黄、水银等组成的青金丹，治疗霍乱转筋；由砒石、豆豉组成的紫金丹，治疗哮喘气急等，为治疗急重病证，提供了经验和方剂。

许氏治疗积病也颇有经验，认为"以所恶者攻之，以所喜者诱之，则易愈"。例如"硇砂、水银治肉积，神曲、麦蘖治酒积，水蛭、虻虫治血积，木香、槟榔治气积，牵牛、甘遂治水积，雄黄、腻粉治涎积，礞石、巴豆治食积，各从其类也"（《普济本事方·卷三·积聚凝滞五噎膈气》）。详审病情，辨证论治，用药精专，实属可贵。

2. 集效方、创制新方

许氏"及长成人，刻意方书"，在年逼桑榆之时，"漫集已试之方及所得新意，录以传远"（《普济本事方·序》）。

（1）蒐集效方　在《普济本事方》中，有出自《千金方》《和剂局方》《必用方》《活人书》《千金髓》《经效产宝》等医书和庞安时、孙兆、杨吉老、沈括、医官都君予、张医博士、蔡太师、张昌时、晁推官、郑康德、崔元亮、田滋、大智禅师、佛智和尚、湛新道人等及民间的单验方。许氏将这些单验方分隶于五脏诸病证等条下，述证列方，或写明来源，或记述其效验。如选录《千金方》之方有竹沥汤、熏虫痔方、神精丹、枳壳散、桃仁煎等，选录《和剂局方》的有感应圆、五苓散加味、佛手散等，选录庞安时的有防已汤、川芎散、枳壳散等方，选录杨吉老的有养血地黄圆[28]、羚羊角汤[29]等方，选录孙兆的有急救稀涎散、竹茹汤[9]等方。这些方剂不是比他药捷而效速，就是有饮食倍进、饮啖如故，终剂而愈或数服即愈的效果，值得临床应用参考。

（2）损益古方　《普济本事方》中记述了许多按古方损益的方剂，反映出许氏重视辨证、随证制宜的治病特点。例如真珠圆由《金匮》酸枣仁汤演变而来。方中真珠母、龙齿二味，直入肝经，以镇飞扬浮越之神魄；枣仁、柏子仁补肝肾之阴虚，当归、地黄补血养肝，人参、茯苓培土荣木，犀角凉血清火以除烦；沉香微温，行气不伤气，温中不助火，扶脾达肾，引火归原。

【医案例举】

绍兴癸丑，予待次四明。有董生者，患神气不宁。每卧则魂飞扬，觉身在床而神魂离体，惊悸多魇，通夕无寐，更数医而不效。予为之诊视，询之曰：医作何病治？董曰：众皆以为心病。予曰：以脉言之，肝经受邪，非心病也。肝经因虚，邪气袭之。肝藏魂者也，游魂为变。平人肝不受邪，故卧则魂归于肝，神静而得寐。今肝有邪，魂不得归，是以卧则魂扬，若离体也。肝主怒，故小怒则剧。董欣然曰：前此未之闻，虽未服药，已觉沉疴去体矣。愿求药法。予曰：公且持此说与众医议所治之方，而徐质之，阅旬日复至，云：医遍议古今方书，无与病相对者。故予处此二方以赠。服一月而病悉除。此方大抵以真珠母为君，龙齿佐之。真珠母入肝经为第一，龙齿与肝相类故也……治魂飞扬者，宜以龙齿。万物有成理失，亦在夫人达之而已。

治肝经因虚，内受风邪，卧则魂散而不守，状若惊悸，真珠圆：真珠母（未钻真珠也）三分（研如粉同碾），当归（洗，去芦，薄切，焙干后秤）、熟干地黄（酒洒，九蒸九曝，焙干）各一两半，人参（去芦）、酸枣仁（微炒，去皮，研）、柏子仁（研）各一两，犀角（镑为细末）、茯神（去木）、沉香、龙齿各半两。上为细末，炼蜜为圆，如梧子大，辰砂为衣，每服四五十圆，金银薄荷汤下，日午夜卧服。

独活汤：独活（黄色如鬼眼者，去芦，洗，焙，秤）、羌活（去芦）、防风（去钗股）、人参（去芦）、前胡（去苗，净洗）、细辛（华阴者，去叶）、五味子（拣）、沙参、白茯苓（去皮）、半夏曲、酸枣仁（微炒，去皮，研）、甘草（炙）各一两。上为粗末，每服四大钱，水一盏半，生姜三片，乌梅半个，同煎至八分，去滓，不拘时候。（《普济本事方·卷一·中风肝胆筋骨诸风》）

分析　董生卧则魂魄飞扬，惊悸多梦，据常理，心主神明，诸医俱从心治，原本无可厚非，但久治不效，而仍以为心病，则落窠臼矣。许氏析前医之说，独辟蹊径，以"肝经因虚，邪气袭之"立论，而悉除其病，可示人以圆机活法。

干姜圆即古方三物备急圆加参，在《普济本事方·卷四·脏腑泄滑及诸痢》中用治"因忧愁中伤，食结积久在肠胃，故发吐利。自后至暑月，稍伤则发，暴下数日不已。《玉函》云：下利至隔年，月日不期而发者，此为有积，宜下之，止。用温脾汤尤佳。如难取，可佐以干姜圆，后服白术散[30]"。诚如《本事方释义》所说："治因忧愁中伤，食积久在肠胃，吐痢频发，暑月更甚，以数年不愈之证，畏攻病，虑其体虚；欲补虚，虑其留邪，故温下之药佐以扶正，则两不相悖。"

清气散[31]为败毒散中去桔梗加白术、青皮，因荣卫不调，三焦不顺，风热壅秘，痰涎上逆，故以补中之品扶持正气，以祛风药祛除外邪，则病退而正气不伤。防风汤[32]"为玉屏风之变法。白术气味甘温微苦，入足太阴；防风气味苦辛甘温，入足太阳；牡蛎气味咸涩微寒，入足太阴。以酒为引，取其送药达表"。此"亦虚风多汗恶风者，以甘温而兼辛温之药佐之咸涩之药，则表固而汗止"（《本事方释义》）。这显然是许氏发展了前人的经验。

此外，许氏用黄芪建中加当归汤治伤寒尺中脉迟、小柴胡汤加地黄治妇人热入血室，则是他对《伤寒论》研习之后，结合临床，随机应变拟订的方剂。

【医案例举】

辛亥中寓居毗陵，学官王仲礼，其妹病伤寒发寒热，遇夜则如有鬼物所凭。六七日忽昏塞，涎响如引锯，牙关紧急，瞑目不知人，疾势极危。召予视。予曰：得病之初，曾值月经来否？其家人曰：月经方来，病作而经遂止。得一二日，发寒热。昼虽静，夜则有鬼祟。从昨日来，涎生，不省人事。予曰：此热入血室证也。仲景云，妇人中风，发热恶寒。经水适来，昼则明了，暮则谵语，如见鬼状，发作有时，此名热入血室。医者不晓，以刚剂与之，遂致胸膈不利，涎潮上脘，喘急息高，昏冒不知人。当先化其涎，后除其余热。予急以一呷散投之。两时顷，涎下得睡，省人事。次授以小柴胡加地黄汤，三服而热除，不汗而自解矣。

治妇人室女伤寒发热，或发寒热，经水适来，或适断，昼则明了，夜则谵语，如见鬼状。亦治产后恶露方来，忽尔断绝，小柴胡加地黄汤：柴胡一两一分（去苗，洗净），人参（去芦）、半夏（汤洗七次）、黄芩（去皮）、甘草（炙）、生干地黄各半两。上粗末，每服五钱，水二盏，生姜五片，枣二个，同煎至八分，去滓，温服。（《普济本事方·卷八·伤寒时疫上》）

分析　室女经来适断，是由伤寒发寒热而致，其状昼则明了，夜则谵语，如见鬼状，谓之“热入血室”。此时热已深入血分，许氏恐其更深入至阴之处，故先用一呷散化其涎，再用小柴胡汤加生地，泻其血分热邪，使热退神安，不汗而解。

（3）创制新方　许氏又长于创制新方，以广临床应用。如开胃养气进食七珍散[33]、治脾元久虚的曲术圆[5]、治肾经虚的麋茸圆[13]、治脾肾虚弱全不进食的二神圆[19]、“予家秘方”惊气圆[34]、治妇人头风的芎羌汤[25]等等。在清代汪昂的《医方集解》中，就载有《本事方》的八个方剂，如治一切积聚痰饮、心胁引痛的硇砂圆，治肠风脏毒下血的槐花散，治心中烦躁、不生津液、不思饮食的黄芪汤，治产妇、老人便秘的麻仁苏子粥；治妊娠中风的羚羊角散等方，这些方剂对后世临床很有影响。

另外，《普济本事方》还记载有艾灸的治验九处。其中有范子默记治疗中风十二穴（听会、颊车、地仓、百会、肩髃、曲池、风市、足三里、绝骨、发际、大椎、风池）取穴法、灸法及适应证等，依而用之，无不立效；还有家藏方中“灸中风口眼㖞斜不正者，右（指前证）于耳垂下麦粒大灸三壮，左引右灸，右引左灸”（《普济本事方·卷一·一之卷外》）。同时许氏还记述了肾俞、期门、关元、气海、脐中等穴位的功效。刺期门穴治妇人热入血室；灸肾俞穴治腰痛；配合玉真圆，灸关元穴百壮，治肾气不足，气逆上行，头痛不可忍的肾厥。从中也可以看出许氏对灸法运用的独到之处。

【医案例举】

戊戌年八月，淮南大水，城下浸灌者连月。予忽脏腑不调，腹中如水吼数日，调治得愈。自此腰痛不可屈折，虽颊面亦相妨，服遍药不效。如是凡三月。予后思之，此必水气阴盛，肾经感此而得，乃灸肾俞三七壮，服此药（麋茸圆）差。（《普济本事方·卷二·肺肾经病》）

分析　许氏因受潮湿，而导致水气内侵肾经，腰痛不可屈折。灸肾俞既可温壮肾阳，又能达到祛散水湿之效。配服麋茸圆更增强了温肾散寒、除湿止痛的功效，故调治得愈。

【注释】

[1] 硇砂圆　木香、沉香、巴豆肉（全者）各一两，铜青（研）半两，青皮（不去皮）二两，硇砂（研）一分。

[2] 温脾汤　厚朴（去粗皮，姜制）、干姜（炮）、甘草、桂心（去皮，不见火）、附子（生，去皮脐）各半两，大黄（生，碎切，汤一盏，渍半日，搦去滓，煎汤时和滓下）四钱。

[3] 人参圆　人参（去芦）、山芋、白术、白茯苓（去皮）、石斛（去根，净，洗，细锉，酒炒）、黄芪（蜜水涂炙，取头末）、五味子（拣）各一两。

[4] 补脾汤　人参（去芦）、干姜（炮）、白术、甘草（炙）、陈皮（去白）、青皮（去白），等分。

[5] 曲术圆　神曲十两（微炒），白术五两，干姜（炮）、官桂（去粗皮，不见火）各三两，吴茱萸（汤浸七次，焙）、川椒（去目并合口，微炒，地上出汗）各二两。

[6] 实脾散　大附子（炮，去皮脐）一个，草果子（去皮）、干姜（炮）各二两，甘草（炙）一两，大腹（连皮）六个，木瓜（去瓤，切片）一个。

[7] 调中圆　治小儿久伤脾胃，腹胀。干姜（炮）、橘红、白术、茯苓（去皮）、木香、缩砂仁、官桂（去粗皮，不见火）、良姜各等分。

[8] 苍术圆　苍术（去皮切末之）一斤。

[9] 竹茹汤　干葛三两，甘草（炙）三分，半夏（姜汁半盏，浆水一升，煮耗半）三分。

[10] 加料十全饮　白茯苓（切，微炒）、白术（微炒）、人参（去芦）、桂（去粗皮，不见火）、川当归、川芎、黄芪、熟地黄（洗净）、白芍药、甘草各等分，腹病加后五味：莪术（炮）、三棱（炮）、良姜、丁香（不见火）、缩砂，各等分。

[11] 妙香散　茯苓（去皮，不焙）、茯神（去皮木，不焙）各二两二分，人参、桔梗、甘草各一两一分，薯蓣（姜炙）、远志（去心，炒）、黄芪各二两三分，辰砂（水飞）一两，麝香（别研）二分，木香（纸裹，温水微煨）三分。

[12] 香茸圆　鹿茸（酥炙黄，燎去毛）、熟干地黄（酒洒，九蒸九曝，焙干秤）各二两，苁蓉（酒浸，水洗，焙干）、破故纸（炒香）、香附子（炮，去皮脐）、当归（洗去芦，薄切，焙干秤）各一两，麝香一钱，沉香半两。

[13] 麋茸圆　麋茸（酥炙黄，燎去毛，无即以鹿茸代）一两，舶上茴香（炒香）半两，菟丝子（酒浸，曝干，用纸条子同碾，取末）一两。

[14] 椒附散　大附子二大钱，好川椒二十粒。

[15] 金锁丹　舶上茴香（炒）、胡芦巴、破故纸（炒香）、白龙骨，以上各一两，木香一两半，胡桃肉（研）三十七个，羊石子（破开，盐半两擦，炙熟，研如泥）三对。

[16] 续断圆　川续断（洗，推去节，锉，焙）、萆薢、当归（洗，去芦，薄切，微炒）、附子（焙，去皮脐）、防风（去钗股）、天麻各一两，乳香（乳钵坐水盆中，研）、没药各半两，川芎三分。

[17] 地黄圆　熟干地黄（酒洒，九蒸九曝，焙干）一两，牛膝（洗锉，焙，酒浸一宿，再焙）、石斛（洗，去根）各三分，肉苁蓉（水洗，酒浸，切片，焙）、茵芋（去梗，锉，炒）、防风（去钗股）、川芎（洗）、五味子（拣）、桂心（不见火）、附子（炮，去皮脐）、薏苡仁（炒）各半两。

[18] 破阴丹　硫黄（舶上者）、水银各一两，陈皮（去白）、青皮（去白）各半两。

[19] 二神圆　破故纸（炒香）四两，肉豆蔻（生）二两。

[20] 增损肾沥汤　黄芪（蜜炙）、肉苁蓉（洗，酒浸，焙干秤）、赤石脂、地骨白皮（去心）、磁石（久煅，醋淬八九次）、枳实（去瓤，麸炒，锉）、防风（去钗股）、龙骨（黏舌者）、芍药、麦门冬（水

浥，去心，焙秤）、人参（去芦）、熟干地黄（九蒸九曝，干，秤）、茯神（去木）、当归（水洗，酒浸一宿，切焙）、甘草（炙）、远志（去心，洗锉，炒黄色）各一两，桂心（去皮，不见火）、芎藭各二两，生姜四两，五味子（拣）三两，半夏（汤洗七次，去滑）一升，白羊肾一具，大枣（去核）三十个。

[21] 川芎散　山茱萸一两，山蓣、甘菊花（去萼梗）、人参（去芦）、茯神（去木）、小川芎各半两。

[22] 钩藤散　钩藤、陈皮（去白）、半夏（汤浸，洗七遍，薄切，焙干）、麦门冬（略用水浥，去心）、茯苓（去皮）、茯神（去木）、人参（去芦）、甘菊花（去萼梗）、防风（去钗股）各半两，甘草（炙）一分，石膏（生）一两。

[23] 白芷圆　白芷（不见火）、石斛（去根，净洗，细锉，酒炒）、干姜（炮）各一两半，细辛（去叶）、五味子（拣）、厚朴（姜汁炙）、茯苓（去皮）、肉桂（去粗皮，不见火）、防风（去钗股）、甘草（炙）、陈皮（去白）各一两，白术一两一分。

[24] 羚羊角散　羚羊角（镑）、茯神（去木）各一两，芎藭、防风（去钗股）、半夏（汤洗七次）、白芷（不见火）、甘草（炙）各半两，枳壳（去瓤，细锉，麸炒）、附子（炮，去皮脐）各三分。

[25] 芎羌汤　川芎（洗）一两，当归（洗，去芦，薄切，焙干秤）三分，羌活（洗，去芦）、旋覆花、细辛（华阴者，去叶）、蔓荆子（拣）、石膏（生）、藁本（去苗，净洗）、荆芥穗、半夏曲（炒）、防风（去钗股）、熟地黄（酒洒，九蒸九曝，焙干）、甘草（炙）各半两。

[26] 紫金丹　信砒（研飞如粉）一钱半，豆豉（好者，水略润少时，以纸浥干，研成膏）一两半。

[27] 紫金丹　禹余粮三两，针砂五两，蛇黄三两。

[28] 养血地黄圆　熟干地黄（酒洒，九蒸九曝，焙干秤）十分，顽荆一分，山茱萸（连核）五分，地肤子、黑狗脊（炙，去毛，净焙，锉）、白术、干漆（炒令烟出）、蛴螬（干炒）、天雄（炮，去皮）、车前子各三分，萆薢、山芋、泽泻、牛膝（酒浸，水洗，焙干）各一两。

[29] 羚羊角汤　羚羊角（镑）、肉桂（不见火）、附子（炮，去皮脐）、独活（黄色如鬼眼者，去芦，洗，焙，秤）各一两三钱半，白芍药、防风（去钗股，炙）、芎藭各一两。

[30] 白术散　白术、木香、附子（炮，去皮脐）、人参（去芦）各等分。

[31] 清气散　前胡（去苗，洗）、柴胡（去苗，洗）、川芎（洗）、枳壳（去瓤，锉，麸炒）、白术、青皮（去白）、羌活（去芦）、独活（黄色如鬼眼者，去芦，洗，焙秤）、甘草（炙）、茯苓（去皮）、人参（去芦）各等分。

[32] 防风汤　石斛（洗，去根）一两半，熟干地黄（酒洒，九蒸九曝，焙干，秤），杜仲（去皮，锉如豆，炒令黑）、丹参各一两一分，防风（去钗股）、川芎（洗）、麦门冬（用水浥，去心）、桂枝（不见火）、川独活（黄色如鬼眼者，去芦，洗，焙秤）各一两。

[33] 七珍散　人参（去芦）、白术、黄芪（蜜水涂炙）、山芋、白茯苓（去皮）、粟米（微炒）、甘草（炙）各一两。

[34] 惊气圆　附子（炮，去皮脐）、南木香、白僵蚕（去丝嘴，炒）、花蛇（酒浸，去皮骨，炙）、橘红、天麻（去芦）、麻黄（去根节）各半两，干蝎（去毒）一两，紫苏子（淘洗）一两，天南星（洗浸，薄切片，姜汁浸一夕）半两，朱砂（水飞）一分（留少许作衣）。

严用和

一、生平和著作

严用和，字子礼，江西庐山人，生活于南宋庆元至咸淳年间（公元 1195—1265 年）。严氏八岁喜读书，年十二，受学于同里刘开先生门下，“独荷予进，而命心传”。十七岁悬壶济世，“四方士夫，曾不以少年浅学，而邀问者踵至”（《重订严氏济生方·原序一》）。

严氏夙嗜方书，留心医学五十余年，因慨念世变有古今之殊，风土有燥湿之异，而人之禀亦有厚薄之不齐，故若概执古方以疗今之病，则往往凿枘不入，于是审度时宜，“采古人可用之方，裒所学已试之效，疏其论治”，“凡八十，制方凡四百，总为十卷，名为《济生方》”（《重订严氏济生方·原序二》）。其原序称，此书“不惟可以备卫生之家缓急之需，抑以示平日师传济生之实意云”（《重订严氏济生方·原序一》）。十五年后，严氏又感到“间有前书所未备而不可尽索者，因著《续方》，为方又九十，为评二十四，用锓诸梓，以广其传”（《重订严氏济生方·原序二》）。

《济生方》又名《严氏济生方》，原书十卷，已佚。现行本为清乾隆间纪晓岚等从《永乐大典》中辑复的八卷本，有医论五十六篇，处方二百四十余首。1979年浙江省中医研究所、湖州中医院参阅明清医著和朝日医籍，“予以补阙，裒辑成《重订严氏济生方》一书，共集论八十有五，处方（或法）五百二十余个”（《重订严氏济生方·宋代医家严用和及其〈济生方〉》）。《济生方》远绍《内经》《难经》《伤寒论》《诸病源候论》，以及《千金》、《外台》之论，近取陈言、朱肱、郭稽中、嵇氏等时贤之说，并结合自己的临床经验，对内、妇、外、五官诸科的近70种病证，皆“立论于前，而以所处诸方次列于后”（《四库全书提要·子部》）。其议论平正，条分缕析，往往深中肯綮。所载诸方，不泛不繁，用之辄有功效。严氏之方不仅为后世方书所选录，且至今仍是临床常用的方剂。

二、学术思想

严氏《济生方》对近70种病证的归纳，有论有方，内容丰富，充分反映了严氏重脏腑、重脾肾、重调气的学术思想和丰富的辨证论治经验。兹分述如下。

（一）脏腑虚实论治

在前人论述的基础上，宋代医家对于脏腑实热、虚寒的辨证论治，进行了新的总结和归纳，严氏则是贡献比较突出的医家。严氏受华佗《中藏经》和孙思邈《千金要方》的启发，以五脏为主，对脏腑的生理、病因、虚实病证、正常脉象及死脉等进行了归纳，并分别配以治疗脏腑虚实的各种方剂。

其“肝胆虚实论治”中指出，肝脏“藏魂养筋者也，与足少阳胆之经相为表里”。引起肝病的原因是：“谋虑过制、喜怒不节、疲劳之极，扰乱其经”（《重订严氏济生方·五脏门》）。肝病有虚实，“由是寒热见焉。方其虚也，虚则生寒，寒则苦胁下坚胀，时作寒热，胀满不食，悒悒不乐，如人将捕，眼生黑花，视物不明，口苦头痛，关节不利，筋脉挛缩，爪甲干枯，喜怒悲恐，不得太息。诊其脉沉细而滑者，皆虚寒之候也；及其实也，实则生热，热则心下坚满，两胁下痛，痛引小腹，令人喜怒气逆，头晕眦赤，悒悒先寒后热，颈直背强，筋急不得屈伸，诊其脉浮大而数者，皆实热之候也”。肝的不病之脉是“脉来弦而长”，如果“脉来弦而涩，或急而益劲如新张弓弦，或脉至中外急，急如循刀刃，啧啧然如按琴瑟弦者，此皆肝死矣”（《重订严氏济生方·五脏门》）。肝气虚寒，治以柏子仁汤[1]；肝气实热，治以柴胡散[2]；治胆气虚冷，用茯神汤[3]；治胆气实热，用酸枣仁丸[4]。

"心小肠虚实论治"中指出，心"为形之君，外应于舌，主宰一身，统摄诸脏血脉，灌溉溪谷，内润五脏，外卫腠理，与手太阳小肠之经相为表里"（《重订严氏济生方·五脏门》）。导致心虚实病证的主要原因是"忧愁思虑"。因其虚实，而见寒热焉。"方其虚也，虚则生寒，寒则血脉虚少，时多恐畏，情绪不乐，心腹暴痛，时唾清涎，心膈胀满，好忘多惊，梦寐飞扬，精神离散，其脉浮而虚者，是虚寒之候也；及其实也，实则生热，热则心神烦乱，面赤身热，口舌生疮，咽燥头痛，喜笑恐悸，手心烦热，汗出衄血，其脉洪实者，是实热之候也"（《重订严氏济生方·五脏门》）。心的不病之脉是"浮大而散"，"反得浮涩而短，或前曲后据，如操带钩，此皆心死矣"（《重订严氏济生方·五脏门》）。治心血虚寒用补心丸[5]；心脏实热用导赤散[6]；治小肠虚冷用椒附丸[7]；治小肠实热用赤茯苓汤[8]。

"脾胃虚实论治"中指出，脾"主于中州，候身肌肉，与足阳明胃之经相为表里。表里温和，水谷易于腐熟，运化精微，灌溉诸经"（《重订严氏济生方·五脏门》）。若饮食不节，或伤生冷，或思虑过度，冲和失布，就会出现虚实病证。"方其虚也，虚则生寒，寒则四肢不举，食饮不化，喜噫吞酸，或食即呕吐，或卒食不下，腹痛肠鸣，时自溏泄，四肢沉重，常多思虑，不欲闻人声，梦见饮食不足，脉来沉细软弱者，皆虚寒之候也；及其实也，实则生热，热则心胸烦闷，唇焦口干，身热颊痛，体重腹胀，善饥善瘛，甚则舌根肿强，口内生疮，梦见歌乐，四肢怠惰，脉来紧实者，是实热之候也"。脾的不病脉是"脉来常欲中缓而短"。若"如鸟之啄，如屋之漏，如水之溜，此皆脾死矣"（《重订严氏济生方·五脏门》）。治脾胃虚寒用进食散[9]、附子建中汤[10]、补真丸等，治脾胃壅实用泻黄散[11]等。对胃热多渴，则用橘皮竹茹汤[12]。

"肺大肠虚实论治"中指出，肺"为五脏之华盖，其气象天，其候胸中之气，布清气于皮肤，其政凉，其令肃，其主魄，是肺之司化也，与手阳明大肠之经相为表里"。肺"贵无偏胜之患"，或因叫呼，或过食煎煿，或饮酒过度，或饥饱失宜，遂导致虚实病变。"方其虚也，虚则生寒，寒则声嘶，语言用力，颤掉缓弱，少气不足，咽中干无津液，虚寒乏气，恐怖不乐，咳嗽及喘，鼻有清涕，皮毛焦枯，诊其脉沉缓者，是肺虚之候也；及其实也，实则生热，热则胸膈满，鼻赤口张，饮水无度，上气咳逆，咽中不利，肩背生疮，尻、阴、股、膝、髀、腨、肘、足皆痛"。"脉来浮涩而短者，是不病之脉也"。如果"脉来不上不下，如循鸡羽曰病，按之消索如风吹毛曰死"（《重订严氏济生方·五脏门》）。肺气虚弱用白石英汤[13]，肺脏实热则用泻白散[14]；大肠虚冷用诃梨勒丸[15]，大肠实热则用槟榔丸[16]。

"肾膀胱虚实论治"中指出"左为肾，右为命门，与足太阳膀胱之经相为表里。肾精贵乎专涩，膀胱常欲气化者也"（《重订严氏济生方·五脏门》）。若快情纵欲，失志伤肾，或过投丹药，则会导致肾的虚实病证。"方其虚也，虚则生寒，寒则腰背切痛，不能俯仰，足胫酸弱，多恶风寒，手足厥冷，呼吸少气，骨节烦疼，脐腹结痛，面色黧黑，两耳虚鸣，肌骨干枯，小便滑数，诊其脉浮细而数者，是肾虚之候也；及其实也，实则生热，热则舌燥咽肿，心烦咽干，胸胁时痛，喘嗽汗出，小腹胀满，腰背拘急，体重骨热，小便赤黄，足下热痛，诊其脉浮紧者，是肾实之候也。脉沉濡而滑者，不病之脉也。脉来如引葛，按之益坚者肾病；至坚而沉如弹石辟辟然者死"（《重订严氏济生方·五脏门》）。治肾脏虚弱可用十补丸[17]、鹿茸丸、阳起石丸等，肾水燥少者用冷补丸[18]，肾脏实热则用玄参汤[19]；治膀胱虚冷用韭子丸[20]，治膀胱实热用葵子汤[21]。

严氏对脏腑虚实寒热辨证论治的归纳精辟扼要、提纲挈领，使人一目了然，既反映了严氏的理论造诣，也反映了他精到的临床经验。其书所载，不仅使脏腑理论大为充实，且更加切合临床辨证施治。

（二）重视脾肾，提出“补脾不如补肾”

南宋时期，许多医家开始重视脾肾在人体的重要性，严氏也是其中之一。

1. 重视脾胃

在《济生方》的许多篇章中，反映了严氏十分重视脾胃的生理、病理作用，并在治疗时注意保护和扶持脾胃。

严氏指出：“夫人受天地之中（疑为气）以生，莫不以胃为主。盖胃受水谷，脾主运化，生血生气，以充四体者也”（《重订严氏济生方·呕吐翻胃噎膈门》）。脾“与足阳明胃之经相为表里。表里温和，水谷易于腐熟，运化精微，灌溉诸经”（《重订严氏济生方·五脏门》）。“脾胃主于中州，大腹小腹是其候也。若阳气外强，阴气内正，则脏气得其平，病由何生”（《重订严氏济生方·五脏门》）。

严氏认为，“人之脏腑，皆因触冒以成疾病，惟脾胃最易受触”（《重订严氏济生方·癥瘕积聚门》），“若饮食不节，或伤生冷，或思虑过度”（《重订严氏济生方·五脏门》），就会伤动脾胃“冲和之气”，“如是阴气当升而不升，阳气当降而不降，中焦痞结，必成胀满”（《重订严氏济生方·胀满门》），胀满不已，可出现种种变证。

在《济生方》中有不少治疗脾胃病的方法。

当脾胃虚寒时，出现“饮食不进，心腹胀满，四肢无力，吐逆，食不消，或手足浮肿，脏腑溏泄”，治之以壮脾丸[22]，温中健脾和胃。

如“脾脏不和，不进饮食，上燥下寒，服热药不得”（《重订严氏济生方·五脏门》），则服六君子汤调补脾胃，协调阴阳。

当“脾胃壅实，口内生疮，烦闷多渴，颊痛心烦，唇口干燥，壅滞不食”（《重订严氏济生方·五脏门》），则用钱乙泻黄散清泻脾胃伏火。

若“胃热多渴，呕哕不食”（《重订严氏济生方·五脏门》），则用《金匮要略》橘皮竹茹汤加赤茯苓、枇杷叶、麦门冬。

若“因胃气先逆，饮酒过伤，或积风寒，或因忧思悒快，或因蓄怒抑郁，宿滞痼癖，积聚冷痰，动扰脾胃，不能消磨谷食”（《重订严氏济生方·呕吐反胃噎膈门》），遂致翻胃者，可服入药灵砂[23]或太仓丸[24]。

对于水肿的治疗，严氏主张“先实脾土”，认为：“脾实则能舍水，土得其政……江河通流，肾水行矣，肿满自消”（《重订严氏济生方·水肿门》）。实脾散[25]乃其代表方。

同时，严氏还颇重视心、脾的关系，“盖脾主意与思，心亦主思。思虑过度，意舍不精，神宫不职，使人健忘。治之之法，当理心脾，使神意清宁，思则得之矣”（《重订严氏济生方·惊悸怔忡健忘门》）。严氏创制了归脾汤一方，益气补血、健脾养心，为历来医家所推崇。后薛己又补入当归、远志，经历代的实践，更扩大了其应用范围。

2. 强调“补脾不若补肾”

严氏不仅重视脾胃，更强调肾中“真阳”、“真火”对于维持脾胃正常功能的重要作用。许叔微在《普济本事方》中曾说：“有人全不进食，服补脾药皆不验，此病不可全作脾虚，盖因肾气怯弱，真元衰劣，自是不能消化饮食。”严氏在此基础上，明确强调：“古人云补肾不如补脾；余谓补脾不若补肾。肾气若壮，丹田火经上蒸脾土，脾土温和，中焦自治”(《重订严氏济生方·五脏门》)。严氏的论述，实有振聋发聩的作用。应当说明的是，“补脾不若补肾”，这是许叔微所没有得出的结论，其论对后世学术发展有一定的影响，但自明代李时珍起皆以此说为许叔微的观点，这是失实欠当的。

严氏还列举了“真阳”、“坎火”在人体的重要性。他说：“一阴一阳之谓道，偏阴偏阳之谓疾。夫人一身，不外乎阴阳气血相与流通焉耳。如阴阳得其平，则疾不生；阴阳偏胜，则为痼冷、积热之患也”(《重订严氏济生方·痼冷积热门》)。关于沉寒痼冷之疾，严氏认为真阳亏损，脾胃虚寒多为其内因，而“坎火”不温则是最主要的，如其所说：“所谓痼冷者，阴毒沉涸而不解也……大抵真阳既弱，胃气不温，复啖生冷冰雪，以益其寒，阴冱于内，阳不能胜，遂致呕吐涎沫，畏冷憎寒，手足厥逆，饮食不化，大腑洞泄，小便频数，此皆阴偏胜而为痼冷之证也”(《重订严氏济生方·痼冷积热门》)。

同时他还指出：“不善摄养，房劳过度，真阳衰虚，坎火不温，不能上蒸脾土，冲和失布，中州不运，是致饮食不进，胸膈痞塞，或不食而胀满，或已食而不消，大腑溏泄。此皆真火衰虚，不能蒸蕴脾土而然”(《重订严氏济生方·五脏门》)。说明一些脾胃虚寒之证，实由“火不生土”所致，而真阳虚衰、坎火不温的原因，则往往因房室过劳所致。

对于有病喜吐痰唾，服八味丸而获效者，严氏分析其理说：“盖肾为水之官，肾能摄水。肾气温和则水液运下，肾气虚寒则邪水溢上。其间用山茱萸、山药辈取其补，附子、肉桂取其温，茯苓、泽泻取其利，理亦当矣”(《重订严氏济生方·咳喘痰饮门》)。说明八味丸治疗肾虚水泛之证，取其补、温、利而获效，其治法亦在“补脾不如补肾”之列。

自此以后，如薛己、张介宾、赵献可、李中梓等著名医家在论述脾肾和命门的时候，无不依许、严之论而立说。严氏关于脾肾的见解，对明代命门学说的完善和温补学派的形成，确实具有重要的推动作用。

(三) 方剂学上的贡献

《济生方》辑录500余方，其中不少方剂出自《伤寒论》《千金方》《外台秘要》，或选自《三因极一病证方论》《普济本事方》《活人书》和时贤著作。但有许多方剂则为严氏所创，或由其从前贤名方化裁而成。这些方剂常为后世方书所引用，至今仍广泛应用于临床。

1. 创制新方

在《济生方》中，严氏创制的新方甚多，清代汪昂《医方集解》中选录了其中的清脾饮、四磨汤、归脾汤、蠲痹汤、橘核丸、实脾饮、辛夷散、百花膏、导痰汤、鳖甲饮子、紫苏饮、清魂散、抑气散、当归煎等，《济生方》中的实脾饮、橘核丸、归脾汤、加味肾气丸、十补丸、四磨汤、小蓟饮子、消风散、导痰汤等方剂则为后世许多方剂学专著或教材所引用。这些方剂可以说是严氏临床经验的结晶。

2. 化裁名方

严氏对于前人的方剂，并不是机械地照抄照搬，而是结合自己的临床实践，灵活变化。如选自《直诀》的导赤散，严氏增加了黄连、麦门冬、半夏、地骨皮、茯神、赤芍、黄芩，加强了该方的清心泻火作用；《和剂局方》的省风汤，严氏增加了半夏、甘草，以增强其化痰作用；《和剂局方》的胃风汤，严氏增加甘草，以调和诸药；华佗的五皮饮，严氏加入地骨皮、甘草皮改名七皮饮；选自陈言著作的谷疸丸，严氏增加了一味牛胆；补真丸脱胎于《本事方》中的二神丸。上述创制的新方中也有化裁名方而成的，如严氏结合临床肾虚腰重，脚重，小便不利的特点，在金匮肾气丸中加入牛膝和车前子，增强了利水下趋的功效，后人遂名之为济生肾气丸；再如《本事方》中有治"脾元虚浮肿"的实脾散，严氏在许氏方的基础上加入厚朴、白术、木香、茯苓，作为治阴水、实脾土的主方，则更有效验。

3. 广集单验方

《济生方》中还收集了许多单验方，介绍了不少民间行之有效的方药。这些单验方虽难以一一考证其出处，却为后人提供了选择的余地。如治疗脏毒下血的蒜连丸，用一味黄连为末，煨大蒜，杵为丸服；治下痢（称肠风泻血），则用一味椿根皮为末，醋和为丸服治疗血证的大蓟汁饮、锦节丸、藕节饮，都是简便验的方药；治疗唇燥裂生疮，用一味橄榄灰拌猪脂外涂；栀子仁治酒齇鼻；香墨葱汁液滴治鼻出血；香附子、青盐牢牙去齿疾等。更奇特的是治疗耳聋的鸣聋散，用磁石豆大一粒，穿山甲炮为末一字，棉裹塞耳，再口衔小生铁，觉耳内如风即住。治法奇特，当为磁疗的较早应用者。

三、医学实践

《济生方》是严氏长期临床实践的经验总结，对许多疾病的辨证论治，有不少独到的见解和体会。

（一）论治痰饮

《金匮要略》将痰饮分为六种，后人皆宗之。严氏受庞安常的启示，对痰饮的辨证论治提出了新的认识。

严氏说："庞安常云：'人身无倒上之痰，天下无逆流之水。'诚哉斯言，以此思之，人之气道贵乎顺，顺则津液流通，绝无痰饮之患"（《重订严氏济生方·咳喘痰饮门》）。

人若调摄失宜，气道闭塞，水饮停于胸膈，则成痰饮。严氏认为："其为病也，症状非一，为喘，为咳，为呕，为泄，为眩晕，心嘈怔忡，为寒热疼痛，为肿满挛癖，为癃闭痞隔，未有不由痰饮之所致也"（《重订严氏济生方·咳喘痰饮门》）。

前人对痰饮的治法，或下，或汗，或温，或利，而固定不变。严氏指出："愚者之见，温利之差，可以无害；汗下之错，为病不浅矣。不若顺气为先，分导次之，气顺则津液流通，痰饮运下，自小便中出。有病喜吐痰唾，服八味丸而作效者，亦有意焉"（《重订严氏济生方·咳喘痰饮门》）。

严氏"人之气道贵乎顺，顺则津液流通，决无痰饮之患"的观点和重视顺气的治则，不仅对朱震亨治痰有深刻的影响，而且其在二陈汤的基础上加味而成的导痰汤[26]，也成为治痰效方，被历代医家所运用。

（二）论治秘结

大便秘结，在《伤寒论》中，有“阴结”、“阳结”和“脾约”之分，严氏在陈言的启发下，首次提出“五秘”之说，并总结了其辨证治疗的方法及经验。

严氏在《济生方·大便门》中指出：“平居之人，五脏之气贵乎平顺，阴阳二气贵乎不偏，然后精液流通，肠胃益润，则传送如经矣。摄养乖理，三焦气涩，运掉不行，于是乎壅结于肠胃之间，遂成五秘之患。”其所谓五秘，即风秘、气秘、湿秘、冷秘、热秘。究其原因，“多因肠胃不足，风寒湿热乘之，使脏气壅滞，津液不能流通，所以秘结也”，“妇人新产亡血，走耗津液”，也可令人秘结。

对于秘结的治法，严氏总结了四个治则和十首方剂。四个治则是：燥则润之、湿则滑之、秘则通之、寒则温之。

其选方用药，若肠胃气壅风盛，大便秘实，用枳壳丸[27]治之；如尊年之人大肠有风，大便秘结，可用皂角丸[28]治之。对于气秘，包括老人、虚弱人都可用橘杏丸[29]；还可用顺气、滑大便的紫苏麻仁粥[30]。如肠胃有湿，大便秘涩，用槟榔散[31]。对于肠胃不调，热结秘涩者，用麻仁丸[32]。年高冷秘，及痃癖冷气，以半硫丸[33]治之。严氏还在《大便门》中总结了治疗年高之人秘结的经验：“年高之人以致秘结者，非少壮比，多服大黄恐伤真气……有威灵仙丸[34]最佳……内用威灵仙，取其主诸风，宣通五脏，去腹内冷气滞气；内用黄芪，取其补气，使气充得以运掉，蜜炙取以滑润之义；枳实取其下气宽肠。药用三品，专而不杂，老人诸秘结大相宜也。”

【医案例举】

吴有年，二气自虚，长夏大气发泄，肝风鸱张，见症类中，投剂以来，诸恙皆减，所嫌旬日犹未更衣。仍是老人风秘，阅古人书，以半硫丸为首方，今当采取用之。半硫丸一钱，开水送三服。（《临证指南医案·卷四·便闭》）

分析 叶氏治疗老人风秘，以半硫丸为首方，温润以通之，似从《严氏济生方》中选出，用来温阳理气，润下通便，治年高之人的冷秘，甚为得当。

（三）从气血论治妇人病

严氏对妇产科的主要病证作了扼要的论述，并强调妇人以“血盛”为贵，以“气盛”为逆。

他说，妇人“贵乎血盛气衰者也。血盛气衰是谓从，从则百疾不生；血衰气盛是谓逆，逆则灾害至矣”。“气之为病，男子妇人皆有之，惟妇人血气为患尤甚。盖人身血随气行，气一壅滞，则血与气并，或月事不调，心腹作痛；或月事将行，预先作痛；或月事已行，淋漓不断，心胀作痛；或连腰胁，或引背膂，上下攻刺，吐逆不食，甚则手足搐搦，状类惊痫；或作寒热；或为癥瘕，肌肉消瘦”（《重订严氏济生方·妇人门》）。严氏以抑气散[35]治疗妇人气盛于血而变生之证；用玄胡索汤[36]、琥珀散[37]等治疗一切血气疼痛。

妇人崩漏，“多因喜怒劳役，以致冲任虚损，阴阳互相胜负而然”。严氏认为：“治之之法，调养冲任，镇注血海，血海温和，归于有用，内养百脉，外为月事，自无崩中漏下之患矣”（《重订严氏济生方·妇人门》）。严氏用镇宫丸[38]、十灰丸[39]治妇人崩漏不止；如属于忧思过度，劳伤心经者，则用柏子仁汤；如为冲任不交，虚寒之极者，则用阳起石丸[40]；对于室女，卒然暴下淋漓不止，有若崩漏者，悉宜加减四物汤[41]。

对带下论治，严氏认为，“妇人平居之时，血欲常多，气欲常少，方谓主气有原，百疾不生。倘或气倍于血，气倍生寒，血不化赤，遂成白带；气平血少，血少生热，血不化经，遂成赤带；寒热交并，则赤白俱下”（《重订严氏济生方·妇人门》）。这是对妇人带下从气血论治的一种解释。“有室女虚损而有此疾者，皆令孕育不成，以致绝嗣。凡有是证，速宜治之”（《重订严氏济生方·妇人门》），亦属经验之谈。另外，严氏对妊娠恶阻提出顺气、理血、豁痰、导水的治法，也很有见地。

综上所述，严氏在脏腑辨证、脾肾学说和论药制方等方面，都有不少成就，这对后世中医学术的发展均具有深远和重要的影响。他所提出的“补脾不若补肾”，在临床上很有指导意义，其重视脾肾的思想，对后世命门学说的完善和温补学派的形成，有很大的推动作用。他所创制的新方和化裁的效方，为后世医家所习用。对于严氏的学术成就，后世学者曾给予很高的评价。吴澄说：“予最嘉严氏《济生方》之药，不泛不繁，用之辄有功。”《四库全书提要》则评价说：“书中议论平正，条分缕析，往往深中肯綮……用意谨严，固可与张从正、刘完素诸家互相调剂云。”

【注释】

[1] 柏子仁汤　柏子仁（炒）、白芍药、防风（去芦）、茯神（去木）、当归（去芦，酒浸）、芎藭、附子（炮，去皮）各一两，细辛（洗去土、叶）、桂心（不见火）、甘草（炙）各半两。

[2] 柴胡散　柴胡（去芦）、地骨皮（去木）、玄参、羚羊角（镑）、甘菊花（去枝梗）、赤芍药、黄芩各一两，甘草（炙）半两。

[3] 茯神汤　茯神（去木）、酸枣仁（炒，去壳）、黄芪（去芦）、白芍药、五味子、柏子仁（炒）各一两，桂心（不见火）、熟地黄（洗）、人参、甘草（炙）各半两。

[4] 酸枣仁丸　治胆气实热，不得睡，神思不安。茯神（去木）、酸枣仁（炒，去壳）、远志（去心，炒）、柏子仁（炒，别研）、防风（去芦）各一两，生地黄（洗）、枳壳（去瓤）各半两，青竹茹二钱半。

[5] 补心丸　紫石英（火煅，研细）、熟地黄（洗）、菖蒲、茯神（去木）、当归（去芦）、附子（炮去皮脐）、黄芪（去芦）、远志（去心，炒）、川芎、桂心（不见火）、龙齿各一两，人参半两。

[6] 导赤散　黄连（去须）、麦门冬（去心）、半夏（汤泡七次）、地骨皮（去木）、茯神（去木）、赤芍药、木通（去节）、生地黄（洗）、黄芩，以上各一两，甘草（炙）半两。

[7] 椒附丸　椒红（炒出汗）、桑螵蛸（酒炙）、龙骨（生用）、山茱萸（取肉）、附子（炮，去皮）、鹿茸（酒蒸，焙）。

[8] 赤茯苓汤　木通（去节）、赤茯苓（去皮）、槟榔、生地黄（洗）、黄芩、赤芍药、甘草（炙）、麦门冬（去心）。

[9] 进食散　半夏曲、肉豆蔻（面裹煨）、草果仁、高良姜（锉，炒）、麦蘖（炒）、附子（炮，去皮）、丁香、厚朴（去皮，姜汁炒）、陈皮（去白）各一两，人参（去芦）、青皮（去白）、甘草（炙）各半两。

[10] 附子建中汤　肉豆蔻（面裹煨）、白豆蔻仁、附子（炮，去皮）、厚朴（去皮，姜制，炒）、白术、干姜（炮）、红豆、神曲（炒）各一两，丁香、胡椒、木香（不见火），甘草（炙）各半两。

[11] 泻黄散　藿香叶七钱，石膏（煅）、缩砂仁、山栀子仁、甘草（炙）各半两，防风（去芦）四两。

[12] 橘皮竹茹汤　赤茯苓（去皮）、橘皮（去白）、枇杷叶（拭去毛）、麦门冬（去心）、青竹茹、半夏（汤泡七次）各一两，人参、甘草（炙）各半两。

[13] 白石英汤　白石英、细辛（洗去土）、五味子、陈皮（去白）、钟乳粉、阿胶（锉，蛤粉炒）、桂心（不见火）、人参、甘草（炙）各半两，紫菀（洗）一两。

[14] 泻白散　桑白皮（炙）、桔梗（去芦，锉，炒）、地骨皮（去木）、半夏（汤泡七次）、瓜蒌、升麻、杏仁（去皮尖）、甘草（炙）各等分。

[15] 诃梨勒丸　诃梨勒（面裹煨）、附子（炮，去皮脐）、肉豆蔻（面裹煨）、木香（不见火）、吴茱萸（汤泡，炒）、龙骨（生用）、白茯苓（去皮）、荜茇各半两。

[16] 槟榔丸　槟榔、大黄（蒸）、麻子仁（炒去壳，别研）、枳实（麸炒）、羌活（去芦）、牵牛（炒）、杏仁（去皮尖，炒）、白芷、黄芩各一两，人参半两。

[17] 十补丸　附子（炮，去皮脐）、五味子各二两，山茱萸（取肉）、山药（锉，炒）、牡丹皮（去木）、鹿茸（去毛，酒蒸）、熟地黄（洗，酒蒸）、肉桂（去皮，不见火）、白茯苓（去皮）、泽泻各一两。

[18] 冷补丸　熟地黄（酒蒸，焙）、生地黄（洗）、天门冬（去心）、川牛膝（去芦，酒浸）、白芍药、地骨皮（去木）、白蒺藜（炒）、麦门冬（去心）、石斛（去根）、玄参、磁石（火煅七次，细研，水飞）、沉香（别研，不见火）各等分。

[19] 玄参汤　生地黄（洗）、玄参、五加皮（去木）、黄芩、赤茯苓（去皮）、通草、石菖蒲、甘草（炙）、羚羊角（镑）、麦门冬（去心）各等分。

[20] 韭子丸　赤石脂（煅）、韭子（炒）、川牛膝（去芦，酒浸）、牡蛎（煅）、覆盆子（酒浸）、附子（炮，去皮脐）、桑螵蛸（酒炙）、鹿茸（酒蒸，焙）、肉苁蓉（酒浸）、龙骨（生）各一两，鸡胜胵（烧灰）、沉香（锉，不见火）各半两。

[21] 葵子汤　赤茯苓（去皮）、木猪苓（去皮）、葵子、枳实（麸炒）、瞿麦、木通（去节）、黄芩、车前子（炒）、滑石、甘草（炙）各等分。

[22] 壮脾丸　猿猪肚一枚（洗净，用造酒大曲四两，同锉，厚朴二两，茴香一两入在肚内，以线缝定，外用葱、椒、酒煮烂，取大曲、茴香、厚朴焙干和后药），肉豆蔻（面裹煨）、禹余粮（煅，研极细）、缩砂仁、麦蘖（炒）、神曲（锉，炒）、橘红、附子（炮，去皮脐）、白术各一两，木香（不见火）、丁香各半两。

[23] 入药灵砂　灵砂末一两，丁香末、木香末、胡椒末各半钱。

[24] 太仓丸　陈仓米（用黄土炒米熟，去土不用）一升，白豆蔻二两，丁香一两，缩砂仁二两。

[25] 实脾散　厚朴（去皮，姜制，炒）、白术、木瓜（去瓤）、木香（不见火）、草果仁、大腹子、附子（炮，去皮脐）、白茯苓（去皮）、干姜（炮）各一两，甘草（炙）半两。

[26] 导痰汤　半夏（汤泡七次）四两，天南星（炮，去皮）、橘红、枳实（去瓤，麸炒）、赤茯苓（去皮）各一两，甘草（炙）半两。

[27] 枳壳丸　皂角（去黑皮，微炒）一挺，枳壳（去瓤，麸炒）、川大黄（锉，微炒）二两，羌活（去芦）、木香（不见火）、橘红、桑白皮（蜜水炙）、香白芷各二两。

[28] 皂角丸　皂角（炙，去子）、枳壳（去瓤，麸炒）。

[29] 橘杏丸　橘红（取末）、杏仁（汤浸，去皮尖）。

[30] 紫苏麻仁粥　紫苏子、麻子仁，研烂，水滤取汁，煮粥食之。

[31] 槟榔散　槟榔（不拘多少）。

[32] 麻仁丸　大麻仁（别研如膏）、川大黄（锉碎，微炒）、厚朴（去皮，锉，姜制，炒）、赤芍药各

二两，杏仁（去皮尖，别研）、枳实（去瓤，麸炒）各一两。

[33] 半硫丸　生硫黄（研细）、半夏（汤浸，焙，取末）。

[34] 威灵仙丸　威灵仙（洗，去芦）、黄芪（去芦，蜜水炙）各一两，枳实（麸炒）半两。

[35] 抑气散　香附子（炒，净）四两，茯神（去木）一两，橘红二两，甘草（炙）一两。

[36] 玄胡索汤　当归（去芦，酒浸，锉，炒）、玄胡索（炒，去皮）、蒲黄（炒）、赤芍药、官桂（不见火）各半两，片子姜黄（洗）、乳香、没药、木香（不见火）各三两，甘草（炙）二钱半。

[37] 琥珀散　牡丹皮（去木）、赤芍药、蓬莪术（锉）、荆三棱（锉）、刘寄奴（去梗）、熟地黄（酒浸，蒸）、玄胡索（炒，去皮）、当归（去芦，酒浸）、乌药、官桂（不见火）各一两。

[38] 镇宫丸　代赭石（火煅，醋淬七次）、紫石英（火煅，醋淬七次）、禹余粮（火煅，醋淬七次）、香附子（醋炙）各二两，阳起石（煅红，细研）、芎䓖、鹿茸（燎去毛，醋蒸，焙）、茯神（去木）、阿胶（锉，蛤粉炒成珠子）、蒲黄（炒）、当归（去芦，酒浸）各一两，血竭（别研）半两。

[39] 十灰丸　锦灰、黄绢灰、马尾灰、艾叶炭、藕节炭、莲蓬灰、油发灰、赤松皮灰、棕榈灰、蒲黄灰。

[40] 阳起石丸　阳起石（火煅红，别研，令极细）二两，鹿茸（去毛，醋炙）一两。

[41] 加减四物汤　川当归（去芦，酒润，切，焙）一两，川芎一两，熟地黄（洗净）一两，白芍药一两，香附子（炒，去毛）一两半。

刘完素

一、生平和著作

刘完素，字守真，号通玄处士。约生活于宋大观四年至金承安五年（公元1120—1200年），金代河间（河北河间县）人，后人称其为刘河间，为金元时期著名医家。他毕生重视《内经》理论的研究，旁及易学及前代医家学说，提出医学的“法之与术，悉出《内经》之玄机”。刘氏在对《内经》理论和五运六气学说深入研究的基础上，对火热病证详加阐发，创立了脏腑六气病机、玄府气液理论，成一家之说，开金元医家学术争鸣之先河，大大促进了中医学的发展。

刘氏著作传留于世的，有《素问玄机原病式》《医方精要宣明论》《三消论》《素问病机气宜保命集》。至于《伤寒直格》《伤寒医鉴》《伤寒标本心法类萃》《伤寒心要》，则为后人所著，但从中也反映了刘氏及其相传的学术思想。

《素问玄机原病式》，二卷。成书于公元1182年，是刘氏的代表作。把《内经》有关病机理论与运气学说联系起来，阐发了病机十九条。将十九条的内容，分属五运主病和六气主病，增补了“诸涩枯涸，干劲皴揭，皆属于燥”这一燥病病机，使《内经》的六气病机理论臻于完善。此书还发展了亢害承制理论，提出六气化火及玄府气液诸说。

《医方精要宣明论》，十五卷。成书于公元1172年，是刘氏的重要临床著作。卷一、二把《内经》记载的六十一种病证加以阐释，并制定六十二方与其配合。以下诸卷共分十七门，每门先述总论，下列主治之方，计三百五十首左右，是一部很有临床价值的著作，金元时期盛行于北方，与《和剂局方》形成了南北对峙的局面，后人称之为“南局北宣”。

《素问病机气宜保命集》，三卷，成书于公元1186年。对于本书的作者后世有不同看法。李时珍在《本草纲目》序例中称该书为《活法机要》或《治法机要》，认为是张洁古的著作，《四库全书总目提要》也持同样见解，有待考证。上卷载有原道、原脉、摄生、阴阳、察色、伤寒、病机、气宜和本草九论，中、下卷则论述了多种疾病的辨治经验，以及对《伤寒论》的研究见解等。其内容反映了刘、张二家的学术思想。

二、学术思想

（一）脏腑六气病机说

刘完素在《内经》“天人相应”的理论指导下，认为人体也是一个小天地，在人体内部存在着类似天地五运六气的兴衰变化，他指出人体“但有一物，皆备五行，递相济养，是谓和平，交互克伐，是谓衰盛，变乱失常，患害由行”（《三消论》）。“寒、暑、燥、湿、风、火之六气，应于十二经络脏腑也”（《素问玄机原病式·六气为病·火类》）。他在《素问玄机原病式》一书中，把五脏之病归于五运，并独具灼见地将人体脏腑的虚实与六气的变化相联系，提出了脏腑六气病机说，为中医学病机理论的发展做出了重要贡献。

针对当时俗医治病忽视医理，滥用辛热香燥药物的状况，刘氏致力于补偏救弊。他指出：“叔世不分五运六气之虚实，而一概言热为实”，“凡脏腑诸气，不必肾水独当寒，心火独当热，要知每脏每腑诸气和同，宣而平之可也”（《三消论》）。他强调病机不可单纯地局限于寒热之气的变化，必须全面考虑各脏腑相应诸气的虚实，从而将运气学说的研究扩大到人体内部，提出了“脏腑六气”的著名观点，他说：“一身之内，寒、暑、燥、湿、风、火六气，浑而为一，两停则和平，一兴一衰，病以生也”（《伤寒直格·卷中·主疗》）。可见，刘氏对病机的研究与认识，已不囿于外界四时六气与人体之间的一般联系，而把研究的重点放在体内寒、暑、燥、湿、风、火六气之间兴衰变化的相互关系上。刘氏这种重视人体内生六气兴衰的学术观点，为阐发人体脏腑病机奠定了良好的理论基础，开辟了新的研究途径。

刘氏根据《内经》的有关理论，如木主春，在六气为风，在人体为肝；火主夏，在六气为热，在人体为心；土主长夏，在六气为湿，在人体为脾；金主秋，在六气为燥，在人体为肺；水主冬，在六气为寒，在人体为肾等，加以扩大引申，指出脏腑的本气是肺气清、肝气温、心气热、脾气湿、肾气寒。如果脏腑的虚实发生了变化，则脏腑相应之气亦随之而异，这就是刘氏所谓的“盖肺本清，虚则温；心本热，虚则寒；肝本温，虚则清；脾本湿，虚则燥；肾本寒，虚则热”（《三消论》）。值得注意的是，刘氏所指的温、清、寒、热、燥、湿之六气，不是外感六淫之邪气，而是指与脏腑虚实密切相关的人体内生六气，它的变化是脏腑生理、病理变化的结果。然而，刘氏也并不排斥自然界气候与脏腑本气之间的相互关系，因此他又指出：“夫一身之气，皆随四时五运六气而盛衰，而无相反矣”（《素问玄机原病式·六气为病·热类》）。对于脏腑本气兴衰所引起的疾病，刘氏认为人体内生六气不仅反映诸脏腑的属性，同时也是脏腑病变的证候反映，如他在论述脾胃之病理变化时曾分析指出：“脾胃土，本湿也，湿气自甚，则为积饮痞膈，或为肿满，以药燥去其湿，是谓泻其脾胃土之本也；或病燥热太甚，而脾胃干涸，成消渴者，土湿之气衰也”（《素问玄机原病式·六气为病·火类》），说明了脾土本气兴衰与疾病证候表现之间的关系。在治疗上，对脾土本气过甚者，应以温燥之药除其湿，以泻脾土过甚之气；对脾土本气虚衰者，应以寒药补阴润燥，以补脾土虚衰之气。因此刘氏认为治脾土之病，应以“补泻脾胃之本者，燥其湿则为泻，润其燥则为补”（《素问玄机原病式·六气为病·火类》）为原则。

刘氏认为脏腑内生六气一有变化，脏腑之间的生理关系即遭到破坏，往往表现为相乘而病，因此他指出：“脏腑经络不必本气兴衰而能为其病，六气互相干而病也”（《素问玄机原病式·六气为病·火类》）。如他对中风一证的病机分析：“中风偏枯者，由心火暴甚，而水衰不能制之，则火能克金，金不能克木，则肝木自甚，而兼于火热，则卒暴僵仆”（《素问玄机原病式·六气为病·热类》）。可见，脏腑本气的兴衰，除引起本脏的病变之外，同时也可以因脏腑六气之间的相干，影响他脏而产生病变。

据上所述，刘氏脏腑六气病机说的中心在探索脏腑本气兴衰为病以及脏腑不同的属性和生理特点，并反映出相应的病理变化也各有其特殊性，各个脏腑的虚实表现也各不相同，而相同属性的症状表现，产生于某一特定脏腑为实，产生于另一特定脏腑则为虚。如热在心则实，在肾则虚；寒在心则虚，在肾则实。刘河间脏腑六气病机学说，主要说明每一脏腑各有其特殊性，这为我们研究人体生理与病理变化提供了一条途径。

（二）玄府气液论

玄府是气液运行的通道，这是刘氏对人体生理、病理观的又一独特见解。“玄府”这一概念，早在《内经》中已有论述：“所谓玄府者，汗空也”（《素问·水热穴论》）。但刘氏认为“玄府”不仅是专指汗空而言，且不惟独具于人，他认为：“玄府者，无物不有，人之脏腑、皮毛、肌肉、筋膜、骨髓、爪牙，至于万物，悉皆有之，乃出入升降，道路门户也”（《三消论》），“气液出行之腠道纹理”（《素问玄机原病式·六气为病·火类》）。可见刘氏对玄府的认识超越了《内经》所述的概念，他是将人体各种组织的腠理统称为“玄府”，并明确地论述了玄府为气液运行之通道，把荣卫、气血、津液在人体脏腑、皮肉、筋骨的玄府中正常运行的生理功能称作“气液宣通”。如果玄府通畅则气液流行无阻，四肢、耳目、脏腑、肌肤、骨髓、毛发皆能得其营养而维持正常功能。

同时，刘氏还指出了“玄府气液宣通”与“神机出入”有密切关系，即“玄府”也是“神机”所通利出入之处，刘氏有时把神机简称为神，如果“气血宣行，则其中神自清利而应机能为用矣”。于是“目得血而能视，耳得血而能听，手得血而能摄，掌得血而能握，足得血而能步，脏得血而能液，腑得血而能气”；反之，若玄府郁结则“气血不能宣通，神无所用而不遂其机”（《素问玄机原病式·六气为病·热类》）。人体的神机不遂则可出现“目郁则不能视色，耳郁则不能听声，鼻郁则不能闻香臭，舌郁则不能知味”等病理现象，其他如筋痿、齿痛、发痛、皮肤不仁、肠不渗泄等症，均可随之而见。因此，人体脏腑器官的各种生理、病理现象，都与玄府气液是否宣通以及神机的作用密切相关。

导致“玄府”闭塞的原因，刘氏认为主要是由于热气怫郁，这与他六气皆从火化的观点是一致的。他说：“热甚则腠理闭密而郁结也”（《素问玄机原病式·六气为病·热类》）。如果玄府闭塞则气液不通，而诸病由作。刘氏在《素问玄机原病式》中列举阳热怫郁之证有二十多种，如郁结、痞塞、肿满、泻痢、带下、淋闭、遗尿、结核、喉闭、耳聋、目盲以及中风、热厥等。如论泻痢燥渴，认为是“湿热甚于肠胃之内，而肠胃怫热郁结，而又湿主乎痞，以致气液不得宣通，因以成肠胃之燥，使烦渴不止也”（《素问玄机原病式·六气为病·热类》）；论阳厥，认为是阳气怫郁，阴阳偏倾，不能运于四肢而致；论耳聋，认为是水衰火实，热郁于上，而使听户玄府壅塞，神气不得通泄之故；论目盲则认为是“热郁于目，无所见也，故目微昏者，至近则转难辨物，由目之玄府闭小也”（《素问玄机原病式·六气为病·火类》）；至于遗尿不禁，则认为是“热甚客于肾部，干于足厥阴之经，廷孔郁结极甚，而气血不能宣通，则痿痹而神无所用，故液渗入膀胱而旋溺遗失，不能收禁也”（《素问玄机原病式·六气为病·热类》）。然而，除热气怫郁外，其他邪气也可导致玄府闭塞。如皴揭一证，“由寒能收敛，腠理闭密，无汗而燥”（《素问玄机原病式·六气为病·燥类》）；伤寒发热，“盖寒伤皮毛则腠理闭密，阳气怫郁不能通畅则为热也”（《素问玄机原病式·六气为病·热类》）；转筋，则是“外冒于寒，而腠理闭密，阳气郁结，怫热内作，热燥于筋则转筋也”（《素问玄机原病式·六气为病·热类》），说明因寒而腠理闭塞，也可影响玄府气液宣通而引起疾病。

由此观之，刘氏“玄府气液宣通”之说，是其病机学说的一个重要组成部分，其要旨在于研究人体精、气在幽微难见的“玄府”中运行的规律及其在生理病理中的重要作用。这一学术思想，虽然受到当时科学条件的限制，未能进一步深化，然而这些精湛的见解，充实了中医学的病机理论，具有较大的研究价值。

（三）对火热病证的阐发

刘氏处于宋金时代，当时热性病流行，医者多用辛热之法，难于收效而多变证，他在长期临床实践中，体会到火热是导致人体多种疾病的一个重要因素，故在《素问玄机原病式》中指出：“但依近世方论，而用辛热之药。病之微者，虽或误中，能令郁结开通，气液宣行，流湿润燥，热散气和而愈。其或势甚，而郁结不能开通者，旧病转加，热证渐起，以至于死，终无所悟”。他通过对火热病证的研究，结合《内经》中的运气学说及其他有关论述，扩大了《内经》病机十九条所论火热病证的范围，在理论上提出了“六气皆从火化”、“五志过极皆为热甚”等学术观点；在治疗上，善用寒凉之剂，对后世热病的论治具有较大影响，故医家多以“主火论”者称之。兹分述如下。

1. 六气皆从火化

刘氏认为在六气之中，火热之气与风、湿、燥、寒关系密切，往往相兼为病，强调风、湿、燥、寒诸气在病理过程中皆能化生火热。在疾病的过程中，火热又常常成为风、湿、燥、寒的后期转归，火热病机成为六气病机的中心，从而形成了六气皆从火化的学术观点。

刘氏借“同化”、“兼化”的概念进行了阐发。

（1）火热与风的同化　风木在运气学说中为同化之属，木同风化，木能生火，故风能同化为火。兼化：风火皆属阳，其性相同，故多兼化。在临证中，风火兼化之证甚为多见，刘氏在眩晕病机分析中即指出：“所谓风气甚而头目眩晕者，由风木旺，必是金衰不能制木，而木复生火，风火皆属阳，多为兼化，阳主乎动，两动相搏，则为之旋转”（《素问玄机原病式·五运主病》）。因而，对这类火风相兼之证，当配以清凉之治。

（2）火热与湿的同化　湿邪久郁，不得宣化，在一定的条件下，可化为火热，即刘氏所谓之“积湿成热”（《素问玄机原病式·六气为病·火类》）。兼化：火属阳，湿属阴，性虽各异，但亦有相兼。刘氏曾举水肿病以说明之，“诸水肿者，湿热之相兼也”，“湿热相搏，则怫郁痞膈，小便不利而水肿也”（《素问玄机原病式·六气为病·热类》）。因此刘氏治水肿腹胀，每以辛苦寒药为君而利其大小便，因“辛苦寒药，能除湿热怫郁痞膈故也”（《素问玄机原病式·六气为病·热类》）。

（3）火热与燥的同化　刘氏根据亢害承制之理，指出“金主于秋而属阴，其气凉，凉极天气清明，而万物反燥，故燥若火，是金极而反兼火化也，故病血液衰也，燥金之化极甚，则烦热气郁痿弱”（《素问病机气宜保命集·病机论》），说明燥极即从火化。兼化：燥则液亏，水乏则热炽，故燥热常兼化，如津枯肠燥多兼便秘内热。

（4）火热与寒的同化　寒热虽性殊异，但如寒邪闭郁，阳气不能宣散，往往转化为内热之证。兼化：寒热兼化，在临床中常见于“冷热相并”之证（刘氏在“已亢过极反似胜己之化”的论述中所指出的“火极似水”之证，虽也可见“冷热相并”的表现，但其寒证已属假象，与上述寒热兼化是有区别的）。

综上所述，火热常可与其他各气同化、兼化，但必须指出，刘氏的同化、兼化概念十分广泛，不仅仅包括上述内容，他如火热又能转化为诸气，各气的形成又往往根源于火热，这些精神又蕴藉在同化、兼化之中。以风热而言，刘氏就明确指出，“风本生于热，以热为本，以风为标，凡言风者热也”（《素问病机气宜保命集·中风论》）；以湿热言之，他认为，“湿病本不自生，因于火热怫郁，水液不能宣通，即停滞而生水湿也”（《医方精要宣明论·水湿门》）；以燥热言之，刘氏又说：“热能耗液”（《医方精要宣明论·燥门·消渴论》）、“燥万物者莫熯于火”（《素问玄机原病式·六气为病·火类》），认为瘫痪由火热耗损血液而致；以寒热而言，所谓“胜己之化”的“火极似水”的表现，也本于火。因此，后人所称刘氏“六气皆从火化”的观点，其内容当是火热为病能相兼各气，各气为病又都能同化转归为火，同时火热又能衍生各气。在火与其他各气的转化方面以六气化火为主，其余为次。刘氏取比物立象为验证方法，用同化和兼化的逻辑推理，强调了火热之邪在各种疾病中所据的重要地位，从而指出火热之邪对人体的危害。

2. 五志过极皆为热甚

在内伤杂病方面，刘氏十分重视情志对健康的影响，并认为情志过极也可导致热证。《内经》对情志过极而造成的病证早已有所论述，刘氏在《内经》的基础上进而指出情志与热证之间的关系：“五脏之志者，怒、喜、悲、思、恐也，若志过度则劳伤本脏，凡五志所伤，皆热也”（《素问玄机原病式·六气为病·热类》）。刘氏认为情志过极则热的机理主要是“情之所伤，则皆属火热，所谓阳动阴静，故形神劳则躁不宁，静则清平也”（《素问玄机原病式·六气为病·热类》）。他在《素问玄机原病式》中将惊、躁扰、狂越、妄、谵、郁等证均列为火热之变。惊，他认为，“恐则喜惊者，恐则伤肾而水衰，心火自甚，故喜惊也”（《素问玄机原病式·六气为病·热类》）；躁扰是由于“躁动烦热，扰乱而不宁，火之体也”（《素问玄机原病式·六气为病·火类》）；狂越是由于“心火旺则肾水衰，乃失志而狂越”（《素问玄机原病式·六气为病·火类》）；谵言多语是因“心火热则多言”；郁是由于

"结滞壅塞，而气不通畅，所谓热甚则腠理闭密而郁结也"（《素问玄机原病式·六气为病·热类》）。又如中风一证，刘氏认为是"将息失宜而心火暴甚，肾水虚衰不能制之，则阴虚阳实而热气怫郁，心神昏冒，筋骨不用，而卒倒无所知也"（《素问玄机原病式·六气为病·火类》）。这些由于喜、怒、思、悲、恐之五志过极而导致的疾病，病机上都与火热有关。刘氏在提出"五志过极皆为热甚"论点的基础上，联系水火、心肾之间的关系，认为以水火言之，水静火动，静则平，动则乱；润万物者莫润于水，燥万物者莫熯于火，水生于金而复润母燥，火生于木而反害母形，故火上有水则为既济，水在火下，不能制火，为未济。以心肾言之，心属火，肾属水，诸所动乱劳伤，以为阳火之化。一水不能制五志之火，所以心火易旺，肾水易衰，在治疗上重视"养肾水，胜心火"。刘氏对内伤火热病证，从情志角度加以探讨，是很有创见的。

3. 六经传受皆为热证

刘完素依据《素问·热论》"今夫热病者，皆伤寒之类也"，"人之伤于寒者，则为病热"之说，指出伤寒发而为热病，其机理主要是寒化热。他在《宣明论方·热门》中说："寒毒藏于肌肤，阳气不行散发，而内为怫结，故伤寒者反为热病"。并且认为仲景伤寒六经病证为热病，依据《素问·热论》中"其未满三日者，可汗而已；其满三日者，可泄而已"的治疗原则，将伤寒热病从表里分治，认为伤寒病有表证、里证、半表半里证之不同，皆为热病，只有表里之分，而无寒热之别。表证用汗，里证用下，半表半里则宜和解，在上则通之，在下则泄之。将伤寒表里诸病皆释为热病，成为以《素问·热论》之旨研究《伤寒论》的医家，开辟了研究《伤寒论》的另一途径。

由此可见，刘河间重视《伤寒论》的研究，悉以伤寒为热病，一方面强调伤寒六经的表里分证，一方面突出伤寒只能从热治的观点，力主辛凉诸剂以清其热。其说虽未尽合仲景之意，但为火热病机的研究充实了内容，为寒凉用药的治疗方法提供了理论依据，也为温病学说的发展奠立了一定的基础。

"主火论"是刘河间学术理论的核心。"六气皆从火化"、"五志过极皆为热甚"、"六经传受皆为热证"为其主要观点，说明了火热病证的多发性及普遍性。

（四）亢害承制

在自然界和物类生存的过程中，普遍存在着生化和制约的现象，从而保证各个事物及其相互之间的和谐关系。如果某一方面发展过亢或不及，使这种平衡遭到破坏，就会产生一系列的变乱。人体的整个生命过程中也同样存在着这种情况。《内经》称这种现象为"亢害承制"，其有关论述，如"亢则害，承乃制，制则生化，外列盛衰，害则败乱，生化大病"，"相火之下，水气承之；水位之下，土气承之；土位之下，风气承之；风位之下，金气承之；金位之下，火气承之；君火之下，阴精承之"（《素问·六微旨大论》），指出了五运的承制关系。刘氏对运气中的亢害承制理论有精深的研究和独到的见解，并以此来解释人体病理变化中本质与现象的内在联系，他认为运气之间的相互承制，是维持事物协调运动的必要条件，同时也阐明了脏腑六气亢盛过极所出现的特殊病理现象。

刘氏指出，"夫五行之理，甚而无以制之，则造化息矣"，在自然界中，"如春木旺而多风，风大则反凉，是反兼金化制其木也；大凉之下，天气反温，乃火化承于金也；夏火热极而体反出液，是反兼水化制其火也”（《素问玄机原病式·六气为病·寒类》）。他用“比物立象”的说理方法，从天气的承制，联系到人体脏腑的生理、病理变化，说明由于这一承制关系的存在，脏腑之间才能维持正常的生理功能。

在人体内部，如果承制关系遭到破坏，就会产生病理变化。由于五运六气偏亢过极，破坏了它们之间的正常承制关系，往往会出现本质与现象不一致的情况，而呈“胜己之化”的假象，刘氏称：“五行之理，微则当其本化，甚则兼有鬼贼，故经曰亢则害，承乃制也”（《素问玄机原病式·六气为病·热类》）。亢害为其本质，兼化乃其假象。如“诸痉刚强，亢则害，承乃制，故湿过极，则反兼风化制之。然兼化者虚象，而实非风也”（《素问玄机原病式·六气为病·湿类》）。又如，恶寒战栗是寒病的本象，但热气过甚，反而出现寒战振栗等假寒症状，这是“火极反兼水化制之”的现象。因而刘氏曾指出：“木极似金，金极似火，火极似水，水极似土，土极似木。故《经》曰：亢则害，承乃制，谓己亢过极，则反似胜己之化也。俗流未之知，故认似作是，以阳为阴，失其本意。《经》所谓诛罚无过，命曰大惑”（《素问病机气宜保命集·序》）。因此在治疗上应当泻其过亢之气，以治其本，不可被假象所迷惑，误治兼化，他指出：“不明标本，但随兼化之虚象妄为其治，反助其病，而害于生命多矣”（《素问病机气宜保命集·病机论》）。刘氏对运气亢害承制理论的阐发，不仅对病理变化的论证和对病候疑似真假作了深刻分析，而且对后世诊断及治疗很有启示。

【医案例举】

例一　汪石山治一人，年三十余，病水肿，面光如胞，腹大如箕，脚肿如槌，饮食减少，汪诊之，脉浮缓而濡，两尺尤弱，曰：此得之酒色，宜补肾水。家人骇曰：水势如此，视者不曰通利，则曰渗泄，先生乃欲补之，水不益深耶？汪曰：《经》云水极似土，正此病也，水极者，本病也。似土者，虚象也。今用通利渗泄，则下多亡阴，肾水益耗，是愈伤其本病，而增湿土之势矣，岂知亢则害，承乃制之旨乎？遂令空腹服地黄丸，再以四物汤加黄柏、木通、厚朴、陈皮、参、术，煎服十余帖，肿遂减半，三十帖而愈。（《古今医案按·卷五·肿胀》）

分析　汪石山治水肿病，依“亢害承制”例。本案“水极似土”，指肾水不足，而外有水湿泛滥之象，所以地黄丸为根本之治。

例二　黄十六病伤寒，发狂谵语，歌笑不伦，手足厥逆，身冷，而掌有汗，诊其脉，两手沉滑而有力。翁曰：阳胜拒阴，火极而复，反兼胜己之化，亢则害，承乃制也。热胜血菀，故发狂而谵语；火性炎上，故歌笑不伦。阳极则反，故身冷厥逆，泄其血，则火除，抑其阳，则神宁。乃用桃仁承气汤，下血数升，益以黄连竹沥石膏之剂，大汗而解。（《名医类案·卷一·伤寒·壶仙翁案》）

分析　本案寒热之象俱见，而阳亢热盛为本，身冷厥逆为标，又热盛血菀，为阳胜拒阴所致。治以活血清热之剂，不为假寒之象所惑。

三、医学实践

（一）治热病善用寒凉

刘氏在理论上重视火热病证的机理研究，在治疗上善用寒凉之剂，自制新方，卓有创见。他在《素问病机气宜保命集·伤寒论》中说："经所谓发表不远热，攻里不远寒，余自制双解、通圣辛凉之剂，不遵仲景法桂枝、麻黄之药，非余自衒，理在其中矣，故此一时，彼一时，奈五运六气有所更，世态居民有所变，天以常火，人以常动，动则属阳，静则属阴，内外皆扰，故不可峻用辛温大热之剂……故善用药者，须知寒凉之味。"从而在治疗方面突破了温药发表，先表后里的成规，把解表之法从辛温转向寒凉，这在热病的治疗上是继《千金方》之后的又一个发展，对温病论治作出了贡献。

刘氏对外感火热病证，主要分表证、表里同病和里证进行治疗。

1. 表证

他主张以辛凉或甘寒之剂以解表，用"甘草、滑石、葱、豉寒药发散，甚妙"（《素问玄机原病式·六气为病·火类》）。如"伤寒表热怫郁，燥而无汗，发令汗出者，非谓辛甘热药属阳，能令汗出也，由怫热郁结开通，则热蒸而自汗出也"（《素问玄机原病式·六气为病·热类》），"又如表热服石膏、知母、甘草、滑石、葱、豉之类寒药，汗出而解者"（《素问玄机原病式·六气为病·热类》）。若表证汗后不解，前证别无变化者，宜凉膈散治之，以退其热；若汗后热退不尽，可用天水散[1]、黄连解毒汤、凉膈散等治之，以调顺阴阳，洗涤脏腑余热；若汗后不解，而下证未全者，可用白虎汤清之。

2. 表里同病

刘氏对半表半里的病证，治法甚多，而悉以宣通怫热郁结为主，如说："及里，服小柴胡汤，能令汗而愈者；热甚服大柴胡汤下之；更甚者，小承、大承气汤下之；发黄者，茵陈蒿汤下之；结胸者，陷胸汤、丸下之，此皆之利，反能中病，以令汗出而愈；然而中外怫热郁结，燥而无汗，岂但由辛甘热药为出也，况或病微者，不治自然作汗而愈者也。所以能令作汗之由者，但怫热郁结，复得开通，则热蒸而作汗也。凡治上下中外一切怫热郁结者，法当仿此"（《素问玄机原病式·六气为病·热类》）。表证兼有内热者，可用表里双解法，如防风通圣散[2]、双解散[3]，或用天水一凉膈半，或用天水凉膈各半以"散风壅，开结滞，使气血宣通"。

3. 里证

若表证已解，里热郁结，汗出而热不退者，即可用下法。凡里热郁结，多表现为目睛不了了，腹满实痛，烦躁谵妄，脉来沉实等症，至于遍身清冷疼痛，咽干或痛，腹满实痛，闷乱喘息，脉来沉细，乃热蓄极深，阳厥阴伤所致，其病变已影响到血分，就不能单纯用承气汤攻下，而必须和黄连解毒汤配合使用；若大下之后，热势尚盛，或下后湿热犹甚而下利不止者，可以黄连解毒汤清其余热；若下后热虽未尽，而不甚者，宜用小剂黄连解毒汤或凉膈散治之。总之，他对热性病的治疗，颇多创见，故后人称颂曰"热病宗河间"。

刘氏在《内经》运气学说和临床实践的基础上以火热立论，在疾病的病因病机及证治各方面都进行了深刻的研究，不泥旧论，独创新说，丰富了中医病机学说，所以《四库全书提要》认为他能“补前人之未及”，评价颇高。

（二）精于辨证，合理用药

刘氏十分重视火热病证的治疗，以善用寒凉著称，但在临证中又十分重视辨证，用药合理。他指出：“大凡治病，必求所在……中外脏腑经络皆然。病气热则除其热，寒则退其寒，六气同法，泻实补虚，除邪养正，平则守常，医之道也”（《素问玄机原病式·六气为病·火类》），从中可见其用药指导思想之一斑。寒热温凉攻补之法随证而施，并不局限于寒凉一途，其辨证审病亦甚细致，如在辨吐泻寒热一证时说：“大法，吐泻，烦渴为热，不渴为寒，或热吐泻始得之，亦有不渴者。若不止则亡液，而后必渴；或寒本不渴，若亡津液过多，则亦燥而渴也；但寒者，脉当沉细而迟；热者，脉当实大而数。或损气亡液过极，则脉亦不能实数而反弱缓，虽尔，亦为热矣”（《素问玄机原病式·六气为病·热类》）。说明他对疾病寒热的辨析十分精详，因此在治疗用药方面，能结合时令气候、病机、症情全面考虑，他说：“明其岁政、君臣、脉位，而有逆顺、反正、主疗之方，随病所宜以施用……寒者热之，热者寒之，温者清之，清者温之”（《三消论》）。《医方精要宣明论》三百五十首左右方剂中属于寒凉之剂有三十九方，属于温热之剂有四十四方，其余之方均为寒热并用或药性和平之剂，即使是伤寒一门中，对偏于寒者也选用麻黄汤、桂枝汤、小青龙汤、四逆汤等辛热之剂。由上可见，刘氏用药是正确掌握中医学因时、因地、因人制宜的辨证施治原则的，这对纠正当时医学界轻视理论，以及扭转受滥用《局方》之影响而忽视辨证的不良倾向都具有一定的作用。

刘完素对消渴病的认识尤有独到之处，在《三消论》中把消渴分为三类：“若饮水多而小便多者，名曰消渴；若饮食多而不甚饥，小便数而消瘦者，名曰消中；若渴而饮水不绝，腿消瘦而小便有脂液者，名曰肾消”。与现代把消渴分为上消、中消、下消，上消多饮，中消多食，下消多尿基本一致。对病机的认识为：“燥热一也，但有微甚耳。”治疗上反对以“燥热毒药助其强阳，以伐衰阴”。主张“补肾水阴寒之虚，而泻心火阳热之实，除肠胃燥热之甚，济一身津液之衰”，设猪肚丸、葛根丸、人参白术散治疗。猪肚丸由猪肚、黄连、瓜蒌、麦门冬、知母组成，养阴清热。葛根丸用葛根、瓜蒌养阴生津润燥，铅丹祛除毒热，附子温补使阳生阴长。人参白术散中用大黄、栀子、连翘、石膏、寒水石、滑石、甘草等泻火解毒；瓜蒌根、干葛、当归、芍药等养阴润燥；人参、白术健脾益气；官桂温肾；木香、藿香、茯苓、泽泻等疏气利湿。熔多种治法于一炉，扶正祛邪，剿抚兼施。

（三）重视降心火、益肾水

对于脏腑变乱兴衰所致的阳实阴虚之证，刘氏认为必滋肾水真阴，阴足则阳火自平，肾属水，心属火，水为内清明而外不彰，静顺信平，润而下善万物；火为外明耀而内烦浊，炎上而燔焫万物。病阳盛阴虚则水弱火强，如头目昏眩、耳鸣或聋、上气喘咳、涎唾稠黏、口苦舌干、咽喉不利、肢体焦痿、筋脉拘倦、中外燥涩、便溺闭结等症，皆属阳实阴虚之候；七情所致的谵、妄、狂越等症也由五志化热而致水虚火旺引起；中风之由，刘氏更强调为心火暴盛，肾水虚衰所致，创内风火盛之说；消渴一症亦缘肾水不胜心火而上下俱热之故。因而刘氏对水少火多，阴虚阳实之患，主张益肾水而降心火，以养阴退阳。在益肾水与降心火二者之间，因证而施，不拘一格。他还擅用补益肾精，以使“火归水中”，著名方剂地黄饮子[4]便是其中一例。该方擅治肾虚足废不用，火旺乘金暴喑失语，目前临床仍广为沿用，以治中风后遗症等。

【医案例举】

张石顽治春榜赵明远，平时六脉微弱，已酉九月，患类中风，经岁不痊，邀石顽诊之。其左手三部弦大而坚，知为肾脏阴伤，壮火食气之候，且人迎斜内向寸，又为三阳经满，溢入阳维之脉，是不能无颠仆不仁之虞；右手三部浮缓，而气口以上微滑，乃顽痰涌塞于膈之象。以清阳之位，而为痰气占据，未免侵渍心主，是以神识不清，语言错误也。或者以其神识不清，语言错误，口角常有微涎，目睛恒不易转，以为邪滞经络，而用祛风导痰之药。殊不知此本肾气不能上通于心，心脏虚热生风之证，良非风燥药所宜；或者以其小便清利倍常，以为肾虚，而用八味壮火之剂。殊不知此证虽虚，而虚阳伏于肝脏，所以阳事易举，饮食易饥，又非益火消阴药所宜；或者以其向患休息久痢，大便后常有淡红渍沫，而用补中益气。殊不知脾气陷于下焦者，可用升举之法，此阴虚久痢之余疾，有何清气在下可升发乎？若用升、柴升动肝肾虚阳，鼓激膈上痰饮，能保其不为喘胀逆满之患乎？是升举药不宜轻服也。今举河间地黄饮子，助其肾，通其心，一举而两得之。但不能薄滋味，远房室，则药虽应病，终无益于治疗也，惟智者善为调摄，为第一义。（《张氏医通·卷一》）

分析 本案采用刘河间之地黄饮子治疗中风后遗症，其功能滋阴补阳，开窍化痰，与肾虚阴伤，痰浊阻窍的疾病本质相合。

（四）主张开发郁结，宣通气液

刘氏在治疗用药中十分重视开发郁结，以保持机体玄府气液宣通。他对热病、下痢、带下、水肿、结胸、郁、淋、战栗等的治疗，都十分明确地强调这一点。如他在热病的治疗中指出：“伤寒表热怫郁，燥而无汗，发令汗出者，非谓辛甘热药属阳，能令汗出也”，“石膏、滑石、甘草、葱、豉之类寒药，皆能开发郁结，以其本热，故得寒而散也”（《素问玄机原病式·六气为病·热类》）。说明发散开郁，治疗火热的重要性，并提出凉药也能开郁散结的独到见解。又如对于痢疾之治，他指出：“夫治诸痢者，莫若以辛苦寒药治之，或微加辛热佐之则可。盖辛热能发散开通郁结，苦能燥湿，寒能胜热，使气宣平而已，如钱氏香连丸之类是也。故治诸痢者，黄连、黄柏为君，以其至苦大寒，正主湿热之病。”在此基础上，刘氏提出了“行血则便脓自愈，调气则后重自除”的治痢卓见，创制芍药汤，以行气血、导积滞、清湿热，对治疗痢疾，作出了一定贡献。又如对带下，刘氏认为是“下部任脉湿热甚者，津液涌溢”所致，其治不宜用辛热之剂，应以“辛苦寒药，按法治之，使甚者微者，皆得郁结开通，湿去燥除，热散气和而愈”。可见刘氏治病十分强调一个“通”字。所以王好古《此事难知》说：“刘氏用药务在推陈致新，不使少有怫郁，正造化新新不停之义，医而不知也，是无术也。”

综上所述，刘完素是我国医学史上一位有卓越贡献的医家，他重视医学理论研究，继承发展了《内经》《伤寒论》的要旨，孜孜于疾病机理的探索，提出了脏腑六气病机学说以及玄府气液宣通的理论，阐发了《内经》病机十九条的内容，增加了“诸涩枯涸，干劲皴揭，皆属于燥”[7]的病机，促进了后世病机理论的发展。

刘氏能理论结合实践，独创新说，创造性地阐述了火热病证的理论，开金元时期各家争鸣的先河，活跃了当时医界的学术气氛。

刘氏对火热病证的有关论述，从不同的方面渗透在许多医家的学术思想中，如张子和的寒凉攻邪法、朱丹溪的“阳有余，阴不足”论、李东垣的阴火学说等等，无不受到他的影响。

在治疗用药方面，不论外感热病或内伤杂病，在重视辨证的前提下，刘氏善用寒凉保阴的方法治疗火热病证，这对于后世温病学说及杂病论治法则的发展，都有一定的启示和指导意义。

【注释】

[1] 天水散（又名益元散、六一散）　滑石（白腻好者）六两，甘草一两。

[2] 防风通圣散　防风、川芎、当归、芍药、大黄、薄荷叶、麻黄、连翘、芒硝（朴硝是者），以上各半两，石膏、黄芩、桔梗各一两，滑石三两，甘草二两，荆芥、白术、栀子各一分。

[3] 双解散　即防风通圣散七两、天水散七两。上二药一处相和，名为双解散。

[4] 地黄饮子　熟干地黄、巴戟（去心）、山茱萸、石斛、肉苁蓉（酒浸，焙）、附子（炮）、五味子、官桂、白茯苓、麦门冬（去心）、菖蒲、远志（去心）各等分。

张从正

一、生平和著作

张从正，字子和，号戴人。约生活于金贞元四年至正大五年（公元1156—1228年），睢州考城（即今河南省兰考县）人，因久居宛丘（今河南省淮阳县东南），故有称其为宛丘者。春秋战国时，睢州属于戴国，故其自号戴人。

张氏以《内经》《难经》《伤寒论》为宗，兼采百家之长，并私淑刘河间。在临床上他对汗、吐、下三法的运用，具有独到见解，并积累了丰富的治疗经验，从而对中医学祛邪理论的发展做出了重要的贡献。《金史·本传》对他评价甚高，称其“精于医，贯穿《素》《难》之学，其法宗刘守真，用药多寒凉，然起疾救死多取效”。

张氏著有《儒门事亲》一书，但非一人手笔，其中某些内容由麻知几、常仲明两人润色、撰辑而成。

《儒门事亲》十五卷，实以张子和原著《儒门事亲》三卷本为基础，加上其他如《治病百法》《十形三疗》等9种著作而成，总名为《儒门事亲》。其中卷一、二、三为《儒门事亲》，集中反映了张子和学术思想和临证经验；卷四、五为《治病百法》，记述了一百种病证的治疗方法；卷六、七、八为《十形三疗》，以风、寒、暑、湿、燥、火、内伤、外伤、内积、外积等十形为纲，汗、吐、下三法为治，介绍内、外、妇、儿各科病案约一百三十九则；卷九为《杂记九门》；卷十为《撮要图》；卷十一为《治病杂论》；卷十二为《三法六门》；卷十三为《刘河间先生三消论》，张氏为刘河间传人，由于此前本书未传于世，恐为湮没，故刊而行之；卷十四为《治法心要》；卷十五为《世传神效名方》。

《心镜别集》署镇阳常德编，系常德整理张氏之学，加工润色而成，全书分为七篇。

传张从正之学的有麻九畴、常德、李子范等。

二、学术思想

张氏攻邪理论的确立，源于《内经》，基于实践。秦汉之后，方士多以长生、房中之术惑人，因而炼丹服石，温补之风颇为盛行。迨至金元，虽兵火连年，热病较多，但医学界嗜补之习未尝改易，凡有疾病，往往不问虚实，滥投补剂，庸工以此为悦，病者昧而不觉，以致邪气羁留，为害甚烈。张氏目睹时弊，痛加斥责，指出："惟庸工误人最深，如鲧湮洪水，不知五行之道。夫补者人所喜，攻者人所恶，医者与其逆病人之心而不见用，不若顺病人之心而获利也"（《儒门事亲·卷二·汗下吐三法该尽治病诠》），针砭了庸工误补造成的危害，并揭露了时医的不良风气。

张氏潜心研究了《内经》《伤寒论》等经旨，深切地感到除病必须祛邪，祛邪必须依靠汗、吐、下三法，而且张子和三法的外延运用，大大高于我们对汗、吐、下的习惯认识，故其自述"三法可兼众法"。他的论病首重邪气，治病必先祛邪的观点，充实了中医学的理论体系。

（一）论病首重邪气

张氏论病首重邪气，认为人体之所以发病，乃是由于邪气侵犯的结果，指出："病之一物，非人身素有之也。或自外而入，或由内而生，皆邪气也"（《儒门事亲·卷二·汗下吐三法该尽治病诠》）。这就是张氏论病首重邪气的著名观点，也是他认识疾病的基本观点。他强调疾病的发生是由于邪气侵入人体后所引起的。邪气侵犯人体须看到有虚实两端，他指出："人身不过表里，气血不过虚实。表实者里必虚，里实者表必虚；经实者络必虚，络实者经必虚，病之常也"（《儒门事亲·卷二·汗下吐三法该尽治病诠》）。所谓实，即指邪气；所谓虚，即指正虚，可见邪气之能侵入人体，是因为正气不足所致，即所谓"邪之所凑，其气必虚"。但"邪之中人，轻则传久而自尽，颇甚则传久而难已，更甚则暴死"（《儒门事亲·卷二·汗下吐三法该尽治病诠》）。由于邪气盛，正气衰，又必导致病邪进一步深入，甚至产生严重的后果。其中邪气的存在，始终是疾病不愈的重要因素。所以"若先论固其元气，以补剂补之，真气未胜而邪已交驰横骛而不可制矣"（《儒门事亲·卷二·汗下吐三法该尽治病诠》）。因为在邪未去时使用补剂，只能助长邪气，即张氏所谓"补之则适足资寇"（《儒门事亲·卷二·推原补法利害非轻说》）。所以张氏治病，力主祛邪，提出："今余论吐汗下三法，先论攻其邪，邪去而元气自复也"（《儒门事亲·卷二·汗下吐三法该尽治病诠》）。可见，攻邪是手段，恢复元气才是目的。

归纳张氏的论病观点，有因邪致病，论病重邪和祛邪安正三个方面的内容。

（二）论天、地、人三邪发病

张子和所称“三邪”，指“天地人邪三者”。张氏认为天地各有六气，人有六味，一旦太过，都可以成为邪气，使人体的上、中、下三部发生病变。如“天之六气，风、暑、火、湿、燥、寒；地之六气，雾、露、雨、雹、冰、泥；人之六味，酸、苦、甘、辛、咸、淡。故天邪发病，多在乎上；地邪发病，多在乎下；人邪发病，多在乎中。此为发病之三也。”由于三邪造成发病的部位和症状各不相同，治疗上采用汗吐下三法分而论之，所谓“处之者三，出之者亦三也”（《儒门事亲·卷二·汗下吐三法该尽治病诠》）。这种三邪理论，反映了张氏对邪气的独特见解。

此外，他还十分重视七情所伤的内因致病和治疗失当所造成的药邪，这些致病的内外因素，都是值得临床注意的。

（三）血气贵流不贵滞

中医学历来最重视血气流通，张氏深切体会到“《内经》一书，惟以血气通流为贵”（《儒门事亲·卷二·凡在下者皆可下式》），从而树立了血气“贵流不贵滞”的观点。张氏认为，人体在正常的生理情况下，血气本是流通的，一旦患病则血气壅滞，而邪气侵阻是影响血气流通的根本原因。故治疗疾病以祛邪为首要，病邪如得祛除，可以达到恢复人体血气流通的目的，所谓“陈莝去而肠胃洁，癥瘕尽而荣卫昌”（《儒门事亲·卷二·凡在下者皆可下式》）。如以寒邪为例，“寒则血行迟而少”（《儒门事亲·卷一·目疾头风出血最急说》），要使血行流畅充盈，必须先除其致病之寒，“寒去则血行，血行则气和，气和则愈矣”（《儒门事亲·卷六·湿形·湿痹》）。又如“风寒湿三气，合而为痹”（《儒门事亲·卷四·痹》），因气血痹阻而致疼痛，他认为“风湿散而血气和”（《儒门事亲·卷五·腰胯疼痛》），痹痛自止。再如治疗郁证，他也强调用“吐”和“下”法，吐之令其条达，下之推陈致新，显然吐、下两法在这里的运用，都寓有流通气血的作用，以此来达到治郁的目的。他又创造性地运用汗法来治疗腹泻，通过汗法调和营卫，疏通气血以取效止泻。

由上可见，张氏运用汗、吐、下三法的主要目的，虽意在攻逐致病因素，但通过攻邪，改善气血壅滞的病理现象，可以达到促使气血流通的治疗效果，确是张氏之卓见。

三、医学实践

（一）祛邪三法

汗吐下三法是张氏祛邪治病的重要方法。他认为真正治病却疾者，离不开此三法，所以他说：“世人欲论治大病，舍汗、下、吐三法，其余何足言哉”（《儒门事亲·卷二·偶有所遇厥疾获瘳记》）。他平生对三法的运用，积累了丰富的临床经验，所以说：“所论之法，识练日久，至精至熟，有得无失，所以敢为来者言也”（《儒门事亲·卷二·汗下吐三法该尽治病诠》）。关于三法的适应范围和具体运用，在《内经》《伤寒论》的基础上引申和发展，颇具独特见解。

1. 汗法

《素问·阴阳应象大论》云："其有邪者，渍形以为汗。其在皮者，汗而发之"，是为汗法理论之开端。张氏汗法涵盖的内容比较宽泛，不能仅以解表的概念予以界定。他在《儒门事亲·卷二·攻里发表寒热殊途笺》中说："所谓发表者，出汗即是也。"凡是具有疏散外邪作用的方法，张氏认为都属汗法，所以除了辛散解表的内服药物之外，其他如"灸、蒸、熏、渫、洗、熨、烙、针刺、砭射、导引、按摩。凡解表者，皆汗法也"（《儒门事亲·卷二·汗下吐三法该尽治病诠》）。

（1）适应范围　邪气侵犯肌表，尚未深入，多宜汗法。"诸风寒之邪，结搏于皮肤之间，藏于经络之内，留而不去，或发疼痛走注，麻痹不仁，及四肢肿痒拘挛，可汗而出之"（《儒门事亲·卷二·汗下吐三法该尽治病诠》）。"风寒暑湿之气，入于皮肤之间而未深，欲速去之，莫如发汗"（《儒门事亲·卷二·凡在表者皆可汗式》）。再如《内经》所谓"春伤于风，夏生飧泄"的病证，张氏认为"此以风为根，风非汗不出"（《儒门事亲·卷二·凡在表者皆可汗式》），病根在风，当取汗散风，是谓治本。

（2）论治方药　首先，张氏赞同一般发汗的观点，"非热不能解表"。感受风寒，"若病在表者，虽畏日流金之时，不避司气之热，亦必以热药发其表"。但这仅指单纯的风寒外搏而言。如果表有风寒，里有郁热，"表里俱病者，虽可以热解表，亦可以寒攻里。此仲景之大小柴胡汤，虽解表亦兼攻里，最为得体"（《儒门事亲·卷二·攻里发表寒热殊涂笺》）。若风热侵袭于表，凉药亦能发汗解表，他指出："世俗止知惟温热者为汗药，岂知寒凉亦能汗也"（《儒门事亲·卷二·凡在表者皆可汗式》），推崇刘河间辛凉解表之剂，收效甚著。由于上述原因，张氏汗法论治方药范围很广，如寒邪郁闭肌表的可用麻黄汤，寒袭表虚的可用桂枝汤等温热之方发表，内热盛的可用大柴胡汤、小柴胡汤、柴胡饮子等苦寒发表。其他属于辛温解表的尚有败毒散、升麻汤、葛根汤、解肌汤、逼毒散等；属辛凉解表的有通圣散、双解散、当归饮子等。张氏还将荆芥、白芷、陈皮等四十味药按性味归入辛温、辛热、辛甘、辛凉等范围，审证选择而用。

（3）外治发汗　张氏汗法除运用上述内服方药之外，还应用九曲玲珑灶、水疗法、澡浴、燠室、导引按摩、砭刺出血等外治法发汗。如治小儿风水，除服五苓散通阳利水外，更于不透风处浴之，使内外俱行，收汗出肿消之功。外治发汗简便效捷，易为患者接受。

（4）汗法宜忌　张氏在辛凉辛温的忌宜方面，辨析较为详细。如"南陲之地多热，宜辛凉之剂解之；朔方之地多寒，宜辛温之剂解之。午未之月多暑，宜辛凉解之；子丑之月多冻，宜辛温解之。少壮气实之人，宜辛凉解之；老耆气衰之人，宜辛温解之。病人因冒寒食冷而得者，宜辛温解之。因役劳冒暑而得者，宜辛凉解之。病人禀性怒急者，可辛凉解之；病人禀性和缓者，可辛温解之。病人两手脉浮大者，可辛凉解之；两手脉迟缓者，可辛温解之"（《儒门事亲·卷一·立诸时气解利禁忌式》）。如是因时因地、因人因脉，辨证施治。在使用汗法时，张氏提醒人们注意观察汗出程度，"凡发汗欲絷絷然，不欲如水淋漓，欲令手足俱周遍，汗出一、二时为佳"。发汗之剂应"中病则止，不必尽剂"（《儒门事亲·卷二·凡在表者皆可汗式》），诚为经验之谈。

【医案例举】

赵明之，米谷不消，腹作雷鸣，自五月至六月不愈。诸医以为脾受大寒，故并与圣散子、豆蔻丸。虽止一二日，药力尽而复作。诸医不知药之非，反责明之不忌口。戴人至而笑曰：春伤于风，夏必飧泄。飧泄者，米谷不化，而直过下出也。又曰：米谷不化，热气在下，久风入中。中者，脾胃也。风属甲乙，脾胃属戊己，甲乙能克戊己，肠中有风，故鸣。经曰：岁木太过，风气流行，脾土受邪，民病飧泄。诊其两手，脉皆浮数，为病在表也，可汗之。直断曰：风随汗出。以火二盆，暗置床之下，不令病人见火，恐增其热，给以入室，使服涌剂，以麻黄投之，乃闭其户，从外锁之，汗出如洗。待一时许，开户，减火一半。须臾汗出，泄亦止。(《儒门事亲·卷六·风形·飧泄》)

分析 本病例使用汗法的理论根据是“风入大肠则生飧泄”。诊断依据是“两手脉皆浮数”。虽为里病，但因有表证可见，故知入里之风仍有外出之机，因而祛邪出表。清代喻嘉言用人参败毒散治下痢有表证者，因病邪由表而陷里，仍使由里而返表，称“逆流挽舟”，正与张氏以汗法治飧泄相同。

此外，对于出血疗法，张氏认为“出血之与发汗，名虽异而实同”(《儒门事亲·卷一·目疾头风出血最急说》)，都能起到发泄表邪的作用，符合《内经》“血实宜决之”的治疗原则。而且出血较发汗收效更为迅捷，还能获得汗法所不能取得的效果。子和在临床治疗中，广泛地运用刺络泻血疗法，用以攻邪疗疾。出血疗法有发汗、清窍行壅、泻火解毒消痈、调节经脉气血盛衰等功效，适宜于目暴赤肿、羞明隐涩、头风疼痛、少年发早白落或白屑，以及腰脊牵强、阴囊燥痒等症。同时亦可用以治疗喉痹急症，认为“大抵治喉痹，用针出血，最为上策”(《儒门事亲·卷三·喉舌缓急砭药不同解》)，因汗血同源，发汗在于散热，出血在于泻火，而急性喉痹，多为火热上炎，“《内经》：火郁发之。发，谓发汗。然咽喉中，岂能发汗？故出血者，乃发汗之一端也”(《儒门事亲·卷三·喉舌缓急砭药不同解》)。

张氏又有“目疾头风出血最急”专论，认为《内经》虽称“目得血而能视”，是言气血之常，但“血之为物，太多则溢，太少则枯。人热则血行疾而多，寒则血行迟而少”。血热壅滞时往往会导致头目的病变，所谓“目不因火则不病”。凡目赤肿痛，宜用针刺神庭、上星、囟会、前顶、百会等穴，使之出血，也可以草茎使鼻孔内出血。

张氏出血疗法有出血量多、砭刺次数多、刺激量大、刺血部位多、多用铍针与磁片等特点。砭刺出血有循经取穴砭刺、病灶局部砭刺、鼻内弹刺出血三种。

关于刺血的注意事项，张氏认为，循经取穴时当知经络气血多少之常数，如目疾刺血，“宜太阳、阳明。盖此二经血多故也。少阳一经，不宜出血，血少故也。刺太阳、阳明出血，则目愈明，刺少阳出血，则目愈昏”；凡肝肾不足，气血衰少，以致罹头目疾患者，禁出血，如“小儿利久，反疳眼昏”，如“雀目不能夜视及内障，暴怒大忧之所致也……止宜补肝养肾”。在穴位选择上，“后顶、强间、脑户、风府四穴，不可轻用针灸，以避忌多故也”(《儒门事亲·卷一·目疾头风出血最急说》)。局部病灶砭刺时应注意“轻砭之”(《儒门事亲·卷六·火形·小儿面上赤肿》)。刺血之后，须忌食兔、鸡、猪、狗以及酒醋湿面、动风生冷之物，并注意情志调摄，不忧忿劳力等。

子和运用出血疗法经验丰富，手法娴熟，疗效显著，堪称临床治疗一绝。

2. 吐法

吐法的运用，自古已备，《内经》就有“其高者，因而越之”的法则；仲景《伤寒论》以瓜蒂散涌吐治伤寒邪结于胸中；嗣后《本事方》用稀涎散治中风不语、痰厥昏迷等，都进一步充实了吐法的临床运用范围。但由于吐法从上而越，其势较剧，吐之不当，则易变生他病，为人所不悦，故逐渐被人遗忘，以至废置湮没，这是十分可惜的。张氏分析道：“夫吐者，人之所畏，且顺而下之，尚犹不乐，况逆而上之，不悦者多矣。然自胸以上，大满大实，痰如胶粥，微丸微散，皆儿戏也。非吐，病安能出?”力倡吐法攻邪的重要性。且在实践中对吐法的应用“渐臻精妙，过则能止，少则能加。一吐之中，变态无穷，屡用屡验，以至不疑”（《儒门事亲·卷二·凡在上者皆可吐式》）。

（1）适应范围　张氏所说的吐法范围较广，“如引涎、漉涎、嚏气、追泪。凡上行者，皆吐法也”（《儒门事亲·卷二·汗下吐三法该尽治病诠》）。风痰、宿食、酒积等邪在胸脘以上的大满大实之症宜吐。又如伤寒和杂病中的某些头痛；痰饮病胁肋刺痛；痰厥失语，牙关紧闭，神志不清；眩晕恶心诸症，“凡在上者，皆宜吐之”（《儒门事亲·卷二·凡在上者皆可吐式》）。

（2）论治方药　张氏所采用的吐法方药较多，如伤寒头痛，用瓜蒂散；杂病头痛，用葱根白豆豉汤；痰食积滞，用瓜蒂末（独圣散）加茶末少许；两胁肋刺痛，濯濯水声者，用独圣散加全蝎梢；发狂，用三圣散；膈实中满，痰厥失音，牙关紧闭，用稀涎散。以药物言，有栀子、黄连、苦参、大黄、黄芩、郁金、常山、藜芦、地黄汁、木香、远志等三十六味催吐药物，其中“惟常山、胆矾、瓜蒂有小毒，藜芦、芫花、轻粉、乌附尖有大毒”（《儒门事亲·卷二·凡在上者皆可吐式》）。其他二十九种药皆吐药之无毒者，均可审证选择使用。

张氏临证使用吐法除择用上述药物内服之外，还有催吐、探吐、鼻饲、取嚏、催泪等外治法。张氏认为，“上涌之法，名曰撩痰”，“余之撩痰者，以钗股、鸡羽探引”（《儒门事亲·卷二·凡在上者皆可吐式》）。张氏常用鸡翎、钗股、竹筷等细长物刺激舌根、咽弓等部位，引起反射性呕吐，此法方便捷效，胜于服药。鼻饲法主要运用于中风牙关紧闭、不省人事或风痫抽搐不便服药时，用鼻饲漉涎取涎。嚏气法多用不卧散陷鼻取嚏，效同吐法。催泪法如治眼病外障用锭子眼药点于目内眦，待药化泪出而愈。

张氏用吐法甚为审慎，每先予小剂，不效则逐渐加量，并用钗股、鸡羽探引，不吐可饮以齑汁，边探边饮，必能催吐。如吐至头昏目眩，不必惊疑，正所谓“若药不瞑眩，厥疾弗瘳”（《儒门事亲·卷二·凡在上者皆可吐式》）。可给以冰水或凉水，往往眩止。身体壮实者，可一吐而安；体弱者可小量多次轻吐；吐不尽者，可隔数日再吐。若吐后口渴，可进食凉水、瓜果等凉物，不必服药。若吐不止，则当根据药物和患者体质的不同，进行解救。因于藜芦的，可用葱白解之；因于石药的，可用甘草、贯众解之；因于瓜蒂或其他草木药的，用麝香解之。

（3）吐法禁忌　性情刚暴，好怒喜淫；病势重危，老弱气衰；自吐不止，亡阳血虚以及各种出血病证；病人无正性，妄言妄从，反复不定者，皆不可吐，吐则转生他病。

张子和早就指出，不能把吐法简单地理解为“吐者，瓜蒂而已矣”（《儒门事亲·卷二·汗下吐三法该尽治病诠》），可见张氏对吐法深有研究。但是七百年来，历代医家对此用之甚少，使吐法几近废弃，而它确实是中医学宝库中的一个组成部分，有待于今后进一步发掘和继承。

【医案例举】

例一 新寨马叟年五十九，因秋欠税，官杖六十，得惊气成风搐已三年矣。病大发则手足颤掉不能持物，食则令人代哺。口目张睒，唇舌嚼烂，抖擞之状，如线引傀儡。每发市人皆聚观，夜卧发热，衣被尽去，遍身燥痒，中热而反外寒，久欲自尽，手不能绳。倾产求医，至破其家，而病益坚。叟之子，邑中旧小吏也，以父母病讯戴人，戴人曰：此病甚易治，若隆暑时，不过一涌再涌，夺则愈矣。今已秋寒，可三之。如未，更刺腧穴必愈。先以通圣散汗之，继服涌剂，则痰一二升，至晚又下五七行，其疾小愈。待五日再一涌，出痰三四升，如鸡黄，成块状，如汤热。叟以手颤不能自探，妻以代探，咽嗌肿伤，昏愦如醉，约一二时许，稍稍省，又下数行，立觉足轻颠减，热亦不作，足亦能步，手能巾栉，自持匙筋，未至三涌，病去如濯，病后但觉极寒。戴人曰：当以食补之，久则自退。盖大疾之去，卫气未复，故宜以散风导气之药，切不可以热剂温之，恐反成他病也。（《儒门事亲·卷六·风形·因惊风搐》）

分析 本案因惊而得风搐病，已经三年，张氏认为此证仍属邪气作祟，上有胶痰，下有积滞，病邪阻结，故先与汗剂宣发，次以涌剂催吐，邪滞得逐，效如桴鼓，足轻颤减，久病得安。

例二 一妇从年少时，因大哭罢，痛饮冰水困卧，水停心下，渐发痛闷。医氏咸以为冷积，治之以温热剂，及禁食冷物。一闻茶气，病辄内作。如此数年，燎针烧艾，疮孔数千，十余年后，小便赤黄，大便秘闷，两目加昏，积水转甚，流于两胁。世谓水癖，或谓支饮，硇、漆、棱、莪，攻磨之药，竟施之矣。食日衰，积日茂，上至鸠尾，旁至两胁及脐下。但发之时，按之如水声，心腹结硬，手不可近者，月发五、七次，甚则欲死，诸药皆厌，二十余年。求戴人发药，诊其脉，寸口独沉而迟，此胸中有痰，先以瓜蒂散涌痰五、七升。不数日，再越痰水及斗，又数日，上涌数升。凡三涌三下，汗如水者亦三。其积皆去，以流湿饮之药调之，月余大瘥。（《儒门事亲·卷八·内积形·停饮》）

分析 张氏根据病人“寸口脉独沉而迟”，知其疼痛虽见于两胁脐下，而为患之痰水，却蓄积于胸中，以“胸腹结硬，手不可近”，知其为大实，于是吐、下、汗三法并施，以拔除病根。

3. 下法

《素问·阴阳应象大论》的“因其重而减之”，“其下者，引而竭之，中满者，泻之于内”的思想为下法提供了理论依据。张仲景对下法作了系统论述，《伤寒论》为后人在理法方药方面树立了典范。张氏秉古弘新，提出“陈莝去而肠胃洁，癥瘕尽而营卫昌，不补之中，有真补存焉”（《儒门事亲·卷一·目疾头风出血最急说》）的论点，他把下法的机理提高到“下者，是推陈致新也”（《儒门事亲·卷二·凡在表者皆可汗式》）的角度来认识，延展了下法的内涵。因此，张氏所谓的下法，并不局限于泻下通便，而是认为凡是具有下行作用的方法，都属下法。如“催生、下乳、磨积、逐水、破经、泄气，凡下行者，皆下法也”（《儒门事亲·卷二·汗下吐三法该尽治病诠》）。

（1）适用范围　凡邪滞宿食，蕴结在胃脘以下，“积聚陈莝于中，留结寒热于内”（《儒门事亲·凡在下者皆可下式》），都可用下法，无论“寒食固冷，热客下焦，在下之病，可泄而出之”（《儒门事亲·卷二·汗下吐三法该尽治病诠》）。下法可广泛运用于临床各科，张氏指出“宿食在胃脘，皆可下之”。如下后“心下按之而硬满者，犹宜再下之”，“病伤寒大汗之后，复劳发而为病者，盖下之后热气不尽故也，当再下之”（《儒门事亲·凡在下者皆可下式》）；杂病腹中满痛不止者，为内实证，可下之。其他如目黄、九疸、食劳，亦可用茵陈蒿汤或导水丸、禹功散泻之；腰脚胯痛可用甘遂粉下之；落马、堕井、打仆、闪肭、损伤等外伤引起肿痛剧烈者，可用通圣散下导水丸，峻泻三四十行，使气血流通，即“痛止肿消”（《儒门事亲·凡在下者皆可下式》）。

（2）论治方药　张氏攻下法，常辨其不同之邪实，或热壅，或寒结，或水聚，或痰滞，或血瘀，而针对病机分别投以寒下、凉下、温下、热下、峻下、缓下之剂，其中尤以寒凉之剂为多。寒药泻下首选调胃承气汤，以及大小陷胸汤、桃仁承气汤、大柴胡汤；凉下有八正散泄热兼利小便，洗心散抽热兼治头目，黄连解毒散治内外上下蓄热而泄者；温下有无忧散、十枣汤；热下有煮黄丸、缠金丸之类；峻下有舟车丸、浚川散等。张氏又以大承气汤加姜枣煎服，名之曰调中汤，专治中满痞气、大便不通等症，下后宿滞除，有调中之功。同时，根据病人体质、症状轻重，适当用药，“急则用汤，缓则用丸，或以汤送丸，量病之微甚，中病即止，不必尽剂，过则生愆”（《儒门事亲·凡在下者皆可下式》）。

（3）下法禁忌　洞泄寒中，伤寒脉浮，表里俱虚，厥而唇青，手足冷内寒者；小儿慢惊，两目直视，鱼口出气者，以及十二经败症都不宜用下法。

张氏在临床运用中，往往三法兼用，或三法先后使用，对中医学的治则理论发展作出了贡献。

【医案例举】

一妇人，年四十余，病额角上、耳上痛。呜呼！为偏头痛，如此五七年。每痛大便燥结如弹丸，两目赤色，眩晕昏涩，不能远视。世之所谓头风药、饼子风药、白龙丸、芎犀丸之类，连连数服，其痛虽稍愈，则大便稍秘，两目转昏涩。其头上针灸数千百矣，连年著灸，其两目将失明，由病而无子。一日问戴人，戴人诊其两手，脉急数而有力，风热之甚也。曰：余识此四五十年矣，遍察病目者，不问男子、妇人，患偏正头痛必大便涩滞结硬。此无他，头痛或额角，是三焦相火之经，及阳明燥金胜也，燥金胜乘肝，则肝气郁，肝气郁则气血壅，气血壅则上下不通，故燥结于里，寻至失明。治以大承气汤，令河水煎三两，加芒硝一两，煎残顿令温，合作三五服，连服尽。荡涤肠中垢滞结燥，积热下泄如汤二十余行。次服七宣丸、神功丸以润之，菠菱葵菜，猪羊血为羹以滑之，后五日、七日、十日，但遇天道晴明，用大承气汤，令尽一剂，是痛随利减也。三剂之外，目豁首轻，燥泽结释，得三子而终。（《儒门事亲·卷七·燥形·偏头痛》）

分析　本例为久年偏头痛，兼见目涩，便秘。张氏断其症结不在肝而在阳明。阳明燥金胜则乘肝，肝郁致气血壅阻。故以大承气汤荡涤肠垢，收痛随利减之效。本案不事清肝、活血，而取急下阳明法，反映了张氏治病的特色。此外，既为上下不通，似宜吐下并进。其所以只用下，不用吐者，以其病为燥结，急下所以保存津液。吐法每能致汗，汗则为燥病所忌。

（二）食疗补虚

张氏主张“养生当论食补，治病当论药攻”，用汗、吐、下三法祛邪，所谓“损有余，乃所以补其不足也”（《儒门事亲·卷二·推原补法利害非轻说》），故“不补之中，有真补者存焉”（《儒门事亲·卷二·凡在下者皆可下式》），能达到以攻为补，邪去正安的治疗目的。

张氏虽言攻邪即是补虚，其前提是攻邪不可伤败胃气，他认为善用药者，要使病人进五谷，保养胃气，才是真正懂得补法的道理。病退谷进，邪去精生，才可达到邪去正安的疗效。

三法攻邪后，病邪虽去，正气未复，且汗、吐、下也不可避免地伤气耗液，故病后养胃气是治疗过程中必不可缺的一环。补养正气，张氏遵《素问·脏气法时论》“五谷为养，五果为助，五畜为益，五菜为充，气味合而服之，以补精益气”之旨为食疗之圭臬，偏重在饮食调养，藉谷肉果菜以养正扶羸。

除食疗补虚之外，张氏也不废弃补养正气方药。其运用补法的特点，一是对无病之人反对滥用补药；二是认为邪积未去而先议补，则无异于以粮资寇，其慎于用补，是避免助邪伤正；三是对“脉脱下虚，无邪无积”（《儒门事亲·卷二·汗下吐三法该尽治病诠》）的虚证病人，方可议投补剂。

由上可见，张氏对补法理论的贡献，主要表现在辩证地处理邪正关系，主张攻邪居先，寓补于攻，提倡食疗补虚，注重顾护胃气、安谷生精等方面。他的补法理论与实践，也是值得世人揣摩效法的。

【医案例举】

息城酒监赵进道，病腰痛，岁余不愈。诊其两手脉，沉实有力。以通经散下五、七行，次以杜仲去粗皮，细切，炒断丝，为细末，每服三钱，猪腰子一枚，薄批五、七片，先以椒盐淹，去腥水，掺药在内，裹以荷叶，外以湿纸数重封，以文武火烧熟，临卧细嚼，以温酒送下。每旦以无比山药丸一服，数日而愈。（《儒门事亲·卷二·推原补法利害非轻说》）

分析　此例为虚实夹杂腰痛。张氏先以通经散逐湿通络，然后采用食疗，用血肉有情之品猪腰子，掺以补肾壮腰的杜仲，煨熟服之，再配合“每旦以无比山药丸一服”，药攻与食养结合，补虚又有独到之处，所以，岁余不愈之疾数日而痊。

（三）情志疗法

张氏不仅以祛邪为其治病的主要手段，而且在《内经》情志五行相胜理论的启示下，善于运用以情胜情的治疗方法，巧妙地治愈某些疾病。

《素问·五运行大论》曾指出：“怒伤肝，悲胜怒；喜伤心，恐胜喜；思伤脾，怒胜思；忧伤肺，喜胜忧；恐伤肾，思胜恐。”张氏在《内经》理论的启示下，认识到情志的异常变化，既可引起本脏的神气病变，又可导致相应脏器的神气病变，所以可用相应的治疗措施，即以“五行相胜之理”治之。张氏发挥道：“悲可以治怒，以怆恻苦楚之言感之；喜可以治悲，以谑浪亵狎之言娱之；恐可以治喜，以迫遽死亡之言怖之；怒可以治思，以污辱欺罔之言触之；思可以治恐，以虑彼志此之言夺之。凡此五者，必诡诈谲怪，无所不至，然后可以动人耳目，易人视听”（《儒门事亲·卷三·九气感疾更相为治衍》）。至于以情胜情的机理，张氏认为，“忧则气结，喜则百脉舒和”（《儒门事亲·卷七·内伤形·因忧结块》）。如治息城侯因悲伤过度而致心痛，渐致心下结块，大如覆杯，且大痛不止，屡经用药不效，张氏诊断为“因忧结块”，治法当以“喜胜悲”，因此，假借巫者的惯技，杂以狂言戏谑，引得病人大笑不止，一二日而心下结散，达到不药而瘥之效。

移情胜病，是张氏善于汲取前人经验，触类旁通而有所创新。如对《内经》“惊者平之”的理论独具心得，分析“惊者，为自不知故也”，“平者，常也，平常见之必无惊”（《儒门事亲·卷七·内伤形·因忧结块》）。对《内经》之语作出了新的解释。如治“卫德新之妻”受惊案，他首先弄清病因，继而模拟病因，使患者逐渐习惯而清除惊恐。如“击拍门窗，使其声不绝，以治因惊而畏响，魂气飞扬者”（《儒门事亲·卷三·九气感疾更相为治衍》）。病者耳闻目睹，习惯响声，习以为常，则胆气壮盛，神志安定，惊恐消除而病愈。

可见，张氏的情志疗法，是在继承了《内经》有关情志治疗理论的基础上，通过临床实践而总结出的一套有价值的治疗方法。

【医案例举】

项关令之妻，病怒不欲食，常好叫呼怒骂，欲杀左右，恶言不辍。众医皆处药，几半载尚尔。其夫命戴人视之，戴人曰：此难以药治，乃使二娼各涂丹粉，作伶人状，其妇大笑。次日又令作角觝，又大笑。其旁常以两个能食之妇，夸其食美，其妇亦索其食，而为一尝之。不数日，怒减食增，不药而瘥，后得一子。夫医贵有才，若无才，何足应变无穷。（《儒门事亲·卷七·内伤形·病怒不食》）

分析 在本案中，张氏除以情胜情，以喜制怒外，还成功地配合运用了暗示诱导方法，“旁常以两个能食之妇，夸其美食。其妇亦索其食，而为一尝之”，终使顽疾不药而愈。

张元素

一、生平和著作

张元素，字洁古，金代易州（今河北易县）人，生卒年月不详，与刘完素同时代而年辈较晚。张氏早年试进士，因犯庙讳下第，从此潜心于医学廿余年。曾治愈刘完素的伤寒病，完素大服其能。洁古尝谓：“运气不齐，古今异轨，古方今病，不相能也”（《金史·张元素传》）。张吉甫亦云：“洁古治病，不用古方，但云：古方新病，甚不相宜，反以害人。每自从病处方，刻期见效，药下如攫，当时目之曰神医”（〈医学启源·张序〉）。张元素为金元“易州张氏”学的开山，后人给予高度评价，有“张洁古、刘守真、张子和、李明之四人者作，医道于是乎中兴”（《华笑庼杂笔》引《王屺忠文集》）之说。李时珍亦称其

“大扬医理，《灵》《素》之下，一人而已”。

张氏精究《内经》，师法仲景，曾谓：“仲景药为万世法，号群方之祖，治杂病若神。后之医者，宗《内经》法，学仲景心，可以为师矣”（《内外伤辨惑论·卷下·临病制方》）。他还汲取华佗、王叔和、孙思邈、钱仲阳之说，并受到刘完素学术思想的影响。

张元素的著作甚多，如《医方》《药注难经》《洁古家珍》《洁古本草》《医学启源》《珍珠囊》《脏腑标本寒热虚实用药式》《产育保生方》《补阙钱氏方》等，惜大多已遗佚。今仅存《医学启源》《珍珠囊》《脏腑标本寒热虚实用药式》《洁古家珍》等。在《素问病机气宜保命集》中，亦载有张氏的不少学术思想。

《医学启源》，三卷。上卷包括天地六位脏象图、手足阴阳五脏六腑（除心包络）十一经脉证法、三才治法、三感之病、四因之病、五郁之病、六气主治要法、主治心法。主要论述脏腑、经脉、病因及主治之法。张氏以《素问》为宗旨，吸取《中藏经》分辨脏腑寒热虚实和钱乙五脏虚实辨证用药处方之精华，系统归纳整理了脏腑辨证，并附以脏腑诸病主治用药心法。至于三才、三感、四因、五郁、六气等，亦取之于《素问》诸论。中卷包括《内经》主治备要和六气方治；下卷为用药备旨。中下两卷主要讨论了五运六气为病、六气方治及药物的性味、运用。张氏吸收了刘完素《素问玄机原病式》的内容，又参以《素问》有关气味厚薄、寒热升降及五脏苦欲理论，把运气学说运用到遣药制方中，对药物学和方剂学的发展有一定的影响。

《珍珠囊》，一卷，见于元代杜思敬所辑《济生拔粹》。张氏根据《内经》之旨，记述了113味药物的阴阳、寒热、性能、主治、归经、宜忌和气味厚薄、升降浮沉补泻、君臣佐使等理论，以及六气、十二经随证用药的方法。

《脏腑标本寒热虚实用药式》，李时珍将其收录在《本草纲目·序例》，赵双湖又刻于《医学指归》中。《脏腑标本寒热虚实用药式》以脏腑为纲，病机为目，分列五脏六腑的虚实标本用药。

《洁古家珍》，一卷，约载18证、140首方剂，多为先论后方。其论简明扼要，其方富于独创，自成家法，切合实用。本书见于杜思敬所辑之《济生拔粹》，并可参阅《活法机要》，以得其全貌。

张氏对脏腑辨证、遣药制方等做了全面系统的总结、阐发。其重视扶养脾胃的思想，给李杲脾胃学说以很大的影响。传张氏之学者，有李杲、王好古、罗谦甫和张氏之子张璧诸家，私淑者亦众，世称“易水学派”。

二、学术思想

张氏的学术成就，主要表现在对脏腑辨证和遣药制方的总结和发挥，并重视扶养脾胃。兹分述如下。

（一）总结脏腑辨证理论

中医学的脏腑辨证理论，滥觞于《灵枢》。张仲景《金匮要略》勾画出脏腑辨证雏形。华佗《中藏经》则以脏腑的寒热虚实辨证，使之形成系统。孙思邈《千金要方》广泛收集前人有关脏腑辨证的总结，方论皆具，反映了晋唐时的成就。钱乙《小儿药证直诀》则以寒热虚实分辨小儿五脏的病变。上述诸家或失于略，或流于泛，或专论小儿，各有偏颇。张元素全面领会《内经》的脏腑辨证思想，并撷取前人精华，结合自己数十年的临床经验，对脏腑辨证进行了又一次总结，其内容更为全面，并有所提高。究其脏腑辨证的具体内容，主要包括各脏腑的生理、虚实寒热脉证、演变和预后、常用方药四个方面。

脏腑的生理，包括各脏腑的性质、功能、特点。如论述肝胆云："肝之经，肝脉本部在于筋，足厥阴，风，乙木也。《经》曰：肝与胆为表里，足厥阴少阳也。其经王于春，乃万物之始生也。其气软而弱，软则不可汗，弱则不可下，其脉弦长曰平"；"胆属木，为少阳相火，发生万物，为决断之官，十一脏主之。"又如论脾胃说："脾之经，脾脉本在肌肉，足太阴，湿，己土。《经》曰：脾者，土也。谏议之官，主意与智，消磨五谷，寄在胸中，养于四旁，旺于四季，正主长夏，与胃为表里，足太阴阳明是其经也"；"胃之经，足阳明，湿，戊土。胃者，脾之腑也……足阳明是其经也"（《医学启源·五脏六腑，除心包络十一经脉证法》）。

张氏以脏腑的生理特点为基础，根据脏腑本气和经络循行部位，结合虚实寒热进行辨证。他把脏腑病分为"本病"、"标病"，并有虚实寒热、"是动"、"所生病"等的区别。如叙述肝脏："肝藏血属木，胆火寄其中，主血、主目、主筋、主呼、主怒"；肝之"本病"，包括"诸风眩晕、僵仆、惊痫、两胁肿痛、胸胁满痛、呕血、小腹疝痛、痃瘕、女人经病"等；肝之"标病"，包括"寒热、疟、头痛、吐涎、目赤、面青、多怒、耳闭、颊肿、筋挛、卵缩、丈夫疝、女人少腹肿痛、阴病"（《本草纲目·脏腑虚实标本用药式》）等。张氏所指的"本病"和"标病"，以脏腑经络而言，脏腑为本，经络为标。又如厥阴与少阳互为表里，厥阴为本，少阳则为标。少阳之气不调，多见寒热、疟疾、目赤、耳聋等，这与《伤寒论》中少阳病寒热往来、口苦、咽干、目眩等描述相似。对于肝的虚实寒热脉证，张氏归纳为："凡肝实则两胁下引痛，喜怒；虚则如人将捕之"，"肝中寒，则两臂不举，舌燥，多太息，胸中痛，不能转侧，其脉左关上迟而涩者是也。肝中热，则喘满多嗔，目痛，腹胀不嗜食，所作不定，梦中惊悸，眼赤，视物不明，其脉左关阳实者是也。肝虚冷，则胁下坚痛，目盲，臂痛，发寒热如疟状，不欲食，妇人则月水不来，气急，其脉左关上沉而弱者是也"（《医学启源·五脏六腑，除心包络十一经脉证法》）。同时，张氏还载列《灵枢·经脉》是动、所生诸病，如肝之经"是动则病腰痛，甚则不可俯仰，丈夫㿉疝，妇人小腹肿，甚则嗌干，面尘脱色；主肝所生病者，胸中呕逆，飧泄，狐疝，遗溺，闭癃病"（《医学启源·五脏六腑，除心包络十一经脉证法》）。从脉象进行辨证，也是张氏所重视的，如肝的正常脉象是"弦长"，反此则为病。若"脉实而弦，此为太过，病在外，令人忘忽眩晕；虚而微，则为不及，病在内，令人胸胁胀满……其气逆则头痛、耳聋、颊赤，其脉沉而急；浮之亦然，主胁支满，小便难，头痛眼眩；脉急甚，主恶言；微急，气在胸胁下。缓甚，则呕逆；微缓，水痹。大甚，内痈、吐血；微大，筋痹。小甚，多饮；微小，痹。滑甚，㿉疝；微滑，遗尿。涩甚，流饮；微涩，瘈挛"（《医学启源·五脏六腑，除心包络十一经脉证法》）。这是张氏所述肝之脉证，其中有本于《灵枢》者，有取于《金匮》者，但脉证并举，则为元素自己的归纳方法。

同时，张氏还归纳了各脏腑病的演变和预后。如肝病的演变和预后："肝病旦慧，晚甚，夜静。肝病头痛，目眩，胁满，囊缩，小便不通，十日死。又身热恶寒，四肢不举，其脉当弦而急，反短涩者，乃金克木也，死不治"（《医学启源·五脏六腑，除心包络十一经脉证法》）。

最后，张氏取法于《素问·脏气法时论》，并结合医疗实践，从补虚、泻实、温寒、清热等方面总结了常用的方药。如对肝病的处方用药为："肝苦急，急食甘以缓之，甘草。肝欲散者，急食辛以散之，川芎。补以细辛之辛，泻以白芍药之酸"（《医学启源·五脏六腑，除心包络十一经脉证法》），"肝虚以陈皮、生姜之类补之。《经》曰：虚则补其母。水能生木，肾乃肝之母。肾，水也，若补其肾，熟地黄、黄柏是也。如无他证，惟不足，钱氏地黄丸主之。实则白芍药泻之。如无他证，钱氏泻青丸主之。实则泻其子，心乃肝之子，以甘草泻心"（《医学启源·主治心法》）。

另外，张氏所著的《脏腑标本寒热虚实用药式》，依据各个脏腑的本病、标病，辨其寒热虚实，而分别罗列了临证用药。脏腑病的用药，除了遵循"实则泻其子，虚则补其母"的原则外，还有其他各种具体的用药。如：

肝：有余泻之（行气、行血、镇惊、搜风）；不足补之（补血、补气）；本热寒之（泻木、泻火、攻里）；标热发之（和解、解肌）。

心：火实泻之（泻气、泻血、镇惊）；神虚补之（补气、补血）；本热寒之（泻火、凉血）；标热发之（散火）。

脾：土实泻之（催吐、攻下）；土虚补之（补气、补血）；本湿除之（燥中宫、洁净府）；标湿渗之（开鬼门）。

肺：气实泻之（除湿、泻火、通滞）；气虚补之（润燥、敛肺）；本热清之（清金）；本寒温之（温肺）；本寒散之（解表）。

肾：水强泻之（泻腑）；水弱补之（补气、补血）；本热攻之（下）；本寒温之（温里）；标寒解之（解表）；标热凉之（清热）。

胆：实火泻之（泻胆）；虚火补之（温胆）；本热平之（降火、镇惊）；标热和之（和解）。

胃：胃实泻之（湿热、饮食）；胃虚补之（湿热、寒湿）；本热寒之（降火）；标热解之（解肌）。

大肠：肠实泻之（热、气）；肠虚补之（气、燥、湿、陷、脱）；本热寒之（清热）；本寒温之（温里）；标热散之（解肌）。

小肠：实热泻之（气、血）；虚寒补之（气、血）；本热寒之（降火）；标热散之（解肌）。

膀胱：实热泻之（泄火）；下虚补之（热、寒）；本热利之（降火）；表寒发之（发表）。

三焦：实火泻之，虚火补之，本热寒之（皆分上中下）；标热散之（解表）。

命门：火强泻之（泻相火）；火弱补之（益阳）；精脱固之（涩滑）。

在上述脏腑病变用药的大法之下，张氏列举了种种药物。虽然其对某些药物的归类与今有异，然其意义在于既可让我们了解金元时期的用药状况，又可开拓我们临床用药的思路。其理论有待进一步研究。

总之，张元素总结的脏腑辨证自成体系，不简不繁，既有理论，又有经验，不仅在当时具有指导意义，而且至今仍不失其临床价值。

（二）探讨遣药制方理论

《素问·阴阳应象大论》的气味厚薄、寒热升降理论，以及《素问·脏气法时论》《素问·至真要大论》的五味、五脏苦欲补泻理论，是中药学的重要组成部分。张氏在此基础上，对药物的气味厚薄与升降浮沉、药物的归经和苦欲补泻、制方大法等，都进行了重要的发挥和探讨，对中药学、方剂学的理论发展做出了可贵的贡献。张氏创制的不少方剂至今仍应用于临床。

1. 升降浮沉

张氏认为："夫药有寒热温凉之性，有酸苦辛咸甘淡之味，各有所能，不可不通也。夫药之气味不必同。同气之物，其味皆咸，其气皆寒之类是也。凡同气之物，必有诸味；同味之物，必有诸气。互相气味，各有厚薄，性用不等，制方者必须明其用矣"（《医学启源·用药备旨》）。

（1）气味厚薄　药物的升降浮沉等作用和其气味的厚薄有很大的关系。《素问·阴阳应象大论》说："味厚者为阴，薄为阴之阳；气厚者为阳，薄为阳之阴。"张氏联系具体药物对此做了解释："升降者，天地之气交也。茯苓，淡，为天之阳，阳也，阳当上行，何谓利水而泄下？《经》云：气之薄者，阳中之阴。所以茯苓利水而泄下，亦不离乎阳之体，故入手太阳也。麻黄，苦，为地之阴，阴也，阴当下行，何谓发汗而升上？《经》曰：味之薄者，阴中之阳。所以麻黄发汗而升上，亦不离乎阴之体，故入手太阴也。附子，气之厚者，乃阳中之阳，故《经》云发热。大黄，味之厚者，乃阴中之阴，故《经》云泄下。竹，淡，为阳中之阴，所以利小便也。茶，苦，为阴中之阳，所以清头目也"（《医学启源·用药备旨》）。从气味中分厚薄，即从阴阳之中又可分阴阳，说明气薄者未必尽升，味厚者未必尽降。

（2）与炮制的关系　张氏认为，药物升降浮沉与炮制的关系也十分密切，"凡熟升生降"，比如"黄连、黄芩、知母、黄柏，治病在头面及手梢皮肤者，须酒炒之，借酒力上升也。咽之下、脐之上者，须酒洗之；在下者，生用。凡熟升生降也"，"用上焦药，须酒洗曝干，黄柏、知母等寒药也"，"当归酒浸，助发散之用也"（《医学启源·用药备旨》）。

（3）论根梢的作用　张氏认为，"凡根之在上者，中半以上，气脉上行，以生苗者为根；中半以下，气脉下行，入土者为梢。当知病在中焦用身，上焦用根，下焦用梢。《经》曰：根升梢降"（《医学启源·用药备旨》）。

2. 制定药类法象

张氏认为，"药有气味厚薄、升降浮沉、补泻主治之法，各各不同"，"凡同气之物，必有诸味；同味之物，必有诸气。互相气味，各有厚薄，性用不等，制方者必须明其用矣"（《医学启源·用药备旨》）。他在《医学启源》中叙述药物分类时，十分注重气味厚薄、升降浮沉的异同和辩证关系，制订了药类法象，将所举100多味药物分成风升生、热浮长、湿化成中央、燥降收、寒沉藏五类。

（1）风升生　味之薄者，阴中之阳，味薄则通，酸、苦、咸、平是也。防风、羌活、升麻、柴胡、葛根、威灵仙、细辛、独活、香白芷、鼠粘子、桔梗、藁本、川芎、蔓荆子、秦艽、天麻、麻黄、荆芥、薄荷、前胡等属之。

（2）热浮长　气之厚者，阳中之阳，气厚则发热，辛、甘、温、热是也。黑附子、干姜、生姜、川乌头、良姜、肉桂、桂皮、草豆蔻、丁香、厚朴、益智仁、木香、白豆蔻、川椒、吴茱萸、茴香、玄胡索、缩砂仁、红蓝花、神曲等属之。

（3）湿化成中央　戊土其本气平，其兼气温凉寒热，在人胃应之；己土其本味淡，其兼味辛甘咸苦，在人以脾应之。黄芪、人参、甘草、当归、熟地黄、半夏、白术、苍术、橘皮、青皮、藿香、槟榔、广茂、京三棱、阿胶、诃子、桃仁、杏仁、大麦蘖、紫草、苏木等属之。

（4）燥降收　气之薄者，阳中之阴，气薄则发泄，辛、甘、淡、平、寒、凉是也。茯苓、泽泻、猪苓、滑石、瞿麦、车前子、木通、灯草、通草、五味子、白芍药、桑白皮、天门冬、麦门冬、犀角、乌梅、牡丹皮、地骨皮、枳壳、琥珀、连翘、枳实等属之。

（5）寒沉藏　味之厚者，阴中之阴，味厚则泄，酸、苦、咸、寒是也。大黄、黄柏、黄芩、黄连、石膏、草龙胆、生地黄、知母、汉防己、茵陈蒿、朴硝、瓜蒌根、牡蛎、玄参、苦参、川楝子、香豉、地榆、栀子等属之。

这种分类方法，是张氏的独到见解，其弟子李杲、王好古和罗天益等也都依此辨证用药。但是，不少药物的气味厚薄和性能很难简单地准确概括，所以这种分类方法有一定的局限性。

3. 阐发苦欲补泻

张氏依据《内经》的理论，结合临床实践，对脏腑的苦欲和补泻做了较为详细的阐释，并尽可能结合方药以说明之。

对脏腑的补泻和气味的关系，张氏认为："肝胆，味辛补，酸泻；气温补，凉泻。心小肠，味咸补，甘泻；气热补，寒泻。脾胃，味甘补，苦泻；气温热补，寒凉泻。肺大肠，味酸补，辛泻；气凉补，温泻。肾膀胱，味苦补，咸泻；气寒补，热泻"（《医学启源·用药备旨》）。

对五脏的苦欲补泻，张氏为《素问·脏气法时论》的论述做了方药补充。如"肝苦急，急食甘以缓之，甘草。心苦缓，急食酸以收之，五味子。脾苦湿，急食苦以燥之，白术。肺苦气上逆，急食苦以泄之，黄芩。肾苦燥，急食辛以润之，黄柏、知母。"张氏认为针对性治疗的目的是"开腠理、致津液、通气血也"。"肝欲散，急食辛以散之，川芎；以辛补之，细辛；以酸泻之，白芍药。心欲软，急食咸以软之，芒硝；以咸补之，泽泻；以甘泻之，黄芪、甘草、人参。脾欲缓，急食甘以缓之，甘草；以甘补之，人参；以苦泻之，黄连。肺欲收，急食酸以收之，白芍药；以酸补之，五味子；以辛泻之，桑白皮。肾欲坚，急食苦以坚之，知母；以苦补之，黄柏；以咸泻之，泽泻"。张氏认为："酸、辛、甘、苦、咸，各有所利，或散、或收、或缓、或软、或坚，四时五脏病，随五味所宜也"（《医学启源·用药备旨》)。

对于五脏虚实苦欲的治疗，张氏还补充了相应的方剂。如“心苦缓，以五味子之酸收之。心欲软，软以芒硝之咸，补以泽泻之咸，泻以人参、甘草、黄芪之甘。心虚，则以炒盐补之。虚则补其母，木能生火，肝乃心之母，肝母生心火也，以生姜补肝。如无他证，钱氏安神丸是也。实则甘草泻之。如无他证，钱氏方中，重则泻心汤，轻则导赤散是也”(《医学启源·五脏六腑，除心包络十一经脉证法》)。

【医案例举】

罗谦甫治建康道按察副使奥屯周卿子，年二十有三，至元戊寅春间，病发热，肌肉消瘦，四肢困倦，嗜卧、盗汗，大便溏，多肠鸣，不思饮食，舌不知味，懒言，时来时去，约半载余。罗诊脉浮数，按而无力，正应《浮脉歌》云：脏中积冷荣中热，欲得生津要补虚。先灸中脘，乃胃之纪也，使引清气上行肥腠理；又灸气海，乃生发元气，滋荣百脉，长养肌肉；又灸三里，乃胃之合穴，亦助胃气，撤上热使下于阴分。以甘寒之剂，泻热火；佐以甘温，养其中气；又食粳米、羊肉之类，固其胃气。戒以慎言语，节饮食，惩忿窒欲，病气日减。数月气得平复，逮二年，肥甚倍常。或曰：世医治虚劳病，多用苦寒之剂，君用甘寒之剂。羊肉助发热，人皆忌之，今食之而效，何也？罗曰：《内经》云：火位之主，其泻以甘。《藏气法时论》云：心苦缓，急食酸以收之，以甘泻之。泻热补气，非甘寒不可。若以苦寒泻其土，使脾土愈虚，火邪愈甚。又云：形不足者，温之以气；精不足者，补之以味。劳者温之，损者益之。补可去弱，人参、羊肉之类是已。先师亦曰：人参能补气虚，羊肉能补血虚之病。食羊肉胡以为疑？或者曰：洁古之学，有自来矣。(《名医类案·卷五·虚损》)

分析　周氏子之病，当为内伤热中证，故罗天益遵其师张洁古的教诲，运用《内经》五脏苦欲补泻理论进行辨治，灸中脘、气海、三里，生发元气，助胃气；用甘寒之粳米泻火，甘温之人参、羊肉培中气，使周氏之子病气日减，肥甚倍常。至于引用的“心苦缓”，是指因心气涣散，因而发热、盗汗、嗜卧；“以甘泻之”之泻，则为以甘寒之品益气泻热。

“脾苦湿，急食苦以燥之，白术；脾虚则以甘草、大枣之类补之；实则以枳壳泻之。如无他证，虚则以钱氏益黄散，实则以泻黄散。心乃脾之母，炒盐补之；肺乃脾之子，桑白皮泻之”(《医学启源·五脏六腑，除心包络十一经脉证法》)。

“肺苦气上逆，黄芩。肺欲收，以酸，白芍药也，补以五味子之酸，泻以桑白皮之辛，虚则五味子补之，实则桑白皮泻之。如无他证，钱氏泻白散，虚则用阿胶散。虚则补其母，则以甘草补土；实则泻其子，以泽泻泻肾水”(《医学启源·五脏六腑，除心包络十一经脉证法》)。

“肾苦燥，则以辛润之，知母、黄柏是也。肾欲坚，坚以知母之苦，补以黄柏之苦，泻以泽泻之咸。肾虚则以熟地黄、黄柏补之。肾本无实，不可泻，钱氏止有补肾地黄丸，无泻肾之药。肺乃肾之母，金生水，补母故也，又以五味子补之者是也”(《医学启源·五脏六腑，除心包络十一经脉证法》)。

张氏把钱氏的地黄丸、泻青丸、安神丸、导赤散、益黄散、泻黄散、泻白散、阿胶散、地黄丸等选为五脏补泻的标准方剂。同时指出：“凡药之五味，随五脏所入而为补泻，亦不过因其性而调之”(《本草纲目·五脏五味补泻》)。可以看出，张氏十分重视药物性味与五脏之间的密切关系。其阐释承前启后，而为后世师法。

4. 创药物归经和引经报使

张氏重视脏腑辨证，并把脏腑经络和用药密切结合，发明了药物归经说。

例如，葛根“通行足阳明之经”；细辛“治少阴经头痛如神”；香白芷“治手阳明头痛”,“通行手足阳明经”(《医学启源·用药备旨》)。

又如，同为泻火药,“去脏腑之火，黄连泻心火，黄芩泻肺火，白芍药泻肝火，知母泻肾火，木通泻小肠火，黄芩泻大肠火，石膏泻胃火。柴胡泻三焦火，须用黄芩佐之；柴胡泻肝火，须用黄连佐之。胆经亦然。黄柏泻膀胱火，又曰龙火”，他指出：“以上诸药，各泻各经之火，不惟止能如此。更有治病，合为君臣，处详其宜而用之，不可执而言也”(《医学启源·用药备旨》)。

在归经学说的基础上，张氏认为，制方还应注意“各经引用”，若药有向导，则其效速，其效专，其力宏。他归纳了手足十二经的引经报使药，如太阳小肠、膀胱经病，在上用羌活，在下用黄柏；少阳胆、三焦经病，在上用柴胡，在下用青皮；阳明胃、大肠经病，在上用升麻、白芷，在下用石膏；太阴脾、肺经病，用白芍药；少阴心、肾经病，用知母；厥阴肝、包络经病，在上用青皮，在下用柴胡。

在总结药物的性味功效时，张氏又强调了一些药物的引经报使作用。例如，羌活是“手足太阳引经”；升麻是“足阳明胃、足太阴脾引经药”；柴胡，“少阳、厥阴引经药也”；独活，“足少阴肾引经药也”；香白芷为“阳明经引经之药”；桔梗，“谓之舟楫，诸药中有此一味，不能下沉”；川芎是“少阳引经”药；附子，“治湿药中宜少加之，通行诸经，引用药也”；川乌头，“疗风痹、半身不遂，引经药也”(《医学启源·用药备旨》)。

5. 六气内淫制方大法

张氏遣药制方，不仅阐发《素问》气味之理，而且还每参以五运六气之说。他根据《素问·至真要大论》六气之邪内淫而病的治疗原则制方，列为“风制法”、“暑制法”、“湿制法”、“燥制法”、“寒制法”(《医学启源·用药备旨》)。

风制法：肝，木，酸，春生之道也，失常则病矣。风淫于内，治以辛凉，佐以苦辛，以甘缓之，以辛散之。

暑制法：心，火，苦，夏长之道也，失常则病矣。热淫于内，治以咸寒，佐以甘苦，以酸收之，以苦发之。

湿制法：脾，土，甘，中央化成之道也，失常则病矣。湿淫于内，治以苦热，佐以咸淡，以苦燥之，以淡泄之。

燥制法：肺，金，辛，秋收之道也，失常则病矣。燥淫于内，治以苦温，佐以甘辛，以辛润之，以苦下之。

寒制法：肾，水，咸，冬藏之道也，失常则病矣。寒淫于内，治以甘热，佐以苦辛，以辛散之，以苦坚之。

张氏解释说：“酸、苦、甘、辛、咸，即肝木、心火、脾土、肺金、肾水之本也。四时之变，五行化生，各顺其道，违则病生。圣人设法以制其变，谓如风淫于内，即是肝木失常也，火随而炽，治以辛凉，是为辛金克其木，凉水沃其火也。其治法例皆如此”（《医学启源·用药备旨》）。

张元素还以当归拈痛汤、天麻半夏汤为例，说明上述制方原则的实用性和指导意义。

例如“当归拈痛汤：治湿热为病，肢节烦痛，肩背沉重，胸膈不利，遍身疼，下注于胫，肿痛不可忍。《经》云：湿淫于内，治以苦温。羌活苦辛，透关利节而胜湿；防风甘辛，温散经络中留湿，故以为君。水性润下，升麻、葛根苦辛平，味之薄者，阴中之阳，引而上行，以苦发之也。白术苦甘温，和中除湿；苍术体轻浮，气力雄壮，能去皮肤、腠理之湿，故以为臣。血壅而不流则痛，当归身辛温以散之，使气血各有所归。人参、甘草甘温，补脾养正气，使苦药不能伤胃。仲景云：湿热相合，肢节烦痛。苦参、黄芩、知母、茵陈者，乃苦以泄之也。凡酒制药，以为因用。治湿不利小便，非其治也。猪苓甘温平，泽泻咸平，淡以渗之，又能导其留饮，故以为佐。气味相合，上下分消，其湿气得以宣通矣”（《医学启源·用药备旨》）。

张氏把《内经》的制方理论和临床用药密切联系，并援引钱氏创拟的方剂充实其中，形成了一整套辨证立法处方的体系，从而丰富了方剂学的理论。

在《医学启源》中，张氏以“六气方治”为纲，选录了张仲景、钱乙、刘完素以及《和剂局方》的许多效方，其中属风者12方、属暑热者10方、属湿土者9方、属火者10方、属燥者10方、属寒水者11方。

他还认为，“五行制方生克法”，只有“老于医者能之”（《医学启源·用药备旨》）。在“古方新病，甚不相宜”（《医学启源·张序》）的思想指导下，张氏创制了不少新方，如九味羌活汤、枳术丸、门冬饮子、天麻丸等，至今仍在临床被广泛运用。

6. 用药要旨

在《医学启源》一书中，张氏不仅把举出的100多味药物分成风升生、热浮长、湿化成中央、燥降收、寒沉藏五类，而且选择《主治秘要》所云，简明扼要地总结了药物的性味功效、炮制方法，最后还列《法象余品》增述34味药的性味功效。兹例举之。

“防风气温味辛，疗风通用，泻肺实，散头目中滞气，除上焦风邪之仙药也。误服泻人上焦元气。《主治秘要》云：味甘纯阳，太阳经本药也。身去上风，梢去下风。又云：气味俱薄，浮而升，阳也。其用主治诸风及去湿也，去芦”（《医学启源·用药备旨》）。

“川芎气味辛温，补血，治血虚头痛之圣药也。妊妇胎动，加当归，二味各二钱，水二盏，煎至一盏，服之神效。《主治秘要》云：性温，味辛苦，气厚味薄，浮而升，阳也，其用有四：少阳引经一也；诸头痛二也；助清阳之气三也；去湿气在头四也。又云：味辛纯阳，少阳经本药。捣细用”（《医学启源·用药备旨》）。

“干姜气热，味大辛，治沉寒痼冷，肾中无阳，脉气欲绝。黑附子为引，用水同煎二物，姜附汤是也。亦治中焦有寒。《主治秘要》云：性热味辛，气味俱厚，半沉半浮，可升可降，阳中阴也。其用有四：通心气助阳一也；去脏腑沉寒二也；发散诸经之寒气三也；治感寒腹疼四也。又云：辛温纯阳。《内经》云：寒淫所胜，以辛散之，此之谓也。水洗，慢火炙制，锉用”（《医学启源·用药备旨》）。

“白术气温味甘，能除湿益燥，和中益气，利腰脐间血，除胃中热。《主治秘要》云：

性温味微苦，气味俱薄，浮而升，阳也。其用有九：温中一也；去脾胃中湿二也；除脾胃热三也；强脾胃，进饮食四也；和脾胃，生津液五也；主肌热六也；治四肢困倦，目不欲开，怠惰嗜卧，不思饮食七也；止渴八也；安胎九也”（《医学启源·用药备旨》）。

“黄柏气寒味苦，治肾水膀胱不足，诸痿厥，腰脚无力，于黄芪汤中少加用之，使两足膝中气力涌出，痿软即时去矣。蜜炒此一味，为细末，治口疮如神。瘫痪必用之药也。《主治秘要》云：性寒味苦，气味俱厚，沉而降，阴也。其用有六：泻膀胱龙火一也；利小便热结二也；除下焦湿肿三也；治痢先见血四也；去脐下痛五也；补肾气不足，壮骨髓六也。二制则治上焦，单制则治中焦，不制则治下焦也。又云：苦厚微辛，阴中之阳，泻膀胱，利下窍。去皮用”（《医学启源·用药备旨》）。

（三）注重扶养脾胃

治疗脏腑寒热虚实，施以温凉补泻之剂，然而，张氏对脾胃尤为重视。他对于脾胃虚实病证的治疗，有比较系统、完整的方法。

张氏以前人学说为基础，进行了精辟的论述。他认为：“脾者，土也……消磨五谷，寄在胸中，养于四旁”，“胃者，脾之腑也……人之根本。胃气壮则五脏六腑皆壮也”（《医学启源·五脏六腑，除心包络十一经脉证法》）。并指出“五脏更相平也。一脏不平，所胜平之，此之谓也。故云：安谷则昌，绝谷则亡。水去则荣散，谷消则卫亡。荣散卫亡，神无所居。又仲景云：水入于经，其血乃成。谷入于胃，脉道乃行。故血不可不养，卫不可不温。血温卫和，荣卫乃行”（《医学启源·用药备旨》）。这些论述，说明张氏充分认识到了脾胃在五脏中的地位，以及温养脾胃的重要意义。

张氏提出，土实泻之，方法有泻子、吐、下；土虚补之，方法有补母、补气、补血；本湿除之，方法有燥中宫、洁净府；标湿渗之，主要是开鬼门。胃实泻之，主要是泻湿热、饮食；胃虚补之，是补胃气以胜湿热、寒湿；本热寒之，主要为降火；标热解之，主要是解肌等。可以看出，张氏依据脾喜温运、胃喜润降的特点，分别确定了治脾宜守、宜补、宜升，治胃宜和、宜攻、宜降等治则。

凡脾土虚弱，张氏用药分“补气”和“补血”两个方面。补气如人参、黄芪、甘草、陈皮、升麻、葛根之属；补血如白术、白芍、大枣、木瓜、蜂蜜、胶饴、乌梅等品。这不仅是东垣治疗脾胃内伤立方用药之所本，而且对后世论治脾胃病亦有很大的启发。

张氏治病十分重视扶养脾胃，曾有“养正积自除”（《卫生宝鉴·卷十四·养正积自除》）的名言。对于脾胃虚弱，饮食不消，谆谆告诫医者“不可用峻利食药”。他所指峻利食药，就是指的攻积峻药，“峻利药必有情性，病去之后，脾胃安得不损乎？脾胃既损，真气、元气败坏，促人之寿”（《内外伤辨惑论·卷下·辨内伤饮食用药所宜所禁》）。此外，对老幼虚弱，脾胃不足，饮食不消之证，他变仲景枳术汤为枳术丸。原方枳实用量重于白术，以消化水饮为主，兼顾脾胃；枳术丸的白术用量重于枳实，则以补养脾胃为主，兼治痞消食。即“先补其虚，而后化其所伤”。正如其方后自注所说：“白术者，本意不取其食速化，但令人胃气强实，不复伤也”（《内外伤辨惑论·卷下·辨内伤饮食用药所宜所禁》）。方中配荷叶芬芳升清，以之裹烧，又用米饭为丸，与白术协力，则更增强滋养胃气之功。不难看出，张氏对脾胃病治疗的主导思想，是扶养为主，祛邪为辅，亦即“养正积自除”之谓。为了保护脾胃，张氏还特别注意药物的炮制。如对虚弱者，用大黄须煨；用黄柏、知母须酒浸曝干，“恐寒伤胃气也”（《医学启源·用药备旨》）。

张氏重视扶养脾胃的思想，对其弟子李杲、罗谦甫的临床用药和李杲脾胃学说的形成均产生了重要影响。

【医案例举】

罗谦甫治真定王用之，年二十九岁。病积，脐左连胁如覆杯，腹胀如鼓，多青络脉，喘不能卧。时值暑雨，加之自利完谷，日晡潮热，夜有盗汗，以危急求治。罗视之，脉得浮数，按之无力。谓病家曰：凡治积，非有毒之剂攻之则不可。今脉虚弱如此，岂敢以常法治之，遂投分渗益胃之剂，数服而清便自调。继以升降阴阳，进食和气，而腹大减，胃气稍平。间以削之，月余良愈。先师尝曰：洁古有云，养正积自除。譬之满座皆君子，纵有一小人，自无所容。今令真气实，胃气强，积自除矣。洁古之言，岂欺我哉？《内经》云：大积大聚，衰其大半而止。满实中有积气，大毒之剂尚不可过，况虚中有积者乎。此亦治积之一端也。邪正虚实，宜精审焉。（《名医类案·卷五·积块》）

分析　王用之之积，实属脾胃虚弱，水湿内停之本虚标实证，故须投以分渗益胃之剂，养正以除积，间以削之，月余良愈。罗氏之治，正是受张元素重视扶养脾胃思想的影响，而取得良效的。

三、医学实践

张元素具有丰富的临床经验，除对脏腑辨证和遣药制方进行总结和探讨外，在随证用药和各种杂病的治疗方面也做了可贵的总结。

（一）随证治病用药

张氏积一生的经验，对临证如何选用药物，进行了全面的总结：“头痛须用川芎，如不愈，各加引经药。太阳蔓荆，阳明白芷，少阳柴胡，太阴苍术，少阴细辛，厥阴吴茱萸。顶巅痛用藁本，去川芎。肢节痛用羌活，风湿亦用之。小腹痛用青皮、桂、茴香。腹痛用芍药，恶寒而痛加桂，恶热而痛加黄柏。腹中窄狭用苍术、麦芽。下部腹痛川楝子。腹胀用姜制厚朴、紫草。腹中实热用大黄、芒硝。心下痞用枳实、黄连。肌热去痰用黄芩；肌热亦用黄芪。虚热用黄芪，亦止虚汗。胁下痛、往来寒热用柴胡。胃脘痛用草豆蔻。气刺痛用枳壳，看何经，分以引经药导之。眼痛不可忍者，用黄连、当归根（以酒浸煎）。茎中痛用甘草梢。脾胃受湿，沉困无力，怠惰嗜卧，去痰，用白术、枳实、半夏、防风、苦参、泽泻、苍术。破滞气用枳壳，（高者用之，能损胸中至高之气，三二服而已）、陈皮、韭白、木香、白豆蔻、茯苓。调气用木香、香附子、丁、檀、沉。补气用人参、用（疑为石）膏、粳米。去滞气用青皮（多则泻元气）。破滞血用桃仁、苏木、红花、茜根、玄胡索、郁李仁。补血不足用甘草、当归、阿胶。和血用当归（凡血受病皆用）。血刺痛用当归，详上下用根梢。上部血，防风使牡丹皮、剪草、天麦二门冬；中部血，黄连使；下部血，地榆使。新血红色，生地黄；陈血瘀色，熟地黄。去痰用半夏，热痰加黄芩，风痰加南星。胸中寒邪痞塞，用陈皮、白术，然多则泻脾胃。嗽用五味、杏仁、贝母。去上焦湿及热，须用黄芩，泻肺火故也；去中焦湿与痛，用黄连，泻心火故也；去下焦湿肿及痛，并膀胱火，必用汉防己、草龙胆、黄柏、知母。渴者，用干葛、茯苓、天花粉、乌梅，禁半夏。心烦用栀子仁、牛黄、朱砂、犀角、茯苓。饮水多致伤脾，用白术、茯苓、猪苓。喘用阿胶。宿水不消，用黄连、枳壳。水泻用白术、茯苓、芍药。肾燥用香豉。疮痛不可忍者，用苦寒药，如黄芩、黄连，详上下分根梢及引经药则可。小便黄用黄柏，涩者加泽泻，余沥者杜仲。惊悸恍惚用茯神、金虎睛珠。凡春加防风、升麻；夏加黄芩、知母、白芍药；秋加泽泻、茯苓；冬加桂、桂枝。凡用纯寒纯热药，必用甘草，以缓其力也；寒热相杂，亦用甘草，调和其性也；中满者禁用，《经》曰：中满勿食甘”（《医学启源·主治心法》）。

张氏的这一总结，对后人的临床用药有重要的影响。

（二）治疗杂症经验

1. 解利外感

张氏认为：“凡解利伤风，以防风为君，甘草、白术为佐。《经》曰：辛甘发散为阳。风宜辛散，防风味辛，乃治风通用，故防风为君，甘草、白术为佐”（《医学启源·主治心法》）。对于伤风者恶风，用防风二钱，麻黄一钱，甘草一钱。如头痛，加川芎一钱；项下脊旁至腰痛者，羌活一钱；体沉重，苍术一钱；肢节痛，羌活一钱；目痛及鼻干痛，升麻一钱；或干呕，或寒热，或胁下痛者，俱加柴胡一钱。

2. 治伤寒热食物

张氏认为，伤西瓜、冷水、牛乳寒湿之物，用白术二钱，川乌半钱，防风一钱，丁香一个，炙甘草一钱。伤羊肉、面、马乳，皆湿热之物，用白术一钱，黄连一钱，大黄二钱，炙甘草半钱，制黄芩一钱。

加减法：腹痛，加白芍药一钱；心下痞，枳实一钱；腹胀，厚朴半钱；胸中不利，枳壳半钱；腹中寒，陈皮三分；渴者，白茯苓一钱；腹中窄狭，苍术一钱；肢体沉重，制苍术一钱。

对于因怒而伤者，加甘草半钱；因忧而伤者，加枳壳半钱；因喜而伤者，加五味子半钱；因悲而伤者，加人参半钱。

一般来说，伤冷物以巴豆为君，伤热物以大黄为君。详认病证，添加为佐之药，或丸或散均可。

3. 治疗泻痢水泄

张氏认为，凡泻痢小便白，不涩为寒，赤涩为热也。完谷不化，而色不变，吐利腥秽，澄澈清冷，小便清白不涩，身凉不渴，脉细而微者，寒证也。谷虽不化，而色变非白，烦渴，小便赤黄而或涩者，热证也。

凡谷消化，无问他证及色变，便为热证也。寒泄而谷消化者，未之有也。

泻痢，白术、甘草；水泻，米谷不化，防风；伤食微加大黄；腹胀，厚朴；渴者，白茯苓；腹痛，白芍药、甘草为主。冬月，白芍药一半，白术一半；夏月，制黄芩。先见脓血，后见大便者，黄柏为君，地榆佐之；脓血相杂而下者，制大黄；先大便而后脓血者，黄芩二制。皆以当归根梢，详其上下而用之。腹不痛，白芍药半之。身体困倦，目不欲开，口不欲言，黄芪、人参；沉重者，制苍术；不思饮食者，木香、藿香叶；里急，大黄、芒硝、甘草下之；后重者，木香、藿香、槟榔和之。

4. 治疗疮疡经验

对于疮疡的治疗，张氏以“苦寒为君，黄芩、黄柏、黄连、知母、生地黄（酒洗）；甘温为佐，黄芪、人参、甘草；大辛解结为臣，连翘、当归、藁本；辛温活血去瘀，当归梢、苏木、红花、牡丹皮”（《医学启源·主治心法》）。

脉浮者，为在表，宜行经，用黄连、黄芩、连翘、当归、人参、木香、槟榔、黄柏、泽泻。在腰以上至头上者，以枳壳作为引药，引至疮所。出毒消肿用鼠黏子。排脓选肉桂，入心引血化经。汗而不溃，伤皮者，用王瓜根、三棱、莪术、黄药子。疮痛甚，用黄芩、黄连、黄柏、知母。脉沉者在里，当疏利脏腑，利后用前药加大黄，取利为度，随虚实定分量。痛者，则以当归、黄芪治之。

5. 治目疾经验

眼目暴发赤肿，张氏选用“羌活、防风、香白芷、升麻、二制黄芩、黄连、甘草”等，“以防风、黄芩为君以泻火；和血为佐，黄连、当归是也。兼以各经药引之”（《医学启源·主治心法》）。

白睛红，用白豆蔻少许，以当归为主。去翳，用谷精花、蝉蜕、瞿麦、秦皮洗。养目血，菊花。明目，蕤仁、蜀椒、龙脑。目昏暗，则以熟地黄、当归根为君，以羌活、防风、甘菊花、甘草之类为佐。

李 杲

一、生平和著作

李杲，字明之，晚号东垣老人，宋金时真定（今河北省正定）人，生活于金大定二十年至元宪宗元年（公元 1180—1251 年）。李杲出身富豪之家，早年其母患病，遍延诸医，杂药乱投，竟不知为何证而毙。李杲痛悔自己不知医，于是以千金为贽，受业于易州张元素，尽得其传而多阐发。他不仅重视脏腑辨证，且精于遣药制方，尤其对《内经》《难经》等典籍深有研究，结合其丰富的临床经验，对脾胃与元气的关系作了重要的发挥，提出“内伤脾胃，百病由生”的论点，颇有见地。李氏治疗脾胃内伤诸病，主用益气升阳，结合苦寒泻火，对后世影响甚大。其著作有《脾胃论》《内外伤辨惑论》和《兰室秘藏》等，是中医学宝库中的重要文献。

《内外伤辨惑论》，撰于公元 1247 年，三卷，凡二十六论。书中主要论述内伤和外感两大类疾病的病因、症状、脉象、治法等问题。

《脾胃论》，撰于公元 1249 年，三卷，是李东垣创导脾胃学说的代表著作。卷上为基本部分，引用大量《内经》原文以阐述其脾胃论的主要观点和治疗方药。卷中阐述脾胃病的具体论治。卷下详述脾胃病与天地阴阳、升降浮沉的密切关系，并提出多种治疗方法，列方60 余首，并附方义及服用法。所创补中益气汤、调中益气汤、升阳益胃汤、升阳散火汤等，至今仍为临床所习用。

《兰室秘藏》，刊于公元 1276 年，三卷。书名“兰室”，取《素问·灵兰秘典论》“藏灵兰之室”一语，表示所述有珍藏价值。全书二十一门，包括内、外、妇、儿临证各科。每门之下，有总论、证候、病源、治疗原则、处方等。

二、学术思想

（一）论述脾胃

李氏对脾胃的生理功能和病理变化有颇为精当的论述，并由此确立了他的脾胃内伤学说。

1. 脾胃为滋养元气之源泉

人身元气由先天所生，后天所长。李氏对此有着深刻的认识，而且特别重视脾胃对元气的滋养作用。他说：“真气又名元气，乃先身生之精气也，非胃气不能滋之”（《脾胃论·脾胃虚则九窍不通论》）。同时，他还认为人身诸气莫不由胃气所化，故又谓：“夫元气、谷气、荣气、清气、卫气、生发诸阳上升之气，此六者，皆饮食入胃，谷气上行，胃气之异名，其实一也”（《内外伤辨惑论·辨阴证阳证》）。李氏引用了《素问·五癃津液别》《素问·海论》《素问·玉版》等有关论述，说明在正常情况下，人受水谷，由脾胃输布精微，化生元气。因此，脾胃的盛衰直接决定元气的盛衰。如果脾胃有病，则必致气血俱弱。因此东垣所称由胃气化生的元气，不仅指先天之精气，实也概括了阴阳气血而言。所以，他明确指出：“脾胃为血气阴阳之根蒂也”（《兰室秘藏·升阳除湿汤》）。

2. 脾胃为精气升降之枢纽

升降浮沉是自然界事物运动的基本形式，在正常情况下，升降相替，沉浮更变，周而复始。如以天地四时之气而言，春夏主升浮，万物由初萌而趋郁茂，秋冬主沉降，万物由收戢而致潜藏。所以李氏说：“经言岁半以前，天气主之，在乎升浮也……岁半以后，地气主之，在乎降沉也……升已而降，降已而升，如环无端，运化万物，其实一气也”（《脾胃论·天地阴阳生杀之理在升降浮沉之间论》）。可知气机升降，有了春夏之气的正常升浮，才有秋冬之气的正常沉降。长夏属土，土旺于四时，在四时中皆有土气，所以，土在升降浮沉和万物的生长收藏过程中，居于非常重要的地位。

推及于人体，亦是同理。脾胃属土，在脏腑精气的升降运动中起着重要作用。东垣指出：“盖胃为水谷之海，饮食入胃，而精气先输脾归肺，上行春夏之令，以滋养周身，乃清气为天者也；升已而下输膀胱，行秋冬之令，为传化糟粕，转味而出，乃浊阴为地者也”（《脾胃论·天地阴阳生杀之理在升降浮沉之间论》）。又说：“地气者，人之脾胃也。脾主五脏之气，肾主五脏之精，皆上奉于天，二者俱主生化以奉升浮，是知春生夏长皆从胃中出也”（《脾胃论·阴阳寿夭论》）。说明脾胃不仅将水谷之精气灌溉四脏，滋养周身，同时排泄废物，而且还推动了脏腑精气的上下流行，循环化生。总之，可以认为脾胃是人体精气升降的枢纽。

在论述脾胃之气上升的同时，东垣还重视胆气的升发作用。脾胃虚弱，固然导致胆气不升，而胆气不升又影响胃气的上升，说明胆气的升发亦影响胃气的升发。他说："胆者，少阳春升之气，春气升则万化安，故胆气春升，则余脏从之"（《脾胃论·脾胃虚实传变论》），并认为："人之饮食入胃，营气上行，即少阳甲胆之气也"（《兰室秘藏·脾胃虚损论》）。

人身精气升而复降，降而复升，是正常的生理现象。李氏所言升降，侧重于升发的一面，但并未忽视潜降，在他看来，整个精气升降的过程中，胃气的升发是居于主导地位的，有升然后才有降。如果没有胃气上升，则水谷之精气无从化生气血，更谈不上精气的正常升降运行。要之，胃气升发是元气充盛的必要条件。

由此可见，元气是健康之本，而脾胃是元气之本，人们无论在日常生活或治病过程中，都必须注意顾护脾胃，借以护养元气。

3. 内伤脾胃，百病由生

脾胃为滋养元气的本源，因此，脾胃损伤必然导致元气不足而产生各种病变。东垣说："脾胃之气既伤，而元气亦不能充，而诸病之所由生也"（《脾胃论·脾胃虚实传变论》），这是其脾胃内伤学说的基本观点。

脾胃内伤致病，是由于人体升降浮沉的气化活动发生障碍或被破坏所致。李氏谓："或下泄而久不能升，是有秋冬而无春夏，乃生长之用陷于殒杀之气，而百病皆起；或久升而不降，亦病焉"（《脾胃论·天地阴阳生杀之理在升降浮沉之间论》）。由于升浮的失常，便影响了正常的沉降，以致"清气不升，浊气不降，清浊相干，乱于胸中，使周身气血逆行而乱"（《脾胃论·清暑益气汤》），所以脾胃气虚，升降失常，便会产生种种病变。

造成脾胃虚弱的原因，李氏认为主要是饮食失节，劳役过度，七情所伤。他生活在中原战乱时期，人民辗转于颠沛流离的苦难生活之中，饥饿、劳役以及精神上的创伤都严重地损害脾胃元气，削弱机体抗病能力。东垣分析其发病机理认为："饮食不节则胃病……胃既病则脾无所禀受，故亦从而病焉"；"形体劳役则脾病……脾既病，则其胃不能独行津液，故亦从而病焉"（《脾胃论·脾胃盛衰论》）；又说："因喜怒忧恐，损耗元气……此所以病也"（《脾胃论·脾胃虚实传变论》）。

这三方面因素在形成内伤病的过程中，往往是先后影响、交互为患的。如有"先由喜怒悲忧恐，为五贼所伤，而后胃气不行，劳役饮食不节继之，则元气乃伤"（《脾胃论·阴病治阳阳病治阴》）等情况。

根据《内经》有关理论，东垣论述脾胃元气不足的发病机理大致有以下方面。

（1）劳伤阳气，汗泄精绝，身热心烦，甚而昏厥。

（2）脾胃不和，谷气下流，阳气沉降，阴精失奉，令人病夭。

（3）胆气不生，饮食不化，飧泄肠澼。

（4）五味不藏，五气失养，津衰神少，气或乖错。

（5）脾胃衰弱，形气俱虚，乃受外邪。

脾胃内伤，必然破坏脏腑之间的协调关系。其中最受其累的是肺，所谓"脾胃一虚，肺最受病"，此外，还招致心火、肝木及肾水的各种病变。同时，脾胃虚弱，元气不足，必然使脏腑、经络、四肢、九窍均失所养，故李氏指出"胃虚则脏腑经络皆无所受气而俱病"，"脾胃虚则九窍不通"。总之，内伤元气不足的发病情况颇为复杂，而脾胃虚弱，阳气不升是其根本，这就不同于一般情况下的脏腑病变。

三、医学实践

（一）阐发内伤热中证

1. 病机

内伤热中证是李氏论述内伤疾病的重要内容。他指出："饮食劳倦，喜怒不节，始病热中"（《脾胃论·阴病治阳阳病治阴》），"以五脏论之，心火亢甚，乘其脾土，曰热中"（《脾胃论·胃虚脏腑经络皆无所受气而俱病论》），说明热中证多出现于脾胃内伤疾病的早中期。内伤热中证的热象，由"阴火"内燔所致。东垣"阴火"本系《内经》经义的发挥，《素问·调经论》："其生于阴者，得之饮食居处，阴阳喜怒"，"阴虚则内热。有所劳倦，形气衰少，谷气不盛，上焦不行，下脘不通，胃气热，热气熏胸中，故为内热。"东垣所称"阴火"之阴，与《素问·调经论》"其生于阳者，得之风雨寒暑"所指外感疾病的"阳"相对而言，意为火由内伤而来，是因脾胃内伤所造成的，指内伤所引起的虚性或本虚标实的火热邪气。阴火上冲，就会产生内伤热中的病证。"脾胃为血气阴阳之根蒂"（《兰室秘藏·升阳除湿汤》），脾胃虚损，可表现为气虚、血亏、寒热偏胜、阴阳失调等情况。至于产生"阴火"的病机关键，则是气与火的关系失调，他在《兰室秘藏·内障眼论》中说："火之与气，势不两立，故《内经》曰：壮火食气，气食少火，少火生气，壮火散气"。根据东垣之论分析，阴火的产生可有以下各种具体情况。

（1）阳气不升，伏留化火　脾胃的功能正常，则精气输布机能旺盛，"行春夏温热之令"。他说："五脏禀受气于六腑，六腑受气于胃，胃气和平，荣气上升，始生温热，温热者，春夏也"（《脾胃论·脾胃虚则九窍不通论》）。东垣对所谓"温热"有独特见解，认为其与胆、小肠的关系极其密切。"甲胆风也，温也，主生化周身之血气；丙小肠，热也，主长养周身之阳气，亦皆禀气于胃，则能浮散也，升发也。胃虚则胆及小肠温热生长之气俱不足，伏留于有形血脉之中，为热病"（《脾胃论·胃虚脏腑经络皆无所受气而俱病论》）。又说："脾胃之气下流，使谷气不得升浮，是春生之令不行，则无阳以护其荣卫，则不任风寒，乃生寒热"（《脾胃论·饮食劳倦所伤始为热中论》）。说明脾胃虚损，阳气不升，伏化阴火。另如，在脾胃内伤，气血不足的情况下，如果饮食不慎，多进冷食，又往往会形成阳气阻遏，火郁于中的现象。东垣指出，此是"胃虚过食冷物，抑遏阳气于脾土"（《脾胃论·升阳散火汤》）之故。这些热病均属脾胃虚弱，阳气不能升发所致。

（2）津伤血弱，内燥化火　津液不足与脾胃气虚产生阴火也有密切关系，东垣指出："手阳明大肠、手太阳小肠，皆属足阳明胃……大肠主津，小肠主液，大小肠受胃之荣气，乃能行津液于上焦，溉灌皮毛，充实腠理。若饮食不节，胃气不及，大肠、小肠无所禀受，故津液涸竭焉"（《脾胃论·大肠小肠五脏皆属于胃胃虚则俱病论》）。他认为，"脾气散精，上归于肺"，与大小肠的功能分不开。水谷精气不化则津液不足，水不制火，即导致阴火产生。如《脾胃论·脾胃胜衰论》中阐述："经云：饮入于胃，游溢精气，上输于脾，脾气散精，上归于肺。病人饮入胃，遽觉至脐下，便欲小便，由精气不输于脾，不归于肺，则心火上攻，使口燥咽干，是阴气大盛。”又说：“饮食劳役所伤，自汗小便数，阴火乘土位”（《脾胃论·脾胃虚则九窍不通论》），此为气不摄津。这种阴火的产生，即是“津液不能停”所造成的阳明胃土化燥火。脾胃津亏燥热，均属东垣的阴火概念范畴。

阴血的生成，来源于脾胃，并与津液有密切的关系。他说：“津液至中宫变化为血”，“胃之一腑病，则十二经元气皆不足也。气少则津液不行，津液不行则血亏”（《脾胃论·脾胃虚则九窍不通论》）。又说：“脾胃虚弱，乃血所生病”，“脾胃不足，皆为血病”（《脾胃论·脾胃盛衰论》），强调脾胃气虚与血病不可分割的关系。东垣还指出血亏是导致阴火产生的又一因素，“津液不行，不能生血脉也，而脉中惟有火矣”（《脾胃论·安养心神调治脾胃论》），“荣血大亏，荣气伏于地中，阴火炽盛”（《脾胃论·清暑益气汤》），炽盛之阴火又反而煎熬阴血。“血虚发燥”即是阴血不足所导致的阴火病证。

（3）谷气下流，湿火相合　脾胃气虚，失于健运，水谷不化精气，不得上输于肺而下流，成为湿浊，郁结而生内热，所谓内热也即阴火，这是东垣所称阴火的又一涵义。他说：“脾受胃禀，乃能熏蒸腐熟五谷者也。”清气不升，即“谷气闭塞而下流”，“胃气既病则下溜，《经》云：湿从下受之”（《脾胃论·脾胃虚则九窍不通论》）。然而，东垣进一步认为，水谷之湿也能化而为热，这是与肾间相火相合之故，亦即脾湿内郁，受相火的作用而蕴蒸为湿热。“脾胃气虚，则下流于肾”（《内外伤辨惑论·饮食劳倦论》），“肾间受脾胃下流之湿气，闭塞其下，致阴火上冲”（《内外伤辨惑论·辨寒热》），亦为阴火生成不可忽视的机理。

（4）心君不宁，化而为火　情志之伤，皆损元气，东垣把七情所致之火，亦概括于阴火范畴。他说：“凡怒、忿、悲、思、恐、惧，皆损元气。夫阴火之炽盛，由心生凝滞，七情不安故也”，“若心生凝滞，七神离形，而脉中唯有火矣”（《脾胃论·安养心神调治脾胃论》）。强调心君不宁所生之心火，也是阴火，所谓“心火者，阴火也”。

此外，李氏又认为劳役过度也可直接引起阴火上冲，他说：“或因劳役动作，肾间阴火沸腾；事闲之际，于大舍之内，或于阴凉处，或解脱衣裳，更有新沐浴，于背阴处坐卧，其阴火下行，还归肾间”（《内外伤辨惑论·辨劳役受病表虚不作表实治之》）。可见劳役过度，耗损水液，导致肾水不足，会造成肾间阴火沸腾。

上述诸条，主要说明凡饮食、劳倦、情志所伤，皆可使阴火内盛，产生内伤热中证。虽然，其中因脾胃气虚，阴血、津液亏乏而致的阴火属于虚火；但如谷气下流，酿成湿热，则为虚中夹实；至于七情引起的心火亢盛，在阴血受伤未显之时，一般仍属于实火的范畴。

关于阴火的产生，不论饮食劳倦或七情所伤，多与心肾有关。由于心为君主，相火代行其令，因此，阴火之源又当求诸肾间，如李氏所指出：“既脾胃气衰，元气不足，而心火独盛。心火者，阴火也，起于下焦，其系系于心。心不主令，相火代之。相火，下焦包络之火，元气之贼也”。在这里虽称相火，但实已化为邪火，故谓“元气之贼”。所以，总的来说，内伤热中证的病机是气火失调，当元气不足之时，阴火亢盛鸱张；元气充盛，则阴火自然戢敛，从而东垣得出“火与元气不两立，一胜则一负”（《脾胃论·饮食劳倦所伤始为热中论》）的结论。

2. 症状

由于产生阴火的病机复杂，又加脏腑之间生克变化的影响，内伤热中证的具体表现亦甚为错杂，既可表现为全身性的，又可表现为局部的，亦可表现为形似外感热病的症状，每因人、因病、因脏腑经络之别而表现各异。虽然症状复杂，但其主要病机是围绕着“火与元气不两立”的矛盾而展开的，脾胃气虚，产生阴火，阴火炎蒸则为内伤热中证，所以脾胃气虚和火热亢盛的两大症候群，可作为整个内伤热中证症状分析之总纲。脾胃气虚的症状有肌体沉重、四肢不收、怠惰嗜卧、气短精神少等。火热亢盛的症状有火热上行独燎其面、身热而烦、气高而喘、渴而脉洪大，以及三焦九窍积热等。

东垣指出：“脾胃一伤，五乱互作。其始病，遍身壮热，头痛目眩，肢体沉重，四肢不收，怠惰嗜卧”（《脾胃论·脾胃虚实传变论》）。如阴火上冲于肺，则气高而喘，烦热，渴而脉洪；如阴火灼伤阴血，心无所养，则心乱而烦；如肝木挟心火妄行，则胸胁痛，口苦舌干，往来寒热而呕，或多怒，淋溲，腹中急痛；如肾中伏火则躁烦不欲去衣，足不任身，脚下隐痛等。

阴火所表现的热象亦不尽相同。根据李氏所述，有“发热，恶热，烦躁，大渴不止，肌热不欲近衣，其脉洪大”（《脾胃论·凉血地黄汤》）；亦可见“四肢烦热，肌热”（《脾胃论·君臣佐使法》），“热如燎，扪之烙手”（《脾胃论·升阳散火汤》）；或“日高之后，阳气将旺，复热如火”（《脾胃论·脾胃虚弱随时为病随病制方》）；或“虚热而渴”（《脾胃论·白术散》）；或“时显热躁，是下元阴火蒸蒸然发也”（《兰室秘藏·调中益气汤》）等等。

内伤热中证有异于外感热病，除去其病因、病机方面的不同外，气虚不足的证候是一个明显特征。为了能使内伤热中证的头痛、发热、烦渴等症与外感症状有所区别，东垣专著《内外伤辨惑论》以示后人。书中论述饮食不节、劳役过度，则心脉变见于气口，气口脉急大而涩数，时有一代脉。病人畏风恶寒，得温则止；蒸蒸躁热，得凉则止。手心热而手背不热；头痛时作时止；伤之重者必渴，口不知味，恶食；清涕虽或有或无，但不鼻塞；此外，尚有声低气短，少气不足以息，怠惰嗜卧，四肢沉重不收等症，均须与外感区别。这些临床经验，具有一定的实用意义。

但是由阴火而产生的热中证，并非内伤病证的最后转归，既可以“始病热中”，也可以“末传寒中”（《脾胃论·饮食劳倦所伤始为热中论》），在内伤病发展过程中，由于人体正气的日益衰惫，或治疗失当，严重地损伤阳气，都能使热中证向着寒中证的方向发展。

3. 治疗

内伤热中证主要病机是中气不足，故李氏的治疗不同于一般的火证。他谆谆告诫：“内伤不足之病，苟误认作外感有余之病，而反泻之，则虚其虚也，《难经》云：实实虚虚，损不足而益有余。如此死者，医杀之耳。然则奈何？曰：惟当甘温之剂，补其中，升其阳，甘寒以泻其火则愈。《内经》曰：劳者温之，损者温之。盖温能除大热，大忌苦寒之药，泻其胃土耳”（《内外伤辨惑论·饮食劳倦论》）。用甘温之剂来补益脾胃，升其阳气，泻其火热，这是他治疗内伤病的基本法则，亦即著名的甘温除热法。李氏强调升阳益气，在于使胃气上升，元气充沛，则阴火自敛。他所制的补中益气汤方，主治内伤热中，症见气高而喘，身热而烦，其脉洪大而头痛，或渴不止，其皮肤不任风寒而生寒热等。如兼湿热相合，则用调中益气汤（橘皮、黄柏、升麻、柴胡、人参、炙甘草、苍术、黄芪）（《兰室秘藏·调中益气汤》)。虽然，补气升阳为其主法，但在阴火亢盛时，李氏也每借苦寒药物从权施治。若下元阴火蒸发而显躁热，加黄柏、生地黄以救肾水，降心火。至如七情所伤，阴火炽盛，心烦懊侬，心乱怔忡，上热胸中气乱，心下痞闷，兀兀欲吐，则以朱砂安神丸（朱砂、黄连、生甘草）(《兰室秘藏·朱砂安神丸》）苦甘寒剂泻火安神，如阴血灼伤则加生地、归身(《兰室秘藏·安神丸》)。在临床上东垣每用补中益气汤配合朱砂安神丸进行治疗。

在益气升阳治法范围内，李氏还创制升阳散火汤[1]治疗血虚或胃虚过食生冷，遏郁阳气所致的发热证；制当归补血汤[2]治疗饥困劳役所致的血虚发热，均为后人树立了典范。

上述方法适用于饮食劳倦、喜怒不节所致的“始病热中”，若“末传寒中”而表现为中、下焦阳虚气弱或夹寒湿证，则治疗方法就不相同。

【医案例举】

例一　滑伯仁治一人，病怔忡善忘，口淡舌燥，多汗，四肢疲软，发热，小便白而浊，众医以内伤不足，拟进茸、附等物，未决，脉之虚大而数。曰：是由思虑过度，厥阴之火为害耳。夫君火以名，相火以位，相火代君火行事者也。相火一扰，能为百病，百端之起，皆由心生。越人云：忧愁思虑则伤心。其人平生志大心高，所谋不遂，抑郁积久，致内伤也。服补中益气汤，朱砂安神丸，空心进小坎离丸月余而安。(《古今医案按·怔忡》)

分析　本案系所思不遂，心君不宁，化而为火，日久伤及元气而成内伤之病。治以甘温益气合苦寒泻火，佐以滋阴养血，兼顾了疾病标本诸方面。

例二　上湖吕氏子，年三十余，九月间因劳倦发热。医作外感治，用小柴胡、黄连解毒、白虎等汤，反加痰气上壅，狂言不识人，目赤上视，身热如火，众医技穷。八日后召予诊视，六脉数疾七八至，又三部豁大无力，左略弦而芤。予曰：此病先因中气不足，又内伤寒凉之物，致内虚发热，因与苦寒药太多，为阴盛格阳之证，幸元气稍充，未死耳。以补中益气汤，加制附子二钱，干姜一钱，又加大枣、生姜煎服。众医笑曰：此促其死也。黄昏时服一剂，痰气遂平而熟寐。伊父报曰：自病不寐，今安卧，鼾声如平时。至半夜方醒，始识人，而诸病皆减。又如前再与一剂，至天明时，得微汗气和而愈。(《医学正传·内伤》)

分析　本案系劳倦发热，因寒凉误治，导致阴盛格阳重症。遂以甘温除热之补中益气汤合附子、干姜温中回阳，生姜、大枣调和营卫，药后阴阳恢复其常，故能安寐而诸恙悉平。

例三　东阳一羽士，年五十余，素有喘病，九月间得发热恶寒证，喘甚，脉洪盛而似实。一医作伤寒治，而用小柴胡汤加枳壳、陈皮等药，六日后欲行大承气。一医曰：不可，当作伤食治，宜用枳实导滞丸。争不决，召予视之。二医皆曰：脉实气盛，当泻。予为诊后，晓之曰：此火盛之脉，非真实也。观其气短不足以息，当作虚治。乃用补中益气汤加麦门冬、五味子，入附子三分，煎服。二帖脉收敛，四帖而病轻减，六帖病痊安。(《医学正传·哮喘》)

分析　恶寒而喘，脉洪而盛，诸医皆拟从实证论治。虞氏从其气短不足以息，断为虚证，以补中益气合生脉汤意，并入附子温阳平喘，药后元气生长而阴气戢藏，故病安。

例四　倦而招风湿，右脉濡小，左脉浮弦，舌苔薄白，溺赤便溏，肢体痠楚，神倦嗜卧，少纳口干，升阳益胃汤。参、术、芪、草、夏、陈、苓、泽、羌、独、防、柴、连、芍、姜、枣加川朴、青皮。(《继志堂医案·内伤杂病门》)

分析 阳气不升而风湿郁于经络，治疗可用风药胜湿的方法。若脾胃气虚，卫外阳气不伸，复有湿热熏蒸，可用升阳益气合祛风化湿之法。系李杲补中升阳，又随时为用治疗思想的体现。

（二）制方遣药特点

对于脾胃内伤各种疾患，李杲非常重视升降浮沉之理，故其治法重在补益脾胃、升发元气、潜降阴火。

四时之气的升降浮沉对脾胃内伤患者多有一定影响。他认为脾胃虚弱，随时为病，故当随病制方。其中尤其重视长夏季节对脾胃病的影响，制清暑益气汤[3]治疗暑热之邪乘脾胃损伤而发病。如湿热较盛，则立补脾胃泻阴火升阳汤[4]，每结合时令而处方遣药。

脾胃气虚所致的其他脏腑疾病，李氏都求其本而治之，提出："治肝、心、肺、肾，有余不足，或补或泻，惟益脾胃之药为切"（《脾胃论·脾胃盛衰论》）。如治疗"肺之脾胃虚"，用升阳益胃汤[5]，使胃气升发则肺气自复等。

在其他各科的治疗中，也同样讲究补益脾胃，升发元气，降纳阴火。如圆明内障升麻汤[6]治脾胃气衰，心火亢盛所致的内障；又如阴血不足，心火旺盛所致的瞳子散大，视物昏花，制熟干地黄丸[7]治疗，方中补气升阳与滋阴养血降火之品同用。在妇科方面，如以黄芪当归人参汤[8]治经水暴崩；在儿科方面以黄芪汤[9]治小儿慢惊；在外科方面以圣愈汤[10]治恶疮亡血之证，以黄芪肉桂柴胡酒煎汤[11]治阴疽坚硬漫肿。凡此等等，均体现了东垣的治疗特点。

在用药过程中，不仅忌寒凉淡渗及辛热之品，以免重泻阳气，更助阴火；而且，在饮食方面也注意及此，提出温食、减食、美食等食养事宜。尤其强调省言养气，安养心神，以助元气恢复。但又主张"小役形体"，使胃气与药力借以运转升发。这些丰富的经验，都是东垣学说中不可忽视的重要内容。

东垣的脾胃学说是较为全面的，在他重点阐发的脾胃内伤证论治中，还化裁了张洁古的枳术丸，制成橘皮枳术丸[12]、半夏枳术丸[13]、木香人参生姜枳术丸[14]等，以治脾胃虚弱兼有积滞诸证。同时他对脾胃实证，也不废峻剂攻下，如备急丸[15]、雄黄圣饼子[16]、神应丸[17]等，均为他所采用。可见，李氏不仅精于论治脾胃虚证，也善治脾胃实证。

李氏身处金元时代，在医学界"新学肇兴"之际，他以脾胃立论，阐发内伤热中证，不落前人窠臼，独创新义，成一家言，发展了内伤疾病的病机学说，丰富和充实了辨证论治体系的内容，他制订的许多甘温方剂，对中医学做出了卓越的贡献，给后世医家如朱丹溪、薛己、张景岳、叶天士等人以巨大的影响。他的治学态度、学术思想以及用药经验都是值得后人学习和借鉴的。

【医案例举】

例一 李正臣夫人病，诊得六脉俱中得，弦洪缓相合，按之无力，弦在上，是风热下陷入阴中，阳道不行。其证闭目则浑身麻木，昼减而夜甚，觉而开目，则麻木渐退，久则绝止，常开其目，此证不作，惧其麻木，不敢合眼，致不得眠，身体皆重，时有痰嗽，觉胸中常似有痰而不利，时烦躁，气短促而喘，肌肤充盛，饮食不减，大小便如常……且麻木为风，三尺之童，皆以为然，细校之，则有区别耳。久坐而起，亦有麻木，为如绳缚之久，释之觉麻作而不敢动，良久则自已。以此验之，非有风邪，乃气不行也。治之，当补其肺中之气，则麻木自去矣。如经脉中阴火乘其阳分，火动于中为麻木也，当兼去其阴火则愈矣。时痰嗽者，秋凉在外、在上而作也，当以温剂实其皮毛。身重脉缓者，湿气伏匿而作也。时见躁作，当升阳助气益血，微泻阴火与湿，通行经脉，调其阴阳则已矣。非五脏六腑之本有邪也，此药（补气升阳和中汤）主之。生甘草（去肾热）、酒黄柏（泻火除湿）、白茯苓（除湿导火）、泽泻（除湿导火）、升麻（行阳助经）、柴胡，以上各一钱，苍术（除湿补中）、草豆蔻仁（益阳退外寒），以上各一钱五分，橘皮、当归身、白术，以上各二钱，白芍药、人参，以上各三钱，佛耳草、炙甘草，以上各四钱，黄芪五钱。右㕮咀，每服五钱，水二盏，煎至一盏，去渣，食远服之。（《兰室秘藏·妇人门》）

分析 补中升阳和中汤是东垣治疗麻木的代表性方剂。方中以补中益气汤为主补气升阳；配合白芍、当归调和血脉，共成升阳助气益血、通行经脉之功。佐以生甘草、酒黄柏泻阴火以遏躁作之势；加用苍术、茯苓、泽泻健运脾气，分消湿浊，以治身重。又因兼有秋凉外客，肺气不宣，时有痰嗽，所以加草豆蔻辛温祛寒、佛耳草化痰止咳。

例二 戊申六月初，枢判白文举年六十二，素有脾胃虚损病，目疾时作，身面目睛俱黄，小便或黄或白，大便不调，饮食减少，气短上气，怠惰嗜卧，四肢不收。至六月中，目疾复作，医以泻肝散下数行，而前疾增剧。予谓大黄、牵牛虽能除湿热，而不能走经络，下咽不入肝经，先入胃中，大黄苦寒，重虚其胃；牵牛其味至辛，能泻气，重虚肺本，嗽大作。盖标实不去，本虚愈甚。加之适当暑雨之际，素有黄证之人，所以增剧也。此当于脾胃肺之本脏，泻外经中之湿热，制清神益气汤主之而愈。

清神益气汤：茯苓、升麻，以上各二分，泽泻、苍术、防风，以上各三分，生姜五分，青皮一分，橘皮、生甘草、白芍药、白术，以上各二分，人参七分，黄柏一分，麦门冬二分，五味子三分。上件剉如麻豆大，都作一服，水二盏，煎至一盏，去柤，稍热，空心服。（《脾胃论·调理脾胃治验》）

分析 本案为脾胃虚损兼有目疾，治疗重点在于补益脾胃，脾胃健运，元气旺盛，清阳上升则目疾面黄等症自退，从中可以了解李东垣重视从整体入手治疗局部病变的学术思想。

例三 东垣治一人，因多食猪肉煎饼，同蒜醋食之，后复饮酒大醉，卧于暖炕。翌日，二瞳子散大于黄睛，视物无的实，以小为大，以短为长，卒然见非常之处，行步踏空，百治不效，曰经云：五脏六腑之精气，皆上注于目而为之精，精之窠为眼，骨之精为瞳子。又云：筋骨气血之精而为脉，并为系，上属于脑。又瞳子黑眼法于阴，今瞳子散大者，由食辛热物太甚故也。辛主散，热则助火，上乘于脑中，其精故散，精散则视物亦散大也。夫精明者，所以视万物者也，今视物不真，则精衰矣。盖火之与气，势不两立，《经》曰：壮火食气，壮火散气。手少阴心、足厥阴肝所主，风热连目系，邪之中人，各从其类，故循此道而来攻。头目肿闷而瞳子散大，皆血虚阴弱故也，当除风热、凉血、益血，以收耗散之气，则病愈矣。以滋阴地黄丸。《经》云：热淫所胜，平以咸寒，佐以苦甘，以酸收之。以黄连、黄芩大苦寒除邪气之盛为君，当归身辛温，生熟地黄苦甘寒养血凉血为臣，五味酸寒体轻浮，上收瞳子之散大，人参、甘草、地骨皮、天门冬、枳壳苦甘寒泻热补气为佐，柴胡引用

为使。忌食辛辣物助火邪及食寒冷物损胃气，药不能上行也。(《名医类案·目》)

分析 本例瞳子放大由食辛热太甚，壮火食气，血虚阴弱所致。制滋阴地黄丸功能滋养肝肾，补血明目，佐以苦寒泻火。

【注释】

[1] 升阳散火汤 生甘草二钱，防风二钱五分，炙甘草三钱，升麻、葛根、独活、白芍药、羌活、人参，以上各五钱，柴胡八钱。

[2] 当归补血汤 黄芪一两，当归身（酒制）二钱。

[3] 清暑益气汤 黄芪（汗少减五分）、苍术（泔浸去皮）、升麻，以上各一钱，人参（去芦）、泽泻、神曲（炒黄）、橘皮、白术，以上各五分，麦门冬、当归身、炙甘草，以上各三分，青皮二分半，黄柏二分或三分，葛根二分，五味子九枚。

[4] 补脾胃泻阴火升阳汤 柴胡一两五钱，甘草（炙）、黄芪、苍术、羌活，以上各一两，升麻八钱，人参、黄芩，以上各七钱，黄连五钱，石膏（从权）。

[5] 升阳益胃汤 黄芪二两，半夏、人参（去芦）、甘草（炙），以上各一两，防风、白芍药、羌活、独活，以上各五钱，橘皮（连穰）四钱，茯苓（小便利不渴者勿用）、泽泻（不淋勿用）、柴胡、白术，以上各三钱，黄连二钱。

[6] 圆明内障升麻汤 干姜一钱，五味子二钱，白茯苓三钱，防风五钱，白芍药六钱，柴胡七钱，人参、炙甘草、当归身（酒洗）、白术、升麻、葛根，以上各一两，黄芪、羌活，以上各一两五钱。

[7] 熟干地黄丸 人参二钱，炙甘草、天门冬（汤洗去心）、地骨皮、五味子、枳壳（炒）、黄连，以上各三钱，当归身（酒洗焙干）、黄芩，以上各五钱，生地黄（酒洗）七钱五分，柴胡八钱，熟干地黄一两。

[8] 黄芪当归人参汤 黄连一分，生地黄三分，炒神曲、橘皮、桂枝，以上各五分，草豆蔻仁六分，黄芪、人参、麻黄（不去节），以上各一钱，当归身一钱五分，杏仁（另研如泥）五个。

[9] 黄芪汤 木香（气通去之）、藿香叶，以上各一钱，当归（酒洗）、陈皮，以上各二钱，人参、泽泻，以上各五钱，黄芪一两。

[10] 圣愈汤 生地黄、熟地黄、川芎、人参，以上各三分，当归身、黄芪，以上各五分。

[11] 黄芪肉桂柴胡酒煎汤 黄芪、当归梢，以上各二钱，柴胡一钱五分，黍粘子（炒）、连翘、肉桂，以上各一钱，升麻七分，炙甘草、黄柏，以上各五分。

[12] 橘皮枳术丸 枳实（麸炒，去穰）、橘皮，以上各一两，白术二两。

[13] 半夏枳术丸 半夏（汤洗七次，焙干）、枳实（麸炒黄色）、白术，以上各二两。

[14] 木香人参生姜枳术丸 干生姜二钱五分，木香三钱，人参三钱五分，陈皮四钱，枳实（炒黄）一两，白术一两五钱。

[15] 备急丸 锦纹川大黄（为末）、干姜（炮，为末）、巴豆（先去皮膜心，研如泥霜，出油用霜）。

[16] 雄黄圣饼子 雄黄五钱，巴豆（去油心膜）一百个，白面（重罗过）十两。

[17] 神应丸 丁香、木香，以上各二钱，巴豆、杏仁、百草霜、干姜，以上各五钱，黄蜡二两。

罗天益

一、生平和著作

罗天益，字谦甫，元代真定藁城（今河北省正定藁城县）人，约生于金兴定四年至元至元二十七年（公元1220—1290年）。罗氏从李东垣学医十余年，对东垣的学术思想有颇为深透的理解和阐发。《卫生宝鉴·胡广序》评曰："谦甫，东垣李明之之门人。东垣在当时，有国医之目，已达窔奥。谦甫盖升其堂而入其室者，发言造诣，酷类其师，有裨于前人之未备。"罗氏潜心钻研，得李杲之真传，终于成为当时颇负盛名的医学家。入元后，曾任职太医，并先后"从军"、"随军"，为元军服务，且几次奉诏到六盘山，为丞相及长官等治病，故其晚年所治患者多为上层人物及蒙古王公。

罗氏堪称尊师之楷模，东垣谢世三十余年，他仍"祠而事之如平生"，寄托哀思，足见师徒情谊之深，在杏林中传为美谈。

罗氏治学，精研经典，重视实践，师事李杲，旁参诸家，博采众长，是一位既精理论，又善实践的医家。

其代表作《卫生宝鉴》，撰于公元1281年。此书是一部临床著作，系罗氏以东垣学术思想为基础，并旁采诸家之说，又结合自己的经验整理而成。全书二十四卷，另补遗一卷。卷一至三为"药误永鉴"，意为"知前车之覆，恐后人蹈之也"（《卫生宝鉴·砚坚序》），就临床上一些值得注意的问题加以讨论。综观其要点大致可归纳为：无病服药易伤其正，用药无据玩忽人命，滥用苦寒损伤脾土，古方名实须当详辨等方面。卷四至二十为"名方类集"，为本书的主要部分，共记载方剂七百余首，其中不少是罗氏自制方。卷二十一为"药类法象"，按药物气味厚薄以及升降浮沉的作用进行分类，并对109种药物的功用主治、配伍及炮制等加以说明。卷二十二至二十四为"医验纪述"。另补遗一卷，为后世重刊时所增，主要收载一些治疗内伤、外感的经验方。本书理法俱备，条理井然，选方精当，并有验案48例，充分反映了罗氏的学术思想和临床经验。

此外，罗氏尚著有《内经类编》，又名《内经类编试效方》，已佚。

二、学术思想

（一）继承发展李杲脾胃学说

罗氏的学术思想，是在全面系统继承李杲学说的基础上，有所发挥而成的 。在《卫生宝鉴》中，罗氏对脾胃内伤论的阐述较为全面，如对脾胃生理功能的论述，以《内经》理论为依据，在东垣脾胃学说的基础上做了进一步发展。他明确指出脾胃位居人体之中州，为人身之本。如说："土，脾胃也。脾胃，人之所以为本者"（《卫生宝鉴·泻火伤胃》）。又说："营运之气，出自中焦……荣养脏腑经络皮毛……四时五脏皆以胃气为本，五脏有胃气，则和平而身安，若胃气虚弱，不能运动，滋养五脏，则五脏脉不和平"（《卫生宝鉴·胃气为本》）。此论和李杲"人以胃气为本"的主导思想是一致的。基于对脾胃生理功能的重视，在脾胃内伤的病因病机方面，罗氏着重于研究李东垣关于饮食劳倦，脾胃受损，元气不足，诸病由生的问题。他从《素问·痹论》"阴气者，静则神藏，躁则消亡。饮食自倍，肠胃乃伤"的论述中，体会到："食物无务于多，贵在能节，所以保冲和而遂颐养也，若贪多务饱，饫塞难消，徒积暗伤，以召疾患"（《卫生宝鉴·饮食自倍肠胃乃伤治验》）。说明饮食不节，肠胃俱实，胃气不能腐熟，脾气不能运化，三焦之气不能升降，乃疾患之由，并指出养生之道在于节食。如说："能节满意之食，省爽口之味，常不至于饱甚者，即顿顿必无伤，物物皆为益，糟粕变化，早晚溲便按时，精华和凝，上下津液含蓄，神藏内守，荣卫外固，邪毒不能犯，疾疢无由作”（《卫生宝鉴·饮食自倍肠胃乃伤治验》）。强调节制饮食与预防疾病的密切关系。

罗氏明确指出，脾胃伤须分饮伤、食伤，劳倦伤当辨虚中有寒、虚中有热。并在《卫生宝鉴》中专列“食伤脾胃论”和“饮伤脾胃论”，从饮、食的概念，致病机制，临床表现，治法方药等方面，进一步探讨这一问题。

1. 脾胃所伤，须分食饮

食伤脾胃，食者，有形之物，凡进食过量或多食硬物等，皆能损伤脾胃。罗氏说：“人之生也，由五谷之精，化五味之备，故能生形。经曰：味归形，若伤于味亦能损形。今饮食反过其节，以致肠胃不能胜，气不及化，故伤焉”（《卫生宝鉴·食伤脾胃论》）。指出食伤的病机，关键在饮食失节，肠胃运化腐熟不及。食伤脾胃的见症不一，但主要的临床表现是心胃满而口无味，气口脉紧盛。治疗方法则应根据食伤的轻重不同分别辨证论治。伤之轻者，表现为“气口一盛，得脉六至”，以枳术丸之类主之；伤之危重者，表现为“气口二盛，脉得七至”，以木香槟榔丸[1]、枳壳丸[2]、煮黄丸[3]之类主之；伤之重者，以备急丹[4]、消积集香丸[5]之类主之。

饮伤脾胃，饮者，无形之气，指饮酒过度或过量饮水、乳类损伤脾胃。罗氏特别反对耽嗜过度。“酒入于胃，则络脉满而经脉虚，脾主于胃行其津液者也，阴气者，静则神藏，躁则消亡，饮食自倍，肠胃乃伤。盖阴气虚则阳气入，阳气入则胃不和，胃不和则精气竭，精气竭则不营于四肢也”（《卫生宝鉴·饮伤脾胃论》）。酒味苦甘辛，火热有毒，若嗜饮过度，“挠扰于外，沉注之体，淹滞于中”（《卫生宝鉴·饮伤脾胃论》）。能伤冲和，损精神，涸荣卫，竭天癸，夭人寿。饮伤以吐逆恶心、头目昏眩、神困多睡、志意不清、肠鸣腹泻、完谷不化等为主要症状。论治法，罗氏主张用发汗、利小便之法，上下分消其湿。以葛花解酲汤[6]、法制生姜散[7]作为治饮伤妙法。若水饮损伤脾胃，可择用法制生姜散、藿香散[8]、导饮丸[9]等。若因一切冷水及潼乳酪水所伤，腹痛肠鸣，米谷不化，则用神应丸[10]主之。

【医案例举】

例一 真定总管史侯男十哥，年四十有二，肢体本瘦弱。于至元辛巳，因收秋租，佃人致酒，味酸不欲饮，勉饮三两杯，少时腹痛，次传泄泻无度，日十余行。越十日，便后见血，红紫之类，肠鸣腹痛。求医治之，曰：诸见血皆以为热，用芍药柏皮丸治之。不愈。仍不欲食，食则呕酸，形体愈瘦，面色青黄不泽，心下痞，恶冷物，口干，时有烦躁，不得安卧。请予治之，具说其由。诊得脉弦细而微迟，手足稍冷。《内经》云：结阴者便血一升，再结二升，三结三升。经云：邪在五脏，则阴脉不和，阴脉不和，则血留之，结阴之病，阴气内结，不得外行，无所禀，渗入肠间，故便血也。宜以平胃地榆汤治之。

平胃地榆汤：苍术一钱，升麻一钱，黑附子一钱，地榆七分，陈皮、厚朴、白术、干姜、白茯苓、葛根各半钱，炙甘草、益智仁、人参、当归、曲、白芍药各三分。上十六味，作一服，水二盏，生姜三片，枣子二个，煎至一盏，去租，温服，食前。此药温中散寒，除湿和胃，服之数服，病减大半。乃灸中脘三七壮，及胃募穴，引胃上升，滋荣百脉，次灸气海百余壮，生发元气，灸则强食生肉，又以还少丹服之，则喜饮食，添肌肉。至春再灸三里二七壮，壮脾温胃，生发元气，此穴乃胃之合穴也。改服芳香之剂，戒以慎言语，节饮食，良愈。（《卫生宝鉴·卷十六·结阴便血治验》）

分析 病者肢体瘦弱为脾胃素虚主症，勉饮酸酒伤害中土，阳气受损以致阴气内结。刘完素曾指出："结阴证，主便血。结阴便血一升，再结二升，三结三升。以阴气内结，故不得通行，血气无宗，渗入肠下，致使渐多，地榆汤主之。"罗氏在前人治疗经验的基础上，更兼用灸法生发元气，温运中阳而取得速效。

例二 癸丑岁，予随王府承应至瓜忽都地面住冬。有博兔赤马刺，约年三旬有余，因猎得兔，以火炙食之，各人皆食一枚，惟马刺独食一枚半，抵暮至营，极困倦，渴饮潼乳斗余。是夜腹胀如鼓，疼痛闷乱，卧而欲起，起而复卧，欲吐不吐，欲泻不泻，手足无所措，举家惊慌，请予治之，具说饮食之由。诊其脉，气口大一倍于人迎，乃应食伤太阴经之候也，右手关脉又且有力。盖烧肉干燥，因而多食则致渴饮，干肉得潼乳之湿，是以滂满于肠胃，肠胃乃伤，非峻急之剂则不能去，遂以备急丸五粒，觉腹中转矢气，欲利不利，复投备急丸五粒，又与无忧散五钱，须臾大吐，又利十余行，皆物与清水相合而下，约二斗余，腹中空快，渐渐气调。至平旦，以薄粥饮少少与之，三日后，再以参术之药调其中气，七日而愈。或曰：用峻急之药，汝家平日所戒，今反用之何也。予对曰：理有当然，不得不然。《内经》曰：水谷入口，则胃实而肠虚，食下则肠实而胃虚，更虚更实，此肠胃传化之理也。今饮食过节，肠胃俱实，胃气不能腐熟，脾气不能运化，三焦之气不能升降，故成伤也。大抵内伤之理，伤之微者，但减食一二日，所伤之物自得消化，此良法也；若伤之稍重者，以药内消之，伤之大重者，以药除下之。《痹论》有云：阴气者，静则神藏，躁则消亡，饮食自倍，肠胃乃伤。今因饮食太过，使阴气躁乱，神不能藏，死在旦夕矣。孟子云：若药不瞑眩，厥疾弗瘳，峻急之剂，何不可用之有？或者然之。（《卫生宝鉴·卷四·饮食自倍肠胃乃伤治验》）

分析 对食伤的治疗，张元素立消、吐、下三法。罗氏亦曾指出："气口三盛，脉得八至九至"是为伤之严重者也。脾胃疾病，罗氏虽反对滥用下法，但此时病人已"阴气躁乱，神不能藏"，非以峻剂难以解除胃肠之填塞壅滞。这正是《素问·至真要大论》"补下治下制以急"的道理。

2. 劳倦所伤，当辨寒热

东垣《脾胃论·饮食劳倦所伤始为热中论》有"始病热中，若末传为寒中"之论，罗氏承其说而加以发挥，把劳倦所伤分为虚中有寒、虚中有热两类进行阐述。

虚中有寒皆因劳倦过度，损伤脾土，复受寒邪，脾阳不振，营卫失养，津液不行之故。罗氏认为："脾者土也，应中为中央，处四脏之中州，治中焦，生育荣卫，通行津液，一有不调，则荣卫失所育，津液失所行"（《卫生宝鉴·劳倦所伤虚中有寒》）。主要表现是脾胃虚冷，心腹疼痛，呕吐恶心，不喜饮食，头目昏眩，足跗发冷，嗜卧懒言，肢体倦怠等。治宜温中散寒，益气健脾。罗氏遣药的特点是补中助脾必以甘剂，散寒温胃必以辛，甘辛相合则脾胃健而荣卫通，故宜理中汤，参术调中汤[11]之类，并制沉香鳖甲散[12]等方。

虚中有热皆由劳倦伤脾，损耗元气，气火失调，元气不足则阴火上炎而致。主要表现为虚劳客热，形瘦纳呆，骨蒸潮热，四肢困倦，胸满气短，五心烦热，咽干赤，怔忡盗汗，脉重按无力等。治疗上，气虚生热者，崇东垣甘温除热法，以甘药补气泄热，以酸收敛耗散之气，宜调中益气汤[13]、人参黄芪散[14]之类；属阴虚内热者，更制秦艽鳖甲散[15]等方参合运用。

【医案例举】

佚庵刘尚书第五子太常少卿叔谦之内李氏，中统三年春，欲归宁父母不得，情动于中，又因劳役，四肢困倦，躁热恶寒，时作疼痛，不欲食，食即呕吐，气弱短促，怠惰嗜卧。医作伤寒治之，解表发汗，次日传变，又以大小柴胡之类治之，至十余日之后病证愈剧。病家云：前药无效，莫非他病否？医曰：此伤寒六经传变，至再经传尽，当得汗而愈。翌日，见爪甲微青黑色，足胫至腰如冰冷，目上视而睹不转睛，咽嗌不利，小腹冷，气上冲心而痛，呕吐不止，气短欲绝，召予治之。予诊其脉沉细而微，不见伤寒之证。此属中气不足，妄作伤寒治之，发表攻里，中气愈损，坏证明矣。太夫人泣下避席曰：病固危困，君尽心救治。予以辛热之药，㕮咀一两，作一服，至夜药熟而不能饮，续续灌下一口，饮至半夜，稍有呻吟之声，身体渐温，忽索粥饮，至旦食粥两次。又煎一服，投之。至日高，众医皆至，诊之曰：脉生证回矣。众喜而退。后越三日，太夫人曰：病人大便不利，或以用脾约丸润之可乎？予曰：前证用大辛热之剂，阳生阴退而愈，若以大黄之剂下之，恐寒不协，转生他证。众以为不然，遂用脾约丸二十丸润之，至夜下利两行。翌日面色微青，精神困弱，呕吐复作。予再以辛热前药温之而愈矣。故制此方。

温中益气汤：附子、干姜各五钱，草豆蔻、甘草各三钱，益智仁、白芍药、丁香、藿香、白术各二钱，人参、陈皮、吴茱萸各一钱半，当归一钱。上十三味，㕮咀，每服五钱，水二盏，煎至一盏，去租，温服食前。病势大者，服一两重。

论曰：《内经》云：寒淫于内，治以辛热，佐以苦甘温。附子、干姜大辛热，助阳退阴，故以为君。丁香、藿香、豆蔻、益智、茱萸辛热，温中止吐，用以为臣。人参、当归、白术、白芍药、炙甘草苦甘温，补中益气，和血脉协力用以为佐使矣。（《卫生宝鉴·卷十八·中气不足治验》）

分析　本案原为典型内伤热中证，亦即罗氏所谓“劳倦所伤虚中有热”病变。治当升阳益气，而医反误汗误下以致中气愈损，阳微欲绝。此时，正确的治法应是扶阳救逆，温中益气，罗氏依据《内经》制方法则，把四逆、理中以及东垣草豆蔻丸等方，综合于一方而名为温中益气汤。

三、医学实践

（一）详析药误引以为鉴

1. 无病服药辨

罗氏针对时人不知养生之理，妄服药物防病的现象，专撰“无病服药辨”、“春服宜药辨”等文，强调无病服药的危害，以为后人借鉴。如“镇人李润之，身体肥盛，恐生风疾，至春服搜风丸，月余，便下无度，饮食减少，舌不知味，口干气短，脐腹痛，足胫冷，眩晕欲倒，面色青黄不泽，日加困笃。乃告亲知曰：妄服药祸，悔将何及。后添烦躁喘满，至秋而卒”（《卫生宝鉴·无病服药辨》）。罗氏有鉴于此，引证了张元素之说：“无病服药，乃无事生事，此诚不易之论，人之养身，幸五脏之安泰，六腑之和平，谨于摄生，春夏奉以生长之道，秋冬奉以收藏之理，饮食之有节，起居而有常，少思寡欲，恬淡虚无，精神内守，此无病之时，不药之药也”（《卫生宝鉴·无病服药辨》）。无病服药，危害极大，不可不辨。

2. 用药无据戒

无病服药，还可以认为是病人不知养生防病常识所致，而医者用药无据更是难脱其咎。《卫生宝鉴》专列“用药无据反为气贼”、“轻易服药戒”、“妄投药戒”等专题，提醒医者必须深明脉理，详于辨证，熟悉表里虚实之区别，切勿妄投药物害人性命。如“北京按察书吏李仲宽，年逾五旬，至元己巳春，患风证。半身不遂，四肢麻痹，言语謇涩，精神昏愦，一友处一法，用大黄半斤，黑豆三升，水一升，同煮豆熟，去大黄，新汲水淘净黑豆，每日服二三合，则风热自去，服之过半。又一友云：通圣散、四物汤、黄连解毒汤，相合服之，其效尤速，服月余，精神愈困，遂还真定，归家养病，亲旧献方无数，不能悉录，又增喑哑不能言，气冷手足寒，命予诊视，细询前由，尽得其说，予诊之，六脉如蛛丝细，予谓之曰：夫病有表里虚实寒热不等，药有君臣佐使大小奇偶之制，君所服药无考凭，故病愈甚，今为不救，君自取耳。未几而死”（《卫生宝鉴·用药无据反为气贼》）。此案说明不明医理，妄投药物，每能造成严重后果。罗氏还指出当时庸医治病的一些不良倾向，如“不精于医，不通于脉，不观诸经本草”（《卫生宝鉴·福医治病》），错误用药，草菅人命。鉴此，罗氏提醒世人要明了此理，才不至委命于庸医，以致伤生丧命。

3. 滥用苦寒辨

罗氏治疗脾胃内伤病，既承袭师意，又斟酌古方，参以己见。主张用甘辛温补，慎用寒凉，并反对滥用下法。所以把反对误用苦寒也作为“药误永鉴”的一个重要内容。

擅长治疗脾胃内伤病的医家都曾论及寒凉峻利攻下的危害。对此，罗氏在临床实践中亦有同感，关于慎用寒凉，反对滥用下法的主张，罗氏在“药误永鉴”专列“滥用苦寒辨”等文，其目的在于纠正不辨虚实轻易使用下法的时弊。如在分析高郎中之弟媳产后食冷物腹痛，误下致死案时说：“凡医治病，虚则补之，实则泻之，此定法也。人以血气为本，今新产血气皆损，胃气虚弱，不能腐熟生硬物，故满而痛也，复以寒剂攻之，又况夏月阴气在内，重寒相合，是大寒气入腹，使阴盛阳绝，其死何疑。《难经》曰：实实虚虚，损不足而益有余，如此死者，医杀之耳”（《卫生宝鉴·妄投药戒》）。此案确属不辨寒热虚实，妄投寒药伤脾之过。再如分析晋才卿病衄，医数投苦寒之剂，止而复发，然终不愈，渐致食减肌寒，言语低微时说：“彼惟知见血为热，而以苦寒攻之，抑不知苦泻土，土脾胃也。脾胃，人之所以为本者，今火为病而泻其土，火固未尝除而土已病矣”（《卫生宝鉴·泻火伤胃》）。此案犯了血证只知寒凉泻火之偏见，况且苦寒太过，重创脾胃，致土气衰败，不能滋养百脉，导致了中气不足，虚证蜂起的严重后果。

由上述可见，罗氏善承师说，重视脾胃，用方遣药，善用甘温，时时顾护脾土，反对孟浪用药，克伐生气。

【医案例举】

中山王知府次子薛里，年十三岁，六月十三日暴雨方过，池水泛滥，因而戏水，衣服尽湿，其母责之，至晚，觉精神昏愦，怠惰嗜卧，次日，病头痛身热，腿脚沉重，一女医用和解散发之，闭户塞牖，覆以重衾，以致苦热不胜禁，遂发狂言，欲去其衾。明日，寻衣撮空，又以承气汤下之。下后语言渐不出，四肢不能收持，有时项强，手足瘛疭，搐急而挛，目左视而白睛多，口唇肌肉蠕动，饮食减少，形体羸瘦，命予治之，具说前由，予详之。盖伤湿而失于过汗也。且人之元气起于脐下肾间，动气周于身，通行百脉，今盛暑之时，大发其汗，汗多则亡阳，百脉行涩，故三焦之气不能上荣心肺，心火旺而肺气焦，况因惊恐内蓄。《内经》曰："恐则气下"。阳主声，阳既亡而声不出也。"阳气者，精则养神，柔则养筋。"又曰："夺血无汗，夺汗无血。"今发汗过多，气血俱衰，筋无所养，其病为痓，则项强，手足瘛疭，搐急而挛，目通于肝，肝者，筋之合也。筋既燥而无润，故目左视而白睛多。肌肉者，脾也，脾热则肌肉蠕动，故口唇蠕动，有时而作。经云："肉痿者，得之湿地也；脾热者，肌肉不仁，发为肉痿。"痿者，痿弱无力，运动久而不仁，阳主于动，今气欲竭，热留于脾，故四肢不用，此伤湿过汗而成坏证明矣。当治时之热，益水之源，救其逆，补上升生发之气。《黄帝针经》曰："上气不足，推而扬之。"此之谓也。以人参益气汤治之。《内经》曰："热淫所胜，治以甘寒，以酸收之。"人参、黄芪之甘温，补其不足之气，而缓其急搐，故以为君；肾恶燥，急食甘以润之，生甘草甘微寒，黄柏苦辛寒以救肾水而生津液，故以为臣；当归辛温和血脉，陈皮苦辛，白术苦甘，炙甘草甘温，益脾胃，进饮食，肺欲收，急食酸以收之，白芍药之酸微寒，以收耗散之气，而补肺金，故以为佐；升麻、柴胡苦平，上升生发不足之气，故以为使，仍从阴引阳之谓也。

人参益气汤：黄芪五分，人参、黄柏（去皮）、升麻、柴胡、白芍药各三分，当归、白术、炙甘草各二分，陈皮三分，生甘草二分。

上十一味，㕮咀，都为一服，水二盏半，先浸两时辰，煎至一盏，去租热服，早食后，午饭前各一服，投之三日后，语声渐出，少能行步，四肢柔和，食饮渐进，至秋而愈。(《卫生宝鉴·卷二十四·过汗亡阳变证治验》)

分析　综观全案，患儿先外感于寒湿之邪，继因受责，肝气郁抑于内，外感内伤，营卫不调，高热以作，又汗之下之，津气大伤，神因之不安而欲狂，筋因之失养而抽搐矣。人参益气汤即补中益气汤加生甘草、白芍、黄柏，在补益津气的基础上，用白芍和肝以柔筋，则抽搐自止；生甘草、黄柏泻热以安神，则狂乱自宁。罗氏实不愧得李杲之真传，应用益气泻火之法，恰切至如此地步。

（二）分辨三焦气血，泻热除寒

罗天益在脏腑辨证说的启示下，独详三焦气血寒热辨证论治。他认为三焦是元气布散之所，三焦气机调畅，是五脏六腑安和的必要条件，特别指出"中焦独治在中"（《卫生宝鉴·劳倦所伤虚中有寒》），为气机升降之枢纽，设若饮食不节，脾胃受伤，则能造成三焦气机变乱而致病，因此，在临证中常用三焦气机的变化分析病机。无论泻热除寒，均区别三焦，分辨气血。

1. 泻三焦之热

(1) 上焦热　多表现为积热烦渴，面热唇焦，咽燥舌肿，目赤鼻衄，口舌生疮，胸中郁热，咳嗽吐血，便溺秘滞等症，治宜清热解毒，泻火通便，以凉膈散、龙脑鸡苏丸[16]、洗心散[17]等为主。

(2) 中焦热　多表现为脾热目黄，口不能吮，胃中实热，以及各种热毒，治宜泻火解毒，调和脾胃，以调胃承气汤、泻脾散、贯众散[18]等为主。

(3) 下焦热　多表现为下焦阴虚，腰膝无力，阴汗阴痿，足热不能履地，不渴而小便闭，以及热甚便秘，腹部胀满，烦躁谵语等症，治宜泻火清热，补阴润燥，以大承气汤、三才封髓丹、滋肾丸等为主。

(4) 通治三焦甚热　多表现为上、中、下三焦之热证，治宜泻火清热，以三黄丸、黄连解毒汤等为通治之方。

(5) 气分热　多表现为心胸大烦，渴欲饮水，或寒热往来，高热寒战，或表里俱热，口干烦渴等症，治宜清气泻火，生津止渴，以白虎汤、柴胡饮子等为主。

(6) 血分热　多表现为热在下焦，与气血相搏，其人如狂，以及一切丹毒，积热壅滞，咽喉肿痛等症，治宜清热凉血，泻火破瘀，以桃仁承气汤、清凉四顺饮子[19]为主。

2. 除三焦之寒

(1) 上焦寒　多表现为积寒痰饮，呕吐不止，胸膈不快，或暴感风寒，上乘于心，令人卒然心痛，或引背膂，乍间乍甚，经久不瘥，治宜散寒蠲饮，以铁刷汤[20]、桂附丸[21]等方为主。

(2) 中焦寒　多表现为脾胃冷弱，心腹疼痛，呕吐泻痢，霍乱转筋，手足厥冷，腹中雷鸣，饮食不能进等症，治宜温中散寒，以附子理中丸、大建中汤等为主。

(3) 下焦寒　多表现为各种虚损，神志俱耗，筋力顿衰，肢体倦怠，血气羸乏，小便浑浊等症，治宜温补下元，以八味丸、还少丹、天真丹[22]等为主。

(4) 通治三焦甚寒　多表现为上、中、下三焦之寒证，治宜温中散寒，回阳救逆，以大已寒丸[23]、四逆汤等为通治主方。

(5) 气分寒　多表现为汗漏不止，其人恶风，四肢微急，以及身痛脉迟，治宜温阳解肌，调和营卫，以桂枝加附子汤、桂枝加芍药生姜人参新加汤等为主。

(6) 血分寒　多表现为肝肾俱虚，精气不足，小腹疼痛，皮肤燥涩，小便自利等症，治宜补真助阳，收敛精气，以巴戟丸[24]、神珠丹[25]等为主。

综上所述，罗氏对三焦病的辨治，已较系统和条理化，为后世研究三焦病机与辨治奠定了基础。

【注释】

[1] 木香槟榔丸　木香、槟榔、青皮（去白）、陈皮（去白）、枳壳（麸炒）、广茂（煨切）、黄连，各一两，黄柏（去粗皮）、香附（炼炒）、大黄（炒），各三两，黑牵牛（生，取头末）四两。

[2] 枳壳丸　三棱（炮）、广茂（炮）、黑牵牛（炒），各三两，白茯苓（去皮）、白术、青皮，各一两半，陈皮（去白）一两二钱，木香、枳壳（麸炒）、半夏（炮）、槟榔，各一两。

[3] 煮黄丸　雄黄（研）一两，巴豆（去皮生用，研烂入雄黄末于内，再研）五钱。

[4] 备急丹　《脾胃论》名备急大黄丸。川大黄末、干姜末、巴豆（先去皮、膜心，研如泥霜，出油，用霜），各等分。

[5] 消积集香丸　木香、陈皮、青皮、三棱（炮）、广茂（炮）、黑牵牛（炒）、白牵牛（炒）、茴香

（炒）各半两，巴豆（不去皮，用白米一撮同炒，米黑去米）。

[6] 葛花解醒汤　白豆蔻、缩砂、葛花各半两，干生姜、神曲（炒）、泽泻、白术各二钱，人参（去芦）、白茯苓（去皮）、猪苓（去皮）、橘皮（去白）各一钱半，木香半钱，莲花青皮三分。

[7] 法制生姜散　生姜（切作片，用青盐糁过，再用白面拌挹，焙干而用之）十两，荜澄茄二两半，缩砂仁、白豆蔻、白茯苓（去皮）、木香各一两半，丁香二两，官桂（去皮）、青皮（去白）、陈皮（去白）、半夏（姜制）、白术各一两，甘草（炙）、葛根各半两。

[8] 藿香散　厚朴（姜制）、半夏（泡）、藿香、陈皮（去白）、甘草（炙），等分。

[9] 导饮丸　三棱（炮）、蓬术（炮）各三两二钱，白术、白茯苓（去皮），青皮（去白）、陈皮（去白）各一两，木香、槟榔、枳实（麸炒）、半夏各一两。

[10] 神应丸　巴豆（去壳）、杏仁（去皮尖）、干姜（炮）、百草霜各半两，丁香、木香各二钱。

[11] 参术调中汤　人参、黄芪各五钱，当归身、厚朴（姜制）、益智仁、草豆蔻、木香、白术、甘草（炙）、神曲（炒）、麦糵面、橘皮各三钱。

[12] 沉香鳖甲散　干蝎二钱半，沉香、人参、木香、巴戟、牛膝、黄芪、柴胡、白茯苓、荆芥、半夏、当归、秦艽各半两，附子、官桂、鳖甲各一两，羌活、熟地黄各七钱半，肉豆蔻四个。

[13] 调中益气汤　黄芪一钱，人参、甘草（炙）、当归、白术各钱半，白芍药、柴胡、升麻各三分，橘皮二分，五味子十五个。

[14] 人参黄芪散　人参去芦、秦艽、茯苓各二两，知母二两半，桑白皮一两半，桔梗一两，紫菀一两半，柴胡二两半，黄芪三两半，地骨皮二两，生地黄二两，半夏（浸泡七次）、赤芍药各一两半，天门冬（去心）三两，鳖甲（酥炙，去裙）三两，炙甘草一两半。

[15] 秦艽鳖甲散　柴胡、鳖甲（去裙，酥炙，用九肋者）、地骨皮各一两，秦艽、当归、知母各半两，上六味为粗末，每服五钱，水一盏，青蒿五叶，乌梅一个。

[16] 龙脑鸡苏丸　柴胡二两，木通二两，阿胶、蒲黄、人参各二两，麦门冬四两，黄芪一两，鸡苏净叶（即龙脑薄荷）一斤，甘草一两半，生干地黄末（后膏）六两。

[17] 洗心散　白术一两半，麻黄、当归、荆芥、芍药、大黄各六两。

[18] 贯众散　黄连三钱，贯众三钱，甘草三钱，骆驼蓬三钱。

[19] 清凉四顺饮子　当归（去芦）、甘草（炙）、赤芍药、大黄各等分。

[20] 铁刷汤　半夏（汤泡）四钱，草豆蔻、丁香、干姜（炮）、诃子皮各三钱，生姜一两。

[21] 桂附丸　川乌（炮，去皮脐）、黑附（炮，去皮脐）各三两，干姜（炮）、赤石脂、川椒（去目，微炒）、桂（去皮）各二两。

[22] 天真丹　沉香、穿心巴戟（酒浸）、茴香（炒）、萆薢（酒浸炒）、胡芦巴（炒香）、破故纸（炒香）、杜仲（麸炒，去丝）、琥珀、黑牵牛（盐炒，去盐）各一两，官桂半两。

[23] 大已寒丸　荜茇、肉桂各六两半，干姜、良姜各十两。

[24] 巴戟丸　白术、五味子、川巴戟（去心）、茴香（炒）、熟地黄、肉苁蓉（酒浸）、人参、覆盆子、菟丝子（酒浸）、牡蛎、益智仁、骨碎补、白龙骨各二两。

[25] 神珠丹　杜仲（炒）二两，萆薢二两，诃子五个，龙骨一两，破故纸（炒）三两，胡桃仁一百二十个，巴戟二两，砂仁半两，朱砂（另研）一两。

朱震亨

一、生平和著作

朱震亨，字彦修，元代著名医学家。婺州义乌（今浙江义乌县）人，元至元十八年至至正十八年生活于（公元1281—1358年），因世居丹溪，故学者尊称之为丹溪翁。

丹溪自幼好学，日记千言，文章辞赋一挥而就。年三十因患脾病。始读《素问》，而知医术。三十六岁始从朱熹四传弟子许谦学习理学，四十岁时，因许氏病久，勉其学医，遂弃儒而从医，拜师于刘完素的再传弟子罗知悌，并读河间、戴人、东垣、海藏之书。其学源于《素》《难》，深受理学影响，兼采朱、刘、张、李等诸家之长，发明“阳有余阴不足”、“相火”等论，对于当时人们恣食厚味、放纵情欲的生活习惯，江南地域湿热相火为病最多的情况，以及局方温燥之剂盛行的医风具有很强的针对性。

丹溪的著作有《格致余论》《局方发挥》《金匮钩玄》《本草衍义补遗》《脉因证治》，流传的《丹溪心法》《丹溪心法附余》系门人将其临床经验整理而成，其中，《局方发挥》《格致余论》为其代表作。

《格致余论》，一卷，为朱氏的医学论文集，共载医论40余篇，其中包括著名的“阳有余而阴不足论”和“相火论”，着意阐发相火与人身的关系，提出保护阴精为摄生之本。

《局方发挥》，一卷，着重指出套用《和剂局方》温补、辛香燥热之剂治病的流弊，主张戒用温补燥热之法，在纠正时弊方面发挥了重要作用。

丹溪为“金元四大家”之一，其门人及私淑者甚众。门人中传丹溪之学最有成就者，当推戴元礼与王安道二人，私淑丹溪而学术成就较大者，有王纶、虞抟。

二、学术思想

丹溪力批习尚温燥之时弊，对人体生理病理颇多阐发，颇有创见。

（一）阳有余阴不足论

“阳有余阴不足”是丹溪阐述人体阴阳的基本观点，是对《内经》阴阳学说的一大发展。朱氏认为“阳有余阴不足”是自然界的普遍现象，整个自然界处于阳有余而阴不足的状态，并以天地、日月为例说明之：“天，大也，为阳，而运于地之外；地，居天之中为阴，天之大气举之。日，实也，亦属阳，而运于月之外；月，缺也，属阴，禀日之光以为明者也”（《格致余论·阳有余阴不足论》）。根据“天人相应”的观点，推论人身也同样存在着阳有余而阴不足的状态，并进一步结合人体生理病理来论述其观点。

1. 人之阴阳动静，动多静少

丹溪认为阳主动，阴常静，人的生命活动常处于阳动的状态之中，“太极动而生阳，静而生阴”。二者缺一不可，虽在生理状态下，人体动多静少，但也不可妄动，动而无制则为害，故丹溪说：“天主生物，故恒于动，人有此生，亦恒于动”（《格致余论·相火论》），“人之疾病亦生于动，其动之极也，病而死矣”（《格致余论·饮食箴》）。

2. 人之生长衰老，阴精难成易亏

丹溪认识到在人体的生命过程中，阴气只有在壮年时期相对充盛，而其他大部分时期都处于不足之中："人之生也，男子十六岁而精通，女子十四岁而经行，是有形之后，犹有待于乳哺水谷以养，阴气始成而可与阳气为配，以能成人，而为人之父母"（《格致余论·阳有余阴不足论》）。说明稚幼与垂老之年阴气俱亏，前者未充，后者已亏，只有在青壮年时期才相对充盛，而青壮年时期在人生中十分短促，说明人体阴精来迟而早逝，故丹溪认为阴气难成而易亏。

3. 人之情欲无涯，相火易夺阴精

人体在生理情况下，已存在阳有余而阴不足的状态，在外界环境的影响下，人心易动，"情欲无涯"而致相火妄动，动极则更伤阴精，正如丹溪所说："人之情欲无涯，此难成易亏之阴气，若之何而可以供给也"（《格致余论·阳有余阴不足论》）。

据上所述，其所谓"阴不足"，是指阴精难成易亏而言；所谓"阳有余"，在生理状态下，是指人体脏腑功能时时处于活跃状态，容易发生相火亢盛的趋势；在病理状态下，是指由于情欲引动相火，致相火妄动，使人体脏腑功能活动处于病理亢奋的状态。基于此，丹溪认为阴精的难成易亏，相火之易于妄动，是人体容易发病之关键。要保持阴精充盛，首先就得使相火不致妄动。因此，丹溪在《格致余论》中，首列《饮食箴》《色欲箴》两篇，示人要节制饮食和色欲，不使相火妄动，以保持阴阳平秘。由此可见，丹溪的"阳有余阴不足论"，旨在强调抑制相火，保护阴精，为阐发"阴虚火动"的病机和倡导滋阴降火法提供理论基础，也为其预防、摄生思想提供理论依据。

丹溪还认识到"阳有余阴不足"不仅是疾病的常见病理，而且是早衰的重要原因。因此，他把滋阴降火作为重要的治疗方法，并把养阴抑阳作为贯穿人生从少壮到衰老全过程中的主要摄生原则。例如，他认为幼年时不宜过于饱暖，以护阴气；青年当晚婚以待阴气成长，婚后当节制房事，摄护阴精。同时，丹溪还十分强调正确处理动和静的关系，作为养阴抑阳的重要手段。因为人心易受温馨声色等物欲所诱，心动则引起相火妄动，所以主张在动的基础上"主之以静"（《格致余论·相火论》），即所谓"动而中节"。这主要是要求恬养寡欲以聚存阴精，不使相火妄动。此外，并提倡茹淡节食，反对饕餮厚味，指出"因纵口味，五味之过，疾病蜂起"（《格致余论·饮食箴》）。认为"谷菽菜果自然冲和之味，有食人补阴之功"（《格致余论·茹淡论》），主张通过脾胃以养阴气。

丹溪亦极为重视老年养生问题。他既反对服食乌附金石丹剂，也反对饮食厚味滋补，而主张食养茹淡。在《养老论》中叙述说："人生至六十、七十以后，精血俱耗，平居无事，已有热症。何者？头昏目眵、肌痒溺数、鼻涕牙落、涎多寐少、足弱耳聩。健忘眩晕、肠燥面垢、发脱眼花、久作兀睡、未风先寒、食则易饥。笑则有泪。但是老境，无不有此"（《格致余论·养老论》）。详尽地分析了由于阴气不足，精血俱耗而致衰老的原因。由此可见，重视精血的保护对却疾延年具有重要的意义。这对于我们今天研究生命科学和老年医学都是很有启示的。

（二）相火论

朱氏对相火的论述，包括两方面。

1. 相火之常为生命动力

此从生理方面阐述。人体动多静少，处于一个“阳常有余阴常不足”的状态中，但动而中节，并非妄动，也就是说，人体脏腑组织的功能常处于活跃的状态中，而不是亢奋状态之中。如果没有动，人体脏腑组织的功能活动就会停止，生命就会止息。至于“动”的产生，则是相火的作用，正如他所说：“天非此火不能生物，人非此火不能有生”；“天主生物，故恒于动；人有此生，亦恒于动。其所以恒于动，皆相火之为也”（《格致余论·相火论》）。由此可见，丹溪所言之相火，是推动和维持人体生命活动的动力，对人体具有极其重要的作用。

对于相火之部位，丹溪认为相火“寄于肝肾二部”。肝属木而肾属水，肝藏血而肾藏精，肝肾之精血为相火之物质基础。此外，还分属于胆、膀胱、心包络、三焦等脏腑，这是因为“胆者，肝之腑，膀胱者，肾之腑，心包络者，肾之配；三焦以焦言，而下焦司肝肾之分，皆阴而下者也”（《格致余论·相火论》）。

2. 相火妄动则为贼邪

此从病理方面阐述。相火作为人身之动气，对人体脏腑组织的生理活动具有推动作用，这是人体不可缺少的。但如果动而无制，就会变成贼邪，损害人体之正气，也就是说，相火妄动，脏腑组织机能活动亢奋，就会耗损阴精，伤人元气，成为贼邪，导致病变丛生。故他说：“人之疾病亦生于动，其动之极也，病而死矣”（《格致余论·饮食箴》）。

引起相火之原因，主要是人之“情欲无涯”。“夫以温柔之盛于体，声音之盛于耳，颜色之盛于目，馨香之盛于鼻，谁是铁汉，心不为之动也”（《格致余论·阳有余阴不足论》）。凡此温柔、声音、颜色、馨香诸物欲，皆是相火妄动之外在因素，朱氏认为六欲七情之伤激起脏腑之火，即“五性厥阳之火”（《格致余论·相火论》），然后煽动相火。心主神，心火为君火，心为之大主，故朱氏特别强调心火之动与相火妄动两者的密切关系，指出：“二脏（肝）火，而其系上属于心。心，君火也，为物所感则易动，心动则相火亦动”（《格致余论·阳阴不足论》）。此外，房劳过度、饮食厚味、情志过激等也是引起相火妄动的原因，“醉饱则火起于胃，房劳则火起于肾，大怒则火起于肝”（《格致余论·茹淡论》）。

对于相火妄动之危害，朱氏认为：“火起于妄，变化莫测，无时不有，煎熬真阴，阴虚则病，阴绝则死”（《格致余论·相火论》）。明确指出相火妄动，必然会耗伤阴精，轻则病，重则死，对人体危害甚大，已非生气之火，而是成为食气之贼火，所谓“相火之气，《经》以火言之，盖表其暴悍酷烈，有甚于君火者也，故曰相火元气之贼”（《格致余论·相火论》）。

概之，丹溪所言相火妄动，是指人体的机能处于亢奋的一种病理状态，它能耗损阴精、损伤元气，对人体危害甚大；丹溪所言之相火，为人体功能活动的推动力，对人体十分重要。故丹溪的相火论，也是其滋阴降火法及预防、摄生思想的理论依据。

（三）阴升阳降论

升降是生理活动的一种重要形式。人体阴阳、水火、气血的升降运动贯穿于生命的始终。

阴阳的升降既有阳升阴降的一面，又有阴升阳降的一面。李东垣曾论阳升阴降，而特别重视阳气的升发。朱丹溪接受了李氏的观点，在论治阳气不升时也主用升阳益气。然而，朱氏又以“阴阳比和”为出发点，阐明了阴升阳降的问题。因为要达到阴阳比和，则必须以阴升阳降为基本条件。这对东垣学说是一个很大的补充。

丹溪认为，在生理情况下，人身之气：“阳往则阴来，阴往则阳来，一升一降，无有穷也”（《格致余论·养老论》）。可见，其论述阴阳升降，不仅宗李东垣之阳升阴降之论，在论治阳气不升时也主用升阳益气，并创造性地提出了阴升阳降的观点，丹溪从五脏、水火、气血三方面论述其阴升阳降之观点：以五脏言，“心肺之阳降，肾肝之阴升”（《格致余论·房中补益论》），而脾居其中；以水火言，“心为火居上，肾为水居下，水能升而火能降，一升一降，无有穷已”（《格致余论·饮食箴》）；以气血言，“气为阳宜降，血为阴宜升，一升一降无有偏胜，是谓平人”（《格致余论·养老论》）。阴升与阳降是彼此相关的，而在五脏之中，脾“具坤静之德，而有乾健之运”（《格致余论·房中补益论》），促成了心肺之阳和肝肾之阴的升降。

凡六淫外侵、七情内伤、饮食失节、房劳致虚等因素都可以导致升降失常而产生各种病证。心火宜降，如果受上述各致病因素的影响，心火上动则相火亦升，使阴精下流而不能上承，而出现阴虚火旺之证；肺气宜降，如肺受火邪，其气炎上，有升无降，则致气滞、气逆、气上，甚至出现呕吐、噎膈、痰饮、翻胃、吞酸等。

丹溪的阴升阳降观点，不仅与“相火论”、“阳有余而阴不足论”有密切关系，也是其升补阴血及补阴抑阳治法的理论依据。

三、医学实践

朱氏临床经验丰富，且有不少创见，故有“杂病用丹溪”之说。除滋阴降火、补阴配阳外，其对气、血、痰、郁的论治亦十分精当。明代王纶《明医杂著·医论》曾云：“丹溪先生治病，不出乎气、血、痰、郁，故用药之要有三：气用四君子汤，血用四物汤，痰用二陈汤。久病属郁，主治郁之方曰越鞠丸。”此乃举其治疗杂病的大概而言。

（一）滋阴降火法

丹溪之滋阴降火法，实多针对相火妄动之证，他所提出的“气有余便是火”，其实质是相火妄动致脏腑功能活动亢盛而表现为阳热有余。其所言之火证，也是指相火妄动之表现：“诸热瞀瘛、暴瘖、冒昧、躁扰狂越、骂詈惊骇、胕肿疼酸、气逆冲上、禁慄如丧神守、嚏呕、疮疡、喉痹、耳鸣及聋、呕涌溢食不下、目昧不明、暴注、瞤瘛、暴病、暴死、五志七情过极，皆属火也”（《格致余论·火·附录》）。由此可见，火之为病相当广泛。

对相火妄动所致的内火，丹溪创滋阴降火法治之，其代表方为大补阴丸。丹溪认为，阴虚与火旺是密切相关的，是一个问题的两个方面，阴虚必然导致火旺，而火旺又必致阴液更伤。相火妄动，导致脏腑功能活动亢盛，而形成阳热有余之火证，而此火为贼邪，易损阴精。故丹溪治疗此证之用药特点，补阴必兼泻火，而泻火也即补阴，滋阴与泻火，只是根据证候表现的不同而用药有所侧重。他以滋阴为治本，也有利于降火，所谓"补阴即火自降"(《丹溪心法·火》)。同时，泻火的目的也为滋阴，故说"有泻火为补阴之功"(《本草纲目·黄柏》)，实为对《内经》"苦以坚肾"理论的发挥，在具体用药上，泻火则习用知、柏等，补阴则有补阴精与补阴血之分。凡阴精虚而相火妄动者宜大补阴丸，阴血虚而相火妄动者用四物汤加知、柏。

【医案例举】

丹溪治一妇人，患心中如火一烧，便入小肠，急去小便，大便随时亦出，如此三年求治，脉滑数，此相火传入小肠经，以四物加炒连、柏、小茴、木通，四帖而安。(《古今医案按·卷六·遗尿》)

分析 本案为相火妄动，传入小肠，致小肠分清泌浊之功能亢进所致。故用四物补阴养血，连、柏清相火，木通导热从小便而出，小茴香温散，入下焦，亦取反佐之意。该方实体现了朱氏治火证三法：实火当泻、虚火当补、郁火当发。诸药相合，既清妄动之实火，又补阴血，稍佐温散以防冰伏邪热，颇合症情，故能四帖而安。

(二) 升补阴血法

丹溪认为，阴阳升降不仅有阳升阴降的一面，也有阴升阳降的一面，其对阴虚阳盛之证重视补阴抑阳，特别强调养阴补血的作用，指出："补养阴血，阳自相附；阴阳比和，何升之有"(《局方发挥》)。故其治疗阴虚阳盛之证，不同于习俗所用育阴潜阳之治法，而是采用升补阴血而使阳降的治法，使阴升阳降达到"阴阳比和"的目的。朱丹溪非常重视脾在阴升阳降中的作用，常用参芪补脾之气、四物补脾之阴而助其转输，辅助补阴之品，达到"阴阳比和"之目的，其升补阴血之法，除用药治之外，还强调静养、淡食。

【医案例举】

丹溪治一壮年，恶寒。多服附子，病甚，脉弦而似缓。以江茶入姜汁，香油些少，吐痰一升；减棉衣大半，又与防风通圣散去麻黄、硝、黄，加地黄，百帖而安。知其燥热已多，血伤亦深，须淡食以养胃，内观以养神，则水可升，火可降。(《古今医案按·卷四·恶寒》)

分析 病人恶寒但脉弦而缓，而不沉迟无力，乃真热假寒证。又多服附子，更伤阴血，热灼津伤成燥，阻滞气机，阳气更不能外达，也加重恶寒。故丹溪首以江茶入姜汁、香油，导其痰从上而出，次以防风通圣散通其滞，清其热，去麻黄者，惧其温散太甚更伤阴液，去硝、黄者，因无阳明腑实。加生地补阴以配阳。因其燥热甚，阴血伤太深，故其治也久，且愈后，必须淡食以养胃，内观以养神，使水自升，火可降。

(三) 气病治疗经验

丹溪十分重视元气，曾指出："人以气为主，一息不运则机缄穷，一毫不续则穹壤判。

阴阳之所以升降者，气也；血脉之所以流行者，亦气也；荣卫之所以运转者，此气也；五脏六腑之所以相养相生者，亦此气也。盛则盈，衰则虚，顺则平，逆则病。气也者，独非人身之根本乎”（《丹溪心法·破滞气》）。尤其重视后天脾胃气虚及气机失调的治疗，凡气虚脾胃虚弱，不欲饮食，丹溪主以四君、六君子汤；脾胃气虚，饮食不进，呕吐泄泻，或病后胃气虚怯者，主用参苓白术散；气血两虚者，主用八珍汤；对于七情相干，气机阻滞之证，治以调气化痰，用七气汤；对于气机不降，三焦气壅，心腹闷痞，腹胁膨胀者，以木香流气饮治之；痰涎壅盛，气逆于上，上盛下虚，肢体浮肿者，用苏子降气汤；呃逆是木邪挟相火上冲的气逆实证，其本在土败木贼，泻火当兼扶土，用大补阴丸、益元散等，而以人参白术汤下，或用参芦取吐；臌胀由于气不化浊，郁而为热，湿热熏蒸成胀满，根本原因却在脾土受伤，宜补脾为先；胎坠多由气血虚损兼内火扰动，故其视白术、黄芩为安胎圣药；产难责脾虚不运，立达生饮，以参、术、归、芍、草补虚治本，紫苏、陈皮、大腹皮行滞为佐治之；难产之后，血气尤虚，其症见胞损淋沥者，即以峻补成功。

【医案例举】

陈择仁，年近七十，厚味之人也。有久喘病，而作止不常。新秋患滞下，食大减，至五七日后呃作，召予视，脉皆大豁，众以为难。予曰：形瘦者尚可为。以人参白术汤下大补丸以补血，至七日而安。（《格致余论·呃逆论》）

分析　本案为痢后呃逆，伴饮食大减，其脾胃之气已大伤；诊其脉皆大豁，应指大软而空虚，为脾胃气衰，相火上冲之象，而病后发呃，往往是病情危重的表现，但诊其形瘦，为脉、证、形相符，故谓“尚可为”，丹溪用人参白术汤补脾益气和胃、大补丸降阴火，药证相符，故经治七日得愈。

（四）血病治疗经验

朱氏治疗血病，重养血活血，以四物汤为主方，并重视气与血的相生关系，重视相火对阴血的危害。

1. 血证治疗经验

朱氏对血证论治，多从阴虚火旺立论，善用养血活血之四物汤加清相火之品，为其治疗特色，并重视辨证施治。如对吐血，丹溪认为其病机为阳盛阴虚，火性炎上，血不得下，随火热溢出，治以补阴抑火，使其复位，用四物加清火之剂；吐血觉胸中气塞，上吐紫血者，以桃仁承气汤下之。“先吐红，后见痰嗽，多是阴虚火动，痰不下降，四物汤为主，加痰药、火药”（《丹溪心法·吐血》）；先痰嗽后见红，多是痰积热，降痰火为急。对呕血，若脉大发热喉痛为气虚，用参、芪、蜜炙黄柏、荆芥、当归、生地黄服之；阴虚火旺者，用四物汤加炒山栀、童便、姜汁服；怒气致呕血者，势暴，须抑怒以全阴，以柴胡、黄连、黄芩、黄芪、地骨皮、生地、白芍，虚者以保命生地黄散治之。对咯血、痰带血丝者，以姜汁、青黛、童便、竹沥入血药中，如四物汤加地黄膏、片膝膏之类；咯唾带血，血出于肾，以天门冬、贝母、知母、百部、黄柏、远志、熟地、牡蛎、姜、桂之类治之；痰涎带血，血出于脾，以葛根、黄芪、黄连、芍药、当归、甘草、沉香之类治之。对衄血，丹溪认为衄血多属阳热怫郁，治疗以凉血行血为原则，可用山茶花为末，童便、姜汁、酒调下，或犀角地黄汤加郁金、黄芩、升麻。衄血由肺热引起者，犀角、升麻、栀子、黄芩、芍药、生地、紫菀、丹参、阿胶等。对溺血、下血，属热者，丹溪用炒山栀或小蓟、琥珀之类治之；属实者，用当归承气汤下之，后以四物汤加山栀调治；血虚者，以四物加片膝膏；肾虚者，用五苓散合胶艾汤，吞鹿茸丸。丹溪认为大便下血，不可纯用寒凉药，必于寒凉药中加辛味药，其属热者，用四物加炒山栀、升麻、秦艽、阿胶珠；属寒者，用四物加炮干姜、升麻；久不愈者，后用温剂，必兼升举药中加酒浸炒凉药，和酒煮黄连丸之类。

2. 妇科血病的治疗经验

朱氏治疗月经不调，以气血虚实为纲，以四物汤养血调经为主剂来进行辨证施治，如其治血虚所致月经后期，用四物加参、术；血枯而致经闭，治以四物加桃仁、红花；气滞血实之经来作痛，治用四物加桃仁、黄连、香附；血瘀之经行量少，或胀或痛，四肢疼痛，治用四物加延胡、没药、白芷等。对妇人胎前诸疾，治以清热养血，认为白术、黄芪为安胎圣药，如对胎漏一症的治疗，属气虚有热，用四物汤加白术、黄芩、阿胶、砂仁；治恶阻，用四物去熟地加半夏、陈皮、白术、砂仁、藿香等养血和胃降逆；治妊娠肿胀，以四物加茯苓、泽泻、白术、条芩、厚朴、甘草；对产后诸疾，朱氏认为当大补气血。妇人产后，气血大损，故丹溪指出："产后无得令虚，当大补气血为先。虽有杂症，以末治之"。如其对产后寒热症的治疗，根据左血右气原则，左手脉不足，血虚为甚，补血药多于补气药，右手脉不足，气虚为主，补气药多于补血药；对产后中风之症，忌用表药发汗伤血；对产后乳少者，用木通猪蹄煎服以补血生乳、利气通络；而对产后瘀血所致诸症，以五灵脂、血竭等祛瘀生新之品来治疗。

【医案例举】

又陈氏，年四十余，性嗜酒。大便时见血，于春间患胀，色黑而腹大，其形如鬼。诊其脉，数而涩，重似弱。予以四物汤加黄芩、黄连、木通、白术、陈皮、厚朴、生甘草，作汤与之，近一年而安。(《格致余论·臌胀论》)

分析　本案因患者嗜酒便血，故必有邪热内蕴，营阴先亏，故用四物以养营血，用芩、连、木通以治其热，用陈皮、厚朴走中焦而防苦寒之郁滞，持久服之，一年方安。

（五）痰证治疗经验

丹溪对痰证深有研究，在治法方药各方面颇多阐发，对后世影响很大。

1. 痰证的病因病机

痰证由多种原因产生，"或因忧郁，或因厚味，或因无汗，或因补剂，气腾血沸，清化为浊，老痰宿饮，胶固杂糅"（《丹溪心法·破滞气》）。丹溪认为其病机与脾虚和气郁有密切联系，脾虚则运化无权，水谷之气悉化为痰；气郁则火逆上，熬炼津液成痰。

2. 痰证的临床表现

痰成之后，随气机升降流注全身，定位于某部位而产生多种病证："为喘为咳，为呕为利，为眩为晕，心嘈杂怔忡惊悸，为寒热痛肿，为痞膈，为壅塞，或胸胁间辘辘有声，或背心一片常为冰冷，或四肢麻痹不仁，皆痰饮所致"，"凡人身中有结核，不痛不红，不作脓者，皆痰注也"，"痰在膈间使人癫狂或健忘"（《丹溪心法·痰》）。正因为丹溪在临床实践中体会到痰之为病的广泛性，故提出百病兼痰的著名观点。

3. 痰证的治疗

丹溪治痰善用理气健脾、燥湿化痰之法。他指出："治痰法：实脾土，燥脾湿是治其本也"，"善治痰者，不治痰而治气，气顺则一身之津液亦随气而顺矣"（《丹溪心法·痰》）。脾得健运则痰湿自化，气顺则痰饮亦随之蠲化。可见丹溪治痰首重其本。其治痰亦用"分导"之法，但其反对过用峻利药，指出："治痰用利药过多，致脾气虚，则痰易生而多"（《丹溪心法·痰》）。丹溪以二陈汤为治痰基本方，认为其："一身之痰都治管，如要下行，加引下药，在上加引上药"（《丹溪心法·痰》）。在具体用药上，或根据痰的性质、邪气兼夹情况而选药：湿痰用苍术、白术，热痰用青黛、黄芩、黄连，食积痰用神曲、麦芽、山楂，风痰用胆南星、白附子、天麻、雄黄、牛黄、僵蚕，老痰用海石、半夏、瓜蒌、香附、五倍子，内伤挟痰用党参、黄芪、白术等；或根据部位不同而选药：痰在胁下，非白芥子不能达，痰在皮里膜外，非姜汁、竹沥不能导，痰在四肢，非竹沥不能开；或根据病势选药：上焦痰盛用吐剂，下焦痰多用滑石；或辨病选药：痰积之泄泻，用蛤壳粉、青黛、黄芩、神曲糊丸服之，既豁痰，亦健脾；治肥盛妇人不能成胎，躯脂满溢，闭阻胞宫者，采用行湿燥痰法，选用胆南星、半夏、苍术、川芎、防风、羌活、滑石组方，或用导痰汤之类等；治痰在膈间或痰迷心窍，使人癫狂、健忘，或为风痰之证，以二陈汤加竹沥、荆沥、菖蒲、远志、南星、莱菔子等。

【医案例举】

宪幕之子傅兄，年十七八，时暑月，因大劳而渴，恣饮梅浆，又连得大惊三四次，妄言妄见，病似邪鬼。诊其脉，两手皆虚弦而带沉数。予曰：数为有热，虚弦是大惊，又梅酸之浆郁于中脘，补虚清热，导去痰滞，病乃可安。遂用人参、白术、陈皮、茯苓、芩、连等浓煎汤，入竹沥、姜汁。与旬日未效，众皆尤药之不审。余脉之，知其虚之未完，与痰之未导也。仍予前方，入荆沥，又旬日而安。（《格致余论·虚病痰病有似邪祟论》）

分析　病后出现妄见妄闻，世俗认为是鬼邪作祟，以祈逐鬼驱邪。丹溪力矫时弊，认为非鬼邪所致，乃痰、虚之为病。他说："血气两亏，痰客中焦，妨碍升降，不得运用，以致十二官各失其职，视听言动，皆有虚妄。以邪治之，其人必死"（《格致余论·虚病痰病有似邪祟论》）。故本案以人参、白术、茯苓补脾益气，实脾土，燥脾湿，以治痰之本；黄芩、黄连清心除热，陈皮、竹茹、姜汁化痰导滞，守方治之，终获痊愈。

（六）郁证治疗经验

郁，即滞而不通之义。丹溪在前人论治郁证的基础上，结合自己的临床实践，论郁六种，形成了独到的治疗经验。

1. 郁证的病因病机

丹溪认为情志内伤、六淫外感、饮食失节等因素都可使人体气血怫郁而产生郁证。其认为郁证之病机为气血郁滞，故他说："气血冲和，万病不生，一有怫郁，诸病生焉，故人身诸病多生于郁"（《丹溪心法·六郁》）。

郁证的病位，丹溪接受李杲脾胃为升降之枢的观点，认为脾胃之气不得升降，五脏之气血及周身上下之气血均不得通达，郁证出焉，所以他认为："凡郁皆在中焦"（《丹溪心法·六郁》）。

2. 郁证的辨证

气郁者，胸胁痛，脉沉涩；湿郁者，周身走痛或关节痛，遇阴寒则发，脉沉细；痰郁者，动则喘，寸口脉沉滑；热郁者，瞀闷，小便赤，脉沉数；血郁者，四肢无力，能食见红，脉沉；食郁者，嗳酸，腹饱不能食，人迎脉平和，气口脉繁盛。六郁可单独为病，也往往相因致病，但总以气郁为关键，多由气郁而影响及其他，久郁则能化热生火。

3. 郁证的治疗

丹溪治郁重在调气，同时兼顾郁久化火之治，故其善用辛热温散之剂解郁，又配伍寒凉清泻之剂清火。其所创制的越鞠丸便是此意，故越鞠丸统治诸郁证。该方行气开郁，取气行则其他诸郁自解与五药分治五郁的共同作用而发挥统治六郁的功效。丹溪根据六郁之因，制另一治郁名方六郁汤。

其用药特点是：气郁，用香附、苍术、川芎；湿郁，用白芷、苍术、川芎、茯苓；痰郁，用海石、香附、南星、瓜蒌；热郁，用山栀、青黛、香附、川芎；血郁，用桃仁、红花、青黛、川芎、香附；食郁，用苍术、香附、神曲、砂仁。从该方组成可以看出，苍术、香附、川芎等几乎诸郁皆用，反映了丹溪治郁重在调气的治疗经验。

【医案例举】

丹溪治一老妇人，性沉多怒，大便下血十余年，食减形困，心动摇，或如烟熏，早起面微浮，血或暂止则神思清，忤意则复作，百法不治。脉左浮大虚甚，久取滞涩而不匀，右沉涩细弱，寸沉欲绝。此气郁生涎，涎郁胸中，心气不开，经脉壅遏不通，心血绝，不能自养故也。非开涎不足以行气，非气升则血不归隧道。以壮脾药为君，二陈汤加红花、升麻、归身、黄连、青皮、贝母、泽泻、黄芪、酒芍药，每帖加附子一片，煎服，四帖后血止。去附，加干葛、丹皮、栀子，而烟熏除，乃去所加药，再加砂仁、炒曲、熟地黄、木香，倍参、芪、术，服半月愈。（《古今医案按·卷四·下血》）

分析 本案患者心情抑郁多怒，致气郁生痰，阻滞经脉，血不归经而下血，日久心脾两虚，而见食减形困、心动摇等症，丹溪首治以黄芪、升麻，健脾升气，二陈、贝母、青皮理气化痰，红花、归、芍养血行血，黄连清郁热，附子辛温，体现了其治大便下血日久不愈者用温剂之意；次去附加丹、栀等清热之品以除郁热；终以健脾行气之品以善后。

综上所述，丹溪以气、血、痰、火、郁为纲论治杂病，具有丰富的经验。对其他病证的论治，也不出此五者。如其论治中风，认为："中风大率主血虚有痰，治痰为先，次养血行血"（《丹溪心法·中风》）。具体用药为气虚用参芪；血虚用四物汤；化痰用二陈汤；瘦人多阴虚有火，用四物汤加牛膝、黄芩、黄柏；竹沥，而对竹沥、姜汁的祛痰通络作用尤为重视。

王　履

一、生平和著作

王履，字安道，号畸叟，别号抱独山人，元末明初医家，生于元至顺三年（公元 1332 年），卒年不详，一说卒于明洪武二十四年（公元 1391 年），江苏昆山县人，少年学医于丹溪。洪武初，为秦王府良医正。

王氏博学多才，工诗文画艺。在医学方面著有《医经溯洄集》《百病钩玄》《医韵统》。惜唯《医经溯洄集》行世，余皆散佚。

《医经溯洄集》一卷，是一部医学论文集，共有医论 21 篇，着重对医学理论探求本源，溯洄者，逆流而上，即取法乎上，以《黄帝内经》《难经》《伤寒论》等经典医籍的医理为指归，并对著名医家王叔和、孙思邈、王焘、王冰等 20 余家的学术观点，加以评述和阐发，其中颇多独到见解。

二、学术思想

王氏主要是对《内经》《难经》《伤寒论》等经典的医理，以及宋以后著名医家的论点，有不少独到的阐述和发挥。此为其在医学上的主要成就。

（一）对“亢害承制”的阐发

《素问 · 六微旨大论》阐述五运六气的关系，着重于“亢则害，承乃制”这种关于事物一常一变的运动变化，后世医家对此有过阐述，但王氏将其结合到人体，从生理、病理着手，论述得更加精辟切实。

安道认为：“亢则害，承乃制”是造化之枢纽。“承，犹随也……而有防之之义存焉。亢者，过极也；害者，害物也；制者，克胜之也。然所承也，其不亢，则随之而已，故虽承而不见；既亢，则克胜以平之，承斯见矣”（《医经溯洄集 · 亢则害承乃制论》）。亢为气之甚，承所以防其甚，如木甚则为风，火甚即为热，不甚便无风无热，而失去了木火的作用。当其甚而未至于过极，则制木之金和制火之水，仅随之而已。当其甚而过极，金气便起而制木，水气便起而制火，以维持其相对平衡，这都是正常的生理现象。相反，若木火之气不甚，或甚而过极，金水之气不能制之，则为病理现象。即脏腑功能低下，或一脏功能亢进，而胜之之脏不能制之，均属病理现象。正如他说：“造化之常，不能以无亢，亦不能以无制。”概之，王氏认为从生理言，人体存在一个“亢而自制”机制；从病理言，若无亢，或“亢而不能自制”（《医经溯洄集 · 亢则害承乃制论》），均是发生疾病的机制。若有这种情况发生，需用汤液、针石、导引之法助之，制其亢，除其害，以恢复脏腑之间的动态平衡，达到除疾之目的。

（二）对四气发病的分析

四气所伤之说，原出于《内经》。《素问 · 生气通天论》云：“春伤于风，邪气留连，乃为洞泄；夏伤于暑，秋为痎疟；秋伤于湿，上逆而咳，发为痿厥；冬伤于寒，春必病温，四时之气，更伤五脏”《素问·阴阳应象大论》。亦有“冬伤于寒，春必温病；春伤于风，夏生飧泄；夏伤于暑，秋必痎疟；秋伤于湿，冬生咳嗽”等论述。对此，历代医家都以四气之因来推论其病理变化，惟王氏认为应当从现有的病情来剖析其致病之因。他认为，人体被四气所伤，并不一定会发病，即使发病，由于人体的体质有强弱，正气有虚实，时令有太过不及之异，其病情亦有差异。故王氏提出，应当从现有的病情来推论其致病之因，而不是由病因来推论病情。这体现了他的审证求因之观点。王氏结合临床实践，对《内经》四气所伤之说作了平易通达的解说，可谓解经中之别开生面者。若仅从四气之因，遂断其必发某病，显然过于机械、绝对，必须根据现有形诊，结合邪气的聚散、正气的虚实、时令的太过与不及等方面来推测其致病之源，预测病情之变，方可避免穿凿之弊，故“读者当活法，勿拘执也”（《医经溯洄集·四气所伤论》）。表明了他在发病学上的辨证观点和治学上的求实精神。

（三）对阴阳虚实补泻的发挥

《难经·五十八难》曰：“伤寒阳虚阴盛，汗出而愈，下之则死；阳盛阴虚，汗出而死，下之则愈。”后世医家对此的阐述，均不切临床实际。惟王氏解释此说，辞简理明而切合实际。他认为阴盛阳虚指寒邪外客，阳虚指卫阳虚，阴盛指寒邪盛；阳盛阴虚为热邪内炽，阳盛指阳热炽，阴虚指热邪伤阴。寒客于表，故汗之愈，下之则表邪入里而病重；里热内炽，当下其阳热，坚其阴津则愈，汗之则反助其热，重伤其阴故病重。概之，他以阴阳之盛，言寒热病邪，以阴阳之虚，言表里之精气，不仅于理通达，而且切合临床。

《难经·七十五难》曰：“东方实，西方虚；泻南方，补北方，东方肝也，则知肝实，西方肺也，则知肺虚。南方火，火者木之子也，北方水，水者木之母也。水胜火，子能令母实，母能令子虚，故泻火补水，欲令金不得平木也。”后世解此论者，均未阐发切当，而王氏却独具卓识。他指出：“子能令母实一句，言病因也；母能令子虚一句，言治法也。”（《医经溯洄集·泻南方补北方论》）认为火乃木之子，子火能助母木而致肝气亢实，此即“子能令母实”之义。如治以补水泻火，使水胜火，子火势退而不助母木，则木气自衰；而水为木之母，此为“母能令子虚”之义。所谓虚，是指抑制其太过而使其衰也，运用补水泻火之法，使火退则金不受火克而制木，土又不受木克而能生金。虽不补金，而金自受益，所谓“不治之治”。

【医案例举】

梁左　五脏六腑，皆令人咳，不独肺也。六淫外感，七情内伤，皆能致咳。今操烦过度，五志化火，火刑于金，肺失安宁。咳呛咯痰不爽，喉中介介如哽状，咳已两月之久，《内经》谓之心咳，苔黄，两寸脉数，心火铄金，无疑义矣，拟滋少阴之阴，以制炎上之火，火降水升，则肺气自清。京元参钱半，大麦冬钱半，生甘草五分，抱茯神三钱，炙远志一钱，甜光杏三钱，川象贝各二钱，瓜蒌皮二钱，柏子仁三钱（研），肥玉竹三钱，干芦根一两（去节），冬瓜子三钱，梨膏三钱（冲）。（《丁甘仁医案·咳嗽》）

分析　本病心火旺盛，心阴不足故也，火邪刑于肺金，肺失肃降，则咳呛咯痰不爽，咽喉为之不利，心阴不足，肺阴亏虚，故久咳不愈。治以滋少阴肾水，以上济心阴，制上炎之火，火降则水升，肺阴得复，肺气乃畅，肺气自清，故能愈也。

（四）论伤寒、温暑治各不同

古人认为，冬伤于寒，其感而即病者，称为“伤寒”，有不即病，过时而发于春夏者，即称为温暑。对其治疗，在温病学尚未成熟阶段，人们多以伤寒方通治之。对此，王氏持反对态度，认为伤寒、温暑之治不同。他说：“夫伤于寒，有即病者焉，有不即病焉。即病者，发于所感之时；不即病者，过时而发于春、夏也，即病谓之伤寒，不即病谓之温与暑。夫伤寒、温、暑，其类虽殊，其所受之原，则不殊也……由其类之殊，故施治不得以相混。以所称而混其治，宜乎贻祸后人”，“后人能知仲景之书，本为即病者设，不为不即病者设”，“今人虽以治伤寒法治温、暑，亦不过借用耳，非仲景立法之本意也……夫仲景立法，天下后世之权衡也，故可借焉，以为他病用。虽然，岂特可借以治温暑而已，凡杂病之治，莫不可借也。今人因伤寒治法，可借以治温、暑，遂谓其法通为伤寒、温暑设，吁！此非识流而昧原者欤?”他认为，对于温热病，“仲景必别有治法，今不见者，亡之也”（《医经溯洄集·张仲景伤寒立法考》）。他指出，伤寒、温病和暑病各“有病因，有病名，有病形。辨其因，正其名，察其形，三者俱当，始可以言治矣”（《医经溯洄集·伤寒温病热病说》）。如伤寒，此以病因而为病名，发于天令寒冷之时，而寒在表，闭其腠理，故非辛甘温之剂不足以散之；温病、热病，此以天时与病形而为病名，发于天令暄热之时，怫然自内而于外，郁其腠理，无寒在表，故非辛凉或苦寒或酸苦之剂不足以解之，因此，他根据温暑的病理特点，提出治疗方针：“夫温病、热病之脉，多在肌肉之分，而不甚浮，且右手反盛于左手者，诚由怫热在内故也……凡温病、热病，若无重感，表证虽间见，而里病为多，故少有不渴者。斯时也，法当治里热为主，而解表兼之，亦有治里而表证自解者”（《医经溯洄集·伤寒温病热病说》）。可见，王氏治温热以清里热为主。

（五）首创真中、类中说

古人论中风，以为卒暴僵仆不知人、偏枯四肢不举等症，多因风而致，故用大小续命、排风、八风等汤散治之。安道指出：“及近代刘河间、李东垣、朱彦修三子者出，所论始与昔人异矣……河间主乎火，东垣主乎气，彦修主乎湿，反以风为虚象，而大异于昔人矣……以余观之，昔人、三子之论皆不可偏废。但三子以相类中风之病视为中风而立论，故使后人狐疑而不能决。殊不知因于风者，真中风也；因于火，因于气，因于湿者，类中风，而非中风也”（《医经溯洄集·中风辨》）。王氏此论，不仅首创了真中、类中之说，而且，也把不同学说融会贯通于一说，使中风理论渐趋完善，这对明清医学理论的发展有很大影响。

从以上内容可见，安道治学，虽本于震亨“一断于经”之旨，但并不为经所囿，总以证诸实践而为“断经”的根据，对前人之说敢于发表新见而持实事求是的态度。故《四库全书总目提要》称“观其历数诸家，俱不免有微辞……然其会通研究，洞见本源，于医道中实能贯彻源流，非漫为大言以夸世也”，可谓是持平之论。

第四章 明代医学

——医家学说和学术理论的充实、发展

明代（公元1368～1644年）是中国历史上政治比较稳定，封建经济高度发展的王朝。明代中后期出现了资本主义萌芽，商品经济推动着对外交流、科学技术和文化的发展，医学水平有了显著提高。

公元1368年，朱元璋建立全国统一政权后，鉴于元朝灭亡的教训，竭力加强中央专制集权制，以有利于政令统一和推行某些经济改革措施。明代初期比较注意恢复与发展生产，因此鼓励垦荒，兴修水利，推广种植棉花与桑麻，减轻赋役，扶植手工业与商业，以及释放元代手工业奴隶等，社会生产力得以发展，劳动产品增加，促进了农产品和家庭工业的商品化。明代中期以后，随着商品经济的发展，我国产生了资本主义萌芽，某些行业出现了原始状态的资本主义手工场。有的地方呈现较为繁盛的工商业景况，如苏州盛泽镇的丝织业、松江朱家角镇的棉织业、汉口镇的商业、景德镇的烧瓷业、铅山的造纸业、佛山的铸铁业等行业集中的工商业城镇。明代造纸业和印刷术的进步，为医书的大量刊刻，尤其是大型医书的印刷创造了条件。明代后期，皇室贵族和官僚豪绅地主对土地的大量掠夺与圈地兼并，以及繁重的赋役，使农民与城市贫民遭到残酷的剥削，他们不断地进行反抗斗争。1629年参加农民起义军的李自成（公元1606—1645年）于公元1640年提出了“均田免粮”的口号，吸引了许多受压迫者参加农民起义军。1644年3月，李自成率领农民军攻下了北京，推翻了明朝。尔后，由于李自成等农民革命军领导者骄傲轻敌以及贪图享受等情绪滋长，满族贵族勾结吴三桂，乘机于同年5月攻入北京，建立了清王朝。

明代科学技术在经济发展的推动下，有了显著提高。表现在冶金技术、造船航海、地理学、天文历算、印刷出版诸多方面。还产生了不少具有深远影响的科学著作。徐弘祖（公元1587—1641年）的《徐霞客游记》对地理、水文、地质、植物都有详细论述；宋应星（公元1587—？年）的《天工开物》总结了工、农业生产技术和工艺过程，还涉及到工业中的健康问题，对职业病、预防中毒提出了有价值的见解；徐光启的《农政全书》是农业技术的系统总结，还收录了朱棣《救荒本草》的全部内容；李时珍（公元1518—1593年）的《本草纲目》集历代本草学之大成，为我国药物学之巨著。这些都标志着当时科学技术的发展水平。

在思想文化方面，明初，由于统治者在政治上提倡程、朱理学，因此以宋代朱熹为代表的客观唯心主义理学继续盛行。中期又产生了王守仁（公元1471—1528年）的主观唯心主义理学，积极倡导“求理于吾心”的心学思想。因此，太极、理、气、心、性等范畴学说研究的不断深入，直接影响着医家的学术思想和理论构建。如宋代哲学家邵雍根据《易

传》，阐发了先天、后天之说，传之于明代，于是在医学上出现了肾为先天之本和脾为后天之本之说；宋代周敦颐所著《太极图说》以及朱熹所作的《太极图说解》为程、朱理学的理论基础，认为“太极”是产生宇宙万物的本原，明代医家孙一奎、赵献可、张景岳等遂将人体命门喻为太极，认为命门为人体阴阳消长之枢纽，为生命形成的本原。同时，明儒的尊经思想及治学方法，使医家对《内经》《伤寒论》《金匮要略》等经典著作的研究也极为重视，出现了吕复、马莳、吴昆、方有执、张介宾、李中梓等各家的著作，他们的选辑、诠注和撰述，不仅各具特色，而且也多有发挥。

第一节 明代前期医学思想

中医学发展至金元时期，新说肇兴，百家争鸣，开创了学术史上的新局面，这一时期之前，是河间、易水之学盛行整整两个世纪，最后丹溪学说集诸家之大成，几乎独占了元代中后期医学。不仅如此，明代前期医学也还是丹溪学说的延续，丹溪弟子继承、发展、传播丹溪之学，从而构成了明代前期医学的主要势态。

同时，丹溪弟子们也已认识到时弊的危害，而有所改变，逐步修正、发展丹溪学说。

一、戴思恭

戴思恭继承了丹溪的学术思想，把“阳有余阴不足”论发展为泛论气血盛衰，即是一个转变。

戴思恭（公元1342—1405年），字原礼，明代浦江人，随父从学医于丹溪，尽得其术。洪武间，征为御医，晚岁任太医院使。著有《证治要诀》《推求师意》等，并校补《金匮钩玄》。戴氏对丹溪学术颇多阐发。承丹溪“阳常有余，阴常不足”、“气常有余，血常不足”之论，阐述气血盛衰。丹溪在《格致余论·阳有余阴不足论》开头即云：“人受天地之气生，天之阳气为气，地之阴气为血，故气常有余，血常不足”。但震亨后文所讨论与发挥的主要是阴精与阳火的关系。因而，思恭据之，则以泛论气血的盛衰，明确指出阴即言血，阳即言气。“气属阳，动作火”、“血属阴，难成易亏”。其说认为气属阳，主动，动而中节，则周流全身，循环不已，外而护卫体表，内则温养脏腑。然而气的周流实赖肺之敷布，故曰肺主气而司治节。但若气动太过，则乖戾失常，使清者变浊，行者留止，甚至反其顺路之势，致生冲逆之象，病如气喘，躁扰、惊骇、狂越、痈疽、疮疡之类随之而起。凡此气行失常，总归于气机的火化，所谓“捍卫冲和不息之谓气，扰乱妄动变常之谓火”（《金匮钩玄·气属阳动作火论》）。由此，戴氏在临证时，对火热的病理变化极为重视。他的论说还以为：血属阴，主静，静而有守，则和调于五脏，洒陈于六腑，约束于血脉之中。而营血之所以能遍于周身，亦必有赖于心为之主，肝为之藏，脾为之裹，肺为之布，肾为之施泄。故目得血而能视，耳得血而能听，手得血而能摄，掌得血而能握，足得血而能步，脏得血而能液，腑得血而能气。而人在气交中，多动而少静，故阳气易于滋长，阴血最易耗伤，所谓“阳道常饶，阴道常乏；阳常有余，阴常不足”。阴血既乏，复受阳扰，则诸病由此而生。突出地论述了气血病机，以“气化火，血易亏”为主，来阐明阳盛阴衰的道理，羽翼丹溪之说。

在治疗上，戴氏更趋于全面深入，言丹溪所未尽。治火，辨其虚实多端而采用甘温以除之、甘寒以降之、咸冷以折之，壮水以制之、温热以济之、升散以发之等法。对治实火主张用苦寒之味。“若阴微阳强，相火炽盛，以乘阴位，日渐煎熬，为火虚之病，以甘寒之剂降之，如当归、地黄之属；若肾水受伤，其阴失守，无根之火为虚火之病，以壮水之剂制之，如生地黄、玄参之属”（《金匮钩玄·气属阳动作火论》）。再三强调“阴虚不胜夫火动者，用先生益精血、壮肾水以安之，本脏气血不足先补其虚，次泻其火”（《推求师意》）。很明显反映出戴氏补水重于泻火的思想，他还提倡甘寒降火，先后分治，这实际是纠偏的具体表现。正如《四库全书提要》所说：“震亨用黄柏、知母补阴，致以苦寒伐生气，原礼能调济所偏，尤为善学者矣”。

二、王履

王履对“阳有余阴不足”论的发挥，是运用五行生克制化的理论阐发《难经》经义，从而表明水能胜火，补水重于泻火的学术主张。

《难经·七十五难》说：“南方火，火者木之子也；北方水，水者木之母也。水胜火，子能令母实，母能令子虚，故泻火补水，欲令金不得平木也。”后世解释这段话，往往忽略虚实补泻之精义。王履独具慧眼，认为火乃木之子，子火既助母木而致肝气亢害，只有补水泻火，使水能胜火，则火势退而木气衰。这就是母能令子虚之义。所谓虚，即抑其太过而使其衰。在临证时，多属于阴虚火旺一类病证。火性炎上充斥，可害他脏。然而治疗时，但补水泻火即可。此法表面虽没有益金，实则火退则金不受克而制水，土又不受克而生金。因此，虽不补金，而金自受益。从中不难看出王氏的治疗学重点在心肾，且滋水重于泻火。他认为心肾是生命活动最重要的根本所在，心是火之源，阳气之根；肾是水之主，阴气之根。对水亏火旺之证，“惟有补水泻火之治而已”，不同意“独泻火而不补水”或“泻火即是补水”的说法，认为“其要尤在于补水耳”（《医经溯洄集》）。纵观丹溪滋阴降火并用，实际是偏于苦寒泻火的。所以王履强调指出“苦寒之药，通为抑阳扶阴，不过泻火邪而已，终非肾脏本药，不能以滋养北方之真阴也”。此说颇为中肯。

三、刘纯

刘纯学宗丹溪，悉“以先生之旨，辑其医之可法”（《医经小学·序》）。他对“阳有余阴不足论”的理解几与丹溪相同。所不同的是治疗，可概括为二点：一是侧重于补，反对泻。他告诫人们“虚者十补，勿一泄之”。认为阴常不足是本，火热只是标，“补其阴与阳齐等，则水火自然升降，所谓乾坤定位而坎离交也”。“苟不益阴以内守，则阳亦无以发扬健运之能，是天失所依也，而为飘散飞荡，如丧家之狗耳，阳既飘散则地愈失所附也，形气不相依附则死矣”（《医经小学·序》）。阴阳相互依存，处于相对平衡状态，只有补阴以配阳，才能达到“阴平阳秘，形态以宁”（《医经小学·序》）。二是补土与补水同样重要。“除邪养正，平则守常，阳动阴静，五行之机，根本化源，由乎土水，水为物元，土为物母，人能自存，益其根本，遍相济养，是谓和平”（《医经小学·序》）。显然，这是继承师说，而多有己见，这种治病求本，本于脾肾的思想，是刘纯学术思想的一大特点，对后世医家薛己的影响颇深。

四、虞抟

虞抟私淑丹溪，从阴阳互根、气血互生的道理，进一步阐明“阴”的重要性。如“阳有余阴不足”，戴元礼将阴阳直指气血，虞氏则更进了一层，认为“夫阳常有余，阴常不足……非直指气为阳而血为阴也。经曰：阳中有阴，阴中有阳，正所谓独阳不生，独阴不长是也”（《医学正传·序》）。就是说气血皆有“阴”作物质基础，而“阴”又常不足，无疑当补。“气中阴虚”，即脾气虚偏于热者，用四君子汤甘温益气除热；“血中阴虚”即肝血虚偏于燥者，用四物汤养血柔肝润燥。虞氏把万事分阴阳，阴中有阳，阳中有阴的道理引向气血。即气血又可分阴阳，气血不足又多是“阴”方面的不足，这与丹溪重视阴精的思想是一致的。

五、王纶

王纶对阳有余阴不足论的发展，与前几位医家有所不同。不仅重肾水，而且精娴于甘温益气。

王氏宗法丹溪，认为“人之一身，阴常不足，阳常有余，况节欲者少，过欲者多，阴血既亏，相火必旺，火旺则阴愈消”（《明医杂著·补阴丸论》）。故治疗时“补阴之药，自少至老不可缺”。虽然认同丹溪补阴的观点，但他用药已注意到甘寒清润，温化养阴，阴阳互济了。如自制补阴丸与丹溪大阴补丸相比，知柏、龟板之量略减，熟地稍增，又加入天冬、白芍、五味、甘杞等以甘寒养阴，并益以锁阳、干姜等，这同时也是“调济所偏”。他还接受东垣思想，融李朱于一炉。如在养阴的基础上要顾护脾胃。他治疗劳瘵，在滋阴降火方中，除用知柏天冬外，还用白术、陈皮、干姜等。即使对“病属火”而“大便多燥”的患者，也要注意调节饮食，勿令泄泻，一旦溏泻，则“寒凉之药难用矣”，当急与调理脾胃，俟胃气恢复，然后用治疗本病之药。王氏重视气血，主张气血互补，其中尤擅用参芪。如治亡血脉虚等用参芪，“补其气而血自生，阴生于阳，甘能生血也”；治咳嗽久肺虚，当“滋气补血”，除用黄芪，还用阿胶、当归、白芍等以补血；又如治脾胃不和之呕吐、泄泻、“气血虚而痢”、“气虚而咳血著”等皆用参芪。不仅如此，还用于防患于未然，如“夏暑在途中常服以壮元气，清热祛暑，服之，免中暑霍乱、泄泻、痢疾等症”；“若遇劳倦辛苦用力过多”，即服参芪，“免生内伤发热之病”。也有禁用参芪的，如湿热泄泻、黄疸不可用，以免“生湿热，反助病邪”；肺痨吐血、咳血、阴虚火旺者不可服，“盖甘温助气，气属阳，阳旺则阴愈消”（《明医杂著·补阴丸论》）。显然，参芪之用与不用根据辨证确定。某些医家曾批评王纶“畏用参芪”，那是片面的。其实王纶的学术思想已向重视气血甘温的方向发展了。

六、汪机

汪机受业于戴元礼，为丹溪再传弟子。他虽注意保护阴精、养阴泻火，但更多的是接受了戴氏重视气血和李东垣重视脾胃的思想，参以己见，加以综合，突出了甘温益气的学术见解。

汪氏认为丹溪所云“阳常有余”是指卫气，“阴常不足”是指营气而言。“卫气者，水谷之悍气也，慓疾不受诸邪，此则阳常有余，无益于补者也”；“营气者，水谷之精气，入于脉内，与息数呼吸应，此即所谓阴气不能不盈虚也，不能不待于补也”（《石山医案·营卫论》）。此说卫气为阳常有余，营气为阴常不足，给“阳有余阴不足”赋以新的含义。并作进一步阐发，营气又具有阴阳二义，营属阴、气属阳。“营阴而不禀卫之阳，莫能营昼夜，利关节矣。古人于营字下加一‘气’字，可见卫固阳也，营亦阳也”。阴中有阳，阳中有阴，是阴阳本同一气。“若执以营为卫配，而以营为纯阴，则孤阴不长，安得营养于脏腑耶”（《石山医案·营卫论》）。所以说，“丹溪以补阴为主，固为补营，东垣以补气为主，亦补营也，以营兼气血而言”。可见汪氏对营卫气血的概念与别人不同，是承《内经》之说，“清者为营，浊者为卫”，营卫气血皆一气所化。

治疗上，主要根据阴阳气血互根互化的理论，指出“营者，阴血也”，“血之与气异名而同类，补阳者，补营之阳；补阴者，补营之阴”。对营气不足的治疗，擅用人参、黄芪。因其甘温，既能益气，又可补阴养血。“经曰阴不足者补之以味，参芪味甘，甘能生血，非补阴而何？又曰阳不足者温之以气，参芪气温，又能补阳。故仲景曰：气虚血弱，以人参补之。可见参芪不惟补阳，而亦补阴”（《石山医案·病用参芪论》）。并批评那些奉苦寒养阴为最善之法的医家，“丹溪治病，通常达变，不拘一格，何世人昧此，多以阴常不足之说，横于胸中，凡百诸病，一切主于阴虚，而甘温助阳之药，一毫不敢轻用，岂理也哉”。是俗医不善学丹溪，不认识阳气的重要性，也不知道保护阳气。而“人之安危，皆由阳气之虚实……人之寿夭，亦由阳气之存亡……是以圣人未尝不保养其阳矣。故仲景之伤寒，东垣之脾胃，皆以阳气为主，而参芪为所必用之药也”。竭力申明自己重视阳气和以参芪补阳的观点。由于“营气、卫气皆藉水谷而生”，健其脾胃，使饮食进则血自生；“又脾胃喜温而恶寒，脾胃有伤，非藉甘温之剂乌能补哉”？参芪味甘性温，为补脾胃圣药，只有“脾胃无伤，则水谷可入，而营卫有所资，元气有所助，病亦不生，邪亦可除矣”（《石山医案·病用参芪论》）。故誉参芪为“圣药”。

以上可以看出，汪机名义上传震亨之学，但已改换了“阳有余阴不足”的“阴阳”概念，而以营卫气血立论，表明自己的学术见解。其重视脾胃，善用参芪，温阳益气与丹溪擅用知柏养阴泻火有着本质的区别，丹溪学说至于汪机，实已面目改观。

综上所述，丹溪弟子围绕着“阳有余阴不足”论，各自加以阐发，侧重点亦不同，但总的趋向是已由丹溪的论阴阳发展为气血；由重视苦寒养阴发展为重视温阳益气。在纠正苦寒时弊的同时，又发展了丹溪学说。论病理，是戴原礼首先把“阳有余阴不足”引向气血，以气血盛衰论病理，虞抟、汪机等踪其后，使气血理论渐趋完善。论治疗，戴原礼、王履师承丹溪，获其亲炙，偏于继承，仅从气血、脏腑着眼，论述了补水重于泻火，以补其不足，刘纯、虞抟私淑丹溪，推崇其学，从阴阳关系上说明“阴”的重要性；王纶也重养阴，但不尚寒凉而提出温化养阴，寓阳生阴长之意；到了汪机变化就更大了，他在戴氏重视气血的启发下，系统阐明了营卫气血理论，对阴阳气血的互根、联系论述较全面，一改丹溪养阴降火，而倡导温阳益气，尽管治法方药尚未完备，也预示着温补风气的发迹。所以说“震亨之学，至于汪机实有大变矣”。是丹溪弟子继承、发展、演变，补偏纠弊，逐步向温补的过渡。尤其是王纶、汪机重视脾胃，善用甘温，直接影响着后起之温补学派。

第二节　寒温之辨

金元时期，刘河间的“主火论”，朱丹溪的“相火论”和“阳有余阴不足论”相继问世，日益盛行于南北，对纠正时医滥用温燥辛热的时弊起了积极作用，使当时医学之风为之一变。然而自此开始，后世不善学者，往往不察证候之标本，不究寒热虚实，忽视了因时、因地、因人而异的辨证施治特点，而拘于诸病皆属于“火”及“阴虚火动”之说，墨守一隅，动辄寒凉攻伐，贻害于人，甚至逐渐形成了滥用苦寒之剂的医界新时弊。生活于明·成化、正德年间的王纶对丹溪的学说有所阐发，他在《明医杂著·补阴丸论》中认为：“人之一身，阴常不足，阳常有余，况节欲者少，过欲者多，精血既亏，相火必旺，火旺则阴愈消，而劳瘵、咳嗽、咯血、吐血等证作矣”。同时还指出，“火旺致病十之八九，火衰成病者百无一二，故补阴之药，自少至老，不可缺少。”王纶强调“精血既亏，相火必旺”，并主张终身服含有知母、黄柏的补阴丸。其说不无偏颇，然而却影响甚大。医者从之，凡治阴虚而用黄柏、知母日渐成风，如李时珍所指出：“近时虚损及纵欲求嗣之人，用补阴药往往以此二味为君，日日服饵，降令太过，脾胃受伤，真阳暗损，精气不暖，致生他病”（《本草纲目·卷三十五》）。甚至出现“宁受寒凉而死，不愿温补而生”（《景岳全书·辨丹溪》）的十分错误的倾向，使临床医学从一个极端走向了另一个极端，陷入了极其片面、狭隘的境地。对于这种不求辨证，乱用寒凉的时弊，当时引起了不少医家的反对，他们在理论及临床实践方面致力于补弊纠偏。如薛己针对此时弊指出：“世以脾虚误认肾虚，辄用黄柏、知母之类，反伤胃中生气，害人多矣”（《内科摘要·饮食劳倦亏损元气症》）。故在治疗上重视甘温以生发脾胃之阳气，并注重肾与命火不足的辨证施治。孙一奎也抨击时医“凡遇发热咳嗽见红之症，不察病因，不询兼症，则曰此正王公（纶）阴虚火动忌用参芪之病也，当以滋阴降火治之”（《医旨绪余·王节斋〈本草集要〉·参芪论》）。指出了对于内伤发热、虚损、血证等滥用苦寒，畏投甘温的谬误。孙氏在理论上提出的命门动气说，认为命门非相火，而三焦、包络属相火，也旨在纠正时医滥用寒凉而损伤命门阳气的弊端。赵献可在寒凉之弊盛行的当时，对医者多用知、柏以治阴虚发热，以及误用苦寒直折以治阳虚火衰的假阳证，提出指责，并认为，“火不可水灭，药不可寒攻”（《医贯·血证论》），他在“血证论”篇中指出：“刘河间先生特以五运六气暑火立论，故专用寒凉以治火，而后人宗之……自丹溪先生出，主阴虚火动之论，亦发前人所未发，可惜大补阴丸、补阴二丸中，俱以黄柏、知母为君，而寒之弊又盛行矣”。

李中梓分析了“今天下喜用寒凉，畏投温热”（《医宗必读·药性合四时论》）的现状，认为造成的原因有二：一者守丹溪阳常有余之说，二者拘河间有热无寒之论，以致俗医对火热不辨虚实。他说：“虚则不免于热，医者但见有热，便以寒凉之剂投之，是病方肃杀，而医复肃杀之矣，其能久乎？此无他，未察于虚实之故耳”（《医宗必读·药性合四时论》）。

在对寒凉时弊的批判中，以张景岳之论最为激烈，景岳目睹当时盛行寒凉之风，从理论上加以抨击，把后世医者滥用寒凉之流弊归咎于刘河间、朱丹溪，指出：“自金元以来，为当世之所宗范者，无如河间、丹溪矣，而各执偏见，左说盛行，遂致医道失中者，迄今四百年”（《景岳全书·误谬论》）。他的“大宝论”、“辨河间”、“辨丹溪”、“阴不足论”及“君火相火论”等专论，向当时的寒凉时弊展开了挑战。

如在“辨河间”中指出：“刘河间原病式所列病机，原出自《素向·至真要大论》，盖本论详言五运六气盛衰胜复之理，而以病机一十九条总于篇末，且：‘有者求之，无者求之，盛者泻之，虚者补之，令其调达而致和平’。是可见所言病机亦不过挚运气之大纲，而此中有无之求，虚实之异，最当深察，总惟以和平为贵也。故《素向·五常政大论》又详言五运三气之辨，则火之平气曰升明，火之太过曰赫曦，火之不及曰伏明。此虚实火之辨，则有如冰炭之异。而《内经》不偏不倚之道，固已详明若是，奈河间不能察本经全旨，遂单采十九条中一百七十六字，不辨虚实，不察盛衰，悉以实火言病，著为《原病式》以讫于今。夫实火为病固可畏，而虚火之病尤为可畏。实火固宜寒凉，去之本不难也；虚火最忌寒凉，妄用之无不致死。矧今人之虚火者多，实火者少，岂皆属有余之病，顾可概言为火乎？历观唐宋以前，原未尝偏僻若此，继自《原病式》出，而丹溪得之定城，遂目为至宝，因续著《局方发挥》及《阳常有余》等论。即如东垣之明，亦因之而曰：‘火与元气不两立’。此后如王节斋、戴元礼辈，则祖述相传，遍及海内。凡今之医流则无非刘、朱之徒，动辄言火，莫可解救，多致伐人生气，败人元阳，杀人于冥冥之中而莫之觉也，诚可悲矣！即间有一二特达，明知其非而惜人阳气，则必有引河间之说而群吠之者矣。何从辨哉！矧病机为后学之指南，既入其门，则如梦不醒，更可畏也。医道之坏，莫此为甚。此谬误之源，不可不察。”

在“辨丹溪”中指出：“尝见朱丹溪‘阳常有余，阴常不足论’，谓人生气常有余，血常不足，而专以抑火为言，且妄引《内经》阳道实，阴道虚，及至阴虚天气绝，至阳盛地气不足等文，强以为证，此诚大悖经旨，大伐生机之谬误也。何也？盖人得天地之气以有生，而有生之气即阳气也，无阳则无生矣。故凡生而长，长而壮，无非阳气之主，而精血皆其化生也。是以阳盛则精血盛，生气盛也，阳衰则精血衰，生气衰也。故《经》曰：中焦受气取汁，变化而赤，是谓血。是岂非血生于气乎？丹溪但知精血皆属阴，故曰阴常不足，又安能阳气之有余。由此虑之，何不曰难成易亏之阳气，而反曰难成易亏之阴气，是何异？但知有母而不知有父者乎，故其所立补阴等方，谓其能补阴也。然知柏止堪降火，安能补阴？若任用之则戕伐生气，而阴以愈亡，以此补阴谬亦甚矣，及察其引证经文，则何其谬诞？若《经》曰：阳者天气也，主外；阴者地气也，主内，故阳道实，阴道虚。此《太阴阳明论》言脾之与胃生病有异，以阳明主表，太阴主里。凡犯贼风虚邪者阳受之，阳受之则入六府，而外邪在表，邪必有余，故曰阳道实也。饮食不节，起居不时者，阴受之，阴受之则入五脏，而内伤脏气，脏必受亏，故曰阴道虚也。此本经以阳主外，阴主内而言，阳病多实，阴病多虚有如此，岂以天地和平之阴阳而谓其阳常有余，阴常不足乎，勉强引证，此一谬也。又《经》曰：至阴虚，天气绝。至阳盛，地气不足。此方盛衰论言阴阳否隔之为病，谓阴虚于下则不升，下不升则上亦不降，是至阴虚天气绝也。阳亢于上则不降，上不降则下亦不升，是至阳盛地气不足也。此本以上下不交者为言，亦非阳常有余，阴常不足之谓也，且下句犹或似之，而上二句云，至阴虚天气绝，则何以为解，此更谬也。以丹溪之通博而胡为妄引，若此抑为偏执所囿，而忘其矫强乎。”

张景岳认为金元以来滥用寒凉之弊的危害，主要是克伐人体之真阳，因此在理论上突出了阳气对人体生命活动的重要性。然而在治疗用药方面，则强调当在补其真阴的基础上，温养阳气，以使“阴阳互济”，从而进一步发展和完善了温补之法。

在明代医学发展过程中，这场寒温之辨是不可避免的，各家温补学说的兴起，客观上形成了所谓“温补学派”，其中以薛己、孙一奎、赵养葵、张介宾、李中梓等医家为代表。他们的温补学说，不仅在理论方面丰富了中医学的学术内容，并且在治疗上创立了不少重要的方法。

诚然，在这场旷日持久的寒温之争中，为了纠正时弊，一些医家曾以偏激之词提出批判，如赵献可说：“丹溪之书不息，岐黄之道不著”（《医贯·血证论》）。尤其是张景岳更将时医之弊，尽皆归罪于河间、丹溪。如说：“使刘朱之言不息，则轩岐之泽不彰，是诚斯道之大魔，亦生民之厄运也”（《类经附翼·求正录·真阴论》）。虽言词有偏，但毕竟为纠正当时医界时弊作出了重要的贡献。因为，明代出现的“寒凉时弊”，其过不在河间、丹溪，在于时医学而不善。在这场辩论中，孙一奎的态度是比较公允的，如他在《医旨绪余》中说：“有谓刘守真长于治火，斯言亦未如守真所长也……其所撰《原病式》，历揭《素问》病机十九条而属火者五；又另见人心好动，诸动属火。夫五行具于人身者各一，惟火有君有相，由此病机属火者多也。《原病式》特为病机而发，故不暇视及其余，若所著《保命集》三卷，治杂证则皆绝妙矣。然则谓守真长于治火者，其真未知守真所长者也”。又认为丹溪“虽倡‘阳有余阴不足’之论，其用意固有所在也，盖以人当承平，酗酒纵欲，以竭其精，精竭则火炽，复以刚剂，认为温补，故不旋踵而血溢内热，骨立而毙，与灯膏竭而复加炷者何异。此阳有余、阴不足之论所由著也。后学不察，概守其说，一遇虚怯，开手便以滋阴降火为剂，及末期，卒声哑泄泻以死，则曰丹溪之论具在，不知此不善学丹溪之罪，而于丹溪何尤?”寒温之辨的关键是后学没有真正理解丹溪学说的精神实质，往往不察证候之标本，不究寒热虚实，忽视了因时、因地、因人而异的辨证施治特点，而拘于诸病皆属“火”及“阴虚火动”之说，动辄寒凉攻伐，扩大了苦寒降火的应用范围，逐渐形成滥用苦寒伤阴之时弊。这种历史现象今日也颇值得引起注意。

第三节　脏腑经络理论的深入探索

明代前期医学上承元代丹溪之学，下启明代中后期温补一派，属承前启后的阶段，继金元医学之余绪，以阴阳水火气血为研究主题。到了明代中后期则医学之风为之一变，是以研究脏腑经络理论为主题，并就如何与临床实践紧密结合进行了深入探讨，将中医基础理论、脏腑理论的研究引向深入，也是对经典中医学理论思维结构的深化、补充与完善。

一、脾肾、肝肾、脾阴的研究

(一) 脾肾关系认识的完善

自宋以还，在脏腑理论的研究中，人体脾肾两脏的重要生理功能更被医家所重视，对脾肾关系的研究也日益深入，这为明代脾肾理论的进一步发展创造了条件。如许叔微在其《普济本事方》中提出，对于脾胃虚弱，全不进食，而用补脾药无效者，当责诸“肾气怯弱，真元衰劣”，犹如不无火力，不能腐熟釜中米谷。对这种脾肾虚弱者，许叔微主张用二神圆治疗。其后，南宋医家严用和在《济生方》中又提出“补脾不如补肾”之说，对后世极有影响。严氏在论述补真丸时说：“大抵不进饮食，以脾胃之药治之多不效者，亦有谓焉。人之有生，不善摄养，房劳过度，真阳衰虚，坎火不温，不能上蒸脾土，冲和失布，中州不运，是致饮食不进，胸膈痞塞，或不食而胀满，或已食而不消，大便溏泄，此皆真火衰虚，不能蒸蕴脾土而然。丹田火经上蒸脾土，脾土温和，中焦自治，膈开能食矣”。与“补肾不如补脾”（张杲引孙兆语）说相反，严氏提出的“补脾不如补肾”，补充了前人关于脾肾关系的论述。对此方面，许叔微所制的二神圆，实已反映了这一治疗思想。同时许氏治肾在于维护精气，治脾在于安谷生精。他在《本事方·伤寒时疫》中，还提出“趺阳胃脉定死生，太溪肾脉为根蒂”之说，充分反映了重视脾肾的学术观点。此后，明代李时珍十分注意“补脾不若补肾”之说，然而却以为此说出于许叔微，他说：“许叔微学士《本事方》云：孙真人言补肾不若补脾。予曰补脾不若补肾。肾气虚弱则阳气衰劣，不能熏蒸脾胃，脾胃气寒，令人胸膈痞塞，不进饮食，迟于运化，或腹胁虚胀，或呕吐痰涎，或肠鸣泄泻，譬如鼎釜中之物，无火力虽终日不熟，何能消化”（《本草纲目·卷十四》）。后张介宾及朝鲜的《东医宝鉴》也认为“补脾不若补肾”之说出自许氏，这可能是引证致误，故在《本事方》中无实据可证。但李时珍的记载也反映了他对肾气衰弱、脾胃虚寒治法的重视。

明代医家对脾、肾及其关系的研究更趋深入，如薛己重脾胃之治，且有“益火生土”之法；李中梓以脾肾为先后天之根本；绮石以脾为百骸之母，肾为生命之源。他们的学说相继而发，丰富和发展了中医学的脏腑理论。

1. 脾肾并重观

明代医家首重脾肾研究者，当推薛己。薛己（公元1487—1558年），字新甫，号立斋，明代吴郡（江苏苏州）人。幼承家学，得父薛铠之传，长期供职于太医院，以治虚损病为擅长。在学术上能旁通诸家，既重视甘温升发脾胃之阳气，又重视滋补肾命水火，对于脾肾关系持论比较客观，认为两者不可偏颇。

薛氏的脾胃学说渊源于《内经》，上承东垣之学。论生理病理则云：“《内经》千言万语，只在有胃气则生，以及四时皆以胃气为本”，“人之胃气受伤，则虚证蜂起”（《明医杂著·风证注》），“内因之症，属脾胃虚弱”（《明医杂著·咳嗽注》）等。论治疗则以脾胃为治病之本源，他在《明医杂著·医论注》中指出：“经云：治病必求其本，本于四时五脏之根也”。而人身五脏之根本即脾胃也，“胃为五脏之本源，人身之根蒂”（《明医杂著·补中益气汤注》）。故其临证时，凡属脾胃虚弱者，统以补中益气汤为主，或出入于四君、六君之间。薛氏所论着重阐发脾胃虚寒，与东垣学说亦有不同。

薛氏的肾命学说遥承王冰、钱乙之学，重视肾中水火。如其论阴虚火旺咳嗽咯血，“肾经阴精不化，阳无所化，虚火妄动，以致前症者，宜用六味地黄丸补之，使阴旺则阳化；若肾经阳气燥热，阳无以生，虚火内动而致前症者，宜用八味地黄丸补之，使阳旺则阴生。若脾肺虚不能生肾，阴阳俱虚而致前症者，宜用补中益气汤、六味地黄丸培补元气，以滋肾水。若因阳络伤，血随气泛行，而患诸症者，宜用四君子加当归，纯补脾气，以摄血归经。太仆先生云‘大寒而热，热之不热，是无火也；大热而盛，寒之不寒，是无水也’。又曰‘倏忽往来，时发时止，是无水也；昼现夜伏，夜见昼止，不时而动，是无火也’。当求其属而主之，无火者，当益火之源，以消阴翳；无水者，宜壮水之主，以镇阳光，不可泥用沉寒之剂”（《明医杂著·咳嗽注》）。因之，《四库全书总目提要》说：“薛已治疗务求本原，用八味丸、六味丸真补真阳真阴，以滋化源，实自已发之”。在薛氏医案中，六味、八味是其习用之剂，尤其常见的是以补中益气与地黄丸合用，反映了其脾肾并重的学术思想，这较之李东垣的独重脾胃，又有发展。

在论脾肾亏损证时，重视联系与互根。薛氏认为脾肾之病存在互为因果的关系，如脾土久虚可导致肾亏，亦可因肾亏而火不生土，导致脾胃虚衰。因而，对于脾土本虚为主者，主张“补肾不如补脾”之说。他在《明医杂著·补中益气汤注》中指出“愚谓人之一身，以脾胃为主……脾胃一虚，四脏俱无生气，故东垣先生著脾胃、内外伤等论，谆谆然皆以因脾胃为本，故‘补肾不如补脾’正此谓也。”这是其一方面。另对于脾肾虚寒之证，则认为多系“命门火衰不能生土”（《内科摘要》），采用益火生土之法，常以八味丸、四神丸治之，曾说：“此命门火衰，不能生土而脾病，当补火以生土”，并强调指出：“此非脾胃病，乃命门火衰不能生土，虚寒使之然也，若专主脾胃误矣”（《内科摘要》），总之他主张：“脾病也当益火，则土自实而脾安矣”（《明医杂著·枳术丸注》）。对于一般脾肾虚损之症，又多以脾肾同治，火土兼顾。在薛氏医案中有不少是朝服补中益气汤、十全大补汤以培补中土，夕进八味丸或四神丸以调治肾火，形成了他治虚损病的特色方法。如上所述，薛已脾肾并重的观点，及其对脾肾关系的分析，十分精辟，他的脾肾同治之法，为后世所效法，而对李中梓、赵献可、张介宾等的学术思想均有重要的影响。对此，《折肱漫录》曾谓：“治病必以脾胃为本，东垣、立斋之书，养生家当奉为蓍蔡者也。至于脾土补之不应，则求端于其母，而补命门之真火以生之。立斋之论尤精”。这一学术评论是十分中肯的。《吴医汇讲》也以为“张景岳、李士材辈著述颇行，实皆立斋之余韵也。”

2. 先后天根本论

自宋代哲学家邵雍阐发先天、后天哲理之后，医家对人体也重视先后天问题。明代医家李中梓总结历代医家的脾肾之说，提出了“肾为先天本，脾为后天本”的学术总结，并进一步强调了在临证中调治脾肾的重要性。

李中梓（公元1588—1655年），字士材，号念莪，江苏华亭人，为当时著名医家。李氏在《医宗必读·肾为先天本脾为后天本论》中，首先肯定脾肾为人身之本，并还分述了脾肾两脏对先、后天的重要关系。首先，他受《内经》“治病必求其本”的思想启发，认为“善为医者，必责于本”（《医宗必读·肾为先天本脾为后天本论》）。人身之本如木之根、水之源，惟有澄其源而流自清，灌其根而枝乃茂，故养生及治病都须寻求其根本。在此基础上，他指出人身的根本有二，一是先天，二是后天，即在于肾和脾，所谓“人身之本，有先天后天之辨，先天之本在肾……后天之本在脾”（《医宗必读·肾为先天本脾为后天本论》）。自宋以还，脾肾二脏日益为医家所重视，李氏集各家之说，明确提出脾肾先后天根本论。

李氏认为肾在生命形成及胚胎发育过程中是极为重要的，他指出：“先天之本在肾，肾应北方之水，水为天一之源”。“肾所以为先天之本，盖未有此身，先有两肾，故肾为脏腑之本，十二脉之根，呼吸之本，三焦之源，而人资之以为始也，故曰先天之本在肾”。他还进一步解说肾先于其他脏腑而存在的问题，认为：“盖婴形未成，先结胞胎，其象中空，一茎透起，形如莲蕊，一茎即两肾也，而命寓焉”。形象地比喻了肾脏在生命形成过程中的地位。继而，李氏还以五行之理论述了与其他脏腑的相生关系，“水生木而后肝成，木生火而后心成，火生土而后脾成，土生金而后肺成，五脏相成，六腑随之”（《医宗必读·肾为先天本脾为后天本论》）。全面概括了肾为脏腑、十二脉、呼吸、三焦之本源。

同时，李氏又秉承前人有关脾胃之说，强调了脾为后天根本的问题，他说：“后天之本在脾，脾为中宫之土，土为万物之母”；又“盖婴儿既生，一日不再食则饥，七日不食则肠胃涸绝而死。经云：安谷则昌，绝谷则死……胃气一败，百药难施。一有此身，必资谷气，谷入于胃，洒陈于六腑而气至，和调于五脏而血生，而人资以为生者也，故曰后天之本在脾”（《医宗必读·肾为先天本脾为后天本论》）。因此，李氏认为脾的生理功能是人体活动的基础，为后天之根本。

李中梓对“补肾不如补脾”和“补脾不如补肾”，也有深刻的论述，认为脾肾两脏彼此具有相赞之功。若脾土安，则肺金自强，而肺金实肾水之源，同时土不凌水则能输精而益肾，使肾愈安，这就是所谓脾和能益肾，脾安可致肾安。又认为肾兼水火之性，肾安则肾水不致挟肝木上泛而凌脾土，同时火能益土，运化精微，俾脾愈安，即肾安可致脾安。由此，李中梓主张脾肾并重，使两脏安和则一身皆治，脾肾两脏为人体之根本，关乎死生，从对生命的意义这一高度认识脾肾，相比泛论五脏又进了一步，因而对脏腑理论的发展，作出了重要贡献。

（二）乙癸同源，肝肾同治

对于肝肾关系问题，李中梓也有专论，“乙癸同源，肝肾同治”，已成为传世之名论。李氏在《医宗必读·乙癸同源论》中说：“古称‘乙癸同源，肾肝同治’，其说维何？盖火分君相，君火者，居乎上而主静；相火者，处乎下而主动。君火惟一，心主是也；相火有二，乃肾与肝。肾应北方壬癸，于卦为坎，于象为龙，龙潜海底，龙起而火随之。肝应东方甲乙，于卦为震，于象为雷，雷藏泽中，雷起而火随之。泽也海也，莫非水也，莫非下也，故曰乙癸同源。东方之木无虚不可补，补肾即所以补肝；北方之水无实不可泻，泻肝即所以泻肾……但使龙归海底，必无迅发之雷；但使雷藏泽中，必无飞腾之龙，故曰肾肝同治。余于是而申其说焉。东方者……在人为怒，怒则气上，而居七情之升；在天为风，风则气鼓，而为百病之长。怒而补之，将进而有壅绝之忧；风而补之，将满而有胀闷之患矣。北方者……在人为恐，恐则金下，而居七情之降；在天为寒，寒则气惨，而为万象之衰。恐而泻之，将怯而有癫狂之虞；寒而泻之，将空而有凋竭之害矣。然木既无虚，又言补肝者，肝气不可犯，肝血当自养化。血不足者濡之，水之属也，壮水之主，木赖以荣。水既无实，又言泻肾者，肾阴不可亏，而肾气不可亢也。气有余者伐之，木之属也，伐木之干，水赖以安。夫一补一泻，气血攸分；即泻即补，水木同脏。总之，相火易上，身中所苦，泻木所以降气，补水所以制火。气即火，火即气，同物而异名也，故知'气有余便是火者'愈知'乙癸同源'之说矣"。李氏的论说，显然是朱丹溪《相火论》"肝肾之阴，悉具相火"和"气有余便是火"之说的进一步发挥。《乙癸同源论》实说明在生理上，肝藏血，肾藏精，肝血有赖于肾精的滋养，肾精也不断得到肝血所化之精的填充，精与血是相互滋生的，肝肾为精血所藏，相火为肝肾所寄；在病理上，肾精与肝血的病变亦常相互影响，如肾精亏损，可导致肝血不足；反之，肝血不足，也可引起肾精亏损；在治疗上，补肾即补肝，泻肝即泻肾。凡忿怒伤气，气逆风动，慎不可补；凡恐惧伤肾，颠狂有寒，则不可泻。所谓补肝，为濡养肝血，壮水之主；所谓泻肾，为不致肾气过亢。总之，泻水所以降气，补水所以制火，是治疗之大要。这比《难经》东方实，西方虚，泻南方，补北方的治则更具体。

（三）脾阴学说的确立

脾胃学说是中医脏象学说的内容之一，它奠基于秦汉，形成于金元，发展于明清。而脾阴学说则是脾胃学说的组成部分，是脾胃学说的延续与发展，是以明代医家缪仲淳的学术思想为代表的。

《内经》对脾胃的生理、病理及脾胃病的预防和治疗，都作了较为具体的论述，为脾胃学说的形成奠定了基础。金元医家李东垣，在其老师张元素重视脾胃思想的影响下，进一步阐发《内经》经义，总结前人成就，系统论述了脾胃学说的理论与临床，标志着脾胃学说的形成。然而李东垣的学术思想，主要是脾胃合论，强调脾胃气虚、中气下陷，制益气升阳甘温之法，用药偏于辛甘发散，客观地讲是不够全面的。

中医学以脏腑分阴阳，则五脏属阴，六腑属阳，若以脾胃而言，则胃为阳土，脾为阴土。然而所谓阴阳者，实一分为二之义，因此五脏本身又各具阴阳的属性，脾土也有脾阴脾阳之分。如《素问·平人气象论》称"藏真濡于脾"，即寓有脏腑真元与脾阴之间的相互依存的意思。《伤寒论》中之脾约证，是由于脾阴亏损，不行其津液于肠，从而出现大便难，故仲景名之曰"脾约"。清·程应旄注"脾约者，脾阴外渗，无液以滋，脾家先自干槁，何能以余阴荫及肠胃，所以胃火盛而肠枯，大便坚而粪粒小也，麻仁丸宽肠润燥，以软其坚，欲使脾阴从内转耳"。可见有关脾阴的论述是比较早的。此后，朱丹溪又有脾具坤静之德，而有乾健之运，脾土之阴受伤，则传输之官失职的论述，虽未见"脾阴"之名，但已含有脾阴之义。到了明代，则对脾阴的研究日益深入，无论在病因、症状及治疗等方面均有阐发，这是对脾胃学说的补充与发展。

明代一些医家致力于"脾阴"的研究，本是出于临床实际的需要。自从《局方》出后，宋代时医治疗脾胃病大率主用辛香燥剂，渐成弊端。金元医家李东垣倡导辨证论治，曾指出：若内伤脾胃，觅药于医，不问所伤，付之集香丸，以致传变诸疾，不可胜数，使人真气从此虚衰。针对上述弊端东垣调治脾胃气虚，制益气升阳甘温之法，但仍是脾胃合论，法主补益脾胃阳气，药偏辛甘升发，也不能尽纠其偏。因而明代医家王纶指出，近世论治脾胃者不分阴阳气血，而率皆理胃，所用之药又皆辛温燥热助火消阴之剂，遂致胃火益旺，脾阴愈伤，清纯中和之气，变为燥热，胃脘干枯，大肠燥结，脾藏渐绝。若不加辨证地滥用辛温燥热之剂，可以导致胃火益盛，脾阴亏损。造成脾阴不足的原因，除了药误，还包括外感热病、七情内伤、六淫外侵、饮食不节等。

脾阴不足的临床表现，明代诸医家通过临床实践，有各自的认识，如周慎斋认为尿血有脾阴不足所致者。其中以缪仲淳最具代表性。纵观《先醒斋医学广笔记》，缪氏所云脾阴虚者，多有脾虚而内热津少的主证。清·王旭高也有同样认识，在医案中曾说："阴虚未复，夜寐未安，热退不清，仍宜养阴，自云腹中微微撑痛，此属中虚，治当补益脾阴"。同时，也有一些特殊症状的辨证，如"若脾虚，渐成腹胀，夜剧昼静，病属于阴，当补脾阴"；又如治一妇人产后腿痛，不能行走，久之饮食不进，困惫之极，"此脾阴不足之候，脾主四肢，阴不足故病下体"等。对于腿痛和腹胀，他以肢体部位及昼静夜剧来认识脾阴之不足，体现了深一层次的症状鉴别与辨证思想。至于脾阴不足的脉象表现，也有其自身特性。明代医家还研究了脾阴不足的脉象表现。周慎斋认为肝脉弦长，脾脉短，是为脾阴不足；脉象倏忽变易也为脾阴不足脉象的特征之一，"脉或大，或小，或数，或弦，或涩，变易不常，知其脾阴虚而脉失信也"。后来清代张锡纯又作了补充，认为数脉亦为脾阴受伤的见证，"盖以脾脉原主和缓，脉数者必是脾阴受伤"。

脾阴不足的辨证治疗，明代诸家亦多有灼见。如王纶主用芍药、甘草，酸甘化阴，胃火旺者，则加黄连，有泻火存阴之义。但确立较为系统的治法方药还推缪仲淳，总结出甘凉滋润，酸甘化阴为治脾阴虚的大法，力避苦寒、温燥之品。他强调阴虚火旺之证，当滋养阴血，扶持脾土，俾阴血渐生，虚火下降。纵观他应用的方药皆为清润柔灵之品，如沙参、生地、石斛、天麦冬、白芍、甘草、蔗汁、梨汁等。若兼肝火盛者，缪氏又益以五味子、木瓜、枣仁等以酸甘制肝敛阴；若兼脾气虚，则用甘温，佐以辛香、酸平，药如人参、白术、扁豆、山药、莲肉、大枣、砂仁、蔻仁、酸枣仁、藿香等。这些药物健脾而不香燥，益阴而不滋腻，气味俱薄，甘润清灵，亦创治脾胃又一新法。

后至清代，在缪氏甘寒育养脾阴的基础上，吴澄提出芳香甘平之法。吴氏认为虚劳日久，诸药不效，而所赖以无恐者胃气也。人之一身以胃气为主，胃气旺则五脏受荫，水精四布，机运流通，饮食渐增，津液渐旺，以至充血生精而复其真阴之不足，古人多以参、苓、术、草补中宫，而虚劳脾薄胃弱，力不能胜，即平淡如四君子皆不能用，所以新定补脾阴一法，以补前人未尽之余蕴。指出阴虚劳怯之人，中土困惫，以至连培补中宫之剂，也有燥滞难运之忧。他的用药原则是"芳香甘平之品，培补中宫而不燥其津液"，以苏展脾气，护养阴液，其制方如理脾正方（人参、燕窝、山药、扁豆、茯苓、橘红、甘草、莲肉）、中和理阴汤（人参、河车、白芍、山药、扁豆、莲肉、老米）等。

由此可见，自明代缪仲淳制甘寒法补养脾阴之后，清代医家又提出芳香甘平之法，加以补充与深化。两法虽都能补益脾阴，但各自侧重不同，甘寒法养阴液、益阴血而助脾运；芳香甘平法培中宫、资化源而复阴。前者宜于脾阴不足而阴亏显著者；后者宜于脾阴而脾气虚乏者。二者相辅相成，实为后世论治脾阴之大法。

上述对于脾阴理论的研究，明代诸医家从生理、病理及论治等不同方面加以广泛的阐发，不仅丰富与发展了脏腑学说的内容，而且为临床治疗提出了新的有效方法，清代胃阴学说的产生实受其重要影响。如华岫云在叶桂《临证指南医案》按中指出："脾阴一虚则胃家饮食游溢之精气，全输于脾，不能稍留津液以自润，则胃过于燥而有火矣……此乃脾阴之虚而致胃家之燥也"。可见清代胃阴学说的兴起与明代医家的脾阴理论存在着学术渊源关系。

二、命门学说的发展

命门学说是脏腑理论的组成部分。由于"命门"与人体的生命活动存在着至为密切的关系，故有生命门户之称；因其命门与肾可分而不可离，故往往也合称肾命学说，是研究肾命阴阳水火的实质，及其生理特性、病理变化、临床应用的学说。

"命门"一词，始见于《内经》。《灵枢 · 根结》说："太阳根于至阴，结于命门。命门者，目也。"这是因为足太阳膀胱经终于睛明穴，睛明为至命之处，故谓之命门。自《难经》的"左肾右命门说"始，则拉开了命门研究的序幕，此后历经千年，作专题研究者甚少，到了明代研究命门达到了高峰，并形成风气，试图通过对命门的研究，以认识生命的奥秘，揭示生命现象的本质。

《难经 · 三十六难》认为："肾两者，非皆肾也，其左者为肾，右者为命门。命门者，诸精神之所舍，原气之所系也，故男子以藏精，女子以系胞。"论述了命门的部位及其生理功能。《难经 · 三十九难》也提出了"命门者，精神之所舍也，男子以藏精，女子以系胞，其气与肾通"的观点，扼要阐述了命门与精、气、神以及人体生殖功能的关系。宋以后医家多将命门与相火联系，如金元时期刘完素、张元素、李杲等均有"命门相火"之说。但对命门、相火、三焦、包络等概念未加区分。迨至明代，有关医家从各自不同的角度，对命门理论与实践作了专题研究，重点是命门的位置、形状、作用及与其他脏腑的关系等，这对临床治疗具有一定的指导意义，对探索生命的本源更具有重要启示。

（一）命门的位置

1. 命门有位有形

《难经》的"左肾右命门"说，是典型的命门有位有形论，右肾即为命门。明代医家薛己、李梴肯定此说。薛己认为肾与命门若以脉分辨，应与之相应，亦有左右之别，"若左尺脉虚弱而细数者，是左肾之真阴不足也，用六味丸；右尺脉迟轻，或沉细而数欲绝者，是命门之相火不足也，用八味丸"（《明医杂著 · 劳瘵注》）。可见薛己对命门部位的认识也并未超越《难经》左肾右命门说的范围。

李梴亦宗左肾右命门之说，而对命门的部位及功能有具体的阐发，他在《医学入门 · 脏腑赋》中指出："命门下寄肾右，而丝系曲透膀胱之间，上为心包，而膈膜横连脂漫之外。配左肾以藏真精，男女阴阳攸分，相君火以系元气，疾病死生是赖"；又"命门即右肾，言寄者，以其非正脏也。有系曲下行，接两肾之系，下尾闾，附广肠之右，通二阳之间，前与膀胱下口溲溺之处相并而出，乃是精气所泄之道也。若女子则户胞亦广肠之右膀胱下口相并而受胎。命门为配成之官，左肾收血化精运入，藏诸命门，男以此而藏精，女以此而系胞”。与《难经》之说一脉相承。

李时珍（公元1518—1593年）也认为命门有位有形，但不同意命门即右肾说。他是这样描述命门的，“三焦者，元气之别使；命门者，三焦之本原，盖一以体名，一以用名。其体非脂非肉，白膜裹之，在七节之旁，两肾之间，二系著脊，下通二肾，上通心肺，贯属于脑，为生命之原，相火之主，精气之府。人物皆有之，生人生物皆由此出”（《本草纲目》卷三十）。李氏的论说源于《内》《难》，明确指出了命门为有形之体，为生命形成之本原，它不仅通肾与心肺，还系脊、贯脑，提出命门为“精气之府”，并认为人与物皆有命门。这样清楚地表述，一定是有名有实，有位有形，能够为后世对命门实质的研究提供一些启示。

张景岳（公元1563—1640年）在前人命门学说的基础上，特别受李时珍“人物皆有之，生人生物皆由此出”的影响，进一步发挥，“命门居两肾之中，不偏于右，即妇人子宫之门户，所谓子户者，即子宫也……居直肠之前，膀胱之后，当关元、气海之间。男精女血皆存于此，而子由是生，故子宫者，实又男女之通称也”（《质疑录·右肾为命门》）。将命门认作子宫（在男子为精室），虽说是拘于形迹，但要理解他的出发点，是为说明命门对“先天立命”的重要性，即《难经》所说的男子以藏精，女子以系胞。如他认为人身先天之元阴、元阳禀受于父母，生命才始，先天之元阴元阳藏于命门，为先天、后天“立命之门户”〈《类经附翼·三焦、包络、命门辨》〉。命门与肾有一而二，二而一的关系，所谓“命门总主乎肾”，“两肾皆属于命门”，“命门与肾本同一气”（《类经附翼·三焦、包络、命门辨》）。《内经》有五脏六腑之精归于肾之说，而景岳又进一步指出肾之精又藏精于命门，而为人身之真阴，凡后天之精气，皆由此而化生。所谓“五液皆归于精，而五精皆统乎肾。肾有精室，是曰命门，为天一所居，即真阴之海，精藏于此，精即阴中之水也；气化于此，气即阴中之火也”（《类经附翼·求正录·真阴论》）。由强调命门对生殖的作用，引伸到对人的生命起源的认识。

2. 命门有位无形

认为命门有位无形的代表医家有虞抟、孙一奎、赵献可。

虞抟不赞成“左肾右命门”说，在其《医学正传·医学或问》中就明确指出：“不可独指右肾为命门”，认为“两肾固为真元之根本，性命之所关，虽为水脏而实有相火寓乎其中，象水中之龙火，因其动而发也。愚意当以两肾总司为命门，其命门穴正象门中之枨闑，司开阖之象也。惟其静而阖，涵养乎一阴之真水；动而升，鼓舞乎龙雷之相火。”形象地表述两肾间为命门的观点。

孙一奎，字文垣，号东宿，别号生生子。安徽休宁人。生活于明代嘉靖、万历年间（公元1522—1619年）。为汪石山再传弟子，名噪当时。著有《赤水玄珠》《医旨绪余》。他认为命门“不在右肾而在肾俞之中”（《医旨绪余·命门图说》），在此基础上他结合了《易经》论述万物的产生是太极和阴阳二气动静变化结果的哲学思想，提出了命门是存在于两肾间的具有生生不息之机的“肾间动气”。他说：“盖人以气化而成形者，即阴阳而言之。夫二五之精，妙合而凝，男女未判，而先生两肾，如豆子果实，出土时两瓣分开，而中间所生之根蒂，内含一点真气，以为生生不息之机，命曰动气，又曰原气，禀于有生之初，从无而有，此原气者，即太极之本体也”（《医旨绪余》）。在此，孙氏将两肾间的原气即命门动气视作人身之太极，而“原气”与“动气”为太极之体用，所谓“化原气者，即太极之本体也，名动气者，盖动则生，亦阳之动也。两肾静物也，静则化，亦阴之静也，此太极之体所以立也”（《医旨绪余 · 命门图说》）。在此基础上，作出了“命门乃两肾中间动气，非水非火，乃造化之枢纽，阴阳之根蒂，即先天之太极，五行由此而出，脏腑以继而成”的结论（《医旨绪余 · 命门图说》），特别强调了命门动气的作用。

赵献可，字养葵，号医巫闾子，生活于明代万历、崇祯年间（公元 1573—1644 年），浙江鄞县人，著《医贯》及《邯郸遗稿》等行世。赵氏认为命门在人体中有位无形，存在于有形的两肾之中。赵献可首先根据《内经》“七节之旁中有小心”之说，认为命门的部位在“自下数上之七椎，两肾各一寸五分之间，当一身之中”；又据《易》所谓：“一阳陷于两阴之中”，指出两肾左属阴水，右属阳水，中间是命门所居之宫，所谓“命门无形之火，在两肾有形之中”（《医贯 · 内经十二官论》），特别强调了命门之火的重要性。

（二）命门的作用

《难经》论述命门的作用：“命门者，诸精神之所舍，原气之所系也，故男子以藏精，女子以系胞”。就是说一则是人身精、气、神之所藏所系；二则指人的生殖功能。又“其气与肾通”则说明命门既是一个独立发挥作用的器官，又与肾密不可分，可以认为是肾命合一论者。薛己、李梴继承了《难经》的学术观点，将肾与命门合一而论，但更强调命门对全身阴阳水火的主导作用，其中薛己又突出命门阳气的作用。

虞抟、孙一奎、张介宾、赵献可则在理论上将肾与命门分而论之，突出命门先于他脏的主宰作用。虞抟喻命门为生命之门，在两肾之间，总司开阖动静，以起到关乎性命的作用。孙一奎除把命门动气视作人身之太极外，还特别强调命门动气为人体生生不息之根，与呼吸功能的关系最为重要，所谓：“赖此动气为生生不息之根，有是动则生，无是动则呼吸绝而物化矣”（《赤水玄珠 · 肾无痘辨》）。“呼吸者，即先天太极之动静，人之一身之原气也。有生之初，就有此气，默运于中，流运不息，然后脏腑得所司而行焉”（《医旨绪余 · 原呼吸》）。可见孙一奎所述命门为肾间动气，有其广泛的生理意义，而对人之呼吸来说尤关至要。同时，所谓肾间动气，实质是偏于阳气。“坎中之阳”，乃一阳陷于二阴之中，可称为阳气而不可谓之“火”。他说：“坎中之阳，即两肾中间动气，五脏六腑之本，十二经脉之根，谓之阳则可，谓之火则不可，故谓坎中之阳，亦非火也。二阴，即二肾也，肾既皆阴，则作一水一火并看者，亦非也”（《医旨绪余 · 右肾水火辨》）。孙氏所论，旨在说明命门阳气涵育于二肾之阴精，肾命的关系是不可分割的。

张景岳则根据阴阳一体的思想，将命门譬喻为人身之太极，认为它兼具水火之性，命门所藏的元精为“阴中之水”，元精所生化的元气为“阴中之火。”他说：“命门居两肾中，即人身之太极，由太极以生两仪，而水火具焉，消长系焉”（《类经附翼 · 求正录 · 真阴论》）。其对人身的重要性由此可知，他具体地指出：“命门之水火，即十二脏之化源，故心赖之则君主以明；肺赖之则治节以行；脾胃赖之济仓廪之富；肝胆赖之资谋虑之本；膀胱赖之则三焦气化；大小肠赖之则传导自分”（《类经附翼 · 求正录 · 真阴论》）。前人虽谓十二脏的正常生理功能皆出于肾之伎巧，但从本质而言，实亦为命门的“真阴之用”。正因为张景岳将命门视作人身阴阳“消长之枢纽”，认为命门藏精化气，兼具水火，故又称命门为“水火之府，为阴阳之宅，为精气之海，为死生之窦”（《类经附翼·三焦、包络、命门辨》）。其“精血之海”和“元气之根”（《景岳全书·传忠录·命门余义》），充分肯定了命门对生命形成以及后天生命活动极为重要的意义。张氏命门学说的特点在于在阴阳互根，精气互生的基础上，精辟而全面地论述了命门兼具水火的生理特性，将命门学说的研究与阴阳精气论紧密联系在一起，对后世的影响是十分深远的。

赵献可可谓专论命门的医家，他精辟地论述了命门与人体脏腑之间的重要生理关系。《内经》有“心者君主之官……主不明则十二官危”（《素问·灵兰秘典》）之说，由此赵献可认为心既为十二官之一，可见“人身别有一主，非心也”（《医贯·内经十二官论》）是命门居于十二官之上，明确提出命门为君主之官，为十二官的“真君真主”，强调了命门对人体脏腑的主宰作用，如指出：“命门为十二经之主，肾无此则无以作强，而伎巧不出矣；膀胱无此则三焦之气不化，而水道不行矣；脾胃无此则不能蒸腐水谷，而五味不出矣；肝胆无此，则将军无决断，而谋虑不出矣；大小肠无此，则变化不行，而二便闭矣；心无此，则神明昏，而万象不能应矣，正所谓主不明则十二官危也”。为了强调命门之火对人体的重要生理作用，赵氏将命门譬喻为走马灯火，人体各脏腑器官的活动，犹如走马灯中的拜者、舞者、飞者、走者，无一不具。然而“其中间惟是一火耳，火旺则动速，火微则动缓，火熄则寂然不动”（《医贯·内经十二官论》），形象地描写了人体各脏腑的功能活动都必须以命门之火为原动力，强调了命门对生命的重要意义。赵氏还分析了命门对先天、后天的作用，认为无论在人身的先天或后天，命门均居主宰地位，即命门为主宰先天之体，具流行后天之用。其意是说人身先天无形之水火，皆源出两肾之间，先天无形之火，即三焦相火，出于命门右旁之小窍，先天无形之水即真阴，出于命门左旁之小窍。无形之火即元气，无形之水即元精，两者皆受命门之元神主宰。可见所谓命门“主宰先天之体”，其实质体现了生命形成过程中精、气、神三者之间的关系。同时，赵氏还认为后天无形的相火和真水也都在命门的作用下周行于全身。三焦相火是命门的臣使之官，它禀命而周流不息地运行于五脏六腑之间，而真水则随相火而潜行于全身。这样相火禀命于命门，而真水又随相火而流行，遂将全身阴阳水火之总司归于两肾间之命火，高度地概括了命门对人身先、后天的重要生理作用。

三、三焦名实之探讨

关于三焦，又是一个向有争议的学术论题。

《内经》论三焦，着重说明其功能是布散阳气和水谷精微，特别是水液的通道，如《灵枢·营卫生会》云：“上焦如雾，中焦如沤，下焦如渎也”；《素问·灵兰秘典论》曰：“三焦者，决渎之官，水道出焉”。而三焦所以能通行水谷，成为水液代谢的通道，又主要是因为三焦是运行元气的通路，有主持诸气，总司人体气化的功能。也就是说，三焦主通行元气与运行水谷、疏通水道的功能，具有着内在的联系。所以《难经·三十八难》谓三焦“有原气之别焉，主持诸气”；《难经·六十六难》又说：“三焦者，原气之别使也。主通行三气，经历于五脏六腑”。可见三焦既有部位概念，即人体上、中、下三段部位；更是人体功能的概括。后世医家对三焦的功能尽管表述不一，但总体上分歧不大，而对三焦的名与实则颇多争议。

《难经》明确指出三焦为有名而无形之府，立“三焦无形”之说。《难经·三十一难》曰：“三焦者，何禀何主，何始何终，其治常在何许，可晓以否？然，三焦者，水谷之道路，气之所终始也。上焦者，在心下，下膈，在胃上口，主内不出，其治在膻中，玉堂下一寸六分，直两乳间陷者，是。中焦者，在胃中脘，不上不下，主腐熟水谷，其治在脐旁。下焦者，当膀胱上口，主分别清浊，主出而不内，以传道也，其治在脐下一寸，故曰名三焦，其府在气街”。《难经·三十八难》：“府有六者，谓三焦也，有原气之别焉，主持诸气，有名而无形”。

《中藏经》提出三焦为人体三元之气的观点，曰：“三焦者，人之三元之气也，号曰中清之府，总领五脏六腑，营卫经络，内外左右上下之气也”，也持三焦无形说。

唐代孙思邈《千金要方》中对三焦形质的记载本身就不一致，如《千金要方·三焦脉论第四》认为三焦者，一名三关，上焦、中焦、下焦“合而为一，有名无形，主五藏六府，往还神道，周身贯体，可闻不可见，和利精气，决通水道，息气肠胃之间，不可不知也”；但同时又根据《内经》之说指出“三焦形相厚薄大小，并同膀胱之形”（《千金要方·卷第二十·三焦脉论第四》）。由此可见，对于三焦功能的认识，大致比较统一，但对于三焦形质问题，尚须探讨。于是，引起了后世医家的争议。

宋代陈言在《三因方》中，明确提出了三焦有形之说。其述三焦之形，“有脂膜如手大，正与膀胱相对，有二白脉自中出一夹脊而上，贯于脑”，认为三焦系肾下之脂膜。元代王好古曾记载李东垣的三焦论，“三焦有二”：其一“有名无形”；另一“却是有形状”。他说：“三焦，有名无形，主持诸气，以象三才之用，故呼吸升降，水谷往来，皆持此以通达”；又“上中下三焦通为一气，卫于身也，为外护，既已头至心，心至脐，脐至足为状也，却是有形状，何以然？上焦者主内而不出，中焦者主腐熟水谷，下焦者主出而不纳，故经曰：上焦如雾，中焦如沤，下焦如渎也”（《此事难知·问三焦有几》）。

元代的袁坤厚对三焦也有研究，其《难经本旨》说：“所谓三焦者，于膈膜脂膏之内，五藏六府之隙，水谷流化之关，其气融合于其间，熏蒸膈膜，发达皮肤分肉，运行四旁，曰上中下，各随部分所属而名之，实原气之别使也。是故虽无其形，倚内外之形而得名；虽无其实，合内外之实而为位者也”。指出三焦虽无形，但有位，即膈膜之内脏腑之间的空腔部位。

明代医家对三焦研究的重点和争论的焦点，仍然集中在三焦名与实的问题上，主张三焦无形的医家以孙一奎为代表，主张三焦有形的医家以虞抟、张景岳为代表。

孙一奎对袁坤厚的观点十分赞赏，认同三焦为膈膜之内、脏腑之间的无形外腑。不同意肾下脂膜为三焦之体之说；也不同意从经脉而言三焦有形。他认为三焦“以其无形，故称外腑……若独指其经脉起止、俞穴主病等，便谓是有形之府，不思奇经中如冲任督等脉，皆有起止，亦皆主病，冲为血海，任主胞胎，亦可指任脉如有形府例看否耶？有形之说，不必辨而其谬自明矣”，坚持以三焦为上、中、下三部之合称，提出了“外有经而内无形”（《赤水玄珠·难经正义三焦辨》）的观点。对于三焦的功能，孙氏认为：“三焦，包络为相火”

(《医旨绪余·丹溪相火议》),“营卫生于三焦而营于中，卫于外，大气抟于胸中以行呼吸，使脏腑司其职，而四肢百骸奠安者，孰非相火斡旋之功哉”（《医旨绪余·问十二支土多，十二支火多议》)。说明三焦为相火，是原气之别使，有裨助生生不息之功，而成一家之言。

虞抟主张三焦有形，是脏腑之外，包括肓膜在内的体腔。其《医学正传·医学或问》说：“三焦者，指腔子而言，包函乎肠胃之总司也。胸中肓膜之上曰上焦，肓膜之下脐之上曰中焦，脐之下曰下焦，总名曰三焦，其体有脂膜在腔子之内，包罗乎五脏六腑之外也”。

张景岳也持三焦有形说，三焦是“藏府之外，躯体之内，包罗诸藏，一腔之大府也”(《类经》)。并作进一步解释与推论：“夫三焦者，五脏六腑之总司，包络者，少阴君主之护卫也。而《二十五难》曰：‘心主与三焦为表里，俱有名而无形’，若谓表里则是，谓无形则非。夫名从形立，若果有名无形，则《内经》之言为凿空矣……夫既曰无形矣，何以有水道之出？又何以有厚、薄、缓、急、直、结之分？又何以有曰纵曰横之理？又何以如雾、如沤、如渎？及谓气谓血之别……今夫人之一身，外自皮毛，内自脏腑，无巨无名，无细无目，其于腹腔周围上下全体，状若大囊者，果何物耶？且其著内一层，形色最赤，象如六合，总护诸阳，是非三焦而何”（《类经附翼·三焦包络命门辨》)。张氏所言的形状，相比虞抟以“腔子脂膜”为三焦之形更为具体明确，肯定了三焦具有实质，为有名有实之腑。

清代医家对三焦的研究又有新说。如17世纪的罗美，认为《内经》所述三焦经气的循行，与胃经的循行基本上相一致，创“胃部三焦之说”，他在《内经博议·太冲三焦论》中说：“三焦者，特胃部上下巨廓；三焦之地，皆阳明胃之地；三焦之所主，即阳明之所施。其气为腐熟水谷之用，与胃居太阴之前，实相火所居所游之地也。故焦者，以熟物为义……是以名为三焦者，特为两阳明之胃，与相火之所职言之耳”，对三焦的认识显然是不够全面的。

晚清医家唐宗海，在三焦腔子膜说的影响下，结合当时的西医知识，提出了“油脂三焦之说”，强调了三焦通利水道的作用，他在《医经精义》中说：“焦，古作膲，即人身之膜膈，所以行水也……西医所谓连网，即是膈膜及俗所谓网油，并同身之膜皆是也。网油连著膀胱，水因得从网油中渗入膀胱，即古所名三焦者，决渎之官，水道出焉是矣。三焦之根，出于肾中，两肾之间有油膜一条，贯于脊骨，名曰命门，是为焦原。从此系发生板油，连胸前之膈，以上循胸中，入心包络，连肺系上咽，其外出，为手背胸前之腠理，是为上焦。从板油连及鸡冠油，著于小肠，其外出，为腰腹之腠理，是为中焦。从板油连及网油，后连大肠，前连膀胱，中为胞室，其外出为肾经少腹之腠理，是为下焦。人饮之水，由三焦而下膀胱，则决渎通快、如三焦不利，则水道闭，外为肿胀矣”（《医经精义·脏腑之官》)。又说：“肾主水，而行水之腑，实为三焦，三焦即人身膜油，连肠胃及膀胱。食入于胃，由肠而下，饮水入胃，则胃之四面而均有微管将水吸出，散走膜膈，此膜即三焦也。水由上焦历肝膈，透肾系，入下焦油膜，以达膀胱，故三焦者，中渎之腑，水道出焉。属膀胱者，谓三焦与膀胱相联属也”（《医经精义·脏腑所合》)。

罗美、唐宗海从不同角度探讨了三焦的名与实，虽有局限，但见仁见智，对中医学术研讨的深入有一定的促进作用。总之，对三焦理论的研究，从其主持诸气，总司人体气化，运行水谷及疏通水道的功能来说，早已被医家所认识，但对其名与实的探讨，还有待于进一步研究。

由此可见，在脏腑理论的发展过程中，明代医学研究的重点主要是在对脾、肾、命门和三焦的探索，特别是对肾与命门的深入研究，把脏腑理论的发展逐步引向对生命本质的探讨。

四、奇经八脉的研究

奇经八脉是督脉、任脉、冲脉、带脉、阴维脉、阳维脉、阴跷脉、阳跷脉的总称。由于它们与脏腑没有直接相互"络属"的关系，相互之间也没有表里配合，与十二正经不同，故称"奇经"。

对奇经的循行分布、所属穴位及其病证等，最早散见于《内经》，而《难经》的论述则比较集中。如《难经·二十九难》指出："阳维为病苦寒热，阴维为病苦心痛。阴跷为病，阳缓而阴急；阳跷为病，阴缓而阳急。冲之为病，逆气而里急。督之为病，脊强而厥。任之为病，其内苦结，男子为七疝，女子为瘕聚。带之为病，腹满，腰溶溶若坐水中"。此后，历代医家虽然又有所阐发，并对其治法亦有所涉及，如张元素提出以桂枝汤治阳维病，以理中、四逆、当归四逆汤治阴维病等；元代滑寿（公元1304—1386年）著《十四经发挥》，认为督脉为阳脉之纲，任脉为阴脉之海，将其并列于十二正经而称之十四经等，多是零散的记载，直至明代李时珍著《奇经八脉考》后，对奇经八脉的研究才有了初步的规范。

李时珍的《奇经八脉考》计十七篇，内容简要，对八脉分布路线进行了系统的整理，阐述了奇经为病的基本病理变化，及其与十二经的密切关系，提出奇经病变的辨证施治要点。《四库全书提要》指出："《奇经八脉考》一卷，明·李时珍撰。其书诏人身经脉有正有奇。手三阴三阳，足三阴三阳，为十二正经。阴维阳维，阴中跷阳跷，冲任督带，为八奇经。正经人所共知，奇经医所易忽，故将评其病源治法，并参考诸家之论，荟粹成编。其原委精详，经纬贯彻，洵辨脉者所不可废。又创为气口九道脉图，畅发《内经》之旨，而详其脉法，尤能阐前人未泄之秘"。这是一部奇经八脉研究的专题性著作。

李时珍认为，"奇经八脉者：阴维也，阳维也，阴跷也，阳跷也；冲也，任也，督也，带也。阳维起于诸阳之会，内外踝而上，行于卫分；阴维起于诸阴之交，由内踝而上，行于营分，所以为一身之纲维也。阳跷起于跟中，循外踝上行于身之左右，阴跷起于跟，循内踝上行于身之左右，所以使机关之跷捷也。督脉起于会阴，循背而行于身之后，为阳脉之总督，故曰阳脉之海。任脉起于会阴，循脉而行于身之前，为阴脉之承任，故曰阴脉之海。冲脉起于会阴，夹脐而行，直冲于上，为诸脉之冲要，故曰十二经脉之海。带脉则横围于腰，状如束带，所以总约诸脉者也。是故阳维主一身之表，阴维主一身之里，以乾坤言也；阳跷主一身左右之阳，阴跷主一身左右之阴，以东西言也；督主身后之阳，任冲主身前之阴，以南北言也；带脉横连诸脉，以六合言也，是故医而知乎八脉，则十二经、十五络之大旨得矣。仙而知乎八脉，则虎龙升降、玄牝幽微之窍妙得矣"（《奇经八脉考》）。从八脉的循行路线、生理功能等方面，阐明了奇经八脉之理，在治病与养生中的重要作用。

自李时珍对奇经八脉进行系统研究之后，在奇经论治方面有新的提高，且更切合临床实际。如《杂病源流犀烛》《济阴纲目》《环溪草堂医案》，尤其是叶天士《临证指南医案》

对奇经论治的阐发，自成一体，将奇经辨证与脏腑、经络辨证结合起来，并创立了一套独特的治疗方法，大大发展了奇经辨治学说；同时亦促进了脏腑经络辨治学说的发展，为中医杂病的治疗开拓了新的门径。

叶氏认为奇经八脉与肝肾及胃有密切的联系，他说："奇经八脉，隶于肝肾为多"，(《临证指南医案·腰腿足痛》)"冲任血海皆属阳明主司"，"奇经冲任跷维诸脉，皆肝胃属隶"，(《临证指南医案·调经》) 其中与肝肾的关系更为密切。因此当肝肾与胃发生病变时，特别是久病之后，奇经亦往往受到影响而随之病变，如其云："肝肾内损，渐及奇经诸脉"；(《临证指南医案·痿》)"肝肾下病，必留连及奇经八脉"；(《临证指南医案·诸痛》)"肝血肾精受戕，奇经八脉中乏运用之力"（《临证指南医案·虚劳》)；"冲脉隶于阳明，阳明久虚，脉不固摄，有开无合矣"（《临证指南医案·崩漏》)。故叶氏有"久病宜通任督"的说法。奇经病变，据《临证指南医案》所载，可出现在多种杂病中，若虚劳、咳血、遗精、淋浊、肿胀、郁证、疟、泄泻、痢疾、便血、脱肛、痿证、痹病、疝气、诸痛、肩臂背痛、腰腿足痛、月经不调、淋带、崩漏、产后等。其中以妇科病、老年病、虚损病为多见，需要更多的参考奇经辨证思想。对奇经病的调治，叶氏总以补益肝肾为主，并侧重于填精补髓，多选用血肉有情之品，不用草木无情之物，构成了叶氏治奇经病的特色方法。

第四节　四诊及辨证纲领的逐步完善

在医学理论日趋深入发展的同时，明代的临床医学实践亦得以迅速地进步，特别是四诊与辨证纲领内容的日益充实和完善，是明代医学发展中一个不可忽视的方面。

一、四诊内容的不断充实

宋金元时期，由于医学理论及实践的发展，在诊断方面，特别是脉诊与望诊方面取得了相当的成就，如高阳生所著的《脉诀》和崔嘉彦的《崔氏脉诀》，将《脉经》的主要内容结合临床实践，编为歌诀，便于临床应用，对普及脉诊的应用有一定影响。许叔微的《仲景三十六种脉法图》、施发的《察病指南》、滑寿的《诊家枢要》等都是诊法专著。元代，敖氏的《伤寒金镜录》，后经杜碧清增补为《敖氏伤寒金镜录》，为我国现存最早的舌诊专著。明代医家在金元时期有关诊断著作的基础上，对四诊进行了重要的总结，特别是对四诊中的望诊、问诊及脉诊方面的研究更为突出。

（一）对望诊的重视与研究

明代医家对望诊的研究更为细致。如喻嘉言在《医门法律·望色诊》中说："人之五官百骸，赅而存者，神居之耳。色者，神之旗也。神旺则色旺，神衰则色衰，神藏则色藏，神露则色露……察色之妙全在察神。血以养气，气以养神，病则交病。失睡之人，神有饥色；丧亡之子，神有呆气；气索自神，失所养耳"。通过望诊诊察失眠、丧亡，真所谓"望而知之谓之神"。

李中梓在《医宗必读·色诊》中，则更是选择历代有关色诊之大要，详加阐发。如诊五色的临床意义，认为“青色见于太阴太阳，及鱼尾正面口角，如大青蓝叶，怪恶之状者，肝气绝，主死。若如翠羽、柏皮者，只是肝邪，有惊病、风病、目病之属；红色见于口唇及三阴三阳，上下如马肝色死，血之状者心气绝，主死。若如橘红马尾色者。只是心病，有怔忡、惊悸、夜卧不宁；白色见于鼻准，及正面如枯骨及擦残汗粉者，为肺绝，丙丁日死。若如腻粉梅花白绵者，只是肺邪咳嗽之病；黄色见于鼻，干燥若土偶之形，为脾气绝，主死，若有桂花杂以黑晕，只是脾病，饮食不快，四肢倦怠；黑色见于耳，或轮廓内外、命门悬壁，若污水烟煤之状，为肾气绝，主死，若如蜘蛛网眼、鸟羽之泽者，只是肾虚火旺之病。凡望病人目睛不了了，鼻中呼不出吸不入，气短促而冷者，阴病也；目睛了了，鼻中呼吸出入能往来，口鼻息长而皆热者，阳病也”。

王肯堂对望病人形态十分重视，他在《证治准绳》中指出：“凡病人身轻，自能转侧者易治；若身体沉重，不能转侧者，则难治也。盖阴证则身重，必足冷倦卧，恶寒，常好向壁卧，闭目不欲向明，懒见人也。又阴毒身如被杖之疼，身重如山，而不能转侧也。又中湿、风湿，皆主身重疼痛不可转侧，要当辨之。大抵阳证身轻而手足和暖，开目而欲见人，为可治。若头重视深，此天柱骨倒，而元气败也。凡伤寒传变，循衣摸床，两手撮空，此神去而魄乱也。凡病人皮肤润泽者生，而枯燥者死。经曰：脉浮而洪，身汗如油，喘而不休，形体不仁，乍静乍乱，此为命绝也”。

对舌诊的研究，以申斗垣的《伤寒观舌心法》为最著，申氏在元代《敖氏伤寒金镜录》的基础上，对舌诊的理论及临床作了广泛的阐述。他将前人三十六种舌苔演为一百三十五种，集历代舌诊之大成。其后序云：“余忘之餐寝，存之心神，累之纸笔，续积多年，今已成册，总计一百三十五舌，图绘其形，即分其经，观其舌，如所苦，明其运气，如其死生，用之汤液，救其危殆一一悉皆载焉。”申氏的研究起了承前启后的重要作用，如清代所出现的《伤寒舌鉴》《舌鉴辨证》等著作均受其重要影响。

（二）问诊内容的归纳与总结

《素问》有《疏五过》《征四失》两论，对问诊反复言之。后世医家亦甚重视，如孙思邈、朱肱皆主张未诊先问。明代医家对问诊的记述甚多，如李梴曾列五十余问，未免过繁。喻嘉言在《寓意草·与门人定议病式》中，认为对病人的问诊应包括：病始于何日，目前昼夜孰重，寒热孰多，饮食喜恶多寡，二便滑涩无有，初服何药，次服何药，某药稍效，某药不效及形志苦乐若何等内容。喻氏在《医门法律》中还专论“问病”，其中论说：“医，仁术也，仁人君子必笃于情，笃于情则亲人犹己，问其所苦，自无不利之处。古人‘闭户塞牖，系之病者，数问其情，以从其情，以从其意’。诚以得其欢心，则问者不觉烦，病者不觉厌，庶可详求本末，而治无误也。如‘尝贵后贱，病名脱营；尝富后贫，病多失精’，以及形志苦乐，病同治异，饮食起居，过时失节，忧愁恐惧，荡志离魂，所喜所恶，气味偏殊，所宜所忌，禀性迥异，不问何以相体裁衣耶？所以‘入国问俗，入家问讳，上堂问礼，临病人问所便’。便者，问其居处动静，阴阳寒热性情之宜，如问其为病热，则便于用寒；问其病寒，则便于用热之类，所谓顺而施之也。人多偏执已见，逆之则拂其意，顺之则加其病，莫如之何。然苟投诚致问，明告以如此则善，知彼则败，谁甘死亡，而不降心以人耶？至于受病情形，百端难尽，如初病口大渴，久病口中和，若不问而概以常法治之，岂不伤人乎？如未病素脾约，才病忽便利，若不问而计日以施治，宁不伤人乎？如未病见有痼疾，已病重添新患，若不问而概守成法治之，宁不伤人乎？如疑难证，着意对问，不得其情，他事闲言，反成真面，若不细问而急遽妄投，宁不伤人乎？”喻氏一本《内经》问病之旨，务求问者不烦，病者不厌，而以详求本末为目的，其所论述足以举一反三，颇有启迪。

张景岳则把问诊内容归纳为“十问”，认为问诊是“诊病之要领，临证之首务”，《景岳全书·十问篇》说：“一问寒热二问汗，三问头身四问便，五问饮食六问胸，七聋八渴俱当辨，九因脉色察阴阳，十从气味章神见，见定虽然事不难，也须明哲毋招怨”。景岳对十问歌的分析是“问寒热者问内外之寒热，欲以辨其在表在里也”；“问汗者亦以察表察里也……汗证之有阴阳表里，不可不察也”；“二便为一身之门户，无论内伤外感，皆当察此以辨其寒热虚实”；“问饮食者，一可察胃口之清浊，二可察脏腑之阴阳……凡诸病得食稍安必是虚证，得食更甚者，或虚或实皆有之”；“胸即膻中，上连心，下通脏腑，胸腹之病极多，难以尽悉，而临证必当问者，为欲辨其有邪无邪及宜补宜泻也”；“耳虽少阳之经而实为肾脏之官，又为宗脉之所聚，问之非惟可辨虚实，亦且可知死生”；“问渴与不渴，可以察里证之寒热，而虚实之辨亦从以见”；“脉色者血色之影也，形正则影正，形斜则影斜，病生于内则脉色必见于外，故凡察病者，须先明脉色，但脉色之道非数言可尽，欲得其要，则在乎阴阳虚实四者而已”；“气味有阴阳，阴者降，阳者升；阴者静，阳者动；阴者柔，阳者刚；阴者怯，阳者勇；阴主精，阳主气，其于善恶喜恶皆有妙用，不可不察。”总之，“明此十问，则六变（表、里、寒、热、虚、实）具存，万病形健俱在吾目中矣”。可见张景岳的十问歌是对问诊内容的重要总结。其后，清代石寿棠的《医原·问诊求病论》中有关问诊的内容，也多宗其说。

此外，喻嘉言在《医门法律》中，也探求《内经》及仲景之旨，并结合临证经验，对闻诊作了发挥，如闻声、辨息二论，同样具有临床指导意义。

（三）脉学发展的新阶段

明代诊断学的成就，在脉学方面尤为突出，不少医家在前人研究的基础上，结合自己的临床经验，进行了阐发。有关脉学的专著大量出现，如李言闻删补崔嘉彦的《四言举要》、李时珍的《濒湖脉学》、李中梓的《诊家正眼》、吴昆的《脉语》、翟良的《脉诀汇编》、邹志夔的《脉理正义》以及张景岳《景岳全书》中的《脉神章》等。这些脉学著作大致反映了明代脉学研究的特点。

1. 撷取历代脉学著作中切合于临床实用的脉象种类，使之由繁返约，在脉形方面也逐步趋于统一，并多以歌诀的形式分述，便于记忆，适于临床实用。如李时珍的《濒湖脉学》，在李言闻《四诊发明》的基础上成书，李时珍说：“先考月池翁著《四诊发明》八卷，皆精诣奥室，浅学未能窥造，时珍因撮粹撷华，撰此书以便习读，为脉指南”。其内容实撷取诸家脉学之精华，对27种脉象的主病及同类异脉的鉴别，以简明的语言作形象比喻，编成歌诀。每种脉分为体状诗、相类诗及主病诗。如浮脉，“体状诗：浮脉惟从肉上行，如循榆荚似毛轻，三秋得令知无恙，久病逢之却可惊。相类诗：浮如木在水中浮，浮大中空乃是芤，拍拍而浮是洪脉，来时虽盛去悠悠，浮脉轻平似捻葱，虚来迟大豁然空，浮而柔细方为濡，散似杨花无定踪。主病诗：浮脉为阳表病居，迟风数热紧寒拘，浮而有力多风热，无力而浮是血虚；寸浮头痛眩生风，或有风痰聚在胸，关上土衰兼木旺，尺中溲便不流通"。其他26种脉也分别编成歌诀，不仅便于诵习，同时也比较全面地论述了脉学的各种问题。李中梓的《诊家正眼》也是采用这一形式，将历代各种脉象归为28种，并编成四言歌诀，加以归纳与总结。

2. 对脉学理论的研究，在全面总结的基础上更趋深入。最有代表性的如《景岳全书》中的《脉神章》，对前人的脉义进行了系统的整理。他以极为翔实的资料总结了《内经》《难经》、仲景以及历代诸家的脉义，在此基础上又从脉神、部位、正脉、四诊、胃气、从舍、逆顺等方面，对脉学的理论广加阐发。如论脉神时指出："脉者血气之神，邪正之鉴也，有诸中必形诸外，故血气盛者脉必盛，血气衰者脉必衰，无病者脉必正，有病者脉必乖。矧人之疾病，无过表里寒热虚实，只此六字业已尽之，然六者之中，又惟虚实为最要。凡以表证、里证、寒证、热证，无不皆有虚实，既能知表里寒热而复能以虚实二字决之，则千病万病可以一贯矣。且治病之法无逾攻补，用攻用补无逾虚实，欲察虚实无逾脉息，虽脉有二十四名，主病各异，然一脉能兼诸病，一病亦能兼诸脉，其中隐微，大有玄秘，正以诸脉中亦皆有虚实之变耳。言脉至此，有神存矣。倘不知要而泛焉求迹，则毫厘千里必多迷误。"在《独论》中又说："善为脉者贵在察神，不在察形，察形者形千万，不得其要，察神者惟一精，独见其真也。独之为义，有部位之独也，有藏气之独也，有脉体之独。部位之独者，谓诸部无恙，惟此稍乖，乖处藏奸，此其独也；藏气之独者，不得以部位为拘也，如诸见洪者皆是心脉，诸见弦者皆是肝脉，肺之浮，脾之缓，肾之石，五藏之者各有五脉，五脉见独乖者病，乖而强者即本藏之有余，乖而弱者即本藏之不足，此藏气之独也；脉体之独者，如经所云独小者病，独大者病，独疾者病，独迟者病，独热者病，独寒者病，独陷下者病，此脉之体也。"景岳的论述，指出了脉之部位、藏气及脉体为诊脉之三独，说明了诊脉的要旨。此外张景岳还将历来繁多之脉象归为正脉十六脉（即浮、沉、迟、数、洪、微、滑、涩、弦、芤、紧、缓、结、伏、虚、实），对这十六种脉象进行了详细的分析和临床鉴别。

明代医家对脉学的研究和总结为后世脉诊的进一步发展创造了条件，如李延昰的《脉诀汇辨》，在结合李中梓的二十八脉法基础上予以辨证，进一步阐发脉理心得。黄宫绣的《脉理求真》也参照李中梓的《诊家正眼》及汪昂的十二经脉歌，结合临床叙述脉理。吴甡的《脉诀筌蹄》亦基本上取材于李时珍的《濒湖脉学》。

二、辨证纲领的逐步完善

辨证施治是中医理论的核心，是临床诊治疾病的主要手段，常用的辨证方法有八纲辨证、病因辨证、脏腑辨证、经络辨证、气血痰郁辨证、六经辨证、卫气营血辨证、三焦辨证等，其中八纲辨证是中医辨证的纲领。明代医家在重视脏府经络理论研究的同时，对于诊法辨证学的研究也在不断深入，特别是对作为辨证论治的理论基础，诸辨证之总纲的八纲辨证，更有专门的研究与总结，从而完善与确立了中医辨证纲领。

《素问·阴阳应象大论》）说：“善诊者，察色按脉，先别阴阳”，已将阴阳作为诊病之大纲。以寒热辨疾病之性质，如“阳胜则热，阴胜则寒”（《素问·阴阳应象大论》），“阳虚则外寒，阴虚则内热”（《素问·调经论》）；以虚实辨邪正的盛衰，如“邪气盛则实，精气夺则虚”（《素问·通评虚实论》）；以表里辨疾病的部位及病势的深浅，如“五藏者，故得与六府为表里，经络支节，各生虚实，其病所居，随而调之”（《素问·调经论》）。这些论述是八纲辨证之源。其后张仲景《伤寒杂病论》问世，奠定了六经辨证及脏腑辨证的基础，以三阴三阳分治伤寒，其中对疾病性质及部位的辨别已包含了寒热、虚实、表里的含义，尚未形成系统纲领。

晋唐时期，如《千金》《外台》等著作，对疾病的性质与部位的辨别，多以病名、症状及脏、腑之虚实为依据进行治疗，其论脉虽有“阳阴表里虚实”，但论证多强调脏腑之“虚实”。宋代朱肱研究《伤寒论》以“表里阴阳”为大纲，临证重视表里、阴阳的辨证。如辨表里，他指出伤寒有表证，有里证，有半表半里证，有表里两证俱见，或无表里证，更有表热里寒，表寒里热等证。辨阴阳，朱肱说：“治伤寒须识阴阳二证”（《类证活人书·卷四》），不仅要辨别一般的阴阳证，更要善于辨析阴阳疑似之证。朱肱除了根据临床症状辨别，还十分重视以脉诊辨别阴阳表里，他说：“若不识脉，则表里不分，虚实不辨”。可见朱肱虽以阴阳表里为辨治伤寒之大纲，其间也已包括寒热虚实之辨，对八纲辨证作了具体发挥。

许叔微论治伤寒，则以“表里虚实”为大法，他认为：“伤寒治法，先要明表里虚实，能明此四字，则仲景三百九十七法可坐而定也”（《伤寒发微论·论表里虚实》）。许氏在《伤寒百证歌》中，对脉证的辨析，是以表里虚实为要；而对症状的辨析，又有“表实、表虚、里实、里虚，有表里俱实，有表里俱虚”（《伤寒发微论·论表里虚实》）之别；同时提出对真寒假热、真热假寒、似里而实表、似表而实里、阴证似阳、阳证似阴等变证应详加辨别。许氏在错综复杂的病情中，重视脉诊合参，以表里虚实为纲，从中再分辨病情的阴阳寒热，把辨别表里虚实与阴阳寒热加以联系，实质上也具有八纲的内容，同样是未加系统归纳而使之上升为一种完整的辨证纲领。

明代医家在医学理论及临床医学不断丰富与发展的基础上，对疾病性质与部位的认识更趋深入，为辨证纲领完善提供了可能，从而明确地将辨证的基本原则总结为八纲。

缪仲淳在《神农本草经疏·阴阳脏腑虚实论治》中，提出了杂病证治中的阳虚、阳实、阴虚、阴实、表虚、里虚等证的辨证要点，如“阳虚，即真气虚，其证恶寒，或发热、自汗、多亡阳”；“阳实，即表邪热盛，其证头痛寒热，遍身骨痛，无汗”；“阴虚，即精血虚，其证为咳嗽多痰、吐血、咯血、嗽血、鼻衄、齿衄、发热、寒热、潮热、骨乏力、不眠、气急、腰背痛”；“表虚，其证自汗、恶风，洒淅寒热，善就温暖，脉浮无力”；“里虚，其证洞泄，或完谷不化，心腹痛，按之即止，或腹胀，或伤寒下后痞满”。

孙一奎在《赤水玄珠·凡例》中，认为辨证以寒热、虚实、表里、气血为要，他说：“是书专以明证为主……凡证不拘大小轻重，俱有寒热虚实，表里气血八个字，苟能于此八个字认得真确，岂必无古方可循”。楼英在《医学纲目》中也提出了类似八纲的辨证要点，他说："故诊者必先分别气血、表里、上下、脏腑之分野，以知受病之所在，次察病虚实，寒热之邪以治之，务在阴阳不偏倾，脏腑不胜负，补泻随宜，适其所病"。

16世纪，医家张三锡较早完整而系统地提出八纲辨证纲领的内容，他在《医学六要》中说："锡家世业医，致志三十余年，仅得古人治病大法有八：曰阴曰阳，曰表曰里，曰寒曰热，曰虚曰实，而气血痰火，尽赅于中"，张氏虽未提出"八纲"两字，但对"八纲"的内容已作了全面的概括与总结。

张景岳在《景岳全书》中作了进一步深化，提出了以阴阳为纲，表里寒热虚实为变的"二纲六变"之说，既有理论依据，又符合临床实际。他在"阴阳篇"中指出："凡诊病施治，必须先审阴阳，乃医道之纲领，阴阳无谬，治焉有差，医道虽繁而可以一言蔽之者曰阴阳而已，故证有阴阳，脉有阴阳，药有阴阳。以证而言则表为阳，里为阴；热为阳、寒为阴；上为阳、下为阴；气为阳、血为阴；动为阳，静为阴；多言者为阳，无声者为阴；喜明者为阳、欲暗者为阴；阳微者不能呼，阴微者不能吸；阳病者不能俯、阴病者不能仰。以脉而言，则浮大滑数之类皆阳也；沉微细涩之类皆阴也。以药而言，则升散者为阳，敛降者为阴，辛热者为阳，苦寒者为阴，行气分者为阳，行血分者为阴，性动而走者为阳，性静而守者为阴，此皆医中之大法"。在"六变辨"中指出："六变者表里、寒热、虚实也，是即医中之关键，明此六者，万病皆诸指掌矣。以表言之，则风、寒、暑、湿、火、燥感于外者是也。以里言之，则七情、劳欲、饮食伤于内者是也。寒者阴之类也，或为内寒，或为外寒，寒者多虚。热者阳之类也，或为内热，或为外热，热者多实。虚者正气不足也，内出之病多不足；实者邪气有余也，外入之病多有余"。

张景岳以阴阳为总纲，以二纲统六变。至此，"八纲"作为辨证纲领方始完善。其后明末清初医家吴谦在《医宗金鉴》中，对疾病的论治也强调"证详表里、阴阳、虚实、寒热"，以八纲为辨证的纲领。清代程钟龄在《医学心悟》中有《寒热、虚实、表里、阴阳辨》一文，指出："病有总要，寒热、虚实、表里、阴阳八字而已，病情既不外此，则辨证之法，亦不出此"；"病之阴阳，统上六字而言，所包者广"。进一步阐发了张景岳以二纲统六变的辨证纲领之旨。

以阴阳、表里、寒热、虚实作为辨证纲领的逐步完善和最后确立，使中医基本理论与临床实践的密切结合达到了一个新的高度，并形成一个完整的辨证论治的理论体系，这是历代医学家在长期的理论探求和治疗疾病的实践中，逐步加以完善并总结出来的宝贵经验，八纲辨证纲领的确立，使中医的辨证论治特点得到了充分的体现。

第五节 本草学发展的新篇章

中医理论的大发展，必然伴随着本草学的发展，本草学的发展与医学理论的发展是同步的，两者紧密联系。明代既是中医理论深入研究与总结的时期，也是本草学发展的重要时期，由于历代本草著作繁多，药物品种日益增加，而金元时期的药物著作都趋于简约一途。因此明代医家在前人药物研究的基础上进行了深入研究、专题研究、考订和整理总结，出现了颇有影响、学术价值较高的个人本草学专著，其中以《本草纲目》最为著名，堪称本草发展史上的里程碑。

在李时珍的《本草纲目》问世以前，明代也有若干本草书刊行，代表了药物学在某些方面的进一步深入研究。

偏于药理研究的，有徐用诚编撰的《本草发挥》（公元1368年）和王纶编撰的《本草集要》（公元1492年），两书在药物的叙述中，采录金元医家张元素、李东垣、成无己、朱震亨等有关药理的论述。在药物分类上，《本草集要》除按药物自然属性分类外，又辟专部按药性分为气、血、寒、热、痰、湿、风、燥、疮、毒、妇人、小儿十二门，对后世按药理分类有一定的启迪作用。

偏于生药研究的，有陈嘉谟的《本草蒙筌》（公元1565年），该书所载740种药物，其中440种药物的气味、产地、采集、加工、贮藏和治疗论述颇详，具有不少独到之处。

偏于药食两用研究的，以朱棣编撰的《救荒本草》（公元1406年）最为突出。朱棣是明太祖朱元璋的第五子，封为周定王，他为备灾荒时饥民可以菜代食，派人搜集有关材料，询问田夫、野老，采集草木之根、茎、叶、花、实之可供食用者440种，图其形状，说明其性味、产处和食法，详明可据。书中记述的276种植物，是以往本草书所未载的。该书作为一部备荒专著，是我国药学史上的一个创举。

一、《本草纲目》——本草学的总结

《本草纲目》为李时珍（公元1518—1593年）所著。时珍，字东璧，晚号濒湖山人，湖北蕲州人，是一位注重实践，具有革新思想的杰出医药学家。他经过长期的临床实践和理论研究，致力于本草学研究，历二十八年，三易其稿，著成《本草纲目》，公元1596年进献于朝，遂印刊行天下。它是对16世纪以前我国药物学知识的一次全面系统的总结。

《本草纲目》共载药1892种，其中整理《证类本草》1479种，取金元明代诸家所载药物39种，新增374种。全书共五十二卷，第一、二卷为序例，包括历代诸家本草、七方、十剂、气味阴阳、五味偏胜、标本阴阳、升降浮沉、五运六气用药式、五味补泻、脏腑标本用药、引经报使等药物理论。第三、四卷为百病主治药，例举临床各科一百多种病证的治疗用药，“分病原列之，以便施用，虽繁不紊”（《本草纲目·凡例》）。第五至五十二卷为药物各论，按水、火、土、金石、草、谷、菜、果、本、器服、虫、鳞、介、禽、兽、人的次序通列十六部，六十类。在每种药物下，分别列以校正、释名、集解、正误、修治、气味、主治、发明、附录、附方等。其中引证历代诸家之说，并加评论，辨疑正误。李氏在《本草纲目》中还“附方著用”，认为有药而无方是“有体无用”（《本草纲目·凡例》）。其中采录旧本附方2935首，增入8161首，共11096首。并在全书之前附有总目一卷，图谱三卷，共1122幅。该书规模之浩繁，体例之谨严，资料之丰富，均超过历代任何本草著作。

《本草纲目》按药物的自然属性和生态条件为分类标准，层次清楚，纲目分明，便于研究与查考。他将药物分为十六部，部下分类，类下列纲、目，达到了“振纲分目、区类析族”的作用。李时珍这种分类方法综合了16世纪以前动物学、植物学、矿物学和冶金学等多学科知识，是当时最完备的药物分类方法。

《本草纲目》收集了历代诸家本草四十一种，对其作者及主要内容作了介绍，反映了我国明以前本草学的发展历史。在采录历代医家药物理论的同时，并参以己见。如对药物的升降浮沉，李氏认为："酸咸无升，甘辛无降，寒无浮，热无沉，其性然也。而升者引之以咸寒，则沉而直达下焦；沉者引之以酒，则浮而上至巅顶。此非窥天地之奥而达造化之权者，不能至此。一物之中，有根升梢降，生升熟降，是升降在物亦在人也"（《本草纲目·升降浮沉》）。指出药物的升降除了由其性味、部位而定以外，药物的炮制对其也有不同影响。李氏的有关学说丰富了药物理论的内容。

《本草纲目》中新增的有效药物374种，有不少是外来药品，如曼陀罗、番红花、番木鳖、阿芙蓉、樟脑、大风子等，丰富了中药药物品种的内容。同时李氏还将药物形态作了细致的观察与描绘，有利于药物的鉴别。

《本草纲目》除纠正了前代药物学中的一些错误外，还对以前本草中一些封建迷信及不合理的记载进行抨击并给予纠正。

《本草纲目》的问世，是明代药物学成就的重要标志，它总结了中国历代医家在药物学方面的实践经验和药物理论，丰富了中国药物学的内容，对中医药学的发展具有卓越的贡献。《四库全书提要》说："业医者，无不家有一编。《明史·方技传》极称之。盖集本草之大成者，无过于此矣"。同样，此书在世界科技发展史上也享有重要的地位，17世纪末，《本草纲目》即译成拉丁文传入欧洲，以后又先后被译成日、英、德、朝鲜等多国文字，传播于世界，产生了举世瞩目的影响。

二、疏义致用的《本草经疏》

《神农本草经疏》（简称《本草经疏》）为明代医家缪希雍（公元1552—1627年）所著，据《苏州府志》载："缪希雍，字仲淳，常熟人，精医术，医经方书，靡不讨论，尤精本草之学，谓古三坟之书，未经秦火者，独此而已。《神农本草经》朱书，譬之六经也；名医增删别录，朱墨错重，暂之注疏也。本经以经之，别录以纬之，作《本草经疏》《本草单方》等书，抉摘岐轩未发之秘"。缪氏前后用了三十多年的时间，对《本草经》逐条进行参订注疏，旨在"据经以疏义，缘义以致用，参互以尽其长，简误以防其失"（《本草经疏·自序》）。全书三十卷，刊于公元1625年。此书着眼于临床实践，在述功录验，疏义致用，明所以然方面甚至胜于李氏《本草纲目》。从历史言，《经疏》出后，我国的本草学，可以说发展到一个新的阶段。

缪氏对于五脏苦欲补泻的理论，颇有发挥，认为五脏苦欲补泻为用药的第一要义，指出："五脏之内各有其神，神各有性，性复各殊……故知苦欲者，犹言好恶也，违其性故苦，遂其性故欲。欲者是本脏之神之所好也，即补也；苦者是本脏之神之所恶也，即泻也。补泻系乎苦欲，苦欲因乎脏性"（《本草经疏·五脏苦欲补泻论》）。将苦欲补泻与五脏的特性与功能相联系，揭示了五脏补泻的用药实质。如阐述肝脏苦欲补泻之理，说："肝为将军之官，言不受制者也，急则有摧折之意焉，故苦而恶之。缓之是使遂其性也，甘可以缓，甘草之属是矣。扶苏条达木之象也，升发开展魂之用也，故其性欲散，辛以散之，解其束缚也，是散即补也。辛可以散，川芎之属是矣。急者敛也，肝性之所苦也，违其性而苦之，肝斯虚矣。补之以辛，是明以散为补也，细辛、生姜、陈皮之属是矣”。缪仲淳在张洁古的脏腑苦欲及虚实用药法的基础上，深入探讨脏腑虚实的补泻机理，对药物性味与五脏关系作了精深的论述，这是他对药物理论的又一重要贡献。

缪氏根据自己的临证经验，对气血病证的治疗用药作了归纳，总结了“治气三法”和“治血三法”的用药要旨。治气三法为：补气，气虚宜补之，如人参、黄芪、羊肉、小麦、糯米之属是也；降气调气。降气者即下气也，虚则气升，故法宜降，其药之轻者，如紫苏子、橘皮、麦门冬、枇杷叶、芦根汁、甘蔗；其重者，如番降香、郁金、槟榔之属。调者和也，进则宜和，和则调也，其药如木香、沉木香、白豆蔻、缩砂、蜜香附、橘皮、乌药之属。破气，破者损也，实则宜破，如少壮人暴怒气壅之类，然也可暂不可久，其药如枳实、青皮、枳壳、牵牛之属，盖气血之病，不出三端。治血三法为：“血虚宜补之，虚则发热，内热法宜甘寒、甘平、酸寒、酸温，以益荣血，其药为熟地黄、白芍药、牛膝、炙甘草、酸枣仁、龙眼肉、鹿角胶、肉苁蓉、甘枸子、甘菊花、人乳之属；血热宜清之凉之，法宜酸寒、苦寒、咸寒、辛凉以除实热，其药如童便、牡丹皮、赤芍药、生地黄、黄芩、犀角、地榆、大小蓟、茜草、黄连、山栀、大黄、青黛、天门冬、玄参、荆芥之属；血瘀宜通之，治宜辛温、辛热、辛平、辛寒、甘温以入血通行，佐以咸寒乃可软坚，其药为当归、红花、桃仁、苏木、五灵脂、蒲黄、姜黄、郁金、京三棱、延胡索、花蕊石、没药、䗪虫、干漆、自然铜、韭汁、童便、牡蛎、芒硝之属”。缪氏所总结的“治气三法”及“治血三法”，从临证的角度对气血病证的治疗方法进行了归纳。

缪氏还根据药物的功效，按补气、温补、大热、破气、闭气、降气、破血、升提发散、辛温辛热发散、吐、下、降泄、利水、敛摄、固涩、消导、开窍、辛燥、辛热、湿润、滞腻、滑利、祛湿、苦寒伤胃、补命门相火、补肾水、苦寒、酸寒、咸寒等作用，将280多种药物进行归类，并按阴阳表里虚实及脏腑虚实辨证，将外感、杂病、妇科、儿科、外科等临证所见的200多种病证的用药宜忌进行了总结。缪氏这种结合临床实用，将药物按作用和病证进行归纳的方法，是他研究本草的一大成就。

《本草经疏》是明代继《本草纲目》之后的又一药物巨著。此书在清初即称“善本”，汪昂对其评价颇高，说：“《经疏》发明主治之理，制方参互之义，又著简误，以充其失，可谓尽善”（《本草备要·自序》）。后人也曾将缪氏在本草方面的贡献与李时珍相并列。如晚近任应秋也认为：“从讨论药理言，此实空前巨著。若与李氏的《纲目》相较，彼以品种的齐备，部类的系属，采治的鉴定，功用的综合性，此则以述功录验，明所以然，条分缕析，发其隐微胜。从历史条件而言，《经疏》出后，我国的本草学，可以说发展到一个新的阶段”（《中医各家学说》任应秋主编）。这两部本草巨著的问世，标志着明代对本草的研究进入了一个集前代本草大成的时期，对后世药物研究及临床医学发展均产生重大影响。

三、诸家本草著作的相继出现

明代除《本草纲目》《本草经疏》两部卷帙浩繁的本草巨著以外，其他本草著述也大量出现，如周定王的《救荒本草》、王纶的《本草集要》、皇甫嵩的《本草发明》、徐彦纯的《本草发挥》、李中梓的《本草通玄》、陈嘉谟的《本草蒙荃》、汪机的《本草会编》、刘文泰的《本草品汇精要》、倪朱谟的《本草汇言》、张介宾的《本草正》以及明末清初医家刘若金的《本草述》等。

成化、正德年间（公元1465～1521年），王纶所著的《本草集要》，取本草常用药品及洁古、东垣、丹溪所论序例为八卷。李时珍谓其“别无增益，斤斤泥古者也”，但该书将药物按性能分类，是其特点。皇甫嵩的《本草发明》著于万历戊寅年（公元1578年），皇甫氏认为“本草一经，药品性味具备，补注训义亦详……第诸家辏集，各附见闻，其中治病之说，类多繁衍。每一品药，该疗诸病，多者十数证，少者三四证，漫无专治监治之法，俾用药者莫知取裁，是以近世方家，务求简便，乃舍本经，专读药性赋等歌括……深此为虑，于是究心于医，搜辑方书，推本内经，爰及诸本草、东垣汤液、丹溪药性等书，参阅考订，求其旨要，著为《本草发明》六卷，卷分上下部。其间如某药专治某病，某药监某药，以某药为君，某药佐之为引用，分专治、监治之法，各有攸宜”（《本草发明·自序》）。洪武时，朱丹溪弟子山阴徐彦纯（用诚）集《本草发挥》全书四卷，收药270种，内容多录金元诸家著述中对药物的阐析与经验而别无增益。李中梓的《本草通玄》，全书二卷，分十二部，收药341种，重点论述各药的临床应用，书末附用药机要及引经报使。嘉靖末，新安陈嘉谟的《本草蒙荃》，全书十二卷，卷首有历代名医图及总论药性，分木、谷、菜、果、石、兽、虫、鱼及人等十部，共载药742种，每种药均分论其气味升降，有毒无毒，产地优劣，所行诸经，七情所具，制度、藏留、治疗之宜，应验诸方及药图等，并附按语，对各种药物的特征和用途辨析甚详，论述药物炮制，亦具独到之处，李时珍对其评价较高，认为该书创成对句，便于记诵。清·汪昂也认为“《蒙荃》附类，颇著精义”（《本草备要·自序》）。《本草品汇精要》为明代官修的一部本草著作，由太医院刘文泰等集体编撰，共四十二卷，后由清太医王道纯等补撰续集十卷。此书主要是在《证类本草》的基础上改编修补而成，共载药1815种，续集又从《本草纲目》中增补990种，各药按名、苗、地、时、收、用、质、色、味、气、臭、主、行、助、反、制、治、合、禁、代、忌、解、赝等二十四例进行记述、分类较为细致，彩色药图也较逼真，但论述部分多录古书。倪朱谟的《本草汇言》全书二十卷，收载药品670余种，汇集引录历代各家本草文献包括《本草纲目》不下四十余种，并进行归纳校正，删其繁复，附以验方，又绘本草图列于卷首，同时还“周游省直，于都邑市廛，幽岩隐谷之间，遍访耆宿，登堂请益，采其昔所未详，今所屡验者，一一核载”（《本草汇言·凡例》），而较《本草纲目》稍有减增。《浙江通志》记载：“世谓李之《本草纲目》得其详，此得其要，可并将云”。明末刘若金的《本草述》，全书三十二卷，按《本草纲目》的分类次序，编集6910种药物，分三十部，每药精选各家论述，删去浮词及迷信内容重新编纂。刘氏以阴阳升降理论与脏腑经络关系解释药性，将金元以来的药物理论与旧本草融会贯通，对《本草纲目》也时有去取。

张介宾对药物的研究颇多独到之见。《景岳全书·本草正》论述山草、湿草、芳草、蔓草、毒草、水石草、竹木、谷、果、菜、金石、食兽、虫鱼、人部药品共三百种，认为“人参、附子、熟地、大黄，实乃药中四维……人参、熟地者治世之良相也；附子、大黄者乱世之良将也”。

如论人参说：“阳气虚竭者，此能回之于无何有之乡；阴血崩溃者，此能障之于已决裂之后。惟其气壮而不辛，所以能固气；惟其味甘而纯正，所以能补血……然其性温，故积温也能成熟，虽东垣云，人参、黄芪为退火之圣药；丹溪云：虚火可补，参术之类是也。此亦言皆虚火也，而‘虚火’二字最有关系，若内真寒而外假热者，是为真正虚火，非放胆用之必不可也。然有一等元阴亏乏而邪火烁于表里，神魂躁动，内外枯热，真正阴虚一证，谁谓其非虚火，若过用人参果能助热。若王节斋云：阳旺则阴愈消，及《节要》云：阴虚火动者勿用，又曰肺热还伤肺等说，固有此理，亦不可谓其尽非……是以阴虚而火不盛者自当用参为君；若阴虚而火稍盛者，但可用参为佐；若阴虚而火大盛者，则诚有暂忌人参，而惟用纯甘壮水之剂，庶可收功一证，不可不如也。予非不善用人参者，亦非畏用而不知人参之能补阴者。盖以天下之理原有对待，谓之曰：‘阴虚必当忌参’亦不可。要亦得其中和，用其当而已矣”。

论地黄说：“夫地黄产于中州沃土之乡，得土气之最厚者也。其色黄，土之色也。其味甘，土之味也。得土之气，而曰非太阴、阴阳之药，吾弗信也。惟是生者性凉，脾胃喜暖，故脾阳不足者所当慎用。至若熟则性平，禀至阴之德，气味纯静，故能补五藏之真阴，而又于多血之藏为最要，得非脾胃经药耶……故凡诸经之阳气虚者，非人参不可；诸经之阴血虚者，非熟地不可。人参有健运之功，熟地禀静顺之德，此熟地之与人参，一阴一阳，相为表里；一形一气，互主生成，性味中正无逾于此，诚有不可假借而更代者矣。凡诸真阴亏损者，有为发热，为头疼，为焦渴，为喉痹，为嗽痰，为喘气，或脾胃寒逆为呕吐；或虚火载血于口鼻；或水泛于皮肤；或阴虚而泄利；或阳浮而狂躁；或阴脱而仆地。阴虚之神散者，非熟地之守不足以聚之；阴虚而火升者，非熟地之重不足以降之；阴虚而躁动者，非熟地之静不足以镇之；阴虚而刚急者，非熟地之甘不足以缓之；阴虚而水邪泛滥者，舍熟地何以自制；阴虚而真气散失者，舍熟地何以归源；阴虚而精血俱损，脂膏残薄者，舍熟地何以厚肠胃。且犹有最玄最妙者，则熟地兼散剂方能发汗何也？以汗化于血，而无阴不作汗也。熟地兼温剂始能回阳何也？以阳生于下，而无复不成乾也。然而阳性速，故人参少用，亦可成功；阴性缓，熟地非多，难以奏效。而今人有畏其滞腻者，则仲景何以用八味丸而医肾泄；有谓阳能生阴，阴不能生阳者，则阴阳之理，原自互根，彼此相须，缺一不可，无阳则阴无以生，无阴则阳无以化。故《内经》曰：精化为气，得非阴亦生阳乎？孰谓阳之能生而阴之不能长也？又若制用之法，有用姜汁拌炒者，则必有中寒兼呕而后可；有用砂仁制者，则必有胀满不行而后可；有用酒拌炒者，则必有经络壅滞而后可，使无此数者，而必欲强用制法，是不如用熟地者正欲用其静重之妙而反为散动以乱其性，何异画蛇添足”。张氏对熟地的论述，发前人所未发，是其实践经验的总结。

此外，张介宾对于药物归经，并不拘泥，认为“非谓太阳经药必须麻黄也，设以麻黄治阳明、少阳之证，亦寒无不散，第恐性力太过，必反伤其气。岂谓某经某药必不可移易，亦不过分其轻重耳。故如阳明之升麻、干葛，未有不走太阳、少阴者。少阳之柴胡，亦未有不入太阳、阳明药”（《新方八略·散略》）。又如对于一般所说的黄连清心，黄芩清肺，龙胆草清肝，黄柏清肾，认为“大凡寒凉之物皆能泻火，岂有凉此而不凉彼者？但当分其轻清、重浊、性力微甚，用得其宜则善矣”（《新方八略·寒略》）。于此可见，张介宾在本草学研究方面的成就主要在于四气五味、药物归经；走守动静等理论阐发，对中药学理论的发展具有一定贡献。

综上所述，明代有关医家对历代种目繁多的本草著作进行了全面而系统的归纳总结，《本草纲目》《神农本草经疏》出现，集历代本草之大成，并使本草学有很大的发展。同时，较小型的本草著作也大量涌现，而颇切于临床实用。可以说，这一时期本草学的研究达到一个新的高度。

第六节　医家学术思想及医学实践

薛　己

一、生平和著作

薛己，字新甫，号立斋。明代吴郡（今江苏苏州）人。约生活于明成化二十三年至嘉靖三十七年（公元1487—1558年）。其父薛铠，字良武，精医术，治病多奇中，尤以儿科及外科见长，官太医院院士。薛立斋“幼承家学，长而好学不倦”，《苏州府志》称：“薛己，性颖异，过目辄成诵，尤殚精方书，于医术无所不通”。其初为疡医，后以内科驰名，通晓各科，堪称明代一大临床家。他认为“十三科皆一理贯之”，即以《内经》为理论指导。他认为如果不精研外科，就不能贯通经络的原委；不精研内科，就不能深究阴阳气血的盛衰变化。

薛己做过多年的太医，正德（公元1506～1512年）年间，选为御医，后擢太医院判，嘉靖（公元1522～1566年）年间进为院使，中年告归。于是他以岐黄世业，旁通诸家微词颐旨，靡不究竟，以“挟困起废”为己任，“庶光济人”为目的，肆力于著书立说。

薛己所以能成为一代名医，有三个原因，钱薇在《明医杂著注》序中作了高度概括，一是乡有渊源之承，二是进有中秘之窥，三是退有研覃之思。

薛己生活于明朝中期，当时医界承元代遗风，一般时医对内伤发热之证的治疗，不究辨证，不分脏腑，唯重降火，动辄恣用寒凉之剂克伐生气，对此流弊，薛己甚为感慨：“世以脾虚误为肾虚，辄用黄柏、知母之类，反伤胃中生气，害人多矣”（《内科摘要·饮食劳倦亏损元气等症》）。为了纠正时弊，薛己着力于阐发以脾胃、肾命为中心的学术思想。

薛己著作颇多，各科皆有，其中包括他自己的著作，如《内科摘要》《外科发挥》《外科枢要》《外科心法》《外科经验方》《疠疡机要》《口齿类要》《女科撮要》《保婴粹要》《正体类要》《过秦新录》《本草约言》等；以及他所评注的书籍，如其父薛铠的《保婴撮要》、钱乙的《小儿药证直诀》、王纶的《明医杂著》、陈文中的《小儿痘疹方论》、陈自明的《妇人大全良方》和《外科精要》、倪维德的《原机启微》等。后人将其著作及评注之书，汇编成《薛氏医案》七十八卷。现将其主要著作简介如下。

《内科摘要》，二卷，此书是薛氏内科杂病医案，卷上为11种病证，卷下为10种病证。书中以虚损病证为重，几乎每一种病证均以“某某亏损”为名。共收录200余案，每案均论述病因、病机、治法、方药及预后或误治等，是调治杂病，特别是虚损病心法的集中体现，对后世的影响很大。

《外科发挥》，约刊于公元1528年，书中论述肿疡、溃疡、发背、脑疽、肺痈、肺痿、疔疮、瘰疬等外科主要病证，凡31种。每病均先列脉证、治则，再列各种治法、方药及临床医案。文字简明，切于临床实际。

《疠疡机要》，约刊于公元1529年，本书首论疠疡的病因、病机、病位、治则，其次论疠疡各类证候治法，包括本证、变证、兼证及类证的辨证治疗，对验案以及方药也分别作了介绍，特别是所举的医案病例较多，论述的病候条目比较清晰。为后世研究麻风病的重要参考书。

《女科撮要》，刊于公元1548年，上卷为月经病、带下病、乳房病及前阴诸病等妇科常见病证，凡15种，并附各证方药；下卷为妊娠病、产时病及产后病等产科常见病证，亦为15种，附各证方药，并列举临床病案。将妇科与产科疾病分类证治，是本书的特点。

《正体类要》，伤科专著，刊于公元1529年。全书二卷，上卷论述伤科的治疗大法19条，载跌仆损伤、金疮、火烫伤医案65则；下卷收入伤科用方71首。此书对伤科治疗十分强调脏腑气血辨证论治，对后世影响较大，清代《医宗金鉴·正骨心法要诀》即以本书为蓝本。“骨伤一科，前此传书极少，薛氏书独有之，清修《医宗金鉴》伤科之书，即取于是，其功亦未可没也”（谢利恒《中国医学源流论》）。

《口齿类要》，为口腔及五官科专著，刊行于公元1528年，主要论述茧唇、口疮、齿痛、舌症等四种口齿疾患，及喉痹、喉痛、骨鲠等喉科疾患，并有附方69首及治疗验案，是现存最早的该专科著作。

《保婴撮要》，刊于公元1555年，是薛铠、薛己父子同著的儿科专著，凡二十卷。前十卷正文部分由薛铠原作，主要论述初生儿护养法，儿科疾病的诊断方法，五脏主病及小儿内科杂病证治。其中所有的临床医案均由薛己补入。后十卷论述的是小儿外科、伤科、皮肤科及痘疹等的证治及有关医案，均由薛己本人所作。治法丰富，并有大量医案是本书的特点之一。

薛己校注的书，不是一般的校勘注释，而是加以评注，在原著的每一节段后，加上自己的按语，多为自己临床上的心得体会和验案，也有自己不同的看法。“本之《素》。《难》以探其微，参之诸家以汇其粹，附之治验以新其则，遂成一家之言”（《外科精要注·序》）。

二、学术思想

薛己的学术思想以“治病必求其本”的观点立论，既继承了张元素、李东垣的脾胃理论，又遥承了王冰、钱乙的肾命水火学说，形成了脾胃与肾命并重的学术理论，故临床施治强调脏腑病机，注重调理脾胃与肾命，以求本滋源。

薛己是一位太医，他所治疗的对象，大多为达官贵人和富贵人家，故以慢性病、虚损病为多，这是他学术思想形成的实践基础。治疗慢性病，从调理根本着手，重视脾、肾，崇尚温补，不求近期或短期的疗效，而缓缓以图根治。沈谧说他“为人治病，变药之方，增除横出，优游从容与候其自愈，不示功，不计程，期在必起”（《薛注妇人良方·沈序》）。这是薛己学术思想在临床上的集中体现。

（一）治病求本

薛己根据《内经》“治病必求其本”的基本原则，在临床实践中突出治本的思想，并对此作了进一步发挥。沈启源说他：“其治病，无问大小，必以治本为第一要义”。薛己重视治本有二层意思。一是指辨证施治的原则，即必须抓住疾病的本质，无论内伤、外感之证，都必须掌握疾病发生之本源。薛己认为“凡医生治病，治标不治本，是不明正理也”（薛注《明医杂著·医论》），即掌握辨证施治规律是最根本的治本。如他对前人“痛无补法”之说，认为并非尽然，不能胶柱鼓瑟，对腹痛而见面色黄中带青，左关弦长，右关弦紧之症，辨明为土衰木旺，用益气汤加半夏、木香而愈。二是指调治脾肾为治病之关键，他说：“经云：治病必求其本。本于四时五脏之根也”（薛注《明医杂著·医论》）。这是受钱乙五脏辨证以及张洁古脏腑虚实补泻的影响，着重于从脏腑立论，从脏腑论病机，就是求本。他的《内科摘要》所载医案，每篇的标题都是以脏腑为纲的。而在诸脏腑中，尤以脾肾为本。《内科摘要》所载医案202则，脾胃亏损案92则，肾命虚损案50则，脾肾两虚案37则，其中脾肾两脏虚损案占整个医案的百分之八十五以上，足见薛氏对脾肾的重视。对脾胃的作用，他认为脾胃为五脏之根蒂，人身之本源，脾胃一虚则诸症蜂起，因此，薛氏治病尤其强调“以胃气为本”的思想；又因肾阴肾阳为脏腑阴阳之根本，五脏之虚，穷必及肾，使肾命受损，故肾命亦为治疗疾病的根本之脏。

滋化源是薛己治病求本的进一步深化，滋化源也包括两方面的含义：一是补脾土，黄履素在《折肱漫录·医药篇》中解释薛己滋化源时曾说：“化源者何？盖补脾土以资肺金，使金能生水，水足木自平而心火自降”。薛氏认为，人体后天生化之源，当属脾胃之元气，土为万物之母，非土不能生物，惟土旺则万物昌盛，人体诸脏才能得以滋生，生气才能盎然勃发。因此他指出凡病属虚损之证，皆可用滋化源之法。如他在《明医杂著·补阴丸论》中指出：“症属形气病气俱不足，脾胃虚弱，津血枯涸而大便难耳，法当滋补化源。”其治脾肺亏损的咳嗽、痰喘等症强调“当补脾土，滋化源使金水自能相生”。另一是补肾与命门的真阴真阳，《四库全书总目·医家类》指出：“然己治病务求本源，用八味丸、六味丸有补真阳真阴，以滋化源”。可见他对滋化源之识，并未局限于脾胃，已将其应用范围扩充到了肾与命门，这进一步阐发了其“治脾无效，则求之于肾”的求本观点。

（二）重视脾胃

薛氏的脾胃之说渊源于《内经》，并深受李东垣《脾胃论》的影响。在生理上，薛己认为人体之所以有生机和活力，全赖脾胃的滋养与健运。因而他认识到“人以脾胃为本，纳五谷精液，其清者入营，浊者入卫，阴阳得此是谓橐籥，故阳则发于四肢，阴则行五脏，土旺四时，善载乎万物，人得土以养百骸，身失土以枯四肢”（薛注《明医杂著·补中益气汤论注》）。脾胃在诸脏腑之中具有重要的地位，人体诸脏所以能发挥其正常生理功能，皆是因为接受了脾胃所生化之水谷精气。因此，薛氏指出：“胃为五脏本源，人身之根蒂”，“人之一身，以脾胃为主，脾胃气实，则肺得其所养，肺气既盛，水自生焉，水升则火降，水火既济而天地交泰之令矣。若脾胃一虚，四脏俱无生气”（薛注《明医杂著·补中益气汤论注》)。另外，薛己认为脾胃为气血之本，脾为统血行气之经，指出："血生于脾，故云脾统血，凡血病当用苦甘之剂，以助阳气而生阴血"（薛注《妇人良方·月水不调方论注》），"血虚者，多因脾气衰弱，不能生血，皆当调补脾胃之气"（薛注《妇人良方·咳嗽注》）。脾胃为人身之本，气血之生化又以中焦脾胃为源，生血必以调补脾胃之阳气为先，这是薛氏论述脾胃与气血的精髓之处。

薛氏在论述病证时常强调脾胃之衰，他说："人之胃气受伤，则虚证蜂起"（薛注《明医杂著·风证注》）。指出"内因之症，属脾胃虚弱"所致，甚至提到某些外感疾病也是由于脾胃虚弱，元气不足而引起的，他认为"设或六淫外侵而见诸症，亦因其气内虚而外邪乘袭"（薛注《妇人良方·精血篇第五》），"若人体脾胃充实，营血健壮，经隧流行而邪自无所容"。他的这种邪正观，不仅与《内经》"邪之所凑，其气必虚"的理论一致，同时也突出了脾胃之盛衰在发病学上的重要作用。

临床治疗时，薛氏也是首重脾胃。对于阴血亏损之证要补脾胃，若阳气虚弱而不能生阴血者，宜用六君子汤，阳气虚寒者加炮姜；若胃土燥热而不能生阴血者，宜用四物汤；若脾胃虚寒而不能生阴血者，宜用八味丸。又如对于久泻的治疗，若脾胃虚寒下陷者，用补中益气汤加木香、肉豆蔻、补骨脂；脾气虚寒不禁者，用六君子汤加炮姜、肉桂；命门火衰而脾土虚寒者，用八味丸；脾肾气血俱虚者，用十全大补汤送四神丸；大便滑利，小便赤涩或肢体渐肿，喘嗽唾痰者，为脾肾亏损，用金匮加减肾气丸等。薛氏还根据临床实践，归纳出脾胃病的四症四方。即饮食不适者用枳术丸；脾胃虚弱者用四君子汤；脾胃虚寒者用四君子加炮姜；命门火衰者用八味丸。实为治疗脾胃病的基本要领。

如上所述，薛氏的脾胃理论与李东垣之脾胃学说确有共同之处，都重视补气温阳与升发。然李氏论述脾胃病以阴火上乘的内伤热中病变为主，薛氏则除此以外，还对脾胃虚弱而致的寒中症作了颇多阐发，指出"脾病也当益火，则土自实而脾安矣"（薛注《明医杂著·枳术丸论》）。对火衰土弱之虚寒之证，不仅强调生发脾胃之阳，还进而指出了补火生土，强调了肾命对脾胃的温煦作用，使脾胃虚损病的治法渐趋完备。同时他对黄柏、知母等苦寒之剂十分慎用，以防伐其阳气，对麦冬、芍药、山栀、生地等药也不主张多用，恐其滋碍脾胃，对淡渗之剂也不滥用，虑其渗泄过度而阳气外泄。这些见解对临床有一定的指导意义。

（三）阐发肾命

薛己对肾命的阐发是其主要的学术观点之一。薛氏论及命火，观点仍未超越《难经》之左肾、右命门之说，如他在论述气血方长而劳心亏损，或精血未满而纵情恣欲，根本不固，火不归原所致的病证时指出："两尺各有阴阳，水火互相生化，当于二脏中各分阴阳虚实，求其属而平之。若左尺脉虚弱而细数者，是左肾之真阴不足也，用六味丸；右尺脉迟软或沉细而数欲绝者，是命门之相火不足也，用八味丸"（薛注《明医杂著·劳瘵》）。因而薛氏常以六味、八味调肾命阴阳、水火。他对劳瘵、咳嗽、咯血、吐血的治疗，有特殊见解，如"设若肾经阴精不足，阳无所化，虚火妄动所致前证者，用六味地黄丸补之"（薛注《明医杂著·补阴丸论》）。故薛氏调治肾阴迥异于丹溪，力避知、柏之苦寒泻火，注重肾中阴阳的生化，药尚温补。

薛氏临床对脾肾亏损，或因脾土久虚而致肾亏，或因肾亏而不能生土等病证，治疗着重考虑脾肾互为因果的关系。脾虚为主者补脾，肾虚为主者补肾。若脾肾虚寒，宜用四神丸；若脾肾虚脱，用六君加姜、桂，如不应，急补命门火，以生脾土，常以八味丸治之，以补火生土。应该注意，薛氏在强调补脾不应，急补其母的原则下，并未偏废对脾土本脏的治疗，而是常用脾肾同治之法，相互兼顾，不仅在气虚、阳虚的情况下脾肾并治，在阴虚的情况下，也倡导脾肾并治。他说："三阴亏损，虚火内动所作，非外因所致，皆宜六味丸、补中益气汤，滋其化源，是治本也"（薛注《明医杂著·劳瘵》）。具体方法是朝用六君或补中益气以培后天，暮用六味或八味以补肾命，滋化源。这种根据脏腑阴阳盛衰的时间不同，而采用不同的方药，确有独到之处，对慢性虚损病的调理具有一定的临床指导意义。

三、医学实践

（一）治虚心得

1. 内伤虚损，只补不泻

薛己生平所治病证，以内伤杂病为多，尤对内伤虚损病证颇具丰富的临床经验，指出："大凡杂病属内因，乃形气病气俱不足，当补不当泻"（薛注《明医杂著·或问东垣丹溪治病之法》）。认为杂病以虚为多见，在治疗杂病虚损证时只能补，不能泻，以调整阴阳的偏衰。

薛氏论虚证，必言阴虚，此阴并非津液、精血之谓，是概括三阴肝、脾、肾之虚，认为："阴虚乃脾虚也，脾为至阴"。足三阴即足太阴脾、足少阴肾、足厥阴肝，而脾为至阴之脏，故阴虚即脾虚，黄履素在《折肱漫录》中指出："大凡足三阴虚，多因饮食劳役，以致胃不能生肝，肝不能生火，而害脾土不能滋化，但补胃土则金旺水生，木得平而自相生矣"。可见其对于虚损之证十分强调肝、脾、肾三脏的调治，而三者间尤以脾土为关键。故其治疗，常以调理脾胃、滋养肝血、温补肾命为主而药尚甘温。即使是养阴之法，亦以温化为要，强调阳旺而生阴之理，这对明代以后诸家治杂病虚证多用温补的方法有一定的影响。

对于血虚的治疗，既注意致虚的不同原因，又擅长以温补取效，他指出："大凡血虚之症，或气虚血弱，或阳气脱陷，或大失血以致发热、烦渴等症，必用四君、归、芪或独参甘温之剂，使阳旺阴生，其病自愈，若用寒凉降火乃速其危也"（薛注《妇人良方·卷二》）。温补阳气，调治肝脾，这是薛氏对血虚证论治之重要特点。

薛氏对杂病中虚证的辨证，十分精详并多独见之处。他认为虚损之证，在某些情况下，可变生他证与假象，如"若气高而喘，身热而烦，或扬手掷足，口中痰甚者，属中气虚弱而变证也，宜用补中益气汤"（薛注《明医杂著·风证注》）。指出此类身热而烦是"脾胃虚弱之假证也，设认为热证则误矣"（薛注《明医杂著·风证注》）。又如"大抵病热伤渴饮冷，便秘，此证属实，为热故也，或恶寒发热，引衣蜷卧，或四肢逆冷，大便清利，此属真寒，或躁扰狂越，欲入水中，不欲近衣，属虚，外假热而真寒也"（薛注《明医杂著·或问东垣丹溪治病之法》），并以肚腹喜暖与口喜冷热为内伤虚证与外感实证之辨别要点，这在临床治疗上很有指导意义，值得借鉴。

2. 重视五脏，尤重补母

他说："窃谓五脏之症相乘，伏匿隐现莫测，然病机不离五行生克制化之理"（薛注《小儿药证直诀·五脏相生证治》）。因此，治疗上必须把握住疾病传变的规律，做到心中有数，治疗有方。他举例说："心脏得病，必先调其肝肾"，因为"肾者心之鬼（克贼）。肝气通则心气和，肝气滞则心气乏，此心病先求于肝，清其源也。五脏受病必传其所胜，水能胜火，则肾之受邪必传于心，故先治其肾，逐其邪也。故有退肾邪，益肝气两方"。但是薛氏的主要精神还是要"察心家虚实治之"（薛注《明医杂著·医论》），并不是把五行生克关系作为一种固定公式而机械地套用。

特别是他善用《难经》"虚者补其母"的治疗方法，如肾乃肝之母，用六味丸滋肾水以生肝木；肺气虚弱，补脾土为补其母，以滋化源，如不应，再补土之母，补火以生土，土旺以生金。这种补其母、补母之母的治虚方法，亦可谓别具一格。

3. 调治脾肾，朝夕互补

根据人体一天之中阳气消长进退，以及自然界昼夜晨昏阳气的变化规律，来决定补法的应用。他认为"若朝宽暮急，属阴虚；暮宽朝急，属阳虚；朝暮皆急，阴阳俱虚也"（《疠疡机要·变证治法》）。不同的病理情况朝暮阴阳偏虚不同，因而对于阴阳虚证的治疗，应当采用不同的朝夕用药配合，以图达到阴阳平衡的目的。具体办法是："阳虚者，朝用六君子汤，夕用加减肾气丸；阴虚者，朝用四物汤加参、术，夕用加减肾气丸；真阴虚者，朝用八味地黄丸，夕用补中益气汤"（薛注《明医杂著·或问东垣丹溪治病之法》）。气阴两虚者，朝用补中益气汤和十全大补汤以培补脾胃元气，夕用六味丸或八味丸以调补肾命水火。气血俱虚者，朝用补中益气汤，夕用六君子汤加当归以图气血双补。可见其朝夕补法，有着各种不同的方剂配合及使用方法，其目的大多以调补脾肾为主。薛已着眼于调平脏腑的寒热虚实，对内伤杂病尤重视调补脏腑的虚损，而诸脏腑中，尤重后天之本脾胃和先天之本肾命。可以说调治五脏及其相互关系是治虚之本，而补脾肾则可谓是本中之本。

4. 急证骤补，偏虚纯补

治疗危急虚证，必须立即采用作用强、见效快的方药进行急救治疗。急补的常用方有八味丸、独参汤及参附汤。八味丸用于肾元不固之危证。若因无根虚火上炎而见发热夜重，热从脚起，口干舌燥，小便频数，淋漓作痛，用八味丸引火归原，以固根本；或因火衰寒盛而见胸腹虚痞，小便不利，脘腹膨胀，手足逆冷，急用八味丸以回阳救逆；或因火不生土而五更泄泻，急用八味丸以补肾固摄。独参汤用于气血津液脱失之危重证。如疮疡病久，气虚不摄，汗出不止，急用之以补气止汗。如失血过多，不论其脉证如何，均可急用独参汤以补气固脱。参附汤用于阳虚气脱之危重证。如疮疡病过用寒凉之剂，或犯房事，或因吐泻，损伤阳气，出现发热头痛，恶寒憎寒，扬手掷足，汗出如水，腰背反张，郑声不绝等虚阳外越之假热证，须急以参附汤温阳救脱。又如见到畏寒头痛，耳聩目蒙，玉茎短缩，冷汗时出，或厥冷身痛，或咬舌啮齿，舌根强硬等阳气虚脱之真寒证，则不论其脉其症，均当急以参附汤回阳救逆。

治疗单纯的阴虚、阳虚、气虚或血虚证时，薛氏主张区别论治，根据所虚不同，纯补阴、阳、气、血。如发热昼夜俱重之重阳无阴证，用四物汤或六味丸纯补其阴；如见疮疡微肿，色黯不痛，脉大无力之纯阴无阳证，用回阳汤纯补阳气；如发热面赤而脉大虚弱之阴血不足证，用当归补血汤纯补其血；如疮疡脓多而清，或瘀肉不腐，溃而不敛，脉大无力之气血两虚证，用八珍汤双补气血。

5. 补阴温化，反对苦寒

薛己宗王冰“壮水之主，以制阳光，益火之源，以消阴翳”的原则，常用六味、八味治疗肾之水火不足。特别是治疗无水发热，用加减八味丸治疗，即六味丸加五味子润肾益阴，又加肉桂一两，既有引火归原之意，更寓阳化阴生的机理，可见薛氏养阴之法，已不仅壮水制阳一途，而且注重温化，不泥于寒凝。就是说阴虚用补阴药，同时少加温药以温化，既寓阳生阴长之意，又能制阴药之凉。这是对王冰思想的补充与发展。

薛己重视温补，反复强调苦寒之弊，实为纠正当时医家滥用丹溪苦寒滋阴降火之时弊。他就无水、无火所致的虚热而论，两症虽有阴阳气血之分，实皆由脾胃阳气不足所致。其发热属形病俱虚，故余禁服知、柏，恐复伤元气耳。仍然从温补脾肾着手。

6. 善用古方，加减出入

薛氏对于临床上出现的阳气虚弱证，如发热、倦怠、气短等；气虚不摄血证，如吐血、崩漏、便血等；中气下陷证如泄泻、脱肛、子宫下垂、眩晕、淋浊等；气血不足证如眩晕、失眠，健忘，倦怠等，多用补中益气或归脾、四君、六君、异功散等方加减，或温补脾胃，或益气摄血，或升举中气，或气血双补。补肾不过六味、八味，常用方剂不过十余首，但加减化裁独具匠心。正如《四库全书总目提要》所说，“己治病多用古方，而出入加减，具有至理，多在一二味间，见神妙变化之巧”，是很恰切的评价。

【医案例举】

例一　给事张禹功，目赤不明，服祛风散热药，反畏明重听，脉大而虚，此因劳心过度，饮食失节，以补中益气加茯神、酸枣仁、山药、山茱萸、五味子顿愈。又劳役复甚，用十全大补兼以前药渐愈，却用补中益气加前药而痊。东垣云；诸经脉络，皆走于面，而行于空窍，其清气散于目而视，精走于耳而为听。若心事烦冗，饮食失节，脾胃亏损，心火太甚，百脉沸腾，邪害空窍而失明矣。况脾为诸阴之首，目为血脉之宗，脾虚则五脏之精气皆失其所，若不理脾胃，不静神血，乃治标不治本也。(《名医案类 · 卷七》)

分析　本案从心脾论治目疾，而并非从肝论治。依据东垣所论“脾胃虚则九窍不通”的理论，用补中益气加味十全大补汤等益气升阳之剂，竟愈目赤、畏明、重听，脉大而虚诸证。知其病之本源，在于因饮食劳倦而致脾胃气虚，心火亢盛，使精气生化乏源，不能输布于耳目，重听、不明之证遂见。本证以脉大而虚为辨证要点，目疾亦需整体辨证，不可一见目赤便用祛风泄热之品，体现了薛氏重视脾胃及治病求本的治疗思想。

例二　大尹徐克明因饮食失宜，日晡发热，口干，体倦，小便赤涩，两腿酸痛，余用补中益气汤治之。彼知医，自用四物、黄柏、知母之剂，反头眩、目赤、耳鸣、唇燥、寒热、痰涌，大便热痛，小便赤涩。又用四物、芩、连、枳实之类，胸膈痞满，饮食少思，汗出如水。再用二陈、芩、连、黄柏、知母、麦门冬、五味，言语谵妄，两手举拂，屡治反甚。复求余，用参、芪各五钱，归、术各三钱，远志、茯神、酸枣仁、炙草各一钱，服之熟睡良久，四剂稍安，又用八珍汤调补而愈。夫阴虚乃脾虚也，脾为至阴，因脾虚而致前症。

盖肺禀于胃，故用甘温之剂，以生发胃中元气，而除大热。胡乃反用苦寒，复伤脾血耶。若前症果属肾经阴虚，亦因肾经阳虚不能生阴耳。经云：无阳则阴无以生，无阴则阳无以化。又云：虚则补其母。当用补中益气、六味地黄以补其母，尤不宜用苦寒之药。世之脾虚误为肾虚，辄用黄柏、知母之类，反伤胃中生气，害人多矣。大凡足三阴虚，多因饮食劳役，以致胃不能生肝，肝不能生火，而害脾土不能滋化，但补胃土，则金旺水生，木得平而自相生矣。(《内科摘要·饮食劳倦亏损元气症》)

分析 这是一例气虚发热证，即东垣所讲的“阴火”，辨证要点是病起饮食失宜，体倦，两腿酸痛等，薛氏用补中益气汤治之。而病人自己从阴虚内热论治，自服苦寒降火、滋阴养血之剂，结果是“屡治反甚”。因其更伤脾血，使脾胃之阳气无以升发，则内伤热中诸症弥甚。于此可见薛己治本案，得于“甘温除大热”之旨。

例三 一妇年四十余，七月间，患脾虚中满，痰嗽发热，又因湿面冷茶，吞酸、吐呕、绝食，误服芩、连、青皮等药，益加寒热、口干、流涎不收且作渴，闻食则呕，数日矣。薛视之曰：“脾主涎，此脾虚不能约制，故涎自出也。”欲用人参安胃散。惑于众论，以为胃经实火宿食治之，病日增剧，忽思冬瓜，食少许。顿发呕，吐酸不止，仍服前药，病益甚，复邀薛视之，则神脱脉绝，濒死矣。惟目睛尚动，薛曰：“寒淫于内，治以辛热，然药莫能进矣”。急用盐、艾、附子炒热，熨脐腹，以散寒回阳，又以口接其气，以附子作饼，热贴脐间，一时许神气少苏，以参、术、附子为末，更以陈皮煎膏为丸，如粟米大，入五、七粒，随津咽下，即不呕。二日后，加至十余粒，诸病少退，甘涎不止。五日后，渐服煎剂一、二匙，胃气少回，乃思粥饮，继投参、术等药，温补中气，五十余剂而愈。(《名医类案·卷二》)

分析 本案的治疗，一误再误，能从反面给人以启示与收获。患者原属脾胃虚寒，中焦失运而致内伤发热、痰嗽、中满之症，前医初以苦寒误之，继则又以胃经实火宿食而攻下之，使原已衰微之阳气，骤入脱陷之途，遂致神脱脉绝，危在顷刻。从薛己成功救治急重症的经验，又从正面给人以启示与收获。薛氏视其两目精光未散，认为犹可救治，抓住流涎乃脾虚不约之象；呕吐为脾气虚寒无火之症，故食入不消而反吐逆；脉绝乃阳气脱陷之候。故急以艾、附子盐炒，采用熨敷脐腹的外治之法，以回阳救逆，并且用对口呼吸急救之，以促其神苏阳回，最后以温补中官，生发阳气以善其后。

例四 一妇年五十余，四月初，背当心生疽如粟大，三日渐大，根盘五寸许，不肿痛，不寒热。薛诊其脉微而沉，曰：“脉病而不病者，忌也。实则痛，虚则痒，阴症阳症之所由分也，不发不治，溃而不敛亦不治”。乃与大补阳气之剂，色白而黯，疮势如故。至十二日，薛复诊，其脉沉，疮势不起。十五日，因怒呕泻并作，复大补药一剂，疮仍不起，薛留药二剂而去，病者昏愦不服，或劝之省悟，依方连进七剂。十六日，疮起而溃，色红而淡，胀亦如之。十九日。薛至，喜曰：“疮已踰险处，但元气消铄，尚可忧”，连与大补二十余剂。五月十一日，病者因劳自汗、口干、舌强，太阳发际脑顶俱胀，复延薛至，诊之曰：“此气血俱虚，肝胆火上炎，用补中益气汤加山栀、芍药顿愈，但内热少睡，手足发热，不时霍热，用逍遥散加山栀，热退，复用归脾汤，疮乃愈，计发及敛，四十二日”。(《名医类案·卷十》)

分析　痈疽疮疡之症，虽然是外科局部病变，但论治尤须辨明阴阳虚实。薛己在《外科枢要·论疮疡当明本末虚实》中曾说："不肿不痛，或漫肿黯黑不溃者，元气虚甚，治之尤难者也。"本案虽为疮发初期，形症并不严重，但薛己据其不肿痛，无寒热，脉象微而沉等症候，诊其疮疡因元气亏损而不能外托溃散而致，故以阴症治之，投以大补阳气之剂，初屡服不应，薛己并未改弦易辙，终使疮疡渐溃而脓毒外泄，并以补中益气汤、归脾汤调补气血，逍遥散加山栀，以疏泄肝气，清泄肝胆之火而愈。

例五　司斤陈国华，素阴虚，患咳嗽，自以知医，用发表化痰之剂不应，用清热化痰等药，其证愈甚。余曰："此脾肺虚也。"不信，用牛黄清心丸，更加胸腹作胀，饮食少思，足三阴虚证悉见。朝用六君、桔梗、升麻、麦冬、五味，补脾土以生肺金；夕用八味丸，补命门火以生脾土，诸证渐愈。经云：不能治其虚，安问其余。此脾土虚不能生肺金而金病，复用前药而反泻其火，吾不得而知也。（《内科摘要·脾肺亏损咳嗽痰喘等证》）

分析　阴素虚而遽用发表，则益伤其阴。阴虚之热，亦非苦寒所能清解，误用则脾肺益虚而不思食。薛氏独具手眼，双管齐下，朝用六君加味，培土以生金，夕用八味丸，补火以生土，则阴精之化源得滋，阳有所养而热自退，脾能健运而痰自绝，肺能肃降而咳自止。

李时珍

一、生平和著作

李时珍，字东璧，晚号濒湖山人。蕲州（今湖北蕲春县）人。生活于明正德十三年至万历二十一年（公元1518—1593年）。祖父为铃医，父亲李言闻，字子郁，号月池，为当地名医，曾封太医院吏目。李氏幼年身体羸弱，少年时开始阅读医籍并随父诊病抄方，14岁中秀才，三次赴武昌乡试未中，23岁以后放弃科举，遂专志于医。

李氏博学多艺，乡试失利后，从理学家顾日处学经学。上自经典，下至子史百家，靡不阅览。李氏幼承家学，阅读医书，教授生徒，为贫民治病，多不取酬。其医术精湛，医德高尚，所以声名鹊起。曾被楚王府聘为奉祠正，并掌管良医所事务，后又被荐举到北京太医院任院判，但任职仅一年多便托病辞归。

李时珍的著作有《本草纲目》《濒湖脉学》《奇经八脉考》。

《本草纲目》为本草学、博物学巨著。因李氏发现以往的本草书中存在着不少错误、重复或遗漏，因此决心重新编著一部新的本草专书。从34岁开始，他"渔猎群书，搜罗百氏。凡子史经传、声韵农圃、医卜星相、乐府诸家，稍有得处，辄著数言"（《本草纲目·王世贞序》），并独抒己见，历时二十七载，参考了八百多种文献书籍，以唐慎微《经史证类备急本草》为基础，集唐宋诸家本草之精粹，补金元明各家药籍之不足，进行了大量的整理、修改和补充，著成《本草纲目》一书，把本草学推向一个新的高峰。王世贞序称，阅其书"如入金谷之园，种色夺目；如登龙君之宫，宝藏悉陈；如对冰壶玉鉴，毛发可指数"，可见其博大精深，洵为巨著杰作。《本草纲目》撰成于公元1578年，初刊于公元1593年，全书共五十二卷，载药物1892种，其中植物药1094种，余为矿物及其他药。由李时珍新增入的物374种，书中附有药物图1109幅，方剂11096首，约有8000多首是李氏收集或拟定的。不仅总结了16世纪以前的药学理论，而且发掘出前人的很多真知灼见，将前贤的用药经验提纯升华，使之成为重要的理论；提出了新的药物分类法，系统记述各种药物知识，他在辨误纠谬之外，还有不少新的发明，丰富了本草学的内容。

《濒湖脉学》系脉学著作，一卷，撰于公元1364年。鉴于世传《脉决》（五代高阳生撰）中错误和阙漏颇多，李时珍撷取其父李言闻之《四诊发明》，参以诸家之说编成此书。书中分别论述了二十七脉的脉象、鉴别和主病，均编成七言歌诀；后一部分为脉诀，系李言闻根据宋代崔嘉彦《紫虚脉诀》加以删补而成，比较全面地叙述了有关脉学的多种问题。全书论脉简要，易学易用，故流传甚广。

《奇经八脉考》撰于公元1572年，刊于公元1578年，一卷。李氏对前人有关奇经八脉的论述进行考证，对每条奇经的循行和主病等予以总结和说明，并提出自己的见解。书中把阴维脉和阳维脉作为一身之纲维，订正奇经八脉所载穴位为158穴。

二、学术思想

（一）方药理论的阐发

《本草纲目》，总结了历代医家有关方药的基本理论，诸如“神农本经名例”、“名医别录合药分剂法则”、“七方”、“十剂”、“升降浮沉”、“四时用药例”、“引经报使”以及“相须、相使、相畏、相恶诸药”等内容。其中采岐伯、华佗、淳于意、张仲景、徐之才、陶弘景和唐、宋、金、元以及明代各医家的精辟之论。对于七方十剂、四时用药、七情和合以及升降浮沉等问题，都有进一步的阐发。

1. 七方十剂

《素问》首先提出大、小、缓、急、奇、偶、复的方药理论，王冰、刘完素、张子和、王好古等对此均有重要的论述，李时珍采其精义，对七方有逐条发挥。特别是十剂，李时珍在徐之才“药有宣、通、补、泄、轻、重、涩、滑、燥、湿十种，是药之大体”（《本草纲目·序例第一卷·十剂》）的基础上，列举了诸种药物之所属，加以阐发。

如论宣剂，李氏认为“郁塞之病不升不降，传化失常，或郁久生病，或病久生郁，必药以宣布敷散之，如承流宣化之意，不独涌越为宣也”（《本草纲目·序例第一卷·七方》）。因而，气郁有余则用香附、抚芎之属以开之，不足则用补中益气以运之；火郁微则用山栀、青黛以散之，甚则以升阳解肌以发之；湿郁微则用苍术、白芷之属以燥之，甚则用风药以胜之；痰郁微则用南星、橘皮之属以化之，甚则用瓜蒂、藜芦之属以涌之；血郁微则用桃仁、红花以行之，甚则或吐或利以逐之；食郁微则用山楂、神曲以消之，甚则上涌下利以去之。凡此等等，皆属于宣剂的范畴。其所论述，将朱丹溪治疗“六郁”，李杲之“益气升阳”及“风以胜湿”，张子和吐、下之法与徐之才所说“宣剂”联系起来，不仅扩大了“宣剂”的用药范畴，并对诸多临床郁证的治疗提出了具体的用药方法。

论“通剂”，李氏提出治疗“气中之滞”和“血分之邪”的理论。“湿热之邪留于气分而为痛痹、癃闭者，宜淡味之药上助肺气下降，通其小便而泄气中之滞，木通、猪苓之类是也；湿热之邪留于血分而为痹痛肿注、二便不通者，宜苦寒之药下引，通其前后，而泄血中之滞，防己之类是也”（《本草纲目·序例第一卷·七方》）。将木通、防己的运用作了血分、气分的严格区分，这对医者临床应用有所启迪。

论“湿剂”，徐之才认为就是白石英、紫石英之属。李时珍却持不同观点，认为“湿剂当作润剂”（《本草纲目·序例第一卷·七方》）。如秋令为阳明燥金之化，风热怫甚，则血液枯涸而为燥病，上燥则渴，下燥则结，筋燥则强，皮燥则揭，肉燥则裂，骨燥则枯，肺燥则痿，肾燥则消。用药凡麻仁、阿胶膏润之属，皆为润剂。养血则当归、地黄之属，生津则麦门冬、栝蒌根之属，益精则苁蓉、枸杞之属。李氏并指出：“若但以石英为润药则偏矣，古人以服石为滋补故尔”（《本草纲目·序例第一卷·七方》）。不仅指出了徐氏“以石英为润药”、古人“以服石为补”的偏弊，而且为临床治疗上燥、下燥、筋燥、皮燥、肉燥、骨燥、肺燥、肾燥诸症，提供了养血、生津、益精的具体药物。

2. 四时用药

《素问·五常政大论》提出了“必先岁气，勿伐天和”的用药原则，李时珍深究经旨，结合临床，对春、夏、秋、冬四季的用药方法颇有心得。在“四时用药例”中介绍了具体用药经验，认为春月宜辛温之药，如薄荷、荆芥之类，以顺春升之气；夏月宜加辛热之药，如香薷、生姜之类，以顺夏浮之气；长夏宜加甘苦辛温之药，如人参、白术、苍术、黄柏之类，以顺化成之气；秋月宜加酸温之药，如芍药、乌梅之类，以顺秋降之气；冬月宜加苦寒之药，如黄芩、知母之类，以顺冬沉之气。他认为，如果春用辛凉以伐木，夏用咸寒以抑火，秋用苦温以泄金，冬用辛热以涸水，乃是昧于医理者“舍本从标”的错误方法。探究李时珍的四时用药法，关键在于药物的升、降、浮、沉应该顺应四时之气，而寒、热、温、凉药之四气则应逆四时而用之。同时，四时用药不仅仅针对时令外邪，在杂病的治疗方面也从“天人相应”的角度标本兼治。当然，李时珍的四时用药例并非一成不变，正如他所说：“岁有四时，病有四时，或春得秋病，夏得冬病，神而明之，机而行之，变通权宜，不可泥一也”（《本草纲目·序例第一卷·四时用药例》）。

3. 七情和合

徐之才《药对》记载药物的相须、相使、相畏、相恶之情，诸家本草特别提出了“相反诸药”，包括甘草、大戟、乌头、藜芦、河豚、蜜、柿、犬肉及其他相反药三十六种。他对药物七情颇有见解，在《神农本经名例》篇中汇注了陶弘景、韩保昇、寇宗奭等医家的有关论述，并言简意赅地说明“药有七情，独行者单方不用辅也；相须者同类不可离也；相使者我之佐使也；相恶者夺我之能也；相畏者受彼之制也；相反者两不相合也；相杀者制彼之毒也”（《本草纲目·序例第一卷·神农本经名例》）。他还发现古代医家用药往往一变常规，用相恶、相反之药获得奇效。以李时珍所言，相须、相使同用是为“帝道”，相畏、相杀同用是为“王道”，而相恶、相反同用则为“霸道”，《本草纲目》对这些用法最为重视。在临床上，如人参与甘草同用、黄柏与知母同用，皆为相须。又认为古方治疗经闭用四物汤加人参、五灵脂，是“畏而不畏”；李东垣理脾胃泻阴火，治疗怠惰嗜卧，四肢不收，沉困懒倦的交泰丸以人参与皂荚同用是“恶而不恶”；又治虚人痰阻胸膈，以人参、藜芦同用取其涌越，是“激其怒性”。这种超越常规的用药方法精微奥妙，全凭用药者之灵活权变和当机立断，故李时珍称其为医之“霸道”。

4. 升降浮沉

历代医药学家对药物的升、降、浮、沉之性有不少论述，李时珍在这方面也颇有研究。最为难能可贵的是他在前人论述基础上将药物的“四气五味”与升、降、浮、沉更加具体地联系起来，总结为：味薄者升，包括甘平、辛平、辛微温、微苦平之药；气薄者降，包括苦寒、苦凉、苦淡寒凉、酸温、酸平、咸平之药；气厚者浮，包括甘热、辛热之药；味厚者沉，包括苦寒、咸寒之药；气味平者兼四气、四味，包括甘平、甘温、甘凉、甘辛平、甘微苦平之药。以上执简驭繁的论述，使学者能够根据易于辨别的药物气味，来认识较难掌握的升降浮沉之性。

李时珍还认为药物的炮制和配伍可以改变原来的升降之性。一般而言，酸咸无升、甘辛无降、寒无浮、热无沉，为其通性，然而如“升者引之以咸寒，则沉而直达下焦；沉者引之以酒，则浮而上至巅顶”（《本草纲目·序例第一卷·升降浮沉》）。又如，许多药物有“根升梢降”或“生升熟降”的情况。由此可见，李时珍不为一般药物的升、降、浮、沉之性所囿，而能联系实际，独抒心得。

（二）药物应用的挥发

《本草纲目》有关药物的临床应用，在采辑历代医家的论述，总结前人对有关药物的功能、主治的认识和方药的运用经验的基础上，进行了深入的阐发。

论香附，时珍曰：“散时气、寒疫；利三焦、解六郁；消饮食积聚、痰饮痞满、胕肿腹胀、脚气；止心腹、肢体、头目、齿耳诸痛；痈疽疮疡、吐血、下血、尿血；妇人崩漏带下、月候不调、胎前产后百病”（《本草纲目·草部第十四卷·莎草香附子》）。同时，他还进一步论述了香附的气味作用和临床应用方法，“香附之气平而不寒、香而能窜；其味多辛能散，微苦能降，微甘能和，乃足厥阴、手少阳三焦气分主药，而兼通十二经气分”（《本草纲目·草部第十四卷·莎草香附子》）。香附的炮制方法不同，作用也各异。生用，上引胸膈，外达皮肤；熟用，下走肝肾，外彻腰足；炒黑，止血；童便浸炒，入血分而补虚；盐水浸炒，入血分而润燥；青盐炒，补肾气；酒浸炒，行经络；醋浸炒，消积聚；姜汁炒，化痰饮。对于香附的配伍，李时珍又总结了多种方法，如配参、术，补气；配归、芍，补血；得木香，疏滞和中；配檀香，理气醒脾；配沉香，升降诸气；配芎䓖、苍术，总解诸郁；配栀子、黄连，能降火热；配茯神，交济心肾；配茴香、补骨脂，引气归元；配厚朴、半夏，决壅消胀；配紫苏、葱白，解散邪气；配三棱、莪术，消磨积块；配艾叶，活血气，暖子宫。最后，还指出香附乃“气病之总司，女科之主帅”（《本草纲目·草部第十四卷·莎草香附子》）。

论郁金，李时珍在记载诸家本草所论之外，还补充了“治血气心腹痛、产后败血冲心欲死，失心癫狂、蛊毒”（《本草纲目·草部第十四卷·郁金》）等内容，均是根据《袖珍方》《经验方》及其他医家的临床经验所作的总结。在此同时，李时珍还阐明：“郁金入心及心包，治血病。《经验方》治失心癫狂……此惊忧痰血络聚心窍所致，郁金入心及心包”（《本草纲目·草部第十四卷·郁金》）。后世医家有用郁金治疗瘀血心痛，以及用“白金丸”（郁金、明矾）治疗癫狂，大都根据《本草纲目》的记载。

论旋覆花，李时珍提纲挈领地总结道："旋覆花乃手太阴肺、手阳明大肠药也，所治诸病，其功旨在行水、下气、通血脉尔"（《本草纲目·草部第十四卷·旋覆花》）。把诸多主治功能归结为"行水、下气、通血脉"，起到执简驭繁的作用，使后世医者更易掌握运用。

论地黄，李时珍指出："王硕《易简方》云：男子多阴虚，宜用熟地黄；女子多血热，宜用生地黄。又云：生地黄能生精血，天门冬引入所生之处；熟地黄能补精血，用麦门冬引入所补之处。虞抟《医学正传》云：生地黄生血，而胃气弱者服之，恐妨食；熟地黄补血，而痰饮多者服之，恐泥膈。或云：生地黄酒炒则不妨胃，熟地黄姜汁炒则不泥膈。此皆得用地黄之精微者也"（《本草纲目·草部第十六卷·地黄》）。以上记载，对生地黄、熟地黄的运用，以及生、熟地黄分别与天冬、麦冬配伍的作用差异，作了精微的分析，并对生、熟地黄的使用宜忌和炮制作用皆有明确的说明。

论杜仲，李时珍指出："杜仲，古方只知补肾，惟王好古言是肝经气分药，润肝燥，补肝虚，发昔人所未发也。盖肝主筋，肾主骨。肾充则骨强，肝充则筋健，屈伸利用，皆属于筋。杜仲色紫而润，味甘微辛，其气温平。甘温能补，微辛能润，故能入肝而补肾，子能令母实也"（《本草纲目·木部第三十五卷·杜仲》）。在此，李氏之功是揭示了王好古的独得之见，对杜仲的补肾之功从"子令母实"途径作深入探讨，实能启迪后学。

论黄连，李氏在诸家学说基础上补充了"去心窍恶血，解服药过剂烦闷及巴豆、轻粉毒"的内容，《肘后方》治巴豆毒，下利不止用之，时珍将其掇出，列入"主治"内容。宋代医家杨士瀛"黄连能去心窍恶血"（《本草纲目·草部第十三卷·黄连》）论述，更为时珍所欣赏，他还将其与《外台秘要》治"卒热心痛，黄连八钱㕮咀水煎热服"的记载遥相联系，从而肯定了黄连"去心窍恶血"的主治作用，并将此作用置于其所补充"主治"内容的首要地位。

论丹参，李时珍谓能"活血，通心包络，治疝痛"（《本草纲目·草部第十二卷·丹参》）。《妇人明理论》曾记载"一味丹参散"的主治作用与四物汤相同，李氏由此发明其主治作用，认为"丹参色赤，味苦气平而降，阴中之阳也，入手少阴、厥阴之经，心与包络血分药也"并谓"丹参能破宿血，补新血"。此后，明清医家都据《本草纲目》记载的"主治"作用以为丹参"功同四物，能去瘀而生新"（《本草便读》）。至今临床上广泛使用丹参治疗心脑血管疾病，实也都以李氏书载所论作为理论根据。

论白薇，李时珍提出主治"风温灼热、多眠及热淋遗尿、金疮出血"（《本草纲目·草部第十二卷·白薇》）这是由《千金方》发汗白薇散、朱肱《活人书》萎蕤汤和治妇人遗尿、血淋、热淋方，以及《儒门事亲》外治金疮出血等宝贵经验总结提取而得。李氏指出，古人多用白薇而"后世罕能知之"，他发现张仲景治妇人产后虚烦呕逆，安中益气的竹皮丸方中用白薇，并有"有热者倍白薇"的说明，从而认为"白薇性寒，乃阳明经药也"。自从《本草纲目》有此记载之后，就改变了"后世罕能知之"的局面，使白薇在临床上得以广泛使用。

论银杏，《本草纲目》记载"银杏，修本草者不收，近时方药亦时用之"（《本草纲目·果部第三十卷·银杏》）。他根据"邵氏经验方"、"刘长春方"等民间使用银杏的经验，将其载录于《濒湖集简方》中，《本草纲目》还在理论上指出了银杏的熟用、生用及外用适应证：

熟食，温肺益气，定喘嗽，缩小便，止血浊；生食，降痰，治毒，杀虫；嚼浆涂鼻面手足，去黯及疥癣、疳、阴虱。另还强调银杏为“阴毒之物”，多食可能致死。自从李氏《本草纲目》始载银杏之后，后世医者都遵其法而用之。

论夏枯草，《本草纲目》还载录民间“用夏枯草治目痛，用砂糖水浸一夜”（《本草纲目·草部第十五卷·夏枯草》）的经验，李时珍在理论上并加探讨，认为夏枯草之所以治目珠痛夜甚者神效，乃“取其能解内热，缓肝火”。由于目本系于肝，属厥阴之经，夏枯草补厥阴血脉，故而有效。

论刀豆，李时珍说“刀豆本草失载，惟近时小书载其暖而补元阳也”（《本草纲目·谷部第二十四卷·刀豆》）。然而他根据民间用刀豆治愈病后呃逆不止的经验，指出其机理是“取其下气归元而逆自止也”。同时在《本草纲目》中写下了“温中下气，利肠胃，止呃逆，益肾补元”的主治作用，在理论上填补了历代本草的空白。

李时珍不仅对单味药的应用有详尽阐发，还能根据辨证选择药物。《本草纲目》载有“百病主治药”（《本草纲目·主治第三卷、第四卷》），将七十种病证的治疗用药简要地集合在一起。这些药物及治疗方法，原都散载于《本草纲目》诸部。百病主治不仅对各种病证有精要的分析，而且包括各种具体的用药方法和辨证论治内容。

如论诸风，有中脏、中腑、中经、中气、疾厥、痛风、破伤风、麻痹之分，其治疗有吹鼻、熏鼻、擦牙、吐痰、贴㖞等法，下面分载诸药，另还详述“各经主治”药物。同时又分列发散、风寒风湿、风热湿热、痰气、血滞、风虚等项的治疗用药。就诸风一门而言，所用药物就有三百种之多，为后世医家的辨证用药提供了很大的方便。

又如在“口舌”门中分析，舌苦是胆热，甘是脾热，酸是湿热，涩是风热，辛是燥热，咸是脾湿，淡是胃虚，麻是血虚，生苔是脾热闭，出血是心火郁，肿胀是心脾火毒，疮裂是上唇热，木强是风痰湿热，短缩是风热，舌出数寸有伤寒、产后中毒、大惊数种，口糜是膀胱移热于小肠，口臭是胃火食郁，喉腥是肺火痰滞。其中仅针对病人味觉异常的用药，就有以下详细的区分，如舌苦，选择柴胡、黄芩、苦参、黄连、龙胆等清泻胆火，或用麦冬清心火，用枳椇子解酒毒；舌甘，用生地黄、芍药、黄连；舌酸，以黄连、龙胆泻肝火，或用神曲、萝卜消食郁；舌辛，用黄芩、栀子泻肺热，或用芍药泻脾，以麦冬清心；舌淡，以白术燥脾，半夏、生姜行水，茯苓渗湿；舌咸，用知母泻肾，以乌贼骨淡胃；舌涩，用黄芩泻火，葛根生津，或以防风、薄荷去风热，半夏、茯苓去痰热。病人的味觉异常是临床常见的症状，以上用药法为辨证施治提供了重要依据，仅上所举，说明李时珍在“百病主治药”篇中化了很大的整理和归纳的功夫，提纲挈领，予后世医者以极大的裨益。

（三）药物的正误救弊

李时珍在编著《本草纲目》的过程中，进行了大量的纠谬正讹工作，自《神农本草经》以下，凡本草诸家书所载有错误失实之处，皆为之一一检出，或查考文献，循名责实；或根据实物，明其形态，述其功能。同时，对于一些荒诞不经之说，亦揭示其谬。通过李氏的循名责实，大大加强了本草学的科学性，也对临床医学作出了至关重要的贡献。

历代医家在研究本草时，由于历史的原因，或缘其学识经验有一定的局限性，因而不免有错误不实之处。李时珍在《本草纲目》中专列“正讹”一栏，且在“释名”、“集解”、“发明”等项中也有诸多涉及纠错辨讹的内容。

如论玄明粉说：“《神农本草》言朴硝炼饵，服之轻身神仙，盖方士窜人之言。后人因此制为玄明粉，煅炼多偏，佐以甘草，去其咸寒之毒。遇有三焦肠胃实热积滞，少年气壮者，量与服之，亦有速效。若脾胃虚冷及阴虚火动者服之，是速其咎矣”（《本草纲目·石部第十一卷·玄明粉》）。又论水银说：“水银乃至阴之精，禀沉着之性。得凡火煅炼，则飞腾灵变；得人气熏蒸，则入骨钻筋，绝阳蚀脑。阴毒之物无似之者。而《大明》言其无毒，《本经》言其久服神仙，甄权言其还丹元母，《抱朴子》以为长生之药。六朝以下贪生者服食，致成废笃而丧厥躯，不知若干人矣。方士固不足道，本草其可妄言哉”（《本草纲目·石部第九卷·水银》）。在指出药物毒性的同时，批驳了方士的荒诞和本草妄载的严重危害。

对于某些药物，以前本草往往不能正确记载，著书者也多妄加猜度，后世因循，遂多迷误。李时珍在《本草纲目》中进行了详细辨析，如朴硝、芒硝、马牙硝等，“唐、宋诸人皆不识诸硝是一物，但有精粗之异。因名迷实，谬猜乱度，殊无指归”（《本草纲目·石部第十一卷·朴硝》）。因而在《本草纲目》中明确指出，朴硝、芒硝、马牙硝本为一物，其粗朴澄下者为朴硝，凝结在上如芒刺者为芒硝，形如牙状者称马牙硝；其临床应用“朴硝止可施于卤莽之人及敷涂之药，若汤散服饵必须芒硝、牙硝为佳”（《本草纲目·石部第十一卷·朴硝》）。李氏还说明张仲景《伤寒论》只用芒硝而不用朴硝，正是这种缘故。

对于临床用药的时弊，李时珍也有不少重要论述。最为常见的是人们为了滋阴补阳，纵欲求嗣，不是滥服含有知母、黄柏的苦寒之剂，便是服艾、附等辛热之品。黄柏、知母为降火滋阴要药，相火煎熬则阴血渐涸，故凡阴虚火动之病，朱丹溪制大补阴丸，或加入四物汤中用之。李时珍说明临床用药的宜忌是“但必少壮气盛能食用之相宜。若中气不足而邪火炽甚者，久服则有寒中之变”（《本草纲目·木部第三十五卷·柏木》）。他还抨击了医界的时弊，说：“近时虚损及欲求嗣之人，用补阴药往往以此二味为君，日日服饵，降令太过，脾胃受伤，真阴暗耗，精气不暖，致生他病”（《本草纲目·木部第三十五卷·柏木》）。李时珍所发的这些砭世之论，较之明末赵养葵和张介宾的相同观点，在时间上要早得多。

与此同时李氏还指出了另一种弊端，即人们为了纵欲求嗣而妄进仙茅、硫黄、艾、附等药。他论述了“火盛性淫之人过服之害”，认为“藉药纵欲，以速其死”（《本草纲目·草部第十五卷·艾》）。李时珍的纠偏补弊之说，不仅在历史上曾受到有识之士的高度称赞，至今仍具有相当的现实意义。

（四）基础理论的阐发

李时珍在对前贤医话的研究中，阐发了某些基础医学理论。其中最为突出的是命门学说和奇经八脉学说。

1. 关于命门学说

据王绍颜《续传信方》记载，唐·郑相国为南海节度使时，湿伤于内外，众疾俱作，阳气衰绝。后诃陵国舶主李摩诃献方，用补骨脂、胡桃瓤和蜜，酒调而服，神效。同时，洪迈《夷坚志》记载：洪氏有痰疾，以胡桃肉与生姜嚼服，痰消嗽止；洪辑幼子病痰喘，以人参胡桃汤治愈。以上医话和医方，甚为李时珍所重视，通过研究，李时珍指出胡桃"为命门三焦之药"，人参定喘，胡桃连皮能敛肺，并能"通命门，利三焦，益气养血，与破故纸同为补下焦肾命之药。夫命门气与肾通，藏精血而恶燥，若肾命不燥，精气内充，则饮食自健，肌肤光泽，肠腑润而血脉通，此胡桃佐补药有令人肥健能食、润肌黑发、固精治燥调血之功。命门既通则三焦利，故上通于肺而虚寒喘嗽者宜之，下通于肾而腰脚虚痛者宜之"（《本草纲目·果部第三十卷·胡桃》）。李时珍不仅在理论上阐发了胡桃和补骨脂的药理作用，并且还结合论述了肾与命门的生理作用。

李氏还由之提出了自己的命门学说，认为"三焦者元气之别使，命门者三焦之本原，盖一原一委也。命门指所居之府而名，为藏精系胞之物；三焦指分治之部，而名为出纳腐熟之司，盖一以体名，一以用名。其体非脂非肉，白膜裹之，在七节之旁，两肾之间。二系著脊，下通二肾，上通心肺，贯属于脑，为生命之原，相火之主，精气之府，人物皆有之，生人生物，皆由此出"。李氏的命门学说将命门、三焦与脑三者结成一体，不同于《难经》"左肾右命"和三焦"有名无状"的观点，以为其不知原委体用之分。李氏谓命门"下通二肾，上通心肺，贯属于脑"以及肾、命门藏精血，"肾命不燥，精气内充"的论述，显然与明代诸家的命门学说有所不同。

2. 关于奇经八脉学说

自《内经》《难经》以来，历代医家对奇经八脉颇多研究，李时珍因感"八脉散在群书者，略而不悉"（《奇经八脉考·奇经八脉总论》）。故对此详加考证，著成《奇经八脉考》。并遵经典之旨，采百家之长，参临证实践，对八脉的循行路线及腧穴，均作了详尽考证、整理和补充。如冲脉的循行路线，《内经》记载至少有5条之多，李时珍确认"其浮向外者"有交会穴的上行经脉1条，即起于胞中，从少腹内部浅出"气冲"，"并足阳明少阴二维之间，循腹上行至横骨"（《奇经八脉考·冲脉》），还说明冲脉与足少阴、足阳明、任脉联系密切的生理特点。又如带脉循行路线及所分布穴位，《内经》言而未明，《难经》仅曰"起于季胁，回身一周"，李氏则确定为"起于季胁足厥阴之章门穴，同足少阳循带脉穴，围身一周，如束带然；又与足少阳会于五枢、维道"（《奇经八脉考·带脉》），左右各四，凡八穴。此外，李氏还分别补充部分奇经的分布路线，如阴维脉补出"上至顶前而终"（《奇经八脉考·阴维脉》），阳维脉"上至本神而止"（《奇经八脉考·阳维脉》）。任脉"循面系两目下之中央，至承泣而终"（《奇经八脉考·任脉》）等。

李氏在整理奇经八脉循行路线的同时，对以往所载腧穴也作详细考证，既订正或删除重复；又增补不少新穴。奇经八脉除任、督二脉有专穴外，其余六经之穴皆交会于十二正经之中。元代医家滑寿《校注十四经发挥》记载奇经八脉穴共141个，其中督脉单穴27个，任脉穴24个，其他双穴90个，但多有重复。《奇经八脉考》订正后为158穴，督脉补入屏翳、中枢、会阳（双）穴，冲脉补入气冲穴，带脉补入章门、五枢穴，阳跷脉补入睛明、风池穴，阴跷脉补入照海穴，阳维脉补入臂臑、臑会、目窗、承灵、臑腧穴；并认定阴维脉有14穴，阳维脉有32穴；还纠正了滑寿将居髎归入阴维脉之误，使奇经八脉之穴更为完善。

书中将奇经八脉按阴维、阳维、阴跷、阳跷、冲、任、督、带的顺序排列，显见其对阴、阳二维的重视。他说："阳维起于诸阳之会，由外踝而上行卫分，阴维起于诸阴之交，由内踝而上行于营分，所以为一身之纲维也”（《奇经八脉考·八脉》），并进一步强调："阳维主一身之表，阴维主一身之里"（《本草纲目·谷部第二十四卷·刀豆》）。明确了阴维、阳维二维脉职司表里营卫，乃气血之维系。其说主要源于《难经·二十九难》之"阳维为病苦寒热，阴维为病苦心痛"及金代张元素阳维病即营卫病之说。但是又提出："洁古独以桂枝一证属之阳维，似未扩充"，"阳维之脉，与手足三阳相维，而足太阳少阳则始终相联附者"（《奇经八脉考·二维为病》）。所以邪在肌表营卫不和者宜桂枝法；邪在皮毛肺失宣肃者宜麻黄法；在半表半里者，宜小柴胡法；邪结阳明燥热者宜白虎、承气法；若邪陷入深，三阴受邪者，又宜区分寒热虚实辨证论治。针对洁古"阴维为病苦心痛，治在三阴之交。太阴证则理中汤，少阴证则四逆汤，厥阴证则当归四逆汤、吴茱萸汤主之"之说，李时珍又作了补充，指出："洁古独以三阴温里之药治之，则寒中三阴者宜矣，而三阴热厥作痛，似未备矣"，认为"阴维之脉，虽交三阴而行，实与任脉同归，故心痛多属少阴、厥阴、任脉之气上冲而然"（《奇经八脉考·二维为病》）。强调治阴维之虚寒腹痛证，应合三阴虚寒辨治。兼少阴及任脉者，投四逆汤；兼厥阴者，投当归四逆汤；兼太阴者，投理中汤。若属阴维实热腹痛之证，宜合三阴热实证辨治。如热痛兼少阴及任脉者，取金铃散、延胡索散；兼厥阴者，取失笑散；兼太阴者，取承气汤。若在表营卫气血虚弱，或在里冲任气血亏损，又宜舍标从本先固气血，选用黄芪建中、四物、养营等方。

对于前人论述难以定论者，李氏往往采取客观的态度。如有关阴跷脉、阳跷脉"阳气盛则瞋目，阴气盛则瞑目"之说，历来众说纷纭。《灵枢》载"寒则筋急目不合，热则筋纵目不开"；王叔和强调"脾之候在睑，睑动则知脾能消化也。脾病则睑涩嗜卧矣"；《诸病源候论》则谓"脾病因倦而嗜卧，胆病多烦而不眠"；张子和却认为"思气所至为不眠，为嗜卧"。李氏在认真研究后指出："数说皆论目闭目不瞑，虽不言及二跷，盖亦不离乎阴阳营卫虚实之理"（《本草纲目·石部第十一卷·玄明粉》）。故认为系后学"可互考者也"。

三、医学实践

（一）医家用药要旨的探索

汉、晋以还，医家著作层出不穷，名方要药更仆难数。李时珍对其中的许多用药经验加以提取，并在理论上进行了阐发。如对于张仲景《伤寒论》中用麻黄的经验，李时珍说："麻黄乃肺经专药，故治肺病多用之。张仲景治伤寒无汗用麻黄、有汗用桂枝，历代名医解释皆随文附会，未有究其精微者，时珍常思绎之。似有一得，与昔人所解不同。风寒之邪皆皮毛而入，皮毛者肺之合也。是证虽属太阳，而肺实受邪气。其证时兼面赤怫郁，咳嗽有痰，喘而胸满诸证者，非肺病乎？盖皮毛外闭则邪热内攻，而肺气郁，故用麻黄、甘草同桂枝引出营分之邪，达之肌表，佐以杏仁泄肺而利气。汗后无大热而喘者，加以石膏。是则麻黄汤虽太阳发汗重剂，实为发散肺经火郁之药也"（《本草纲目·草部第十五卷·麻黄》）。自《伤寒论》问世以后历代医家无不以"麻黄汤"为伤寒太阳病解表发汗之剂，而唯独李氏认为，是证虽属太阳，而肺实受邪气，麻黄汤虽太阳发汗重剂，实为发散肺经火郁之药，而麻黄为肺经之专药。

李时珍还根据仲景泻心汤和大陷胸汤、丸的用药之旨，阐述了大黄的药理作用。他认为“泻心汤中用大黄治吐血、衄血，虽曰泻心，实泻包络、肝、脾、胃四经血中之伏火”（《本草纲目·草部第十七卷·大黄》）。大陷胸汤、丸皆用大黄，“亦泻脾胃血分之邪而降其浊气”（《本草纲目·草部第十七卷·大黄》）。唯有半夏泻心汤证和小陷胸证皆病在气分，故其中不用大黄。总之，“大黄乃足太阴、手足阳明、手足厥阴五经血分之药，凡病在五经血分者宜用之，若在气分者用之，是谓诛伐无过矣”（《本草纲目·草部第十七卷·大黄》）。他的论述不仅进一步明确了大黄的作用，而且还发明了仲景《伤寒论》的医理。

【医案例举】

一人素饮酒，因寒月哭母受冷，遂病寒中，食无姜、蒜，不能一啜。至夏酷暑，又多饮水，兼怀怫郁。因病右腰一点胀痛，牵引右胁，上至胸口，则必欲卧。发则大便里急后重，频欲登圊，小便长而数，或吞酸，或吐水，或作泻，或阳痿，或厥逆，或得酒少止，或得热稍止。但受寒食寒，或劳役，或入房，或怒或饥，即时举发。一止则诸证泯然，如无病人，甚则日发数次。服温脾胜湿滋补消导诸药，皆微止随发。时珍思之，此乃饥饱劳逸，内伤元气，清阳陷遏，不能上升所致也。遂用升麻葛根汤合四君子汤，加柴胡、苍术、黄芪煎服，服后仍饮酒一杯助之。其药入腹，则觉清气上行，胸膈爽快，手足和暖，头目精明。神采迅发，诸证如扫。每发一服即止，神验无比。（《本草纲目·草部第十三卷·升麻》）

分析　本例为发作性病证，发时症状复杂，虚实夹杂，而见有里急后重，吐泻，吐酸等，又极易当作湿盛积滞论治，服温脾胜湿、滋补消导诸药鲜效。反思辨证的准确性，这是临床的注意点之一。李时珍在吸取前人教训的基础上，从起病之因、诱发之因入手，认为是饥饱劳逸，内伤元气，清阳陷遏，不能上升，清浊不分之故，仿东垣补气升阳法，以四君子汤补中益气，合升麻葛根汤等升提清气，气机通畅，胸膈爽快，上下得通，则痼疾可愈。

（二）医话内容的载论发挥

《本草纲目》引据经史百家书目四百四十种，其中不少医话内容，记载治病用药经验。据此，李时珍将其作了理论上的提高，而成为后世医者临床用药的指导。下举白及医话为例。

宋代洪迈的《夷坚志》记载：“台州狱吏，悯一大囚，囚感之，因言：吾七次犯死罪，遭讯拷，肺皆损伤，至于呕血。人传一方，只用白及为末，米饮日服，其效如神……洪贯之闻其说，赴任洋洲，一卒忽苦咯血甚危，用此救之，一日即止也”（《本草纲目·草部第十二卷·白及》）。

根据以上记载，以及《摘玄方》用羊肺等煮熟，蘸白及末口服治咯血的方法，李时珍在历代本草著作基础上，首先提出了“白及性涩而收，得秋金之令，故能入肺止血，生肌治疮”（《本草纲目·草部第十二卷·白及》）的理论。后人用白及止血，都遵时珍之说，如《喉科心法》中以白及治肺痿肺烂，用猪肺一具，白及片一两，加酒煮食。现代药理证实白及对肝、脾、肺、胃及十二指肠的出血都具有良好的止血作用，临床用于治疗肺结核空洞咯血、胃十二指肠溃疡出血有良好疗效，另对食管、胃静脉曲张出血，溃疡性结肠炎出血，出血性紫癜也有一定疗效（《中药大辞典·卷上·白及》）。

【医案例举】

予年二十时，因感冒咳嗽既久，且犯戒，遂病骨蒸发热，肤如火燎，每日吐痰碗许，暑月烦渴，寝食几废，六脉浮洪。遍服柴胡、麦门冬、荆沥诸药，月余益剧，皆以为必死矣。先君偶思李东垣治肺热如火燎，烦躁引饮而昼盛者，气分热也。宜一味黄芩汤，以泻肺经气分之火。遂按方用片芩一两，水二钟，煎一钟，顿服。次日身热尽退，而痰嗽皆愈。药中肯綮，如鼓应桴，医中之妙，有如此哉（《本草纲目·草部第十三卷·黄芩》）。

分析　李时珍通过自身经历，论述了一味黄芩汤的本源，记述黄芩的性味功用是苦，平，无毒，主治诸热黄疸，肠澼泄痢，逐水下血闭，恶疮疽等；并引张元素认为黄芩之用有九，第一即为泻肺热之说。除此以外，还例举了黄芩在古方中的应用。在黄芩项后列举附方十七首，详细介绍了其作用，均体现了李氏对前人记载的总结和自身丰富的临证经验。

（三）在实践中创新

对于药物的性味功用，能通过临床实践加以验证，并创为新说，这是李时珍的可贵之处，下举蚕沙、三七等以资说明。蚕沙在以前本草中缺乏记载。李时珍根据民间以蚕沙外熨治疗风痹，以及以蚕沙治疗烂弦风眼的经验，在自己的临床实践中加以检验，先用于表兄卢少樊，又治其家婢病烂弦风眼十余年，用蚕沙二三次而愈。因而，确认“蚕沙主疗风湿之病”（《本草纲目·虫部第三十九卷·原虫》），其功在于“祛风收湿”，补充了历代本草之不足。

又如，李时珍从南人军中了解到三七为“止血良药、金疮要药”，通过临床验证，在其著作中写入三七“止血、散血、定痛，金刃箭伤、跌仆杖疮血出不止者，嚼烂涂，或为末掺之，其血即止。亦主吐血、衄血、下血、血痢、崩中、经水不止、产后恶血不下、血运血痛、赤目痈肿、虎咬蛇伤诸病”（《本草纲目·草部第十二卷·三七》）等内容。自此，三七遂为医界广泛运用，被后人称为止血第一要药。

【医案例举】

例一　一老妇年六十余，病溏泄已五年，肉食、油物、生冷犯之即作痛。服调脾、升提、止涩诸药，入腹则泄反甚。延余诊之，脉沉而滑，此脾胃久伤，冷积凝滞所致。王太仆所谓大寒凝内久利溏泄，愈而复发，绵历岁年者。法当以热下之，则寒去利止。遂用蜡匮巴豆丸药五十丸与服，二日大便不通亦不利，其泄遂愈。自是每用治泄痢积滞诸病，皆不泻而病愈者近百人。（《本草纲目·木部第三十五卷·巴豆》）

分析　久患溏泄，脾胃阳气虚损，以温补升提收涩等法治疗，是正治法，治法与症状是相符合的。可是临床非但不效，反而加重，这就说明是本虚标实证，是脾胃久伤，冷积内停之证，而大寒凝内为关键，遂采用通因通用的从治法温下，说明李时珍有胆有识；也体现了他对巴豆峻药的独特理解和娴熟运用。

例二　一宗室夫人，年几六十。平生苦结肠病，旬日一行，甚于生产。服养血润燥药则泥膈不快，服硝、黄通利药则若罔知，如此三十余年矣。时珍诊其人体肥膏粱而多忧郁，日吐酸痰碗许乃宽，又多火病。此乃三焦之气壅滞，有升无降，津液皆化为痰饮，不能下滋肠腑，非血燥比也。润剂留滞，硝、黄徒入血分，不能通气，俱为痰阻，故无效也。乃用牵牛末皂荚膏丸与服，即便通利。自是但觉肠结，一服就顺，亦不妨食，且复精爽，盖牵牛能走气分，通三焦。气顺则痰逐饮消，上下通快矣。(《本草纲目·草部第十八卷·牵牛子》)

分析 这是一例大肠燥结便秘证，旬日一行，干燥硬结难解，润下攻逐皆无效。李时珍认为是痰积于内，气机不降，又多火病，液枯肠燥，治疗以下气除痰为法。取牵牛子之下气攻积，皂荚之消痰除湿，邪去则三焦畅利，津液恢复濡养滋润功能，则清升浊降，上下通快。药仅两味，配伍得当，力专效宏，多年沉积，猛药治愈，值得玩味。

例三 外甥柳乔，素多酒色。病下极胀痛，二便不通，不能坐卧，立哭呻吟者七昼夜。医用通利药不效。遣人叩予。予思此乃湿热之邪在精道，壅胀隧路，病在二阴之间，故前阻小便，后阻大便，病不在大肠、膀胱也。乃用楝实、茴香、穿山甲诸药，入牵牛加倍，水煎服。一服而减，二服而平。牵牛能达右肾命门，走精隧。人所不知，惟东垣李明之知之。(《本草纲目·草部第十八卷·牵牛子》)

分析 患者二便不通，痛楚不堪。李氏认为邪不在大肠和膀胱，而在精道隧路，二阴之间，病住较深，所以不能单纯用通利药治疗，故以牵牛走命门、通精隧，又用楝实除湿清火，茴香辛香发散，穿山甲透达关窍。言简意赅，可供师法。

例四 予年二十时，因感冒咳嗽既久，且犯戒，遂病骨蒸发热，肤如火燎，每日吐痰碗许，暑月烦渴，寝食几废，六脉浮洪。遍服柴胡、麦门冬、荆沥诸药，月余益剧，皆以为必死矣。先君偶思李东垣治肺热如火燎，烦躁引饮而昼盛者，气分热也。宜一味黄芩汤，以泻肺经气分之火。遂按方用片芩一两，水二钟，煎一钟，顿服。次日身热尽退，而痰嗽皆愈。药中肯綮，如鼓应桴，医中之妙，有如此哉。(《本草纲目·草部第十三卷·黄芩》)

分析 这是一例验证前人方剂的案例，痰热郁积于肺，充斥于外，内外皆热，治疗以单味黄芩，大剂顿服，泻肺经气分之火则愈。同时论述黄芩的性味功用是苦、平、无毒，主治诸热黄疸，肠澼泄痢，逐水下血闭，恶疮疽等；此外，在黄芩项后列举附方十七首，详细介绍了其功用主治，体现了李氏对前人记载的总结和自身的丰富临证经验。

李时珍在广泛继承的基础上总结提高、批谬正误和纠偏补弊，同时还有所发明，有所创新。他的诸多成就不仅包括药物学和方剂学方面，还涉及中医基础理论和临床各科。被英国科技史家李约瑟誉为“中国博物学中的无冕之王”的李时珍，不仅是一位伟大的药物学家，而且是卓越的医学理论家和临床医学家，他的著作对后世影响甚大。

周慎斋

一、生平和著作

周慎斋，名子干，明代江东太平县（今安徽省太平县）人，生活于明正德元年至万历十三年（公元1506—1585年）。享年79岁。周氏少时行履蹒跚，以为是不长寿象征，乃自行矫直，使步行端正。中年患胸腹胀满，痛楚不堪，遍访名医治疗无效，即广搜医方，并自制和中丸，用不足一月，其病即愈。从此，周氏发愤学医。初从查了吾先生游，又尝就正于薛立斋之门。

周氏治学有方，学验俱丰。其治病善以阴阳升降，五行制化为法；其用药，不拘门户之见，变化独出心裁，以辨证论治为要。由于周氏医术高明，救治病人甚众，在当时享有盛名。《本草述钩玄》载“自明以来，江南言医者，类宗周慎斋”（《本草述钩元》卷首）。有人甚至评价周氏“独得仲景之精髓，直驾李、刘、朱、张而上”（《慎斋遗书·吴序》）。周氏门人很多，“慎斋先生名满海内，从游弟子日众”。其中较为著名的有胡慎柔、石震等，皆为一时名医（《慎斋遗书·吴序》）。

《慎斋遗书》系由周氏口授，门人记录，并经后人整理而成的一部综合性医书。全书十卷。卷一，载“脏腑阴阳”、“亢害承制”、“气运经络”等篇，统论脏腑阴阳升降，五行亢害承制等与疾病的关系，及其在辨证上的运用。卷二，论望色切脉。卷三，以歌诀形式阐述二十六字玄机。卷四，叙述用药权衡与药物炮制。卷五，阐述古方。卷六，分寒热、辨内外伤等十目，详加阐述。卷七至卷十，列98种病证的证治，并附以验案或方剂。

本书内容相当丰富，颇多心得。在各病证治篇中，有论有方，有心得，有验案，使读者有理可据，有法可求，有方可用，有案可仿。很有实用和指导价值。由于该书大多出于门人整理，未经校正，每有隐晦重复之弊。有号勾吴逋人者，将此书删润，厘定为十卷。清代王琦曾刻《医林指月》十种，晚年得此书，即据之为底本，与其他三种本子互校后付梓。近代曹炳章重为校定石印后，编入《中国医学大成》。

二、学术思想

（一）阴阳互根，偏重阳气

阴阳互根，法则天地；阴阳平衡，人体健康之本。如云：“阴阳之义，阳，天道也；阴，地道也。非天之阳，万物不生，地亦不凝；非地之阴，万物不成，天亦不灵。故天主健，无一息之停，使稍有滞，则失其健运之机，而万物屯矣。地主静，无一息之动，若稍不静，则失其凝静之气，而万物否矣。人身之阳，法天者也，苟失其流行之机，则百病生；人身之阴，法地者也，苟失其安养之义，则百毒起。故阳生而阴长，阴生而阳旺，阴与阳一身之司命，不得偏废而或失也”（《慎斋遗书·卷一》）。一旦阴阳失去平衡，则百病丛生，而治疗的目的就是调整阴阳，恢复平衡。然而有不少医家却忽视了这一点，或言补阳为贵，或言济阴为要，各执已见，以偏概全。所以周氏指出：“今之医者，或言阳为重，或言阴为要，均未得要重之故，各执其说而失轻重之机宜者多矣”（《慎斋遗书·卷一》）。为了纠正这些片面观点，唤起医家对阴阳学说的重视和研究，特撰写《阴阳脏腑》专篇，加以阐发。他并告诫说：“若为医者，重阴而害及真阳，重阳而害及真阴，误矣。只有知天者可以扶阴，知地者可以扶阳，知天地之义，而成位乎中，方是救人之良医，而非食人之兽医矣。”临床上出现的阳虚、阴虚病证，只要辨证清楚，诊断明确，扶阳和滋阴也是在所当用，而其目的，还是扶正祛邪，求得阴阳平衡。所以“言阳重者，乃天之阳，人身之真阳，而非壮火食气之亢阳也。亢阳者，如天之久旱酷暑，不可不急以甘霖清气以消其亢害。故丹溪有扶阴之义，黄柏、知母等苦寒之味，在所当用。扶阴正所以济阳也。言阴重者，乃地之阴，人身之真阴，而非坚凝寒结之浊阴也。浊阴者，如重阴凛冽之寒气，不得不借皓日晴和之气以暖和之，先哲有扶阳之义，桂附干姜，在所当用，扶阳正所以济阴也。盖火烈则水干，水盛则火灭，两相需而不得偏轻偏重者也”（《慎斋遗书·卷一》）。周氏对于阴阳平衡的阐发实属持平之论，在临床诊治中，若能扶阳而知顾阴，滋阴而知顾阳，则阴阳调和，而无一偏之害。

周氏强调阴阳平衡，而实际则更重视阳气对于人体的主导作用。如云：“人之阴阳，生生之本，俱在于是，但阳能生阴，故一分阳气不到，此处便有病”。又说：“无阳则阴无所卫，无阴则阳无所附，阴阳之相需，如天地相交，不得相失也。但其间有轻重之别，盖阳能生阴，阴不能生阳。凡阴之病，皆阳动失其和而致之也，故扶阳为治病要诀”。他对扶阳还制定了具体的法则，提出“人身以阳气为主，用药以扶阳为先。如上焦闭塞，阳气不能下降，须开豁之；中焦阳气不能上升，须温补之，下焦阳气不能收藏，须求肾纳气”。这正反映了周氏重视扶阳，善用温补的思想。

周氏所说的“扶阳”，主要是指胃阳，并非指肾阳。这与他重视脾胃的学术思想有关，胃为一身之本，五脏皆有胃气。正如曹炳章氏按语中所说：“此所谓阳气，乃胃中冲和之气也，切勿误认而以桂附补之”。又说：“胃中为冲和之气，故能化物。若燥热则为偏驳之气矣。且古人以胃为阳土，最喜清润，何能受桂附之辛燥乎？唯脾土寒湿者，与之相宜耳”。周氏也明确说：“治病以回阳为本，乃要法也。但当别其虚实，在何脏何腑何经何络而已”（《本草述钩元》卷首）。很清楚，周氏所谓回阳，即是指胃阳。正如张东扶在注解中指出：“回阳者，回胃阳也。何脏无胃阳，则治何脏。即上所言心之脾胃虚，肺之脾胃虚，肝之脾胃虚，肾之脾胃虚，脾胃之脾胃虚。因其虚而调理之，即治病必先脾胃之说也。今人讲回阳，惟知以桂附热毒之品，一概施治，是徒知药之阳，而不知人身五脏之阳也，岂先生之所谓回阳哉”（《慎斋遗书·卷一》）。此外，周氏在临证治疗时还主张升举清阳，强调补血先补气。凡此种种，说明周氏所谈之阳，与他重视脾胃，善用温补的学术思想有关，与他重视阴阳平衡的总原则亦不矛盾。所以，他反复强调说：“盖以阳为本者，知所先也。若单事阳而不顾阴，且恶阴而多抑阴，则非理矣”。又说：“扶阳而不知顾阴，天生而地不成，亦非治病之全法也”（《慎斋遗书·卷一》）。这就是周氏的阴阳观，既全面，又富有个人见解。

（二）五行生克，偏重相克

五行制化全赖生克，五行的生克制化是脏腑生理功能的反映。如说：“五脏和则能互为生克，相生相克，相制相化，而无过与不及之病”。又说：“五脏分属阴阳，阴阳全赖生克。故固肾者，不可以不保肺，肺者所以生肾也。扶脾者，不可以不治肝，肝者所以克脾也。然扶脾即所以保脾，土能生金也；保肺即所以平肝，金能克木也。脾病即肺病，肝病即脾病”（《慎斋遗书·卷一》）。由此可知，脏腑间的五行生克制化失常则产生病理改变，掌握了五行生克关系就可以防治脏腑之病于未然。

周氏在五行学说中，重视生克关系，尤其强调相克作用对脏腑功能的重要性。指出：“五行之理，不克则不能生”（《慎斋遗书·卷一》）。他举例说，如水生木，木不生于江湖河海而生于厚土，必得土克水而后能生木，否则水泛则木浮；木者之所以生火，木盛则自焚，必得金克木而后能生火；火生土，火炎则土燥，必得木克土而后能生金；金生水，金寒则水冷，必得火克金而后能生水。此生克制化之道，故五行不克则不生。重视五行相克作用是周氏对五行生克关系的独特见解，也是他学术思想的一大特色。再三提醒学者，“相生之道，人皆知之，相克之义，举世莫知。经云承乃制，制则生化，有志岐黄者，宜详味焉”（《慎斋遗书·卷一》）。

周氏从理论上阐发五行生克关系，同时结合临床，作为掌握脏腑病理变化以及治疗用药的依据。如“医者必先审其起病之由，而察其何脏亢，何脏弱，亢者则以所承制之”。又如他以亢害承制理论来分析五脏相关病变时指出：“肝木太旺，则肝亢，肝亢则害脾，脾害则不能生金而防水，故木亢则金水亦俱伤，斯时当以扶金为要。金扶则木制而木平，木平则能和土而水不泛，金得生矣。若肺金太旺，则肺亢矣，肺亢则不能生水而害木，木病则脾亦损，斯时当扶火以制金，火旺则金暖而平，金平则能生水而制木，木和则无伤于脾矣。又者脾胃过于湿热饮食思虑，则脾胃之气亢，脾土亢，则伤肾而不能生金，金弱则水之化源绝，而肾益衰，斯时当疏木以制土，土平则金水俱平矣。又如肾亢则水泛，泛则水失流行之道，而不能生木，木伤则邪干于土，而脾胃亦伤，故当补火以生脾，脾旺则水有制而平矣”（《慎斋遗书·卷一》）。在五脏相关病变中，周氏提出脾胃最为关键。认为“火亢水亢木亢金亢，一有所亢，皆不能无累于脾，脾有累，则后天气伤；后天伤，则先天不能成其生生之气”（《慎斋遗书·卷二》）。由此也反映了周氏重视脾胃，以土为贵的学术思想。

（三）脾胃并重，偏重胃阳

周氏重视脾胃的学术思想，远承李东垣，近宗薛立斋。认为脾胃为后天之本，气血生化之源，为人体生命活动之根本。他说“土为中州，贯乎四脏，而为阴阳气血之所赖者也”。又说：“先天以脾胃为归，后天以脾胃为原，脾胃者，又阴阳气血之归本处”（《慎斋遗书·卷一》）。对于脾和胃，周氏认为亦有区别，“盖胃气为中土之阳，脾气为中土之阴，脾不得胃气之阳，则多下陷；胃不得脾气之阴，则无以转运，而不能输于五脏。脾既不输，则心亦无以奉生而化赤，心不化赤，则心火弱不能制肺金，金既无制，则下降之令不行，于是五脏中失其和平者多矣”（《慎斋遗书·卷一》）。可见脾与胃在生理功能方面相辅相成，密不可分，共同承担着人体滋生气血，濡养脏腑的职责，从而突出了脾胃在脏腑中的重要性。

周氏重视脾胃，更强调胃阳之气对人体的主导作用。认为“万物赖阳而生，从土而发，土不得阳，则不能制水，水无以化，则反来侮土，土自救无暇，焉能复生金乎”，并明确指出：“盖阳者，胃脘之阳也。救之不愈者有之，未有不救而能自生者也”（《慎斋遗书·卷二》）。周氏还就胃阳在人体生命活动中的重要性加以分析。认为五脏皆阴，而其中则有胃阳之气，周流贯畅于其间。如肝属木，木直而长，弦象之也，故其脉弦而如长竿之梢，有软嫩相柔之气者，胃阳之气游行于中也。心属火，火之形浮散而起，故其脉洪，洪而有柔静之气充溢于中，乃胃阳之气。脾为湿土，而得冲和之气，其脉缓而有轻顺和柔温厚之气，为胃阳之气足于中。肾主水，水性下而不升，故有沉实下凝之象，其脉沉中而有澄静收敛之气，为胃阳之气纳于中。肺主金，金性润，其气多浮，脉轻浮中有润泽轻扬之气者，胃阳之充实也。因此，“五脏皆阴，非胃阳实之，则生意衰落。胃阳者，五谷之气，所以培养乎先天之真阳，而为一身四大五脏之生意者也。要乎哉，胃阳之关乎人命也”（《慎斋遗书·卷二》）。全面分析了胃阳存在于五脏中的重要意义。一旦胃阳不足，则其他脏腑皆相互累及而为病。

如胃阳不足，则肝气虚，虚则邪气凑之。若心邪入则脉兼洪，洪则为木火俱焚之证。肺邪入则脉兼浮毛，其证多郁闷。因肺主气，气郁于中而不降。脾邪入则脉兼缓，其证多痰郁胸满之候：由湿而化热。肾邪入则脉兼沉石，其证多腰重胁痛。因肾主水，水入则成寒郁。他脏皆可类推。周氏提出如能掌握这些病证特点，就可以运用补泻法则加以治疗。如心之阳气不足，而肝邪入之，治则补心而泻肝；脾邪入之，则泻湿而宁心；肺邪入之，则理气而凉血；肾邪入之，则纳气而温心。因肾主水主寒，故治用温；肺主气，气郁则为火，故药宜凉；脾主湿，故治当祛湿而宁心。共他脏腑治法也大致如此。医家当举一反三，触类旁通。

周氏对于脾胃的研究，目的在于指导临床辨证与治疗。他指出："诸病不愈，必寻到脾胃之中，方无一失。何以言之？脾胃一伤，四脏皆无生气，故疾病日多矣。万物从土而生，亦从土而归，补肾不若补脾，此之谓也"。又说："病证多端，颠倒难明，必从脾胃调理，乃岐黄之正法也"。周氏治病重视调理脾胃的思想，几乎贯穿于各种病证的治疗。如对虚损病证治分析指出"虚损久病，皆是伤脾"。又说："凡由上损下，由下损上，最要一关，皆在脾胃，脾胃一伤，便不可救，脾胃不伤，虽百病杂出，不过阴火为患，故杂证不必顾，久近亦不论，生死凶吉，只视脾胃二经也"（《慎斋遗书·卷七》）。并且认为，内伤证用寒药固不可多，热药也不可久，但宜温补为法，扶正祛邪。并提出虽杂证多端，只从脾胃医治的主张。"不但内伤，凡病皆宜理脾胃，此第一义也"（《慎斋遗书·卷六》）。其对脾胃的重视于此可见一斑。

以脾胃生发之气，论述五脏之脾胃虚，这不仅扩展了李东垣之脾胃论述，亦明显不同于乃师薛立斋之"或重脾胃"、"或重肾命"的观点，更不再囿于前人的"补脾不如补肾"、"补肾不如补脾"之争，可谓别出心裁。后世李中梓之"先后天根本"论，叶天士"心、肝、脾、肾之脾胃虚"论，亦无非承周氏之余绪而已。关于五脏脾胃虚的治疗，周氏除调理脾胃之外，更参合纳气之法。如心之脾胃虚，则相火填塞，君火不能下交于肾，当以凉而纳之；肺之脾胃虚，则金寒不能生肾水，非用热则肺气不纳于肾；肝之脾胃虚，是土气不能到肝，而肝气不能奉生于肾，当温而纳之；脾之本位虚，则气陷不能及肺，肺乏下降之令而不能纳气，则非寒热温凉之所以纳之，当以扶脾保肺，顺其升降之性而纳之；肾之脾胃虚，初病则水不制火，相火偏亢，当以凉纳之；病久本原致伤者，当补元而导之，温而纳之。其用温纳法，常以甘草、益智仁、七味丸加吴萸、五味、肉桂、磁石、人参，或八味丸等；凉纳法，多用黄连、生姜，或生地、生姜，或生脉散加磁石、牡蛎等。周氏五脏之脾胃虚参用纳气的治疗方法，对今日临床仍具指导意义，

三、医学实践

周氏在长期的临床实践中，总结其平生经验，概括为"二十六字玄机"。每字之下有四句歌诀，点明主题，其后又以简要文字进行阐释。内容丰富精要，而体裁短小，别具特色，对于临床诊治很有启发和指导意义。

1. 理

理，是调理脾胃，在此首先突出他的学术主张。周氏认为"土为万物之母，在人身则属脾胃"（《慎斋遗书·卷七》），故把调理脾胃作为第一玄机。由于脾胃在人体生命活动中

的重要性，“血气源头从此化，先天化育赖为宗”。所以，“凡治百病，先观胃气之有无，次察生死之变化，所至重者，非其所宜，唯与参、苓、芪、术、甘、姜、豆蔻、陈皮、山药之类相投，深有补益”（《慎斋遗书·卷七》）。

2. 固

固，是固其根本。周氏重视脾胃，但追求本源，必坚固其肾命，因为“水中之火，乃先天真一之气，藏于坎中，其气自下而上，与后天胃气相接而生，乃人身之至宝”（《慎斋遗书·卷七》）。若劳伤过度，损耗真阴，则精不能生气，气不能安神，致使相火妄动，飞腾上炎，而现有余之证。实际上，这是下元不足之故，当温补下元，而火自归源，诸症即愈。若元气骤脱，相火亦衰，脉微足冷厥逆，此为脱阳证，更宜大剂温补，固护下元，否则缓不能救。

3. 润

润，是润养肺金。周氏法宗温补，这是主要的，但不忘滋润。因为嗜欲无节，肾阴虚损，则阴虚火动，或前后闭结，或痰热交结，皆津液不足之故。治宜滋阴润燥，流通血气，尤以润肺生水为要诀，使金水相生，升降出入，宣通濡润，何愁病之不愈。

4. 涩

涩，是温涩。临床所见，脾虚则生痰，肾虚则多溺，泄泻不化，此时当以温涩为法。“涩之要，其理不出温补健脾行湿”（《慎斋遗书·卷七》）。若脾湿生痰，以二陈加参、术、香、砂之类；若肾虚失禁，或溏泄，或多溺，则当温补于下。但下虚滑泄之证，当脾肾兼顾，因肾为胃关，关门紧固，则二便分调，自无不藏之患。

5. 通

通，即通因通用之法。凡痢疾泄痛，皆可用之，只是要辨证详尽，治疗确当。而通治之法，不出于泻痢二端，若泻利后重逼急，而痛太甚，速去无度；或滞不行，或身热色赤，此等理宜急下；如不通者，此乃积也。所有不通旁流之物，俱宜下之，所谓通因通用之法也。若用止药，则泻愈甚而病愈增，至于久痢色白，或兼红色，气息腥秽，身冷脉弱，下泄无度，腹痛喜按之证，切忌苦寒之剂，急用桂附干姜温补为要；若泻久而骛溏者，亦宜加参苓山药之类温之。

6. 塞

塞，即塞因塞用之法。周氏认为，气无补法，人皆慎之。殊不知下气虚乏，则中焦滞实，盖肾为生气之源，若先天气乏，不能与后天胃气相接，而喘胀由生。故胸胁满甚，不若疎启于中，峻补于下，乃前贤之准绳，其功有捷径之妙，笔不尽述，惟知脉者能悟之。且用药之法，轻则泛上有碍，重则降下无妨，人参随下焦药，亦入下焦，不可不知。

7. 清

清，谓清肺甘寒。肺为五脏华盖，统摄一身诸气，运行不息，乃至清之分，秋毫难犯，其所畏者是火。苟或心有伤感，以致肺中火动，中焦之气必伤，而咳血嗽痰之患便作。金受火制，则无健运之能，而百病丛生。治宜清金保肺，药宜甘寒滋养，使子母相生，不受火刑，其气自清，乃为良法。至于辛燥纯凉之剂，不宜轻用，用之稍过，则反伤其气。必须察其脉之虚实，脉如不足，虽有疾血，亦宜温补真元，切忌寒凉。另外，衄血、吐血，势未甚者，当行从治，宜补中益气汤加麦冬、五味之类为宜，若用寒凉，则理无是处。

8. 扬

扬，谓发散轻扬之法。如四时感冒风寒，时行疫证，实非真伤寒。初感则入于太阴肺经，故咳嗽、痰多、鼻塞、或头疼发热、状似伤寒。治疗不可遽用甘辛发汗，但当察其脉之虚实，验其证之有余，以轻剂兼风药引而扬之，药如葛根、升麻、荆芥之类，参苏饮之属；或兼火郁，少加辛凉亦当。

9. 逆

逆，谓微者逆之。如人火为心火，其势不速，可以水灭湿折，黄连之属，可以治之。用寒以益心，即此谓。名虽曰逆，实为正治之法。

10. 从

从，谓从其性。盖龙火为相火。其势大烈，不可水灭湿折，应从其性而伏之，惟桂附姜之属，可以治之。庸医不识此理，凡见火病，不分阴阳，不辨虚实，只知黄柏、知母能补肾滋阴，不知阴气化火，火势愈强，实为不明龙雷之性，不善从治之法。

11. 求

求，谓求心火之有余。盖心为君火，不戢则自焚，自焚则死。况真精所藏之位，性喜寒而恶热，王太仆云："寒以益心"。诚哉是言。又如呕逆生而食不得入，有火之病，宜求所谓寒因热用，是其方法。

12. 责

责，谓责肾水之虚。人之两肾，为一身精气所藏之处。善保养者，使火不妄动，真气不损，存守于中，乾坤不息，与胃气相接，何病之有？不善养者，劳欲过度，真气漏泄，相火横行，邪气无制，于是百病丛生。又肾虚则寒起，若真阳脱而作泻者，是门户不禁。脉存者生，脉脱者死。药宜峻补于下。

13. 缓

缓，谓中和缓治。经云："久而增气，物化之常；气增之久，夭之由也"。此言药之气味，治之缓急，全在医者调理。病有新久，新则势急，治宜重剂；久则势缓，治宜轻剂。一切内外所伤，邪气已退，药宜间服，当以饮食调之。盖胃中清纯冲和之气，偏与谷肉果菜相宜，即参术亦有偏胜。若服药过度，反伤正气，病益绵延不愈，或者反增新病。医家必须谨慎，以防虚虚之弊。

14. 峻

峻，谓峻治之法。这是死生所系，若胸中无一定之见，不能漫用。如虚则理中附子、实则承气大黄，若能知虚实而善用其法，可谓上工。又如患似伤寒，应汗不汗，其势不解，心中烦躁不安，势已极盛，宜大剂补中益气，加麻黄、姜、附，一服即解，此皆峻治之一法。

15. 探

探，谓探究病情的虚实。有些病例，初治之时虚实不分，攻补难施，全凭探究明白。因为内外不辨，虚实不分，妄施药物，难保无失。应在临床察脉之时，了解前医所用何药，作何调理，斟酌得失，对证施治，则必无误。知机者，实可受寒，虚可受热，攻补之诀，即在其中。

16. 兼

兼，谓兼治之法。主要适用于虚实相杂之证，即攻补兼施之意。如气血两虚挟痰，而用四君四物兼二陈。对于内伤劳伤，务以调理脾胃为先。如治吐泻腹满等症，先用温补，兼以香砂辛热之品，使脾气运行，诸证平复，再用纯补之药，以俟汗解而愈。古云：气滞物伤，补益兼行消导，即此之谓。

17. 候

候，谓等候转机之法。如外感有余之证，必身热头疼，恶寒无汗，此为表实，理应发汗。然服发汗药而汗不出，不宜再发其汗，须候逢火数，其汗必出。主要使正气胜其邪，邪随汗出而愈。如火数未至，将药强发，虽汗亦非自然之汗，不免反伤其气，其病反甚于前。总之，有汗当止，无汗当候。“火数”谓七日或十四日之期，病证多于此候转机。

18. 夺

夺，是重虚之谓。经云：“精气夺则虚”。又云：“夺血者无汗”。精气血夺者，宜守之，毋再伤其精气血。又经云：“土郁夺之”。夺之即攻之之谓。言土郁，宜用攻下之法，令无壅塞。由此可知，夺法之用，有守有攻，辨治分明，自无虚虚实实之祸。

19. 寒

寒，谓辨别真假，因为恶寒之证，有阳亢而见阴证，此为假寒真热。若真寒之证，其脉为迟为微为弱，气虚欲脱，足冷厥逆，自汗自利，治当急用温补。若热极而恶寒，脉必有力，治宜承气汤下之或寒因热用之法亦可用。

20. 热

热，谓辨别虚实，因为发热之证，有元气受伤，邪火独盛而发热的，所谓火与元气不两立。宜温补真元，其火自退，此属阳虚火动，而非真热之病。若真热之病，脉多洪大有力，身热谵语，大便燥结，口渴无汗。而元气受伤之发热，虽有便燥口渴之象，但脉大无力，治宜人参、麦冬、五味、山药、杞子、肉桂、细辛、生地、甘草、白芍、归身之类。

21. 补

补，谓补药、补法。如温热之品，得生长之性，多补；寒凉之味，行消杀之气，多泻。气血者，喜温暖而恶寒凉，脾胃为后天气血之源，治病而能用甘温以补土则效多。但行补之法，宜先轻后重，不及可加，太过则反剧。

22. 泻

泻，谓泻其有余。有余者邪气实，泻实之法，有汗、吐、下三途。病在上者，或寒，或食，或痰，治宜吐法；邪在表者，宜汗法；邪在里者，先缓后急，不及可再攻，太过恐难复旧，亦不可以攻下为长策。

23. 提

提，谓升提之法，为气虚下陷所设。胃气在中，肾气在下，二气相接，周流运行不息，何病之有？一旦损伤，则气虚下陷之病由生。肝肾之阴不能上升，心肺之火不能下降，则有闭结之患，治须先行通和，兼以升提；如不效，即宜温补真阳，其气自然通达。又如妇人血崩，下气虚脱而患泄泻者，皆当峻补升提。

24. 越

越，即吐法。凡饮食不节，损伤脾胃，以致停滞不化，有欲吐不吐之状，若吐出其物，其患自除。又如痰在中焦，妨碍升降，心下泛泛，或兼恼怒，郁闷难舒，一吐即愈，皆越因越用之法。若食入反出，是为无火，内必兼寒兼积，法宜温补中宫，用理中汤去甘草，加乌梅、生姜消痰之药，此为越法而兼调中之意。

25. 应

应，有二义，应用失用，此谓失职；应效不效，此为病变。周氏认为“治病之法有四，汗、温、吐、下，乃医家之准绳。应汗不汗，失也；汗之不汗，天气不通。应温不温，失也；温之不温，阳气脱矣。应吐不吐，失也；吐之不吐，胃气竭矣。应下不下，失也；下之不下，地道不行矣。凡用汗、温、吐、下之药，而病仍不应，俱死兆”。

26. 验

验，谓通过临证察色听声，诊脉验舌，互相参验，以求诊治准确，用药无误。方法是先观形色，次察声音。五色之中，惟土为正色，色中见黄，脉中见缓，此为有胃气。色不可红，色纯红者，真脏色外见，为死证。目为一身精华所萃，有神则精明光彩，黑白如常。实则阳光灿烂，虚则阴翳朦胧，若失其神，则昏昧不明，远近不辨。舌者心之苗，红为热，白苔为寒，色紫者，心火亢极而实热；再察其脉，果系有余，法当急下。舌黑为热极而无生意；色黄兼下利，唇口碎裂，是为水涸，乃假热之证，由肾阳虚极，不能化生津液所致。治宜大剂温补，稍加甘寒，使金水相生，燥解津回，则其病可生。若用纯凉之品，则反泻真阳，促其死亡。又舌短囊缩，脉有力者为热，脉虚者为寒。声音从丹田中出，其音嘹亮，为有神；若含糊声嘶，为痰火盛。前重后轻者为虚证，前轻后重者为实证。出言粗鲁，其声雄壮者为胃热；病重失音，又为死证。病人不语，为虚甚；能语则病方愈。谵语郑声及呻吟诸证，皆为阴虚，中气不守，非为佳兆，诊其脉，有神可生，无神则死。喘息者为痰，治当清金降火，如不效，据脉审因，宜从温补。腹诊之法，以验虚实，按之不痛为虚，其脉不足，身虽发热，理宜温补；按之痛者为实，其脉有力，治当急下为法。

周氏总结归纳并创立辨证施治用药之心得，立“理、固、润、涩、通、塞、清、扬、逆、从、求、责、缓、峻、探、兼、候、夺、寒、热、补、泻、提、越、应、验”二十六字玄机。

首先必须辨明病位脏腑。唯根据脏腑之特点施治，方能奏效，因此立“理、固、润、清”之玄机。以理中焦脾胃，益其后天；固下元真阳，壮其先天，并滋阴润其肺燥，甘寒清其肺金。脾胃生痰，肾虚不能温运则立“涩”字玄机，云“涩治之法，其理不出温补、健脾行湿”（《慎斋遗书·卷三》），并未一味固涩之谓。又从先天、后天相互生成之理，立“提”字玄机，升举下陷之中气并温补肾阳，补中兼提，便脾肾“二气相接，周流运行，升降不息”（《慎斋遗书·卷三》）。

其次辨虚实亦为关键。周氏在王冰“有无求之，虚盛责之”的启迪下，阐述虚实有无之理，提出“求、责”之玄机。“求者，求心火之有余”，“责者，责肾水之虚也”（《慎斋遗书·卷三》），在“寒、热”之玄机中，着重于寒热的虚实真假之辨，虚实两途必须分清，故创“从、逆”之玄机，此亦即《素问·至真要大论》之“微者逆之，甚者从之”之义。

并据“通因通用，塞因塞用”之论，提出“通、塞”二字玄机。通乃适于痢疾泄痛、后重逼急及“所有不通旁流之物”之积证、热证、实证；塞乃适用于下气虚乏，以致中焦滞实而喘胀者，当“疏启于中，峻补于下”，此则用“塞”不用“通”。如此种种，其要在辨证之虚实，以作求本之治。此外还有“夺、越”玄机，亦无非强调虚证，所谓“宜守宜攻，辨得分明，自无虚虚实实之祸矣”（《慎斋遗书·卷三》）。

在“二十六字玄机”中，也充分反映出周氏强调的及时、适度、灵活等特点。强调治病用药必须及时对证，提出“汗、温、吐、下应无失，失却相应命不存”的“应”字玄机。对内伤久病，提出“久则势缓，宜调以轻剂”，“药宜间服”，“当以饮食调之”的“缓”字玄机。急病、新病，“势急难施缓治”，治当以“峻”，提出“峻”字玄机。其所谓“峻”，并非一味莽撞，必须在准确辨证前提下始能用之，因“峻治之法，死生所系，应若发机，胸中无一定之见，不能用也”。在“虚实两途，犹豫未决”之时，当灵活变通，用意调和，以药探之，药中则气和之“探”字玄机。周氏尝谓：“初验难分真伪，欲施攻补狐疑，全凭一探实和虚，此是医家妙计。”

在“补、泻”玄机之余，指出补泻当有尺度，用“补”宜先轻后重，不及可加，太过反剧；施“泻”须先缓后急，不及可攻，太过恐难复旧。于虚实夹杂，内外兼伤者，当用“兼”字玄机，攻补并行，气血两调，而以调理脾胃后天为先；内伤而兼外感，则当轻剂兼风药，引而“扬”之。若热极恶寒者，用寒药时当“佐以温热”，所谓“寒因热用”之法；而于真寒假热者，用热药时“佐以寒凉”，即“热因寒引”之法等。最后提出“验”字玄机，“验”即验察之意，即察色、切脉、按腹、听音、验舌、观神等四诊合参，以辨明阴阳虚实，察胃气之有无，判定其“生死”之预后。在“验”字玄机中，对辨证手段与方法、辨明虚实阴阳之要点、判断生死预后之关键，均作了简要归纳，堪为后世辨证之准绳，

周氏强调辨证施治的精神在“二十六字玄机”中反映得淋漓尽致，颇中肯綮。有诗云：“行医不识气，治法将何据，堪笑道中人，未有知音处。见痰莫治痰，见热莫攻热，喘生休耗气，见血不清血，无汗勿发汗，遗精莫补涩，明得个中机，便是医中杰。”可谓是周氏学术思想之高度概括，实堪玩味。若能探究“二十六字玄机”，验之临床，颇得裨益。

【医案例举】

例一　一人眼痛大便闭，已服大黄半斤，眼痛稍减，大便或溏或闭，以为真火，清凉二月，口干舌燥，内热烦闷，腰如火烧，胸膈痛，一口一吐，诸药不效，发热自汗，几及五月。请予视之，曰：此内伤不足，再用寒凉必死矣。病者曰：吾乃火也，不从而返。六月复邀予诊视，余仍前说。病者曰：吾真火也。又返。未几，又邀余诊，其病已危，予再仍前说，病者姑试之。用保元汤加附子、炮姜、肉桂、白术、当归四五帖，微汗，身稍疏畅，乃信服不疑。至三十帖，用参三斤，桂、附、姜各斤余而愈。盖已经下之，自汗自吐，非虚而何？宜大温大补无疑矣。（《慎斋遗书·卷九》）

分析　本案之病由于屡用寒凉，一误再误，以致损伤真阳，而现真寒假热，真虚假实之证，病情危笃。周氏抓住“已经下之，自汗自吐”的眼目，断为虚证，应大温补，遽然见效，真是识得真确，用药有力，所以能够转危为安。这里用参用姜、附、桂以斤计，看似量重，其实是误药清凉二月余，非如此亦积重难返。

例二 石埭陈友年三十五岁，性嗜酒色，忽患吐血，一日三五次，不思饮食，每日只吃粥一碗，滚酒能饮数杯，次日清晨再吃粥，前粥尽行吐出，吐后反腹胀，时时作酸割痛，尽夜不眠，吃滚酒数杯略好，来日亦如此，近七月矣。医人俱言不可治，并无论及积血者。予诊之，六脉虚数，此证吐后宜宽，反胀，吃滚酒略可，此积血之证也。盖酒是邪阳，色亦邪阳，邪阳胜则正阳衰，又兼怒气伤肝，肝不纳血，思虑伤脾，脾不统血，中气受伤，血不归络，积血中焦无疑。宜吐宜利，但脾胃大虚，不使阳气升发，阴寒何由而消。先用六君汤，白术、苍术制之，加丁香温胃，草蔻治中脘痛，三十余帖，再用良姜一两，百年陈壁土四两同煮，待土化切片，陈皮去白，草蔻、人参、白术、茯苓、甘草、胡椒、丁香各五钱，细辛四钱，共末，空心清盐酒送下二钱，此药功在扶阳，积血阴寒凝结，得阳旺而阴自化，服药后血从下行者吉。抑血水上吐，约六七碗，胸中闷乱，手足逆冷，不省人事，急煎人参五钱，炮姜八分服之，遂静。定后胸中闷乱，脐下火起而昏，用茯苓补心汤，一帖而安，又用六味加人参、炮姜而痊。(《慎斋遗书·卷七》)

分析 本案为瘀血所致的吐血之证，血积体内，可用吐利以出之；但从整体考虑，脾胃大虚，所以只能用温阳健脾，益气和胃法，药力在扶阳，使积血阴寒得阳旺而自化。以冀异曲同工之效。由此可知，这种吐血，不能见血治血，还宜根据扶正达邪的法则，培补脾胃气旺，祛瘀外出。周氏临床长于温补，善治脾胃，由此可见一斑。

例三 一人患肠风下血不止，头目眩晕，三四年不愈，皆云不治。予诊脉，左手沉细，右手豁大，此因内伤，寒凉太过，致阳不鼓，故左脉沉细，血不归络，火浮于中，故右脉豁大。用补中益气汤十帖，再用荆芥四两，川乌一两，醋面糊丸，空心服愈。(《慎斋遗书·卷七》)

分析 本案肠风下血，属内伤不足，气不摄血之证，前医误以火热，滥用寒凉，以致脾胃益伤，血不归经，皆云不治。周氏治以补中益气汤，健脾益气，补中升阳，使脾胃健运，统摄有权。再用荆芥、川乌，温经散寒，祛风止血，寓有下病上治之意，而获全效。这也是调治脾胃法在临床的具体应用。

缪希雍

一、生平和著作

缪希雍，字仲淳，号慕台，江苏常熟虞山人。曾寓居浙江长兴，后迁江苏金坛而终。约生活于明嘉靖三十一年至天启七年（公元1552—1627年）。

缪氏家境贫寒，年幼多病，曾于17岁时患疟久不愈，乃遍检方书，自治而愈，遂嗜方技，有志于医学。可以说是因病治医。

先生生平好游，曾“周览吴会，薄游七闽（福建），历齐鲁（山东）燕赵之墟，纵观都会之大，返策抹陵（山西），浮江西，上云梦（湖北）溯湘而入豫章”（《葬经翼》），到处侨寓，自称“寓公”。他周游各地，亦到处为医，到处寻师访友，采药搜方“缁流羽客，樵叟村竖，相与垂盼睐，披肝胆，以故搜罗秘方甚富”（《先醒斋医学广笔记·丁序》）。他这样做是有抱负的，“搜辑医方，精求药道，用存利济”（《先醒斋医学广笔记·自序》），主要是为了方便群众，防病治病。对于民间的经验，单方验方的应用，亦很认真负责，尝说："我以脉与证试方，不以方尝病也"（《先醒斋医学广笔记·自序》）。其寻师访友，亦主要为了切磋学问，阐明医道，如一次旅游南京时，拜访过博学多闻的王肯堂，发表了精辟的见解，使王肯堂十分倾倒，并在其所著《灵兰要览》一书中记下了这次相见的情景。

先生虽以医为业，但亦很关心民瘼，主张改良朝政，所以与当时改良政治集团——东林党人有所联系，这反映他不仅仅是一个好游的"寓公"医生而已，也是一位有胸怀大志的革新人物。他第一部《先醒斋笔记》就是东林党人丁长儒为他手集刊行的。

公元1627年，缪希雍在常熟去世，其家产全部捐赠常熟兴福寺。其墓在虞山脚下，人称"缪高士墓"。

《先醒斋医学广笔记》是一部医案医话医论的综合著作。本书初名《先醒斋笔记》，为丁长儒搜集缪氏临证所用诸方，于公元1613年刊行。后经缪氏本人"增益群方，兼采本草常用之药，增至四百余品，详其修事、又增入伤寒、温病，时疫治法要旨"，故称曰"广笔记"。

本书共四卷。前三卷记载了作者对常见病证的治疗心得，验案、效方；还总结了一些病证的治疗规律，如中风治法大略，伤寒治法总要，以及享有盛名的"吐血三要法"等。第四卷炮炙大法，选录了常用药物433种，按雷公炮炙法加以增删，叙述了各种药物的炮炙方法和畏、恶、宜、忌等，末附用药凡例，对丸、散、汤、膏的制法和适应证，以及煎药与服药法等，都一一作了论述。本书反映了缪氏的学术观点，心得体会和辨证施治经验，语简法备，切合实用，确是一本很有价值的临床诊疗与处方制药参考书。

《神农本草经疏》，三十卷。缪氏前后用了三十多年的时间，对《神农本草经》逐条进行参订注疏，并据《证类本草》，加以增补。此书在述功录验，明所以然方面甚至胜于李氏《本草纲目》。从历史上来说，《神农本草经疏》出后，我国的本草学，可以说发展到一个新的阶段。本书收载药物490种。卷一、卷二为续序例上下；卷三以下为各部药物，卷三十为补遗药品27种。书中尚附医论数十篇，如"祝医五则"、"论五运六气之谬"等。

《本草单方》，十九卷，药方多采录自他书。世传《医学传心》四卷，著为缪氏所作，内容除缪氏学说外，还杂有不少后人笔墨，虽为依托之书，但也有一定参考价值。

继承缪氏之学者，有松陵顾澄先、延陵庄继光、云间康元宏以及司马铭鞠及其亲炙门人李枝（字季虬）、另传武林刘默等人。

二、学术思想

（一）对伤寒病的见解

1. 伤寒时地议

此处"伤寒"，当指广义伤寒。缪氏认为："伤寒者，大病也。时者，圣人所不能违者也。以关乎死生之大病，而药不从时，顾不殆哉！仲景至法，大都是为感邪即病而设，而且南北地殊，荆杨交广梁益之地，与北土全别矣，其药则有时而可改，非违仲景也，实师其意变而通之，以从时也。如是则法不终穷矣。故作斯意"（《先醒斋医学广笔记·寒》）。论伤寒病要区别时代不同，发病地点不同，病情不一样，则治疗亦不同。仲景为医门之圣，他在斯时斯地而著《伤寒论》一书，由于古今风气不同，南北水土迥异，今时南方多热病，医者当师《伤寒论》意变而通之，改变仲景方药，亦不违背仲景意也。实际是师其意，变而通之，则法不穷终矣。因为仲景著作的核心就是辨证施治，灵活变通。

如在三阳病中，太阳病主用羌活汤，药用羌活、前胡、甘草、葛根、杏仁、生姜、大枣。解表之法一宗仲景，但具体用药则避开麻桂，主以羌活。这是因为江南从无刚劲之风，多有湿热之患，而羌活正是祛风散寒除湿之要药，故以为君。同时他认为，治太阳须顾及阳明，所以方中配伍葛根。如病人自觉烦躁，喜就清凉，不喜就热，兼口渴，是邪欲传入阳明，羌活汤中宜加石膏，知母，麦冬，大剂与之，得汗即解。

阳明病经证，治宜急解阳明之表，用竹叶石膏汤[1]大剂与之。对于邪结于里的腑实证，他喜用小承气、调胃承气，而对大承气的运用比较慎重。也反映了他的用药特点，善用石膏；慎用大黄，“以其损伤胃气故也”。

少阳病宗仲景，但对三阳合病，脉大上关上，但欲睡眠，目合则汗，则药用百合、麦冬、炙甘草、知母、竹叶、栝蒌根、白芍、鳖甲，别出于白虎汤之外，体现了重视养阴生津的思想。这又发展了《伤寒论》之所论。

至于三阴病，其证有二，传经属热，“虽云阴分，病属于热”（《先醒斋医学广笔记·寒》），因此，清热、通下、和里之法较为常用；直中属寒，宜温补阳气，附子、人参、干姜、官桂等为常用之品，但勿过用桂附，以防其毒。就是说，阳回寒退，即以平补之剂调之。

2. 伤寒易于热化

这是因为邪从口鼻而入，阳明证独多之故。缪氏指出：“伤寒温疫，三阳证中往往多带阳明者，以手阳明经属大肠，与肺为表里，同开窍于鼻；足阳明经属胃，与脾为表里，同开窍于口。凡邪气之入，必从口鼻，故兼阳明证者独多”（《先醒斋医学广笔记·寒》）。邪从口鼻而入，必以肺胃为邪伏之地。胃属足阳明，肺与手阳明大肠相为表里，故阳明证者独多。而阳明病本属热属实，故曰易于热化。又因为江南多温热，三阴少直中。缪氏认为，病传三阴，传经属热，直中属寒。江南气候温暖，无刚劲之风，多温热之病。因而直中者少，临证见三阴里证，多属热属实，所谓：“大江以南……天地之风气既殊，人之所禀亦异。其地绝无刚猛之风，而多湿热之气，质多柔脆，往往多热多痰”（《先醒斋医学广笔记·寒》）。

根据伤寒易于化热的特点，他强调治疗应速逐热邪。“邪在三阳，法宜速逐，迟则胃烂发斑；或传入于里，则属三阴邪热炽者，令阴水枯竭，于法不治矣。此治之后时之过也”（《先醒斋医学广笔记·寒》）。在这里，缪氏指出了速逐的两点理由。其一，热邪传变迅速，易犯营血。“胃烂发斑”，即阳明热极，气血沸腾之象。其二，温为阳邪，易耗竭阴液，故应速逐之，阻止病邪深入营血及劫夺阴液。这一逐热邪、存津液的观点，对后世温病的理论与实践有着重要的指导意义。

临床擅用白虎汤。缪氏治疗伤寒温疫，重在清泄阳明气热，而存津液。每以白虎汤、竹叶石膏汤加减，主治阳明实热证，不恶寒反恶热，或先恶寒不久旋发热、不大便、自汗、潮热、口渴、咽干、鼻干、目干不得眠、畏人声、畏火、甚则谵语、狂乱、循衣摸床、脉洪大而长等。特别是对石膏的应用，大胆而娴熟，视其为治温热的要药。“辛能解肌，甘能缓热，大寒而辛，则能除大热”（《神农本草经疏 · 石膏》），“又为发斑、发疹之要品，起死回生，功同金液。若用鲜少，则难责其功”。故临床上多大剂量使用。其用石膏，生用打碎入煎，剂量一般在 30 克左右，重者一次量有达到 100 克者，甚至有一日夜连服斤余者。（《先醒斋医学广笔记 · 寒》）因而，后人誉称其为“缪石膏”。

（二）本草学的成就

缪氏精研本草三十余年，所著《神农本草经疏》是继李时珍《本草纲目》之后的又一本草学名著。缪氏对前人的本草学说继承阐发，纠误创新，主要表现于下述方面。

1. 疏义致用

缪希雍对《神农本草经》《名医别录》的药物主治内容逐一进行了详细注疏，字梳句栉，朴实详尽，如遇意有未尽者，更能引申而阐明之。

以黄芩为例，《本经》与《别录》谓其味苦平，大寒，无毒。功用有主诸热、黄疸、泻痢、逐水、下血闭、恶疮疽蚀、火疡，疗痰热、胃中热、小腹绞痛、消谷、女子血闭、淋露下血、小儿腹痛及利小肠。缪氏的疏解认为，黄芩禀天地清寒之气，而兼金之性，故味苦平无毒。《别录》益之以大寒……其性清肃，所以除邪；味苦，所以燥湿；阴寒，所以胜热，故主诸热。诸热者，邪热与湿热也。黄疸、肠澼、泄痢，皆湿热胜之病也，折其本则诸病自瘳也。苦寒能治湿热，所以小肠利而水自逐，源清则流洁也。血闭者实热在血分，即热入血室，令人经闭不通，湿热解则荣气清而自行也。恶疮疽蚀者，血热则留结而为痈肿溃烂也。火疡者，火气伤血也，凉血除热则自愈也。

通过注疏，缪氏将黄芩的功用作了详细阐述，并执简驭繁地归结为苦寒清热、燥湿胜热、凉血除热，使学者对《本经》之旨有清晰的了解，从而能更好地用于临床。

2. 主治参互

为了更详尽地论述药物的主治功用，缪氏在《经疏》中创设“主治参互”，既博采众方，择善而从，又论述了自己的用药经验，内容涉及内、外、妇、儿、伤、眼等各科用药的配伍方法和处方常规。

在主治药物配伍方面，举菊花为例以说明。菊花为祛风要药，缪氏用于治目痛、外翳、头痛、眩晕、疔疮等病证，其配伍为与地黄、黄柏、杞子、白蒺藜、五味子、山萸肉、当归、羚羊角、羊肝等同用，治肝肾俱虚目痛；与黄连、玄参、生地、川芎、羌活、荆芥、柴胡、连翘、桔梗、决明子、甘草等同用，治风热头痛；与川芎、细辛、藁本、当归、生地、麦冬、白芍、甘草等同用，治血虚头痛，亦治痰结眩晕；菊花连根生用为君，加紫花地丁、益母草、金银花、半枝莲、贝母、连翘、生地、栝楼根、白芷、白及、苍耳子、夏枯草，可治疔疮。不同的配伍方法，体现了临床用药的灵活性。

其他如菖蒲、茵陈、白薇、琥珀等药物的主治配伍，对临床制方遣药均有重要的实用价值。

3. 简误防失

所谓“简误”即查检错误的意思，“简误”是缪氏《本草经疏》中的一个重要内容，不仅在每一药物下作专项论述，而且在对《本经》《别录》的疏义文字中，也有关于这方面的内容。归纳起来，大致可分为对《本经》之论的“简误”和对临床用药的“简误”两方面。

(1) 纠《本经》之误　《神农本草经》是古代医疗实践经验的珍贵记录，但由于历史原因，其中掺杂了一些不实之词、虚妄之言。如论丹砂，《本经》《别录》有“久服通神明不老，轻身神仙”之说。李时珍的《本草纲目》既记载了“服丹砂之戒”，又有“阴证当多服伏火丹砂”的不同之说，最后作出“盖人之脏腑禀受万殊，在智者辨其阴阳脉证，不以先人为主，非妙入精微者不能企此”（《本草纲目·石部第九卷·丹砂》）的持平之说。然而，缪氏却指出：“丹砂体中含汞……有大毒，若经伏火及一切烹炼，则其毒等于砒、硇，服之必毙”（《神农本草经疏·丹砂》），完全否定了“伏火丹砂”作为药用的可能性。

缪氏对《本经》《别录》之误的纠正，不只局限于金石类药物，也包括一些草木类药品。如论细辛的治疗作用，认为：“皆升发辛散开通诸窍之功也。其曰久服明目，利九窍，轻身长年者，必无是理。盖辛散升发之药，其可久服哉”（《神农本草经疏·细辛》）。由此可见，缪氏不仅对《本经》《别录》之中的误人之说能直抒己见，而且还能发李氏所未发，补《纲目》所未备。

(2) 防临床之失　在缪氏《经疏》的“简误”中，对许多药物的临床使用提出了禁忌细则，虽以历代本草学说为基础，但更是其临床实践经验的结晶。如详论了人参的各种适应证和禁忌证；对附子的“简误”，列举了内、外、妇、儿共七十余证，指出这些“病属阴虚及诸火热，无关阳弱，亦非阴寒，法所均忌”（《神农本草经疏·附子》）。

又如黄芪，缪氏指出，“黄芪功能实表，有表邪者勿用；能助气，气实者勿用；能内补不足，胸膈气闭闷、肠胃有积滞者勿用；能补阳，阳盛阴虚者忌之；上焦热甚，下焦虚寒者忌之；病人多怒，肝气不和者勿服；痘疮，血分热盛者禁用”（《神农本草经疏·黄芪》）。诸多议论，在临床上颇有参考价值。

三、医学实践

缪氏临床经验丰富，具有不少创见。除外感热病以外，其关于补益脾阴、降气行血，以及治疗吐血和中风病等的学术思想，最具卓识。

（一）重用阳明清法，注意固护津液

缪氏在论治外感病时，针对阳明或兼阳明证者独多的特点，最重阳明证的辨证施治。在阳明经证和腑证中，又重阳明经证。其治疗强调速逐热邪，清泄阳明气分，护脾胃，存津液。临床用药每以白虎汤、竹叶石膏汤加减，治疗阳明病不恶寒反恶热或先恶寒不久旋发热、不大便、自汗、潮热、口渴、咽干、鼻干、畏人声、畏火，甚则谵语、狂乱、循衣摸床、脉洪大而长等症。但因半夏辛燥，有“渴家、汗家、血家”三禁，故主张在用竹叶石膏汤时去半夏。

石膏是清阳明热邪的主药，缪氏在《本草经疏》中说：“辛能解肌，甘能缓热，大寒而辛能除大热”，“又为发斑、发疹之要品，起死回生，功同金液。若用鲜少，则难责其功”

(《神农本草经疏·石膏》)。故在临床上多大剂量使用。

同时，缪氏还补充了不少方剂，治疗阳明病发黄、衄血、心下硬痛、食谷欲呕、热入血室、实热发狂等症，不仅发展了仲景学说，丰富了治疗方法，而且使古人论治阳明病的理法方药更适用于临床。

【医案例举】

例一 章衡阳铨部患热病，病在阳明，头痛壮热，渴甚且呕，鼻干燥，不得眠。诊其脉洪大而实。仲淳故问医师，医师曰：阳明证也。曰：然。问所投药，曰：葛根汤。仲淳曰：非也。曰：葛根汤非阳明经药乎？曰：阳明之药，表剂有二，一为葛根汤，一为白虎汤。不呕吐而解表，用葛根汤；今吐甚，是阳明之气逆升也，葛根升散，故用之不宜。白虎汤（硬石膏、知母、甘草）加麦门冬、竹叶，名竹叶石膏汤。石膏辛能解肌镇坠，能下胃家痰热，肌解热散，则不呕而烦躁壮热皆解矣。遂用大剂竹叶石膏汤疏方与之。且诫其仲君曰：虏荆非六十万人不可，李信二十万则奔还矣。临别去，嘱曰：斯时投药，五鼓瘥，天明投药，朝食瘥，已而果就。或谓呕甚，不用半夏何也？仲淳曰：半夏有三禁，渴家、汗家、血家是也。病人渴甚而呕，是阳明热邪炽盛，劫其津液故渴，郁火上升故呕，半夏辛苦温而燥有毒，定非所宜。又疑其不用甘草何也？曰：呕家忌甘，仲景法也。(《先醒斋医学广笔记·卷一·寒》)

分析 本案为邪在阳明证，缪氏投大剂竹叶石膏汤而安。热病以热邪为主因，胃中热毒充斥浮越诸经，治疗当以清热解毒为第一要法，阳明表剂有葛根汤与白虎汤，而两者的区别又在呕与不呕。呕为胃气上逆，葛根升发脾胃之气，故不相宜；而白虎汤中石膏则解肌镇坠，能下胃家痰热，故药后呕止热除，清解阳明热邪宜大剂。缪氏以战国秦伐楚的典故为例，说明大剂攻邪的重要性。

例二 于润父夫人，妊九月，患伤寒阳明证，头疼，壮热，渴甚，舌上黑苔有刺，势甚危。仲淳投竹叶石膏汤……以井底泥涂脐上，干则易之，一日夜尽石膏十五两五钱，病瘳。越六日，产一女，母子无恙。(《先醒斋医学广笔记·卷一·春温夏热病大法》)

分析 治孕妇热病，在一日之间用石膏近斤，这在历代医家中实属罕见，远远超过了《伤寒论》石膏如鸡子大的重量，即使如近人张锡纯之善用石膏，对于“外感实热”，主张“放胆用之”，但也只是“轻证必煎两许，重用至四五两或七八两”，与缪氏相距尚远。由此可见缪氏临床运用石膏之娴熟大胆。

（二）调护脾胃，善补脾阴

缪希雍把脾胃比作国家的饷道，提出“论治阴阳诸虚病皆当以保护胃气为急”，无论阴虚、阳虚、中风、中暑、泻痢、胎前产后、疔肿痈疽，凡是病体涉虚，“靡不以保护胃气，补养脾气为先务”（《神农本草经疏·论治阴阳诸虚病皆当以保护胃气为急》）。具体治疗法则方面，他提出“益阴宜忌苦寒，益阳宜防泄气，祛风勿过燥散，消暑毋轻下通”（《神农本草经疏·论治阴阳诸虚病皆当以保护胃气为急》）。治疗脾胃虚证，缪氏善用甘平柔润之剂，他认为香燥温补，健胃除湿救标则可，多服易泻脾而损津液，他把人参、茯苓、山药、扁豆、莲肉、苡仁、芡实等，作为“补脾胃上药”，并创制了名方资生丸[2]、肥儿丸[3]，甘平芳化，体现了他的用药特色。

尤其值得重视的是缪氏将脾胃虚证分而治之，胃虚宜益气，以甘平、甘淡、甘酸之味治之，如人参、扁豆、山药、莲肉、茯苓、石斛、白芍等；脾虚之证，则用甘温，佐以辛香、酸平，药如人参、白术、大枣、黄芪、砂仁、蔻仁、酸枣仁、藿香、木瓜等。

缪氏对脾肾关系较为重视，指出："夫脾胃受纳水谷，必藉肾间真阳之气熏蒸鼓动，然后能腐熟而消化之。肾脏一虚，阳火不应，此火乃先天之真气，丹溪所谓人非此火不能有生者也。治宜益火之源，当以四神丸加人参、沉香，甚者加熟附、茴香、川椒"（《先醒斋医学广笔记·泄泻》）。他制脾肾双补丸，健脾益肾，较四神丸更进一步，常为后人所宗。

除此以外，最具有特色的是缪氏对脾阴不足证的论治。《本草经疏》论脾虚十二证，将"脾气虚"、"脾阴虚"、"阴血虚"作了区别，明言"脾阴不足之候"有脾虚中满，饮食不进，食不能消，夜剧昼静，劳倦伤脾发热，健忘，肢痿，产后失眠腿痛等，指出："世人徒知香燥温补为治脾虚之法，而不知甘寒滋润益阴之有益于脾也"（《先醒斋医学广笔记·幼科·痧疹续论》）。他曾治一产后腿痛，不能行立，饮食不进之妇人，认为是"脾阴不足之候，脾主四肢，阴不足故病下体"（《先醒斋医学广笔记·妇人》）。案中虽对脾阴不足的症状论述欠详，但却指出了甘凉滋润，酸甘化阴为治脾阴虚的大法。缪氏关于脾阴虚的论治，上承东垣、丹溪、王纶之说，又有重要发展。

【医案例举】

例一 无锡秦公患中气虚不能食，食亦难化，时作泄，胸膈不宽。一医误投枳壳、青皮等破气药，下利完谷不化，面色黯白。仲淳用人参四钱、白术二钱、橘红钱许、干姜（炮）七分、甘草（炙）一钱、大枣、肉豆蔻，四五剂渐愈，后加参至两许全愈。三年后，病寒热不思食，他医以前病因参得愈，仍投以参，病转剧。仲淳至曰：此阴虚也，不宜参。乃用麦门冬、五味子、牛膝、枸杞、芍药、茯苓、石斛、酸枣仁、鳖甲等十余剂愈。（《先醒斋医学广笔记·卷一》）

分析 本案再次说明了中医治病的多变性、灵活性，所谓加减临时再变通，因证、因人、因时、因地而治不同，切不可拘泥。此患者原为脾胃虚寒证，故缪氏投理中汤加味而安。三年后旧病复发，辨证为阴虚内热，如不善变通，仍参以前方，则病加剧。故改投甘寒酸寒之剂而愈。可见缪氏既善于识证，且善于用药。

例二 顾鸣六乃郎，禀赋素弱，年数岁，患脾虚证，饮食绝不沾唇，父母强之，终日不满稀粥半盂，形体倍削，鸣六深以为忧。予为之疏一丸方，以人参为君，茯苓、山药、橘红、白芍药、莲肉、扁豆为佐，更定一加味集灵膏相间服之。百日后，饮食顿加，半年肌体丰满。世人徒知香燥温补为治脾虚之法，而不知甘寒滋润益阴之有益于脾也。治病全在活法，不宜拘滞。（《先醒斋医学广笔记·卷三》）

分析 缪氏理脾，药多甘润，本案即为佐证。香燥温补之法仅适于脾虚湿困者，而患儿形体瘦削，不食，是脾胃气阴不足之证，方取人参、山药、莲肉、扁豆、芍药、茯苓诸甘平之品调脾气，又以集灵膏[4]甘润益阴。这是继东垣治脾重补中升阳法外又一活法，是对脾胃学说的进一步发展。

（三）降调气息，独辟蹊径

关于气病的治疗，缪希雍归纳有“治气三法”：补气、破气和降气，其中以降气之法最为精彩。徐之才论药，有宣、通、补、泄、轻、重、滑、涩、燥、湿十种，陈藏器《本草拾遗》称为“十剂”，后成无己和李时珍等亦具此说。缪希雍认为早在陶弘景，曾在十剂之外续入寒、热二剂，继而缪氏另又增加了升剂和降剂。他认为升降是治法之大机。他所增的升剂，即李杲的升阳益气之剂，而所增的降剂，却为缪氏所独创。他说：“火空则发，降气则火自下矣，火下是阳交于阴，此法所宜降者也”（《神农本草经疏·十剂补遗》）。阐述了“降剂”所治病证的病机，主要是阴虚火升，即“上盛下虚”。患者周身之气上并于阳，导致咳嗽生痰，吐血衄血，烦躁，头痛，失眠，胸前骨痛，口干舌苦等，甚则五心烦热，潮热骨蒸，遗精，骨贫乏力，或丹田不暖，饮食不化，泄泻，中风卒仆等。治疗之法，“当亟降气，当益阴精”（《神农本草经疏·论上盛下虚本于肾水真阴不足》），降气以治其标，滋水填精以救其本，气降则阳交于阴，其火自然亦降；精血生则肾阴复，水自上升。水升火降，为“既济之象”，“坎离相交”，人身阴阳之气可得平复。

缪氏在《神农本草经疏》中备列了补气、破气和降气调气的药物。其中降气药主要有苏子、橘红、麦门冬、枇杷叶、芦根汁、降香、郁金、槟榔、沉香、乌药、白芍、五味子等。他对苏子、枇杷叶、郁金三味最为善用。认为苏子辛温散结而兼润下之力，郁金为调逆气、行瘀血之要药，枇杷叶性凉善下气。

缪氏的降气之法，除主要用于肾阴亏耗，上盛下亏的病证外，还有肝实气逆或肝血虚而气火上逆，以及肺实、肺虚的肺气上逆诸证合胃气上逆诸证，适应证是很广泛的，对后世医家的临床用药有重要影响。

（四）行血祛瘀论要法当

对于血病的治疗，缪氏亦立“治血三法”，即“血虚宜补之”、“血热宜清之凉之”、“血瘀宜通之”。所谓“通之”，实即行血祛瘀之法，关于血瘀的治疗，缪氏亦有重要的论治经验，《神农本草经疏》的治法纲要指出：“病从血分，则治其血……热者清热，瘀者行之”。他较为详细地提出了瘀血的诊断与用药。以“有形可见，有色可察，有证可审”（《神农本草经疏·论治血三法药各不同》）为诊断大法，而发热、发黄、作肿作痛、结块痞积，则是最常见的症状。活血行瘀的药物很多，性味作用同中有异，但无论辛热、辛温、辛平、辛寒、都有辛味，缪氏说：“必应兼辛，使非兼辛，胡得主五脏瘀血……妇人月水不通”（《先醒斋医学广笔记·吐血》）。缪氏对瘀血病证的治疗，并不以一言蔽之，而是认为“破血”与“活血”在程度上大有出入，而应明确区分，对吐血、咯血、鼻衄、齿衄、耳衄、伏梁等病证，提出宜降气清热、凉血益阴，忌用升提发散、补气闭气及破血。所忌的破血药为三棱、姜黄、水蛭、桃仁、红花等；所宜的活血药为郁金、五灵脂、乳香、没药、当归、延胡、赤芍等。对两者酌情使用，正是辨证论治原则的具体体现。

（五）治吐血三要法

吐血是虚损患者的一大主症，明代治吐血有两大倾向，专用寒凉和滥用人参。缪希雍认为当时的吐血病证，绝大多数属于阴虚火旺，苦寒和甘温皆非所宜，唯取法甘寒，方为得当之治。在此基础上，他提出治疗吐血的三要法。

1. 宜行血不宜止血

“血不行经络者，气逆上壅也。行血则血循经络，不止自止。止之则血凝，血凝则发热恶食，病日痼矣”（《先醒斋医学广笔记·吐血》）。失血皆源于血不循经，是由于“气逆上壅”，壅者宜行，逆者宜降，行血降气实为治本之法，见血止血，虽可暂时收效，然而易致瘀滞。瘀血不去，新血不生，血液不得归经而常复出。此时行血实为大禹疏浚治水之意，有因势利导，不止自止之妙。

缪氏常用的行血药物是生地、当归、郁金、茅根、丹皮、小蓟、棕炭、藕节、蒲黄、童便等。

缪氏行血法的实质，一是用和血行血法以防络脉瘀阻。二是告诫医家不能见血凉血，滥用苦寒，以防损伤脾胃而变生他证。

【医案例举】

喻左，负重努力，血络损伤，血由上溢，吐血盈碗，胁肋牵痛，艰于转侧，脉象芤数，祛瘀生新主治。

全当归　紫丹参　淮牛膝　葛草根　川贝　刘寄奴　仙鹤草　真新绛　川郁金　竹茹　白茅花　芜蔚子　参三七　藕汁。（《丁甘仁医案·卷四·吐血》）

分析　本例吐血，因负重损伤血络而引起，又有牵痛不利等症，治疗以行血祛瘀为主，辅以补虚生新，而非一味固涩收敛。

2．宜补肝不宜伐肝

肝为将军之官，主藏血。吐血者，肝脏失职而不能藏血，养肝则肝气平而血有所归，伐之则肝虚不能藏血，血愈不止，故当顺其性而治之，补肝则滋柔气平，血有所藏。如过用香燥辛热之品劫夺肝阴，使肝经气火更旺，血不得止。

缪氏常以芍药、甘草、枣仁、枸杞等酸甘化阴，以柔克刚。

【医案例举】

肝阳盛，肝阴虚，吸引及肾，肾亦伤矣。益肝体，损肝用，滋养肾阴，俾水火相兼，病当自愈。

生地　白芍　当归　阿胶　丹皮　小蓟　茅根　血余　赤芍　甘草。（《静香楼医案·内伤杂病门》）

分析　本案乃尤在泾为因肝火而见血者设。因肝火亢盛，水不涵木而致血证，用酸甘化阴，柔润滋养之品补肾柔肝，使血得所藏，火得水济。

3．宜降气不宜降火

气有余便是火，降气即为降火，火降则血不上升，血随气行，无溢出之患。反之，如用苦寒降火，最易伤中，脾气伤则统血无权，血不归经，不利止血。血之失常，每缘于气火之乱，此法一则治气以降火，使气调火平，血得循经。二则可免致脾胃损伤。血赖脾气统摄，脾气不伤则血证自有可瘥之机，这不仅体现了尤氏其重视脾胃的治疗思想，更有防患于未然之意。

【医案例举】

李，暴怒，肝阳大升，胃络血涌甚多，已失气下行为顺之旨。仲淳吐血三要云，降气不必降火。目今不饥不纳，寒腻之药所致。

炒苏子　降香汁　山栀　炒山楂　郁金　茯苓　石斛　丹参。（《临证指南医案·卷二》）

分析　气火上逆而致吐血，是过服寒凉，已伤胃阳。此时不宜降火，只宜降气，使气火下行，得以平复，则血不妄行。

缪氏提出的治吐血三法，对后世医家的临床治疗具有重要指导意义。行血、补肝和降气三法，当视临床实际情况而灵活结合运用。气机逆上，血不循经和肝不藏血，是主要的病机，故三法的适用范围实际上也并不仅仅局限于虚损失血者。

（六）内虚暗风论治

缪希雍对前人的中风学说颇有研究并有所继承，但他亦有独到之见。他认为，大江以南天地之风气和居民的禀质有异于西北地区，临床所见中风病人的发病机理往往是“真阴既亏，内热弥甚，煎熬津液，凝结为痰，壅塞气道，不得通利，热极生风，而致猝然僵仆”（《先醒斋医学广笔记·中风》）。因之，他将类中风称为“内虚暗风”。这是对中风病机认识的又一重要发展。

缪氏对中风的治疗，有标本先后之分。先宜清热顺气开痰，以救其标；次用养阴补阳以治本，并注意保护脾胃。清热多用天冬、麦冬、甘菊、白芍、茯苓、天花粉、童便；顺气多用苏子、枇杷叶、橘红、郁金；开痰多用贝母、白芥子、竹沥、荆沥、瓜蒌仁；益阴多用天冬、甘菊、生地、白芍、杞子、麦冬、五味、牛膝、人乳、阿胶、黄柏、白蒺藜；补阳多用人参、黄芪、鹿茸、巴戟天、大枣。以上用药，为中风的治疗开启了又一法门，对后人颇有启迪。

【医案例举】

乙卯春正月三日，予忽患口角歪斜，右目及右耳根俱痛，右颊浮肿。仲淳曰：此内热生风及痰也。治痰先清火，清火先养阴。最忌燥剂。

真苏子三钱，广橘红三钱，栝楼根三钱，天门冬三钱，麦门冬三钱，白芍药四钱，甘草七分，鲜沙参三钱，明天麻一钱，甘菊花三钱，连翘二钱，河水二钟半，煎一钟，加竹沥、童便各一杯，霞天膏四五钱。饥时服，日二剂。（《先醒斋医学广笔记·中风·治法大略》）

分析　缪希雍在因时、因地、因人思想的指导下，提出类中风确系阴阳两虚，而以阴虚者为多，论治中风有先后标本之分，以甘寒药物为主。本例药用苏子、橘红、栝楼根、天门冬、麦门冬、白芍、甘草、鲜沙参、明天麻、甘菊花、连翘等。此后又陆续用牛膝、首乌、黄柏、杞子、石斛、五味子、枣仁、柏子仁、干葛、桑叶、胡麻仁等分别煎汤制丸。百日后，再服调补阴阳的丸药而痊愈，充分证明了缪氏医学理论与临床实践的一致性。

【注释】

[1] 竹叶石膏汤　石膏、知母、甘草、麦冬、竹叶。

[2] 资生丸　人参、白术、茯苓、陈皮、山楂肉、甘草、山药、黄连、苡仁、扁豆、泽泻、桔梗、芡实、麦芽。

[3] 肥儿丸　人参、芜荑、使君子肉、白芍药、橘红、黄连、甘草、红曲、麦芽、砂仁、白茯苓、山楂肉、滑石、扁豆、莲肉、青黛。

[4] 集灵膏　人参、枸杞、牛膝、天冬、麦冬、生地、熟地。

张介宾

一、生平和著作

张介宾，字会卿，号景岳，别号通一子。明末山阴会稽（今浙江绍兴）人。约生活于明嘉靖四十二年至崇祯十三年（公元1563—1640年）。

张氏祖籍四川绵竹县，明初，其祖父因军功世袭“绍兴卫指挥”，遂移居浙江。景岳幼禀明慧，读书不屑章句，于经史百家无不博览，通易理、兵法、天文之学，尤精于医学。《浙江通志》称：“张介宾，山阴人，随父至京，十四岁遇名医金英，从之游，遂得精医道。”壮年从戎幕府，游历北方，由于壮志难酬，家贫亲老，毅然归里，肆力于医学，“浙东西何止活万人”（《质疑录·石楷序》）。医名大著，时人比之为仲景、东垣。

张氏博学多才，尤善以易理之学与医学理论渗透结合，他说：“浑然太极之理无不在，故不知一，不足以知万，不知万不足以言医，理气阴阳之学，实医道开卷第一义，学者首当究心焉”。又说：“医不可以无《易》，《易》不可以无医，设能兼而有之，则《易》之变化出乎天，医之运用由乎我”（《类经附翼·医易》）。因此，他立足于“医易同源”将医学与哲学及道家精气神学说熔为一炉，从而形成一家之说。

张氏重视温补，一方面与自己的临床实践有关。即临床所见，虚证多、实证少；寒证多、热证少；虚火者多，实火者少，使他在治疗虚损病方面积累了大量的临床经验。另一方面，也是纠偏补弊的需要。金元以后，明代许多时医继承河间、丹溪之学，各执一说，保守成方，多用寒凉攻伐，而成弊端。景岳逐步认识其危害性。如云：“予之初年，尝读朱丹溪阳有余阴不足论，未尝不服其高见，自吾渐立以来，则疑信相半矣，又自不惑以来，则始知其大谬也”（《景岳全书·传忠录·阳不足再辨》）。故张氏不仅在实践中崇尚温补，在理论上也是大加阐发，强调命门、真阴真阳在生理上的重要性，提出“阳非有余，阴本不足”，在临床上着重阐述阳虚和阴虚的病理机制以及具体的辨证施治。

张景岳的医学著作，有《类经》《类经图翼》《类经附翼》《景岳全书》及《质疑录》等。

《类经》三十二卷，“以《灵枢》启《素问》之微，《素问》发《灵枢》之秘”，将两书合纂，分类重编，共12类：阴阳、藏象、脉色、经络、摄生、标本、气味、论治、疾病、针刺、运气、会通等，共390条。《类经》以分类注释法编撰，《四库全书总目提要》以为：“虽不免割裂古书，而条理井然，易于寻览；其注亦颇有发明”。至今仍是研究《内经》的重要参考书。

《类经图翼》十五卷，包括运气、经络、针灸等内容。书中论说悉宗《内经》，并结合图像，说明其义。“盖以义有深邃而言不能赅者，不拾以图，其精莫聚；图象虽显而意有未达者，不翼以说，其奥难窥”（《类经·序》）。

《类经附翼》四卷，包括医易、律原、求正录、针灸赋等内容，医易以《易经》哲学思想与医理结合。求正录中有《三焦包络命门辨》《大宝论》《真阴论》等名篇，是景岳学说的重要代表作。

《景岳全书》六十四卷，首选《内经》《难经》《伤寒》《金匮》之论，博采历代医家精义，并结合作者经验，自成一家。首为《传忠录》三卷，统论阴阳、六气及前人得失。次为《脉神章》三卷，载述诊家要语。再次为《伤寒典》《杂证谟》《妇人规》《小儿则》《痘疹诠》《外科钤》。又《本草正》，论述药味约三百种，另载《新方八阵》《古方八阵》，别论补、和、寒、热、固、因、攻、散等“八略”。此外，并辑妇人、小儿、痘疹、外科方四卷。

《质疑录》一卷，载医论四十五篇。对前人得失加以评议，着重对金元各家的评价与探讨，并修正和补充了自己的某些认识，是一部学术论文集。

二、学术思想

（一）阴阳学说

景岳对《内经》《易经》深有研究，其探求哲理在于“摭易理精义用资医学变通”。他认为“虽阴阳已备于内经，而变化莫大于周易”（《类经附翼·医易》）。因此，从“医易同源”的观点出发，对祖国医学的阴阳学说进行了深入的探索和详尽的阐发。

1. 阴阳一体思想

阴阳学说的基本内容，在《内经》中已有比较明确的论述。如人们熟悉的，“阴阳者，天地之道也，万物之纲纪，变化之父母，生杀之本始，神明之府也”；“阴在内，阳之守也，阳在外，阴之使也”；“阴平阳秘，精神乃治，阴阳离决，精气乃绝”等，均富有阴阳一体及阴阳互根的思想。后世代有发挥，比较著名的有王冰的“阳气根于阴，阴气根于阳”（《素问·四气调神大论》王冰注）之论。张氏对阴阴阳学说的贡献在于他把易与医紧密结合，认为“天人一理者，一此阴阳也；医易同原者，同此变化也。岂非医易相通，理无二致哉”（《类经附翼·医易》），明确提出“阴阳者一分为二”的著名论点，认为这是自然界的普遍规律。全面阐述了阴阳一分为二，合二为一的辩证关系，并将其具体落实到中医病因病机与辨证治疗中去，既指导临床实践，又丰富、发展了阴阳学说。

从生理上讲，“阴阳原同一气，火为水之主，水即火之源，水火原不相离也”。“阴阳之理，原自互根，彼此相须，缺一不可，无阳则阴无以生，无阴则阳无以化”（《景岳全书·本神论》）。进一步强调阴阳的互根，同时把阴阳互根具体化，落实到“精气互根”，因为气为阳，阳必生于阴；精为阴，阴必生于阳，所以无论先天或后天，“精之与气，本自互生”（《类经·摄生类》），所以说，“以精气分阴阳则阴阳不可离”（《景岳全书·新方八略·补略》)。

如果阴阳互根、精气互生的生理机制遭到破坏，就会产生病变。景岳认为，人体的阴阳、精气本处于不足状态，如果摄生不慎，每可造成虚损。“人赖以生者惟此精气，而病为虚损者亦惟此气。气虚者即阳虚也，精虚者即阴虚也”(《景岳全书·杂证谟·虚损》)。阴阳精气的亏损，虽有先后，但始终是相互影响的，相依而不相离，或由阳损及阴，或由阴损及阳，最后导致阴阳俱损；或因气伤及精，或因精伤及气，最终而为精气两伤。若从临床辨证上讲，又当分清阴阳，凡病者水盛火衰，而见脏腑寒、脾肾败者，即是阳虚之证；如火旺水亏，而见营卫燥、津液枯者，即是阴虚之证。所以说，“以寒热分阴阳则阴阳不可混”(《景岳全书·新方八略·补略》)。

在治疗上，张氏仍着眼于阴阳的互根，对阴阳、精气虚损的治疗提出了精辟的见解，指出“善补阳者，必于阴中求阳，则阳得阴助而生化无穷；善补阴者，必于阳中求阴，则阴得阳升而泉源不竭”，“善治精者，能使精中生气；善治气者，能使气中生精”(《景岳全书·新方八略·补略》)。他把上述治法称之为“阴阳相济”(《类经·疾病类》)，实由《内经》“从阴引阳”和“从阳引阴”的法则发展而来。可以说这种“阴中求阳”，补精以化气；“阳中求阴”，益气以生精的治法，已成为后世治疗虚损病的习用之法。

2. 阴阳与五行的关系

张氏研究阴阳还与五行联系起来，认为阴阳与五行是“气”与“质”的关系，即阴阳为气，五行为质。“五行即阴阳之质，阴阳即五行之气，气非质不立，质非气不行，行也者所以行阴阳之气也”(《类经图翼·运气·五行统论》)，是说木、火、土、金、水五类不同属性的物质各具阴阳之气，而所谓五行，就是这五类不同属性物质阴阳之气的运行。正由于阴阳二气的不断运行，又使五行之间产生了密切的联系，这就是所谓“五行互藏”和“五行之中，复有五行”(《类经图翼·运气·阴阳体象》)之说。在生理上“五藏五气，无不相涉，故五藏中皆有神气，皆有肺气，皆有脾气，皆有肝气，皆有肾气”；在病理方面，也“五藏相移，精气相错”(《景岳全书·经脉类·崩淋经漏不止》)。所以，某一脏腑的病变，必然在不同程度上影响其他脏腑。

在五行之中，张氏对水、火最为重视，认为水火“为造化之初……若以物理论之亦必水火为先”(《类经图翼·运气·五行生成数解》)，其理由是“水为造化之源，万物之生，其初皆水”，“火为阳生之本……凡属气化之物，非火不足以生”(《类经图翼·运气·五行统论》)，说明了五行之中，水火有关乎万物的生化。同样，人的生化也离不开水火，张氏认为人身的水火，即阴阳、精气。他说：“水火之气……其在人身是即元阴、元阳”(《景岳全书·传忠录·阴阳篇》)，又说：“精为阴，人之水也；气为阳，人之火也”(《类经·疾病类》)。从而把人体的阴阳、精气与水火有机联系起来。

在重视水火的同时，尤重“水中之火”。他列举“油能生火，雨大生雷”等现象，认为是自然界的“水中之火”。至于在人体生理方面“水中之火乃先天真一之气，藏于坎中”(《景岳全书·传忠录·命门余义》)，即生于阴精的阳气；在病理方面，则表现为真阴亏损，虚阳上越的假阳证，即所谓“龙雷之火”。如上所述，可知五行“变虽无穷，总不出乎阴阳，阴阳之用总不离乎水火”(《类经图翼·运气·五行统论》)。因此，如论五脏不足，总关系到阴阳亏损，而阴阳的亏损，总表现为水亏、火衰。可见阴阳与五行也是密不可分的。

3. 阴阳的常与变

常，指阴阳平衡，即"阴平阳秘"乃是生命阴阳之常；变，指在阴阳的消长过程中，由于一方的偏衰或偏胜，破坏了正常的平衡而致病。所谓："阴阳二气，最不宜偏。不偏则气和而生物，偏则气乖而杀物"（《类经附翼·求正录·大宝论》）。在阴阳的消长过程中，由于一方的偏衰或偏盛，破坏了正常的平衡而致病，这就是阴阳的从常到变。张氏所说的"属阴属阳者，禀受之常也；或寒或热者，病生之变也"（《类经附翼·医易》），"水火得其正则为精与气；水火失其和则为热与寒"（《类经·疾病类》）。正是说明了阴阳之常为生理状态，其变则为病理现象。既然，阴阳的从常到变为病理过程，那么，由变到常则为康复的过程。仲景所说的"扶阳抑阴"和"补阴抑阳"（《景岳全书·杂证谟·癃闭》）即是促使阴阳由变向常转化的措施。但在阴阳之变的病理状态中，也有常有变。

（二）阳常不足，阴本无余论

"阳常不足，阴本无余"是张氏对人体阴阳状况的基本观点，亦称阳非有余，阴亦不足。自刘河间阐发火热病机后，朱丹溪提出了"阳常有余，阴常不足"及"气有余便是火"的重要论点，并以大补阴丸、四物加知柏作为降火滋阴之剂。嗣后，医林习用寒凉，刘、朱之说本为纠正《局方》辛热时弊，治疗实热及湿热相火为病而发，故必然有其侧重与局限。张介宾则认为"时医受病之源，实河间创之，而丹溪成之"，并说"欲清其流，必澄其源"（《景岳全书·传忠录·辨丹溪》）。于是展开了对刘、朱之说的批评。并提出了"阳非有余，阴亦不足"和"气不足便是寒"的著名论点。其"大宝论"、"真阴论"、"阳不足再辨论"等代表篇章分别论述了真阳、真阴的重要性。

1. 阳非有余

张氏重点论述真阳的重要性，以阐发"阳非有余"的论点。首先，从人体阴阳的生理状况分析阳气在人体的主导作用。认为《内经》中的女子二七、男子二八而天癸至，以及"人年四十而阴气自半"，是说明了"人生全盛之数，惟二八之后，以至四旬之内，前后止二十余年，而形体渐衰矣"（《类经附翼·求正录·大宝论》），形体之衰虽然是阴气亏虚的表现，但张氏进而认为"阴以阳为主"，阴气的生成和衰败都以阳气功能作用为主导。他认为持"阳常有余，阴常不足"论者，以"天癸"的来迟去早为依据，而"以黄柏、知母为神丹"（《类经附翼·求正录·大宝论》），是有一定的局限性的，是"但见阴阳之一窍，未见阴阳之全体"（《景岳全书·传忠录·阳不足再辨》）。"殊不知天癸之未至，本由乎气，而阴气之自半，亦由乎气"（《类经附翼·求正录·大宝论》），又说："自生而长，自长而壮，无非阳气为之主，而精血皆其化生也，是以阳盛则精血盛、生气盛也；阳衰则精血衰、生气衰也"（《景岳全书·传忠录·辨丹溪》）。着力突出阳气的重要性。还从"形气之辨"、"寒热之辨"和"水火之辨"进行论证。

"形气之辨"认为，由于阳化气，阴成形，故凡人之所以通体皆温，一生之所以有活力及五官、五脏之所以有正常的功能活动，都是阳气的作用。相反，当人一死，便身冷如冰，知觉尽失，则形存而阳气已亡。"寒热之辨"从春夏阳热生万物；秋冬阴冷，缺乏生意，说明“热无伤而寒可畏”，以此论证阳气的重要性。“水火之辨”认为，水属阴而火属阳，“造化之权，全在水火”，但“天一生水，夫天一者，天之一也，一即阳也”。凡水之所以产生、所以生物、所以化气，均有赖于阳气的作用，亦即“生化之权，皆由阳气”，所谓“万物之生由乎阳，万物之死亦由乎阳，非阳能死万物，阳来则生，阳去则死”（《类经附翼·求正录·大宝论》）。还是论证阳气的重要性。

张氏还引《内经》之说为据，“凡阴阳之要，阳密乃固”；“阳气者，若天与日，失其所，则折寿而不彰，故天运当以日光明”（《素问·生气通天论》）。所以，景岳明确提出：“天之大宝，只此一丸红日，人之大宝，只此一息真阳”（《景岳全书·传忠录·阳不足再辩》）。在生命过程中，“难得而易失者惟此阳气，既失而难复者亦惟此阳气”，所以阳非有余，而是要“日虑其亏”。“欲保生，重命者，尤当爱惜阳气”（《景岳全书·传忠录·阳不足再辨》）。竭力渲染阳气的重要性。

2. 真阴不足

张氏在阴阳问题上是无所偏颇的，既重视阳气，也没有忽视阴精。他始终立足于阴阳互根，认为阳既非有余，阴亦属不足。他指出：“阴不可以无阳，非气则无以生形也；阳不可以无阴，非形则无以载气也，故物之生也生于阳，物之成也成于阴”（《类经附翼·求正录·真阴论》）。专著“真阴论”篇，从真阴之象、真阴之脏、真阴之用、真阴之病、真阴之治等方面加以阐发。

（1）真阴之象　阴为精，阴成形，此精此形，即是真阴之象。《灵枢·本神》说：“五脏主藏精者也，不可伤，伤则失守而阴虚，阴虚则无气，无气则死矣。”故曰：“观形质之坏与不坏，即真阴之伤与未伤，此真阴之象，不可不察也。”

（2）真阴之脏　五脏各有阴精，但又统归于肾，所以《素问·上古天真论》说，“肾者主水，受五脏六腑之精而藏之”。而张氏认为，肾的藏精之所，就是命门。“精藏于此，精即阴中之水，气化于此，气即阴中之火也，故欲治真阴而舍命门，非其治也。此真阴之脏，不可不察也。”

（3）真阴之用　真阴是水，是命门火的基础，命火养于阴水之中，所以真阴之用实指命门水火的功用。他说：“凡水火之功，缺一不可。命门之火，谓之元气；命门之水，谓之元精。五液充，则形体赖而强壮；五气治，则营卫赖以和调。此命门之水火，即十二脏之化源。故心赖之，则君主以明；肺赖之，则治节以行；脾胃赖之，济仓廪之富；肝胆赖之，资谋虑之本；膀胱赖之，则三焦气化；大小肠赖之，则传导自分。此虽云肾脏之伎巧，而实皆真阴之用。”说明命门中之元精、元气，是滋养形体，和调营卫，维持脏腑生理功能的动力和源泉，而十二脏的功能活动都是真阴之用的体现。

（4）真阴之病　张氏认为“凡阴气本无有余，阴病惟皆不足”。命门水火为脏腑之化源，故命门元阴、元阳亏损是脏腑阴阳病变的根本。命门“火衰其本则阳虚之证迭生”，阳虚则可见阴胜于下之证；“水亏其源则阴虚之病迭出”，阴虚则可见阳旺于标之证。故指出：“无水无火，皆在命门，总曰真阴之病”。

（5）真阴之治　五脏为人身之本，肾为五脏之本，命门为肾之本，阴精又为命门之本。真阴真精乃是生命的物质基础，凡阴阳诸病变，当责之于水火并具的命门。如真阴不足，既可壮命门之水；也可补阳以生水，他说："人徒知滋阴可以降火，而不知补阳可以生水"（《景岳全书·传忠录·辨丹溪》）。他对命门水火之治，遵循王太仆"壮水之主，以制阳光；益火之源，以消阴翳"的治疗法则，但对常用的六味丸、八味丸，仍嫌补之不足。他说："真阴既虚，则不宜再泄，二方俱用茯苓、泽泻，渗利太过，即仲景《金匮》（肾气丸），亦为利水而设，虽曰大补之中，加此何害？然未免减去补力，而奏功为难矣。使或阴气虽弱，未致大伤，或脏气微滞，而兼痰湿水邪者，则正宜用此。若精气大损，年力俱衰，真阴内乏，虚痰假火等证，即从纯补，犹嫌不足，若加渗利，如实漏卮矣。"于是"用六味之意，而不用六味之方"（《类经附翼·求正录·真阴论》），自制左归丸、右归丸，用甘温益火之品补阳以配阴，用纯甘壮水之剂补阴以配阳，作为治疗真阴肾水不足和元阳虚衰的主方。

张氏通过对人身阴阳状况的认识，从理论上阐述了阴阳的重要性，及其互生互根的关系，并指导临床。论阳非有余，则告诫人们慎用寒凉攻伐；阴本不足，则应侧重滋补精血。补其不足，调整阴阳，亦是治疗虚损病的基本法则。

如果与丹溪学说相比，朱氏的"阳常有余，阴常不足"论，主要在阴阳相对的关系上论述相火妄动，阴精耗损的问题；而张介宾的"阳非有余，阴本不足"论，则是在阴阳互根的关系上，论述阳气亏乏与真阴不足的联系问题。张氏之说，补充了丹溪学说的不足，丰富与完善了阴阳理论。

（三）命门学说

"命门"一词，首见于《灵枢·根结》"命门者，目也"。《难经》对此而发挥，如《难经·三十六难》所说："肾两者，非皆肾也，其左者为肾，右者为命门。命门者，诸精神之所舍，原气之所系也，故男子以藏精，女子以系胞"。另《难经·三十九难》认为"命门者……其气与肾通"，论述了命门与精、气、神，以及生殖功能的关系。后世医家论述命门多宗《难经》之说。至明代，命门学说又有很大发展，如虞抟称两肾总号命门，其说不同于《难经》的左肾右命。后如孙一奎、李时珍、赵献可等医家，也认为命门在两肾之间，他们各抒己见，对命门的生理、病理及其证治展开了深入研究。景岳在前人论述的基础上，把阴阳、精气与命门理论有机地联系起来，使命门学说渐趋完整。

命门为人身太极，生命之本。张氏根据《内经》"太虚寥廓，肇基化元"的记载，认为所谓"太虚"即《易》之"太极"，并根据"太极动而生阳，静而生阴"之说，阐述"道生阴阳，原同一气"（《景岳全书·传忠录·阴阳篇》）。自从太极生两仪之后就产生了阴阳体象，首先由"太极一气"化生"先天无形之阴阳"，继而再化生为"后天有形之阴阳"，即所谓"因'虚'以化气，因气以造形"（《类经附翼·医易》）的过程。阴阳相对地存在于宇宙之间，景岳把命门比作人身之"太极"，认为命门的元阴、元阳是先天无形的阴阳。元阳有"生"和"化"的作用，即所谓"神机"，它代表生命的机能；元阴有"长"和"立"的作用，也就是"天癸"。至于先天元阴、元阳所化生的"后天有形之阴阳"，则包括气血、津液、脏腑等内容。

命门为"水火之府，阴阳之宅"。人之元气，元精具有水火之功，故又名真水、真火，而真火真水都藏于命门之中，故张氏称命门为："水火之府，阴阳之宅"。他强调"凡水火之功，缺一不可，命门之火谓之元气，命门之水谓之元精，五液充，形体赖而强壮，五气治，则营卫赖以和调，此命门之水火，即十二脏之化源。"因此，命门是"水火之府，阴阳之宅，精气之海，死生之窦"。"五脏六腑之阴气非此不能滋，五脏六腑之阳气非此不能发"（《类经附翼·求正录·真阴论》）。

景岳认为命门位置"居两肾之中而不偏于右"（《质疑录·论右肾为命门》），为先、后天"立命之门户"（《类经附翼·三焦包络命门辨》）。先天元阴、元阳禀受于父母，然后有生命。元阴、元阳藏于命门，即为真阴。它不仅来自先天，而且又必须赖后天滋养壮盛，这是由于五藏六腑之精归之于肾，而肾又藏精于命门所致。但在另一方面，肾精乃元阴所化，肾气为元气所生。因此，张氏又指出"命门与肾本同一气"，"命门总主乎两肾，而两肾皆属于命门"（《类经附翼·三焦包络命门辨》），两者一以统两，两以包一，有不可分割的关系。

景岳以真阴为人体生命最基础的物质，命门为"真阴之脏"，因而称命门所藏的元精为"阴中之水"，元精所化的元气为"阴中之火"，正由于命门藏精化气，兼具水火，故景岳称"命门者，为水火之府，为阴阳之宅，为精气之海，为死生之窦"（《景岳全书·杂证谟·癃闭》），又称为"精血之海"、"元气之根"（《景岳全书·经脉类·崩淋经漏不止》）。

张氏又指出："精为真阴……形为真阴"（《类经附翼·求正录·大宝论》），凡精血形质之属都是"真阴之象"，并认为命门元精、元气为化生脏腑精气的根本。他说："五脏之阴气非此不能滋，五脏之阳气非此不能发"（《景岳全书·杂证谟·癃闭》）。若元精足而"五液充则形体赖而强壮"；元气充而"五气治则营卫赖以和调"。故"命门之水火即十二脏之化源"（《类经附翼·医易》）。凡十二脏的正常生理功能虽说出于肾之伎巧，但从根本而论，实为命门"真阴之用"。如以命门与脾胃关系为例，虽然，脾胃为灌注之本，得后天之气，但命门为化生之源，得先天之气，其间有本末先后之分，故命门元气为脾胃之母。

命门水火为脏腑之化源，故命门元阴、元阳亏损是脏腑阴阳病变的根本，命门亏损虽与先天不足有关，但更重要的是后天精气衰弱所致。景岳认为命门为人身阴阳"消长之枢纽"，故如反映在病理方面，命门"火衰其本则阳虚之证迭出"，阳虚则可见阴胜于下之证；"水亏其源则阴虚之病迭出"，阴虚则可见阳旺于标之证，故景岳说："无水无火，皆在命门，总曰真阴之病"（《景岳全书·新方八阵》）。

无水无火，皆责诸命门，然而"肾与命门本同一气"，故"治水治火，皆从肾气，此正重在命"，说明还是通过治肾的途径以治命门水火的不足。

王冰曾有"益火之源以消阴翳，壮水之主以制阳光"之说，历来遵为阴阳不足的治疗原则，景岳认为，所谓"益火"、"壮水"，就是"温养阳气，填补真阴"（《景岳全书·传忠录·辨丹溪》），即用甘温益火之品补阳以配阴；用纯甘壮水之剂，补阴以配阳。由此，景岳制定了左归丸、右归丸等方。左归丸根据"阳中求阴"，"气中生精"之法，除滋阴之外，以鹿角胶温补填精，使阴得阳升而泉源不竭；右归丸根据"阴中求阳"、"精中生气"之法，除益火壮阳之外，仍以熟地大补真阴，使阳得阴助而生化无穷，二方分别为治疗真阴肾水不足和元阳不足的主方。

综观以上张氏命门学说，可见其特点在于阐述命门兼具水火，而阴阳互根、精气互生之理始终贯穿其间。他的命门学说与阴阳论是密切相关而不可分割的。

（四）方药八阵

景岳融军事之理于医学之中，将治法分为“八略”，以主治的方药分为“八阵”。“八略”者，治病之策略也。分补、攻、和、散、寒、热、固、因八者。配合八略，列古方八阵，和新方八阵。张景岳说：“余因选古方之得宜者共若干首，列为八阵……复制新方八阵，此其中有心得焉，有经验焉，有补古之未备焉……”（《景岳全书·新方八阵》）。其自制新方八阵共有186方。在新方八阵和古方八阵中，有温补之方，亦有寒凉之剂，说明张氏论治虽重温补亦不废寒凉，可以说寒热补泻，施治无所偏颇。如论补，未病可以预防，已病可以愈疾，病危可以急救，体衰可以调养。补益之法，分而言之，“气虚者宜补其上，人参、黄芪之属是也；精虚者宜补其下，熟地、枸杞之属是也；阳虚者宜补而兼缓，桂附、干姜之属是也；阴虚者宜补而兼清，门冬、芍药、生地之属是也”（《景岳全书·新方八阵》）。合而言之，则阴阳，精气本同一气，故其新方补阵二十九方，人参、熟地配伍运用最多，一阴一阳，一形一气，两仪膏即此二味组成，一以补精，一以补气。补阵首方大补元煎亦是以此二味为君。再如论攻则喻之为：“乱世之兵不可无，然惟必不得已乃可用之，攻虽去邪，无弗伤正”（《景岳全书·新方八阵》），因为正气“成之难，败之易也”。又如论寒则当分其轻清重浊，性力微甚，或攻、或利、或补，贵在用得其宜，尤其对阴虚枯燥之热，宜甘寒而忌苦寒。以上说明张氏用温补之娴熟与经验，而对寒凉攻伐用之谨慎，当用则用，不可过剂，这与他的实践心得是分不开的。张氏方药八阵中关于方剂的配伍与分析、方剂的分类与临床应用等都比较全面而实用，其所制新方，如左归、右归、金水六君、济川煎、大小分清饮、大补元煎、滋阴八味丸、两仪膏等，更为后世医家所袭用。

三、医学实践

（一）阴中求阳，阳中求阴

基于阴阳一体、阴阳互根的原理，张氏对阴阳虚损的治疗提出了“阴阳互济”的法则，指出：“善补阳者，必于阴中求阳，则阳得阴助而生化无穷；善补阴者，必于阳中求阴，则阴得阳升而泉源不竭”。又说：“阳失阴而离者，不补阴何以收散亡之气？水失火而败者，不补火何以苏垂寂之阴？此又阴阳相济之妙用也”（《景岳全书·新方八略·补略》）。并创制了许多著名方剂。如左归丸以滋阴补肾为主，方中有熟地、山药、山萸肉、枸杞、牛膝以滋阴益精，又有鹿角胶、菟丝子以补阳，取“阳中求阴，阴得阳升而泉源不竭”之意；右归丸以温补肾阳为主，方中有肉桂、附子、菟丝子、杜仲、鹿角胶以温补肾阳，又有熟地、山萸肉、枸杞、当归以滋阴，即“阴中求阳，阳得阴助而生化无穷”之义。其他如左、右归饮，温散与补益营血兼用的大温中饮，附子、人参与熟地、当归同用的六味回阳饮，以及归、地与二陈同用的金水六君煎等，都是阴阳相济思想的具体应用。

张氏常将熟地与人参配伍使用。他说：“故凡诸经阳气虚者，非人参不可；诸经之阴血虚者，非熟地不可。人参有健运之功，熟地禀静顺之德，此熟地之与人参，一阴一阳，相为表里，一形一气，互主生成，性味中正，无逾于此，诚有不可假借而更代者矣”（《景岳全书·本草正·地黄》）。在其新方补阵中，人参、熟地同用的方剂有大补元煎、五福饮、三阴煎、五阴煎、补阴益气煎、两仪膏等方，张氏所以重视二药之合用，正寓阴阳互求之义。

（二）重视治形，填补精血

张氏认为无论火衰、水亏都与真阴亏损有关，而精血、形质可反映真阴的盛衰，故在临证时十分注意精血受损的程度，治病的方法重在“治形”，治形又必以精血为先务。他说：“凡欲治病者，必以形体为主；欲治形者，必以精血为先。此实医家之大门路也”（《景岳全书·传忠录·治形论》）。在这一思想指导下，对于阴精不足或阳气虚耗的患者，他都以填补真阴、滋养精血，治疗形体为主。“形体之本在精血，熟地以至静之性，以至甘至厚之味，实精血形质中第一品纯厚之药……且其得升、柴则能发散；得桂、附则能回阳，得参、芪则入气分，得归、芍则入血分”（《景岳全书·痘疹诠》）。所以他最擅长用熟地以填补精血，“人因呼为张熟地”（《四库全书总目提要》）。

他在临床临床实践中，治疗水亏、火衰的伤寒患者，分别制补阴益气煎、大温中饮等方，使“邪从补血而散”；治疗肺、脾、肾三脏气虚水肿，推崇加减肾气汤，使气生于精而水饮得解；治疗真阴大亏，虚阳浮越的戴阳证，制理阴煎、右归饮等填补真阴，诱归虚火；治肾不纳气或余气外泄，虚里跳动等证，制贞元饮补阴以配阳。凡此等等，都是景岳“治形”医学思想的体现。

（三）攻邪补正，轻重有度

张氏指出，“治病之则，当知邪正，当权轻重，泻实补虚，各有法度，凡治实者，比如耕耘，禾中生稗（小杂草），禾之贼也，有一去一，有二去二，用攻之法，贵得其真，不可过也。如有一去二，即伤一禾”。“凡治虚者，比之给饷，一人一升，十人一斗，必须充足，不可不继，不可克减”（《景岳全书·传忠录·论治篇》）。他用生动形象的语言，让人们牢记攻邪务勿伤正，补虚必须足剂的治疗主张。

（四）补必兼温，泻必兼凉

张氏认为，“虚实之治，大抵实能受寒，虚能受热，所以补必兼温，泻必兼凉”（《景岳全书·传忠录·论治篇》）。此说仅为一般而论，绝不偏执。如“凡阳虚多寒者，宜补以甘温，而清润之品非所宜；阴虚多热者，宜补以甘凉，而辛燥之类不可用”（《景岳全书·新方八阵·补略》）。说明虚证也要辨阴阳。此外，在新方攻阵中，也不乏巴豆、附子温下之剂，可见张氏补亦用凉，泻亦用温，并非绝对的补必兼温。

又“凡临证治病，不必论其有虚证、无虚证，但无实证可据而为病者，便当兼补以调精血之气；也不必论其有火证、无火证，但无热证可据而为病者，便当兼温以培命门脾胃之气”。虽然“壮水之主，只宜甘凉，不宜辛热”，然而，“清凉之药总不宜多，多则必损脾胃，如不得已则易以甘平，倘甘平未效，则惟有甘温一法，尚可望其成功，否则生气之机，终非清凉所能致也”（《景岳全书 · 杂证谟 · 火论》）。可见，张氏对于同一病者，用甘平、甘凉、甘温等补剂，也是根据病机变化而灵活掌握的。

【医案例举】

例一　来宅女人，年近三旬。因患虚损，更兼喉癣疼痛，多医罔效。余诊其脉则数而无力，察其证则大便溏泄，问其治则皆退热清火之剂。然愈清火而喉愈痛。察之既确，知其并非实火，而且多用寒凉，以致肚腹不实，总亦格阳之类也。遂专用理阴煎及大补元煎之类出入间用，不半年而病全愈《景岳全书 · 杂证谟》

分析　本案为虚损患者兼喉癣疼痛。前医以实火论治，是错判了虚实，故愈清火而喉愈痛。所谓“实火一清便退，虚火愈清愈起”，理在其中。就这一病证而言，阴虚劳损之人多患之。咽干喉痛，久不能愈，乃水亏虚，火炎上所致，宜壮水滋阴之剂。然而也有因火虚于下，阳浮于上者，乃无根之火，上炎咽喉所致，治法非温补命门不可。如果药用寒凉，乃为误治。此案景岳根据数而无力之脉象，以及大便溏泄等证，断为格阳之类，故用理阴煎、大补元煎等，填补其阴，温养阳气而获痊愈。

例二　金宅少妇，宦门女也。素任性，每多胸胁痛及呕吐等证，随调随愈。后于秋尽时，前证复作，而呕吐更甚，病及两日，甚至厥脱不省，如垂绝者再。后延予至，见数医环视，全云：汤饮诸药，皆不能受，入口即呕，无策可施。一医云：惟可独参汤，庶几可望其生耳。余因诊之，见其脉乱数甚，而且烦热躁扰，莫堪名状。意非阳明之火何以急剧若此？乃问其欲冷水否，彼即点首。遂与以半盅，惟此不吐，且犹有不足之状，乃复与一盅，稍觉安静。余因以太清饮投之。而犹有谓：此非伤寒，又值秋冬，能堪此乎？余不与辩。乃药下咽，即酣睡半日，不复呕矣。然后以滋阴轻清等剂调理而愈。大都呕吐多属胃寒，而复有火证若此者。《经》曰：“诸逆冲上，皆属于火”，即此是也。自后，凡见呕吐，其声势涌猛，脉见洪数，证多烦热者，皆以此法愈之。是又不可不知也。（《景岳全书 · 杂证谟》）

分析　这是一例顽固性呕吐，甚则入口即呕，“食已即吐属胃火”，古有明训。至于厥脱不省，是因呕吐所引起的现象，不能因其似乎正气欲尽而用独参汤。当着重治其引起呕吐之因。景岳察其脉证，断为“阳明之火”，为慎重起见，又以凉水试之，再行清火药，直清阳明蕴热。吐止后，再用轻清之剂，清馀热而养胃阴，以善其后。

例三　余尝治一壮年，素好火酒。适于夏月醉则露卧，不畏风寒，此其食性、脏气皆有大过人者，因致热结三焦，二便俱闭。余先以大承气汤，用大黄五、七钱，如石投水。又用神佑丸及导法，俱不能通，且前后俱闭，危剧益甚，遂仍以大承气汤加生大黄二两，芒硝三钱，如牙皂二钱煎服。黄昏进药，四鼓始通，大便通而后小便渐利。此所谓盘根错节，有非斧斤不可者，即此之类，若优柔不断，鲜不害矣。（《景岳全书 · 杂证谟》）

分析　这是一例典型的实热便秘，辨证并不困难，问题是治疗。大黄用至五、七钱，仍不能通，常规是否会想到改用他法。而张氏深信药证合拍就应该见效，如不效，先考虑是病重药轻，果然生大黄增至二两，芒硝三钱，用峻猛之剂攻击，大刀阔斧，斩将搴旗，下其邪热而病痊，可谓有胆有识。

例四　朱翰林太夫人年近七旬，于五月时偶闪一跌，即致寒热。群医为之滋阴清火，用生地、芍药、丹皮、黄芩、知母之属，其势日甚。及余诊之，见其六脉无力，虽头面上身有热，而口则不渴，且足冷至股。余曰：此阴虚受邪，非跌之为病，实阴证也。遂以理阴煎加人参、柴胡，二剂而热退。日进粥食二、三碗，而大便以半月不通，腹且渐胀。咸以为虑，群议燥结为火，复欲用清凉等剂。余坚执不从，谓其如此之脉，如此之年，如此之足冷，若再一清火，其原必败，不可为矣。《经》曰："肾恶燥，急食辛以润之"，正此谓也，乃以前药更加姜、附，倍用人参、当归，数剂而便即通，胀渐退，日渐复原矣。病起之日，众始服其定见。(《景岳全书·杂证谟》)

分析 这一病例分两个阶段，先是真寒假热，他医误治而病增。景岳诊之，如此之年，如此之足冷，如此之脉，即用温补而热退进食。后生便秘，"群议燥结为火"，而景岳"坚执不从"，认为仍是阳虚寒积所致，只是病情演变过程中的主症表现不同而已。仍于理阴煎中加姜、附之辛，其取效甚捷，即所谓"肾寒者宜温而滋之"也。

吴有性

一、生平和著作

吴有性，字又可，明末姑苏洞庭（今江苏吴县）人，生卒年代不详，约生活于16世纪末至17世纪中叶，为明末清初著名温病学家。

吴氏生当明王朝行将倾覆之际，战争连绵、灾荒不断、疫病流行，给人民带来了深重的灾难。据《明史》记载，从永乐六年（公元1408年）至崇祯十六年（公元1643年），发生温疫流行达19次之多，其间以崇祯十四年（公元1641年）流行的温疫尤为严重，疫情遍及山东、河北、江苏、浙江等省，流行极为猖獗，吴氏家乡吴县一带亦未幸免。当时医家误以伤寒法治之，致使病人或因失治而死，或由妄用峻剂攻补失序而死，或因病急药缓迁延而死，比比皆是，不可胜计。《吴江县志》曾对此作了真实的记载"一巷百余家，无一家仅免之；一门数十口，无一口仅存者"。吴氏目睹这延门阖户的惨景，深切感到："守古法不合今病，以今病简古书，原无明论，是以投剂不效，医者彷徨无措，病者日近危笃，病愈急，投药愈乱，不死于病，乃死于医，不死于医，乃死于圣经之遗亡也"（《温疫论·原序》）。于是他悉心研究，努力探索，将其平生研究所得，著成《温疫论》一书，比较完整地阐述了诊治温疫病的一系列学术观点，对中医传染病学的发展作出了重要贡献。

《温疫论》成书于公元1642年，分上下二卷，全书似随笔札录，分列八十五个论题，不甚诠次。书中全面阐发了温疫病的发生、发展、演变规律，及辨证论治的原则、方法，创造性地提出了病因学中"戾气"的新概念，揭示了疫病的传染方式、入侵部位和传变特点，创立了疏利募原、分消表里的治则，自制达原饮、三消饮等有效方剂。为中医学发展史上第一部急性外感传染病的专著，在传染病发展史上也占有重要地位。

二、学术思想

（一）温疫的病因

对于疫病的认识，《素问遗篇·刺法论》云："五疫之至，皆相染易，无问大小，病状相似”。指出了疫病的传染性。究其病因，王叔和的《伤寒例》这样记载：“凡时行者，春时应暖而复大寒，夏时应大热而反大凉，秋时应凉而反大热，冬时应寒而反大温，此非其时而有其气，是以一岁之中，长幼之病多相似者，此则时行之气也”。后世医家虽有发挥，但只是表述不一而已，终未能脱离“非时之气”说。换言之，正常气候下感风、寒、暑、湿、燥、火等六气致病，称为“六淫”，是患普通疾病，没有传染性；异常气候下感邪致病，称为“非时之气”，是患急性传染病。吴氏通过长期观察，否定了这一传统说法，提出新的病原观点——杂气学说。

吴氏否认疫病与气候变化有关。指出除了风、寒、暑、湿、燥、火六气为邪致病之外，天地间还存在着另一类致病因素——杂气。所不同的是，“六气有限，现在可测，杂气无穷，茫然不可测也”，有时“杂气为病，更多于六气”，若“专务六气，不言杂气，岂能包括天下之病欤”（《温疫论·杂气论》）。因此，吴氏明确指出，大凡传染性疾病，举世皆以为六气为病，而其实是种种杂气为患。“大约病遍于一方，延门阖户，众人相同，皆时行之气，即杂气为病也”（《温疫论·杂气论》）。种种杂气之中，有一种特别凶险厉害，吴氏称作为“疫气”、“戾气”（或疠气）。“疫气者亦杂气之一，但有甚于他气，故为病颇重，因名之疠气”。并详细分析了杂气的各种特性。

1. 杂气的性质

限于当时的历史条件，吴氏所推断的杂气“无所可求，无象可见，况无声复无臭”，“其来无时，其着无方，众人有触之者，各随其气而为诸病焉”。这就说明杂气虽无象无声，但并不是虚无缥缈的，而是存在于外界环境中的一种物质，“气即是物，物即是气”（《温疫论·论气所伤不同》），肯定了杂气的物质性。同时，吴氏还指出这种物质具有强烈的致病毒性。戾气，亦名厉气，厉者，恶也，为病最凶最险，流行迅猛，故称为戾气。“今感疫气者，乃天地之毒气”（《温疫论·应补诸症》），吴氏还认识到温疫传染力的强弱和流行规模的大小，与疫气的盛衰有关，如“疫气盛行，所患皆重，最能传染”（《温疫论·论气盛衰》）；“疫者感天地之厉气，在岁运有多少，在方隅有轻重，在四时有盛衰，此气之来，无论老少强弱，触之者即病”（《温疫论·杂气论》）。说明吴氏已能将症状学与流行病学结合起来分析疫情，并提高到病源致病的角度认识疾病。

2. 杂气的特异性

吴氏在临证观察中确认了一个极其明显的事实，即传染病的临床证候不是千篇一律的，如大头瘟的证候是发颐、头面浮肿；虾蟆瘟的证候是咽痛、音哑；瓜瓤瘟的证候是呕血、暴亡。根据发病症状种种不一的现象，吴氏透过现象探求本质，大胆而科学地推论，引起疫病的病原——戾气，也是多种多样的。“天地之杂气，种种不一”（《温疫论·杂气论》），感受一种戾气，只能形成一种疫病。所谓“杂气为病，一气自成一病”（《温疫论·知一》）。人们感受戾气之后，由于其性质的不同，而出现各种症状不一的疾病。“众人有触之者，各随其气而为诸病焉”（《温疫论·杂气论》），“有是气则有是病”（《温疫论·论气所伤不同》）。这是因为一种杂气专入某一经络脏腑，所以专发为某病，说明疾病的特异性是由戾气的特异性来决定。温疫病之所以一旦相染，长幼相似，也正是这一原因所致。

他不仅观察了人的疫病，还通过对动物的观察，说明各种杂气的特异性。杂气亦有偏中于人或某一动物，或某一脏腑这一特异性。有些杂气可以使动物致病而不使人致病，甚至动物禽兽之间，也可因其种类不同，而发生不同的情况。吴氏说："至于无形之气，偏中于动物者，如牛瘟、羊瘟、鸡瘟、鸭瘟，岂当人疫而已哉？然牛病而羊不病，鸡病而鸭不病，人病而禽兽不病，究其所伤不同，因其气各异也"（《温疫论·论气所伤不同》）。"杂气"之名亦由此而来。

吴氏的上述见解，都是经过精密观察，独立思考而来，因不盲从古人，才能勇创新说，揭开中医传染病学新的一页。

（二）温疫的辨证

外邪皆从皮毛侵入，以次传入，已成定论，而吴又可提出疫邪是由口鼻而入。"此气之来，无论老少强弱，触之者即病。邪自口鼻而入。"而且传染途径有二："邪之所着，有天受，有传染，所感虽殊，其病则一。凡人口鼻之气通乎天气"（《温疫论·原病》）。相当于现代传染病学的空气传染和饮食传染，这在当时是颇有见地的。

关于疫邪侵入人体所在的部位，吴氏说："邪从口鼻而入，则其所客，内不在脏腑，外不在经络，舍于伏膂之内，去表不远，附近于胃，乃表里之分界，是为半表半里，即《针经》所谓横连募原者也"（《温疫论·论气所伤不同》）。由于杂气非六气，所以侵入的途径、所藏的部位都有特殊性，吴氏推断邪藏伏于人体的最隐匿之处。一般而言，邪气在经则为表，邪气入胃即是在里。今邪在募原，正当经胃交关之处，是为半表半里。所以温疫病发病初期，既不同于外感的表证，又没有里证的表现，而出现先憎寒而后发热，其脉不浮不沉而数，似表非表，似里非里的症状，因此，吴氏名之为"邪伏募原"。

温疫病的典型表现，"始则昼夜发热，日晡益甚，头疼身痛，舌上白苔，渐加烦渴，乃众人之常也"（《温疫论·知一》）。但是，由于邪气可浮越诸经，"浮越某经即显某经之证"，如浮越于太阳经，可兼有头项痛、腰痛；浮越于少阳经，可兼有胁痛、耳聋、寒热、呕而口苦；浮越于阳明经可兼有目痛、眉棱骨痛、眼眶痛、鼻干不眠等。

温疫的传变，多从半表半里的募原开始，但由于感邪有轻重，伏匿有浅深，体质有强弱，以致传变的方式很复杂，吴氏通过长期临床实践，归纳为九种类型，称为"九传"：但表不里，但里不表，表而再表，里而再里，表里分传，表里分传再分传，表胜于里、里胜于表，先表后里，先里后表。但总的说来，传变方式可归纳为向表传变、向里传变和表里分传三种情况，往表传为顺，显示邪从外解，从里传为逆，是邪向深处发展。总之，九传不外表里两种。他说"夫疫之传有九，然亦不出乎表里之间而已矣，所谓九传者，病人各得其一，非谓一病而有九传也"（《温疫论·统论疫有九传治法》）。所以说，一传之后，很少有再传的机会。

因此，温疫的转归也不外两种，即外传外解和内传内陷。外解或自斑消，或从汗解，斑则有斑疹、桃花斑、紫云斑；汗则有自汗、盗汗、狂汗、战汗之异。此病气使然，亦为疫证的特殊性，但求得汗、得斑为愈。从内陷者，可见胸膈痞闷，或心腹胀满，或心痛腹痛，或胸胁痛，或大便不通，或热结旁流，或协热下利等症。同时舌质变化亦可见紫赤、燥烈、芒刺；舌苔可见黄苔、黑苔等等。掌握这些要点，即可"因证而知变，因变而知治"（《温疫论·原病》)。

吴氏在辨证温疫的同时，特别强调与伤寒的鉴别。尽管两者有天壤之别，但吴氏还是在《温疫论》中列《辨明伤寒时疫》专篇，对温疫与伤寒作了极为细致的鉴别。

(1) 辨病因　温疫因感杂气所致，但也有小部分可因饥饱劳碌或七情刺激而诱发；伤寒必有感受六淫之因，或衣单风露，或强力入水，或临风脱衣等。

(2) 辨感邪途径　温疫之邪从口鼻而入；伤寒之邪自毫窍而入。

(3) 辨发病情况　温疫感久而后发，淹缠二三日或渐加重，或淹缠五六日，忽然加重；伤寒感而即发，感发甚暴。

(4) 辨病位　温疫感邪多伏于募原；伤寒感邪在六经。

(5) 辨临床表现　温疫初起忽觉凛凛恶寒，后但热不寒；伤寒初起觉肌肤寒栗，四肢拘急，恶风恶寒，头疼身痛，发热恶寒，脉浮。

(6) 辨传变　温疫感邪在内，内溢于经，经不自传，自募原分传表里；伤寒感邪在经，以经传经。

(7) 辨治疗　温疫初起以疏利为主，先里后表，下不嫌早，里通则表和；伤寒初起以发表为主，先表后里，先汗后下，下不嫌迟。

(8) 辨预后　温疫发斑为外解，伤寒发斑为病笃；温疫虽汗不解，汗解在后，伤寒一汗而解，汗解在前。

(9) 辨传染性　温疫能传染于人；伤寒一般不传染于人。

三、医学实践

对温疫病各个阶段各种证候的辨证与治疗，吴氏根据当时的临床实际情况，总结了一些重要的治疗经验。

(一) 温疫初起，疏利募原

温疫初起，即邪在募原阶段，因邪不在经，汗之徒伤卫气，热亦不减；邪不在腑，下之徒伤胃气，口渴亦甚，故主张疏利募原。吴氏指出："温疫之邪，伏于募原，如鸟栖巢，如兽藏穴，营卫所不关，药石所不及。至其发也，邪毒渐张，内侵于腑，外淫于经，营卫受伤，诸证渐显，然后可得而治之。方其浸淫之际，邪毒尚在募原，此时但可疏利，使伏邪易出。邪毒既离募原，乃观其变，或出表，或入里，然后导邪而去，邪尽方愈"(《温疫论·行邪伏邪之别》)。吴氏认为这类疫证，疫疠之邪居于半表半里之募原，汗之不得，下之不可，"但使邪毒速离募原，便是治法"(《温疫论·温疫初起》)。遂自制达原饮以直达病所。

达原饮的主要功用为疏利表气，驱除伏邪，使邪气溃败，速离募原，表气通顺，汗出而解。方由槟榔、厚朴、草果仁、知母、芍药、黄芩、甘草等组成。其中槟榔能消能磨，驱除伏邪，为疏利之药，又除岭南瘴气；厚朴破戾气所结，草果辛烈气雄，除伏邪盘踞。三味协力，直达其巢穴，使邪气溃败，速离募原，是以为达原也。热伤津液加知母以滋阴；热伤营气加白芍以和血，黄芩清燥热；甘草和中，为调和之剂。达原饮中再加大黄、葛根、羌活、柴胡、生姜、大枣，名三消饮。由于邪游溢于经，可出现三阳经见证，治疗也应"随经引用，以助升泄”（《温疫论·温疫初起》）。邪热溢于太阳经，腰背项痛，故加羌活；邪热溢于阳明经，目痛，眉棱骨痛，则加葛根；邪热溢于少阳，胁痛，耳聋，则加柴胡；若见里证，则加大黄。三消者，消内消外消不内不外也，一使邪气溃散，二使表里分消，故吴氏称之为“治疫之全剂”。

（二）邪入胃腑，下不嫌早

吴氏认为在温疫病的传变过程中，疫邪传胃为最常见，“夫疫者，胃家事也，盖疫邪传胃十常八九，既传入胃，必从下解”（《温疫论·注意逐邪勿拘结粪》）。宜承气汤辈引而竭之。

关于下法的作用，吴氏着力阐发二点。一是下之则“里通表和”。他说：“盖疫邪每有表里分传者，因有一半向外传，则邪留于肌肉，一半向内传，则邪留于胃家。邪留于胃，故里气结滞，里气结，表气因而不通，于是肌肉之邪不能即达于肌表。下后里气一通，表气亦顺，向者郁于肌肉之邪方能尽发于肌表，或斑，或汗，然后脱然而愈。伤寒下后，无有此法”（《温疫论·辨明伤寒时疫》）。他认为表热无汗主要是里气不通，里气一通则汗出热解，这就是“里通则表和”的机理。二是下之则逐邪外出。吴氏认为下法不必拘于结粪，“温疫可下者约三十余证，不必悉具，但见舌黄、心腹痞满，便予达原饮加大黄下之，设邪在募原者，已有行动之机，欲离未离之际，得大黄促之而下，实为开门祛贼之法，即使未愈，邪亦不能久羁”（《温疫论·注意逐邪勿拘结粪》）。下法是为了祛邪，使邪有出路，所以当早用。因在患病初起阶段，正气尚盛，应用下法不至于引起不良反应，愈后亦容易恢复，“勿拘于下不厌迟之说”。因为“承气本为逐邪而设，非专为结粪而设也。必俟其粪结，血液为热所搏，变证迭起，是犹养虎遗患，医之咎也”（《温疫论·注意逐邪勿拘结粪》）。况且，温疫病中有见溏粪恶臭，至死不结的现象，只要下之秽恶一去，邪毒从此而消，证脉从此而退。故吴氏又谆谆告诫：“要知因邪热而致燥结，非燥结而致邪热也”，“邪为本，热为标，结粪又其标也”（《温疫论·注意逐邪勿拘结粪》）。应用攻下法，通大便是一种手段，而逐邪才是目的。因此，吴氏特别重视大黄的功用，认为“三承气功效俱在大黄”，“大黄本非破气药，以其润而最降，故能逐邪拔毒”（《温疫论·妄投破气药论》）。临床具体运用时，吴氏不仅娴熟，也极具胆识。如“邪已入胃，非承气不愈，误用白虎，反抑邪毒，致脉不行，因而细小，医见脉微欲绝，益不敢议下，此当急投承气，六脉自复”（《温疫论·热邪散漫》）。又如温疫而见厥逆，皆为阳厥。“温疫传入胃家，阳气内郁，不能外布，即便四逆，可谓阳厥是也，其厥深者，甚至凉过肘膝，脉沉而微，剧则通身冰冷，脉微欲绝，虽有轻重之分，总之为阳厥”（《温疫论·论阴证世间罕有》），此时攻邪不可迟疑，且用大黄的剂量也相当大。在《温度论·因证数下》中记载一病例，每次大黄用一两五钱，半个月共用十二两。另外，在温疫病的治疗上，不提倡清热解毒方药的应用，他认为大剂芩连栀柏，一者妄伐生气，二者不去其邪，仅清其热，何异扬汤止沸，病根何由以拔。只有大黄才是治本之药。

吴氏关于承气汤及攻下法的见解，发展了仲景的学术思想，所谓“温病下不嫌早，伤寒下不嫌迟”的说法，就是在这一认识的基础上产生的，给后世以深远的影响。

(三) 疫后养阴，不宜温补

吴氏对疫后调理亦很重视，大抵原则为宜养阴清余邪，不宜温补。他说："夫疫乃热病也，邪气内郁，阳气不得宣布，积阳为火，阴血每为热搏，暴解之后，余焰尚在，阴血未复，大忌参、芪、白术，得之反助其壅郁，余邪留伏，不惟目下淹缠，日后必变生异证"(《温疫论·解后宜养阴忌投参术》)。温疫为热病，容易引起伤阴耗液，故在疫病后期，特别是攻下之后，需以养阴之法，滋阴生血。对下后疫邪已清，出现两目干涩，舌反枯干，津不到咽，唇口燥裂等阴枯血燥之症，他主张用清燥养荣汤，方中以生地汁、当归、白芍滋阴养血以润燥；用知母、天花粉清热生津；陈皮、甘草调和诸药，补而不滞。

吴氏还指出，在疫病传变过程中，有的患者素体尫羸，伏邪已溃，表里分传，里证虽除，正气业已衰微，不能托出表邪，留而不去，因与血脉合而为一，结为痼疾，由于"客邪胶固于血脉，主客交浑，最难得解"(《温疫论·主客交》)，而制三甲散治之，三甲散由鳖甲、龟甲、穿山甲、牡蛎、蝉衣、僵蚕、䗪虫、当归、白芍、甘草等组成，立意新颖，用药独特，给后世温病学家吴瑭创三甲复脉汤之类以很大的启示。

吴氏强调养阴，并不限于疫病后期，在整个疫病过程中，时时注重保津护阴。他还指出若素多痰，及少年平时肥盛者，投之养阴恐有腻膈之弊，亦宜斟酌。大抵时疫愈后，调理投药不易，莫如静养、节饮食为第一。病人烦渴思饮，"盖内热之极，得冷饮相救甚宜"(《温疫论·论饮》)。吴氏往往酌量给予冰水、冷饮，至于梨汁、藕汁、蔗浆、西瓜等物皆可护液生津。凡此种种，皆为后世温病学家所采用。如吴瑭承前启后创制的增液承气汤、雪梨浆、五汁饮等方。

除上述养阴法之外，值得一提的是吴氏强调疫后即使证为虚羸，亦不宜用参芪，理由是"有邪不除，淹缠日久，必致尫羸"(《温疫论·妄投补剂论》)。庸医不知此理，辄用补剂，"殊不知无邪不病，邪去而正气得通，何患乎虚之不复也"(《温疫论·妄投补剂论》)。此论与张子和"邪去则正安"的论点一样。"今投补剂，邪气益固，正气日郁，转郁转热，转热转瘦"(《温疫论·妄投补剂论》)。此论与张子和妄投补剂则闭门留寇的观点也是一致的。

总之，吴又可根据温疫之邪的性质及病变部位、传变方式不同，另辟蹊径，主张透达募原，分消内外，里通表和，重视下法逐邪，尤其重视大黄的应用，以及温疫后期以养阴为主，而不宜温补的法则，对后世温病学的发展有很大影响。

【医案例举】

例一　朱海涛者，年四十五岁，患疫得下证，四肢不举，身卧如塑，目闭口张，舌上苔刺，问其所苦，不能答，因问其子：两三日所服何药？云进承气汤三剂，每剂投大黄两许不效，更无他策，惟待日而已，但不忍坐视，更祈一诊。余诊得脉尚有神，下证悉具，药浅痛深也。先投大黄一两五钱，目有时而小动。再投，舌刺无芒，口渐开能言。三剂，舌苔少去，神思稍爽。四日服柴胡清燥汤，五日复生芒刺，烦热又加，再下之。七日又投承气养荣汤，热少退。八日仍用大承气汤，肢体自能少动。计半月，共服大黄十二两而愈。又数日后，始进糜粥，调理两月平复。凡治千人，所遇此等不过三四人而已。姑存案以备参酌耳。(《温疫论·上卷·因证数攻》)

分析：这是一例极少见的案例，逐日记载了用大黄的病情变化，总计用十二两大黄救治成功，可谓惊心动魄。本案“下证悉具”，说明是热毒极盛，邪火充斥，可有大便秘，心腹胀满，按之疼痛，或小便癃闭等；或可无便秘亦可用大黄。至于四肢不举、身卧如塑、口不能答、目闭口张、舌上苔刺等，则是由里气不通，表气内闭，邪热内结所致。吴氏敢于运用大承气汤，并连服半月下药，用量也是常人难以想象的，充分说明了他对大黄功效的独特见解，正所谓大病用大药。对临床急性传染病的治疗有一定的借鉴意义。

例二　施幼声，卖卜踨行，年四旬，禀赋肥甚。六月患时疫，口燥舌干，芒刺如锋，不时太息，咽喉肿痛，心腹胀满，按之痛甚，渴思冰水，日晡益甚，小便赤涩，得涓滴则痛甚，此下证悉备，但通身肌表如冰，指甲青黑，六脉如丝，寻之则有，稍按则无，医者不究里证热极，但引《陶氏全生集》，以为阴证。但手足厥逆若冷过肘膝，便是阴证，今已通身冰冷，比之冷过肘膝更甚，宜其为阴证一也；且陶氏以脉分阴阳二证，全在有力无力中分，今已脉微欲绝，按之如无，比之无力更甚，宜其为阴证二也。阴证而得阴脉之至者，有何说焉？以内诸阳证竟置不问。遂投附子理中汤。未服，延予至，以脉相参，表里互较，此阳证之最者，下证悉具，但嫌下之晚耳，盖因内热之极，气道壅闭，乃至脉微欲绝，此脉厥也。阳郁则四肢厥逆，若素禀肥盛，尤易壅闭，今亢阳已极，以至通身冰冷，此体厥也。六脉如无者，群龙无首之象，证亦危矣。急投大承气汤，嘱其缓缓下之，脉至厥回，便得生矣。其妻闻一曰阴证，一曰阳证，天地悬隔，疑而不服。更请一医，指言阴毒，须灸丹田，其兄叠延三医续至，皆言阴证，乃进附子汤，下咽如火，烦躁顿加，逾时而卒。（《温疫论·上卷·体厥》）

分析：这是一例误治致死案。此案系热深厥深之阳证，属真热假寒，切不可当阴证论治。宜急投承气汤缓缓服下，方能脉至厥回，转危为安。然因其他诸医皆以手足厥冷过肘膝及脉无力诊为阴证，而患者家属犹疑不决，最终听信阴证之说，误投附子汤，致使病人不耐以热治热之煎熬，下咽不久即毙。其重病的治疗，寒热相反，生死在一念之间，不可不察。本案的临床症状是极热与极寒并存，此时一定要究其因，追其根，尽量用同一病机加以解释，如热极阳郁则脉如丝，冷如冰等。此等教训，警示后学。

喻　昌

一、生平和著作

喻昌，字嘉言，晚号西昌老人。江西新建（今江西南昌）人，生活于明万历十三年至清康熙三年（公元1585—1664年）。年少时曾治举子业，崇祯间以副榜贡生入都。不久值清兵入关，遂隐于禅，并潜心医学。未几，出禅还俗，以医为业，足迹遍涉南昌、新建、安义、靖安间。后应友人钱谦益之邀，悬壶江苏常熟，医名卓著，冠绝一时。

喻氏为清初著名医家，与张璐、吴谦齐名。喻氏久居江南，从学者甚众，其中较著名者，当推徐彬，字忠可，浙江嘉兴人，曾著《伤寒图说》《金匮要略论注》等，尤以注金匮为独善，其说皆本于嘉言。尤在泾的《金匮心典》，注释亦多本于嘉言。另外，尚有罗子尚、舒驰远等传人。

喻氏的主要著作为《尚论篇》《医门法律》《寓意章》。

《尚论篇》为《尚论张仲景伤寒论重编三百九十七法》之简称，全书共八卷。卷一至四详论六经证治，阐述其错简重订及“三纲鼎立”之说，并以此三纲重订《伤寒论》。卷五至八论述春温及夏秋暑湿热病证治，并论伤寒诸方，又称《尚论后篇》。该书主要参考方有执所著《伤寒论条辨》，但认为方氏“不达立言之旨者尚多”，故“欲取而尚论之”，因此即名其书，该书提纲挈领，条理清楚，对后世《伤寒论》的研究影响较大。

《医门法律》，六卷。全书结合临床病证，着重探讨治法与戒律。法是治疗的正规法则，以及运用要点；律是指出误治过失而议其罪。所以本书以“法律”命名。卷一主要论述望闻问切诊断大法，卷二至卷六主要论述六气为病及杂病证治，对每一证候的处治，辨明正治之法及误治之责，确立了医疗是非标准，用以指导临床，泾渭分明。该书自1658年刊行后，即以其独具一格的内容和体例，传诵医林。

《寓意草》，一卷，记载喻氏临床辨治疑难病证医案60余例，为临证治验之笔录。本书以议论析理见长，书中首列“先议病后用药”及“与门人定议病式”，颇具启发作用。在治案中，因症脉治，记述详细，剖析明晰，并以层层设问的方式，阐明重点与难点，且文笔独特，在医案著作中独树一帜。

二、学术思想

（一）伤寒“三纲鼎立”说

自宋以后，医家对《伤寒论》的研究逐渐重视，研究方法也更加广泛。喻昌对《伤寒论》评价甚高，奉为众法之宗，群方之祖，只是经晋代王叔和编次后，“纲领倒置，先后差错”，已失本来面目，“仲景之道，人但知得叔和而明，孰知其因叔和而坠也哉”（《尚论篇·尚论仲景伤寒论先辨叔和编次之失》）。批评林亿、成无己校注《伤寒论》之失，认为“其所为校正，所谓诠注者，乃仲景之不幸，斯道之大厄也”（《尚论篇·尚论张仲景伤寒大意》）。在研究《伤寒论》方面，喻氏推崇方有执，认为“其于太阳三篇，改叔和之旧，以风寒之伤营卫者分属，卓识超越前人”（《尚论篇·尚论张仲景伤寒大意》）。方有执认为《伤寒论》以六经辨证，有纲有目，经为纲，变为目，六经皆然。喻昌从之，大倡纲目之说，进一步指出四时外感“以冬月伤寒为大纲，伤寒六经中，又以太阳一经为大纲，而太阳经中，又以风伤卫，寒伤营，风寒两伤营卫为大纲”（《尚论篇·尚论张仲景伤寒大意》）。这就是伤寒“三纲鼎立”说。

喻氏认为只有先明确了大纲，再根据大纲探求其病理变化和治疗规律，才容易掌握辨证论治的原则性和灵活性。如云：“仲景立桂枝汤、麻黄汤、大青龙汤，鼎足大纲三法，分治三证，风伤卫则用桂枝汤，寒伤营则用麻黄汤，风寒两伤营卫，则用大青龙汤，用之得当，风寒立时解散，不劳余力矣！乃有病在卫而治营，病在营而治卫，病在营卫，而治其一遗其一，与大病已去营卫而复汗，病未去营卫而误下，以致经传错乱，展转不已，源头一差，末流百出，仲景参互错综，以尽病之变态，其统于桂枝、麻黄、青龙三法，夫复何疑”（《尚论篇·论太阳经伤寒证治大意》）。因而他重新编次的《尚论篇》太阳经部分便分作三篇，风伤卫为上篇，寒伤营为中篇，风寒两伤营卫为下篇。每篇中又分若干部分，在每一部分前后分别有小标题和小结。这样的编次，条理清楚，对理解内容具有提纲挈领的作用，的确给后学带来了很大方便。

三纲鼎立之说，实发端于王叔和《伤寒例·辨脉法第一》“风则伤卫，寒则伤荣，荣卫俱病，骨节烦疼”，及孙思邈的“夫寻方之大意，不过三种，一则桂枝，二则麻黄，三则青龙，此之三方，凡疗伤寒，不出之也”（《千金翼方·伤寒论》）。至喻昌始为完备。由此可知，喻氏的伤寒三纲学说也是在前人的理论基础上进一步的发挥。但如此三纲，后人亦有争议，未尽赞同。

（二）温病“三纲”说

喻昌通过研究伤寒，对温病也有不少阐发。他根据明末清初温疫病多次流行的实际情况，指出：“触冒寒邪之病少，感发温气之病多，寒病之伤人十之三，温病之伤人十之七”（《尚论后篇·尚论春三月温症大意》）。认为仲景《伤寒论》虽详寒略温，但治温之法，实已包含其中。其曰：“仲景书详于治伤寒，略于治温，以法度俱错出于治伤寒中耳，后人未解义例，故春温一证，漫无成法可师”（《尚论后篇·尚论春三月温症大意》）。他根据《内经》之旨，把温病之春温也分成三类：即冬伤于寒，春必病温；冬不藏精，春必病温；既冬伤于寒，又冬不藏精，至春月同时发病。亦即温病三纲。

冬伤于寒之温病，是寒邪郁于肌肤，感春月之温气而病，是邪郁肌肤，从阳明化热，而外达太阳。太阳、阳明二经为邪所盘踞之地，若略恶寒而即发热，治疗以解肌为主；若大热而全不恶寒者，治疗重在清热；若表未除而里已实者，则用大柴胡汤两解之。

冬不藏精之温病，是由肾脏虚亏，寒邪内侵骨髓，稽留郁而化热，至春气疏泄，风木上升，吸引肾邪内动而发。但邪入既深不能逐出，发热全在骨髓之间，是属病情较重的温病，治法禁用发汗解表，“宜先用药深入肾中，领邪外出”（《尚论后篇·谨将冬不藏精春必病温分为一大例》）。如始发二三日间，发热脉沉，未见微数之脉，用麻黄附子细辛汤、麻黄附子甘草汤“温经散邪”。若邪传膀胱，手足尽热而便血，则以桂枝、大黄入四苓散“夺膀胱热”。用药多由仲景治少阴伤寒之意推演而来。

冬伤于寒又冬不藏精之温病，名为“两感温证”。因“冬伤于寒者，阳分受邪，太阳膀胱经主之；冬不藏精者，阴分受邪，少阴肾经主之”（《尚论后篇·谨定冬伤于寒又冬不藏精之症名曰两感温症》）。这是太阳、少阴互为标本的病变，因此病在太阳、少阴二经，其症状也是太阳和少阴互见。治疗上可分为先里后表和先表后里两种。总之，病在阳分，邪浅而易疗；病人阴分，则邪深而难愈。所以病温之人，有发表三五次，而外症不除者；攻里三五次，而内症不除者；尚有在表又似里，在里又似表的复杂情况。尤其热证，缘真阴为热邪久耗，无以制亢阳，成为燎原不熄之热。因此，病温之人，邪退而阴气犹存一线者，方可得生，否则预后很差。其温病三纲，主要是阐明伏气温病，并强调“存阴”的重要意义，“阴气犹存一线，方可得生”，对温病学的发展大有促进作用。晚清柳宝诒发挥喻氏之说，擅长治疗伏温，善用三鲜汤（鲜生地、鲜石斛、鲜沙参）合附子助阴托邪，而成为温病一大家。

喻氏对温病的病机、辨证治疗从三焦立论，对后世亦有一定影响。他认为“伤寒之邪，先行身之背，次行身之侧，繇外廓而入，温疫之邪则直行中道，流布三焦”（《尚论篇·详论温疫以破大惑》）。他认为引起温疫的邪气有雾露之清邪，饮食之浊邪及清浊之邪，上焦为清阳，清邪从上入，下焦为浊阴，故浊邪从下入，中焦为阴阳交界，凡清浊之邪必从此区分。认为疫病由三焦相溷，内外不通所引起。提出了“未病前，先饮芳香正气药，则邪不能入；邪既入，急以逐秽为第一要义，上焦如雾，升而逐之，兼以解毒；中焦如沤，疏而逐之，兼以解毒；下焦如渎，决而逐之，兼以解毒”（《尚论篇·详论温疫以破大惑》）。喻氏此说，对后来温病学家有一定的影响。在这个理论指导下，逐步形成了芳香化湿，逐秽解毒等重要治疗方法。

（三）秋燥论

对于六淫致病与时序的密切关系，历代医家对此均有论述，但其中对《素问·生气通天论》“秋伤于湿，上逆而咳，发为痿厥”和《阴阳应象大论》“秋伤于湿，冬生咳嗽”的条文，历代医家都认为是伤于长夏湿土之气所致，因长夏之终，即秋气之始，循文曲解，以致经旨不明，以误传误。而喻氏认为，《内经》中此两条文都是“秋伤于燥”之误，并为之辨正。他说：“燥之与湿，有霄壤之殊。燥者，天之气也。湿者，地之气也。水流湿，火就燥，各从其类，此胜彼负，两不相谋。春月地气动而湿胜，斯草木繁茂，秋月天气肃而燥胜，斯草木黄落，故春分以后之湿，秋分以后之燥，各司其政，今指秋月之燥为湿，是必指夏月之热为寒然后可”（《医门法律·秋燥论》）。这是他从性质上对两者进行区别。其次，他又指出，春、夏、冬三时，都是伤于主时之气，如春伤风、夏伤暑，冬伤寒，而唯秋伤于湿（非主时之气），这是不合乎逻辑的。故他说：“奈何《内经》病机十九条，独遗燥气，他凡秋伤于燥，皆谓秋伤于湿”（《尚论篇·详论温疫以破大惑》），这种遗误，成为千古疑案，不能不为之辨正。应该是“春伤于风，夏伤于暑，长夏伤于湿，秋伤于燥，冬伤于寒，觉六气配四时之旨，与五运不相背戾，而千古之大疑始一决也”（《尚论篇·详论温疫以破大惑》）。

同时，喻昌又进一步阐述了燥气致病的病机。《内经》曰“燥胜则干”，说明燥气致病以干燥为特点。其为病，在外则皮肤干燥皴揭；在内则津液耗竭，精血枯涸，种种变化皆燥之所伤。其论病机，谓燥气过甚，则自戕肺金。肺主气而司治节，肺金为燥气所伤，则治节无权，清肃之令不行，诸气膹郁、诸痿喘呕之证生矣。因此，喻氏认为《内经》病机十九条所说“诸气膹郁，皆属于肺”、“诸痿喘呕，皆属于上”均为燥气伤肺。并指出：“诸气膹郁之属于肺者，属于肺之燥，非属于肺之湿也，苟肺气不燥，则诸气禀清肃之令，而周身四达，抑胡致膹郁耶？诸痿喘呕之属于上者，上亦指肺，惟肺燥甚，则肺叶痿而不用，肺气逆而喘鸣，食难过膈而呕出，三者皆燥证之甚者也。经文原有‘逆秋气则太阳不收，肺气焦满’之文，其可称为湿病乎”（《尚论篇·详论温疫以破大惑》）。说明燥之为病，病位在肺，肺失治节是其主要病机。这是继刘河间之后对燥气病机的又一次补充和发挥。

既然燥邪的病理以结、枯、涩为主，治燥的原则也当以甘柔滋润为主。有鉴于此，喻昌治疗燥病忌用辛香行气，以免伤津助燥；亦反对纯用润剂治燥，不求病情，不适病所，过犹不及。其用药大旨为重视胃气，肺胃兼顾，寓培土生金于甘柔滋润之中，清燥救肺。此法实开治秋燥之先河，自制清燥救肺汤，为后世医家所常用。方中取经霜桑叶为君，清润肺金，石膏肃肺清热，甘草和胃益气，人参生胃之津，养肺之气，配胡麻仁、阿胶、麦冬、滋阴润燥，杏仁、枇杷叶，润肺下气。如燥郁痰多者，加贝母、瓜蒌；精伤血枯者，加生地黄。其用药大旨，是以胃气为主。如他在立方本旨中所说："今拟此方，命名清燥救肺汤，大约以胃气为主，胃土为肺金之母也"（《医门法律·自制清燥救肺汤》）。故在方中，重用人参、甘草，而不用天冬、知母及其他苦寒药。他分析说："天门冬虽能保肺，然味苦而气滞，恐反伤胃阻痰，故不用也；知母能滋肾水，清肺金，亦以苦寒而不用。"由此可知，喻氏在组方选药上，处处注意保护胃气，培土生金，这是他治燥救肺的最大宗旨，亦是他成功之处。

【医案例举】

例一　吉长乃室，新秋病洒淅恶寒，寒已发热，渐生咳嗽，然病未甚也。服表药不二，体尪羸。延至初冬，饮以参、术补剂，转觉厌厌欲绝，食饮不思，有咳无声，泻利不止，危在旦暮……吉长彷徨无措，延仆诊毕……仆因谓曰：是病总由误药所致。始先皮毛间洒淅恶寒发热，肺金为时令之燥所伤也，用表散已为非法，至用参术补之，则肺气闭锢，而咳嗽之声不扬，胸腹饱胀，不思饮食，肺中之热无处可宣，急奔大肠，食入则不待运化而直出。食不入则肠中之垢污亦随气奔而出，是以泻利无休也。今以润肺之药兼润其肠，则源流俱清，寒热、咳嗽、泄泻，一齐俱止矣。但取药四剂，服之必安，不足虑也。方用黄芩、地骨皮、甘草、杏仁、阿胶。初进一剂，泻即少止。四剂毕，而寒热俱除。再数剂而咳嗽俱全愈矣。（《寓意草·论吴吉长乃室及王氏妇误药之治验》）

分析　本案是秋燥病经误治后的坏证。患者新秋时得病，外有洒淅恶寒、寒已复热的表证。因燥伤肺气，又见咳嗽，但这与风寒感冒不同，不能用表散方法。秋燥为病，以燥伤肺气为主，治疗亦必重视凉润。而医者不察，初起即误发其汗，使肺气再伤，又以参、术补剂窒塞肺气，使肺热无从宣泄，燥热郁闭化火，下迫腑道而为泻利。喻昌抓住病本，以凉润肺燥之剂，兼清大肠，故见效甚速，四剂毕而寒热俱除，再数剂而痊愈。

例二　沈若兹乃郎，因痘后食物不节，病泻。泻久脾虚，病疟。遂尔腹痛胀大，三年来服消导药无算，腹胀及泻利总不愈。去岁迎医，服参苓白术散稍效，医去复如故，今则转凉，又加四逆矣。暮热朝凉，一逆也；大渴引饮，二逆也；气喘不能仰卧，三逆也；多汗烦躁不宁，四逆也。若慈见案，转托亲友，强恳用药。用以清燥救肺为主，阿胶、地黄、门冬等类同蜜熬膏三斤。渠男三年为药所苦，得此甘味，称为糖也，日争十余次服之，半月药尽，遂致大效。身凉气平，不渴、不烦、不泻，诸症俱退，另制补脾药末善后。全愈。（《寓意草·议沈若兹乃郎肠澼危证并治验》）

分析　痘后津亏，复加久泄，阴津亏竭，阴不制阳，故欲引水自救。阴虚则气无以生，气虚不纳于下，故喘；多汗烦躁，暮热朝凉为阴气虚尽，孤阳不能久留之兆也。此危急之际，喻氏以清燥润肺为主，清源治本，使金肃则水自流长，故久泻用润药而止。再以补脾药善后，使三年沉疴获瘳。

例三　体禀阴虚，水不涵木，肝胆气火偏旺，木火凌金，肺失清肃。时在燥金司气，加以秋燥，风邪乘虚袭入，风燥相搏，金受火刑。咳嗽见红，咯痰色青，胸胁引痛，乍寒乍热，内热为甚，今但燥咳，烘热汗溢，明是阴虚阳浮之征，脉濡小数，右寸关独大于诸部，舌苔光红，中后微有黄苔。以脉参证，恐其阳络血溢，现近霜降节候慎防加剧。谨拟喻氏清燥救肺汤出入为法，冀其退机，附方请政。

西洋参　枇杷叶　炙甘草　冰糖水炒石膏　玫瑰花　连心麦冬　真川贝　陈阿胶　鸭血炒丝瓜络　北杏仁　火麻仁　东白芍　经霜桑叶（《清代名医医案精华·凌晓五医案》）

分析　阴虚火旺之体，复感燥邪，燥助火势，损伤肺络，故失清肃之令不行。脉濡小数，舌红，黄苔皆为肺燥之象。故以石膏、麦冬、桑叶等一清气火焚燎，一滋阴中津液，以防血溢之患。

（四）大气论

“大气”一词，首见于《内经》。《素问·五运行大论》曰：“地为人之下，太虚之中，大气举之”。喻氏进一步加以发挥。在自然界中，地的四周都有磅礴之大气升举着，因为大气的运动不息，才有风、寒、暑、湿、燥、火诸气的变化，才有生、长、化、收、藏的发展过程。喻氏根据天人相应的道理，认为人体是一个小宇宙，人的一切活动，以及生长壮老的过程，都与人身之“大气”有关。

人身之大气，即胸中之大气。是统一全身的动力，主宰人体的一切机能活动。因为“身形之中，有营气，有卫气，有宗气，有脏腑之气，有经络之气，务为区分，其所以统摄营卫脏腑经络，而令充周无间，环流不息，通体节节皆灵者，全懒胸中大气为之主持。”又曰：“人身五脏六腑，大经小络，昼夜循环不息，必赖胸中大气斡旋其间，大气一衰，则出入废，升降息，神机化灭，气立孤危”（《医门法律·大气论》）。人体的一切生命活动，如肝之疏泄、肺之宣降、脾胃之升降、肾水之上升、心火之下降等都必须依赖大气的统摄才能进行。可见大气对于人体是何等的重要。这种大气是抟聚于胸中，包举于肺之周围的阳气。肺所以能主一身之气，主治节，都是大气的作用。它不同于膻中之气，因为膻中是臣使之官，既有职位，则其功能就有一定的局限性；也不同于宗气，因为宗气有一定的隧道，据《灵枢·邪客》云：“五谷入胃也，其糟粕、津液、宗气分为三隧”。既有隧道，就不是洪蒙无际之大气。实质上，大气就是胸中的阳气，主要是指心肺的功能活动。

喻氏认为只要人体中的大气充沛，布达周身，就能使疾病不生，否则大气不足，则阴寒之邪凝聚，阳气郁阻而为病。如“水饮久积胸中不散，伤其絪缊之气，乃至心下坚，大如盘，遮蔽之气不得透过，只从旁边辘转，如旋杯之状”。其治用桂枝去芍药加麻黄附子汤，即是通其胸中之阳气，阳气开通，阴凝自解，“大气一转，其气乃散”；又如治胸痹心痛短气，阳微阴弦，用栝蒌薤白白酒汤通其阳气等。喻氏强调大气的运用主要是针对水饮阴寒之邪，他认为水饮阴寒之邪的形成，主要是因为大气的衰弱，不能温运通达所致，因而要祛除病邪，首先必须扶助胸中阳气（即大气），故在治疗上重用桂附麻黄等辛温之品，意在温通心肺。这对临床是有一定指导意义的。

【医案例举】

例一　袁聚东年二十岁，生痞块。卧床数月，无医不投。日进化坚消痞之药，渐至毛瘁肉脱，面黧发卷，殆无生理。买舟载往郡中就医，因虑不能生还而止。姑请一诊，以决生死远近耳，无他望也。余诊时，先视其块，自少腹至脐旁，分为三歧，皆坚硬如石，以手拊之，痛不可忍，其脉止两尺洪盛，余微细。谓曰："是病由见块医块，不究其源而误治也。初起时，块必不坚，以峻猛药攻之，至真气内乱，转护邪气为害，如人厮打，扭结一团，旁无解散，故迸紧不放，其实全是空气聚成，非如女子冲任血海之地，其月经凝而不行，即成血块之比。观两尺脉洪盛，明明是少阴肾经之气传于膀胱，膀胱之气本可传于前后二便而出，误以破血之药兼破其气，其气遂不能转运，而结为石块，以手摩触则愈痛，情状大露，若是血块，得手则何痛之有？此病本一剂可瘳，但数月误治，从上至下，无病之地，亦先受伤。姑用补中药一剂，以通中下之气，然后用大剂药内收肾气，外散膀胱之气，以解其相厮相结。约计三剂，可痊愈也。"于是先以理中汤加附子五分。服一剂，块已减十之三。再用桂、附药一大剂，腹中气响甚喧，顷之，三块一时顿没。戚友共骇为神，再服一剂，果然痊愈。调摄月余，肌肉复生，面转明润，堆云之发，才剩数茎而已。每遇天气阴寒，必用重相厚被盖覆，不敢起身。余谓病根尚在，盖以肾气之收藏未固，膀胱之气化未旺，兼之年少新婚，倘犯房室，其块复作，仍为后日之累。更用补肾药加入桂、附，而多用河车为丸，取其以胞补胞，而助膀胱之化源也。服之竟不畏寒，腰围亦大，而体加充盛。（《寓意草》）

分析 腹中痞块的形成往往是个渐进的过程，初起多为无形之气积，而医以猛药峻攻，药过病所，以致克伐正气，气乱不顺，加重结聚。而从症状描述看，"皆坚硬如石，以手拊之，痛不可忍"，似有形之积。然而，喻氏诊其脉，断为本虚标实之证，标实仍为气聚成形，宛如痞块，并非有形之痰瘀之类。治当温补以散之、补中以通之。故喻昌以附子理中运转脾阳，枢纽运转，气机顺畅，更用桂、附大剂，温固肾阳，破无形之结而病愈。

例二 文学钱尊王，胸中不舒者经年。不能自名其状，颇以为虑。昌投以薤白汤，次日云：一年之病，一剂而顿除，抑何神耶？昌不过以仲景之心法为法耳，何神之有。然较诸家习用白豆蔻、广木香、诃子、三棱、麦芽等药，坐耗其胸中之阳者，亦相悬矣。（《医门法律·附痹证诸方》）

分析 喻氏认为胸中如太空，离照当空，则旷然无外。若阴邪上干，则胸中窒塞。胸中大气被郁，其守《金匮》之义，投以栝楼薤白半夏汤以通其阳。则胸中大气得转，阴邪自散，而顽疾顿除。

三、医学实践

（一）"逆流挽舟"法治痢

对于痢疾的病因病机，喻昌认为："夏秋热、暑、湿三气交蒸互结之热，十倍于冬月矣"，"外感于三气之热而成痢"（《医门法律·痢疾论》）。所以，清热利湿为治疗痢疾之常法，而"逆流挽舟"是治痢疾之变法。所谓"逆流挽舟"法，就是针对痢疾初起或表邪内陷而采取的一种提邪出表治法，犹如水中挽舟楫逆流而上，使内陷之邪从外而解。代表方剂人参败毒散[1]。喻氏在《金匮要略》"下痢脉多弦，发热身汗者自愈"的启发下，首创"逆流挽舟"之法，主要用于痢疾初起兼有表证者，或体虚表邪入里成痢，迁延日久而不愈者，主张"下痢必从汗先解其外，后调其内"（《医门法律·痢疾论》）。对主治方剂人参败毒散，喻氏认为，"人受外感之邪，必先汗以驱之。惟元气大旺者，外邪始乘药势而入。若元气素弱之人，药虽外行，气从中馁，轻者半出不出，留连为困，重者随元气缩入，发热无休……所以虚弱之体，必用人参三、五、七分。入表药中少助元气，以为驱邪之为主，使邪恶气得药，一涌而出，全非补养虚弱之意也”（《寓意草·辨痢疾种种受症不同随症治验》）。实质是借人参之大力，扶助正气，使邪由里出表，正气由下而上，从而达到汗出热退，邪从表解之目的。这就是他治疗痢疾的独特见解。

喻氏在应用“逆流挽舟”治法时，对其禁忌证亦做了详细的阐述，如“水谷倾囊而出，一昼夜七八十行，大渴饮水自救，百杯不休”的热毒炽盛，津液亏脱者，下痢热入膀胱，下焦气化不利的小便黄赤等，不可应用逆挽法。

总之，喻昌“逆流挽舟”法，别具匠心，且用之有验，为治痢之变法。

【医案例举】

例一　周信川年七十三岁，平素体坚，不觉其老，秋月病痢，久而不愈，至冬月成休息痢。一昼夜十余行，面目浮肿，肌肤晦黑，求治于余。诊其脉沉数有力。谓曰：“此阳邪陷入于阴之症也，吾以法治之，尚可痊愈。明日吾自袖药，来面治，于是以人参败毒散本方煎好，用厚被围椅上坐定，置火其下，更以布条卷成鹅蛋状，置椅褥上，垫定肛门，使内气不得下走，然后以前药滚热与服。良久又进前药，遂觉皮间有津津微润，再溉以滚汤，教令努力忍便，不得移身，如此约二时之久，皮间津润总未干，病者心躁畏热，忍不可忍，始令连被卧于床上，是晚止下痢二次，已后改用补中益气汤，一昼夜止下三次，不旬日而全愈。盖内陷之邪，欲提之转从表出，不以逆流挽舟之法施之，其趋下之势，何所底哉！”（《寓意草·辨痢疾种种受症不同随症治验》）

分析　这是一例“逆流挽舟”法治痢疾的具体应用。主要用于正虚邪陷，久痢不愈或休息痢，有无表邪均可运用。正气虚衰，无力托邪，阳内陷于阴，盖不借人参之大力扶正，则无以攘邪，非用羌独柴桔引阳上行，则无以逆挽其下陷之阳。喻氏用人参败毒散“逆流挽舟”，同时复以外治，使汗出热退，邪从表解；再用补中益气调治旬日而愈。

例二　夏秋痢疾，固是湿热伤气，脾胃气滞，后重里急不爽。古方香连丸取其清里热，必佐理气，谓气行斯湿热积聚无容留矣。知母、生地滋阴除热，治阴分阳亢之火，与痢门湿热大异。盖滋则呆滞，气钝窒塞，宜乎欲使不出。究竟湿热留邪仍在，附、桂热燥，又致肛坠，痛如刀割。理中益气，东垣成法，仅仅升举下焦清阳，未能直透肠中。再用大黄重药，兼知母、生地等味，更令伤及下焦。书义谓诸痢久都属肾伤，小腹坠忌冷，显然是下症。议用升阳，亦须下治。

人参　茯苓　泽泻　炙草　防风根　羌活　细辛　生姜　大枣（《清代名医医案精华·叶天士医案》）

分析　痢疾一证，医林多以下焦肠腑湿热论治，主苦寒化湿行滞为治。今久痢见小腹坠冷，痛如刀割则知为中气下陷，下元阳虚之证，非苦寒化湿所宜。湿热为标，正衰虚寒为本。此刻，治湿热余邪内滞，滋阴则助湿，温阳则有助热伤阴之弊，叶氏师法东垣补中升阳，在取人参益气的基础上，加用多味风药意在生发少阳之气，从而使脾胃之气得助，清升浊降，引邪上出，不治痢而痢自止，亦有挽舟之功。喻昌治痢“律三条”中曾有“不治少阳但治阳明无益也”，此案可为佐证。

（二）“畜鱼置介”法疗脱

喻氏十分重视“同气相求”的医理，他通过日常生活的观察，发现“畜鱼千头，必类于池中”，认为“鱼虽潜物，而性乐于动，以介类沉重下伏之物，而引鱼之潜伏不动”（《寓意草·金道宾真阳上脱之症》）。从而悟出“同气相求”的原理，联系到人身的疾病，亦是如此，他指出人身之阴阳，相抱而不脱，是因为“阳欲上脱，阴下吸之；阴欲下脱，阳上吸之”（《寓意草·金道宾真阳上脱之症》），从而维持着阴阳相抱而不脱的平衡状态。而脱证之所以产生，可因于摄生不慎，使阴阳失其常度。凡阴阳相脱一分，此一分便孤而无偶。若肾水虚亏则真阳上浮，其症状往往冬发春剧，表现为眩掉动摇，腰脊牵强，甚则魄汗淋漓，面若渥丹。若阴阳暴脱，其症状表现为：上脱者，身轻快而多汗淋漓，或妄见妄闻，有若神灵；下脱者，身重着而肉多青紫，不见不闻，有如聋聩。可见其所谓上脱乃指真阳亡越，下脱乃指阴精伤竭。

对于脱证的治疗，喻氏指出：“治分新久，药贵引用”（《寓意草·金道宾真阳上脱之症》）。新病者，阴阳相乖，急当补偏救弊，治法宜纠其偏，投以重剂；久病者，治以扶元养正，用药宜平，若偏重，则转增其竭。在具体用药上，他以《内经》“从阴引阳，从阳引阴”理论为指导，主张“上脱者，用七分阳药，三分阴药而夜服，从阴以引其阳；下脱者，用七分阴药，三分阳药而昼服，从阳而引其阴”（《寓意草·金道宾真阳上脱之症》）。此外，对于阳浮越于上的上脱证，喻氏由畜鱼置介领悟，认为须加入介类潜纳浮阳之品，才能使真阳复返其宅，以与其阴相恋，才能达到阴平阳秘。并指出：“治疗真阳之飞腾霄越，不以鼋鳖之类引下伏不能也”（《寓意草·金道宾真阳上脱之症》）。时至今日，这一治法对治疗阳气浮越之证仍有一定指导意义。张山雷先生于《中风斠诠》内倍加赞扬，称其独辟蹊径，别开生面。

【医案例举】

例一 旧宪治公祖江鼎寰先生，望七之龄，精神健旺，脉气坚实，声音洪亮，晋接不厌其烦，纷丝尚能兼理。偶有胸膈弗爽，肺气不清，鼻多浊涕小恙，召诊曰兼患齿痛，谨馈以天冬、熟地、山萸肉、丹皮、枸杞、五味等，收摄肾气药四剂，入桂些少为引经，服之齿痛顿止，鼻气亦清。（《寓意草·论鼎翁公祖颐养天和宜用之药》）

分析 肾为水藏，而真阳居其中，真阴不亏，则阳潜水中，凝然不动。年高之人，肾水已竭，无以恋阳，虚阳上浮，真火易露，而现齿痛。方用天冬、熟地、枸杞助阴，加一味肉桂引阳下行，下归水藏，使阴阳相恋，阴平阳秘而诸症自愈。

例二 黄湛侯素有失血病。一晨起至书房，陡暴一口，倾血一盆，喉间气涌，神思飘荡，壮热如蒸，颈筋粗劲。诊其脉，尺中甚乱。曰：此昨晚大犯房劳，自不用命也。因出验血，见色如太阳之红。其仆云：此血如宰猪后半之血，其来甚远。不识痴人有此确喻，再至寝室，谓曰：少阴之脉萦舌本，少阴者，肾也。今肾中之血汹涌而出，舌本已硬，无法可以救急。因谛思良久，曰：只有一法，不得已用丸药一服，坠安元气，若得气转丹田，尚可缓图。因煎人参浓汤，下黑锡丹三十粒，喉间汩汩有声，渐已入腹。顷之舌柔能言，但声不出。余亟用润下之剂，以继前药。遂与阿胶一味，重两许，熔化，分三次热服，溉以热汤。

半日服尽，身热渐退。颈筋渐消。进粥与补肾药，连服五日，声出喉清，人事向安。但每日尚出深红之血盏许，因时令大热，遵《内经》热淫血溢，治以咸寒之旨，于补药中多加秋石，服之遂愈。(《寓意草·论黄湛侯吐血暴证治验》)

分析　暴血而出现阴阳离决危候，喻氏师法畜鱼置介之意，煎人参浓汤急救元气、黑锡丹镇纳浮阳，并用阿胶一味柔润之品涵养阴血，“从阴以引其阳”。这种处理脱证的方法，是中医治疗急证的范例，应予以重视。

例三　年届七旬，血痢两候，舌滑脱液，脉形弦大不摄，此真阴亏极之象，重候也。姑与纳补一法。

熟地　山药　牡蛎　茯苓　党参　山萸肉　五味子　丹皮　甘草　建莲肉（《清代名医医案精华·何书田医案》)

分析　血痢当辨湿热之轻重，热盛者宜凉血活血，湿热伤血者宜利湿清热。血痢久不愈者，多见阳虚阴脱。肾为胃关，开窍于二阴。李中梓曰：“未有久痢而肾不损者，治痢不知补肾，非其治也。”今舌滑液脱，为阳虚阴竭之候，何氏师效喻氏纳补一法，以六味急补肾之真阴，用牡蛎潜纳浮阳，使阳归其位，与阴厮守，阳固阴敛而收固脱之效。

(三) 治单腹胀三法

臌胀一症，喻昌称之为单腹胀。历代医家皆视为沉疴重症，预后不佳。其病机大抵归为气、血、水、虫等瘀积腹内，肝、脾、肾三脏受累，致成臌胀。治疗每以攻邪为法则。然而，喻昌对此有独到的见解，在病因方面，他认为“凡有症瘕、积块、痞块即是胀病之根，日积月累，腹大如箕，腹大如瓮，是名单腹胀”（《寓意草·辨痢疾种种受症不同随症治验》)。在病机方面，他认为单腹胀虽可以表现为水裹、气结、血凝之邪气壅实，但其根本原因是脾气衰微。指出“单腹胀，则中州之地久窒其四运之轴，而清者不升，浊者不降，互相结聚，牢不可破，实因脾气之衰微所致，而泻脾之药尚敢漫用乎”。根据其经验，“凡用劫夺之药者，其始非不遽消，其后攻之不消矣，其后再之如铁石矣”（《寓意草·面议何茂倩令媛病单腹胀脾虚将绝之候》)。从而创拟治臌胀三法，以纠医家之偏，“培养一法，补益元气是也；招纳一法，升举阳气足也；解散一法，开鬼门、洁净府是也”。并称“三法虽不言泻，而泻在其中矣，无余蕴矣”(《寓意草·面议何茂倩令媛病单腹胀脾虚将绝之候》)。其常用处方有人参芎归汤、化滞调中汤、人参丸、小温中丸、禹余粮丸、强中汤等。综观各方的组成和作用，三法精神融贯其间。究臌胀一症，总属本虚标实，喻昌熔攻、补、消于一炉，反对孟浪使用悍毒攻劫之剂，强调顾护脾胃，切合病机，对臌胀的治疗有一定的指导意义。

【医案例举】

例一　某，心阳不运，少腹胃脘悉满，诊脉左弦，乃肝木犯胃，二腑不主流行，浊阴渐次弥漫，他日单胀之作，竟有难以杜绝者，速速戒恼怒，安闲自在，诚治斯疾之良图。小温中丸一钱五分，开水送下。(《医述·卷四·肿胀》)

分析　胀满之端，与阳明、太阴相关，胃与大肠二腑分别与脾、肺二脏相表里。今忿怒伤肝，肝气不平，乘土犯胃，纳运失职，湿邪内生，渗入膜外，浊气填塞，窒碍气机，则胀乃成。若非及时运化中宫，透邪于膜外，则病势日进，久为臌病。小温中丸健运中州，清热利湿，理气消积，但仅宜于臌胀之初期，若脾肾阳衰。浊阴久积，见腹胀浮肿，咳嗽喘促者，则须济生肾气丸、八味丸等兼补命火温阳，化水除胀，非小温中丸之所宜。

例二 真定王君同，年十九岁，病积，脐左连胁如覆杯，腹胀如鼓，多青络脉，喘不能卧。时值暑雨，加之自利完谷，日晡潮热，夜有盗汗，以危急来述。予往视之，脉浮数，按之无力。谓病家曰：凡透积非有毒之剂攻之则不可，今脉虚如此，岂敢以常法治之？遂投分渗益胃之剂，数服而使自调。杂以升降阴阳，进食和气而腹大减，胃气稍平，间有削之，不月良愈。（《续医述·卷四·癥瘕积聚》）

分析 消积之要，在攻补之宜，而攻补之宜，当辨孰缓孰急。凡积聚未久而元气未损者，治不宜缓，缓则养成其势，宜速攻邪。若积聚渐久，元气日虚，用攻劫之剂，复伤胃气，愈攻愈虚，则病不死于积而死于攻。本例久病正气亏虚，复加泄泻，发热汗出，阴竭气衰，病情危重，此时非止泻无以固阴救急，故先投益胃渗利之剂止泻，泄止而后调脾胃、调升降以固其本，正气日强，经气自通，则积痞自消。

例三 刘泰来年三十二岁，面白体丰，新秋病疟，三五发后，用药截住，遂觉胸腹间胀满日增，不旬日外，腹大胸高，上气喘急，二便全无，食饮不入，能坐不能卧，能俛不能仰，势颇危急……他医以二便不通，服下药不应，商用大黄二两作一剂。病者曰：不如此不能救急，可速煎之。余骇曰：此何病，而敢放胆杀人耶？医曰：伤寒肠结，下而不通，惟有大下一法，何谓放胆！余曰：……伤寒病因发热，故津液枯槁，肠胃干结，而可用下药，以开其结。然有不转矢气者不可攻之戒，正恐贻误太阴经之腹胀也。此病因腹中气散乱不收，故津水随气横决四溢而作胀，全是太阴脾气不能统摄所致。一散一结，相去天渊，再用大黄猛剂，大散其气，若不胀死，定须腹破……急投理中汤，用参乃至三钱。次日略加黄连，其胀大减。（《寓意草·力争截疟成胀临危救安奇验》）

分析 本案疟疾停药后，见胸腹胀满，上气喘急，两便不通，良由苦寒辛燥之剂劫夺脾气，脾运失职，清浊相混，中焦不通而致。喻氏认为理中汤“兼阴阳体用而理之，升清降浊，两擅其长”，故投以理中汤，且重用人参补气健脾，旨在建中，恢复枢机的运转而达胀除满消之目的。

（四）议病用药，定“议病式”

喻氏针对当时重药不重辨证之时弊，“习医者众，医学愈荒，遂成一议药不议病之世界……而且庸师还以模棱迎合之术，妄为拟议，迨药之不效，诿于无药。非无药也，可以胜病之药，以不识病情，而未敢议用也”（《寓意草·面议何茂倩令媛病单腹胀脾虚将绝之候》）。明确指出“治病必先识病，识病然后议药”，即“先议病，后用药”论。他认为，临证不可拘泥于某药治某病，某药不可用于某病之说，应先把四诊内容加以分析归纳，找出疾病关键，然后再考虑用药治疗。如此“则有是病，即有是药；病千变，药亦千变”（《寓意草·面议何茂倩令媛病单腹胀脾虚将绝之候》）。

至于如何识病，他认为首先应熟谙《灵枢》《素问》《甲乙》《难经》等，具备深厚广博的理论功底，其次临证之际，要在年龄、形气色脉的差别、七情劳逸的不同、病情的久近传变、曾经用药验之与否的基础上，结合运气、四时及五方异宜情况、病在气分或血分、标本先后等，判断其病机、治法、方剂、主方加减及配伍、预期效果等，一一详明，纤毫不爽。上述辨证施治的过程，喻氏以案式把它进行固定，称为“议病式”。

喻氏“先议病，后用药”之论，对临床很有贡献，这是辨证论治精神的很好发挥，对我们今天撰写中医医案，总结经验，积累材料是很有启发的，其识病议病的思想对清代以后辨证施治理论的发展产生了积极的影响。诚如《四库全书总目提要》所云：“皆反复推论，务阐审证用药之所以然，较名家医案，仅泛言某病用某药者亦极有发明，足资开悟焉。”

【医案例举】

郭台尹，年来似有劳怯意，胸腹不舒，治之罔效，茫不识病之所存也。闻仆治病，先议后药，姑请诊焉。见其精神言动，俱如平人，但面色萎黄，有蟹爪纹路，而得五虚脉应之。因窃疑而诘之曰：足下多怒乎？善忘乎？口燥乎？便秘乎？胸紧乎？胁胀乎？腹疼乎？渠曰：种种皆然，此何病也？曰：外证尚未显然，内形已具，将来血蛊之候也。曰：何以知之？曰：合色与脉而知之也。夫血之充周于身也，荣华先见于面，今色黯不华，既无旧恙，又匪新疴，其所以憔悴不荣者，何在？且壮盛之年而脉见细损，宜一损皮毛，二损肌肉，三损筋骨，不起于床矣。乃皮毛肌肉步履如故，其所以微弱不健者，又何居？是敢直断为血蛊。腹虽未大而腹大之情状已著，如瓜瓠然，其日趋于长也易易耳……月余病成，竟不能用，半载而逝。(《寓意草·议郭台尹将成血蛊之病》)

分析　此案为喻氏识病议药之范例。患者倦怠乏力，胸腹不舒。他医因不识病，故治之罔效。喻氏色脉合参，断为血蛊，据此而议药，并推断预后；足见其临床经验之丰富。先识病后用药，对提高临床疗效，防止误治、失治有着决定性的意义，不识病而用药，不仅无功，且常可延误病情或引病邪深入，应引以为戒。

【注释】

[1] 人参败毒散：人参、羌活、独活、柴胡、茯苓、川芎、桔梗、枳壳、前胡、甘草。

李中梓

一、生平和著作

李中梓，字士材，号念莪，华亭（上海松江）人，生活于明万历十六年至清顺治十二年（公元1588—1655年），明末著名医学家。

李氏出生官宦之家。他的祖父李府（字一乐）为华亭武官，在抗击倭寇入侵中以身殉国。其父李尚（字补之）曾中进士，尝在兵部任职。因李氏的家庭比较富裕，自幼有良好的学习条件与环境，李中梓在年轻时就博览群书，少时擅文学、兵法，曾应考科举，但仕途并不成就，后因自己多病及爱子过早夭折，因而潜心研究医学，他孜孜不倦地钻研古典医著，上自轩岐，下迄百家。不仅深受易水、温补诸大家的影响，还常与当时江南名医王肯堂、施笠泽、秦昌遇等有密切交往，相互切磋医学经典。临证每多奇效，名冠大江南北。《江南通志》说他：“少博学，习岐黄术，凡遇奇证，无不立愈。”

李中梓的治学态度是值得称道的，他主张应明各家本旨，取长补短，不能偏执一端，才能兼收并蓄，无所失误。在众所周知的“寒温之争”中，李氏的观点很明确，批评当时一些医者乱投寒凉之危害，他曾指出：“虚时不免于热，医者但见有热，便以寒凉之剂投之，是病方肃杀，而医复肃杀之矣”（《医宗必读·药性合四时论》）。又指出了不善学者学其偏。如学习仲景则往往偏于辛温，学习河间则住往偏于苦寒。实际上“仲景治冬令之严寒，故用药多辛温；守真治春夏之温热，故用药多苦寒；东垣以扶脾气为主，气为阳，主上升，虚者多下陷，故补气药中加升麻、柴胡而举之，以象春夏之升；丹溪以补肾养血为急，血为阴，主下降，虚者多上逆，故补血药中加黄柏、知母而降之，以象秋冬之降”（《医宗必读·四大家论》）。这是他们学术特点所在，从不同的侧面丰富和充实了中医学理论和治疗经验，因此李氏认为：“使仲景而当春夏，谅不胶于辛热；守真而值隆冬，决不滞于苦寒；东垣而疗火逆，断不执于升提；丹溪而治脾虚，当不泥于凉润”（《医宗必读·四大家论》）。李氏这一客观的治学态度，在历代医家中确属持论比较公允与平正的。正如《中国医学源流论》评说：“明末诸家虽无特见。而大体乎正不颇者，当推李士材。”

李氏之学下传于尤乘、沈朗仲、马元仪，马元仪再传于尤在泾，尤在泾为清代名医，著有《伤寒贯珠集》《金匮要略心典》《医学读书记》等书，这些成就是与李氏的学术影响分不开的。

李士材著作甚多，《松江府志》列所著书凡数十种。如《内经知要》《医宗必读》《伤寒括要》《颐生微论》以及《诊家正眼》《病机沙篆》《本草通玄》，后三书合称《士材三书》由清·尤乘增辑，刊于公元1667年。还有《雷公炮炙药性解》等。这些著作都平易好懂，有裨于初学，故成为后世一般医师带徒或自学中医的教材，流传很广。其中《内经知要》《医宗必读》较集中地反映了李氏的学术思想，在医学普及方面亦有较大贡献。

《内经知要》，刊于公元1842年，分上、下两卷。全书选录《素问》《灵枢》原文进行归类后加以注释。上卷有养生、阴阳、色诊、脉诊、藏象五篇，下卷有经络、治则、病能三篇。公元1764年薛生白予以重校加按，即为后世的流通本，1955年人民卫生出版社影印本。

《医宗必读》，共十卷，卷一为医论及图说，医论14篇，介绍医学源流、学医门径及医德，如“读内经论”、“四大家论”、“肾为先天本、脾为后天本论”、“水火阴阳论”、“疑似之证须辨论”、“行方智圆心小胆大论”等，都是对古代一些医家的学术思想加以阐发，用通俗的语言启蒙后学。图说部分根据《内经》列述人体骨度、脏腑部位及生理等。卷二为新著四言脉诀、脉法、色诊，卷三至四论本草，卷五至十论各种病证，附以医案。《中国医学大辞典》评其为“入门简易之书”。

《伤寒括要》，刊于公元1649年，全书二卷，是一部研究伤寒的参考读物。本书首列总论，继则以证为纲，最后以方列证，条理清楚，论述颇精，《珍本医书集成》收录。该书的特点是方证同列，眉目清楚，便于临证使用。

《颐生微论》，著于公元1618年，后又经李氏删补，并由其门人沈朗仲校订，改名为《删补颐生微论》重刊，为综合性医书。全书四卷，分三奇（精、气、神）、医宗、先天、后天、审象、运气、脏腑、虚劳、邪祟、伤寒、广嗣、妇科、药性、医方、医案等24论，内容比较广泛，是一部较为实用的参考书。

《诊家正眼》，原刻本已散佚，李氏门人尤乘将此书与《病机沙篆》《本草通玄》合刊为《士材三书》，内容已经尤氏增补。本书为脉学者作。上卷论述脉学基本理论及其临床应用，下卷叙述28种脉象，并对高阳生《脉诀》进行了辨误，书末附脉法总论。本书虽为一部脉学著作，同时也是一部以脉学为主的四诊专著。

《病机沙篆》，刊于公元1667年，全书分列中风、虚劳、噎膈等12种病证，各证摘录历代医家论述，分析病机、病因、症状、治法及处方，因此该书的特点是有论有方，并以论为主，对病机剖析颇具新见。

《本草通玄》，公元1667年经尤乘增订。全书二卷。共收载药物341种，分为草、谷、木、菜、果、寓木、苞木、虫、鳞、介、禽、兽、人、金石十四部，重点叙述了每种药物的临床应用，末附用药机要、引经报使及针灸要穴图等。内容全面，简明扼要。

《雷公炮炙药性解》，全书六卷，内容分金石、果谷、草、木、菜、人、禽兽、虫鱼共8部，共收药332种，每种记述其性味、主治，并加按语。

二、学术思想

李氏十分重视对经典医著《内经》的研究，认为《内经》是一部“上穷天纪，下极地理，远取诸物，近取诸身，更相问难，阐发玄微，垂不朽之宏慈，开生民之寿域”（《医宗必读·读内经论》）的医学巨著，内容十分广博，但其文辞古奥，医理渊深，非谙熟精思者，是不能深刻领会其旨，故他倾注了毕生的精力，勤求精究，并力求使之通晓易懂，对医学理论的研究与普及作出了重要贡献。尤其是“化源论”以及“水火阴阳论”，对后世医学理论的深入研究产生了积极的影响。

（一）化源论

李氏十分重视化源，提出治若“不取化源而逐病求疗，譬犹草木将萎，枝叶绻挛，不知固其根蒂，灌其本源，而仅仅润其枝叶，虽欲不槁，焉可得也”（《颐生微论·化源论》）。临症舍本从标者，不求化源，“不惟不胜治，终亦不可治”（《颐生微论·化源论》），着重强调求治本源的重要性。

化源，即生化之源。出自《内经》的“资化源”、“取化源”之说。薛已也重视化源，但薛氏化源说与李氏不尽一致，其共同之处皆是指疾病的本源。然薛氏之说着重在补脾胃，认为脾胃为五脏之根蒂，人身之本源，脾胃一虚则诸症蜂起，主要针对虚损病而言；李氏则根据《内经》“治病必求其本”的原则，结合五行生克的理论，分别有虚证治化源和实证治化源。

1. 治虚证之化源

主要根据五行相生订法，即虚者补其母。例如，脾土虚者，必温燥以益火之源，干运赖釜火也；肝木虚者，必濡湿以壮水之主，补水则木得以荣；肺金虚者，必甘缓以培土之基，脾土养肺金也；心火虚者，必酸收以滋木之宰，因肝木为心火柴薪也；肾水虚者，必辛润以保金之宗，上源和则下流自安。其中补火生土，滋肾养肝，培土生金，为临床常用之法。此外，李氏还运用隔二、隔三法，治脏腑之虚。隔二法，即为虚则补其母之法，如治肾水之虚，既可隔二治肺，赖母补子虚；隔三法，即为补母之母之法，如治肾水之虚，又当隔三理脾，俾土助肺母，金实水源。体现了五行学说与临床关系研究的深化。

2. 治实证之化源

主要根据五行相克订法，即“木欲实，金当平之；火欲实，水当平之；土欲实，木当平之；金欲实，火当平之；水欲实，土当平之。”脏腑间的生克关系，若太过，乘其所克，则易导致疾病，故治邪盛亦当求其本源。如金为火制，泻火在保肺之先；木受金残，平肺在补肝之先；上当木贼，损肝在生脾之先；水被土乘，清脾在滋肾之先；火承水克，抑肾在养心之先。临床常用的清心保肺、清金护木、抑肝扶脾、利水通阳等法，皆属其义。

李氏对“亢害承制”的病机，也作了逐条分析，指出：“金太过，则木不胜而金亦虚，火来为母复仇；木太过，则土不胜而木也虚，金来为母复仇；水太过，则火不胜而水也虚，土来为母复仇；火太过，则金不胜而火亦虚，水来为母复仇”。对胜复的治疗，也应求其本源，“法当平其所复，扶其不胜”（《删补颐生微论》）。这是李氏在复杂的病证中，运用五行生克及亢害承制的理论求治本源的方法。

李氏根据《内经》“资其化源”、“求其本”的理论以及五行生克的原则，对脏腑盛衰病证的治疗作了具体的阐发，对后世治法治则的发展有一定的启迪作用。

【医案例举】

例一　汪望洋之孙，年方舞象，发热咳嗽，羸弱头眩。二冬、二母、知柏、芩连，不啻百剂，病势转增。余诊其脉，右脉虚软，乃知脾肺气虚，火不生土之候也。遂用补中益气加五味子、苡仁、姜、桂至三钱，十剂而减，两月乃安。春初又发，令其服补中丸一年，诸证永不发作矣。（《医宗必读·卷六·虚痨》）

分析　对发热咳嗽羸弱头眩之症，前医作阴虚发热论治，用滋阴降火方法，结果病不愈而转增。说明药不对证，又苦寒湿伤阳气。李氏诊其脉，断为气虚发热，火不生土，改用补中益气法并加姜、桂治愈。可见识证之准确，用药之果敢。

例二　吴二八，遗浊已久，上冬喉中哽噎，医投寒解，入夏不痊。缘肾阴为遗消铄，龙雷不肯潜伏，于冬令收藏之候，反升清空之所。《内经》以少阴之脉循喉咙，挟舌本。阴质既亏，五液无以上承，徒有浮阳蒸灼，柔嫩肺日伤，为痹为宣，不外阴虚阳亢。但养育阴气，贵乎宁静。夫思烦嗔怒，诵读吟咏，皆是动阳助热，不求诸己工夫，日啖草木药汁，生气暗伤，岂曰善策？然未尝无药也，益水源之弱，制火炎之炽。早用六味减丹、泽，加阿胶、秋石、龟胶、牡蛎、湖莲肉之属以入下，介以潜阳、滋填、涩固，却是至静阴药。卧时量进补心丹，宁神解热，俾上下得交，经年可冀有成。（《临证指南医案·虚劳》）

分析　李中梓和叶天士的医案分别说明了资化源的重要性和如何来资化源。前者用补中益气加五味子、苡仁、姜、桂，补火以暖土；后者则用六味丸减去丹皮、泽泻，加阿胶、秋石、龟胶、牡蛎、湖莲肉等，益水源之弱，制火炎之炽，一阳一阴，异曲同工，都是重本源之意。

例三　咳血胁痛，项下有核，脉数恶热，咽痛便溏。此肝火乘脾之证，反能食者，脾求助于食，而有不能胜之则痞耳。治在制肝益脾。白芍　茯苓　川连　牡蛎　炙草　木瓜　益智　阿胶（《增评柳选四家医案·评选静香楼医案上卷》）

分析 咳血胁痛，恶热便溏，是属肝火乘脾之证，所以要用制肝实脾之法。方中用白芍、川连、牡蛎、木瓜泻火制肝，用茯苓、炙草、益智、阿胶补土安中，使肝强脾弱之证得以平复。

（二）水火阴阳论

李氏研究医学理论，善于在前人论述的基础上，结合自己的体会，提出个人的观点，“天地造化之机，水火而已矣，宜平不宜偏，宜交不宜分”（《医宗必读·水火阴阳论》）。水火相交为既济之象，则“物将蕃滋”。水火不交为未济之象，但在阴阳两气之中，李氏又注重于阳气，认为“物不生于阴，而生于阳，譬如春夏生而秋冬杀也，又如向日之草木易荣，潜阴之花卉善萎也”。联系到治疗方面，虽然“气血俱要，而补气在补血之先；阴阳并需，而养阳在滋阴之上”（《医宗必读·水火阴阳论》）。对时医的汲汲于滋阴，战战于温补提出了异议，这在当时是有一定积极意义的。

1. 水火宜交不宜分

李氏说：“天地造化之机，水火而已矣，宜平不宜偏，宜交不宜分”（《医宗必读·水火阴阳论》）。由于水升火降，阴阳相交，推动了万物的生长与发展。然水性本就下，火性本炎上，如何使之反其性而升降呢？实则水之所以能上升，有赖于火气之蒸腾；火之所以能下降，亦有赖于水湿的润泽，故水火二气在人体的作用，分之虽为二，合之实为一。火下水上是为相交，水火相交为既济之象，则“物将蕃滋”。水火不交为未济之象，火偏盛则“太旱物不生”，水偏盛则“太涝物亦不生”。自然界如此，人身亦如此。因此，李氏说：“人身之水火，即阴阳也，即气血也，无阳则阴无以生，无阴则阳无以化”（《医宗必读·水火阴阳论》）。

2. 养阳在滋阴之上

在阴阳互生互化之中，李氏又以阳为最主要，所以他说：“物不生于阴而生于阳，譬如春夏生而秋冬杀。又如向日之草木易荣，潜阴之花卉善萎也”。联系到治疗方面，虽然，“气血俱要，而补气在补血之先，阴阳并需，养阳在滋阴之上，是非昂火而抑水，不如是不得其平也”（《医宗必读·水火阴阳论》）。这说明李氏对阴阳气血的看法，尤着重于阳和气的一面。正是由于李氏重视阳气，他在《药性合四时论》中还说：“药性之温者，于时为春，所以生万物者也，药性之热者，于时为夏，所以长万物者也；药性之凉者，于时为秋，所以萧万物者也；药性之寒者，于时为冬，所以杀万物者也，故凡温热之剂，均为补虚，凉寒之剂均为泻实”，所谓温热之剂均为补虚，显然是指补阳而言，而并没有提到补阴的药物；所谓寒凉之剂均为泻实，显然是指泻阳而言，而并没有提到存阴的一面。其所以比较重视阳气，与当时不少医家滥施苦寒，汲汲于滋阴，伤及人体真阳之时弊有一定关系。

【医案例举】

给谏章鲁齐，在吾邑作令时，令郎凌九，吐血发热，遗精盗汗，形肉衰微，先有医士戒之曰：勿服人参，若误服之，无药可救矣。两月弗效。召余诊，曰：“此脾肺气虚之候，非大剂参芪不可。鲁齐骇曰：请易参五斤，毋掣其肘，期于三月，可以报勋。”陈论甚力，鲁齐信而从之，遂用六君子，间用补中益气及七味丸疗之，日轻一日，果如所约。（《医宗必

读·卷六·虚痨》）

分析 章凌九吐血发热，遗精盗汗，形衰肉消，似乎是阴虚证，实为脾肺气虚之象，故李氏用六君子，间用补中益气及七味丸疗之，日轻一日，果如所约。本案正说明了李中梓“气血俱要，补气在补血之先；阴阳并需，养阳在滋阴之上”观点的正确性和实用性。

三、医学实践

（一）辨疑似证

李氏在临床辨证上、是颇为认真细致的，特别是辨疑似证。他认为虚证用补、实证用泻、寒证用温、热证用清的治疗大法、是一般医生都能掌握的。而对于大实有羸状、至虚有盛候、阴证似乎阳、阳证似乎阴等疑似证候，如果认识不清，便容易造成生命危险。因此，他特别强调，医者必须辨明虚实阴阳，透过现象抓住本质，才不至于出现“大实有羸状，误补益疾；至虚有盛候，反泻含冤”（《医宗必读·疑似之症须辨论》）的过错。

如“积聚在中，实也。甚则嘿嘿不欲语，肢体不欲动，或眩晕昏花，或泄泻不实，皆大实有羸状也”。“脾胃损伤，虚也；甚则胀满而食不得入，气不得舒，便不得利，皆至虚有盛候也。”又如：“脾肾虚寒，真阴证也，阴盛之极，往往格阳，面目红赤，口舌破裂，手扬足掷，语言错妄，有似乎阳也”；“邪热未解，真阳证也；阳盛之极，往往发厥，厥则口鼻无气，手足逆冷，有似乎阴也”（《医宗必读·疑似之症须辨论》）。

这些例子，都说明疑似证在临床上一定要通过深思熟虑才能辨识。他的辨别要点是求之于脉，脉证合参。“大抵症既不足凭，当参之脉理，脉又不足凭，当取之沉候”（《医宗必读·疑似之症须辨论》）。李氏的这一经验总结，可供临床参考。

（二）治泻九法

李氏认为风、湿、寒、热四气皆能致泄，其中以湿为主，即“无湿则不泄”之谓。而在脏腑中，脾土与湿的关系最密切，“脾土强者，自能胜湿”（《医宗必读·泄泻》）。可见他对泄泻强调“湿”为主因，“脾”为主脏这一病因病机。

对于泄泻的治疗，李氏提出：“若寒冷之物伤中，䐜满而胀，传为飧泄，宜温热以消导之；湿热之物伤中，下脓者，宜苦寒以内疏之；风邪下陷则举之；湿气内盛者分利之；里急者下之；后重者调之；腹痛者和之；洞泄肠鸣，脉细微者，温之收之；脓血稠黏，每至圊而不能便，脉洪大有力者，下之凉之”（《病机沙篆》）。并在此基础上，总结出治泄泻九法。

1. 淡渗

李氏根据“治湿不利小便，非其治也”（《医宗必读·泄泻》）的理论，对于湿邪为主的泄泻，以六一散、四苓汤、五苓散、五皮饮等渗利小便而实大便。

【医案例举】

某 秋暑秽浊，气从吸入，寒热如疟，上咳痰，下洞泄，三焦蔓延，小水短赤。议芳香辟秽，分利渗湿。

藿香 厚朴 广皮 茯苓块 甘草 猪苓 泽泻 木瓜 滑石 檀香汁（《临证指南医

案·卷六·泄泻》)

分析　上咳痰，下洞泄，寒热如疟，是暑邪所伤，当芳香辟秽，分利水湿，故用藿香、厚朴、广皮、檀香汁芳香化浊，配茯苓、猪苓、泽泻、滑石淡渗利湿，使暑湿之邪从上下分解，小便得利，大便得实。

2. 升提

泄泻之病，离不开脾胃，常因脾气下陷，中枢失于转输所致。因此李氏列升提为第二法，以补中益气汤益气升阳，或以升阳除湿汤治风胜湿。两者虽有虚实之异，但都以"下者举之"为原则。

【医案例举】

大宗伯董玄宰，夏初水泄，完谷不化。曾服胃苓汤及四君子汤，不效。余曰：《经》云，春伤于风，夏生飧泄，谓完谷也。用升阳除湿汤加人参二钱，三剂顿止。(《医宗必读·卷七·泄泻》)

分析　脾气下陷，转输失司，所以出现水泄，完谷不化。李氏用李东垣的升阳除湿汤加减，三剂而顿止，说明补脾和升阳是有区别的。

3. 清凉

实泻常因热淫所致，症见暴注下迫，口渴，小便少，脉洪数，治疗当用苦寒以清热邪。李氏常用戊已丸、承气汤、葛根芩连汤等方，以"热者清之"。

【医案例举】

一妇得暴注证，食粥粥下，饮汤汤下，服药药下，物色不变。众医议用姜、附、参、芪，予诘之。答曰：完谷不化，胃虚明矣。予曰：非也。《经》言：暴注下迫，皆属于热。河间谓：火性急速，不容停留。仲景谓：邪热不杀谷。公言完谷不化，属之虚寒，此则属之实火。用药一差，死生反掌。先令以香连丸，服之安然，饮汤水半钟亦不下，众始信为火。疏方用平胃散加黄连一钱、大黄三钱。其家人曰：病下而复下之，可乎?予曰：通因通用，塞因塞用，变通之妙，存乎一心，诚服此药，得效必矣。服后微下二三行，食粥一碗。继以白芍汤调理而安。(《医述·卷九·杂证汇参》)

分析　食粥粥下，服药药下，物色不变，似为脾虚，实则为内有实火所致，"暴注下迫，皆属于热"，故用苦寒之剂清之，得效必矣。此正符合李氏的清凉之法。

4. 疏利

痰凝、气滞、食滞、水停等，都有碍脾运，也可令人致泻，因此祛痰、理气、消积、逐水等法，亦被李氏广为采用，统称为"疏利"。此乃"通因通用"之法。

【医案例举】

一妇年七十余，病泻五年，百药不效。李氏(时珍)以感应丸投之，大便二日不行。再以平胃散掺加椒红、茴香、枣肉为丸，与服遂瘳。每因怒食举发，服之即止。(《续名医类案·泄泻》)

分析　高年患者病泻数年，李时珍以《局方》感应丸投之。感应丸由巴豆、木香、肉豆蔻、丁香、炮姜等组成。此案为"通因通用"之范例。

5. 甘缓

对于泻痢不止，又有急迫下坠之感者，李氏则佐以甘药，取其甘能缓中培土，故常在方中加入甘草等药，此乃“急者缓之”之义。

【医案例举】

高　脉细下垂，年高久咳，腹痛泄泻，形神憔悴。乃病伤难复，非攻病药石可愈，拟进甘缓法。

炙甘草　炒白芍　炒饴糖　茯神　南枣（《临证指南医案·卷六·泄泻》）

分析　年高久咳，腹痛泄泻，证为中虚，拟进甘缓之剂，以培土缓中，正符合李氏甘缓之法。药虽仅有五味，但切中病机。

6. 酸收

如泻下日久，则往往导致统摄无能，精气耗散而不收，故常用酸味之品以收之。方如乌梅丸等，此乃“散者收之”之意。

【医案例举】

某，腹痛晨泄，巅眩脘痞，形质似属阳不足。诊脉小弦，非二神、四神温固之症。盖阳明胃土已虚，厥阴肝风振动内起，久病而为飧泄。用甘以理胃，酸以制肝。

茯苓　炙草　广皮　乌梅　木瓜（《临证指南医案·卷六·泄泻》）

分析　腹痛晨泄，诊脉小弦，当为肝强脾弱之候，故叶氏用甘味药补脾理胃，用酸味药抑肝治肝，此正是李氏酸收之法的具体运用。如脉非小弦而沉弱，则宜进二神、四神，脾肾双补。

7. 燥脾

“泻皆成于土湿，湿皆本于脾虚，”（《医宗必读·泄泻》）脾喜燥而恶湿，令土德无惭，水邪自不作祟，仓廪得职，岂有水谷不分之泄，若泄泻不治以燥湿培土，则湿邪缠绵难去。故燥湿培土实为治本之法。若脾气不足者，治以四君、六君、参苓白术等；湿胜困脾则以平胃散为主；湿胜阳微则宜理中丸合平胃散。

【医案例举】

倪七六　阳伤湿聚，便溏肢肿。粗桂枝　生白芍　木防己　茯苓　泽泻　又脉紧，足肿便溏。阳微湿聚，气不流畅，怕成单胀。照前方加茵陈。

又晨泄肢肿。生白术　桂枝木　淡附子　茯苓　泽泻（《临证指南医案·卷六·泄泻》）

分析　便溏肢肿，是属脾虚湿聚之证，故叶氏用桂枝、白芍温阳化阴，用木防己、茯苓、泽泻利湿，以附子、白术培土燥湿，实为治本之法。

8. 温肾

肾主二便，为封藏之本，内寄命火真阳。火为土母，命火衰微，犹如柴薪之熄，中宫之釜何以腐熟五谷，水谷精气又何以运行三焦。久泻常属下元无火，故治疗亦宗许学士之法，以四神丸、八味丸、金匮肾气丸治之，为久泻治本又一要法，寓有“虚则补其母”，“寒则温之”之义。

【医案例举】

大司寇姚岱芝，吐痰泄泻，见食则恶，面色萎黄，神情困倦。自秋及春，无剂不投，经久不愈。比余诊之，口不能言。亟以补中益气去当归，加肉果二钱、熟附子一钱、炮姜一钱、半夏二钱、人参四钱，日进二剂，四日而泻止，但痰不减耳。余曰：肾虚水泛为痰，非八味丸不可，应与补中汤并进。凡四十日，服人参一斤，饮食大进，痰亦不吐。又半月而酬对如常矣。（《医宗必读·卷七·泄泻》）

分析　患者病程日久，已自秋至春，面色萎黄，精神困倦，见食则恶，为脾胃之气虚衰，以补中益气汤去当归之滑，加肉果之涩，先扶脾土之虚，以培后天之本，然泄止痰不减，此为火不生土，肾水上泛之故，因此李氏再用八味丸与补中益气同服，以益火生土，培先天之本，益火之源，以消阴翳，则痰涎自化。

9. 固涩

注泻日久，易致肠道滑脱，故久泻须兼以固涩，方如赤石脂禹余粮丸等，此乃“滑者涩之是也”。

【医案例举】

某，久泄脉虚。人参　五味　禹余粮石（《临证指南医案·卷六·泄泻》）

分析　久泄肠道滑脱，在治本的同时，还须配以固涩药，方能奏效。叶氏用人参补中益气，配五味子、禹余粮收涩固涩，以达到止泄固脱的目的。固涩实为治疗泄泻不可缺失之法。

李氏的治泄九法，本于经旨，并汲取前贤之精要，如非博涉广闻并积有丰富的临床经验，是难以作出如此全面的总结的。治泄九法对后世也颇有影响，如《张氏医通》《类证治裁》及《会约医镜》等书论泄泻治疗，无不载述其言。

（三）治癃闭七法

所谓癃闭，即小便不利。暴病多为尿闭，症见小便点滴难通；久病多见尿癃，小便屡出而短少。癃闭一症，虽属太阳膀胱，可由多种原因导致。故李氏总结了下列七种治法。

1. 清金润肺

肺主气，司一身之气化，通调水道，为水之上源。若肺燥不能生水，常可导致癃闭。此当责之于肺，以清金润肺为治。药用车前、紫菀、麦冬、茯苓、桑皮等。

【医案例举】

郡守王镜如，痰火喘嗽正甚时，突然小便不通，自服车前、木通、茯苓、泽泻等药，小腹胀满，点滴不通。余曰：右寸数大，是金燥不能生水之故，惟用紫菀五钱、麦门冬三钱、北五味十粒、人参一钱，一剂而小便涌出如泉。若淡渗之药，则反致燥急之苦，不可不察也。（《医宗必读·卷八·小便闭癃》）

分析　痰火喘嗽正甚，突然小便不通，当为肺失宣降，通调水道失常之证，非淡渗利湿所能治，故自服车前、茯苓等，仍点滴不通，且还会伤阴致燥。李氏用清金润肺之法，益气养阴，使肺金得润，宣降得行，自然小便涌出如泉。

2. 燥脾健胃

水精之生化赖于脾胃，水精之升亦藉脾胃，如脾失健运，则精不归肺、肺失通调。治当责于脾胃，以燥脾健胃为常法。药如苍术、白术、茯苓、半夏等。

【医案例举】

先腹痛数日，遂至小便不利，少腹胀满如鼓。今已半月，屡用通利之药，小便虽通不爽，少腹胀满益甚。诊脉弦紧，舌苔白腻，饮食少纳，身无寒热，大便频泄，黏腻如痰。此中阳不足，水湿泛溢，膀胱气化无权。法当温土以御水寒，通阳以化湿浊。

干姜炒黄　肉桂　茯苓　泽泻　茅术　木香　茴香

再诊：张先生用平胃化胃中之湿浊，五苓通膀胱之气化，简净得当，无从增损。愚意复入半夏一味，暗合通彻阴阳之路，使水湿痰涎从小便出，是亦古人加减成方之心法也。

半夏　茅术　川朴　陈皮　甘草　茯苓　猪苓　肉桂　泽泻（《增评柳选四家医案·评选环溪草堂医案·下卷》）

分析　小便不通利，为最急之症，王泰林不用分利之味，而拟温土通阳燥湿化浊，使脾胃升降恢复，通彻阴阳之路，小便得利。

3. 滋肾涤热

对于下焦湿热壅滞，肾燥而膀胱不利者，李氏常以涤热燥湿，使水热不致互结，并兼以滋肾养阴，以防热伤肾水，药如知母、黄柏、玄参、地黄、泽泻、茯苓、通草等。

【医案例举】

孝廉俞彦直，修府志劳神，忽如丧神守，小便不通。余诊之曰：寸微而尺鼓，是水涸而神伤也。用地黄、知母各二钱，人参、丹参各三钱，茯苓一钱五分，黄柏一钱，二剂稍减，十剂而安。（《医宗必读·卷八·小便闭癃》）

分析　患者小便不通，脉象寸微尺鼓，是属湿热窒滞下焦之证，所以李氏用涤热滋肾之法治之，得以获效。

4. 淡渗分利

若见水液内渗大肠，甚者泄泻不止，州都因而燥竭，无液可贮，无尿可出。宜以淡渗分利、渗前实后，药用淡渗之品，如茯苓、猪苓、通草、泽泻等。

【医案例举】

保　五岁，夏日疟后受暑，小便不通。脉洪数，玉茎肿亮，卷曲如钩，与凉利膀胱法。飞滑石六钱，云苓皮五钱，杏仁三钱，苡仁五钱，白通草一钱半，蚕沙三钱，煮三杯，分三次服。一帖而通，三帖而玉茎复元。（《吴鞠通医案·卷二·淋浊》）

分析　淡渗分利法也是治疗癃闭最常用的方法之一。患儿疟后又感受暑邪，导致州都气化失司，小便不通，且玉茎肿亮。吴瑭用凉利膀胱之法治之，与李氏总结的淡渗分利法相近。若有州都燥竭，无液可贮，无尿可出，单用淡渗分利，恐不大适宜，当略配滋阴之药为妥。

5. 疏理气机

气机流畅，气化方行，气滞则膀胱气化不利，常致癃闭。此当以顺气为急，药用枳壳、木通、橘红之类。

【医案例举】

先兄念山，谪官浙江按察，郁怒之余，又当盛夏，小便不通，气高而喘。以自知医，服胃苓汤四帖不效。余曰：六脉见结，此气滞也。但用枳壳八钱、生姜五片，急火煎服。一剂

稍通，四剂霍然矣。(《医宗必读·卷八·小便闭癃》)

分析　肝气郁结导致膀胱气化不利，而小便不通，治当顺气为宜，故李氏重用宽中下气、苦辛微寒的枳壳为君，佐以生姜之辛通，辛开苦降，一剂稍通，四剂霍然，可谓气机流畅，气化方行，水道自然畅通。

6. 苦寒清热

实热内蕴亦可使气化受碍，以致癃闭，治疗若非纯阴之剂，则热终不得清，而阳无以化，溲亦不得利。故治此症李氏必投苦寒之品，并以三焦论治。上焦热者，重在清心肺，用栀子、黄芩；中焦热者，重在治脾胃，用黄连，芍药；下焦热者，又可加黄柏、知母。

【医案例举】

运粮千总马香谷，患尿闭欲死。所亲赵春山司马，延孟英视之，脉坚体厚，口渴苔黄。投知（母）、（黄）柏、栀子、枳（实）、犀（角）、（紫）菀、（栝）蒌、（竹）茹之药，送当归龙荟丸而瘳，竟不复发。(《回春录新诠·内科》)

分析　口渴舌黄，证属实热内蕴，故王士雄用知、柏、栀、犀清解实热，用枳实、紫菀宣肺理气，再送当归龙荟丸苦寒泻火，一剂而瘳，竟不复发。

7. 温补脾肾

癃闭一症，溺溲不出，水邪内侵，每易侮脾土而克命火。故非温肾扶土不可。若肾阳不足者可用金匮肾气丸或八味丸；脾弱气陷者可用补中益气汤，气虚用独参汤。

【医案例举】

陈六七　昨用五苓通膀胱见效，治从气分。继而乱治，溲溺不通，粪溏。急当通阳。

生干姜　爆黑川　附子　调入猪胆汁（《临证指南医案·卷四·便闭》）

分析　患者由于乱治，导致溲溺不通，粪溏，证属脾肾阳虚，气化不利，故叶氏用干姜、附子温补脾肾。

除上述七法外，李氏还用通心散[1]泻心经之热，治疗唇焦面赤，小便不通；用牛膝汤[2]治血结之小便闭、茎中痛；用利气散[3]治老人气虚小便不通；用参芪汤[4]治疗心虚客热之小便涩数；用清肺散[5]治渴而小便闭涩；用滋阴化气汤[6]治疗因服热药出现的小便不利、脐下痛；滑石散[7]治疗男女转胞，小腹急痛，不得小便。还有洗方、葱熨法等外治法。

以上对于癃闭的论治，方药具体，为后世学者提供了行之有效的借鉴。

【注释】

[1] 通心散　木通、连翘各三钱。

[2] 牛膝汤　牛膝五钱，当归二钱，黄芩三钱，水钟半。

[3] 利气散　黄芪（炙）、陈皮（去白）、甘草各一钱。

[4] 参芪汤　赤茯苓一钱五分，生地黄、黄芪、桑螵蛸（微炙）、地骨皮各一钱，人参、五味子、菟丝子（酒浸，研）、炙甘草各五分。

[5] 清肺散　茯苓二钱，猪苓三钱，泽泻、瞿麦、木通各七分，通草二分，车前子一钱。

[6] 滋阴化气汤　黄连（炒）、黄柏（炒）、甘草各一钱半。

[7] 滑石散　寒水石二两，葵子一合，滑石、乱发灰、车前子、木通（去皮节）各一两。

绮　石

一、生平和著作

绮石，一称汪绮石，明末人。具体姓名生卒年月不详，但称之为绮石先生，以善治虚劳见称。正如弟子赵宗田序云："绮石先生医道高玄，虚劳一门，尤为独阐之宗"（《理虚元鉴》原序）。另据陆九芝序，绮石家境贫穷，刻苦自学，属于自学成才。

绮石治学严谨，攻读有方。他目睹世人之病虚劳者，委命于庸医，而轻者重，重者危，深可痛伤。因而对虚劳一门独多钻研，他为了研究这种病的防治问题，博览群书，特校昔贤之书千百家，尤于《素问》《灵枢》，大启悟门，得其要领，乃参订补注，集成此书。辨症因，详施治，审脉法，正药讹，精纯邃密，后岐黄而启发者也。并善于独立思考，抓住重点。特别对李东垣、朱丹溪、薛立斋三家之说，能融会贯通，形成自己的见解。认为"东垣发脾胃一论，便为四大家之首；丹溪明滋阴一着，便为治虚证之宗；立斋究明补火，谓太阳一照，阴火自弭，斯三先生者，皆振古之高人"（《理虚元鉴·治虚有三本》）。但他并不尊古而盲从，也指出诸大家皆主于一偏，而不获全体之用。若偏执东垣脾胃之治，辄用升柴归姜，以燥剂补土，则有拂于清肃之肺金；偏执丹溪滋阴之说，辄以黄柏补肾，知母清金，苦寒降火，则有碍于中州之运化；偏执立斋补火方法，不离苁茸桂附温肾补阳，则难免助其郁火郁热。为此，他主张"执两端以用中，合三部以平调，即一曰清金保肺，无犯中州之土，此用丹溪而不泥于丹溪；二曰培土调中，不损至高之气，此用东垣而不泥于东垣也；三曰金行清化，不觉水自流长，乃合金水于一致也"（《理虚元鉴·治虚有三本》）。也就是取三家之长，舍三家之短，择善而从。由此可知，绮石的治学，不但继承了前人的成就，博采众长，更可贵的是学不泥古，独立思考，自成章法，形成自己的学术思想。

《理虚元鉴》上、下二卷。清·雍正三年（公元1726年），慈溪柯德修购得抄本，于乾隆三十六年（公元1772年）刻印于世。同治六年（公元1868年），陆九芝重为厘定，次第体例，较原书更为条理，分五卷，收于《世补斋医书》（丛书）中。解放后有排印本。上卷介绍虚劳的诊断、病因及各种症候的辨析治疗；下卷记述虚劳方剂及其药物应用等，是一部理、法、方、药、预防皆备的虚劳专著。《理虚元鉴》内容虽不多，但讨论的问题很具体，就其整个内容来看，是以痨瘵（肺痨）为主，但病至中后期，亦属于虚劳病情，所以本书对肺痨与虚劳论治都有一定的指导意义。

二、学术思想

绮石先生以善治虚劳而名于时，对虚劳独多研究，从病因病理、证候治疗到预防都有系统而全面的认识。

（一）虚劳的病因

1. 先天之因

责之父母精血不旺，根蒂首先有亏，气质怯弱，所以生后多病。表现为幼多惊风，骨软行迟，稍长读书不能出声，或写字动辄手振，或喉中痰多，或胸中气滞，或头摇目瞬等，迨至二十岁左右，往往易患劳怯。

2. **后天之因**

如酒色、劳倦、七情、饮食等所伤。色欲则伤肾，劳神则伤心，郁怒则伤肝，忧愁则伤肺，思虑则伤脾。总之，“先伤其气者，气伤必及于精；先伤其精者，精伤必及于气”（《理虚元鉴·治虚二统》）。后天之因，多属于精、气、神受伤，日久便成虚劳。

3. **痘诊及病后之因**

都因治疗失当，或病后调养失宜所致。或伤阳，则脾胃气弱诸症多见，不耐劳动；面白神萎，不禁风寒；或伤阴，则阴亏血枯，肺风哮喘，音哑声嘶，易于伤风咳嗽等。这些都能成为虚劳的原因。

4. **外感之因**

主要是伤风不醒，或久咳不已，元气素虚，不能祛邪外出；加之酒色过度，或心血过伤，或肝火易动，以致肺经伏热，则水精不布，肾源先竭，便成劳嗽，所谓“伤风不醒结成痨”（《理虚元鉴·虚症有六因》）。

5. **境遇之因**

主要在于七情所伤，难以解脱，不能达观，处境拂逆，情志抑郁，以致神乱意躁，伤人气血，渐成劳损，所谓“七情不损，则五劳不成”（《理虚元鉴·虚症有六因》）。

6. **医药之因**

大都由于药误，如病非感冒而重用发散，或稍有停滞而妄用攻伐，或并无里热而概用苦寒，或体弱邪侵而骤用补益，以致邪热胶固等等。这些本非痨症，由于杂药乱投，正气一伤再伤，病情由轻变重，酿成虚劳。

以上所述，亦是举例而言，并不能概括无遗，但其主要精神，合先天后天，外因内因，而探讨其发病之因，形成虚劳的病机，是有参考价值的，亦是符合临床实际的。

（二）虚劳的病理与症候

绮石认为，虚劳之病，“或为阳虚，或为阴虚。阳虚之久者，阴亦虚，终是阳虚为本；阴虚之久者，阳亦虚，终是阴虚为本”（《理虚元鉴·治虚二统》），两者是可分而不可离。他把虚劳的证候从总体上分为两类，阴虚与阳虚，并直接落实到肺脾两脏，即“阴虚之症统于肺”、“阳虚三夺统于脾”。这个认识，具有独创性。

1. 阴虚之症统于肺

“就阴虚成劳之统于肺者言之，约有数种，曰劳嗽、曰吐血、曰骨蒸，极则成尸疰。其症有兼有不兼。有从骨蒸而渐至劳嗽者；有从劳嗽而渐至吐血者；有竟以骨蒸枯竭而死，不待成劳嗽者；有竟从劳嗽起，而兼吐血者；有竟从吐血起，而兼劳嗽者；有久而成尸疰者。”绮石认为，凡此种种，其病皆主宰于肺。因“肺为五脏地之天，司治节之合，秉肃清之化，外输精于皮毛，内通调乎四渎”（《理虚元鉴·治虚二统》）。肺主气，司呼吸；又肺为娇脏，不耐邪侵，一旦病变则以阴虚燥热为多见，而咳嗽、吐血等亦为肺经本症。

论干咳，阴虚伏火，火热灼金，肺脏燥涩，气逆不已，则为干咳。系火邪郁于肺中也。

论劳嗽，绮石突出“伏火刑金”这一基本病理。“肺之一脏属金，金畏火克，火喜铄金，故清肃之脏最畏火。此言其脏质也。肺居膈上，其气清，其位高，火若上冲则治节失令，而痰滞气塞，喘嗽交加，故至高之部极畏火。此以部位言之也……阴虚阳亢，火乘金位，谓之贼邪。以其火在肺叶之下，故名伏。"所以说，"肺有伏逆之火，膈有胶固之痰，皆畏非时之感，胸多壅塞之气。然此四候，以肺火伏逆为主，余三候则相因而至"（《理虚元鉴·治虚二统》）。因肺为火薄，则精微不布，滞易为痰；痰浊胶固，则气化不宣。又肺主皮毛，外行卫气，气薄而无以卫外，则六气易侵，所谓"本病而复标邪乘之"（《理虚元鉴·治虚二统》）。

论咯血，绮石根据出血程度的轻重分为三种：痰中带血珠血丝、煎厥、薄厥。痰中带血珠血丝是"郁火伤肺，肺金受邪"，金不生水，阴火亢阳而为"痰血凝结，火载上逆，乃煎厥之渐也"。此因郁火伤及肺络所致，病变脏器在肺；如果病情进一步发展，则引动心火。阴虚火动，煎灼既久，血络渐伤，旋至吐血，其势较缓。"因"单动于心火，不得风助，故无势而缓"，故名"煎厥"；而所谓"薄厥"，则是心热为火，火热为风，风火相搏，厥逆上冲，血遂菀乱涌出，其势较急"。因不仅动心火，而且"兼动于肝火，火得风助，故有势而急"，故"病笃矣"（《理虚元鉴·治虚二统》）。

论骨蒸：凡七情内伤，气血亏损。"伤久则营卫不和而发热，热（久）变蒸。"骨蒸病情不一，凡骨脉皮肉，五脏六腑，皆能作蒸。一般而论，"夜热、内热、虚热，为虚劳之初病；骨蒸、内热、潮热，则虚劳之本病也"（《理虚元鉴·治虚二统》）。

尸疰："劳极之候，血虚血少，艰于流布"（《理虚元鉴·治虚二统》），隧道痹塞，而营分日虚，于是气之所过，徒蒸瘀血为热，热久则蒸其所瘀之血，化而为虫，遂成尸疰瘵症。

以上是阴虚证候的大略。皆由阴虚火旺，伏火刑金所致，故说"阴虚之症统于肺"。

2. 阳虚三夺统于脾

阳虚成劳之病统之于脾，其症亦有数种，如夺精、夺火、夺气。所谓夺精，主要是指色欲过度，耗损阴精，以致精竭。由于精为火之原，气之所主，所以夺精者，必兼伤火损气。所谓夺气，是指劳役辛勤太过，耗伤真气。又因气为火之属，精之用，所以夺气者，又每兼损火伤精。所谓夺火，主要是指真阳耗散。其病因又有二：一由夺精而来，一由多服寒药所致，以致命火衰弱，阳痿不起。从以上三夺症状来分析，夺精、夺火主于肾，夺气主于脾，为什么把三夺都统之于脾？对此，绮石先生有其独到见解。因脾为生化之源，后天之本，五脏六腑均赖之以充养。有形之精赖气以生，脾气又为诸火之原，故"气之重于精与火也"；从病理上讲，"阳虚之症，虽有夺精、夺火、夺气之不一，而以中气不守为最险。故阳虚之治，虽有填精、益气、补火之各别，而以急救中气为最先"（《理虚元鉴·阳虚三夺统于脾》）。并举例说："余尝见阳虚者，汗出无度，或盛夏裹棉，或腰酸足软而成痿证；或肾虚生寒，木实生风，脾弱生湿，腰背难于俯仰，胻股不可屈伸，而成痹证；或面色皎白，语音轻微，种种不一。然皆以胃口不进饮食，及脾气不化为最危"（《理虚元鉴·阳虚三夺统于脾》）。以此可知，虚劳之于脾胃中气要特别重视，所以他把阳虚之劳悉统于脾。

另外，他把遗精梦泄，也属于阳虚范围。如说："虚劳初起，多由于心肾不交，或一念之烦，其火翕然上逆，则泄精于外。其症浅者梦而遗，深者不梦而滑，深之极者则漏而不止，甚或症成骨痿，难于步履，这种病情，毕竟是少火衰微，则成阳虚一路，不为阴虚之症”（《理虚元鉴·心肾不交与劳嗽总论》）。

总之，绮石所论虚劳证候，都是着眼于五脏，尤重肺脾。如劳嗽、吐血、骨蒸等，责之肺肾，兼及心肝，但尤重于肺；梦泄滑精，惊悸怔忡，责之脾肾，亦关乎心，但尤重于脾。虚劳而抓住肺脾，比一般泛论五脏者，更突出重点，比主张用脾肾先后天之论者，亦显示出其特点。同时，他论阴证、阳证，固然各有侧重，但指出阴虚之久者阳亦虚，阳虚之久者阴亦虚，无论辨证用药，都应考虑到这一点，所以反对偏执补火与寒凉伤中，一以中和为治，这是他的成功之处，是补前人之所未备者，很有临床指导价值。他还把梦遗、滑精与惊悸怔忡联系起来，着重在精、气、神上认识问题，在心、脾、肾上进行论治，这与归咎于肝肾相火之论而以滋阴降火为治者相比较，亦是别有见解的。

三、医学实践

对于虚劳的治疗，绮石先生在重视五脏间整体关系的基础上，结合自己长期的临床经验，提出了“治虚三本”和“治虚二统”的著名治法，用以指导虚劳病的治疗。并对虚劳病的具体用药进行深入研究。

（一）治虚三本

虚劳治法，从五脏着手，这是人所共知的。但绮石认为，应该主要抓住肺、脾、肾三脏，所谓“治虚有三本，肺、脾、肾是也。肺为五脏之天，脾为百骸之母，肾为性命之根，治肺、治脾、治肾，治虚之道毕矣”。所谓“肺为五脏之天”，是指肺“司治节之全，秉肃清之化，外输精于皮毛，内通调乎四渎，故饮食水谷之精微由脾气蒸发以后，悉从肺为主，上荣七窍，下封骨髓，中和血脉，油然沛然，施于周身”（《理虚元鉴·劳嗽证论》）。若“肺气一伤，百病蜂起，风则喘、痰则嗽、火则咳、血则咯，以清虚之脏，纤芥不容，难护易伤故也。可不能保肺为治哉”。所谓“脾为百骸之母”，是说“人之一身，心上，肾下，肺右，肝左，惟脾胃独居于中。主宰中州，中央旌帜一建，而五方失位之师，各就其列……其节制如将令之不可违，其饶益如太仓之不可竭，故人身营卫气血，四肢百骸皆赖之以成，若脾失其统，中州不运，则生化乏源，百病由生。因此，每见虚劳之人，未有不走脾胃而死者”（《理虚元鉴·治虚药讹一十八辨》）。所谓“肾为性命之根”，是指肾为水火之脏，人体先天之本，“肾中真水次第而上生肝木，肝木又上生心火，肾中真火次第而上生脾土，脾土又上生肺金。故生人之本，从下而起……盖肾之为脏，合水火之气，以为五脏六腑之根本”（《理虚元鉴·治虚有三本》）。若肾水不足，则相火偏亢，木火升腾，阴亏血弱，劳嗽、骨蒸、滑精、梦泄等阴虚诸症见也。若命火衰微，真阳不足，则见盛夏裹绵；或腰酸足软而成痿证；或肾虚生寒，木实生风，脾弱湿滞，腰背难于俯仰，足弱不可屈伸，而成痹证；或面色白，语音轻微，累及脾肺，则中气虚弱等阳虚诸证由此而作。因此，绮石先生强调，五脏之中，尤以肺、脾、肾为治虚之本。所谓“治肺、治脾、治肾，治虚之道毕矣”（《理虚元鉴·治虚有三本》）。

（二）治虚二统

治虚三本，已如上述，而在三本之中，绮石先生尤其重视肺、脾二脏，正如所说："治虚二统，统之于肺、脾而已"（《理虚元鉴·治虚二统》）。这是由于他把虚劳症状归纳为阴虚、阳虚二证，阳虚者，统之于脾；阴虚者，统之于肺，故有"治虚二统"之说。这种主张，是绮石的创见，与前人治法明显不同，前人治阳虚者，大都重在命火，治阴虚者，则又重视肾水。他还以八卦作进一步解释，认为肺脾犹天地，"乾坤可以兼坎离之功，而坎离不能尽乾坤之量"（《理虚元鉴·治虚二统》），是说乾坤在八卦中占特别重要的地位，是自然界和人类社会一切现象的最初根源。"盖阴阳者，天地之二气"，"水火者，阴阳二气之所从生"。天地之大无所不包，水火亦为天地所从生，故水火不能尽乾坤之量。又从治法加以阐明，"专补肾水者，不如补肺以滋其源，肺为五脏之天，孰有大于天者哉？使金水相生；专补命火者，不如补脾以建其中，脾为百骸之母，孰有大于地者哉？使精生于谷，后天养先天"（《理虚元鉴·治虚二统》）。

要注意的是，治虚二统并非不顾肾。因他不满当时治阳虚求命火，治阴虚求肾水的泛泛而论。用方八味、十全，药不离桂附；或六味、知柏，药不离知柏。为了改变这种沿习，扩大治虚劳的方法和提高效果，他创造性地把补肾分寄于肺脾，避免辛热伤阳、苦寒伤肾之弊端，为治虚劳开辟了一条新途径。

（三）证治方药

1. 阴虚劳症

"要之以肺为极则"。即清金保肺，是治疗虚劳阴虚证的基本方法。他认为"阴虚劳症，虽有五劳、七伤之异名，而要之以肺为极则"（《理虚元鉴·阴虚之症统于肺》）。故未见骨蒸、劳嗽、吐血者，预宜清金保肺；已见骨蒸、劳嗽、吐血者，急宜清金保肺；曾经骨蒸、劳嗽、吐血而治愈者，终身不可忘护肺。此阴虚之症，悉当统于肺。

（1）劳嗽　初起之时，多兼表邪而发。盖肺部既亏，风邪乘虚而入，风寒入肺，每易郁而化热，邪火与内火交灼，则肺金愈伤，因而咳嗽不止。此时不能蛮补，尤忌敛涩，使邪气留恋，则其病更加。应该先以柴胡、前胡清理表邪，及桔梗、贝母、马兜铃之类，清润而不泥滞者，以清理肺金，或六、七剂后，方用清凉滋阴之品，以善其后。

（2）干咳　有声无痰，喉中燥痒，这是精血不足，水不济火，虚火上炎，灼烁肺金，肺脏燥涩而作咳，治宜清金甘桔汤，药如桔梗、川贝、麦冬、花粉、生地、元参、白芍、丹皮、粉甘草、灯心等。治虚劳久嗽用清金百部汤[1]，即上方去花粉加百部、地骨皮。

（3）劳嗽痰中带血珠血丝　此症大都由于郁火伤肺所致。五志抑郁，阴虚火亢，肺被其灼，痰血凝结，火载上逆。治宜清金甘桔汤第二方，药如桔梗、生地、白芍、丹皮、麦冬、元参、川贝、茯苓、阿胶，甘草等。此方加紫菀、犀角名胶菀清金汤，亦治咳嗽痰中夹血。

（4）吐血　"大凡治吐血，宜以清金保肺为主"，因为金令清肃，则肝木得其平，而火自不再肆虐。初治可用犀角地黄汤，凉血止血；如不效者，盖嫌力缓，他自制加味犀角地黄汤，即上方加蒲黄、灯心、荷叶。在吐血正涌之时，法宜着重止血，可用炒蒲黄、炒侧柏叶、陈棕灰三味为主，佐以紫菀、犀角、生地、白芍之类；若血势过盛不止者，再用清金散[2]、碧玉丹[3]等，一坠其火，血势自缓，更不止者，再加童便。甚至血势涌溢，并汤药无隙可进者，须以热黄酒濯其两足，自能引火下行，而血渐止，然后再投以上方药。

(5) 劳热骨蒸　治以清金、养荣、疏邪、润燥为主，方如清热养荣汤。病深至于传尸劳阶段，方用百部清金汤。

总之，治阴虚为本者，大法是清金保肺，同时注意肺与其他脏的关系，目的仍然是为了清金保肺。绮石清金方中常用的药物，有桑皮、地骨皮、百部、贝母、桔梗等清金保肺，以宣清肃之令；丹皮、白芍、花粉、麦冬等平肝缓火，以安君相之位；茯苓、甘草等培土调中，以奠生金之母；生地、玄参等滋阴补肾，以遏阳光之焰。这种突出重点而又全面设法，"一以中和为治"的思想，值得借鉴。

【医案例举】

例一　庞　去秋咳嗽，稀微带血，已经调治而痊。交春吐血甚多，咳嗽至今不止，更兼寒热，朝轻晡甚，饮食少纳，头汗不休。真阴大亏，虚阳上亢，肺金受烁，脾胃伤戕，津液日益耗，元气日益损。脉沉细涩，口腻而干。虚极成劳，难为力矣。故拟生脉六君子汤，保肺清金，调元益气。扶过夏令再议。

生洋参　沙参　麦冬　五味子　白扁豆　制半夏　茯神　陈皮　炙甘草　枇杷露一小杯冲服　野蔷薇露一小杯冲服　生脉散保肺清金。六君子去术嫌其燥，加扁豆培养脾阴，土旺自能生金也。不用养阴退热之药，一恐滋以腻物，一恐凉而妨胃耳。从来久病总以胃气为本，经云有胃则生，此其道也。(《王旭高医案·卷二·吐血》)

分析　本例为肾阴亏于下，虚火亢于上，肺终受灼而出血，同时波及脾胃之证，治疗拟保肺清金，调元益气。从中可给人以两点启示，一是不专降火凉血止血，而以益阴润肺，是治病求本、养阴以配阳，同时防止寒凉复伤脾胃；二是不专治肾，而以脾胃为主，是润肺以治肾，金能生水，水自流长，同时又防补肾滋腻碍胃，可谓用心良苦，治虚劳处处以脾胃为本。

例二　肺感风邪，邪郁肺卫，以致咳嗽不已，身热连绵。皮合肺毛，肺邪未泄，所以凛凛畏风。因邪致咳，因咳动血，络损血溢，日前咯血数口，血止而咳逆如前。脉细而数，右寸关微浮。此即伤风成劳是也。咳因邪起，因咳成劳，兹则去其邪而保其正，明知鞭长莫及，然人事不得不尽。备方就质高明。

前胡　象贝　鲜薄荷　桔梗　茯苓　生熟莱菔子　连翘　牛蒡子　杏仁泥　桑叶　梨皮　炒黑丹皮（《张聿青医案精华·虚损》）

分析　这是一例本虚标实之证，是因"伤风不醒则成劳"。从症状表现看是以肺失宣肃为主，邪恋肺卫，故治疗以先治其标，故用药以宣肺止咳化痰为主，丹皮为润肺凉血之佳品，以兼顾之。邪去血止后再拟养阴以治其本。

2. 阳虚成劳

"以急救中气为最先"。即益气健脾是治虚劳阳虚证的基本方法。阳虚三夺，其治疗虽有填精、益气、补火之别，而以急救中气为最先。因为有形之精血不能速生，无形之真气所宜急固，此益气之所以切于填精也；回衰甚之火者，有相激之危，续清纯之气者，有冲和之美。此益气之所以妙于补火也。即用辛烈之药温阳，与阴盛阳虚之浮阳，两阳有相激之弊，阴盛不受阳药而格拒。而补脾胃之气，则较为平和。“夫气之重于精与火也如此，而脾气又为诸火之源”，所以阳虚成劳统之于脾。脾健则五脏均有生气。

对于遗精、梦泄、怔忡惊悸的治疗，绮石先生亦突破了长期以来从肝肾相火立论，以滋阴降火为法的观点，着重在精、气、神上去认识，认为心主血而藏神，肾主志而藏精，以先天生成之体论，则精生气、气生神；以后天运用之主宰论，则神役气，气役精。此精、气、神三者，养生家谓之三宝，治之原不相离，所以对于滑精、梦泄种种精病者，必本于神治；于怔忡、惊悸种种神病者，必本于气治。盖安神必益其气，益气必补其精。他明确指出，精虽藏于肾，而实主于心。因此肾病当治其心，宜以养气安神为主。上述诸症，可用养心固本丸[4]或归养心脾丸[5]主之。其养心固本丸中，以石莲与肉桂为伍，能交心肾于顷刻；归脾丸内，以龙眼与木香为伍，甘温辛热之品，直达心脾，能补中而生血。这种治法，在虚劳火木乘金之时，正补火生土之妙用，亦是用甘温以从治虚火的方法，但在阴虚阳亢，木火挟心火以燎原者，其治又当别论。至于阳虚之甚者，益气以固本，可用固本肾气丸[6]、还元丹[7]补益心脾肾。总之，治阳虚大法是甘温益气。

对于病情延久，阴虚而阳亦虚，阳虚而阴亦虚者，这种错综复杂的变化，又当参伍二者而调治之。

此外，对于虚劳病常用之药，他亦作了一番深入的研究，提出不少独到见解。如对虚劳病宜用药物有泽泻、桑皮、桔梗、丹皮、地骨皮、茯苓、黄芪等；生地、白术亦宜用，但初病慎用。禁用的如黄柏、知母；不可用的如枳壳；不必用的如苏子；只能偶用的如陈皮；初病酌用的如麦冬、五味子。这些亦可供临床参考。

【医案例举】

例一 吴案 劳伤、急怒吐血，二者，皆治肝络。医者不识，见血投凉，以致胃口为苦寒伤戕；脾阳肾阳，亦为苦寒滑润，伐其生发运行之常。此腹痛晨泄不食，脉沉弦细之所由来也。按三焦俱损，先建中焦补土，可以生金，肾关之虚，亦可仰赖于胃关矣。

茯苓块 人参 莲子 白扁豆 芡实 冰糖 广皮炭（《吴鞠通医案精华·虚劳》）

分析 这是一例不重辨证，见血止血，以致寒凉伤阳的病证。肺脾肾俱伤，而以脾胃最显，以致腹痛晨泄不食，治拟建中焦之气，畅生化之源，是抓住了病之关键。用药少而精，先解决主要矛盾，这一治疗思想与治法方药，值得借鉴。

例二 程左 阳虚则外寒，阴虚则内热，肺虚则咳嗽，脾虚则便溏，心虚则脉细。五虚俱见，已入损门，损者益之，虚者补之。尤当调养中土为要，惟冀便结能食，土旺生金，始有转机之幸。

炙黄芪三钱 潞党参三钱 云苓三钱 炒于术钱半 淮山药三钱 清炙草五分 陈广皮一钱 炒川贝二钱 诃子皮二钱炒 御米壳二钱炒 北秫米三钱包（《丁甘仁医案·卷四·咳嗽》）

分析 本例为虚劳，五虚俱见，阴阳两虚，肺脾心俱虚，治疗当补无疑。如何进补，养阴碍阳，温阳碍阴，容易顾此失彼，此时唯一的方法是平调脾胃，以运脾为主，冀其胃气恢复，土旺生金，阴阳调平。可见，历代医家治虚损多重视脾胃，不断丰富与发展脾胃学说的理论与临床。

综上所述，虽然五脏虚损有清金、培土、调肝、益肾诸法，但绮石重点掌握了肺、脾、肾三脏。在具体治法上，他为了免于执用辛热、苦寒之弊，故又主张用中和之法，极尽其清金保肺、补脾益气之能事。这又与他提出的“一禁燥烈、二禁伐气、三禁苦寒”的治虚三禁是相一致的。

（四）虚劳的预防

绮石先生对于虚劳之病，除了给以适当的药物治疗外，更重视早期调养预防，提出“虚劳当治其未成”的主张。如果其已成而后治之，病虽愈，亦是不经风浪，不堪辛苦之人。为此，他提出了很多预防方法。

1. 知节

节为节省、节制之义。虚劳之人，常因性情有偏重之处，不能撙节精神，因此应根据病人的性情所失，分别加以防范。如其人荡而不收者，宜节嗜欲以养精；郁滞而不化者，宜节烦恼以养神；易激而不平者，宜节忿怒以养肝，浮躁而不静者，宜节辛勤以养力；琐屑而不坦夷者，宜节思虑以养心；悲忧而不解脱者，宜节悲哀以养肺。以上六种，皆五志七情之病，非药石所能疗，亦非眷属所可解，必患者自讼自克，自悟自解，才是最好的方法。

2. 知防

虚劳病人，体弱本亏，再经不得一番伤寒，一番痢疾，一番疟疾，即如轻微感冒，都应加以防备。所以一年之内，春季要防风，又要防寒；夏季要防暑热，又要防因暑贪凉，而致感寒；长夏要防湿，秋季要防燥，冬季要防寒，又要防风。以上八者，皆所当知。应在时序推迁，气候明显变化之时即预为调摄，以防感邪伤正。

3. 二护

两足、肩俞和眉际，是一身最易感邪之处，所谓寒从足起，风从肩俞、眉际而入。因此虚劳病人，平时要格外小心，以免在无意中感邪。

4. 三候

一年四季之中，对于虚劳病人最为不利的是三个时候，一为春初木盛火升；一为仲夏湿热令行；一为夏秋之交，伏火烁金。因此，人在这三候之中，应时时思患而预防，防外邪，节嗜欲，调七情，勤医药。

5. 二守

所谓二守，一服药，二摄养。这是宜守之久而不能疏忽的。因为虚劳病情有浅深之分，如初发病，病情轻浅，亦有不药而静养安乐自愈的；稍重者，治须百日或一年；至于再发，则真阴大损，便须三年为期；若摄生养性得当，方可除根。总之，病属慢性，其本已虚，亦多变化，服药调理，摄生养性，所以常守者。

6. 三禁

虚劳治疗有三禁，一禁燥烈，二禁苦寒，三禁伐气。因为虚劳之痰，是由火逆而水泛，非二陈、平胃、缩砂等温燥之药所能治；虚劳之火，是因阴虚而火动，亦非知、柏、芩、连、栀子等苦寒之药所能清；虚劳之气，是由肺气虚弱而致气机窒塞，非青皮、枳壳、香附、豆蔻、苏子等理气药所能宣通。至于饮食所禁，亦同药饵。香燥、生冷、辛辣之品，都宜避忌。

可见，绮石对虚劳的防护“惟时时防外邪，节嗜欲，调七情，勤医药，思患而预防之，方得涉险如夷耳”。

【注释】

[1] 百部清金汤　百部、地骨皮、人参、麦冬、桔梗、生地、丹皮、白芍、茯苓、甘草。

[2] 清金散　（待考）

[3] 碧玉散　（待考）

[4] 养心固本丸　生地、当归、茯神、山药、芡实、陈皮、甘草、山萸肉、五味、石莲肉。

[5] 归养心脾丸　人参、黄芪、白术、芡实、北五味、甘草、熟地、枣仁、茯神、山药、当归身。

[6] 固本肾气丸　人参、黄芪、白术、茯苓、当归、炙草、枣仁、煨姜、鹿角胶。

[7] 还元丹　远志、杜仲、牛膝、补骨脂、山药、茯神、锁阳、五味子、杞子、山萸肉、熟地、菖蒲。

第五章　清代医学

——外感热病与杂病专科论治的发展和研究

明末，由于封建王朝的残酷统治，横征暴敛，阶级矛盾日益尖锐，终于暴发了以李自成为首的农民起义，起义军攻占北京，宣告了明王朝的覆亡。同时，北方的满族统治者又伺机崛起，勾结一些汉族官僚地主，镇压了农民起义，并消灭了南明流亡政府，于公元 1644 年建立起清王朝。

满族入主中原，首先是挟兵剿灭各地义军，从而使中国归于统一，与此同时，大力加强封建集权统治制度，逐步建成一个满汉合一的统治政权模式，特别是康熙、乾隆时期，将中国的封建制度推到了顶点。

清朝初期，朝廷采取了一系列休养生息的政策，使社会经济和农业生产得以恢复和发展，其时国运颇盛，早在明朝已孕萌的资本主义经济因素又逐渐发展起来，特别到了康熙、乾隆时期，物产较丰，民心安定，进入“康乾盛世”。乾隆末，封建王朝盛极而衰，人民生活日趋贫困，阶级矛盾不断加剧。同时，欧美的资本主义在 18 世纪以后快速发展，它们竞向扩展，向外掠夺，寻找殖民地。以小农经济为主、人口众多的中国成了列强垂涎的重要对象，而清朝则坚持闭关自守政策，以维护自己的统治。帝国主义者在采取经济、文化侵略的同时，以武力打开了国门。公元 1840 年鸦片战争起至 1919 年五四运动，我国进入到一个半封建半殖民地的社会。

清代统治阶级为了打击一切有反清嫌疑的文人，把中国的文字狱发展到极点，并以“八股取士”，推行以注释儒家经典为基本内容的考据学。当时乾隆皇帝下令编辑《四库全书》，保留了不少古籍。在这种情况下，也有不少学者把自己的毕生精力从事古籍研究，由此，“考据之学”在清代大为盛行，直接影响到医学的发展，正如《清史稿》所指出的“清代医学多重考古”，尊经崇古形成风气。许多医家皓首穷年致力于《内》《难》和《金匮要略》《伤寒论》等经典的诠注；同时还进行医籍的整理和类书的编辑，无疑这些工作对保存、研究和整理中医学文献作出了一定的贡献。虽说有清一代，科学技术的发展成就甚少，但中医学传统理论和实践经过长期的历史检验和积淀，至此已臻于完善和成熟，无论是总体的理论阐述，抑或临床各科的实际诊治方法，都已有了完备的体系，而且疗效是显著的。尤其是温病理论体系的确立，在治疗传染病、降低死亡率、预防传染等方面，起到了积极的作用。

清代，由于外来的科学文化逐渐输入，对医学也产生了一定的影响。特别是鸦片战争后，西方列强开始派遣大批传教士和医生来中国。据记载，自公元 1840 年以后，仅半个世纪时间，全国各地建立了教会医院 166 所，诊所亦达 241 所，在许多城市开设医学堂，并吸引留学生赴洋学医。西医的传入和发展，对传统中医学有一定的冲击，诚如秦伯未先生所说："咸、同间西学输入，医风一变"（《清代名医医案精华》）。在中西医碰撞中，逐步形成了"中西医汇通"的学术思潮，作为中西医结合的前身，一直延续发展至今，并将作为一支重要的医疗力量，与中医、西医长期共存，共同发展。中医理论体系自《内经》确立之后，历代医家不断进行补充、发挥、修正、争鸣，出现了不同的学术思想和观点，中医学术的发展也可以说是在补偏纠弊中不断丰富与完善的。如宋代医学在《局方》的影响下，不重辨证，崇尚温燥，多致伤阴；金元医家从临床实际出发，倡导寒凉，力主保阴，纠正时弊；延续到明代，矫枉过正，寒凉伤阳又成为新的时弊，因而崛起了温补一派，阐发肾命，重视阳气，推崇温补。

第一节　对温补时弊的批判

明代，以薛立斋、赵养葵、张景岳等人为代表的"温补学派"对清代医家产生了重要影响。同时，时医滥用寒凉攻伐的偏弊依然未绝，因而在清代前期，有不少医家悉崇尚温补。如高鼓峰、吕留良、董废翁、张磷玉、高士宗、黄元御等，对清代温补学说的盛行，起到了推波助澜的作用。

高鼓峰（公元1623—1670年），名斗魁，字旦中，浙江鄞县人，与高士宗有"浙中二高"之称。其先世高梅孤，著有《针灸聚英》，在医界有一定影响。高鼓峰所遗医学著作《四明心法》三卷、《四明医案》一卷，与吕留良《东庄医案》、董废翁《西塘感症》一并收入《医宗己任篇》。

高氏习医二十余年，深悟《内经》，参合张仲景、李东垣、朱丹溪、薛立斋，尤宗赵养葵、张介宾二氏。吕晚村说他"熟于赵氏之论，而独悟甚彻"。《清史稿》称"其论医宗旨亦近张介宾"。可见，其学说侧重于温补。高氏喜用温补，不仅反映在其对内伤病的治疗，并且亦见于外感热病，如论述伤寒证谓"今真伤寒绝无，虽发于严寒，亦当作内伤治"。在其《四明医案》中，颇不乏用参、附等温热药以治热病的验案，足见其喜用温补之一斑。

吕留良（公元1629—1683年），字用晦，号晚村。浙江石门县（今桐乡县崇福镇）人。由儒而习医，崇尚温补之说。曾对《医贯》逐一评注，著《赵氏医贯评》，认为"所言皆穷源返本之论，拨乱救弊，功用甚大，所以治败症则神效，而以治初病则多疏"。其中对赵氏"命门为真君真主"之说，以及把命门之火比喻为走马灯的见解推崇备至，且盛赞其对八味、六味二方的发挥，认为"赵氏得力于薛氏医案，而益其义"，并说，"自许学士开补脾不如补肾之理，薛氏始因之用八味、六味通治各病，赵氏又从薛氏发明其要，一归之命门，一归之八味。益火二字乃全书之宗也"。故吕氏也主张此火宜养不宜伐，其临床用药以温补居多。

此外，医家张璐，字路玉，号石顽，吴江人，著《张氏医通》，其方药主治多本《薛氏医案》和《景岳全书》。董废翁亦宗薛己、赵养葵之法以治虚损。

康熙、乾隆年间的黄元御，字坤载，号研农，昌邑人，早为诸生，因庸医寒凉药误损其目，遂发愤攻医，于《素问》《灵枢》《伤寒论》《金匮要略》皆有注解，凡数十万言。曾谓张机著《金匮玉函经》以治内伤杂病，大旨主于扶阳气，以为运化之本。自滋阴之说胜，而阳自阴升、阴由阳降之理，迄无解者，因推明其意，而著《金匮悬解》。反映了他注重温补阳气的学术观点。黄氏对降火滋阴的攻击不遗余力，甚至说："泄火之论发于刘河间，补阴之法倡于朱丹溪，二悍作俑，群凶助虐，莫此为甚"。其言一如张景岳之激烈。康熙间钱塘名医高士宗也认为滥用寒凉祛邪是当时的主要流弊，故著《医学真传》，力主崇阳重温的学术观点。

一、温补时弊的产生及其批判

明末清初温补学说的盛行，势必产生另一偏向，造成新的流弊，因而，在医学界又出现一场批判温补之弊的学术争鸣。

徐灵胎《慎疾刍言》曾记述当时滥用温补流弊之产生，有关乎医者和病者。医者"胸无定见"，诊病"不能指出病名，惟以阳虚、阴虚，肝气将弱等套语概之，专用温补"。更有"医者以虚脱吓人，而后以补药媚人，浙江则六味、八味汤，加人参、麦冬、熟地等药；江南则理中汤加附桂、熟地、鹿茸等药"，已至"相习成风"。至于病者，"闻医家已用补药则相庆……以为我等不怕病死，只怕虚死，所以服补而死，犹恨补之不早，补之不重，并自恨服人参无力，以致不救，医者虚脱之言，真有先见之明，毫无疑悔；若服他药而死，则亲戚朋友，群诟病家之重财不重命，死者亦目不能瞑"。

鉴此情况，徐氏把滥用温补之弊端归咎于赵养葵、张景岳等医家的著作，如说："其始起于赵养葵、张景岳辈，全不知古圣制方之义，私心自用，著书成家，彼亦不知流弊至于此极也"。

同样，《四库全书提要》也认为："赵养葵作《医贯》以八味、六味通治各病，胶柱鼓瑟，流弊遂多"。又评《景岳全书》"专以温补为宗……不知误施参桂，亦足戕人，则矫枉过正，其失与寒凉攻伐等……攻补不可偏废，庶乎不至除一弊而生一弊也"。此外，有姚球者，托名叶天士著《景岳全书发挥》，对张氏的重阳抑阴加以指责，说："目下时医俱奉此书（指《景岳全书》）为至宝，用新方而治病，蒙其害者多矣"，并直指："用热药误人者，皆景岳之误人也"。为"补偏救弊"，姚氏申明其全书宗旨为"辨宗信景岳偏执温补之误也，非辨崇信景岳也。辨天下后世受偏执温补之害有莫知其非者，以致贻误于无穷也"。同时，陈修园曾著《新方八阵砭》，对张氏自制新方提出批评，"古人制方最难，景岳制方最易。不论何方，加入熟地，即云补肾治真阴不足；加入人参，即云补气治元阳衰乏，流俗喜其捷便，其邪说至今不熄也"。章虚谷的《医门棒喝》亦批判张氏是"不识六气之变"。而徐灵胎的《医贯砭》，不仅砭斥赵氏之说，亦涉及高鼓峰、吕留良等人。如说："吕氏之学实得高鼓峰，高鼓峰则首宗赵氏之人也。吕氏因信高之故而信赵，天下之人又因信吕氏选时文讲性之故，而并信其医。且只记两方可治尽天下之病，愚夫又甚乐从，贻害遂至于此极……所以罪首祸魁高不能辞，而承流扬波，吕之造孽更无穷世，所刻《高鼓峰心法》《高吕医案》等书，一派相承，辨之不胜其辨，知赵氏之谬，则余者自能知之矣"。

嗣后岭南名医何梦瑶在《医碥》中说，"方今《景岳全书》盛行，桂附之烈等于昆冈，子作焦头烂额客数矣”，何氏对张景岳批评刘、朱之说，甚感不满，他认为，“河间言暑火，乃与仲景论风对讲；丹溪言阴虚，乃与东垣论阳虚对讲，皆以补前人所未备，非偏执也。后人动议刘朱偏用寒凉，矫以温补，立论过当，遂开酷烈之门。今日桂附之毒，等于刀锯，梦瑶目睹时弊，不得不救其失”（《医碥·凡例》）。

以上论著虽然言词过激，但在尊经文，重考据之风盛行的清代，活跃了学术上的争鸣气氛，而且对纠正滥用温补的流弊起到了一定的作用。如《四库全书提要》所说，徐大椿“有欲救俗医之弊，而矫枉过正者……然其切中庸医之弊者，不可废也”。《郑堂读书记》曾说，“自徐《医贯砭》问世，当日盛行之《医贯》亦不甚行”。更可见其影响之大。

二、有关学术争议

在具体学术问题上，清代医家对“重阳黜阴”论，补养命火说，包括有关六味、八味的运用，提出了争议。

1. 对“重阳黜阴”的异议

何梦瑶认为，温补的流弊，是由于把《易》学喻阳为君子、喻阴为小人之理用于医学，故有“扶阳抑阴”之法。这一偏见，遂造成“今不问何证，概从温补”，“于是景岳书徒遍天下，而河间、丹溪之学绝”。何氏从医学实际出发，指出：“医言阴阳，俱气耳。气非正则邪，正虚无论阴阳均当扶，邪胜无论寒热均当抑”（《医碥·自序》）。嗣后陆九芝在其《世补斋医书》中也论述了贵阳贱阴之谬。如：“阳贵阴贱之说，自古为昭。黄氏（指黄元御）著书，本此立论。揆诸大易消长之机，君人者齐治平之道，其虽曰不然？然而以之论病，则有宜有不宜也。病有以阳虚而致阴盛者，贵扶阳以抑阴；病有以阴盛而阳虚者，贵壮阳以配阴，是皆宜于贵阳贱阴之法。然阳虚则阳可贵，阴虚则阴即未可贱也；阴盛则阴可贱，阳盛则阳即不为贵也。贵阳则阳不虚是为宜。贵阴则阴不盛亦为宜。若贵阳而阴益虚，且贵阳而阳愈盛，则大不宜。阴盛之病，既不可以治阴虚者统治之，则阳盛之病，亦岂可以治阳虚者混言之哉？”无疑何、陆二氏的观点是正确的，也切合实际，不仅指出了偏主温补之误，而且对纠正临床偏执一法以治病，具有广泛的意义。

2. 对温补命门的不同观点

《医贯》把命门的作用譬之为走马灯中火的作用，徐灵胎则认为：“五脏六腑各有生气，岂专恃命灯耶”，而《景岳全书发挥》则对张景岳独重命门之说持有不同意见，认为“后天之本在脾胃，有生之后惟以脾胃为根本，资生之本，生化之源，故人绝水谷则死，精血亦饮食化生”。赵养葵突出“命门”的治疗，主张以“养火”为主，他认为：“命门为人身之君，养身者既不知撙节，致戕此火，以至于病；治病者复不知培养此火，反用寒凉以贼之，安望其生”，而此论亦为诸家所诟病。《景岳全书发挥》指出：“温养两字不可作热药之旨，当以真阴养之”；“‘温’字，乃温养之意，非同热药之谓”。而徐灵胎认为：“养身补火已属偏见，况治病必视其病之所由生，而一味补火岂不杀人”，“治法多端，原不是专用寒凉，亦不是专于补火也”，并认为《医贯》“专为八味、六味而作，欲表彰二方，必须讲明所以然之故。遍阅经文，并无其说，只有‘心者君主之官’一语，又是断断不可用二方者，只得将‘命门’二字增入，然后二方可为十二官之主药。其作伪之心如此”。何梦瑶在《医编·命门说》中指出，赵氏谓命火乃先天之元阳，肾水乃先天之元阴，为生命之根本，治病必须求本之说，若遵其说而用之，败证效诚如神，若初起而遵以此投之，则谬矣。何氏认为："初病止伤其后天之血气，未遽累及先天之水火，故热之则寒消，寒之则热退，随手立应，何必他求，乃在去其邪而遽补其正，有不迁延时日坐失良机者何哉！"

在治疗用药上，赵氏还有"司命者，欲人远杀而就生，甘温者用之，辛热者用之，使其跻乎春风生长之域。一应苦寒者俱不用"等偏激之词。徐氏则指出："《神农本草》上品药中，寒热相半；《内经》论司气胜复，寒热亦相半。历古以来所传养生方中，寒热温凉亦间杂互用。此有目所共见，乃敢肆然'曰：一应苦寒俱不用'，此真丧心之语"。至于赵氏所极力推崇的八味、六味两方，徐氏更尖锐地提出不同意见。徐氏列举八味丸在仲景《金匮要略》中凡五见，认为此方"总以通肾利小便为主，此八味丸之正义也。孰知赵氏竟以之为补先天真火，并能补太极之方，不但仲景之所不料，即自古造方者亦不料也"。他以为"各病有各病之本源，各病有各病之偏弊，若一概用八味一方则正大乱之道矣"。对其六味丸论，指出"六味有形之物，何能以补无形之物，愈说得高妙，愈浅陋矣"。

如上所述，清代医家对滥用温补之弊的批判，活跃了学术气氛，促进了医学发展。但医家如徐灵胎、陈修园等的过激之词，也一如张景岳辈批判刘河间、朱丹溪之学，他们这是为了各明一义，未免矫枉过正。事实上，赵献可、张景岳等，在理论上强调温补，但其临证用药也并非胶执一法，统治百病，诚如清代医家李冠仙所说，"后世自晋叔和以下，无不有偏。迨至金元间，刘、张、朱、李，称为四大家，医道愈彰，而其偏愈甚。河间主用凉，丹溪主养阴，东垣主温补……下至前明王、薛、张、冯（兆张）亦称四大家，大率师东垣之论，偏于温补，而张景岳尤其偏焉者也。其实《新方八阵》何尝尽用温补，而其立说则必以温补为归。后人不辨，未免为其所误耳！果医者细心参酌，遇热症则用河间，遇阴亏则用丹溪，遇脾虚则用东垣，遇虚寒则用景岳，何书不可读，何至咎景岳之误人哉"（《知医必辨·序》）。李氏此言是颇中肯的。

第二节 伤寒学的深入研究与温病辨治体系的确立

一、《伤寒论》的深入研究

《伤寒论》自王叔和搜集整理、成无已注解后，研究《伤寒论》者日益增多，有记载七百余家，著作达千余种，其研究范围之广，程度之深，争议之多，都是其他经典著作无法比拟的，自宋代以后，清代又是一个研究《伤寒论》的高峰。代表医家有柯琴、张志聪，侧重于理论探索，对六经实质的研究；尤怡、徐大椿侧重于临床应用，对理法方药的研究。这都将伤寒学的研究引向深入。

（一）柯琴的六经地面说

柯琴，字韵伯，号似峰，清康熙、雍正间（公元1662—1735年）浙江慈溪人。生平致力于《内经》《伤寒论》的研究，颇有建树。著有《伤寒论注》《伤寒论翼》《伤寒附翼》，合称《伤寒来苏集》，此书集中体现了柯氏精究伤寒，卓然自立的成就。

柯氏对伤寒学的理论阐述，最重要的是"六经地面说"。《伤寒论翼·六经正义》说："仲景之六经，是经略之经，而非经络之经"；"仲景之六经，是分区地面，所赅者广，虽以脉为经络，而不专在经络上立说"。明确指出伤寒六经是指的六块"地面"，具体的经络为"地面"中的六条"道路"。

六经虽源于《内经》，但柯氏认为《伤寒论》六经与《素问·热论》六经，虽然两者都是辨证论治的纲领，其内容已有很大不同。"夫热病之六经，专主经脉为病，但有表里之实热，并无表里之虚寒，虽因于伤寒，已变成热病，故竟称热病，而云伤寒之类。要知《内经》热病，即温病之互名，故无恶寒证，但有可汗可泄之法，并无可温可补之例……夫仲景之六经，是分区地面，所赅者广，虽以脉为经纪，凡风寒湿热，内伤外感，自表及里，热寒虚实，无乎不包"（《伤寒论翼·六经正义》）。可见《素问·热论》的六经分证比较局限，只限于表里之阴阳，未言及寒热虚实之阴阳，其所论之病位，也只限于经络之分布，而柯氏则扩展到领域分区，两相比较，《素问·热论》的三阳经证候，都是仲景的太阳证；其三阴经证候，都是仲景的阳明承气证，而仲景的少阳证和三阴证，则为《素问·热论》所没有。

六经地面的具体划分是："腰以上为三阳地面，三阳主外而本乎里。心者三阳夹界之地也，内由心胸，外自巅顶，前至额颅，后至肩背，下及乎足，内合膀胱，是太阳地面。此经统理营卫，主一身之表证，犹近边御敌之国也。内自心胸，至胃及肠，外自头颅，由面及腹，下及于足，是阳明地面。由心至咽，出口颊，上耳目，斜自巅，外至胁，内属胆，是少阳地面。此太阳差近阳明，犹京畿矣。腰以下为三阴地面，三阴主里，而不及外。腹者三阴夹界之地也，自腹由脾及二肠魄门，为太阴地面。自腹至两肾及膀胱溺道，为少阴地面。自腹由肝上膈至心，从胁肋下及于小肠宗筋，为厥阴地面；此经通三焦主一身之里论，犹近京夹辅之图矣"（《伤寒论翼·六经正义》）。并进一步论述了临床特征及邪气的传变等。这样的划分，除了根据经络循行外，主要是以伤寒六经病证牵涉的范围来确定的。因此，他特别强调"明六经之地形，始得握百病之枢机，详六经之来路，乃操治病之规则"（《伤寒论翼·六经正义》）。

柯氏说经络是"道路"，伤寒六经是"地面"。这种朴素的譬喻说明"道路"是"地面"中的"道路"，可以通达各处，但范围小；"地面"则是一大片，实际是线与面的关系。六经就是包括了整个人体的六块大"地面"，即六个大病位。柯氏六经地面说的实质，是力求把伤寒六经病证的发生与演变，落实到具体的"地形"上，即人体形质结构上，突出了疾病的定位问题，因而得到后世医家的重视。

基于对六经的这一认识，柯氏进一步提出伤寒论六经为百病立法，包括外感伤寒和内伤杂病，如谓"原夫仲景之六经，为百病立法，不专为伤寒一科，非伤寒中独有六经也。治伤寒者，但拘伤寒，不究其中杂病之理；治杂病者，以伤寒论无关于杂病，而置之不问，将参赞化育之书，悉归狐疑之域"（《伤寒论翼·全论大法》）。总之，他所说的六经分司诸病，既有外感，又有内伤。柯氏指出，在伤寒之中最多杂病，往往内外夹杂，虚实互呈，如结胸、藏结、瘀血发黄、热入血室、谵语如狂等症，或因伤寒，或非伤寒，纷纭杂沓。这说明，仲景约法，能合百病，兼赅于六经，而不能逃六经之外，即伤寒杂病，治无二理，它们都归六经之节制，故治伤寒者须究其中有杂病之理；论杂病者须知《伤寒论》也有关于杂病之治。突出了六经在辨证论治中的重要意义。

（二）张志聪的六经气化为病说

张志聪，字隐庵，浙江钱塘（今浙江杭州）人，生活于明末清初（公元1610—1674年）。师事张遂辰，后集同学高士宗等及门弟子数十人讲学侣山堂，其学术活动颇极一时之盛。张氏对《内经》《伤寒论》钻研颇久，领悟较深，著述除《素问集注》《灵枢集注》《本经崇原》及《侣山堂类辨》外，其伤寒著作有《伤寒论宗印》八卷、《伤寒论集注》六卷。

六经气化学说，是我国古代治《伤寒论》学的一个重要流派。早在金代刘河间曾说："大凡治病，必先明标本……六气为本，三阴三阳为标，故病气为本，受病经络脏腑谓之标也"（《素问玄机原病式》），并以此分析六经证治规律。张志聪在前人论述的基础上，提出"天有此六气，人亦有此六气"（《伤寒论集注》），并运用六气本、标、中气理论全面地注解《伤寒论》。张氏六经气化为病说，从生理方面阐述人身六气的产生和分布、运行等情况，并对伤寒三阴、三阳的病理机制作了探讨。

张氏认为，仲景《伤寒论》是以运气学说作为立论之本。人身六气，内生于脏腑，外布于体表，如"君相二火，发原在肾；太阳之气生于膀胱；风气本于肝木；湿气本于脾土；燥气本于胃金"，而后各循其经，分主有关皮部，太阳在背，阳明在胸，少阳在胁，太阴在腹，少阴在脐下，厥阴在季胁少腹之际。三阴三阳之气运行于各分部皮肤、肌腠之间。然而六气之中，惟独太阳之气，不仅分布于背而且还主乎通体。分布于皮部之六气与通体太阳之气；三阳之气与三阴之气，他们的分布虽有内外之异，但彼此又有上下相贯、表里相通、相互转化的关系。

基于以上认识，张氏主张从三阴三阳六经气化认识伤寒，如不明经气，言太阳便曰膀胱，言阳明便曰胃，言少阳便曰胆，这是"迹其有形，亡乎无形；从其小者，失其大者"。他强调三阴三阳病，多为六经气化为病，而并非经络本身之病变。又以为人身六气与天地之气相应，无病则运行如常，如"外感风寒则以邪伤正，始则气与气相感，继则从气而入于经"，说明天之六气外感，伤人身六气，始因气病，终传经病。可见，张氏之强调六经气化为病，并没有排除经络病存在，其《伤寒论集注·本义之八》说："六经伤寒者，病在六气而见于脉，不入于经俞，有从气分而入于经者，什止二三"，也说明了此意。

伤寒六经气化为病，大体如太阳病脉浮，头项强痛，谓太阳乃寒水之气；阳明病胃家实，谓阳明主燥热之气；少阳病口苦、咽干、目眩，谓少阳主相火之气；太阴病腹满而吐，谓太阴主湿土之气；少阴病脉极细，但欲寐，谓少阴有标本寒热之气化；厥阴病消渴、气上撞心、心中疼热，谓厥阴从中见少阳之火化。这些都属于六经气化之病变。但由于张氏论六气的分布有局部太阳与通体太阳的区别，故对伤寒太阳病的认识，也有通体太阳病和分部太阳的区别。同时，张氏还认为通体太阳之气最居体表，而分部六气运于皮腠之间，故外邪伤人，病多先发于太阳，如邪气不伤太阳之气而径入于里，则为六经直中风寒之证。张氏对三阴三阳之气表里相通、离合转化的认识，说明六气阴中有阳，阳中有阴，这在伤寒六经病中，所出现的多种阴阳衰里虚实寒热之变是密切相关。如太阳病的附子汤证、少阴病的三急下证，这些复杂病变正是由此造成的。

总之，张氏的六经气化为病说，是根据天人相应的道理，天有六气及其运行与变化，人身亦有六气，并就人身之六气的产生及其分布、运行等，结合伤寒三阴、三阳的具体病证作了探讨，侧重于伤寒六经病产生的机理研究，是对伤寒学研究的深化，得到了后世伤寒学家的认同。

陈修园（公元 1753—1823 年），著有《伤寒论浅注》《伤寒医诀串解》等书，他在《伤寒论浅注》凡例中认为张隐庵“阐发五运六气，阴阳交会之理，恰与仲景自序撰用《素问》《九卷》《阴阳大论》之旨吻合，余最佩服”。

黄元御著《伤寒悬解》，也认为仲景“立六经以治伤寒，从六气也”，人体内六气淫胜致病，为“一气独胜”之故。此后不少著名医家如王朴庄、陆九芝、唐容川等均相继对六经气化说进行了研究，使这一学说得到了进一步发展。如王朴庄论阳明病，以为：“即病阳明病皆中风也。风挟寒气从经而入府，及其为病，必兼中气之化。中气者，太阴湿土也，故胃家便见饱满之象。至病变之推移，而为燥结，为湿邪，种种不同，盖可因此而识破焉”（《伤寒论注》）。又如陆九芝说：“六经提纲皆主气化。太阳之为病，寒水之气为病也。寒为病故宜温散，水为病故宜利水”，进一步以气化学说揭示了六经病的病理特点和治疗大法。唐宗海认为张志聪过于强调阴阳气化，主张论六气必须结合脏腑经络，这一观点是可取的。

（三）尤在泾的以法类证研究

尤怡（公元 ？—1749 年），字在泾，别号饲鹤山人，长洲（今江苏吴县）人，著有《伤寒贯珠集》。尤氏研究《伤寒论》回避六经病证的争议，而是从临床辨证着眼，详析治法，以法类证，统领全篇，如此则“千头万绪，总归一贯，比于百八轮珠，个个在手”。

太阳一经，头绪之繁多，方法之庞杂，又甚于他经，故举太阳治法为全篇之纲。太阳之经，其原出之病与正治之法，不过二十余条而已，其他则皆属权变、斡旋、救逆一类病之法。

如“治伤寒者，审其脉之或缓或急，辨其证之有汗无汗，则从而汗之、解之，如桂枝、麻黄等法，则邪却而病解矣。其或合阳明，或合少阳，或兼三阳者，则从而解之、清之，如葛根、黄芩、白虎等法。亦邪分而病解矣。此为正治之法。顾人气体有虚实之殊，脏腑有阳阴之异，或素有痰饮痞气，以及咽燥淋疮汗衄之疾，或适当房室、金刃、产后、亡血之余，是虽同为伤寒之候，不得竟从麻桂之法矣。于是乎有小建中、炙甘草、大小青龙及桂枝二麻黄一等汤也，是为权变之法。而用桂枝、麻黄等法，又不能必其无过与不及之弊或汗出不彻，而邪不外散，则有传变他经，及发黄蓄血之病，或汗出过多，而并伤阳气，则有振振擗地，肉瞤惕等证，于是乎有更发汗、更药发汗及真武、四逆等法也，是为斡旋之法。且也医学久芜，方法罕熟，或当汗而反下，或既下而复汗以及温针、艾灼、水潠，种种混施，以致结胸溏满、挟热下利，或烦躁不得眠，或内烦不欲食，或惊狂不安，或肉上粟起，于是乎有大小陷胸，诸泻心汤、文蛤散等方也，此为救逆之法。至于天之邪气，共有六淫，太阳受邪，亦非一种，是以伤寒之外，又有风温、温病、风湿、中湿、湿温、中暍、霍乱等证，其形与伤寒相似，其治与伤寒不同，于是乎有桂附、术附、麻黄、白术、瓜蒂、人参、白虎等方，此为伤寒类病法也”。此外，在阳明篇中尚有明辨和杂治二法。所谓“明辨法”是辨表里错杂、虚实互见之证。治疗或下，或不可下，或慎于下，或以润导缓下等。其“杂治法”是指因热结或寒湿发黄及蓄血诸症的治疗，当随其证而予之。尤氏分析伤寒种种证治，以法为纲，以方证为目，条理清楚，层次分明，简洁明了，切于临床。对此，后世医家也给予了很高的评价。

唐立三在《吴医汇讲》中说：“喻氏之书，脍炙人口者，以其繁简得宜，通乎众耳。然以尤在泾先生《贯珠集》较之，则又径庭矣……仲景著书之旨，如雪亮月明，令人一目了然，古来何有”。因而章炳麟也以为“分擘条理，莫如吴之尤氏”。

（四）徐灵胎的以方类证研究

徐大椿，字灵胎，晚号洄溪老人，江苏吴江人，生活于公元1693—1772年。他刻苦学习，攻究典籍，潜心披览，寝食俱废。自称：“五十年中批阅之书约千余卷，泛览之书约万余卷”。对天文、历算、史地、音乐、武技、水利等无不研究。在医学方面，他主张寻本溯源，从源及流；治疗疾病善于审证求因，对奇症痼疾，每奏捷效，故名噪海内。其著作甚多，有《医学源流论》《伤寒类方》《慎疾刍言》《兰台轨范》等十余种。

徐氏研究《伤寒论》的方法是以方类证。他说《伤寒论》“非仲景依经立方之书，乃救误之书也……其自序云：伤横夭之莫救，所以寻求古训，博采众方。盖因误治之后变证错杂，必无循经现证之理。当时著书，亦不过随证立方，本无一定之次序”，因而提出“不类经而类方”的观点，“盖方之治病有定，而病之变适无定，知其一定之治，随其病之千变万化，而应用不爽”。所以，他钻研伤寒三十余年，致力于方证研究，重视以方对证，随证制方。

如他将《伤寒论》一百十三方归纳为桂枝汤、麻黄汤、葛根汤、柴胡汤、栀子汤、承气汤、泻心汤、白虎汤、五苓散、四逆汤、理中汤、杂方等十二类，每类主方之下，列述有关证治条文，并又罗列同类诸方。这样，既把伤寒论诸方作了类分，又对同类诸方随证加减变化作了更深刻的研究。如其所说：“其方之精思妙用，又复一一注明，条分缕析之，随以论中用此方之证，列于方后，而更发明其所以然之故，使读者于病情药性，一目显然，不论从何经来，从何经去，而见证施治，与仲景之意无不吻合”，不论邪之传变如何，临床一定是见证施治，这也是中医辨证施治理论的临床体现。

以方类证研究《伤寒论》，可以追溯到唐代孙思邈的《千金翼方》，他用“方证同条，比类相附”的方法将《伤寒论》方证撰成两卷，但载方甚少；成无己《伤寒论明理论·方药论》亦可视为运用这一研究方法的著作，但只载方二十一首，且仅有方解而未列方证条文；迨至柯琴的《伤寒附翼》，运用“以方类证”方法研究《伤寒论》取得较大成就；而徐氏的《伤寒类方》则是进一步发展与完善。其摒弃长期有关伤寒体例、六经病证等论辩，而追求其在临床中的实用价值，不失为是研究《伤寒论》的基本方向。

（五）俞根初详论四时感证

俞根初，浙江绍兴人，生于清雍正甲寅十二年（公元1734年），卒于清嘉庆已未四年(1799年)。俞氏家世业医，以擅治伤寒闻名；并以其四十余年治伤寒之经验，著成《通俗伤寒论》一书，被后世奉为“四时感症之诊疗全书”。他指出：“伤寒，外感百病之总名也……因后汉张仲景著《伤寒杂病论》，当时不传于世。至晋王叔和以断简残编，补方造论，混名曰《伤寒论》，而不名曰四时感证论，从此一切感证，通称伤寒，从古亦从俗也”。因而，他的著作以《通俗伤寒论》命名。

俞氏认为，“人皆谓百病莫难于伤寒，予谓治伤寒何难，治伤寒兼证稍难，治伤寒夹证较难，治伤寒复证更难，治伤寒坏证最难。盖其间寒热杂感，湿燥互见，虚实混淆，阴阳病似，非富于经验；而手敏心灵，随机应变者，决不足当此重任，日与伤寒证战”。

《通俗伤寒论》的内容包括伤寒要诀、六经方药、表里寒热、气血虚实、伤寒诊法、辨舌举要、六经舌苔歌、察舌辨证歌、伤寒本证、伤寒兼证、伤寒夹证、伤寒坏证、伤寒复证、瘥后调理法等，其中大都是诊疗伤寒的临床经验。俞氏将风湿、湿温、春温、热证、暑湿、伏暑、秋燥、风温时毒等四时感症均属于广义伤寒之中，但辨析诸症颇为明晰，其条列治法，温寒互用，补泻兼施，而无偏主之弊。其定方宗旨，谓古方不能尽中后人之病，后人不尽泥古人之法。如六经方药，包括发汗、和解、攻下、温热、滋补、清凉之剂，共一百零一方，方方有法，法法不同，其中不无昔贤制方，但大都系俞氏随证制定的经验方。何廉臣称其“方方切用，法法通灵”。如发汗诸方中：苏羌达表汤，属辛温发汗法；葱豉桔梗汤，属辛凉发汗法；九味仓廪汤，为益气发汗法；参附再造汤，系助阳发汗法；加减葳蕤汤，属滋阴发汗法；葱豉荷米汤，属和中发汗法；新加三拗汤，属宣上发汗法；麻附五皮饮，为温下发汗法。又认为仲景小青龙汤属化饮发汗法；越婢加半夏汤为蠲痰发汗法；《医通》香苏葱豉汤为理气发汗法；《外台》七味葱白汤为养血发汗法。其他如蒿芩清胆汤、柴胡达原饮、犀地清络饮、羚羊钩藤汤均成为后世治疗温热病的名方。

有关清代的伤寒研究情况，晚近学者任应秋认为，明以后研究伤寒学有三大流派，即重订错简、维护旧论、辨证论治。重订错简一派，以明代方有执、喻昌为首，言《伤寒论》错简已甚，而以三纲订正错简之说。自方有执倡于前，喻昌继其后，于是此风大振，和者竞起，如张璐、黄元御、吴仪洛、周扬俊、程应旄、章楠等。维护旧论一派，以“尊王赞成”为中心思想，认为王叔和不仅没有乱于仲景；而且把仲景学说较完整地流传下来了，实为仲景的功臣。成无已不仅没有曲解仲景之说，而且引经析义，实为诸注家所不及。因此，所流传的旧本《伤寒论》，不能随便改动，任意取舍，才能保持其较完整的思想体系，持此论最力的，首推张遂辰、张志聪、张锡驹、陈念祖诸医家。辨证论治一派，认为研究仲景伤寒论，不辨孰为仲景的原论，孰为王叔和所辑，只要有利于辨证论治的运用，便值得加以研究。这一学派又可分做三个支派，有主张以方类证的，柯琴、徐大椿是这一派的代表；有主张以法类证的，钱潢、尤怡是这一派的代表；有主张分经审证的，陈念祖、包兴言是这一派的代表。很明显，从以上分析、研究来看，这三大学派实肇始于明，昌盛于清，也可见有清一代对《伤寒论》研究之一斑。

二、温病辨证论治体系的确立

春秋战国时期对温热病的探讨已始见端倪，在《内经》一书中有不少关于温病的记载，如《素问·生气通天论》："冬伤于寒，春必温病"。《素问·金匮真言论》："夫精者，身之本也，故藏于精者，春不病温。"《素问·热论》："凡病伤寒而成温者，先夏至日者为病温，后夏至日者为病暑"。"伤寒一日，巨阳受之，故头项痛腰脊强"；"其未满三日者，可汗而已；其满三日者，可泄而已"。"病热少愈，食肉则复，多食则遗，此其禁也"。《素问·至真要大论》："热者寒之，温者清之。"《素问·玉版论要》："病温虚甚死。"等等，这些内容涉及到病名、病因、发病、疾病分型、临床表现、预后、治则、治法、善后禁忌以及预防等多方面，然均系零散的资料，不成系统。另外，《难经》亦载有一些论述温病的内容，如《五十八难》："伤寒有五，有中风、有伤寒、有湿温、有热病、有温病……伤寒之脉，阴阳俱盛而紧涩；热病之脉，阴阳俱浮，浮之而滑，沉之散涩"，但亦未能形成学说。

东汉末年，张仲景的《伤寒论》阐述了对温病的认识，如"太阳病，发热而渴，不恶寒者为温病，若发汗已，身灼热者，名风温"。"太阳中热者，暍是也，其人汗出恶寒，身热而渴也"，以及温热病的传变。而更多的是对温热病的治疗，可谓理法方药具备，因而有人认为是外感温热病的第一次总结。

晋唐时期，王叔和著《伤寒例》，他在阐发《内经》"冬伤于寒，春必病温"时说："冬令严寒，万类深藏，君子固密，则不伤于寒，触冒之者，乃名伤寒耳……中而即病者，名曰伤寒；不即病者，寒毒藏于肌肤，至春变为温病，至夏变为暑病。暑病者，热极重于温也。"指出了伤寒、温病、暑病的鉴别；葛洪的《肘后备急方》则收录了许多防治温病、温疫、温毒的简便药方，如太乙流金方、辟温病散等；巢元方在《诸病源候论》中列举了热病候28论、温病候34论、时气病候43论、疫疠病候3论，叙述了温热病的致病原因、病机原理以及症状特点，提出温病、时气皆"因岁时不和、温凉失节、人感乖戾之气而生病"，并具有强烈的传染性，"病气转相染易，乃至灭门，延及外人"。孙思邈的《千金要方》亦收载了不少治疗和预防温病的有效方剂，及名医论述温病的内容，如以葳蕤汤治风温、春温及春月中风伤寒而见发热、头痛、汗出、咽干、气喘、腰背强、骨肉疼等症者；以犀角地黄汤治"伤寒、温病应发汗而不汗之内蓄血及鼻血、衄血不尽、内余瘀血、大便黑、面黄"者；以屠苏酒、雄黄散、粉身散等辟疫气，令人不染温病。他们从不同的角度去认识与发挥外感温热病。

宋代的庞安时在《伤寒总病论》里，除研究伤寒病外，又着意发明温病，将其分为一般温病及天行温病两类，强调寒温分治，并具体论述了天行温病的病因、病机、证治、预防。朱肱的《南阳活人书》注重伤寒与温病的辨别，对多种温热病，如热病、中暑、温病、温疟、风温、温疫、湿温、温毒等进行了详细的阐发，在治疗上虽未跳出伤寒圈子，亦不墨守伤寒成方，而能灵活化裁。郭雍在《伤寒补亡论》中强调温病的病因不限于冬伤于寒，其云："冬伤于寒，至春发者谓之温病，冬不伤寒，而春自感风寒温气而病者，亦谓之温"。以上诸家虽各有发挥，但多是零碎的认识与经验，仍未形成独立的体系而隶属于广义伤寒病。

金元以降，对温热病的研究有了较大的进展和突破。刘完素据《素问·热论》“伤于寒也，则为病热”而大倡“热病只能作热治，不能从寒医”之说，并创立六气皆从火化的病机学说及辛凉甘寒解表的治疗原则，同时还创制了双解散、三一承气汤等寒凉发表攻里的治疗方法，这些都标志着外感温热病在理法方药诸方面开始自成体系。其后马宗素、葛雍、镏洪、常德等门人和私淑者大张其说，从病因发病到病机传变，从临床表现到治疗方法，无不阐扬刘完素的学术思想，使之风靡一时，呈现出“热病用河间”的局面。继之，元代王履在《医经溯洄集》中进一步强调伤寒温病“自是两途，岂可同治”，至此温病始能脱却伤寒。

明代汪机提出新感温病的概念，他在《石山医案》中说：“有不因冬月伤寒而病温者，此特春温之气，可名曰春温，如冬之伤寒、秋之伤湿、夏之中暑相同，此新感之温病也”。而缪希雍则在《先醒斋医学广笔记》里指出温疫邪气侵犯人体“必从口鼻”而入。明末医家吴有性对温疫病的致病因素、感受途径、侵犯部位、传变方式、临床表现、治疗方法等，详加探究，著成《温疫论》一书，为温疫病形成了一套比较完整的认识，自此温疫学说开始建立，并逐渐得到发展。凡此种种，充分说明明代以前中医学对温热病的认识已达到了相当的水平，为温病理论体系的形成奠定了坚实的基础。

清代中叶，随着对温热病研究的日益兴盛，温热学说逐渐成熟起来。吴中叶桂首著《温热论治》，主张以卫气营血为纲辨治温病。与叶氏同期同郡的薛雪则著《湿热条辨》，详细论述了湿热病的病因病机、发病特点、传变规律、临床证型、遣方用药，弥补了叶氏详论温热、略论湿热之不足。其后，淮阴吴瑭又著《温病条辨》，强调以上中下三焦为纲统论温热与湿热。继之，钱塘王士雄著《温热经纬》，集前人之大成，对温病学进行了一次史无前例的大总结，确立了完整的温病辨证论治体系。

（一）叶桂创立卫气营血辨证

叶桂，字天士，号香岩，江苏吴县人，生于清康熙、乾隆年间（约公元1667—1746年）。祖、父辈皆业医。年十四，父去世，乃从其父门人朱某习医。《冷庐医话》记载，王葑亭《叶天士小传》，谓年十二至十八，凡更十七师，故能集众美以成名。《清史稿》称其“贯彻古今医书，而少著述”；《四库全书提要》也说他“以医术名于时，然生平无所著述”。《温热论》一卷是其门人顾景文随师出诊，舟游洞庭时根据他的口授信笔记录，未加修饰而成的，是记载叶氏对温病论治的重要著作，其突出贡献是论述外感温病的传变和治疗，创立卫、气、营、血辨证体系，划分温热病的浅深和治疗步骤，丰富了辨证论治的内容。

叶天士在仲景《伤寒论》的基础上，又接受了历代医家温病研究的学术成就，结合热性病流行的特点，对温热病进行了深入的研究，阐述了温病的传变规律和治疗原则，创立了卫气营血为纲的证治体系。《温热论》开宗明义谓：“大凡看法，卫之后方言气，营之后方言血”。对其治疗大法，也明确为“在卫汗之可也，到气方可清气，入营犹可透热转气……入血犹恐耗血动血，直须凉血散血”。把温热病的传变规律归纳为卫气营血四个阶段。

1．温邪入卫

“温邪上受，首先犯肺”，先见肺卫病证，主要表现为发热、微恶寒、头痛、咳嗽、口渴、有汗或无汗、苔薄、脉浮等。治疗当用辛凉轻剂。如温邪挟风，加入辛散疏风之品；如挟湿，须佐以淡味渗湿，所谓“挟风则加入薄荷、牛蒡之属；挟湿加芦根、滑石之流”，俾风透于热外，湿渗于热下，则邪势孤单，病易向瘥。

叶氏认为温邪与伤寒的演变不同，“伤寒之邪留恋在表，然后化热入里”，而“温邪则传变最速”。卫分之邪的传变，大致有两条途径，一则是由卫分顺传入气分，另一则是叶氏接受《难经》“肺邪传心”及明代盛启东“热传心包”之说而提出的“逆传心包”。

2．温邪入气

温邪不由卫分外解，渐次传入气分，其主要症状为壮热、汗出、烦躁、渴饮、脉大，或腹满便结、苔黄、脉沉实。其挟湿者身热起伏、缠绵不已、胸痞脘闷、苔腻、脉濡数。叶氏的所谓气分病证，包括伤寒中的阳明经证、腑证，以及湿温逗留不解而邪留三焦等证候。在湿温证的治疗中，叶氏又善于根据患者的不同素质和病情，区别用药，灵活对待。他说：“且吾吴湿邪害人最广，如面色白者，须要顾其阳气，湿胜则阳微也，法当清凉，然到十分之七八，即不可过于寒凉……湿热一去，阳亦衰微也；面色苍者，须要顾其津液，清凉到十分之六七，往往热减身寒者，不可就云虚寒而投补剂，恐炉烟虽熄，灰中有火也”。这些都是其切实的经验总结。

还有一种邪留三焦的湿温证，可见身热起伏，胸胁满闷，小便不利等，叶氏认为此证类似于伤寒中的少阳证，治疗则根据温邪挟湿内停，气机郁滞的特点，采取分消上下的方法，药如杏、朴、苓及温胆汤之类，亦可冀其战汗而解。

3．温邪入营

营分受热则血液受劫，遂致斑疹隐现。热扰神明则为心神不安，烦躁难宁。若挟痰热，每易昏厥为痉。阴液耗灼，则舌色红绛。在治疗方面，如初传营分，而气分之邪未尽，可清气透营，药如犀角、生地、元参、连翘心、竹叶心、银花等；包络受病，宜犀角、生地、连翘、郁金、菖蒲等以凉营清心；如神志昏愦则须加牛黄丸、至宝丹之类以开其闭。温邪入营后，阴液大亏，治疗又当重视护养阴液。

4．温邪入血

温邪陷入血分，病情尤重，邪热炎灼，逼血妄行而见耗血动血诸证；阴液消涸则肝风骤起，以致痉厥谵妄；若热邪与瘀伤宿血相搏，每变为如狂发狂之证。叶氏认为邪陷血分的治疗，总以凉血散血为主，药如生地、丹皮、阿胶、赤芍等。如风动痉厥则加入犀、羚、牛黄丸、至宝丹等。挟瘀血如狂者，加入琥珀、丹参、桃仁等。本证是温热病最重笃的阶段，治疗得当，犹可邪去而正复，否则每致阴竭而不治。

叶氏通过实践总结，以卫气营血为理论概括，用以阐释温病的病变机理、归纳证候类型、说明病位的浅深传变、病情的轻重转归，并为确立治疗方法提供了理论依据。因其理法方药具备而自成体系，一直指导着温病的辨证施治。

叶桂对温热病的重要贡献，除始创卫气营血的辨证方法外，对于验舌、验齿及斑疹和白痦的分辨既精且详，独具匠心，有补于临床，每被后人奉为温病诊断上的准绳，是中医诊断方法的又一发展。

（二）吴瑭论三焦辨证

吴瑭，字鞠通，江苏淮阴人，约生于清乾隆、道光年间（公元1758—1836年）。吴氏一生曾经历多次温疫流行，亲人亦有死于温病者，感亲人夭亡之痛，始奋发研究医学。三年后赴京检校《四库全书》，获观吴又可《温疫论》，认为其“议论宏阔，实有发前人所未发，遂专心学步焉”。虽遍阅晋唐以来医书，总感到未惬心意，经过十年的钻研，吴氏虽有所体会，但未敢轻易为人医治。恰逢癸丑年（公元1733年）“都下温疫大行”，诸友力推吴氏医治，经吴氏救治，使已成“坏病”的病人，被治愈计数十人，而死于庸医之手的病人，却不可胜数。鉴于亲见目睹的事实，吴氏极为感叹，乃“采辑历代名贤著述，去其驳杂，取其精微，间附己意，以及考验，合成一书，名曰《温病条辨》”，其突出贡献是创立了温病三焦辨证纲领。六年后，经同乡汪瑟庵先生之催促，方刊行于世。

吴氏温热病理论的形成，是在继承《内经》《伤寒论》的基础上，广泛汲取前贤的宝贵经验和学术见解。他贯通刘河间、王安道、吴又可、喻嘉言诸家之学，尤其心折叶天士，而又深惜叶氏的温热学说未为当时医者所重视。他说：“叶天士持论平和，立法精细，然叶氏吴人，所治多南方证，又立论甚简，但有医案散见于杂证之中，人多忽之而不深究”。因而，“抗志以希古人，虚心而师百氏”，远则“追迹乎仲景”，近则“师承于叶氏”，集诸家论述温病辨证论治之大成，创立了温病三焦辨证纲领，对四时热性病的传变规律条分缕析，总结了治温病大法，订制了许多名方，使温病学辨治体系趋于完整。

吴氏取《灵枢·营卫生会》三焦分部的概念，将温病的病理变化概括为上、中、下三焦证候，由上及下是其传变规律。他说：“温病由口鼻而入，鼻气通于肺，口气通于胃；肺病逆传则为心包，上焦病不治，则传中焦，胃与脾也；中焦病不治，则传下焦，肝与肾也。始上焦，终下焦”（《温病条辨·卷二》），由此而决定治疗，其总的原则是“治上焦如羽，非轻不举；治中焦如衡，非平不安；治下焦如权，非重不沉”。

1. 上焦证治

“凡病温者，始于上焦，在手太阴”，证见“脉不缓不紧而动数，或两寸独大，尺肤热，头痛，微恶风寒，身热自汗，口渴或不渴而咳，午后热甚”。风温、温热、温疫、冬温初起恶风寒者，桂枝汤主之；但热不恶寒而渴者，辛凉平剂银翘散主之。风温但咳，身不甚热，微渴者，辛凉轻剂桑菊饮主之；脉浮洪，舌黄，渴甚，大汗面赤，恶热者，辛凉重剂白虎汤主之；若见脉浮芤，汗大出，鼻孔煽等重危证象，宜白虎加人参汤治之。津伤口渴则以雪梨浆、五汁饮沃之。发斑用化斑汤；发疹用银翘散去豆豉加细生地、丹皮、大青皮、倍元参。邪入心包，神昏谵语，舌蹇肢厥，用清宫汤、牛黄丸、紫雪丹、局方至宝丹等分别治之。湿温证见头痛、恶寒、身重疼痛、舌白不渴、胸闷、午后身热等证，宜用三仁汤宣泄。秋燥伤太阴气分者，桑杏汤主之；燥伤肺胃阴分，或热或咳者，沙参麦冬汤主之。

2. 中焦证治

“面目俱赤，语声重浊，呼吸俱粗，大便闭，小便涩，舌苔老黄，甚则里有芒刺，但恶热，不恶寒，日晡益甚者，传至中焦，阳明温病也”。风温、温热、温疫、温毒、冬温，证见脉浮洪躁甚者，白虎汤主之；脉沉数有力，甚则脉体小而实者，大承气汤主之；若肢厥，神昏，不大便，或胸腹满坚，甚则拒按，亦大承气汤主之；诸证悉具而微，脉不浮者，小承气汤微和之；纯利稀水无粪者，为热结旁流，调胃承气汤主之。阴虚之人，患阳明温病，无上焦证，数日不大便，不可用承气，宜增液汤。阳明温病，下后汗出，当复其真阴，用益胃汤。

“阳明湿温，气壅为哕者，”宜新制橘皮竹茹汤主之；湿郁三焦，脘闷、便溏、身痛、舌白，宜二加减正气散主之；吸受秽湿，神识昏迷、舌白、渴不多饮，先宜芳香通神利窍，用安宫牛黄丸，继用茯苓皮汤，以淡渗分消之；湿甚为热，疟邪痞结心下，烦躁自利，舌白口渴，用泻心汤。秋燥伤胃阴，可用五汁饮或玉竹麦门冬汤；燥证气血两燔者，治以玉女煎。

吴氏还善于变化承气汤，治疗各种中焦温病，如新加黄龙汤、宣白承气汤、导赤承气汤、牛黄承气汤、增液承气汤等，这些方药，已被后世医家广泛地应用于临床。

3. 下焦证治

“风温、温热、温疫、温毒、冬温，邪在阳明久羁，或已下，或未下，身热面赤，口干舌燥，甚则齿黑唇裂，脉沉实者，仍可下之；脉虚大，手足心热甚于手足背者，加减复脉汤主之”。中焦温病久羁不已，进一步耗及下焦之阴，而为下焦温病，治以加减复脉汤为主。若下后大便溏，脉数者，与一甲复脉汤；真阴耗竭，壮火复炽，心中烦，不得卧者，黄连阿胶汤主之；夜热早凉，热退无汗，热自阴来者，青蒿鳖甲汤主之；热邪深入下焦，脉沉数，舌干齿黑，手指但觉蠕动，急防痉厥，二甲复脉汤主之；既厥且哕，脉细而劲，小定风珠主之；热邪久羁，吸烁真阴，或因误治，神倦瘛疭，脉气虚弱，舌绛苔少，时时欲脱者，大定风珠主之。

湿温久羁，三焦弥漫，神昏窍阻，少腹硬满，便结者，治以宣清导浊汤。秋燥伤及肝肾之阴，昼凉夜热，甚则痉厥者，三甲复脉汤、定风珠等主之。

吴氏所阐述外感热病的三焦辨证与六经辨证是不可分割的，正如吴氏所说：“《伤寒论》六经由表入里，由浅入深，须横看；本论论三焦，由上及下，亦由浅入深，须竖看，与《伤寒论》为对待文字，有一纵一横之妙”。三焦病机与叶桂所论的卫气营血病机亦有密切的联系。因此，三焦病机的阐述，实“羽翼伤寒”，充实了六经证候，进一步完善了温热病的辨证论治体系。

（三）薛雪对湿热病的辨证论治

薛雪，字生白，号一瓢，晚年又自称牧牛老朽，斋名“扫叶庄”，江苏吴县人，生活于公元1681—1770年，为清初温病四大家之一，与叶桂同时，皆以擅治温热病著称于医林，薛氏著作有《医经原旨》《湿热条辨》《薛氏医案》（见吴子音纂辑的《三家医案合刊》）等书，其中以《湿热条辨》影响最大。薛氏的突出贡献是对湿温病的专题研究，以弥补叶氏之不足。

在我国医学史上，对湿热病专篇进行论述的，薛氏可谓第一人。他在《湿热条辨》中对湿温病发病机理、证候演变、审证要点及有关疾病的鉴别等均作了全面和深刻的阐述。如首列湿热证提纲："湿热证，始恶寒，后热不寒，汗出胸痞，舌白，口渴不引饮"。本证是一种感受湿热之气而与时令密切有关的外感热病。湿热病的内因，多由脾胃内伤，湿邪内蕴，复感外邪，相合为病。其湿热之邪多从口鼻而入，归于阳明、太阳和募原。本病发作轻重与脾胃的盛衰密切相关。胃实火旺之体，病易归阳明；脾虚多湿之体，病易归太阴；邪踞脾胃，波及表里，少阳、厥阴受邪，多致风火内盛。湿未合热或所挟热势不炽，其病较轻缓，若湿热胶结，化火鸱张，其病则急暴而险重。薛氏对湿热病的辨治条分缕析，甚为精详。

1. 湿在表分

湿热证，恶寒无汗，身重头痛，湿在表分，宜藿香、香薷、羌活、苍术皮、薄荷、牛蒡子等。

2. 湿在肌肉

湿热证，恶寒发热，身重关节疼痛，湿在肌肉，不为汗解，宜滑石、大豆黄卷、茯苓皮、苍术皮、藿香叶、鲜荷叶、白通草、桔梗等。

3. 湿热内闭腠理

湿热证，胸痞发热，肌肉微痛，始终无汗者，腠理暑邪内闭。宜六一散一两，薄荷叶三四分，泡汤调下，即汗解。

4. 湿热阻遏募原

湿热证，寒热如疟，湿热阻遏募原，宜柴胡、厚朴、槟榔、草果、藿香、苍术、半夏、干菖蒲、六一散等。

5. 三焦湿热证治

本证有浊邪蒙闭上焦、湿伏中焦、湿流下焦、湿热阻闭中下二焦等几种。

6. 浊邪蒙闭上焦

湿热证，初起壮热口渴，脘闷懊侬，眼欲闭，时谵语。宜涌泄，用枳壳、桔梗、淡豆豉、生山栀，无汗者加葛根。

7. 湿伏中焦

湿热证，初起发热汗出，胸痞口渴舌白，宜藿梗、蔻仁、杏仁、枳壳、桔梗、苍术、厚朴、草果、半夏、干菖蒲、佩兰叶、六一散等。

8. 湿流下焦

湿热证，数日后，自利、溺赤、口渴，湿流下焦。宜滑石、猪苓、茯苓、泽泻、萆薢、通草等。

9. 湿热阻闭中上二焦

湿热证，初起即胸闷不知人，瞀乱大叫痛，宜草果、槟榔、鲜菖蒲、芫荽、六一散各重用，或加皂角，地浆水煎。

10. 湿邪化热

此为湿热病多见的情况。出现舌根白，舌光红，湿渐化热，余湿犹滞，宜辛泄佐清热，如蔻仁、半夏、干菖蒲、大豆黄卷、连翘、绿豆衣、六一散等。

11. 邪犯营血

湿热之邪侵营入血，除出疹、发斑、神昏、痉厥之外，还可见上下失血等证。宜大剂犀角、生地、赤芍、丹皮、连翘、紫草、茜根、银花等。

此外，对痉厥、热渴自汗、呕恶、圊便脓血、咳喘、吐利、亡阳囊缩、厥阴络脉凝瘀等的辨治以及对寒湿伤阳、清理善后等，也有辨治方法，可供临床参考运用。

薛氏在继承仲景伤寒理论的基础上，融贯历代医家学说，并结合地域特点，以自己丰富的临床经验，系统阐明了湿热病论治体系，对温病学说作出了重要贡献。

（四）王士雄的《温热经纬》

王士雄（公元1808—1867年），字孟英，号梦隐，又号潜斋，别号半痴山人、随息居隐士等，浙江钱塘（杭州）人。曾祖王学权精于医，著《重庆堂随笔》为士雄之诞年，乐而作之。其思想开放，接受西说，作汇通之论，后亦影响及于士雄。士雄早年失怙，历经贫困。因酷嗜医学，稍有余暇辄披阅方书，故亦精于家学。道光十年（公元1830年）以医问世。初习《景岳全书》，疗病多采温补，经其母俞氏训诫，谓“无论外感，不可妄投温补；即内伤证，必求其所伤何症，而先治其伤，则病去而元自复。古人不言内益而曰内伤，顾名思义，则纯虚之证，殊罕见也。汝何懵乎”。孟英受其启迪，遂习用清滋之法，故治温病，药极平淡而多奇中。远近求治者车马塞途，活人无算，屡起大症。道光十七年（公元1837年），江浙因战乱疫疠流行，爱女死于霍乱，乃于次年（公元1838年）撰《霍乱论》。此书后作重订，特别指出霍乱与番舶、水源、季节等因素有关，实为明论。咸丰中定居上海，益潜心于温病研究及临证。目睹时医治温病之非，复认为吴瑭之《温病条辨》，不过将叶天士有关医案穿插而成，尚未得其精奥；采附各方，去取剪裁亦有未当，故“不得已而有《温热经纬》之纂”。“雄不揣冒昧，以轩岐仲景之文为经，叶薛诸家之辨为纬，纂为《温热经纬》五卷（《温热经纬·自序》）。”书成于公元1852年，为温病学说之集大成者。

《温热经纬》五卷。其中注释，“择昔贤之善者而从之，间附管窥，必加雄按二字以别之”，由此可见，此书是王氏荟集诸家之长，汇编而成。卷一收集了《内经》中有关论述温热病的内容，卷名为“《内经》伏气温热篇”；卷二为仲景伏气温病篇、仲景伏气热病篇、仲景外感热病篇、仲景湿温篇、仲景疫病篇，他将《伤寒论》《金匮要略》内散在于各章节中的温热病证治分门别类，汇编成卷；卷三为叶香岩外感温热篇和三时伏气外感篇；卷四为陈平伯外感温病篇、薛生白湿热病篇、余师愚疫病篇；卷六辑录历代名方一百十三首。王氏以《内经》及仲景的论述为经，以叶、薛、陈、余诸家论说为纬。此书虽属纂辑，但较系统地汇集了中医温病学的理论和治疗，其议论亦公允，对临床具有重要的指导意义。正如杨照黎在序文中所云；“其言则前人之言也，而其意则非前人之所及也。”此书付梓之后，广为流传，影响甚大，为学习研究温病学说的必读书籍之一。《清史稿》评士雄谓“号叶氏学者，要以士雄为巨擘”，后人将其与叶天士、吴鞠通、薛生白并称为清代温病四大家。

三、温疫学说的形成与发展

温疫病属于温病范畴，是一类具有传染性的温热病，除了有温病的共性外，还有其自身的特殊性，在与温病学同步发展的过程中，逐步形成自成体系的温疫学说。

对温疫病的认识早在《内经》就有记载，《素问遗篇·刺法论》："五疫之至，皆相染易，无问大小，病状相似"。《伤寒论·伤寒例》："凡时行者，春时应暖而复大寒，夏时应大热而反大凉，秋时应凉而反大热，冬时应寒而反大温，此非其时而有其气，是以一岁之中，长幼之病多相似者，此则时行之气也。"对温疫病的传染性、流行性，已有一定的认识，对其病因的认识，不论是"寒暑错时"，还是"非其时而有其气"，仍然与自然气候有关。

隋唐时期，巢元方在《诸病源候论》论疫疠病候时指出，"其病与时气温热相类，皆由一岁之内，节气不和，寒暑乖候，或有暴风疾雨，雾露不散，则民多疾疫，病无少长，率皆相似，如有鬼厉之气，故云疫疠病"，并具有强烈的传染性，"病气转相染易，乃至灭门，延及外人"。孙思邈的《千金要方》亦收载了不少治疗和预防温病的有效方剂，特别是预防，如以屠苏酒、雄黄散、粉身散等辟疫气，令人不染温病。由于这类疾病的传染性与危险性，人们更多地注重预防。

金元时期，由于温疫病的流行，造就了一代名医刘河间，虽然论病因未出六淫，但在治疗上能打破常规，不受经典的束缚，开首即以辛凉解表，主张寒凉攻下之品早用、急用、重用、多用，务以祛邪为第一要务，人称"寒凉派"和"热病用河间"，可以说是对这位革新医家专题研究成就的高度概括。

明末医家吴有性，生当明王朝行将倾覆之际，战争连绵、灾荒不断、疫病流行，给人民带来了深重的灾难。他深感痛惜，于是悉心研究，努力探索，通过长期的临床观察，大胆提出了新的病原学说——"戾气"。并就温疫病的致病因素、感受途径、侵犯部位、传变方式、临床表现、治疗方法等，详加探究，整理总结，著成《温疫论》，标志着温疫学说的形成。

清代，疫病流行频发，据《清史稿·灾异志》记载，从顺治元年（公元1644年）至同治十一年（公元1872年），全国各地发生"大疫"达三百数十次之多，死者无数。这从客观上促进了温疫学说的发展。如戴天章在吴有性温疫病理论的启迪下，重视对疫病证治的研究积生平治疫经验著《广瘟疫论》。戴氏之后，致力于温疫学说的研究，并有所建树者，有杨璿、刘奎、余霖、王孟英等。

（一）戴天章发挥温疫辨治

戴天章，字麟郊，晚号北山。清顺治、康熙间（公元1644—1722年）上元（今江苏江宁）人。戴氏好学博览，对天文、地理、数学等无不研究，而尤精于医理。

自明代吴又可《温疫论》问世，流传甚广。而戴氏对此书极其称赏，认为吴氏能"贯穿古今，融以心得，著时行瘟疫一论，真可谓独辟鸿蒙，揭日月于中天矣"。然而，在戴氏当时，人们对瘟疫的治疗还常墨守旧法，故虽有人口称"时证"，而"手则仍用伤寒之方，拘伤寒之法"，因而戴氏着意于伤寒、瘟疫之辨证，强调医者当"辨瘟疫之体异于伤寒，而尤慎辨于见证之始"，方可施治无误。戴氏在吴又可学说的基础上，结合自己的经验，著《广瘟疫论》，提出了"瘟疫五辨"、"治疫五法"及"疫证的兼夹与表里"之说，进一步发展了温疫学说。

1．瘟疫辨证

戴天章认为对瘟疫的辨证，关键在于必须明确气、血、舌、神、脉五方面的辨证，即“瘟疫五辨”。

（1）辨气　戴氏认为瘟疫是感受天地间的杂气所致。瘟疫病人常发出特殊气味，轻则盈于床帐，重则蒸然一室，其味触鼻难闻。这种异味，与一般臊、腥、焦、腐之气及粪气全然不同，必须通过闻诊，仔细辨别方能加以区别。同时，瘟疫病人的特殊气味，与伤寒阳明腑证的秽腐之气又有不同。因而，虽有发热、头痛之表证，如闻有此气者，应以瘟疫论治。

（2）辨色　伤寒与瘟疫，病因各异，性质不同，故患者面色也有所异。凡伤寒者，因寒主收敛，敛则急，面部多绷急，色泽多光洁；瘟疫主蒸散，故面部多松缓，色多垢晦，而且由于受疫气的蒸熏，故色泽多垢滞如油腻、烟熏，望之可怕。因此如见到这类瘟疫的病色，虽有发热、头痛之表证，也不可轻用辛温发散。

（3）辨舌　戴氏辨舌，重在辨苔。认为伤寒与瘟疫的舌苔在初期即有不同，风寒在表，舌多无苔，即有白苔，亦薄而滑。若渐传入里，则始由白而黄，由黄而燥，由燥变黑。瘟疫则病初一见头痛，发热，舌上即有白苔厚而不滑，或色兼淡黄，或粗如积粉，与伤寒迥异。瘟疫传至胃经后，可出现黑苔，说明疫热极盛，急需攻下。一般疫邪传入胃经，舌苔多兼二三色，而颇似伤寒。戴氏辨瘟疫之舌苔，对瘟疫病的早期诊断具有十分重要的临床意义，也是辨别伤寒的重要依据之一。

（4）辨神　神志不清之证，伤寒、瘟疫俱有，但出现迟早不同。伤寒初期一般神识自清，待入里传胃后，才见神昏谵语之证。瘟疫初起即可出现神情异常，甚则不清，病人烦躁者居多，或神难自主，或梦寐不安，闭目即有所见，这是谵妄的先兆。

（5）辨脉　瘟疫的脉象，在初期与伤寒明显不同，但在传变后则与伤寒颇似。因风寒自皮毛而入，初起脉多浮，或兼见紧、缓、洪脉象。至传变入里，始不见浮象，但其至数，清楚不模糊。瘟疫之病自里出表，初期脉多见沉，也可见沉迟，沉为邪在于里，迟则邪在阴分，但此非为阴寒，迨其自里透表，脉始不浮不沉而数，或兼弦大，其至数则模糊不清。同时，瘟疫病由于热蒸气散，故脉不鼓指，虽数而无力，不可误作虚治。

戴氏所论瘟疫“五辨”为瘟疫辨证之关键，也是瘟疫区别于伤寒之要点。

2．瘟疫治疗

对于瘟疫病的治疗，戴氏总结为“治疫五法”。

（1）汗法　治邪在肌表，必用辛凉、辛寒，如里证兼见，可兼通其里，这与治伤寒用辛温，在初期不能犯里者有所不同。

（2）下法　治瘟疫下不厌早，但有里热即当用之，与治伤寒之表罢里有燥结而后可下者，亦有区别。

（3）清法　用治瘟疫，主要在于辨热邪之浅深，邪浅者在荣卫，深者多在胸膈、胃肠，皆当以寒凉之品直折其邪。

（4）和法　有四种具体方法：凡疫热挟寒邪者，寒热并用，邪实正虚者，补泻合用，表证兼里证者，表里双解，疫势虽去，余邪未解者，平其亢厉以和之。

（5）补法　疫热之邪，本不当补，但有屡经汗下、清解而不退者，可以补其正以却其邪，但当辨明所伤之在阴在阳，而用补法。在戴氏书中，附方八十首以备各证之应用。

总之，戴氏论瘟疫，本渊源于吴有性，实可谓为传吴有性之学者，而有所发展，于临床辨治更加具体。近人恽铁樵对戴天章的《广瘟疫论》评价很高："温病以戴北山之书为最，其好处在于详言病状为主，不以侈谈模糊影响之病程为主。其言治法，能以公开经验所得，使人共喻为主，不以引证古籍炫博炫能为事"。

（二）杨璿剖析伤寒温病之异

杨璿，字玉衡，晚号栗山老人，成都人，约生于公元1706年。杨氏的学术思想，远宗仲景、河间，近取叶天士、吴又可。所著《伤寒温疫条辨》（简称《寒温条辨》），详细剖析伤寒与温病的病因、病机及治疗方法的不同。特别是对温疫病的治疗颇多发挥。

他认为伤寒与温疫"唯初病解表前一节治法，大有天渊之别"，指出辛凉宣透为治温疫的重要方法，实是"推广河间双解、三黄之意"（《寒温条辨·两感辨》），他说："河间双解散、三黄石膏汤俱用麻黄，仍是牵引叔和伏寒暴寒旧说。盖温疫热郁自里达表，亦宜解散，但以辛凉为妙"（《寒温条辨·医方辨引》），故将双解、三黄进行增损，以为"温病表里三焦大热，渴欲饮水，烦躁不安，多见奇怪不测之状，增损三黄石膏汤、增损双解散、升降散三方，并为对证之剂"，曾自诩其方："予每随证用之，救坏病得生者若许人，真稀世之珍也"（《寒温条辨·烦躁》）。

对于温疫证治，杨氏自有见解。用升降散辛凉宣泄，升清降浊，即是其学术成就之一。方中以僵蚕为君，蝉蜕为臣，姜黄为佐，大黄为使，米酒为引，蜂蜜为导。其名曰升降散，盖取僵蚕、蝉蜕升阳中之清阳；姜黄、大黄降阴中之浊阴。一升一降，内外通和，而杂气之流毒顿消矣。此方可与河间双解散并驾齐驱，名升降，亦双解之义。由于温疫火毒邪甚，传变极速，故如僵蚕、蝉蜕、薄荷、竹叶、银花、连翘等辛凉宣透之品多与黄连解毒、承气汤等相合致用，这是杨氏治疗温疫的特点。

杨氏还继承了喻昌"上焦如雾，升而逐之，兼以解毒；中焦如沤，疏而逐之，兼以解毒；下焦如渎，决而逐之，兼以解毒"，"急以逐秽为第一要义"的治则。其具体药物，在吴又可善用大黄的基础上，又结合黄连，而将两者作为解毒逐秽之主药。

对于瘟疫表里浅深、轻重缓急之治，以及温疫救逆等法的论述，也是他的学术成就之一。他说："一发则炎热炽盛，表里枯涸，其阴气不荣，断不能汗，亦不可汗，宜以辛凉苦寒清泻为妙。轻则清之，神解（散）、清化（汤）、芳香（饮）之类；重则下之，增损双解、加味凉膈、升降之类消息治之……温病清后，热不退，脉洪滑数，或沉伏，表里皆实，谵语狂躁，此热在三焦也，加味六一顺气汤、解毒承气汤大下之"（《寒温条辨·六经证治辨》），同时，还论述了黄连解毒汤、玉女煎清补兼施，以及黄龙汤攻下兼施之法。关于瘟疫救逆，杨氏创清营解毒、宣散蓄热之大复苏饮，以治"邪之越经而传于心"（《寒温条辨·医方辨引》）者，其方用犀角地黄汤合黄连解毒汤、六一散、生脉散加味，为温疫热入营血、津液精血耗伤之有效方剂。由此可见，杨氏的学术思想也受到过叶天士的影响。

（三）余师愚的治疫心得

余霖，字师愚，江苏常州桐溪人。生活于清雍正、乾隆年间（公元1723—1795年）。著有《疫疹一得》。余氏少时业儒，因“屡踬名场”，遂弃儒攻医。乾隆年间，旅居安徽桐城，其父染疫，为时医所误，因而研读《本草》，见石膏“性寒，大清胃热，味淡而薄，能表肌热，体沉而降，能泄实热”的功效，遂用石膏重剂试治温疫，取得良效。自谓：“非石膏不足以治热疫，遇有其症，辄投之，无不得心应手。三十年来，颇堪自信，活人所不治者，笔难罄述”（《疫疹一得·自序》）。据清人纪晓岚《阅微草堂笔记》记载：乾隆癸丑，京师大疫，诸医以景岳、又可法治者亦不验。桐乡冯鸿炉星实姬人，呼吸将绝，桐城医生投大剂石膏药，应手而痊，踵其法者，活人无算。《清史稿》亦详记此事。所指桐城医生，即余霖。于此不难看出，余师愚的治疫心得即为石膏的运用。

疫疹为温疫病中出疹类疾病。关于疫疹的病机，余霖认为主要是由于胃虚而感受四时不正之疠气，即“疫疹者，四时不正之疠气。夫疠气，乃无形之毒，胃虚者感而受之”（《疫疹一得·疫疹案》）。因此，当胃本不虚，偶染邪气，不能入胃，犹之墙垣高大，门户紧密，虽有小人，无从而入，疫邪才达于募原。而对“有迟至四、五日而仍不透者”（《疫疹一得·疫疹案》）则认为是“其发愈正，其毒愈重”，此类疫疹，非属胃虚受毒已深，即为发表攻里过当之故。因“胃为十二经之海，上下十二经，都朝宗于胃，胃能敷布于十二经，荣养百骸，毫发之向靡所不贯。毒既入胃，势必亦敷布于十二经，戕害百骸，使不有以杀其炎炎之势，则百骸受其煎熬，不危何待。瘟既曰此毒，其为火也明矣”（《疫疹一得·疫疹案》）。因此，对于疫疹发病的机制，余氏既重视火毒疠气，又强调胃气的盛衰，并在分析吴氏邪伏募原之说的基础上，突出了胃与十二经的受邪问题。

对于疫疹的治疗，余氏认为自汉以来，多按伤寒类推其治，肆行发表攻里，多至不救。至刘河间清热解毒之论出，确有高人之见，其旨既微而其意甚远，但后人未能广其说，而反以寒凉为偏，惟《冯氏锦囊》论及斑疹不可妄为发表之说，惜乎亦未畅明其旨。对昔贤治疫疹之法，余氏最为赞赏熊恁昭热疫之验首用败毒散，继用桔梗汤。他说：“予今采用其法，减去硝黄，以疫乃无形之毒，难以当其猛烈。重用石膏，直入戊己，先捣其窝巢之害，而十二经之患自易平矣”。由此创制了清瘟败毒散一方，以重用石膏为其特点。《疫疹一得》记载说：“予因运气，而悟疫症乃胃受外来之浮热，非石膏不足以取效耳！且医者意也，石膏者寒水也，以寒胜热，以水克火，每每投之，百发百中”。余氏还记载说：“五月间余亦染疫，凡邀治者，不能亲自诊视，叩其症状，录受其方，互相传送，活人甚众。癸丑，京师多疫，即汪副宪、冯鸿胪亦以予方传送，服他药不效者，俱皆霍然。故笔之于书，名曰：清瘟败毒散（石膏、生地黄、犀角、黄连、栀子、黄芩、知母、玄参、连翘、桔梗、甘草、丹皮、赤芍、鲜竹叶）”（《疫疹一得·论疫疹因乎气运》）。

余氏的治疫心得，拓宽了治疫门径，丰富了疫病治法。王孟英曾誉为：“独识淫热之疫，别开生面，洵补昔贤之未逮，堪为仲景之功臣”。王学权《重庆堂随笔》说：“吴又可治疫主大黄，盖所论湿温为病，湿为地气，即仲圣所云浊邪中下之疫，浊邪乃有形之湿秽，故宜下而不宜清；余师愚治疫主石膏，盖所论者暑热为病，暑为天气，即仲圣所云清邪中上之疫，清邪乃无形之燥火，故宜清而不宜下。二公皆卓识，可为治疫两大法门”。

（四）王士雄论霍乱

王孟英，名士雄，原籍海宁（今浙江省海宁县），后移居杭州。道光十七年，江浙一带霍乱流行。士雄感叹《诸病源候论》《三因极一病证方论》等咸谓霍乱本于风冷，遂致后人印定眼目，遗患殊深，睹疹疠夭札之惨，痛挥霍撩乱之变，著《霍乱论》于天台道上。壬戌夏，旅居沪滨期间，适值上海霍乱猖獗，眼见“司命者罔知所措，死者实多”的情况，遂将原书重订，更名《随息居重订霍乱论》。曹炳章称：“实为治霍乱最完备之书”。

王氏认为霍乱的发生与流行，与五运六气、地理环境、居住条件、水质污染等有关。其一，运气方面，指出：“五运分步，春分后交二运水旺，天乃渐热，芒种后交三运土旺，地乃渐湿，湿热之气上腾，烈日之暑下烁，人在气交之中，受其蒸淫，邪由口鼻皮毛而入，留而不去，则成湿热暑疫诸病，霍乱特其一证也”。其二，区别时疫霍乱与非时疫霍乱，强调时疫霍乱因饮水恶浊所致。他说：“热霍乱流行似疫，世人所同也；寒霍乱偶有所伤，人之所独也。巢氏所论虽详，乃寻常霍乱耳！执此以治时行霍乱，犹腐儒将兵，其不覆败者鲜矣！”据此，他认为时疫霍乱的病因主要是一种疫邪，这种疫邪，由于饮水恶浊所致，王氏将其概括为“臭毒”。当然，在运气影响的同时，此病的流行又直接与当地各种特定条件分不开，如人口稠密，居住湫隘，水质污秽等。

由于“臭毒”作祟，遂造成热霍乱的流行，延门阖户，相互传染，而为祸害，其证多属湿热。王氏的《霍乱论》重点在讨论“热霍乱”的辨证治疗。如暑湿内蕴，身热烦渴，气粗喘闷，而兼厥逆躁扰者，其小便黄赤，舌苔黏腻或白厚，治宜燃照汤（滑石、香豉、焦栀、黄芩、省头草、厚朴、半夏）；治霍乱转筋，用蚕矢汤（晚蚕砂、生苡仁、大豆黄卷、陈木瓜、川连、半夏、黄芩、通草、焦栀、陈吴萸）；治霍乱肢冷脉伏，腹不痛，或股不冷，口渴苔黄，小便不行，神躁瞀乱者，用黄芩定乱汤（黄芩、焦栀、香豉、原蚕砂、半夏、橘皮、蒲公英、鲜竹茹、川连、陈吴萸）。以上诸方，为王氏治疗热霍乱创制的新方，而为后人所宗。如上所述，王氏早在一百多年前，就能较正确地掌握时疫霍乱的真正原因，丰富了温疫学说。

第三节 《金匮要略》杂病研究和专病专科论治的深入

一、《金匮要略》研究的深入

《金匮要略》又名《金匮要略方论》。从书名来看，“金匮”二字，按《汉书·高帝纪》：“与功臣剖符作书，丹书铁契，金匮石室，藏之宗庙”。其中“金匮石室”是藏放封建帝王的圣训和实录等重要文献史料的，将“金匮”作书名，含有“衙要和应当珍视的意义”。“要略”二字，一般注家认为是扼要简略的意思，清代陈念祖认为“要略者，盖以握要之韬略也”。这都说明历代医家对该书极为珍重。

《金匮要略》经孙奇等人校正后，历代注本不多。考元代朱震亨的《金匮钩元》，虽以“金匮”命名，但并非对《金匮要略》的直接研究阐解，同时期的樊子晋则撰有《金匮衍义》，元代对《金匮要略》的研究如此而已。明初，朱震亨的弟子赵以德（赵良仁，字以德），著《金匮方衍义》，后期胡引言著《金匮要略方注》，卢之颐著《金匮要略摸象》（佚）等，其为数也不多。清代医家注《金匮要略》者则不乏其人，如徐彬的《金匮要略论注》，程林的《金匮要略直解》，张志聪的《金匮要略注》，高世栻的《金匮集注》，周扬俊的《金匮要略补注》，沈明宗的《金匮要略编注》，魏荔彤的《金匮要略本义》，吴谦的《医宗金鉴·订正仲景全书金匮要略注》，尤怡的《金匮要略心典》《金匮翼》，黄元御的《金匮悬解》，陈念祖的《金匮要略浅注》和《金匮方歌括》。此外，尚有戴震的《金匮要略注》，李钧的《金匮要略注》，朱光被的《金匮要略正义》，及唐宗海的《金匮要略浅注补正》等。其中以徐彬的《金匮要略论注》为最早，而以尤怡、吴谦、沈明宗等的注本影响为最大。

（一）徐彬的《金匮要略论注》

徐彬，字忠可，浙江嘉兴人。为江西喻昌之弟子。在喻昌学术思想的影响下，对张仲景之学说颇有研究，除在公元1671年著《金匮要略论注》二十四卷外，尚有《伤寒一百十三方》发明。

徐氏反对著方书“旁搜博设，务为广罗”，使方书“繁冗”，致使后人无所适从，主张“宁简无冗”。同时针砭当时医者“一概据方觅病”，“刻舟求剑”的时弊。他认为仲景《金匮》“其中立言之意，欲人每证必明致病之由，每药必明参互之法，而后分证论治，经权相参，不令庞杂扰乱正法”，所以为“后世杂病方书之祖，乃有药味有方论之灵素也”（《金匮要略论注·自序》）。同时，徐氏认为要读好《金匮要略》，必先正源流，故著此书，“正如六经既明，则古今诸史，不期明而自明，谓源流既正，即复涉方书，自有朝宗之妙耳”。

徐氏注书的特点是有注有论，“凡疏释正义见于注，或剩义及总括诸证，不可专属者见于论”。其论注简明，辨疑剖析，引经析义，切于临床。《郑堂读书记》：“忠可始创为注，以发明蕴奥，注后简缀以论，故曰《论注》大多浅显易晓，以便人人能解，故足以表彰前人，启牖末学矣。”《四库全书提要》也称其注释“显明”，为《金匮要略》较早的注本。

（二）尤怡的《金匮要略心典》

尤怡，字在泾，号饲鹤山人，江苏吴县人。生年未详，卒于公元1749年。由于家贫常鬻字于佛寺，又业医，晚年学益深造。尤氏以十年时间著成《金匮要略心典》三卷。其自谓：“余读仲景书数矣，心有所得，辄笔诸简端，以为他日考验学问之地，非敢举以注是书也。日月既深，十已得其七八，而未克遂竟其绪。丙午秋日，抱病斋居……因取《金匮》旧本，重加寻绎，其未经笔记者补之，其记而未尽善者，复改之，覃精研思，务求当于古人之心而后已”（《金匮要略心典·自序》）。其所谓“心典”者，谓“以吾心求古人之心，而得其典要云尔”（《金匮要略心典·自序》）。

尤氏此著不仅注释透晰，而且善于归纳，其中不乏发挥之处。如论“血痹虚劳篇”的小建中汤证，谓："此和阴阳，调营卫之法也。夫人生之道，曰阴曰阳，阴阳和平，百疾不生。若阳病不能与阴和，则阴以其寒独行，为里急，为腹中痛，而实非阴之盛也；阴病不能与阳和，则阳以其热独行，为手足发热，为咽干、口燥，而实非阳之炽也。昧者以寒攻热，以热攻寒，寒热内贼，其病益甚，惟以甘酸辛药，和合成剂，调之使和，则阳就于阴，而寒以温；阴就于阳，而热以和。医之所以贵识其大要也。岂徒云寒可治热，热可治寒而已哉。或向和阴阳，调营卫是矣，而必以建中者，何也？曰中者脾胃也，营卫生成于谷，而水谷转输于脾胃，故中气立则营卫流行而不失其和。又，中者四运之轴，而阴阳之机也。故中气立则阴阳相循，如环无端，而不极于不偏。是方甘与辛合而生阳，酸得甘助而生阴，阴阳相生，中气自立。是故求阴阳之和者必于中气，求中气之立者必以建中也"。尤氏对症状之分析，之所以用小建中汤之道理，以及建中汤之方义阐述颇为精当，于后人颇多启发。再如，对"消渴小便不利淋病"一节，归纳为其渴欲饮水，共有五条，并分析为"脉浮发热，小便不利者，一用五苓，为其水与热结故也；一用猪苓，为其水与热结而阴气复伤也；其水入则吐者，亦用五苓，为其热消而水停也；渴不止则用文蛤，为其水消而热在也；其口干燥者，则用白虎加人参，为其热甚而津伤也。此为同源而异流者，治法亦因之各异如此，学者所当细审也"。显见，尤氏的注释非一般随文敷义者所可比拟，无怪徐灵胎也对此大加褒扬，称之"其间条理通达，指归明显，辞不必烦而意已尽，语不必深而旨已传，虽此书之奥妙，不少穷际，而由此以进，虽入仲景之室无难也"。其后，如吴谦、陈修园等人之阐述颇多受其启发。尤氏此著问世后向被后世称为善本，视为学《金匮要略》之必读书。

（三）吴谦的《订正仲景全书金匮要略注》

吴谦，字六吉，清代安徽歙县人，曾任太医院判，雍正、乾隆年间（公元1723—1795年）名医。编著《医宗金鉴》，其中《订正仲景全书金匮要略注》八卷，为其自著。作者鉴于历代注释《金匮要略》者甚少，遂对"其失次者序，残缺者补之，并博采群书，详加注释，意在使后学者不为俗说所误，知仲景能治伤寒，未尝不能治杂病也"。本书和《伤寒论注》是《医宗金鉴》中为吴氏所亲订。是书采用清以前二十余家医书之说，相互参合印证，并结合自己的临床经验进行重订、注释。《四库全书提要》称："根据古义而能得其变通，参酌时宜而必求其验证，寒热不执成见，攻补无所偏施。"是为学习《金匮》之范本。

（四）程林的《金匮要略直解》

清代医家在注释《金匮》方面，各有特点，互相补充。如休宁人程林，于公元1673年撰成《金匮要略直解》一书。其特点是"直截简切，义理详明"，不作僻语、迂论、曲解及误人之谈，故书名曰《直解》。其注释"以经证经，"兼采唐宋诸名家之言附之。其对仲景方药之伏膺，诚如其自谓："仲景方法，如麻黄汤，先煎麻黄者，大承气后内芒硝者；大小柴胡复煎者，有顿服、温服、小冷服，日三服、日三夜一服、日再服；其取药力，有啜粥，有饮暖水，有食糜者；有重复取汗，取微似有汗，取下，取利小便，如此之类，未可一二详载，方法圆通，千古不能逾越，故谓之祖方"。鉴此，程氏把林亿、唐人诸方皆删去，亦可见其尊经之甚。

（五）沈目南的《金匮要略编注》

沈目南，又名沈明宗，号秋湄，浙江嘉兴人，于公元1692年著《金匮要略编注》二十四卷。沈氏曰：《金匮》一书，文辞简略，义理深玄，诚补轩岐之不足，为后学之津梁也。但从来著书立言，必先纲领，次及条目。而是编乃以治病问答，冠于篇首，叙例大意，反次后章。且诸方论头绪，参差不贯，使观者如入雾经，失其所之，弃而不读者，有之矣。故沈氏编其书，一则在编次上与众不同，即"以次章冠首，而为序例。次以天时地利，脉证汤法，鱼尾相贯于后"，卷一，首列叙例、时令病、问阴阳病十八、望色、闻声、问治未病、五脏病喜恶、五脏攻法、误治救逆、切脉、厥论、喘论等篇。卷二至二十四，每卷列病证一篇。沈氏之注，文辞明畅，颇有发明。其目的是条理不紊，使读者易窥堂奥。二则把轩岐之言与仲景之论融会贯通。沈氏此书，亦为读《金匮要略》之重要参考书。

（六）黄元御的《金匮悬解》

黄元御于（公元1705—1758年），字坤载，山东昌邑人，清代医学家。著《金匮悬解》二十二卷。删去了《金匮要略》原书中的"杂疗方"和"食禁"三篇。还在篇次上作了某些调整。在体例上也别具一格。每卷之首先述本病篇大意以为概说，以下各条均分章论述。其特点是"以经解论，"每注必以《内经》《难经》为据，并杂以阴阳五行制化之理。全书理论多，而结合实践者少。

此外，有陈修园的《金匮要略浅注》，是书在前人注释的基础上，结合本人的体会撰成。其特点是深入浅出，说理通畅，尤切于初学者。唐宗海著《金匮要略浅注补正》，此书是对陈修园《金匮要略浅注》的补充和订正。如："陈修园集众之长，以成浅注，较他家注释颇有发明。但于脏腑气化皆仍唐宋后说，于汉文法亦多未谙，章句意旨，不无差谬，余读其书，夙有疑窦"，"复观近出西洋医学、化学气机等等，与天地阴阳，人物气化之理，得其汇通，将《内经》、仲景之书，而一以贯之，虽原文奥旨，未必无遗，然已十得八九，故吾为此，意在阐明绝学，传古圣心法，昭著于五大洲"（《金匮要略浅注补正·序》）。显见，唐氏是以中西汇通的观点来注释《金匮要略》，亦是以中西汇通观点注释《金匮要略》的第一家。

由此可见，对于仲景《金匮要略》的研究，始于元明，盛于清季。通过这些医家的阐论，使仲景关于杂病辨证论治的学术思想，对后世临证施治发挥了极其重要的指导作用。

二、专病专科论治的进步

（一）吴澄的《不居集》

吴澄，字鉴泉，号师朗，清代医学家，歙县（今属安徽）人。自幼聪颖，喜读《易经》，后因功名不就遂业医，熟读经典，医术高明，著作有《不居集》五十卷。自有"不为良相，则为良医"之志。

吴氏撰著《不居集》成书于清道光十三年（公元1833年），是书分上下两集。上集三十卷，以论治内损为主旨。卷之首为例言、总旨、十法。卷一为统治大法。卷二至十一为总结历代医家治虚损证之十法，即秦越人治法，为治虚损之祖；张仲景治法，以行阴而固阳；葛可久治法，以十方治阴虚脉数之证；刘河间治法，创感寒则损阳，感热则损阴之说；李东垣治法，主张温补脾胃后天之本；朱丹溪治法，主张滋阴降火；薛立斋治法，长于补阴中之阳；张景岳治法，则取各家之长，以补真阴真阳立论. 吴氏自己主张损证分为内损、外损二类以分治之，此外还有水丘道人治法。卷十二为其他各家治法。卷十三至十七为嗽、热、痰、血四大证的论述，四证中以血证论述更详。卷十八至三十为内损杂证，如自汗盗汗、七情内郁、遗精白浊、泄泻怔忡、不眠健忘、喘、呕及各种疼痛等。

下集二十卷，以论外损为主旨。所谓外损，即风、寒、暑、湿、燥、火六淫之邪，以及痰、积、食郁、失血、酒伤、外虫等所致的虚损证。外损之证以“风劳”最多，论述亦较详细。

本书的特点是集《内经》《难经》及历代名贤有关虚损证的辨证论治进行论述，再加述自己的注释、制方与验案，故是书为一部较全面的论述虚损证的专书。书中每条论述的内容首载经旨，次脉法，次病机，次治法，次方药，次治案。所采录之前贤名论，均进行注释以明其义；所选之方，则为前贤名方或作者自制有效者。每条后附有医案数例，均为前贤或作者治验案例。

总之，本书有论、有方、有治法。吴氏强调百病不外内因和外因，对虚损之证强调分内损和外损，吴氏首创外损之称。认为治虚损之法，欲补其虚，必先去其外邪；欲治其真，必先求其假；欲治其内，必先察其外。经系统之论述，使人对其虚损之证的独到见解一目了然。

（二）姜礼的《风劳臌膈四大证治》

风劳臌膈之疾，为病因、病机复杂，病情旷日绵绵的难治之证。古少有专书论治之著。仅有《骨蒸论》一卷，《肖氏水气论》三卷，《朱氏风疾论》一卷，《亡名氏五劳论》一卷，《吴氏风论仙眺经》二卷，可惜以上著作均佚。姜天叙笔录以往圣贤之论，参合已见著《风劳臌膈四大证治》，是书功不可小视。

姜礼，字天叙，出生于清顺治十一年，卒于清雍正三年（公元 1654—1725 年），江苏江阴人。其父姜玉田。天叙好读书，善医术，品德高尚，记忆甚良“常立功过格，日记得失，终身不怠。每遇贫者施诊，往来徒步，出囊中药治之，不取值，以故邑中贤士大夫乐与缔交”（《天叙姜公传》）。所以拜他为师的人，不只是看重他的医术，亦因他的品德高尚令人尊重。当地善医者，首推姜氏家族。家族中藏医书甚丰，由于辗转迁途，又遭兵灾，损失严重。其十一世孙姜文骏回忆先祖之言：“吾家祖遗医书，不下数百种，著作满室，富有五车。同治初，太平军解放江城时，溃军土匪窜扰，焚毁殆尽，然尽余尚存有千余册。伯祖蕴山、荫乔两公，所得约有千余册。庚申春，故宅毁于火，煌煌巨制，从此都付诸劫灰”。“今所存四大证全书，亦属残缺不完”。

姜氏精于岐黄之医术，旁及道法。传闻其著有《仁寿镜》《本草搜根》行世，今已轶。故乡人还藏有抄本《证治汇理》。今传于世者惟《风劳臌膈四大证治》，又名《风劳臌膈论》。

是书“旁征博引，参以己意，至为详审”，论述了有关疾病的病因、病机、治法、方药。顺列中风、虚劳、水肿臌胀、呕吐、噎膈反胃、杂病。杂病中包括霍乱、关格、呃逆、噫气、嘈杂、咳嗽、梦遗、小便癃闭八证。

1. 中风

姜氏认为，“中风一症有卒仆，有暴喑，有不遂，有歪僻，有四肢不举，有神昏冒昧，有痰涎壅盛，有语言蹇涩。有外风袭入者，有本气自病者。及乎外有六经形证，内有二便闭塞，其病各异，其名不同，而为治之法亦非一也”（《风劳臌膈论》）。对于中风，历代医典、医家均有论述。至近代诸家，则分真中、类中、强行中气、中暑、中湿、诸卒仆暴死之证，浑同立论。他认为中风之邪，从外而来，以渐深入。论中引用《金匮要略》之言：“邪在于络，肌肉不仁”，“邪中于经，即重不胜”，“至入腑入脏，则离躯壳而入内，邪中深矣。中腑，即不识人。然中腑必归于胃，以胃为六腑之总司也”。“中脏，舌即难言，诸脏受邪至盛，必逆入于心而乱神明。”东垣亦分中脏、中腑、中血脉之治。中腑者，其病在表，多着四肢。中脏者，其病在里，多滞九窍。中血脉者，外无六经之证，内无二便之闭，但口眼㖞斜，半身不遂。中腑外见六经形证，用续命汤加减治之。小续命治中风不省人事，渐至半身不遂，口眼歪斜……诸风服之皆验。药遣防风、桂心 、黄芩、杏仁（去皮尖炒）、芍药、甘草、川芎、麻黄（去节）、人参、防己、大附子（炮），加姜五片、枣一枚煎服。若中脏内见二便闭塞，则用三化汤通利，方中大黄、枳实、羌活各等分，水煎服。其言中风外证，错见不一。风火相煽，多上高巅。风湿相搏，多流四末，手足麻木。但属气虚，关节肿痹，湿痰流滞。

此外对中风所见之卒仆、不语、半身不遂、口㖞目斜、四肢不举、小便不利、遗尿等引用了一些古今的论述与方治。如卒仆，谓卒然僵仆而不省人事。先辨阳中、阴中，又必辨闭证、脱证。若牙关紧咬，两手握固，即是闭证，法宜开关通窍，急用通关散，牙皂、细辛、生半夏为细末搐鼻。口禁不开，宜抉，或以破根散，南星、冰片以中指点末，或以白矾、盐花细研擦牙根，或用乌梅肉擦牙。随用姜汁、竹沥、麻油化苏合香丸，或用三生饮（生南星、川附子、生川乌、木香加姜，煎汤灌下）。挟虚者加人参；热阻关窍，痰盛昏迷者用牛黄清心丸煎涤痰汤。若口开、手撒、眼合、遗尿、声如鼾睡，此为脱证。或五症不全见者，速宜大剂参附煎浓汁频灌，及灸脐下。

若半身不遂，即偏枯之证。左为瘫，右为痪。经云：男子发左，女子发右。大率仆击偏枯证每相连而至。为治之初，宜先顺气，次辨风火痰虚，当以养正为本，而兼以治标之药。若筋骨疼痛，举动不便，则痰火风气流注经络，又当先以通经活络之味，而后治木。口㖞目斜，有中经中络之别，引用《纲目》之言：“目斜属足三阳经，口㖞属于足阳明，风邪入之，则引颊移口而为㖞僻也”。治法当先用顺气之剂，次用清阳汤，若内因痰火虚风，当清痰清火清风。其治法有煎服汤药、艾灸、外涂搽等。书中记述目斜灸承泣、口㖞灸地浆，如未效，于人迎、颊车灸之。外治法：用酒煮桂枝汁一升，以故布浸榻面上，左㖞榻右，右㖞榻左。又方：用鳝鱼血加麝香涂之，以丝绒绊即效。四肢不举，若手足流注疼痛，麻痹不仁，难以屈伸者，苡仁汤（苡仁、当归、芍药、麻黄、官桂、苍术米泔水浸锉炒，甘草、生姜）治之。小便不利，洁古云：中风不利，不可以药利之。既已自汗，则津液外亡，小便自少。若利之，使营卫枯竭，无以制火，烦热愈甚。当自热退汗止，小便自行也。不因津液枯竭者，用三因白散子，加木通、灯心、茅根煎服。遗尿，浓煎参芪汤，少加益智子频啜之。

2. 虚劳

姜氏于书中，用了四分之一的篇幅论虚劳。虚是气血不足，损是五脏亏损，劳是火炎于上。劳瘵者，既虚且损，复竭其力，而动于火以成其劳也。虚有因病致虚者，调之可复，补之可足，易为力也。而因病致损者，一或失调，即成不足。损而且劳，瘵病继之。劳有五脏之劳，若曲运神机，则心劳，而为虚汗怔忡；纵情恣欲，则肾虚，而为骨蒸梦泄；形冷悲哀，则肺劳，而为咳嗽痰喘；恣睢善怒，则肝劳，而为痛痹筋挛；动作伤形，思虑伤意，则脾劳，而为少食多痰，形羸神倦。故劳者，必因于虚，虚极必至于劳。大抵劳症之初，多始于心肾不交。然五脏虽皆有劳，心肾为多。心主血，肾主精，精竭血燥，心肾虚矣。肾气虚则水走于下，心气欠则火炎于上，水火不交，则虚劳之症成矣。火炎上则为痰，为嗽，为口干，为咯血，为上气，为呕吐，为盗汗，为耳鸣目眩，为梦中惊悸；水走下则为腰痛，为脚弱，为泄泻，为赤白浊，为遗精梦泄，为小便滑数，为皮毛焦枯。皆虚劳变证，生于心肾也。故当补心养肾，以交水火。水火交则五藏之阴不伤，而虚劳之症愈矣。又引“治虚三本，辨东垣、丹溪、立斋论。”绮石公曰：“肺为五藏之天，脾为百骸之母，水为万物之源”，治肺治脾治肾，为治虚劳之道毕矣。东垣一生，著脾胃论，便为四家之首；丹溪指明滋阴补肾一着，便为治劳之宗；以至薛立斋究明补火一着，谓太阳一照，阴火自弥。姜氏认为，这三位先贤皆振古之高人，然皆主于一偏，而不获全体之用。若后人执东垣以治虚劳者，未免以燥剂补土，有拂于清肃肺金滋阴之说，若执丹溪以治虚劳者，盖全以苦寒降火，濡冷保肺，有碍于中州之运化，若执立斋补火之说，其左归、右归丸，皆不离桂、附，而不顾其人有无郁火、郁热、伤脏之症。故治虚三本，不可不重视。认为虚劳一症最大，当治最难。并有治劳三大忩，病者、医者不可不讲也。病家欲求速效，不久任师，屡更屡试，殊不知虚者精气夺也，须多服补药，非假以岁月不能见功，乃一忩。如今之病急心切，乱求医，丹溪倡阳有余，阴不足之论，盖为当时局方温补之药害人，故著此以救一时之弊。此乃医生用法不当，乃二忩也；病初起未久，胃气尚强，急当推之，而后议补，则无反顾之忧。若无机会迁延日远，莫能为计，欲补则无成功，欲攻则胃气已坏。此乃失去治疗良机，为三忩。治劳三大忩，可谓详悉医药之误。然此乃医之过也。至病者不知调摄，往往自误，虽有良剂，亦莫能救。仲景，医门圣人，其治虚劳，大意谓精生于谷，谷入少而不生其血，血自不能化精。又言，凡治虚损之病，当从《难经》治法，损其肺者，益其气，宜用四君子汤加黄芪、麦冬、五味子、山药之类；损其心者，调其营卫，用八味汤加枸杞、枣仁、石斛、柏子仁；损其脾者，调其饮食，适其寒温，用四君子汤、补中益气汤、建中汤、参术膏之类；损其肝者，缓其中，用四物汤，倍白芍、甘草、枸杞、山萸；损其肾者，益其精，用熟地、牛膝、人参、五味子、苁蓉之类。此治损之法也。虚损久病，俱是伤脾，则肺先受之。肺病则不能管束一身，脾病则四肢不能为用。

以上为虚损论治，意专在益气扶脾养阴，与治劳瘵之法实有不同。节斋云：凡人二十前后，急欲过度，或劳心竭力，以致伤其精血，必生阴虚火动之病，睡中盗汗，午后发热咳嗽，倦怠无力、饮食少进（亦有火旺主消，饮食倍常者），甚则痰涎带血，咯吐出血，或咳血，或吐衄血（或有因虚火亢而动血者，亦有因血虚而生火者），身热，脉沉数，肌肉消瘦，此名劳瘵。其与虚损元气不足者不同。这是最重难治之症，轻者必用药数十帖，重者期以岁年。然必须病者受命，坚心定志，绝房色，息妄想，戒恼怒，节饮食，以自培其根，否则虽有良药，亦无用也。“虚劳之症，皆见发热，而虚损之热，多发于外，轻乎按之即得，或潮热，或往来寒热，热有定时，不比骨蒸之热，热在于里，皮肤不为大热，按之筋骨之分，则热愈甚，热无定时，或至下午则更热而烦，两颧赤色，此劳瘵之热深与虚劳之热巽也”（《风劳臌膈论·虚劳》）。此上说明虚损、骨蒸、劳瘵发热的区别。又指出骨蒸由气血虚不能化血，血干则火自沸腾，肉如针刺，骨热烦疼，或五心俱热，或两胁如火，或子午相应，或昼为恶寒，夜发大热。书中论及“传尸”，认为“传尸由血虚不能化精；血不化精，则血痹矣；血痹则新血不生，并素有之血亦瘀积不行；血瘀则营虚，营虚则发热；热久则蒸其所瘀之血，化而为虫，遂成传尸、瘵病，穷凶极厉，竭人之精气，养虫之神气”。又引《抱朴子》曰：“劳瘵之症，有骨蒸、淹滞、伏连、尸疰、劳疰、虫疰、毒疰、热疰、冷疰、食疰、鬼疰。若骨髓热者，为骨蒸；半卧半起，为淹带；五脏内传，为伏连。诸疰者，即今之传尸也。盖疰者，注也，自上注下，与前人相似故曰疰（《风劳臌膈论·虚劳》）。”此处说明凡疰之病，自上传下与前人相似，即具有传染性，如肺痨病，古名尸疰，具极强的传染性。故书中言“独肺虫一种，则禀杀厉之气已成灵物，人将气绝，飞遁而出，变化不测，一着虚衰之人，则至于死，所以为之传尸瘵痨”；对瘵病的预防，言：“瘵病最易传染，人能得护元气，节劳断欲，虫不可得而传也。惟纵情恣欲，精血内耗，邪乘虚入，以致传染，或妇病思男，男病思女，一见其面，随即染伤，不可不知也。治疗瘵之法，固本为先，驱虫为次”（《风劳臌膈论·虚劳》）。姜氏认为“虚劳吐血之症，多起于咳嗽。咳嗽之血，肺病也。有肺病而用止血治肺之药多不效者，何也？盖以但知治肺而不治肾也。人身肾脉入肺，循喉咙，挟舌本，其支者从肺出络心，注胸中，故二脏相连，病则俱病”（《风劳臌膈论·虚劳》）。这里姜氏强调治虚劳吐血之症应联系肺与肾的经络连属，生理、病理关系。又言凡治血之症，须前后调理，按三经用药。心主血、脾统血、肝藏血，归脾汤则三经之方。远志、枣仁补肝以生心火。茯苓补心以生脾血。参、芪、甘草补脾，以调肺气。在五脏虚损治法中，亦有的放矢，分五脏论治。凡治心虚劳者，恍惚忧烦，少颜色，或惊悸多汗，人参养营汤、归神丹（人参、当归、枣仁、白茯苓、远志、龙齿、琥珀、金银箔为丸，日用麦门冬汤下，夜用酸枣仁汤下）、养心丸之类；肺虚者，呼吸少气，哄然喘之，喘嗽口益干，宜以紫菀散调其气；若短少气不足者，宜四君子汤；兼上焦虚而热者，加生脉散。虚用寒者，加十全大补汤，表虚不任风寒者，黄芪建中汤。脾虚者，面黄肌瘦，吐利清冷，腹胀肠鸣，四肢无力，饮食少进，宜益黄散（丁香、陈皮、青皮、诃子、甘草，每次一两五钱，水煎服），或参苓白术散，或补中益气汤等；肝虚者，目眩，筋挛面青，恐惧如人将捕之状，宜六味地黄丸加牛膝、肉桂、人参、川芎、木瓜主之。肾虚者，背脊腰膝及阴内痛，耳鸣精滑，小便频数，宜八味地黄丸去附子，加鹿茸、五味、山药以生其精。若腰背肩胛头痛，不任房事，宜十全大补汤。腰胯腿膝无力，宜牛膝丸。腰膝酸软，下元虚冷，宜八味地黄丸。脚弱腰酸，宜无比山药丸。肾冷精虚，阳事不举，还少丹、离珠丹、金锁正元丸、三才封髓丹选用。梦遗白浊，宜巴戟丸。小便如泔，寒精自出，宜小菟丝子丸。小便频数而遗，宜十全大补汤加益智仁。

3. 水肿臌胀

姜氏引用许学士之言：脐腹四肢患肿者为水，但腹胀四肢不甚肿为虫，即肿胀也。大抵先头足肿，后腹大者，水也；先腹大后四肢肿者胀也。《内经》云："三阴结谓之水。三阴者，手太阴肺、足太阴脾、足少阴肾也。夫胃为水谷之海，水病无不本之于胃。"脾足以转输水精于上，肺足以通调水道于下，肺胃二脏之气，结而不行，胃中之水则日益蓄多，浸灌表里，无所不到。肾为水之关，司开阖，肾气从阳则开，阳太盛则关门大开，水直下而为消。肾气从阴则阖，阴太盛则关门常阖，水不通而为肿矣。《内经》又以肾本肺标，相输俱受为言。然则水病以脾肺肾为三纲。《金匮要略》中有五水之分，五水者，风水、皮水、正水、石水、黄汗。风水者脉自浮，骨节疼痛，恶风，若脉浮、身重、汗出、恶风者，防己黄芪汤主之；风水恶风一身悉肿，脉浮不渴，无大热者，越婢汤主之，恶风加附子；皮水，其脉亦浮，跗肿，按之没指，不恶风，其腹如鼓，不渴，当发其汗。皮水为病，四肢肿，水气在皮肤中，防己茯苓汤主之；虚胀者为正水，发其汗即已。脉沉者宜麻黄附子汤；石水，其脉自沉，腹满不喘。《内经》云："肝肾并沉为石水。其水积胞中，坚满如石，不上大腹，在厥阴部分，即少腹疝瘕之类。"风水、皮水脉皆浮，但风水自汗恶风，皮水不恶风。正水、石水其脉皆沉，正水自喘，石水不喘；黄汗之水如黄檗汁，其脉沉迟，发热，胸满，四肢头面肿，久不愈必致痈脓，芪芍桂酒汤主之，桂枝加黄芪汤主之。又有里水及五脏之水，里水者，一身面目黄肿，其脉沉，小便不利，故令病水。假如小便自利，此亡津液，故令渴。越婢加术汤主之；心水者，其身重而少气，不得卧，烦而躁，其人阴肿；肝水者，其腹大，不能自转侧，胁下腹痛，时时津液凝生，小便续通；肺水者，其身肿，小便难，时时鸭溏；脾水者，其腹大，四肢苦重，津液不生，但苦少气，小便难；肾水者，其腹大脐肿，腰痛不得溺，阴下湿，如牛鼻上汗，其足逆冷，而反瘦，大便反坚。诸病水者，渴而下利，小便数者，不可发汗。又云，诸有水者，腰以下肿，当利小便；腰以上肿，当发汗乃愈。以上仲景治水诸法，皆以脉病为本，量轻重虚实而施治。如黄芪、白术乃实脾温卫以行其水；麻、桂、石膏和其营卫之偏以行其水也，附子、细辛温经扶阳以行其水也。丹溪云：因脾虚不能利水，水溢妄行，当以参、术补脾，气得实则自能健运，自能升降。姜氏认为，丹溪治水诸法，皆以补为主。肿病不一，或偏肿，或四肢肿，或头面脚肿，皆为水气。然有阳水、阴水之分；或风虚、风湿之異不可不辨。遍身水肿烦渴，小便赤涩，大便多闭，此属阳水，导水茯苓汤，重则疏凿饮子利之，以通为度；遍身肿，不烦渴，大便自调，或溏泄，小便虽少而不赤涩，此属阴水，宜实脾饮。姜氏认为，阴水者，少阴肾中真阳衰，北方之水不能主封蛰收藏而泛滥无制耳，倘肾气不温，实脾饮或复元丹补脾温肾兼行。四肢肿谓之肢肿，宜五皮饮，此方今人以为通治水肿之法。面独肿，苏子降气汤。有一身之间惟面与脚浮肿，早则面甚，暮则脚甚，此风湿也，五皮饮或苏子降气汤选用。水肿之治亦多，应辨证以施治。

《灵枢·胀论》谓五脏六腑各有胀，脾胀者，善哕，四肢烦悗，卧不安，体重不能胜衣。胃胀者，胃脘痛，鼻闻焦臭，妨于食，大便难；肺胀者，虚满而喘咳；大肠胀者，肠鸣而痛濯濯，冬日重感于寒，则餐泄不化；肾胀者，腹满引背，央央然腰背痛；膀胱胀者，少腹满而气癃；肝胀者，胁下满而痛引少腹；胆胀者，胁下痛胀，口中苦，善太息；三焦胀者，气满于皮肤中，轻轻然不坚；心胀者，烦心短气，卧不安。小肠胀者，少腹胀，引腰而痛。夫诸胀者，皆由厥气在下，营卫留上，寒气逆上，真邪相攻，两气相搏，乃合而为胀也。《内经》云："浊阴出下窍，浊阴走五脏，浊阴归六腑，此平康不病之常也，反此则为胀也。"治在幽门，使幽门通利，泄其阴火，润其燥血，则腹满腹胀自去。经云："中满者泻之于内"（李东垣、朱丹溪认为，皆是湿热为病，与寒生满病不可同一而语）。胀而大便燥结，脉沉之洪缓，浮之弦者，宜沉香交泰丸（沉香、橘红、白术、厚朴、吴萸、枳实、青皮、木香、茯苓、泽泻、大黄酒炒，蒸饼为丸，梧子大，每服五十丸加至七八十丸，温汤下，微利为度）。姜氏认为，中满深之于内，谓脾胃有病，当上下分消其湿。或伤酒面之物，膏粱之人，或食即便卧，使湿热之气不得施化，致腹中胀满，此胀亦是热胀，分消丸主之。分消丸主治热臌胀、气胀，有寒者不可服（药取黄芩、黄连、姜黄、白术、人参、炙草、猪苓、茯苓、干姜、砂仁、制半夏、枳实、厚朴、知母、泽泻、陈皮，蒸饼为丸，桐子大，每服百丸，热汤下）。中满分消汤治中满寒胀寒疝，大小便不通，阴燥，四肢厥逆，足不收，食入反出，下虚中满，中寒，心下痞（药取黄芪、吴萸、厚朴、草果、黄柏、益智仁、半夏、茯苓、木香、升麻、人参、青皮、当归、黄连、泽泻、生姜、麻黄、柴胡、干姜、川乌、荜澄茄）。按东垣此方，治寒胀，而反用黄连、黄柏者，取其泻阴火而制其卫气也。中满腹胀者，内有积聚，坚硬如石，其形如盘，令人不能坐卧，大小便涩滞，上气喘促，面色萎黄，全身虚肿，宜广茂溃坚汤（广茂、黄连、柴胡、生草、神曲、泽泻、陈皮、吴萸、青皮、升麻、黄芩、草蔻、厚朴、益智、半夏、葛根）。胀满之疾，谷食不消，小便不利，腹皮胀急而光，内空空然如鼓，俗谓之蛊胀。《内经》云："胀取三阳。三阳者，足太阳寒水膀胱经也。"故治胀满，先宜温补下元，使火气盛而湿气蒸发，胃中温暖，谷食易化，则满可宽矣。清气升，浊气降，则小便利，则胀便消。姜氏究以《灵》《素》，参汇《易经》，曾以壮元汤（人参、白术、茯苓、破故纸、桂心、大附子、干姜、砂仁、陈皮，水煎服）。有痰加半夏，喉中痰声咳嗽加桑白皮，脚跗面肿加苡仁，中气不转运，不知饥加厚朴、木香；气郁不舒加沉香、乌药（临服磨入）；气虚息短，加人参、大附子；汗多加桂枝、白芍（酒炒），若夏月喘乏无力，或汗多者加麦冬、五味子。夜梦不安加远志，两胁气硬，面浮加白芥子、紫苏；如身重不能转动，加茅术；湿盛加桑白皮，赤小豆。嘉言曰："胀病与水病非两病，水气积而不行，必导致极胀。"胀病不外水裹气结血凝。

姜氏反对治水肿惟知泄水而不知益胃，故多下之，强令水出的方法。认为治肿者，先以脾土为主，须予补中益气汤或六君子汤温补之，俾脾土旺则能散精于肺，通调水道，下输膀胱，水精四布，五经并行矣。或者疑为喘胀水满，而又加纯补之剂，恐益胀满，必补药中加行气利水之品方妙。这种治法对治疾有益，但究竟不是大医家们所认同的。他认为补肾治水肿似乎其理难明，然治肾水者，以牵牛、大戟，为粗工之小知。惟张仲景制金匮肾气丸（茯苓、附子、牛膝、肉桂、泽泻、车前子、山药、山萸肉、丹皮、熟地），补而不滞，通而不泄，诚治肿之神方，立斋屡试效验。亦云肿胀有五，一曰胀满，中脘上胀闷渐渐而起，乃阴阳经清浊壅滞，宜分气饮治之；二曰膨胀，独肚腹团团而胀大，宜黄连厚朴汤加减；七情胀五膈宽中散；谷胀，失饥伤饱，痞闷吞酸，早食不能暮食，大忌香散；水胀，水渍于肠胃，溢于皮肤，漉漉有声，怔忡叹息，大半夏汤；血胀，烦躁漱水，迷妄惊狂，痛闷喘恶，虚汗厥逆，小便多，大便血，宜人参芩归汤。治胀病，初起状实者治标为主；劳倦所伤，脾胃不能运化而胀者，宜补中益气汤加减。

4. 噎膈反胃

"气留噎嗌，噎塞窒碍，食物不得顺利，曰噎。气结胸膈，填塞隔绝，食物不得下通，曰膈。反胃者，因其隔绝不得下行，故复反出于胃也"（《风劳臌膈论·噎膈反胃》）。丹溪云："噎膈生于血干……血液俱耗，胃脘干槁，其槁在上，近咽之下，水饮可行，食物难入，名之曰噎。其槁在下，与胃为近，食虽可入，良久复出，名之曰膈，亦曰反胃。二者皆由阴中伏火而作。"张子和云："三阳结为之膈，三阳者，大、小肠，膀胱也。"张鸡峰云："噎膈是神思间病，惟内观自养，薄滋味，忌香燥，戒郁怒，可获全安。"刘宗厚云："噎膈之症，皆由气聚成积，自积成痰，痰积之久，血液俱病，以其病在咽在膈，故立噎膈之名。"理会云："噎膈多由暮年之人，其属血干也明甚……其中年之人，偶有噎膈，则多属忧思郁怒所致。夫郁怒则气滞，忧思则气结，痰因气聚而生，气因痰碍而愈结，故为噎膈反胃也。"由此，噎膈成因复杂，故用药之时，切勿执滞。血虚者，以滋养为主；气郁者，以理气为先；痰涎上阻，宜用酸苦涌泄，因而治下，药势易行；如燥结久闭，宜用蜜导通幽，因而润养，则关局自透。若郁既久，则壅塞坚顽，不用开结软坚之药，遂用补养，姜氏认为"恐痰因补而愈多，气因补而愈窒矣。窃见世人治噎膈，非用香燥之剂，即用牛羊之酪。岂知香燥能助火耗血，酥酪是滞气生痰，求其病愈，不亦难乎？"按《内经》云：三阳结谓之膈，张鸡峰以为神思间病，法当内观静养，所言深中病情。"大抵气血亏损后因悲思忧患，则脾胃受伤，血液渐耗，气机阻滞，抑气生痰，痰则塞而不通，气则上而不下，妨碍道路，饮食难进，噎膈所由成也。脾胃虚损，运化失职，不能腐熟五谷，变化精微，朝食暮吐，暮食朝吐，食虽入胃，复反而出，反胃所由成也"（《风劳臌膈论·噎膈反胃》）。

噎膈反胃之治，姜氏引东垣之法：诸塞咽喉之间，令诸经不行，则口干目瞪，气闷欲绝，当先用辛甘气味俱扬之药（益智仁、草蔻、人参、黄芪、当归、升麻之类），引胃气以治其本，加开塞之药（木香、青皮、陈皮、麦芽），以治其标也。寒助阴邪加吴萸之类，暑月阳盛加青皮、黄柏之类，以消痞丸合滋肾丸，或更加黄连。此治噎膈之大法也。至于痰凝气结，血瘀津枯，皆能致噎，其治法又当察证凭脉，其治又非东垣一言所能尽也。噎膈生于血干，以滋养为主，当归、地黄、麦门冬煎膏，入韭汁、乳汁、童便、芦根汁、桃仁泥；兼气虚者，用人参、黄芪、四君；忧恚气结者，兼用开郁理气药，大忌香燥之药；大便闭塞，多用桃仁、麻仁；气壮者，加元明粉。若噎塞不通，有形滓质之物不能下咽。若吐泡沫不已者，此气血大虚。宜大补气血，用参、芪、归、术加陈皮、桃仁、牛乳、白蜜、姜汁，或煎成膏，以缓缓调之。若气虚挟寒，用理中汤加人乳、姜汁、白蜜，痰多加半夏。食物下咽，屈曲自膈而下，哽涩而痛，多是瘀血，用归地诸汁胶，内加桃仁、童便、韭汁、郁金末、降香末调补之，以后抵当丸如芥子大，服二三钱，服后仰卧，细嚼之。有实积者，可暂用厚朴丸，亦可用昆布丸。气滞胸痞，胃寒噎塞，脉沉迟涩，津血不枯者，用香砂宽中汤。七情郁结，胸背引痛，脉沉涩，四磨饮加黄连、山栀、川贝、香附、苏子。郁结伤脾，用归脾汤加枳壳、桔梗；痰饮阻滞，用利膈豁痰汤；噎病喉中如有肉块、食不下，用昆布二两洗去盐水、加小麦煎汤。昆布丸治五噎咽喉妨塞，食欲不下，甚效。治气留咽嗌，有如梅核，俗名梅核气，亦噎膈之渐也，用姜制黄连、山栀、香附（童便浸）、川贝、川芎、半夏、橘红、苏叶、青黛、凤尾草、白蔻仁、生姜，呕者加枇杷叶。

慎斋云：膈气有气膈、血膈、痰膈，治膈当先开关。气膈用小茴香、乌药、槟榔；血膈用当归、乌药、枳壳、槟榔、沉香、桃仁、红花；痰膈用半夏、附子。噎膈之症，辨证之中，应注意虚、实、气、血、痰、火之因，部位上下之别。用药需明润、燥、甘、苦之性，峻、缓、升、降之势。噎膈既愈之后，亦应注意禁忌，如情志郁怒，食忌辛、燥等。

总之，姜氏所著《风痨臌膈论》，理精词约，旁征博引，参以己意。其对虚劳一症，从《难经》治法，融合越人之脉法于仲景辨证之中；论虚损本于《难经》及丹溪、子和诸家学说；治臌胀、膈证均有自己的创见，在论治中风症时，他力主非特外风所中，与虚、实、寒、热及肥贵之人膏粱腻食等均有关系。

（三）傅山的《傅青主女科》

清代在妇产科方面，有傅青主著《傅青主女科》，陈修园著《女科要旨》，沈尧封辑著《沈氏女科辑要笺正》，吴道原著《女科切要》，沈金鳌著《妇科玉尺》，肖赓六著《女科经纶》，静光禅师等撰《竹林寺三禅师女科三种》等，冯兆张撰《女科精要》。产科方面有亟斋居士撰的《达生编》，书中以简要而通俗的文字记述了孕妇临产时应注意的要点，提出了著名的“睡、忍痛、慢临盆”六字诀，阎纯玺撰《胎产心法》等。其中以傅山著的《傅青主女科》对后世影响较大。

傅山（公元1607—1684年），原字青竹，后改字青主，号朱衣道人，山西太原阳曲人，明末清初医家。博通经史百家，工诗文书画，精于医药，著有《傅青主女科》二卷等。该书初刊于清道光七年（公元1827年）。上卷列带下、血崩、鬼胎、调经、种子；下卷列妊娠、小产、难产、正产、产后。共七十七篇，八十症，八十三方，二法。傅氏另著《产后编》上、下二篇，列产后总论，产前产后方症宜忌，产后诸症治法。共四十三症，末附补集三症。一般二书合刊，共四卷。全刊本又名《女科产后编》。

傅氏对女科各证，论述多所发明，处方平正，有独到之处。对产后诸症，一以生化汤为主，迄今山西一带应用甚广，成为产后的常规使用方剂，因而本书向为医者所推崇。

傅氏推崇脏腑学说，在治妇科病中尤重视肝、肾、脾三脏。认为，肝为冲脉之本，肾为任脉之本，脾为带脉之本。强调肝、肾、脾与经、带、胎、产诸病的密切关系。

1. 妇科病与肝肾脾的相关论治

肝肾脾三脏各有所主，而在生理、病理过程中，又是互相关联的。肝藏血，肾藏精，精血互生，故有“肝肾同源”之说。肝之疏泄与脾之运化又是不能分隔的，二者相互为用，对于脾肾的关系，傅氏云：“脾为后天，肾为先天，脾非先天之气不能化，肾非后天之气不能生”。傅氏强调脏腑互用的思想，蕴藏于《傅青主女科》全书之中。

（1）妇科病与肝之相关论治　傅氏秉于子母相生、乙癸同源之意，在补养肝血方中，多加益肾之品；肝主疏泄，复于方中加入清芬流动之品以舒发肝气；肾为封藏之本，藏精而不泻，故在补养阴精的同时，加入五味子、芡实、淮山药、菟丝子等以固敛收摄；治肝当实脾，又于方中常加益气之味。治经水过多，多用加减四物汤。在四物汤补血的基础上，加入山萸、续断、黑芥穗以固肾疏肝；复用白术、甘草以实脾。

(2) 妇科病与肾之相关论治　傅氏从肾的阴阳水火出发，论治妇科诸症，特别是与月经、不孕、妊娠疾患的关系更为密切。傅氏在实践中总结出的补血生精、益气生精、温润添精、气中补阳、固肾摄精及阴阳并顾等治疗原则，为后世运用补肾法治疗妇科疾病树立了典范。如论治经水先期，傅氏认为“先期者，火气之冲；多寡者，水气之验。故先期而来多者，火热而水有余也；先期而来少者，火热而水不足也”。先期量多者，方用清经散，其清火而不伤阴。方中黄柏、丹皮、地骨皮、青蒿以清火。少配茯苓利水，复用熟地、白芍以滋阴。使火泄而水不伤，火退而水亦平。先期量少者，方用两地汤，补水而火自消，方中生地、地骨皮以清骨中之热。复用元参、麦冬、白芍、阿胶以滋肾中之水，“壮水之主，以制阳光”。本方体现了傅氏调治肾阴不足的特点。

又如论治下腹冰冷不孕。傅氏云“盖胞胎居于心肾之间，上系于心，而下系于肾，胞胎之寒凉，乃心肾二火之衰微也。”方用温胞饮，补心肾之火，以散胞胎之寒。方中用巴戟、杜仲、菟丝子、补骨脂以温润补阳。少用肉桂、附子以益火。复用白术、人参、山药、芡实以补脾气，是为气中补阳之法也。本方体现了傅氏调治肾阳虚衰的特色。

论治妊娠口干咽痛胎动。傅氏云：“夫胎也者，本精与血之相结而成，逐月养胎，古人每分经络，其实均不离肾水之养，故肾水足而胎安，肾水亏而胎动。”方用润燥安胎汤，专填肾中之精。方中用熟地、生地、萸肉、麦冬、五味子、阿胶等以金水同调，谓“金润则能生水，而水有逢源之乐矣”。即“补肺仍是补肾之意”。少加黄芩以清热，则诸症退而胎自安。水亏而火动，滋水以制火，不可因咽痛而加山豆根、射干等品。本方体现了傅氏“保胎必滋肾水”的观点。

(3) 妇科病与脾的相关论治　傅氏的扶正观点，是继陈自明等的气血脾胃理论基础上发展起来的，强调脾胃，中土统摄、运化功能的重要性。临证又常与肝、肾相联系。或益肾治脾，火土相生；或治脾调肝，土木相安。脾胃为后天之本，乃气血生化之源，故治女科疾病亦当重脾胃之调治。

傅氏治经前泄水，用健固汤。在用人参、白术、茯苓、薏苡仁健脾益气的基础上，加入巴戟以温振肾阳，以火暖土，气中补阳。傅氏云：“此方补脾气以固脾血，则血摄于气之中矣，脾气日盛，自能运化其湿，湿既化为乌有，自然经水调和矣，又何能经前作泄哉？”

治经水数月一行，用助仙丹以茯苓、白术、山药、甘草健脾，白芍、菟丝子、杜仲调肝益肾，陈皮理气化痰。傅氏云：“此方平补之中，实有妙理，健脾益肾而不滞，解郁清痰而不泄，不损天然之气血，便是调经之大法，何得用他药以通经哉！”

2. 女科带经胎产论治

《傅青主女科》一书，对带下、月经、胎产、产后病论述颇详。

(1) 带下病

书中首先提出了“带症”的总纲。傅氏云“夫带下俱是湿症，而以带名者，因其带脉不能约束而病此患，故以名之，然带脉通于任督，任督病而带脉始病……然而带脉之伤，非独跌闪挫气已也，或行房而放纵，或饮酒而颠狂，虽无疼痛之苦，而有暗耗之害，则其气不能化经水，而反变为带病矣。故病带者，惟尼师、寡妇、出嫁之女多有之，而在室女则少也。况加之以脾气之虚、肝气之郁、湿气之侵、热气之逼，安得不成带下之病哉！”继而《女科》中以带下的不同颜色论治，分为白、青、黄、黑、赤五种带下症。白带，乃湿盛而火衰，方用完带汤；青带，乃肝经之湿热，方用加减逍遥散；黄带，乃任脉之湿热也，方用易黄汤；黑带，乃火热之极也，方用利火汤；赤带，火热之故也，方用清肝止淋汤。白带证属虚寒，以脾虚湿盛为主。后四种带下症，则是湿热为主，以肝、肾为多见。

白带之论治。傅氏云“夫白带乃湿盛而火衰，肝郁而气弱，则脾土受伤，湿土之气下陷，是以脾精不守，不能化荣血以为经水，反变为白滑之物，由阴门直下，欲自禁而不可得也。治法宜大补脾胃之气，稍佐以舒肝之品，使风木不闭塞于地中，则地气自升腾于天上，脾气健而湿气消，自无白带之患矣。方用完带汤。方中重用白术、山药以健脾束带，人参、甘草补气扶中，苍术、陈皮、车前子燥湿利水，柴胡、黑芥穗、白芍升阳解郁。此方对脾、胃、肝三经同治，“寓补于散之中，寄消于升之内”。动静相应，扶正祛邪，是治脾虚带下之代表方。

黄带之论治。傅氏云“夫黄带乃任脉之湿热也……法宜补任脉之虚，而清肾火之炎，则庶几矣。方用易黄汤。”方中重用山药、芡实专补任脉之虚，又能利水，加白果引入任脉之中，更为便捷，所以奏功之速也。黄柏清肾中之火也，肾与任脉相通以相济，解肾中之火，即解任脉之热矣。车前子渗利于下，以使邪有出路也。此方于补中清之，涩中利之，标本兼顾，使水火归于正化，是治湿热带下的代表方。傅氏还指出“此不特治黄带方也，凡有带病者，均可治之。即治带之黄者，功更奇也”。鉴诸临床，带下病多湿热兼化为证，这与现代医学认为带下多见于炎症，如阴道炎、宫颈炎、盆腔炎等的认识是一致的。故使用易黄汤加减以调治各种带下症，自能获得佳效。

（2）月经病

《傅青主女科》列“血崩”门于“调经”之先，以崩漏为月经病之急证、重证。傅氏认为房劳可伤肾，肾虚又导致肝不藏血，脾不统血，以至冲任不固而经血暴下淋漓。崩漏日久，则成气血两虚之证。因此，傅氏治崩以滋肾养血，健脾益气为法，制方用药，多以八珍汤合六味地黄汤化裁。

肾虚为崩漏之本，故傅氏治崩必用地黄。肾主封藏，常于方中加入黑姜、桑叶、山萸肉、五味子等以为收涩之用。气血大伤，则重用人参、白术、黄芪、当归、白芍之属以培补之。如出现血崩昏暗，即用固本止崩汤；年老血崩用加减当归补血汤；少妇血崩用固气汤；交感血出用引精止血汤等，都属此种用药法则。郁结血崩用平肝开郁止血汤；感情脉脉，“血海太热血崩”用青海丸，或用白芍、当归以调肝，或用熟地、山萸以滋肾，而两方均用白术以健脾，乃不失傅氏治崩特色。闪跌血崩用逐瘀止血汤，从瘀论治，傅氏云：“此方之妙，妙如活血之中，佐以下滞之品，故逐瘀如扫，而止血如神”。祛瘀生新，一定之法，虽曰急则治标，即于方中重用生地至一两者，是护阴之旨仍在。

《傅青主女科》“调经”门，论治了月经先期、后期、先后无定期，以及痛经、闭经等。

《傅青主女科》中，调经的重点在肝，而与肾、脾又常相关联。认为“经水出诸肾，而肝为肾之子，”“气足自能生血而摄血”。因而，把治疗肝肾、肝脾、脾肾，或肝肾脾同治作为调经的要顾。以养血柔肝，益肾健脾为法，补肝肾则精血互生，补脾胃则统血有权。处方用药时，于补剂中使用风药，是其特色。

经水后期用温经摄血汤。在大补肝肾脾的基础上，加肉桂以祛寒，柴胡以解其郁。故云“是补中有散，而散不耗气；补中有泄，而泄不损阴。所以补之有益，而温之收功也。此谓调经之妙药，而摄血之仙丹也。凡经来后期者俱可用。尚元气不足，加人参一二钱亦可”。

经水先后无定期用定经汤。方中用白芍、当归柔肝，柴胡、芥穗解郁，菟丝子、熟地滋肾，山药、茯苓健脾。故云“此方舒肝肾之气，非通经之药也；补肝肾之精，非利水之品也。肝肾之气舒而精通，肝肾之精旺而水利，不治之治，正妙于治也”。

年老经水复行用安老汤。方中用熟地、山萸、当归、阿胶补益肝肾、滋养阴血，重在先天；人参、白术、黄芪、甘草补益脾胃，益气生津，重在后天；香附通行三焦，理气解郁，木耳炭补益、止血，黑芥穗引血归经。故云“此方补益肝脾之气，气足自能出血而摄血。尤妙大补肾水，水足而肝气自舒，肝舒而脾自得养。肝藏之脾统之，又安有泄漏者？又何虑其血崩哉!”

行经后少腹痛用调肝汤。方中用山萸、巴戟补肾，当归、白芍、阿胶补肝，山药、甘草健脾。故云“肾水一虚，则水不能生木，而肝木必克脾土，木土相争，则气必逆，故尔作痛”。本方补肾以使水能生木，健脾以息木土之争，是以逆气顺而郁痛止也。傅氏指出“经后之症，以此方调经最佳，不特治经后腹痛之症也”。

不孕症。历代医家十分重视“调经种子”以解决不孕症的问题。“种子”之大旨是补肾为主，或兼调肝理脾，奇经中强调带脉的作用。如“身瘦不孕”认为是“阴虚火旺，不能受孕”，方用养精种玉汤。以熟地、山萸大补肾水；以当归、白芍等养血平肝。精血旺而火自消，精满血足则受孕自易。傅氏还强调“服此者若能节欲三月，心静神清，自无不孕之理。否则，不过身体壮健而已矣，勿咎方不灵也”。又如“腹满少食不孕，”认为是“脾胃虚寒”之故，方用温土毓麟汤。方中巴戟、覆盆子大补命门与包络之火，白术、人参、山药、神曲温补脾胃。子病治母，以火暖土，病本在肾，脾胃为标。傅氏云“夫因脾胃之虚寒，原因心肾之虚寒耳。盖胃土非心火不能生，脾土非肾火不能化”，“命门心包之火旺，则脾与胃无寒冷之虞矣。子母相顾，一家和合，自然饮食多而善化，气血旺而能任，带脉有力，不虑落胎，安有不玉麟之育哉?”

(3) 胎、产病

傅氏治胎、产病，以大补气血为宗旨，而更强调气的主导作用；脏腑辨证则重于肝肾脾，而更强调脾胃的重要性。在妊娠诸疫中，以补气养血、安胎为主。

妊娠恶阻用顺肝益气汤，于平肝补血之中，加以健脾开胃之品，强调治“肝血太燥”的因素，较之单从脾胃论治者更胜一筹。傅氏认为，肾水养胎，不能应肝木之资，是以肝气迫索，火动而逆，呕吐恶心之症遂生。又认为，吐逆伤气，脾胃衰微，不胜频呕，犹恐气虚则血不易生，而胎元无以养也。方中当归、熟地、白芍、麦冬补血滋肾平肝，人参、苏子、白术、茯苓、陈皮、砂仁、神曲补气健脾开胃。傅氏云“此方平肝则肝逆除，补肾则肝燥息，补气则血易生。凡胎病而少带恶阻者，俱以此方投之，无不安”。

妊娠浮肿用加减补中益气汤。“妊娠小便下血病名胎漏”用助气补漏汤，“妊娠子鸣”用扶气止啼汤等，从肺脾气虚论治。用人参补气，或加黄芪、白术以助之，类加当归、生地以养血滋阴，再于方中加利湿或清热药一二味以祛邪，病去胎安。

妊娠少腹痛用安奠二天汤，从脾肾论治。傅氏云“夫胞胎虽系于带脉，而带脉实关于脾肾。脾肾亏损则带脉无力，胞胎即无以胜任矣”。药用党参、白术、熟地大补脾肾，脾肾不虚则带脉有力，是以胎动、腹痛、下堕之状可挽回定安也。

小产之治，大法以扶正为主，适量加散邪之品，标本兼顾，以调治小产诸症。如“行房小产”用固气填精汤，“失闪小产”用理气散瘀汤，“畏寒腹疼小产”用黄芪补气汤，用黄芪、人参、当归、熟地大补气血以固本，适量加止血、活血、利水、清热之品以治标。“难产”之治，则在参、芪、归、芎大补气血的前提下，适量加入活血、升降之品，以为催生之大法。治“脚手先下难产”，傅氏谓“气血两虚之故……当是之时，急用针刺儿之手足，则儿必痛而缩入。急用转天汤以救顺之”。药用人参以补气，归、芎补血，升麻、牛膝并用，以为升降之法，又用附子者，欲其无经不达，使气血流通以催生。

正产气虚血晕用补气解晕汤。傅氏曰“此乃解晕之圣药，用参、芪以补气，使气壮而生血也，用当归以补血，使血旺而养气也……用荆芥炭引血归经，用姜炭以行瘀引阳，瘀血去而正血归，不必解晕而晕自解矣。”

产后病的论治。若产后多虚，傅氏主张以大补气血为主。如产后气喘者，用救脱活母汤；恶露身颤者，用十全大补汤；血崩者，用救败求生汤；手伤胞胎，淋漓不止者，用完胞饮；肝痿者，用收膜汤；气血两虚，乳汁不下者，用通乳丹；产后厥症者，用滋荣益气复神汤等。若产后多瘀，傅氏推崇应用生化汤加减，谓“生化汤系血块圣药”。以治产后血瘀诸症，特别是对产后腹痛者，效果更佳。

总之，《傅青主女科》系统论治妇人之带下、血崩、种子、妊娠、正产、小产、难产、产后诸证。气血辨证中，以气为主，建立了以“大补气血”为主的补虚扶正的治法。脏腑辨证中，则重调理肝肾脾三脏立论，处方以培补气血，调理脾肾为主。自拟方剂亦多，用药奇特，方中君臣佐使法度严明，用药剂量配伍亦轻重悬殊，概乃傅氏施方遣药独到之处。

（四）费伯雄的《医醇賸义》

费伯雄（公元1810—1885年），字晋卿，江苏武进人。居孟河滨江，是晚清以来孟河四家之一。费氏家庭世代业医，至伯雄已历七世。伯雄禀承家学，潜心研究《灵》《素》，服膺长沙，而于历代诸家及时贤之长，则兼而取之，故能学贯古今，名噪咸丰、同治间，远近就诊者络绎不绝。因感当时学术芜杂，医者不善继承前人学术，乃集其平生医学理论和临床经验著《医醇賸义》二十四卷，未及时付刻，即毁于兵燹。至晚年追忆《医醇》中的内容，但“不及十之二三”，遂取名《医醇賸义》共四卷（故光绪十三年《武阳志余》卷七之二《经籍中·子部》：原编有二十四卷。坊刻副《稿》并毁。是编，追寻十之二三，厘为四卷，更名曰《賸义》。盖病医学芜杂，不睹先正典型，相率喜新厌故，故著是书，一取醇正）。其他著作尚有《医方论》《怪疾奇方》《费批医学心悟》《食鉴本草》等。这些著作，大都论理平正，切于实用。

该书成于清同治二年（公元1863年），乃耕心堂刻本。本书以察脉、辨证、施治为三大纲。卷一列脉法、风、寒、暑、热、湿；卷二列秋燥、火、劳伤、脑漏、鼻衄、牙齿出血、关格；卷三列咳嗽、痰饮、结胸、痎疟、黄瘅、三消；卷四列痿、痹、胀、下利诸痛、三冲等。

1. 治学主张

费氏著《医醇賸义》，其书名亦含义颇深，古人言“医者，仁术也”，费氏取“醇”乃忠厚诚恳之意，“賸”乃回忆拾剩余之义。费氏的治学主张以醇正、和缓为宗旨。他指出：“醇正”不求有功，但求无过，若仅如是，是浅陋而已矣，庸劣而已矣，何足以言醇正！他明白晓示：“所谓醇正者，在义理之的当，而不在药味之新奇。”他毕生矢志为达到“义理之的当”，孜孜不倦地钻研前人医学经验，从中吸取精华。如对金元四大家学说，认为张、刘两家，善攻善散是其长，但用药太峻则是短处；李、朱两家，则“一补阳，一补阴，实开二大法门”，然而东垣喜用升柴，丹溪常使知柏却并不一味拘执。费氏这种于各家之异处以求其同，正是他医学归于醇正的切要。

费氏的醇正思想，又是和他主张的“和缓”紧密相联系，是以“和缓”为基础的。他解释和缓之义，谓：“疾病虽多，不越内伤外感。不足者补之，以复其正；有余者去之，以归于平，是即和法也，缓治也。毒药治病去其五，良药治病去其七，亦即和法缓治也”。然而，费氏所言之和缓，绝非平淡敷饰，药中病，恰恰是掌握住辨证施治的法则，探究疾病变化的机理，知常达变，以看似乎平淡之方，而收神奇之效。如说：“天下无神奇之法，只有平淡之法，平淡之极乃为神奇”。为此，对时医那种“眩异标新”之流，则严加贬斥，指出这只能是“欲求近效，反速危亡”，而这种祸害的造成，费氏认为是由于不和不缓之故，当然医学也无醇正可言。费氏所制定的不少方剂中，也确实体现了他这一和缓思想。如《医醇賸义》中，以宋代医家许叔微“治游魂为变，夜寐不安”的真珠母丸化裁成驯龙汤（龙齿、真珠母、羚羊角、杭菊、生地、当归、白芍、薄荷、沉香、续断、独活、红枣、钩藤）、驯龙驭虎汤（龙齿、琥珀、真珠母、生地、玉竹、瓜蒌皮、石斛、柏子霜、白芍、薄荷、莲子、沉香）、甲乙归藏汤三方（真珠母、龙齿、柴胡、薄荷、生地、归身、白芍、丹参、柏子仁、夜合花、沉香、红枣、夜交藤），掌握许氏立方之旨，即阴不足，风阳内动的病机，又根据患者症情各异的情况，以此三方治疗而取效。《医醇賸义》一书中，保存了不少费氏化裁的古方和创制的新方，颇为后世重视，如滋生青阳汤、调营理肝饮等治肝方剂，有其配伍法度，而不炫奇标异，常能切中病情，如《谦斋医学讲稿》中分析费氏治肝方说：“滋补肝肾的药用量较重，潜镇药亦重；调气、和血、清热、降火只是一般用量；柴胡、薄荷用来宣散郁火，多不超过一钱”，体现了平中见奇的醇正和缓思想。

综上所述，费氏的醇正和缓医学的主张，既非泥古方以治今病，亦不“喜新厌故”。而是以前人为师，取各家之所长，使辨证施治随宜运用，认为只有这样，方能在临床上“临机应变”。故指出：“初学者此法，成就者亦此法，先后共此一途”。并以为医学之所以不醇正，归根结底是由于“学医而不读《灵》《素》，则不明经络，无以知致病之由；不读《伤寒》《金匮》，则无以知立方之法，而无从施治；不读金元四大家，则无以通补泻温凉之用，而不知变”，故如学无根蒂，则对后世各家之说，势必“入王出奴，胶执成见”，而不能

"醇化其偏"。费氏这些论述都是正确的，对后人的学习有启迪之益。

2. 辨证论治

费氏对燥证的论治，原于清初医家喻昌著之《秋燥论》。指出经文："秋伤于湿"是"秋伤于燥"的错简，实开后世治燥之法门。喻氏这一见解被费氏推崇为"独具只眼"，然而，费氏又进一步提出喻氏释"燥"作凉字解，是欠妥的。如说："惟篇中谓秋不遽燥，大热之后继以凉生，凉生而热解，渐至大凉，而燥令乃行，此则燥字之义乃作大凉解，而燥中全无热气矣。"他认为秋属阳，主暴，即所说"秋日燥烈，言燥之干"。其次，喻昌"天道春不分不温，夏不至不热"的四时和六气关系的论述，费氏也持异议。费氏指出，如按喻氏这一说法，势必得出"秋不分不燥，那么必秋分以后方得谓之秋燥，是燥症亦只主得半季，而秋分以前之四十五日全不关秋燥"，显然无法解释秋分以前四十五日内应感何气得何病。

费氏对燥的见解是"燥者干也，对湿言之"，或谓"燥者，燥烈地，不能滋润也"。燥是秋季的主令，"立秋以后，湿气去而燥气来"。和季节的关系，"初秋尚热，则燥而热，深秋即凉，则燥而凉，以燥为全体，而以热与凉为之用"。燥必兼此二义，方见费氏既重视燥的特性，又根据季节气候的特点对温燥和凉燥作了区别。尤氏对凉燥的论述，补充了喻氏秋燥论，侧重温燥的不足。

费氏论治燥证十分突出之处，在于以脏腑所感受燥热和燥凉进行辨治，并自制方剂以付于临床之所需。认为肺燥，是肺受燥热，发热咳嗽，甚则喘而失血，以清金保肺汤主之。肺受凉燥，咳而微喘，气郁不下，以润肺降气汤主之。心燥，是心受燥热，渴而烦冤，养心润燥汤主之。心受燥凉，心烦而膈上喘满，清燥解郁汤主之。肝燥，肝受燥热，血分枯槁，筋缩爪干，涵养荣汤主之。肝受凉燥，血涩不行，筋短胁痛，当归润燥汤主之。脾燥，脾本喜燥，但燥热太过，则为焦土，生机将息，令人体疲便鞕，反不思食，泽下汤主之。肾燥，肾受燥热，淋浊溺痛，腰脚无力，久为下消，女贞汤主之。肾受凉燥，腰痛足弱，溲便短涩，苁蓉汤主之。胃燥，胃受燥热，津液干枯，渴饮杀谷，玉石清胃汤主之。小肠燥，小肠受燥热，水谷之精不能灌输，溲溺涩痛，滋阴润燥汤主之。大肠燥，大肠受燥热，则脏阴枯槁，肠胃不通，大便秘结，清燥润肠汤主之。

费氏对燥证的治疗，认为"生津、养血本润燥之正法"。以上自制的方剂，也是大都遵此原则制定的。同时又广泛采纳古方，如金匮麦门冬汤、喻氏清燥救肺汤、丹溪大补丸等。然而，在临床上燥证的表现并非如此单纯，往往兼挟它证，治疗的手段也不尽相同。

《医醇賸义》一书中，对疾病的辨治，基本上按六淫和脏腑分证阐述的，这显然是继承了《内经》《金匮要略》及历代医家，对六淫致病和脏腑生理特点的认识，但其中又不乏自己的见解。如咳嗽，根据《内经》之论，分为五脏六腑咳嗽，而又详论肺咳则有寒热虚实之别，及因嗜酒太过，风痰入肺，肺经壅塞，肺叶萎败等所致的咳嗽；劳损，遵循秦越人五脏损症的理论，及《金匮要略》七伤之说，但对后世专主肾脏之说颇持异议，从而提出："七情之伤，虽分五脏而必归本于心"的观点；痿分五脏痿，关键则在肺胃；痹证，既以风寒湿论痹，又按脏腑痹分类；诸痛，有肺气痛、肝气痛、肾气痛、脾湿痛等，又以风、火、血虚论治等等。这些论点，颇有临床价值。

费氏对疾病的辨治还提出了一些新的论点。如“外感各有主病，内伤各有主经”。“主病”、“主经”，不仅仅指六淫致病特点和内伤五脏六腑的特性而言，而是强调外感六淫与五脏相应的特性和规律。譬如下利一症，一般认为不外湿、热和凉食所致，而责之肠胃，或分别为内伤、外感、三阴三阳、虚实寒热，治疗则循“虚者补之，实者泻之，寒者温之，热者清之”的原则。对此，费氏认为“外感之邪不外风寒暑湿燥火。风入肠胃故为飧泄，内犯于肝；寒气中人，腹痛下利，内犯于肾；暑湿郁蒸，腹痛下利，兼有赤白，内犯于脾；燥气中人，口渴心烦，下利白带，内犯于肺；火邪炽盛，渴饮不止，下利脓血，频数不休，内犯于心。此外感六淫与五脏相应者也”。治疗上，外感当各随所主之病以施治，如“感于风者解表之，感于寒者温通之，感于湿热者清利之，感于燥者清润之，感于火者涤荡之”。至于内伤之症，“伤于肝者，胁痛腹痛，作哕下利；伤于肾者，腹痛腰痛，身冷下利；伤于脾者，胸满身重，哕恶食少下利；伤于肺者，口燥咽干，微咳下利；伤于心者，烦躁渴饮，下利不休。此内伤之所致也”。治疗上“当各随所主之经以施治之”，如“伤于肝者解其郁，伤于肾者保其阳，伤于脾者运其中，伤于肺者存其津液，伤于心者泄其亢”。以上虽然是因痢疾一症而发，却十分具体地反映出费氏熔六淫与脏腑辨证于一炉的学术特点。可见，明确六淫病因和脏腑特性及其相互关系，是符合《内经》“人与天地相参”的精神的。这样在临床中才能挈其要领，知常达变。

费氏又很重视内外六淫致病的区别。如中风，既认为外来的风乘隙而入，又可因内生六淫导致中风的发生，如“其人有火、气、痰偏胜之处，因中于风”。又如伤寒和中寒两证的鉴别，伤寒者寒从外来，中寒者寒从内生，二者在治疗上截然不同。

此外，费氏十分重视营血在人体的作用与对肝脏的调治，他治肝的方剂均来自临床实践。“《医醇賸义》里有不少肝病处方，配伍严密，值得探讨”，这是秦伯未先生的褒扬。调营治肝的药物，如当归、川芎、红枣、丹参、芍药等血药，是费氏常用之药。

总之，费氏以醇正、和缓为治学与临床的宗旨，治病处方，全不在拘执成法，亦不离成法；不趋奇之异，善于通变化裁，归于平稳醇正。孟河费氏之学术源远流长而丰富，大多在《医醇賸义》中反映出来。是书总结了他多年的医疗经验，主张师古而不泥古，强调要善于学习前人的经验。他说张子和、刘河间、李东垣、朱丹溪“各有灼见，卓然成家”，他对于劳伤，中风、咳嗽、痰饮、骨痿、诸痛等慢性疾病的治疗有较丰富的经验，他认为“疾病虽多不外内外伤感，不足者补之，以复其正，有余者去之，以归于平，是即和法也，缓治也……天下无神奇之法，只有平淡之法，平淡之极，乃为神奇”。从这种思想出发，费氏在临床中自创了许多方剂，如治疗肺痨的益气补肺汤、治疗痰饮的桂术二陈汤、治疗骨痿的滋阴补髓汤等，都是在继承前人基础上，结合个人临床经验所制的。

（五）王泰林的《肝病证治》

清代善于论治肝病的医家甚多，生活于康熙至乾隆年间的叶桂曾立“阳化内风说”，是叶氏将肝阳亢盛与中风病证联系的一个突破。其理论渊源是受《内经》“诸风掉眩，皆属于肝”及明代缪希雍内风暗动等理论的影响。叶氏认为，凡证见眩晕、耳鸣、头胀或痛、心悸不寐、肢麻、咽喉不利，甚则口眼㖞斜、筋惕肉瞤、瘛疭痉厥、卒中跌仆、音喑语涩、肢体痿躄等症，皆与“身中阳气之变动”有关。与六气风火迥异，非发散可解，非沉寒可清。其病机不外两个方面：一是与脏腑禀性有关，因肝为风木之脏，风性喜动，木性开发；肝又为少阳相火寄居之地，一有激动则相火升腾，肝体阴用阳，横逆之气易发，刚燥之情乃萌，所以肝阴易虚，肝阳易亢；二是与其他脏器有关，肝胆之所以能宁谧，肝风之所以能潜藏，“全赖肾水以涵之，血液以濡之，肺金清肃下降之令以平之，中宫敦阜之气以培之”。若“津液有亏，肝阴不足，血燥生热，热则风阳上升”，就会产生“诸风掉眩”之象。叶氏的治疗大法归纳有四：滋补肝肾法、养心熄风法、清金平木法、培土熄风法。四法之中并非全治肝病，但均与肝阳亢盛有关。后有王旭高的治肝三十法。除此之外还有程之囿，其从药物性味和方剂方面论述了治肝之法，认为“治肝三法，辛散、酸收、甘缓，逍遥一方，三法俱备。木郁则火郁，加丹栀，名加味逍遥；滋水以生木，加熟地，名黑逍遥”。《己任篇》中“一变疏肝益肾汤，再变滋肾生肝饮”（《杏轩医案》）。清代咸丰、同治年间，费伯雄也颇重视肝病的治疗，认为“五脏惟肝最刚，而又于时为春，于行为木，具发生长养之机，一有怫郁，则其性怒张，不可复制，且为火旺则克金，木旺则克土，波及他脏，理固宜然”。其论心悸怔忡，谓肝阳上扰，宜养血柔肝；论鼻衄，谓肝火一时冲激，自制豢龙汤；论不寐，谓肝肺不交，魂魄不安，以许叔微真珠母丸加减，自制驯龙汤；治肝肾虚热，从滋肾丸扩充而为潜龙汤。其他如羚羊角汤、滋生青阳汤、涵木养荣汤、解郁合欢汤等颇切实用。近代秦伯未对费《医醇賸义》中的肝病方药甚为推崇，认为其皆来自于临床实践，在治疗上掌握主证，结合兼证，联系其他内脏，并使用成方来加减，在临床上有很大启发。以上以王旭高的“治肝三十法”对后世影响为大。

王泰林（公元1798—1862年），字旭高，晚号退思居士，江苏无锡人，清代医家。年幼从舅父高锦庭学医，尽得其传，名闻江浙等地。王氏治学严谨，见解颇高，著有《退思集类方歌注》《医方证治汇编歌诀》《医方歌括》《西溪书屋夜话录》《医学刍言》等。其中《西溪书屋夜话录》中仅存的《肝病证治》一篇，其治肝三十法，比较全面地总结了前人治肝的学术思想与经验。尤其是叶桂的治肝方法，对其影响更深。对肝病证治，王旭高论说有“肝气、肝风、肝火三者同出异名，其中侮脾乘胃，冲心犯肺，挟寒挟痰，本虚标实，种种不同，故肝病最杂而治法最广”。王氏治肝以此三者为纲，然后分别论其证治。肝气证治，包括疏肝理气、疏肝通络、柔肝、缓肝、培土泄木、泄肝和胃、泄肝、抑肝等八法，各具特点，又有联系。肝风证治，包括熄风和阳、熄风潜阳、培土宁风、养肝、暖土以御寒风等五法。肝火证治，包括清肝、泻肝、清金制木、泻子、补母、化肝、温肝等七法。同时另有补肝、镇肝、敛肝三法。此三法无论肝气、肝风、肝火，相其机宜，皆可用之。此外，又有平肝、散肝、搜肝三法。最后，王氏还提出了四种补肝法：一补肝阴，二补肝阳，三补肝血，四补肝气。由于肝气、肝风、肝火虽有所异，而在疾病过程往往同时互见，故三者虽当区分而又常同治。王氏肝病证治三十法，内容丰富而又细腻，不仅直接或间接论述了治肝的机理和辨证施治之法，更举出各类药物以供选用。

1．肝气证治

王氏在《西溪书屋夜话录》中言肝气证治，认为肝气一证，病因不同，症候各异，得之于郁怒伤肝则两胁胀痛；得之于土不荣木则腹满胀痛；得之于心火气盛则热厥心痛；得之于金不制木则气暴而喘。皆肝气自郁本经，或侮脾乘胃，或冲心犯肺，或挟寒挟痰所致。

(1) 疏肝理气法　肝气郁于本经，两胁气胀或痛，当疏肝解郁。药用香附、郁金、苏梗、青皮、橘叶，兼寒加吴萸，兼热加丹皮、山栀，兼痰加半夏，茯苓。

(2) 疏肝通络法　疏肝不应，营血痹窒，络脉瘀阻，宜兼通血络。药用旋覆芪、新绛、归须、桃仁、泽兰叶。

(3) 柔肝法　肝气胀甚，疏之更甚者，当以柔济刚。药用当归、杞子、柏子仁、牛膝，热加天冬、生地；兼寒加苁蓉、肉桂。

(4) 缓肝法　肝气甚而中气虚者，宜缓肝扶脾。药用炙草、白芍、大枣、橘饼、淮小麦。

(5) 培土泄木法　肝气乘脾、脘脾胀痛，当温中疏木。药用党参、白术、茯苓、炙草、陈皮、半夏、吴萸、白芍、木香。

(6) 泄肝和胃法　肝气乘胃，脘痛呕酸，宜泄木和胃。药用二陈汤加左金丸，或白豆蔻、金铃子。

(7) 泄肝法　肝气上冲于心，热厥心痛，当泄肝降逆。药用金铃子、延胡索、吴萸、川连，兼寒去川连加川椒、肉桂；寒热俱有者，仍入川连，或再加白芍。盖苦、辛、酸三者为泄肝之主法。

(8) 抑肝法　肝气上冲于肺，猝得胁痛，暴上气而喘，当抑肝安金。药用吴萸汁炒桑皮、苏梗、杏仁、橘红。

以上八法，各具特点，又有联系。宜审证论治，循因遣药。如疏肝理气法以散气为主，即《内经》所言“肝欲散，急食辛以散之”之义；疏肝通络法以散瘀为主，取《金匮要略》旋覆花汤之意，均属肝气郁结的实证治法。柔肝则重于养阴，取母子相生，乙癸同源之说；缓肝则重于补中，即《内经》言“肝苦急，急食甘以缓之”之旨，均为肝之虚证治法。而培土泄木和泄肝和胃二法，是针对肝气侮脾乘胃之候，侮于脾者为木强土弱，补中土以泄木，使脾气健而肝气平；乘于胃者为肝实胃逆，泄肝和胃同治，并以降逆为主。至于泄肝、抑肝二法，一是肝气犯心，母实累子，宜泻母以补子；二是肝气犯肺，子实侮母，宜泻子以补母。

2. 肝风证治

“肝风一证，虽多上冒巅顶，亦能旁走四肢。上冒者，阳亢居多；旁走者，血虚为多。”此论肝风，专指内风而言，即《素问·至真要大论》所云：“诸风掉眩，皆属于肝”。王氏亦称“内风多从火出”。内风成因有二：一是肝阳亢盛化风，因肝属木，木火相煽，风自内生；二是营血亏少，肝木失养，木强风动。其为病不同，故治法亦异。

(1) 熄风和阳法　肝风初起，头目昏眩。药用羚羊、丹皮、甘菊、钩藤、决明、白蒺藜。

(2) 熄风潜阳法　熄风和阳不效者。药用牡蛎、生地、女贞子、玄参、白芍、菊花、阿胶。

(3) 培土宁风法　肝风上逆，中虚纳少，宜滋阳明、泄厥阴。药用人参、甘草、麦冬、白芍、甘菊、玉竹。

(4) 养肝法　肝风走于四肢，经络牵掣或麻木者，宜养血熄风。药用生地、当归、杞子、牛膝、天麻、制首乌、三角胡麻。

(5) 暖土以御寒风法　脾虚头重眩苦极，不知食味。药用近效白术附子汤（白术、附子、甘草、干姜、大枣）。

上述五法中，熄风和阳与熄风潜阳二法实是阴虚阳亢与肝木动风两种轻重不同的证治。前者重在凉肝，后者重在养阴。而养肝法非但养肝阴，更在于养营血，较熄风潜阳法多出一途。培土宁风法、暖土御寒风法，均从脾胃着手，前者重在滋胃阴以袪肝风，后者重在补脾阳以除虚风，各随寒热虚实以论治。

3. 肝火证治

肝火燔灼，游行于三焦，一身上下内外皆能为病，难以枚举。如目红颧赤，痉厥狂躁，淋秘疮疡，善饥烦渴，呕吐不寐，失血等症。肝火的形成有二：一是肝郁日久逆乱化火；二是肝阳亢盛化火上冲，二者均有联系，未可截然分割。肝火又有虚实之分，虚火本于阴亏，实火主在阳亢，虚火一般表现为颧赤、烦渴、不寐等症；实证则表现为目红、痉厥狂躁、淋秘疮疡、善饥呕吐、失血等症。

(1) 清肝法　肝火为病，在上在外者为清。药用羚羊角、丹皮、黑栀、黄芩、竹叶、连翘、夏枯草。

(2) 泻肝法　肝火之证，在下在内者宜泻。药用龙胆泻肝汤、泻青丸、当归龙荟丸之类。

(3) 清金制木法　肝火上炎，清之不已，当制肝，乃清金以制木火之亢逆也。药用沙参、麦冬、石斛、枇杷叶、天冬、玉竹、石决明。

(4) 泻子法　肝火实者，兼泻心，乃实则泻其子也。药用甘草、黄连。

(5) 补母法　水亏而肝火盛者，清之不应，当益肾水，乃虚则补母之法，亦“乙癸同源”之义也。药用六味丸、大补阴丸之类。

(6) 化肝法　郁怒伤肝，气逆动火，烦热胁痛，胀满动血等症，当清化肝经之郁火也。药用景岳化肝煎（青皮、陈皮、丹皮、山栀、芍药、泽泻、贝母）。

(7) 温肝法　肝有寒，呕酸上气，宜温肝。药用肉桂、吴萸、蜀椒，兼中虚胃寒加人参、干姜，即大建中汤法。

上述七法中，清肝、泻肝二法，分别治肝火上下游溢，为肝火实证之治法。清金制木、泻子、补母之法，其治虽不在肝，但均系肝火所致，肝火亢盛刑金，肺失肃降，用清金制木，清肃肺气；肝火亢盛累子，则泻子兼清肝；肝虚火炎，则滋水以涵木。化肝法则统治肝经郁火。若因肝脾虚寒，当着重温运肝脾之阳，阳和则症自缓。清肝、泻肝、清金制木、泻子、补母、化肝六法，可分可合，如清肝、泻肝常互相运用，清金制木不效者，亦可兼用补母等法。须谨察病机，随证施治。

4. 补肝、镇肝、敛肝三法

王氏另有补肝、镇肝、敛肝三法，此三法无论肝气、肝风、肝火，相其机宜，皆可用之。补肝用制首乌、菟丝子、杞子、枣仁、萸肉、芝麻、沙苑蒺藜；镇肝用石决明、牡蛎、龙骨、龙齿、金箔、青铅、代赭石、磁石；敛肝用乌梅、白芍、木瓜。

5．平肝、散肝、搜肝三法

又有平肝、散肝、搜肝三法。平肝用金铃子、蒺藜、双钩、橘叶；散肝即“木郁达之”，以及“肝欲散，急食辛以散之”之义，方用逍遥散；搜肝，即搜风法。王氏认为“凡人必先有内风而后外风，亦有外风引动内风。内风者，故散风门中，每多夹杂，则搜风之药，亦当引用”。搜风药如天麻、羌活、独活、薄荷、蔓荆子、防风、荆芥、僵蚕、蝉蜕、白附子等。

6．四种补肝法

一补肝阴，药用地黄、白芍、乌梅；二补肝阳，药用肉桂、川椒、苁蓉；三补肝血，药用当归、续断、川芎；四补肝气，药用天麻、白术、菊花、生姜、细辛、杜仲、羊肝。

肝气、肝风、肝火，既有不同表现，而在疾病过程中，往往同时交错互见，故三者虽当区分，而常相互影响。因此，除上述诸法外，又立补肝、镇肝、敛肝、平肝、散肝、搜肝、补阴、补阳、补气、补血等法，使治肝方法更趋全面。

王氏肝病证治三十法，内容丰富又细致，他不仅提出直接治肝的方法，更有间接治肝的论述，在临床上颇多可采用之处。不过，在治法与用药上亦稍有不妥之处，如抑肝法，理应疏肝开郁，免致肝气犯肺，而王氏仅用桑皮、苏梗、杏仁、橘红安肺定喘，不是抑肝的根本治法；又如暖土御寒风一法，用大建中汤或附子理中汤，其疗法较仅用《近效》术附汤更为推广；再如，治肝药中不列柴胡，不免亦是一种缺陷。总之，治则明确之后，处方遣药自可运用自如。

第四节　中西医汇通思潮的产生和尝试

一、西方医学的传入与认识

中西汇通，盖取西方医学与中国中医学汇聚、沟通之义。西洋医学传入中国始于16世纪中叶，意大利天主教士利玛窦的《西国记法》，其中一部分叙述有关神经学说，该书可谓西方医学传入中国的第一部有关著作。明朝天启元年（公元1621年），日耳曼人邓玉函来我国澳门做解剖术，同时又译著《人身说概》二卷。公元1622年又有意大利人罗雅谷来华，译著《人体图说》一书。这些都是西方最早传入中国的生理解剖学知识。乾隆、嘉庆年间王学权认为《人身说概》《人身图说》等书“补华人所未逮”（《重庆堂随笔记》）。

然而明末清初西洋医学对中医的影响尚不甚大。范行准《明季西洋传入之医学》认为，“明季传入之西洋医学犹欧洲上古时之医学也”。任应秋亦认为，此一时期西医诸说“只不过是属于欧洲上古时期的医学知识而已。与祖国医学相较，仍极逊色，故其影响于我国医学界并不甚大”。诚如范氏所言，至咸丰、同治年间（公元1851～1874年），西洋医学的影响远胜于明末清初。把西方医学系统传入中国的当推道光、咸丰时的英国医生合信氏（Benjzmin Hobson，1816～1873年），他译著了《全体新论》《西医略论》《内科新说》和《妇婴新说》等书，首版《全体新论》是和王清任的《医林改错》同时发行的。其《西医略论》

中有一篇《中西医学论》是最早比较中西医的中文专论。合信氏是西医界最早尝试“沟通”中西医的人，如《全体新论》例言云：“是书文意其与中国医书暗合者间引数语，其不合者不敢混入”。当时接受西医学说的著名医家有汪昂、赵学敏、王清任、陈定泰等，他们主要接受西方医学的解剖及药物知识，其中以王清任最为著称。

（一）汪昂

汪昂，字讱庵，明末清初休宁西门人，生于万历四十三年（公元1615年），他在康熙年间所增订的《本草备要》第三卷中的“辛夷”条中谓：“吾乡金正希先生常语余曰，人之记性，皆在脑中，小儿善忘者，脑未满也；老年健忘者，脑渐空也。凡人外见一物，必有一形留于脑中。昂思今人每记忆往事，必闭目上瞪而思索之，此即凝神于脑之意也。不经先生道破，人皆习焉而不察矣”。后王清任“脑髓说”即本于金氏、汪氏之说。范行准《王清任传》说：“余尝疑清任之奋兴访验脏腑真相，由金声知识记忆在脑一语所引起，故《改错》记述脑髓说尤称卓发。”

（二）赵学敏

赵学敏，字恕轩，号依吉，清代钱塘（今浙江省杭州市）人。约生活于清代雍正至嘉庆年间（公元1723—1796年）。著《本草纲目拾遗》，其宗旨乃为专补《本草纲目》之遗漏，正李时珍之讹误，对药物学颇有贡献。赵氏身处清代前期，他吸取了当时国外的科学技术，如明万历年间，西方传教士熊三拨等，将泰西炼制药露的方法传到中国赵氏在《本草纲目拾遗》中作了介绍：“凡物之有质者，皆可取露，露即物质之精华，其法始于大西洋传入中国。大则用甑，小则用壶，皆可蒸取其露，即所蒸物之汽水，物虽有五色不齐，其所之露无不白，只以气别，不能以色别也。时医多有用药露者，取其清冽之气，可以疏瀹灵府，不似汤剂之腻滞肠膈也”。《本草纲目拾遗》记载的药露有蔷薇露、金银露、薄荷露、玫瑰露、佛手露、香橼露等二十余种。赵学敏在研究本草学的同时，能接受西方医学技术，其态度是积极的，有一定的贡献。

（三）王清任

王清任，清代乾隆至道光年间的医家。王清任一生苦奋好学，重视实践，不盲从古人。所著《医林改错》敢于指出《内经》《难经》之非。认为“古人脏腑论及所绘之图中立言处处自相矛盾”，并说“古人所以错论脏腑，皆由未尝亲见”。王氏强调“业医诊病，当先明脏腑”，认为“著书不明脏腑，岂不是痴人说梦；治病不明脏腑，何异于盲子夜行”。所以他致力于解剖研究，当时瘟疹疫痢流行，小儿死亡很多，他不畏艰辛，不避污秽，亲自到义冢中去剖视脏腑；在遇到剐刑时，他借机观察脏腑结构；为了搞清横膈膜的位置，先后留心四十二年，并登门请教“知之最悉者”。更为突出的是，他认真研究“水铃铛”，以动物做试验，一只喂水，一只不喂水，三四日后杀了观察，对比“水铃铛”的变化情况。在中国医学史上，可谓首创动物实验方法。这种崇尚实践的科学态度和方法，诚属难能可贵。通过数十年苦心孤诣，王氏在解剖学上作出了一定的贡献。

1. 继汪昂之后，进一步否定了“心主思”的说法，明确指出“心乃出入气之道，何能生灵机贮记性”、“灵机记性在脑”、“两耳通于脑，所听之声归于脑”、“两目……长于脑，所视之物归于脑”、“鼻通于脑，所闻香臭归于脑”等等，对脑的功能、脑与五官的联系，提出了明确的结论。

2. 比较详细地记载了主动脉（卫总管）、颈动脉、锁骨下动脉、腋动脉、肋间动脉、肠系膜动脉、肾动脉、髂动脉、腹动脉、下腔静脉（荣总管），以及小动脉（气管）、小静脉（血管）的形态。

3. 发现了幽门括约肌。在其所绘的胃图中，在幽门部位勾画了一块状物，指出：“有疙瘩如枣，名遮食”。

4. 对气管、支气管的形态结构也有正确的描述。其他，如对会厌的描述也很明确。

对于王清任的医学革新，范行准说他“栖迟秽地刑场，与夫访问秋官，终成不朽之业，虽云受西医影响，而得知何害，”（《王清任传》）。认为他的学术在一定程度上受到西医的影响。任应秋从历史条件分析，认为西医对他很可能有影响。因为这时西人罗雅谷的《人身图说》、邓玉函的《人身说概》在北京都应该可以见到。以王清任治学之勤奋，必然深究之。

（四）陈定泰

陈定泰，字弼臣，广东新会人。自少习医，苦治验者无多，道光九年（公元1829年），因母病访医于羊城，后遇其师王昭孚，获见王清任《医林改错》，大受启发，遂决心弄清脏腑经络的真正形态构造和功用。其著《医谈传真》，系参合中西医之作。在自序中他说：“知古人之医者洞见五脏症结，非有他术，得真脏腑之传也。余乃以详图之绘考订正于王清任先生之说，乃古传人脏腑经络图，而孰真孰假，判然离矣！”范行准先生评其书谓：“检其所附西洋生理图，精微似稍逊合信氏《全体新论》，然则中医接受第二次传入西洋医学当权与定泰之书，惟其说实多据清任也”（《明季西洋传人之医学》第一卷）

上述汪昂、赵学敏、王清任、陈定泰诸家，为开始接受西医说者，以彼所长，补我之短，实开汇通之先声。

二、中西医汇通的探索

西方医药学传入中国经历了一个进入、蔓延、汇通、并立共存的过程。

在中医界中一些受到近代科学思想影响的人，他们承认西方医学的先进之处，也认识到中西医各有主张，迫切探索发展中国医学的道路，试图把中医学术与西医学术加以汇通。从理论到临床都提出了一些汇通中西医的见解，并且不断为后人所继承，逐渐形成中西医汇通的思潮，对后世具较大影响。

在医学理论方面持汇通论者，以王宏翰、唐宗海、朱沛文、张锡纯诸家为最。

（一）王宏翰

王宏翰，康熙间人，字惠原，号浩然子，于公元1688年著成《医学原始》四卷，反映了他接受西医之后，力图汇通的医学思想。其汇通论约有“太极元行说”及“命门说”二事。王氏的阴阳、太极、元气、元火四元之说，相比贯通，又引《难经》之论，及西人胎生学汇通之，旨在发挥命门学说之含义。

（二）唐宗海

唐宗海，是首先明确提出“中西汇通”的医家。唐氏致力于中西医汇通的工作，试图以西医理论来解释祖国医学。如说：“同是人也，同是心也，西医亦有所长，中医岂无所短，盖西医初出，未尽周详；中医沿讹，率多差谬。因集《灵》《素》诸经，兼中西之义解之，不存疆域异同之见，但求折衷归于一是。”其《中西汇通医经精义》一书，是中国较早试图沟通中西医学的著作，该书采集了不少近代解剖图，并且运用王清任《医林改错》中关于脏腑的图说和西医解剖生理学的一些知识，以印证中医理论的正确性。反映了他在贯通中西医学方面所作的努力和尝试。

唐氏认为中西医学说虽有不同，但许多原理是一致的。“近日西洋医法书传中国，与《内经》之旨，多有抵牾，实则《内经》多言其神气，西洋多滞于形迹，以《内经》之旨通观之，神化可以该形迹，然西人逐迹细求，未尝无一二通于神化者也。”

在脏腑理论方面，他认为西医的解剖生理学与《内经》之说原不相悖，如“西医谓心有左右两房，生血由左房出，有运血管由内达外，然后入回血管，由外返内，复入于心，由右房入，又在左房出，循环不休。西医此说，即《内经》‘营周不休，五十而复大会’之实迹也，所谓阴阳相贯，如环无端”。又认为西医言苦胆汁乃肝血所生，中国旧说皆谓胆司相火，乃肝木所生之气，究之有是气乃有是汁，二说原不相悖。

对于中西医理论，唐氏认为二者各有长短，但在许多问题上中医理论优于西说，如“西医剖割视验，已知其形，不知其气，以所剖割，只能验死尸之形，安能见生人之气化哉”。“西医以骨中有髓，知为脑髓生骨，而不知脑髓皆肾所生也”。类似此种重中轻西的思想在其著作中多有可见。

由于历史条件之局限，他在具体的研究中有牵强附会之处，其所论述不少属臆测之词，同时也过于尊古崇经，如说：“自轩岐以逮仲景，医法详明，与政治声教相辅佐，晋唐之后，渐失真传，宋元以来，尤多纰谬，乃今泰西各国通于中土，不但机器矜能，即于医学亦抵中国为非，岂知中国宋元以后医诚可訾议，若秦汉三代所传《内》《难》仲景之书，极为精确，迥非西医所及”。在尊古崇经思想的指导下，唐氏在汇通中西医学的尝试中，对于西医之说，以《内经》等书为检验标准，合者取之，不合者弃之。

尽管如此，唐氏致力于中西医学的汇通，主张将《灵枢》《素问》等经典著作，兼中西之义解之，不存在疆域之见，而但求折衷归于一是，其精神是可取的，对促进中西医学的相互渗透、影响具有一定的启迪作用。与唐宗海中西汇通思想较接近的还有罗定昌。

（三）罗定昌

罗定昌，字茂亭，四川成都人。罗氏于公元1882年著成《中西医粹》，其中《脏腑图说》《脏腑各图》中以脏腑配八卦、天干地支、太极图及运气学说等立论，并附王清任《医林改错》与英国医生合倍氏《全体新论》。他认为中医不局限解剖而重于气化，仍宗阴阳、五行、运气等学说之旨，因而罗氏的基本思想是崇古尊经的。所谓中西医汇通也只是把合倍氏的著作和《医林改错》中的脏腑图说相对照，其成就远不如稍晚于他的朱沛文。

（四）朱沛文

朱沛文，字少廉，一字绍溪，广东海南佛山人，父子兄弟均以医名。朱氏生于清季末叶，时值西洋医学传入中国的极盛时期，广东又为西洋医学传人最早之处，因而对他的影响极大。朱氏尝述其学医的经过及观点，“少承庭训医学，迄今临证垂二十年，尝兼读华洋医学书，并往洋医院亲验真形脏腑，因见脏腑体用，华洋著说不尽相同，窃意各有是非，不能偏主，有宜从华者，有宜从洋者。大约中华儒者，精于穷理而拙于格物；西洋智士，长于格物而短于穷理，华医未悉脏腑之形状，而单测脏腑之营造，故信理太过，而或涉于虚。如以五色五声配五腑，虽医门之至理，乃或泥而不化，则徒障于理，而立论转增流弊矣。洋医但据剖验脏腑之形状，未尽达生人脏腑之运用，故逐物太过，而或流于固，如五脏开窍于五官，五志分属于五脏，本人身之至理，乃或遗而不究，则不衷于理，而陈义未免偏枯矣”。

朱氏的中西汇通思想主要体现于《华洋脏象约纂》中，他说：“夫以医治人身之道确乎有据，非可空谈名理，若不察脏腑官骸体用，但举寒热虚实之概，谬以立温凉补泻立方，而能愈人之疾者鲜矣”（《华洋脏象约纂》）。大都探讨解剖生理，又对历代中国医家的有关叙述广征博引。至于中西医不相通之处，朱氏则取慎重态度，提出“通其可能，并存互异”的主张。如其“心脏体用说”既肯定西医认为心脏为血液循环的中心详细而可靠，又对《难经》说的七孔三毛说作了适当的解释。其次如《脾脏体用说》《筋膜体用说》等，都能持“不能强合”的态度。

（五）张锡纯

张锡纯（公元1860—1933年），字寿甫，河北盐山人。初习举业，自学成医。早年即蜚声乡里，曾创办过“立达中医院”，并在天津举办国医函授学校，为培养中医后继人才作出了贡献。张氏叙述了自己认识中西医的过程，谓“年过三旬始见西人之书，颇喜其讲解新异，多出中医之外。后十余年，于医学研究功深，乃知西医新异之理原多在中医包括之中，特古籍语意详含，有敕于后人阐发耳”。至于在对待古代医学的态度上，张氏认为：“夫贵事师古者，非以古人之规矩准绳限我也……贵举古人之规矩准绳而扩充之，变化之，引伸触长之”，又说：“吾人在古人之后，当竟古人未竟之业。若不能与古为新，俾吾中华医学大放光明于全球之上，是吾之罪也”。鉴此，张氏在沟通中西医之说方面，较之唐宗海方面崇古尊经以“汇通中西医”来说，是有提高的。

张氏的《医学衷中参西录》是他一生经验的结晶，至今仍为医界所重视。其所说的“衷中参西”之含义反映在基础理论和治疗两个方面。

在基础理论方面，以脏象学说和解剖生理相互印证，如肝左脾右说、“脑为元神，心为识神”说。《难经》言心脏七孔三毛与近代解剖的关系。又提出心力衰竭与肾不纳气相通；脑充血与薄厥相近；《难经》论肺为五脏六腑之所终始相当于西说之小循环等。

在临床治疗方面，张氏每将中西药合用，以取疗效。他认为："自西药之入中国也，维新者趋之恐后，守旧者视之若浼，遂至相互抵牾，终难沟通，愚才不敏，而生平用药，多善取西药之长，以济吾中药之所短，初无畛域之见存乎其间。"在《医学衷中参西录》中，最突出的要数他在临床上以中西药配合应用的经验，以重视实效为目的所创立的诸多中西药同用的方剂，如石膏阿司匹林汤等。

综上所述，可见自明末清初西方医学传入中国以后，医家们开始接受西说，他们或取其脑说之新，或学其制药之法，或善其解剖之精。不仅如此，医不少医家还欲在基础理论方面与西学汇通，并主张以临床验证为准则。尽管清代早期的中西医汇通工作还很肤浅且不免牵强附会之处，即使是晚清的汇通诸家也无多成就，但其勇于接受新知，力求取长补短的精神，是十分可取的。这一历史事实，说明中西学术汇通也是医学发展过程中的一条必由之路。

三、中医改进说与科学进化论

在半殖民地半封建的中国，由于政府的奴化教育，以余云岫为代表的主张西化者，竭力反对中国医学，尽力诋毁中医，他认为《灵枢》《素问》是中医学理论之中坚，便"撷其重要而尚为旧医说之中坚者而摧之，则前古荒唐无稽之学，将日就淹没而自尽，不攻而自破"。其用心可以想见，并著有《灵素商兑》。这时迎着《灵素商兑》，之争议蜂起。在中医学术界曾有两种思潮，一即恽树珏的医学改良说，二即陆彭年的中医科学化，于当时影响都较大。

（一）恽铁樵

恽铁樵（公元1878—1935年），名树珏，江苏武进人。自幼孤苦，父母早亡，由叔父收养，因之苦读经书，才思敏捷，十六岁即为人师。早年主笔《小说月报》，翻译西方文学作品，遂有文名。中年以后因三子均亡于伤寒，乃奋力钻研医学，受业于名医汪莲石，日为人治病，夜握笔著书，十几年间曾著作25种之多。有《群经见智录》《伤寒论研究》《伤寒论辑义按》《金匮翼方选按》《保集新书》《妇科大略》《脉学发微》《温病明理》《生理新语》《病理概论》等。八辑统名《药庵医学从书》。他一生发奋著书，废寝忘食，饱经忧患，体弱多病，晚年瘫痪在床，仍口授其女慧庄录之成文，直到临终前一天还改定《霍乱新论》一书，可谓为中医事业奋斗一生。

恽氏由于博采诸家，学识渊博，对中西医学都进行过比较系统、全面的研究，因此，在学术思想上较前人大有提高。

他对中、西医的认识是比较客观公正的。他说："今日中西医皆立于同等地位。"又说："西医之生理以解剖，《内经》之生理的气化"，"盖《内经》之五脏，非解剖的五脏，乃气化的五脏……故《内经》之所谓心病，非即西医所谓心病，西医之良者，能愈重病，中医治以《内经》而精者，亦能愈重病，则殊途同归也"。如云："治医学不讲解剖，即谓荒谬……谓治医学不讲四时、寒暑、阴阳、胜复之理，即属荒谬。"在当时条件下，他认识到西医认识生理解剖、细菌、病理和局部病灶的研究，却不知四时五行、自然界变化对疾病的影响。而中医重“形能”，主“气化”，顺乎自然，重视四时五行等外界环境对人体的影响。这些看法，总体上指出了中西医学的某些特征，对后人有新启示。

同时他还明确指出，研究医学不应以《内经》为止境，并强调西医学有先进之处。他说：“居今日而言医学改革，苟非与西洋医学相周旋，更无第二途径。”又说：“中医有演进之价值，必能吸收西医之长，与之合作。”这种要求不断发展中国医药学的思想是可贵的。

恽氏从事中西汇通时，还针对余云岫在《灵素商兑》中，以西医之解剖学攻击《内经》的种种错穋之词，据理批驳，写了《灵素商兑之可商》一文与之进行了两年之久的论战。他说：“吾撰著此书，目的是使中之中医，先对于自己的学说了了，然而吸收他国新文明，固非反对西医而为此书，亦非欲使中医以《内经》为止境而著此书。”文中除了肯定《内经》的学术价值外，还论述了医不应以《内经》为止境的四点理由，充分反映了他认为今人应超古人，古人治医皆需兼通其他学科。要吸收西医之长，首先要搞清中医学理论的学术思想。

医名称呼上，恽氏也认为“西洋医法以病灶定名，以细菌定名，中国则以脏腑定名，以气候定名，不可强合而为一也”。其在医疗实践和著作中，兼采中西各家之长。如《伤寒论辑义按》：“全书六经关系以《内经》形能为准，全书生理关系以西国书为准，各方变化配合以临床经验为准。”其著作大多切合临床应用，如《保集新书》运用中西医理分析儿科诸疾，处方用药不拘不泥，为时人所称道。

对恽氏的医学活动，医史上对他有着不同的评价，有人称恽氏为“轩岐医学”、“西洋医学”和“实地医学”种种三合而成，自成一家之言。当然恽氏在中西汇通中，受当时历史条件影响，不可避免地存在一些主观臆测和牵强附会的地方，但他毕竟是中西汇通医学中较有影响的医家，他的学术思想及其活动对中国医学的发展起了积极的作用。

（二）陆彭年

陆彭年（公元1894—1955年），字渊雷，江苏川沙人。著有《伤寒论今释》《金匮要略今释》《陆氏论医集》等，并创刊《中医新生命》杂志。陆氏曾执教于暨南大学，后从恽树珏函授研究医学，并同章次公，徐衡之于上海办国医学院。当时由于西医如余云岫之辈借反动政府势力，扬言中医不科学，竭力诋毁中医，陆彭年便以中医科学化相号召，并仿恽铁樵办函授医学，一时遥从学业者，遍及国内，其主张也广为人知。陆氏认为中医的治疗方法不仅有效，而且实有突破西医的地方，因为它是通过不断地经验积累得来的。既得到药效，并从药效推想其所以然，难免得出些疏略错误的生理解剖诸说，故药多真确，而学说反多臆想。因此，不能根据疏略诸说，以另造方药。相反欧西传来之解剖生理，以及他种与医学相关之科学，皆出于精密之观察，巧妙之实验，虽未必毫无错误，要亦十之八九已真确，吾人取而研究之，以讨索古方所以得效之故，可以得真理，可以求进步，惟有比较困难的，必须对于科学及旧医学两方面，都有明了的认识，才能进行这一工作。他说：“国医所以欲科学化，并非逐潮流，趋时髦也。国医有实效，而科学是实理。天下无不合实理之实效，而国医之理论乃不合实理。沪谚有‘说真方，卖假药’之语，国医之情形，乃近于‘说假方、卖真药’，坐使世人因其方之假，遂疑其药之非真”。“今用科学以研究其实效，解释其已知者，进而发明其未知者，然后不信国医者可以信，不知国医者可以知。然后国医之特长，可以公布于世界医学界，可以得此而长足之进步。国医科学化之目的如此，岂徒标榜空言哉！故担任国医科学化之工作者，须有国医旧说根柢，且须通晓普通科学，不然即无从化起，此非甚难之事。鄙人于解剖、生理、病理、细菌、化学诸科，不过略知大概，初无深造，专心治国医，至今亦不过二十年，面见然以国医科学化自任，任上海国医学院教课，院生皆于前学年级受得科学知识，及吾授以国医科目，院生非但无怀疑攻击，其科学知识愈丰富者，信服吾说且愈坚。吾又偶然发布心得于医报杂志，非但知识阶级表同情，即西医界，向来因学识职业之冲突，与国医立于敌对地位者，亦多来书赞美，虚心下问国医学，此无他，不以科学虚装门面，真能运用科学于国医学故也。”

陆彭年主张若想要整理提高祖国医学，既需学好中医的全部知识，又需具备现代科学知识和技术，才有力量胜任。这是较为务实的。另一点，陆彭年把中医的理论，全部说成是先有实效，然后加以臆说而来，这亦不符合医学科学的发展规律。《汉书·艺文志》明言："医经者，原人血脉经络骨髓阴阳表里，以起百病之本，死生之分，而用度箴石、汤水所施，调百药齐，和之所宜，至齐至德，取铁犹磁石，以物相使。拙者失理，以愈为剧，以生为死"。毕竟是"原人血脉经络骨髓"在前，"箴石汤火，调百药齐"在后，甚至指出"拙者失理，以愈为剧，以生为死"，其理就是"原人血脉经络骨髓阴阳表里"之理，理论是从实践中得来，反过来理论又可以指导实践，必须承认这一点，才是科学的态度，才符合唯物辩证法。何况陆彭年亦承认《灵枢·经水》解剖之说，并谓"古医书说内脏之广狭长短，大致不误"。又何能一概否定，而自相矛盾呢？

陆氏言国医科学化之方法，也是以现代医学知识为主体，藉以解释祖国医学能解说者，即以现代医学代替之，不能解说者，则据现代医学而否定之。是言，中医必须向西医看齐。他试举了肝的解剖、生理、病理的一些内容，列《难经》《灵枢》《金匮要略》《素问》等古医籍中有肝的内容为例，然后以现代医学之解剖作用、病名来对较之，言昔不如今。可知它不是历史的唯物主义。

人类历史是不断进步的，在两千多年前，古人便明确指出了肝的部位和形态，已是中国古代医学在当时进步之标志，反以现代医学所诊断的病症、病名，强加于古人，谓其全不知晓，无异乎要求两千年前古人要过现时代的生活，要懂得现时代的政治文化，天地间岂有是理？陆彭年在写书时，仅从当时的西医书上知道有郁血、肝脓疡等病，而现在的肝炎、肝癌，已成为常见病、多发病，为什么当时没记载呢？是否便可以据此斥责西医的无知呢？科学总是不断前进和发展的，以现在的标准来要求古人，这本身就缺乏科学性，不符合事物的发展规律。又如陆氏指责的古医书，都是两千多年前的，当时认为黄疸是由"脾家湿热"，直至今天用这一概念以治疗某种黄疸，仍然行之有效，我们认为这已经是了不起的发明，如茵陈蒿之所以疗黄疸有效，就是能清利湿热，使湿热从小便泄出的原因。至于古人是否完全不理解肝与黄疸的关系呢？这又不然，例如《素问·玉机真藏论》说："肝传之脾，发瘅，腹中热，烦心、出黄"。这里就不是单指脾，而与肝影响于脾。这一认识延续了一千多年，古人还直接提出了黄疸病变就是来源于胆，如《景岳全书》所说的胆黄症，是因"胆伤则胆气败而胆液泄"造成，这些都是铁的事实而不容否定的。因此，陆氏认为古医书对肝所下定义是错误的这一看法有欠公平。

中国医学经历了漫长的历史时期，其独特的理论体系和治疗方法已经达到了很完备的程度，因此到清代后期，在学术上殊少突破。随着西学之东渐，中医学自身的发展越发缓慢。其后，由于政治上的原因，尤其是公元1914年伪北京政府和公元1929年国民党政府分别采取了废止中医的政策，使中医学的发展受到了重大阻力。公元1949年，中华人民共和国成立后，党和政府十分重视中医事业，中医学术的发展自此走上新的道路。

第五节　医家学术思想及医学实践

张　璐

一、生平和著作

张璐，字路玉，晚号石顽老人，明末清初江南长洲（今江苏吴县）人。生活于明万历四十五年至清康熙三十九年（公元1617—1700年）。早年习儒，明末战乱，隐居洞庭山十余年，潜心研究医术，后返回故里，业医六十余年，与喻嘉言、吴谦并称为清初三大名医。张氏治学，伤寒宗方有执、喻嘉言，杂病取朱丹溪、薛立斋、张景岳、王肯堂诸家，“博采众长，贯以己意”，不偏不倚，善于汇集历代名家至论而自成一家之说。

他著有《张氏医通》，全书共16卷，成书于清康熙三十四年（公元1695年），本书编纂方法，仿王肯堂《证治准绳》体例，每病先列《黄帝内经》及《金匮要略》论述，次列诸家之说，结合本人临床经验加以发挥，其中多有创见，最后附以验案。本书为一综合性医书，内容广泛，包括内、外、妇、儿、五官等各科疾病的论治，共采集历代60余家著述，参考书籍百余种，具有理论联系实际，由博返约，执简驭繁的特点，多为后世医家所宗。其他著作有《伤寒缵论》《伤寒绪论》《本经逢原》《诊宗三昧》《千金方衍义》《伤寒舌鉴》《伤寒兼证析义》等书。

二、学术思想

张氏学术，重视于对伤寒与杂病的研究，他反对“伤寒以攻邪为务，杂病以调养为先”的世俗之见，认为固守此法，必将导致治疗伤寒一切虚证、坏证，不敢用补；治疗杂病不切表证、实证，不敢用攻的弊端。因此，他研究伤寒，既对太阳经证初病见证，同意方有执、喻嘉言的风伤卫、寒伤营、风寒两伤营卫三纲鼎立之说，并在此基础上又增列风伤卫犯本、寒伤营犯本、风伤卫坏证及寒伤营坏证几个类型，对伤寒证治作了较为详细的分类。又主张“治伤寒之法，全在得其纲领，邪在三阳，则当辨其经府；病入三阴，则当分其传中，盖经属表，宜从外解，府属里，必须攻下而除。传属热，虽有阳极似阴，厥逆自利等证，但须审先前曾发热头痛，至四五日或数日而见厥利者，皆阳邪亢极，厥深热深之证，急当清理其内。”对攻下太过而阴阳俱脱者，并不决然摒弃温补之法。总之，他的伤寒缵绪二论，祖述仲景之经旨，理诸家之纷纭。张璐对伤寒研究的主要特点，不离“阴阳传中”四字，即三阳为表，三阴为里，传经属热，直中属寒。先将阴阳传中分辨清楚，然后在此基础上分辨六经经府及表里寒热，进行具体的辨证论治。这对学习《伤寒论》者有颇大启迪。同时他还提出六经传手与传足问题，认为六经病中亦有手经受病，一破世人伤寒传足不传手的片面之见。他还对伤寒病证的辨舌方法有很大的发展，为后世医学家在外感和内伤杂病中重视舌诊，树立了良好的典范。这些都是他在伤寒和外感诸证方面所作的贡献。

三、医学实践

张氏研究杂病，能博采各家之长而不囿于一家之学，因此他广搜前人著作，由博返约，汇集历代名贤至论而自成一家之言。在《张氏医通》一书中，上起《内经》，下逮明清诸家之说无不撷取，选择方论多取法于朱丹溪、薛立斋、王肯堂、赵养葵、张景岳、喻嘉言诸家，将历代杂病证治的繁复内容加以整理贯通，并参入自己的治疗主张，具有执简驭繁的特点。其杂病论治中有很多内容为后世医家所宗法。兹择要举例介绍如下。

（一）论出血证治

张氏论血证，首先从气血的关系及气血的生理作用加以论述。根据《黄帝内经》的理论，认为“血之与气，异名同类，虽有阴阳清浊之分，总由水谷精微所化”（《张氏医通·诸伤门·伤寒》）。经云：“气主煦之，血主濡之。”是气具阳和之性，而为阴血的引导；血系阴摄之质，又为气所依归。二者关系是阴中有阳，阳中有阴，不能截然两分。血在人体正常情况下，因其清浊不同而发生不同的作用，源虽为一，析则为三。即“其至清至纯者，得君主之令，以调和五脏，藏而不失，乃养脏之血也；其清中之浊者，秉输运之权，以洒陈六腑，实而不满，则灌注之血也；其清之清者，会营周之度，流行百脉，满而不泄，此营经之血也”（《张氏医通·诸伤门·伤寒》）。由于血在人体内运行不息，各有专司，互不相失，因而“阴平阳秘”，就不致发生上溢下脱的出血证。

1. 论出血的原因

张氏认为，主要因人体阴阳偏胜偏衰和脏腑之气乖逆所致。人体阴阳偏胜偏衰所致的出血，主要“缘人之禀赋不无偏胜，劳役不无偏伤，其血则从偏衰偏伤之处而渗漏焉。夫人之禀赋既偏，则水谷多从偏胜之气化，而胜者愈胜，弱者愈弱。阳胜则阴衰，阴衰则火旺，火旺则血随之而上溢；阴胜则阳微，阳微则火衰，火衰则血失之统而下脱”（《张氏医通·诸血门·诸见血证》）。但不能笼统地从血之上溢下脱来辨火盛阳衰，还须根据出血的颜色浓淡来诊断，他说：“其上溢之血，非一于火盛也，下脱之血，非一于阳衰也。但以色之鲜紫浓厚，则为火盛；血之晦淡无光，既为阳衰”（《张氏医通·诸血门·诸见血证》）。脏腑之气逆气乖所致的出血，应根据各脏腑功能之间的相互关系，和出血的不同特点加以辨识，他说“从上溢者，势必假道肺胃；从下脱者，势必由于二肠及膀胱下达耳。盖出于肺者，或缘龙雷亢逆，或缘咳逆上奔，血必上溢，多带痰沫及粉红色者。其出于心包，亦必上逆，色必正赤如珠漆光泽，若吐出便凝，摸之不粘指者，为守脏之血，见之必死。出于脾者，或从胃脘上溢，或从小便下脱，亦必鲜紫浓厚，但不若心包之血光泽也。出于肝者，或从上呕，或从下脱，血必青紫稠浓，或带血缕，或有结块。出于肾者，或从咳逆，或从咯吐，或稀痰中杂出如珠，血虽然无几，色虽不鲜，其患最剧；间有从精窍而出者，若气化受伤，则从膀胱溺孔而出，总皆关乎脏气也。其出于胃者，多兼水液痰涎，吐则成盘成盏，汪洋满地，以其多气多血，虽药力易到，不若脏血之笃，然为五脏之本，亦不可忽”（《张氏医通·诸血门·诸见血证》）。说明各脏腑功能失常引起出血，各有不同的特征。

2. 论出血的治疗

张氏主张从人体气禀阴阳盛衰着手，他反对世医“不鉴其偏之弊，而制为不寒不热之方”，及“一见血证，每以寒凉济阴为务”的治疗方法，认为前者不能达到补其偏救其弊的目的，后者虽可取效一时，但终致虚阳愈衰而生变证。指出苦寒之剂“在阴不济阳而上溢者尚为戈戟，况阳不统阴而重脱者，尤为砒鸩”（《张氏医通·诸伤门·伤寒》）。因此，他强调“以寒治热，以热治寒”是最重要的治则，还认为“证有虚中挟实，治有补中寓泻，从少从多之治法，贵于临病处裁”（《张氏医通·诸血门·诸见血证》）。如治衄血，若实热衄血，脉实大，便秘者，用犀角地黄汤加木香、大黄；若内伤劳役之人，喘嗽面赤，发热头痛而衄，以当归补血汤加薄荷、荆芥，不应，补中益气汤倍黄芪，慎不可用辛热之药；若瘀积停留，衄血不尽者，宜犀角地黄汤；久衄不止，热在下焦血分，以六味丸加五味子作汤。他治衄常佐以理气药，如木香、香附之属，使血得气引而归循于经。对吐血一症，他认为“吐血出于胃，胃为水谷之海，多气多血，所以吐多而不以即凝，以中杂水谷之气也。皆劳力内伤中气而得，亦有醉饱接内而致者”（《张氏医通·诸血门·吐血》）。其治法，不可骤止，止则使败血留积。同时也不宜峻攻，攻则伤其血。只宜清理胃气以安其血，如选用犀角地黄汤，随证加桃仁、茜根、橘红、木香、大黄、童便之属；若血势不可遏，胸中觉气塞滞，吐血紫黑者，宜桃仁承气汤加茜草根；吐久不止，内虚寒而外假热者，用千金当归汤；若血色瘀晦如污泥，为阳不制阴，宜花蕊石散温以散之；若血色晦淡不鲜，多为虚寒，当用温热之剂，如甘草干姜汤温理中气，切禁寒凉。诸失血后，倦怠昏愦，面失色，懒于语言，浓煎独参汤加橘皮，所谓血脱益气；但对血色鲜明，或略兼紫块者为最宜；若血色晦淡者，又为血寒不得归经，须兼炮黑姜，或大剂理中温之；如尺部脉弦，为阴虚，阴虚则火升，又须大剂六味加肉桂引之；亦有用肉桂末和独参汤服者。对呕血一症，他认为证治有三：一属暴怒火逆伤肝者，其证胸胁痛，甚则厥逆，宜柴胡疏肝散加酒大黄；一属极劳奔驰伤肝，其证遍身疼痛，或时发热，宜犀角地黄汤加当归、肉桂、桃仁；一属竭力房劳伤肝者，其证面赤足冷，烦躁口渴，宜生脉散合加减八味丸，阳衰不能内守而呕血者，宜异功散研服八味丸。从此可以看出，张氏治疗血证，能撷采众长，不拘一格，着重辨证。不过，张氏治疗的特点，还是偏于温补的一面，如其云：“大抵血气喜温而恶寒，寒则泣而不能流，温则消而去之”（《张氏医通·诸血门·诸见血证》）。

3. 论出血证的善后处理

张氏从“心主血，脾裹血，肝藏血”的理论，主张“须按心脾肝三经用药”。但重点在脾经，故其喜用保元、四君、归脾等方剂。如云：“归脾汤一方，三经之药也，远志、枣仁补肝以生心火；茯神补心以生脾土；参、芪、甘草补脾固肺气；木香者，香先入脾。总欲使血归于脾，故曰归脾。凡有郁怒伤肝，思虑伤脾者尤宜。火旺者加山栀、丹皮，又有八味丸培先天之根，治无余法矣”（《张氏医通·诸血门·诸见血证》）。

张氏简明扼要地指出了治疗和调理血证的基本大法，足资后人借鉴。

【医案例举】

石顽治朱圣卿鼻衄如崩，三日不止，较之向来所发之势最剧，服犀角、地黄、芩、连、知、柏、石膏、山栀之属转盛，第四日邀余诊之，脉弦急如循刀刃。此阴火上乘，载血于上，得寒凉之药，转伤胃中清阳之气，所以脉变弦紧，与生料六味加五味子作汤，另用肉桂末三钱，飞罗麪糊，分三丸，用药调下，甫入喉，其血顿止，少顷，口鼻去血块数枚而愈；自此数年之患，绝不再发。（《张氏医通·诸血门·衄血》）

分析　此案乃张璐以犀地汤化裁，加六味丸、五味子，再加肉桂末，治三日急性鼻衄，而即效之验案。

（二）论痢疾

张氏认为痢疾乃肠澼之属，“皆缘传化失职津液受伤，而致奔迫无度”（《张氏医通·大小府门·痢》），并博引《黄帝内经》《伤寒论》以及历代医家之说，作了详细阐发。

1. 辨痢下赤白

痢疾一证，古名肠澼，《黄帝内经》原有下血、下白沫、下脓血之异。后世医家多以白沫属虚寒，脓血属湿热，他说：“及观先辈论痢，并以白沫隶之虚寒，脓血隶之湿热，至守真乃有赤白相兼者，岂寒热俱甚于肠胃，而同为痢之说。丹溪从而和之，遂有赤痢从小肠来，白痢从大肠来，皆湿热为患。此论出，后世咸为痢皆属热，恣用苦寒攻之，蒙害至今未已。即东垣之圣于脾胃者，犹言湿热之物，伤于中而下脓血，宜苦寒以疏利之，脓血黏稠，数至圊而不能便，脉洪大有力者下之，亦认定脓血为热”（《张氏医通·大小府门·痢》）。张氏认为痢疾下白沫，不能都以为寒，痢疾有血者，也不都以为热，临证中应仔细辨别。下痢有血者，则应从其血色的鲜暗而加以辨识，若“色鲜紫者，信乎属热；若淤暗稀淡，或如玛瑙色者，为阳虚不能制阳而下，非温理其气，则血不清。理气如炉冶分金，最为捷法。设不如此，概行疏利之法，使五液尽随寒降而下，安望其有宁上之日哉”（《张氏医通·大小府门·痢》）。并谓常见阳虚不能制阴而痢者，用黄连、大黄之类而致变证丛生。

2. 辨痢疾身热

张氏认为《黄帝内经》有“肠澼便血，身热则死，寒则生”。其血温身热主死之义，是阴虚下痢之症，与兼并客邪之痢不同。仲景论痢，以身热手足温为阳回可治，厥逆不返为阳绝主死，是指伤寒阴证，不可与夏秋肠澼并列而论。此外，挟邪之痢与时疫痢皆有身热，治当撤表邪，表邪撤则自然身凉痢止。因此，不能将痢证身热一概作死证看待。张氏所论，实际是把初起的外感痢疾、外感热病后期的下痢变症、内伤杂病的痢疾等三种身热及其预后进行了鉴别。

3. 痢疾的治疗

张氏认为除脉来滑大数实，或挟热后重烦渴者，当与芩、连、芍药、泽泻、白头翁、秦皮之类苦寒以疏利外，不应当恣行攻伐，他说：“凡遇五色噤口，及瘀晦清血诸痢，每用甘草、干姜专理脾胃；肉桂、茯苓专伐肾邪，其效如鼓应桴。初起腹痛后重者，则兼木香、槟榔以泄之；饮食艰进者，则兼枳实、焦术以运之；阴气上逆干呕不食者，则兼丁香、吴茱萸以温之；呕吐涎水者，则兼橘、半、生姜以豁之；脓血稠黏者，则茜根、乌梅以理之；水道不通者，则兼升、柴以举之；身热不除者，则兼桂枝、芍药、姜、枣以和之；阴虚至夜发热痛剧者，则熟地、黄芪、阿胶、归、芍以济之；若数日不已而腹痛后重转甚者，必须参、术、升、柴兼补而升之……即如久痢后重用三奇散，取黄芪、防风以开阖，枳壳以破滞气，以为卓识不群，然后重稍减，便当改用补中益气。转关妙用，全在乎此”。“世医治痢，专守通因通用，痛无补法之例，不知因气病而肠中切痛，非温理其气则痛不止；因气陷而浊气下坠，非升举其气则后重不除；因气伤而津液崩脱，非调补其气则积不已；因阴虚而致夜微热腹痛，非峻补其阴则痢痛不息”（《张氏医通·大小府门·痢》）。

此外，张氏对休息痢、噤口痢、蛲虫痢的证治也颇具心得。

休息痢多因固涩过早，积热未尽，加以调摄失宜，不能节食戒欲所致。这类病证可服补中益气加肉果、木香，吞服驻车丸；若阴虚多火，不能胜任升、柴、木香者，只用驻车丸加人参、肉桂之类，有积可加枳实、炮黑楂肉；若服补中益气不效，反下鲜紫血块，此为久风成飧泄，为风气通于肝，肝伤不能藏血之故，宜三奇汤[1]，倍防风加羌、葛、升、柴，切忌应用利水破气之药。

痢不纳食，俗名噤口痢。如因邪留胃中，胃气伏而不宁，脾气因而涩滞者，可用香、连、枳、朴、橘红、茯苓之属；若热毒冲心，头疼心烦，呕而不食，手足温暖者，可用甘草泻心汤去大枣易生姜。此证胃有热，不可用温药；若阳气不足，宿食未消，噫而不食；可用枳实理中汤加砂仁、陈皮、木香、豆蔻或山楂、麦蘖之类；若肝乘脾者，可用戊己丸加木香、肉桂；若有水饮停聚者，心下悸动不宁，可用五苓散加姜汁；若有火炎上冲者，可用黄连解毒汤去黄柏加枳壳、木香；若有胃虚挟热而呕逆者，用连理汤；若积秽太多，恶气熏蒸者，可用大黄黄连泻心汤加木香；并且指出，噤口痢初起，多见湿瘀于胃口；宜苦燥治之；如久痢口噤，因胃气虚败而预后不佳，治疗则非黄连所宜，应予大剂独参理中。

【医案例举】

褚某水尊堂，深秋久痢，口噤不食者半月余，但饮开水及瓜瓤汁，啜后必呕胀肠鸣，绞痛不已，烦渴闷乱，至夜转剧，所下皆脓血，昼夜百余次，小水涓滴不通，诸医束手告辞。始邀石顽，切其六脉，皆弦细乏力，验其积沫，皆瘀淡色晦，询其所服，皆芩、连、槟、朴之类，因谓之曰，所见诸症俱逆，幸久痢脉弱，尚宜温补，姑勒一方，用理中加桂、苓、紫菀调之，服后小便即通，便得稍寐，三四日间糜粥渐进，痢亦渐减，更与理中倍参，伏龙肝汤泛丸，调理而痊。（《张氏医通·大小府门·痢》）

蛲虫痢：其证腹大，皮肤粗黄，其病因为寒湿之气，菀笃不发，化而为虫，其形极细，胃弱阳虚，则蛲虫乘之，或痒，或从谷道中溢出，治疗以芫花一撮主之，乌梅丸。黄连犀角散（犀角镑一两，黄连五钱，木香钱半，乌梅十个，为散，每服二钱，水煎和滓日再服），也可主之；若虫尽之后，即用六君子加犀角、黄连、乌梅丸，以补脾胃，兼清湿热。

分析 张氏论治痢疾，辨证以明下痢赤白、身热为要；论治不泥苦寒疏利，擅用温阳理气之法，对后世论治痢疾具有一定的启迪。

（三）论产后三冲、三急、三审

张氏对妇科疾病的证治，亦颇具心得，他在《医通·妇人门》中，列经候、胎前、临蓐、产后等篇，专论妇科诸证，其中论产后三冲、三急、三审颇为精要，适合临床应用。

1. 三冲

张氏认为产后败血上冲有三：一为冲心，其症可表现为或歌舞谈笑，或怒骂坐卧，甚者越墙上屋，口咬拳打，山腔野调，号佛名神等神志狂乱之症，他指出此症预后欠佳，治疗以投花蕊石散为最捷，琥珀黑龙丹（五灵脂酒研、澄去砂、当归、川芎、干地黄、良姜各三钱）亦可选用，若仅闷乱而不颠狂的轻症，可用失笑散加郁金；二为冲胃，其症饱闷呕恶，腹满胀痛，治疗当以平胃散加姜、桂为先，不效可服来复丹（硝石、硫黄同为末，银石器内慢火炒，柳木槌搅之，不可猛火以伤药力，太阴元精石水飞，青皮去穰，陈皮去白各一钱，五灵脂酒飞，去砂石，澄定酒干二两为末，用米饮糊丸如梧子大，每服三十丸，空心醋汤下），若呕逆腹胀，血化为水者，以金匮下瘀血汤主之；三为冲肺，其症面赤呕逆，治疗则以二味参功饮，甚加芒硝荡涤之。

2. 三急

张氏认为产后诸病惟以呕吐、盗汗、泄泻为急，若三者并见则更为危急。如已见痰闭心窍，可用抵圣散（人参、半夏各一两，赤芍药六钱；泽兰叶四钱，橘皮三钱，甘草炙三钱）去芍药加炮姜、茯苓治之；多汗加乌梅，慎不可用浮麦伤胃耗气，枣仁腻滑易于作泄，亦当慎用；芍药、乌梅虽酸能敛汗，然防其阻滞恶露，故亦不可浪用。

3. 三审

张氏指出凡诊断新产妇之患，应一审少腹痛与不痛，以征恶露之有无；二审大便通与不通，以征津液之盛衰；三审乳汁行与不行及饮食之多少，以征胃气之充馁，此即产后之三审。他说："产后恶露，常以弥月为期，然间有六七朝即净者，又未可一概而论也。此虽产母禀质不同，而胎儿所禀亦异，如胎息壮盛，则气血尽归其子，瘀血自少；胎息孱弱，则气血涵养有余，瘀血必多。亦有产时去多，产后必少，产时去少，产后必多，势使然也"（《张氏医通·妇人门》）。因此，张氏将审少腹痛与不痛，作为辨别产后瘀血多少的重要症状。由于产后血脱津伤，因而大便自应艰涩，一般五七日后既可畅通。若兼有发热谵语，脉滑实者，当急以攻之，以救津液；若少腹硬满，则应破瘀为先。对产后乳汁行与不行，他认为"产后三朝每有寒热蒸乳，寒热后，乳汁大行，此胃气孚化"。乳汁充裕与否，与胃气充盛有密切关系。若产后无发热，又无乳汁，此为营卫不调，宜内补当归建中汤（桂枝汤桂枝易肉桂，加当归二钱，胶饴六钱）调之。

综上所述，张氏研究伤寒与杂病都能追溯源流，旁征博引，综合前人之经验加以归纳总结，这是他治学的特点。其所著的《张氏医通》一书，是在研究与总结王肯堂的《证治准绳》、张景岳的《杂证谟》的基础上，并贯穿《内经》以及诸家之说，结合自己的临证经验而编撰的杂病专著。治疗用药方面，他善于汲取李东垣、张景岳、薛立斋、李中梓诸家之长，临证又精于辨证而不为所泥，如他治燥，则分脏腑之燥与血脉之燥二途，并指出"燥本火气之余"（《张氏医通·诸伤门·燥》），对于火热亢甚，津液耗竭，百骸失养的手足瘘弱症，有时燥甚反似痹湿者，每以养阴药中加黄柏以坚之。他治痰火，认为历来所用方药偏于降泄，因立玉竹饮子[2]一方，为治痰火之专药。治疗虚损，既善甘温调补，以扶生发之气，又十分重视审察阴阳，阴亏则壮水以制阳，阳虚则培土以厚载。可见他也师法丹溪，不废养阴之法。由此可见，张璐在医学理论和杂病证治以及伤寒研究等方面均有颇深造诣，对后世医学的发展具有一定影响。

【注释】

[1] 三奇汤　枳壳生一两　黄芪二两　防风一两为散，各服二钱，米饮调服。

[2] 玉竹饮子　萎蕤一名　玉竹三钱　茯苓二钱　甘草一钱　桔梗一钱　橘皮一钱　紫菀二钱　川贝母去心，研，三钱　生姜同橘皮蜜煎四钱　右八味 长流水煎　入熟白蜜二匕　分二服。

叶桂

一、生平和著作

叶桂，字天士，号香岩，江苏吴县人，生活于清康熙六年至乾隆十一年（公元1667—1746年）。叶氏祖、父俱业医，少时昼则从师习儒，夜则从父学医。14岁父殁，乃从学于父之门人朱某，其后又从学于姑苏名医周扬俊、马元仪等。闻人有擅长医道者，即以弟子礼事之，24岁时已先后从师17人。叶氏在医学理论，尤其是临床实践方面，能博采众长，师古而不泥古。理论上独创新见，立方遣药，能灵活变通前人成法，自出机杼，从而卓然成家。由于其平诊务繁忙。《温热论》是其门人顾景文随师出诊，舟游洞庭时根据他的口授辑成，《临证指南医案》保存了叶氏诊病的大量原始记录，由门人华岫云等整理编注。至于《叶氏医案存真》《幼科要略》等书是否为叶氏所著，尚有争议，而《本事方释义》《景岳全书发挥》则属后人伪托。

《温热论》首刊于唐大烈的《吴医汇讲》中，名《温热论治》，尔后载于《临证指南医案》，更名为《温热论》，字句与唐本略有出入。章楠著《医门棒喝》时，亦载录了此文，名曰《叶天士温热论》。后王士雄又将其收载于《温热经纬》一书中，名为《叶香岩外感温热篇》。该文主要阐述了温病邪入卫、气、营、血的证候表现及治疗原则，并介绍了温病察舌、验齿等诊断方法，同时还就妇女胎前产后和经期感受温病的治法，作了扼要的论述。

《临证指南医案》十卷，八十九篇，成书于公元1764年。由华岫云、李翰圃、邵新甫诸人取其临证治验医案，分门别类，附以论断，集成一书。所载医案范围很广，内、外、妇、儿、五官诸科各种疾病无所不收，而且许多医案的记述比较完整，是叶氏医案中内容最丰富的一部，充分体现了叶氏精深的学术见解，高超的辨证思想，以及清新、圆通的治疗手法，是研究叶氏学术思想的珍贵参考资料。

《叶氏医案存真》三卷，为曾孙叶万青辑，约成书于公元1836年，全书不分门类，卷一以杂病案为主，卷二以温热病案为多，卷三为运用仲景方的验案。其中杂病部分，反映了叶氏既重脾胃又重肾命以及奇经辨证的治疗思想；温热验案中，对湿热病燥化与湿化证的治法颇具心得。因此，本书对研究叶氏有关温热杂病的学术观点及临床用药规律，有着重要的参考价值。

《幼科要略》二卷，亦无专书，首刻于《临证指南医案》中。清代医家徐大椿在评点叶氏医案时，批笔甚多，惟独对《幼科要略》推崇备至，评价颇高，他说："此卷论幼科及看痘之法，和平精切，字字金玉，可法可传，得古人之真诠而融化之，不愧名家"。

《未刻本叶氏医案》不分卷，公元1963年出版。此书原稿系上海张耀卿医师收藏的手抄本，经程门雪先生校阅，认为该稿出于叶氏门人周仲升的抄录本。所载俱是门诊病案，以暑、疟、利、咳嗽等病案为最多，案语简率，药味不多，但处方精细，选药至严，其加减变化，耐人寻味。

二、学术思想

叶氏的学术成就，突出体现在探索外感热病的辨治规律，以及发挥某些内伤杂病的机理及其治法等两大方面。在外感热病方面他继承了前人的见解，创造性地提出了卫气营血辨治观点，并发展了察舌、验齿、辨斑疹、白痦等诊断方法，对温病学说的成熟起到了巨大的推动作用。在内伤杂病方面，他亦在前人论述的基础上有所发明和进步，强调脾胃分治，创立胃阴学说；重视阴亏阳亢风动理论，发展了前人"中风"学术，对杂病学说的完善起到了促进作用。

（一）创立卫气营血论治大法，阐发温病病机

叶氏在仲景《伤寒论》的基础上，继承历代医家治疗温热病的学术经验，结合临床热性病流行的特点，阐述温病的传变规律和治疗原则，提出了以卫气营血为纲的证治体系。"大凡看法，卫之后方言气，营之后方言血"（《温热论》）。对其治疗大法，也明确为"在卫汗之可也，到气方可清气，入营犹可透热转气……入血就恐耗血动血，直须凉血散血"（《温热论》）。基于这一认识，叶氏始创立了"卫气营血"的辨证方法。叶氏所指卫气营血，是代表温病四个不同发展阶段的新概念，它标志着病邪的深浅、病势的缓急、病情的轻重、传变的趋势及治疗的方向等等，是识别温病、治疗温病的纲领。

1. 温邪入卫

"温邪上受，首先犯肺"，温邪袭卫，先见到肺经病证，主要表现为发热、微恶寒、头痛、咳嗽、口渴、有汗或无汗、苔薄、脉浮等，治疗当用辛凉轻剂。若挟有风邪或湿邪时，则应酌加辛凉散风或甘淡驱湿之品，以防温热邪气与之相互裹结，不易治愈，反生他患，此即叶氏所言："挟风则加入薄荷、牛蒡之属，挟湿加芦根、滑石之流，或透风于热外，或渗湿于热下，不与热相搏，势必孤矣。不尔，风挟温热而燥生，清窍必干，谓水主之气，不能上荣，两阳相劫也；湿与温合，蒸郁而蒙蔽于上，清窍为之壅塞，浊邪害清也"（《温热论》）。卫分之邪的传变，大致有两条途径，一则由卫分顺传入气分，一则"逆传心包"。叶氏认为温邪与伤寒的演变不同，"伤寒之邪留恋在表，然后化热入里"，而温邪则热变最速，"乃于伤阴动风，邪陷心包"（《温热论》）。

2. 温邪入气

温邪不由卫分外解，渐次传入气分，其主要症状为壮热、汗出、烦躁、渴饮、脉大，或腹满便结、苔黄、脉沉实，以及身热起伏、缠绵日久、胸痞脘闷、苔腻、脉濡等，清热、攻

下是其正治之法，凉膈散、小陷胸汤、泻心汤、小承气汤之类，皆可适时选用。若“热未伤津，犹可清热透表”，否则“苦重之药当禁，宜甘寒轻剂可也”（《温热论》）。若热邪久稽气分不解又不传，可采用益胃战汗之法，使邪从肌腠而出，其云：“若其邪始终在气分流连者，可冀其战汗透邪，法宜益胃，令邪与汗并，热达腠开，邪从汗出”（《温热论》）。战汗之后，每见肤冷、汗出，若脉虚软和缓，倦卧不语，非属脱证，盖战汗而解，邪退正虚，阳从汗泄之故，此时切勿惊扰病人，宜令其安舒静卧，以养阳气来复，待气还则肢暖如常；若脉急疾，躁扰不卧，便为气脱之证。如战而未解，乃邪盛正虚，可期再战而愈，须休养一二日，方可施与前法。

病在三焦者，叶氏认为系温热为患，主张上下分消，或从下走泄，以冀其战汗或转疟而解，他说：“气病有不传血分，而邪留三焦，亦如伤寒中少阳病也。彼则和解表里之半，此则分消上下之势，随证变法，如近时杏、朴、苓等类，或如温胆汤之走泄，因其仍在气分，犹可望其战汗之门户，转疟之机括（《温热论》）。”在湿温病的治疗中，叶氏又善于根据患者的不同素质和病情，区别用药，灵活对待，他说：“且吾吴湿邪害人最广，如面色白者，须要顾其阳气，湿胜则阳微也，法应清凉，然到十分之六七，即不可过于寒凉……湿热一去，阳亦衰微也；面色苍者，须要顾其津液，清凉到十分之六七，往往热减身寒者，不可就去虚寒而投补剂，恐炉烟虽息，灰中有火也”（《温热论》）。这些都切实的经验之谈，值得我们重视和学习。

3. 温邪入营

营分受热则血液受劫，遂致斑疹隐现，热扰神明则为心神不安，烦躁难宁，若挟痰热，每易昏厥为痉，阴液耗灼，则舌色红绛。在治疗方面，如初传营分，而气分之邪未尽，绛舌上每兼黄白苔，可清气透营，药如犀角、生地、玄参、连翘心、竹叶心、银花等；舌纯绛鲜色者，为包络受病，宜犀角、生地、连翘、郁金、菖蒲等以凉营清心；如神志昏愦则须加安宫牛黄丸、至宝丹之类以开其闭。若其人肾水素亏，则应在甘寒之中加入咸寒之品，“务在先安未受邪之地”（《温热论》）。总之，温邪入营之后，阴液大亏，病势多变，而致危殆，叶氏治疗常以护养阴液为大法。

4. 温邪入血

温邪深陷血分，病情较营分尤重，邪热燔灼，逼血妄行而见耗血动血诸证；阴液消涸则肝风骤起，以致痉厥谵妄；若热邪与瘀伤宿血相搏，每变为如狂发狂之证。叶氏认为邪陷血分的治疗，总以凉血散血为主，药如生地、丹皮、阿胶、赤芍等。如风动痉厥则加入犀、羚、牛黄丸、至宝丹等。挟瘀血如狂者，加入琥珀、丹参、桃仁等。本证是温热病最重笃的阶段，治疗得当，犹可邪去而正复，否则每致阴竭而不治。

总之，叶氏首创的卫气营血辨治观发展了河间表里辨治学说，其对病机治法的分析，不仅全面深刻，而且更加合理，更具科学性。卫气营血辨治观的出现意味着温热学说彻底摆脱了《伤寒论》的束缚，为后世论治温热开辟了新的途径。

（二）重视察舌验齿，充实温热病诊断

对温热病邪踞部位、津液存亡、病情轻重以及预后转归等情况，叶氏常通过察舌、验齿

等进行辨析，在这方面他积累了丰富的临床经验，每被后人奉为温病诊断之准绳。

1. 察舌苔

舌苔薄白，多见于外感风寒，宜辛散法；舌苔薄白而干，邪虽在卫，而肺津已伤，宜在辛凉方中加入麦冬、花露、芦根汁等轻清之品；苔白厚而干燥，属胃燥气伤，当在滋润药中加甘草，令甘守津还；白苔黏腻，吐出浊厚涎沫，口味甜，为脾瘅病，则为湿热气聚所致，当用佩兰等芳香辛散之品；白苔绛底，为湿遏热伏，当先泄湿透热；舌白如粉而滑，舌质紫绛，属湿邪入募原，主病情凶险，须急急透解为要。

黄苔不甚厚而滑者，热未伤津，仍可清热透表；苔薄黄而干者，属邪去而津液被劫，宜甘寒轻剂；苔黄而浊，脘腹痞痛者，可用小陷胸汤或泻心汤苦泻之；苔黄而光滑，为无形湿热中有虚象，但以清利，不可投苦泻；若腹胀满疼痛，苔黄如沉香色、灰黄色、老黄色，或中有断纹，皆当下之。凡苔黑而滑者，是水来克火也，为阴证，当温之。苔黑而干者，津枯火炽也，急急泻南补北。若黑燥而中心厚，属土燥水竭之象，急以咸苦下之。

2. 辨舌质

温邪入营，舌色必绛。初传营分，绛舌中心尚兼黄白苔，是气分之邪未尽，犹可用泄卫透营，两和之法；舌独中心绛干者，为胃热心营受灼，当于清胃方中加入清心之品；舌尖绛独干，系心火上炎，用导赤散；纯绛色鲜者，乃包络受病，宜犀角、鲜生地、连翘、郁金、石菖蒲等；若平素心虚有痰，外热一陷，里络就闭，须用牛黄丸、至宝丹之类以开其闭；绛舌中心干者，为心胃火燔，劫烁津液，可在凉营方中加入黄连、石膏；若烦渴烦热舌心干、四边色红、中心或黄或白，乃上焦气热烁津，急用凉膈散，散其无形之热；舌绛望之若干，手扪之有津液，属津亏湿热熏蒸，将成浊痰蒙蔽心包之证；绛舌上有黏腻似苔非苔者，为中夹秽浊之气，宜在清营方中加入芳香之品以逐之；舌绛欲伸出口，而抵齿难骤伸者，是痰阻舌根，内风扰动之证；舌绛光亮，乃胃阴亡，急用甘凉濡润之味；舌绛而干燥，为火邪劫营，凉血清火为要；舌绛而有黄白碎点，为生疳之兆，有大红点者为热毒乘心，当用黄连、金汁；绛舌色不鲜，干枯而萎，属肾阴干涸，急以阿胶、鸡子黄、地黄、天冬等救之。

3. 验齿

叶氏认为验齿在诊察温热病中具有重要意义，他说："温热之病，看舌之后，亦须验齿。齿为肾之余，龈为胃之络，热邪不燥胃津，必耗肾液"。特别对温邪耗劫阴液，有一定临床诊断价值。

齿光燥如石，为胃热甚；齿如枯骨色，属肾水枯，难治。如上半截润，由"水不上承，心火上炎"引起，"急急清心救水"为治。齿垢如灰糕样者，为"胃气无权，津亡湿浊用事"，多死；齿焦有垢，属"肾热胃劫"，当用玉女煎或微下之。

邪热内炽，每易动血，可见到齿缝流血或结瓣于齿。病初起齿缝流清血，兼有齿痛，属"胃火冲激"，无齿痛为"龙火内燔"。动血而结瓣于齿，其"阳血者，色必紫，紫如干漆"，当以"安胃为主"；"阴血者，色必黄，黄如酱瓣"，则须"救肾为要"（《温热论》）。

4. 辨斑疹白痦

温病的发展过程中，在胸背两胁间常可出现斑和疹，"点大而在皮肤之上者为斑，或云头隐隐，或琐碎小粒者为疹"。虽然"斑属血者恒多，疹属气者不少"，但皆是邪气外露之象，故“宜见而不宜多见”。在色泽方面，“斑色红者属胃热，紫者热极，黑者胃烂，然亦必看外证所合，方可断之。”在具体辨察中，叶氏指出：“若斑色紫，小点者，心包热也；点大而紫，胃中热也。黑斑而光亮者，热胜毒盛，虽属不活，若其人气血充者，或依法治之，尚可救；若黑而晦者必死；若黑而隐隐，四旁赤色，火郁内伏，大用清凉透发，间有转红成可救者”。此外，叶氏还指出了阴斑的不同见症，“如淡红色，四肢清，口不甚渴，脉不洪数，非虚斑即阴斑。或胸微见数点，面赤足冷，或下利清谷，此阴盛格阳于上而见，当温之”。在透发斑疹的过程中，如“神情清爽，为外解里和之意”，如斑疹出而神昏者，属正不胜邪，“内陷为患，或胃津内涸之故”。叶氏对辨识白痦，亦多独到体会，认为“白痦小粒，如水晶色者”，为湿热伤肺，邪虽出而气液枯，须用甘药补之。如“白如枯骨者多凶，为气液竭也”。这些宝贵经验，备受后世医家推崇。

综上，叶氏对察舌验齿，辨斑疹白痦，见解独到，为后世医家所称许，王士雄赞曰：“言温热诸证可验齿而辨其治也，真发从来之未发，是于舌苔之外，更添一秘诀，并可垂为后世法”（《温热经纬·叶香岩外感温热篇》）。汪曰桢曾道：“白痦前人未尝细论，此条之功不小。”

（三）强调脾胃分论，创立胃阴学说

叶氏在内伤杂病的辨治方面，深受东垣学说的影响，对《脾胃论》推崇备至，尝云：“脾胃为病，最详东垣”（《临证指南医案·脾胃》）。认为《内经》中的基本理论，无非是说明以胃气为本的道理，故有“内伤必取法乎东垣”（《叶氏医案存真·诸虚劳损》）之说。强调辨治杂病要重视脾胃，大大扩展了东垣学说的运用范围。

在脾胃病辨治方面，叶氏一方面继承了东垣补脾升阳之说，对证属脾阳不足者，常用东垣方加减，如补中益气汤、清暑益气汤等，均属叶氏治疗脾胃病证的常用方剂。另一方面，叶氏更阐述了脾胃分治之理，创立了胃阴辨治之说，补充和发展了东垣脾胃学说。

叶氏认为，脾与胃虽同属中土，但其功能有别，治法亦有所不同，并在学术上明确提出了“胃喜润恶燥”的观点和脾胃分治的主张。其门人华岫云则将叶氏上述思想，总结为“脾喜刚燥，胃喜柔润”。他说：“今观叶氏之书，始知脾胃当分析而论也。盖胃属戊土，脾属己土。戊阳己阴，阴阳之性有别也。脏宜藏，腑宜通，脏腑之体用各殊。”又说：“观其立论云，纳食主胃，运化主脾。脾宜升则健，胃宜降则和”。又云：“太阴湿土得阳始运；阳明燥土，得阴自安，以脾喜刚燥，胃喜柔润也”（《临证指南医案·脾胃》）。叶氏及其门人关于“脾喜刚燥，胃喜柔润”的思想，现已成为中医药学术界公认的中医学基本理论之一。在降胃和胃的治疗方面，叶氏非常重视胃阴的作用，并倡导甘平和甘凉濡润为主的濡养胃阴之法。在具体用药上，叶氏本仲景麦门冬汤之意化裁，喜用沙参、麦冬、石斛、扁豆、山药、粳米、甘草之类。华岫云总结叶氏的经验说：“所谓胃宜降则和者，非用辛开苦降，亦非苦寒下夺以损胃气，不过甘平或甘凉濡润，以养胃阴，则津液来复，使之通降而已矣”（《临证指南医案·脾胃》）。甘平或甘凉濡润养胃阴之法，在叶氏著述中应用非常广泛。在温病、咳嗽、肺痿、血证、泄泻、呕吐、虚损、不食、便秘、失音等多种病证中，叶氏均有使用此法的案例。

叶氏关于脾胃分治的认识，尤其是滋养胃阴的学术观点，弥补了东垣详于治脾，略于治胃，重在温补，不及养阴的不足，纠正了举世皆以治脾之药笼统治胃，甚则阴阳不辨的弊端，颇受后人的赞许，华岫云曾赞道："此种议论，实超于千古"。

【医案例举】

例一 钱 胃虚少纳，土不生金，音低气馁。当与清补。

麦冬、生扁豆、玉竹、生甘草、桑叶、大沙参（《临证指南医案·脾胃》）

例二 王 数年病伤不复，不饥不纳，九窍不和，都属胃病。阳土喜柔，偏恶刚燥。若四君、异功等，竟是治脾之药。腑宜通即是补，甘濡润，胃气下行，则有效验。

麦冬 、火麻仁、水炙黑小甘草、生白芍、临服入青甘蔗浆一杯（《临证指南医案·脾胃门》）

例三 潘 不饥不食，假寐惊跳，心营热入，胃汁全亏。调摄十日可愈。

鲜生地、麦冬、知母、竹叶心、火麻仁、银花（《临证指南医案·不食》）

例四 郑 脉濡无力。唇赤舌干，微眩，不饥不饱。此天暖气泄，而烦劳再伤阳气。夫卫外之阳，内应乎胃，胃既逆。则不纳不饥矣。

炒麦冬、木瓜、乌梅肉、川石斛、大麦仁（《临证指南医案·不食》）

例五 苏 向来翻胃，原可撑持，秋季骤加惊扰，厥阳徒升莫制，遂废食不便，消渴不已，如心热，呕吐涎沫，五味中喜食酸甘，肝阴胃汁枯槁殆尽，难任燥药通关。胃属阳土，宜凉宜润，肝为刚脏，宜柔宜和，酸甘两济其阴。

乌梅肉、人参、鲜生地、阿胶、麦冬汁、生白芍（《临证指南医案·噎膈反胃》）

分析 以上五案，一为土不生金，二为久病不复，三、四为不饥不食，五为翻胃呕吐，均属胃病阴伤，叶氏一再强调"胃为阳土，宜凉宜润"，反对滥用温燥之品，故均选用甘寒益胃养阴之品，开后世养胃阴之先河，实补东垣脾胃学说之未备。

（四）倡阳化内风说

对于中风病的认识，金元以降，有了很大的发展。刘河间强调是"将息失宜，而心火暴甚"（《素问玄机原病式·火类》）所致。李东垣则认为是由于元气不足，正气自虚所成。朱丹溪又主张是因"湿生痰、痰生热、热生风"而作。张景岳更明确提出内风非真中风，创立非风病名。对肝风病因的认识逐渐以外风侵袭转至内风暗动，缪仲淳对内风暗动大有发明。叶天士在前人成就的基础上，提出了"阳化内风"说。

叶氏认为"阳化内风"的病机是"身中阳气之变动"，指出这种肝风内动"非外来之邪"。至于产生这种肝风的病因病机，或由于肾液少，水不涵木，虚风内动；或由于平昔怒劳忧思，五志气火交并于上，肝胆内风鼓动盘旋，上盛下虚；或由于肝血肾液两枯，阳扰风旋；或由于中阳不足，阳明络脉空虚，而内风暗动等等，总与厥阴肝木有关，盖肝为风木之脏，有相火内寄，体阴用阳，其性刚，主动主升，全赖肾水以涵之，血液以濡之，肺金清肃下降之令以平之，中宫敦阜之土气以培之，则其刚劲之质，得为柔和之体，而遂其条达畅茂之性。否则，肾水不涵，心血失濡，脾土失培，肺金失平，则导致肝阴不足，血燥生热，热则风阳上升，窍络阻塞，头目不清，眩晕跌仆，甚则瘛疭痉厥诸证横生。在治疗上，叶氏提出了“滋液熄风”、“镇阳熄风”、“和阳熄风”、“缓肝熄风”、“养血熄风”、“介类潜阳”等多种方法，并指出“身中阳化内风，非发散可解，非沉寒可清”。至于阳明脉衰，厥阴内风暗旋不熄者，又当甘温益气，而“攻病驱风，皆劫气伤阳，是为戒律”（《临证指南医案·肝风》）。可见，叶氏对肝风病证的治疗，重视人身之正气，认为养血、滋液、缓肝及甘温益气诸法都在于培补人之正气，再用镇阳、和阳、潜阳之品以调和阳气之变动，从而达到熄风的目的。至于全蝎、蜈蚣、地龙、钩藤等熄风之品，反而少用，这正体现了叶氏治病求本的思想。

【医案例举】

例一 席 脉来弦动而虚，望六年岁，阳明脉衰，厥阴内风暗旋不熄，遂致胃脉不主束筋骨以利机关。肝阳直上巅顶，汗从阳气泄越。春月病发，劳力病甚，此气愈伤，阳愈动矣。法当甘温益气。攻病驱风，皆劫气伤阳，是为戒律。

人参、黄芪、当归、炙草、冬桑叶、麦冬、地骨皮、花粉（《临证指南医案·肝风》）

例二 卢 嗔怒动阳，恰值春木司升，厥阴内风乘阳明脉络之虚，上凌咽喉，环绕耳后清空之地，升腾太过，脂液无以营养四末，而指节为之麻木，是皆痱中根萌，所谓下虚上实，多致巅顶之疾。夫情志变蒸之热，阅方书无芩连苦降、羌防辛散之理。肝为刚脏，非柔润不能调和也。

鲜生地、元参、桑叶、丹皮、羚羊角、连翘心

又 生地、阿胶、牡蛎、川斛、知母（《临证指南医案·中风》）

例三 龚 厥症，脉虚数，病在左躯。肾虚液少，肝风内动，为病偏枯，非外来之邪。

制首乌、生地、杞子、茯神、明天麻、菊花、川斛（《临证指南医案·中风》）

例四 汪 左肢麻木，膝盖中牵纵忽如针刺，中年后，精血内虚，虚风自动，乃阴中之阳损伤。

淡苁蓉干、枸杞、归身、生虎骨、沙苑、巴戟天、明天麻、桑寄生、精羊肉胶阿胶丸，早服四钱，交冬加用人参丸服。（《临证指南医案·中风》）

分析 以上四案均系叶氏治中风医案，但类型不一，席案属阳明脉衰，肝阳上越，故以甘温益气；卢案肝热动风，又当清肝熄风为治；龚案属水不涵木，又宜滋液熄风；汪案为精气两伤，又宜阴阳两顾。随证施治，依证立法，灵活处方，充分反映其治疗中风的丰富经验。

三、医学实践

叶氏临床经验丰富，对内、外、妇、儿各科都有深厚的造诣，为后世留下了大量的临床方药范例，被后世医家奉为一代宗师。

（一）虚损论治

叶氏继承了《内经》“形不足者，温之以气；精不足者，补之以味”、“劳者温之”、“损者益之”及《难经》五脏之损等有关经旨，结合了历代医家的治虚经验，灵活地化裁用于临床，形成了自己治虚损的大法。

1. 重视正气

在治虚的过程中，叶氏十分重视正气，他认为虚损的形成皆是“因病致偏，偏久致损”，或“因烦劳伤气，纵欲伤精，他症失调，蔓延而致”。所以，“久虚不复谓之损，损及不复谓之劳，此虚劳损三者，相继而成”（《临证指南医案·虚劳》）。因此在具体治疗方面，应着重扶助人体正气以蠲除病邪。而扶助人体的正气，主要在于静养、节欲、增进饮食，药物治疗只起辅助作用。他指出“劳损之症，急宜静养”（《临证指南医案·卷二》），“损怯之症，不加静养，损不肯复”。通过静养，调节机体平衡，减少损耗，使药物能更好地发挥效能，以达到阴平阳秘，恢复精气神的目的。故叶氏对七情所伤的虚损，主张“山林静养”（《临证指南医案·虚劳》）。对欲念房劳所致之虚损，主张“远房帏，独居静室”。对“药难奏功”的纯虚之体，主张饮食调养。

2. 甘药培中

虚损患者，叶氏力主甘药培中，其目的在于恢复胃气，因人身之精气本资于水谷，所以以护养脾胃为关键。他指出甘药能“培生生初阳，是劳损主治法则”（《临证指南医案·虚劳》）。因而治劳损强调以甘药建立中宫为主，以建中为要务。阳伤者，与甘温以益阳气，治以补中益气、建中、四君、异功等诸甘温之方。阴伤者，与甘凉以养气阴，方从麦门冬汤、复脉汤等出入。此皆治劳损以甘药培中之例。在甘药理虚之外，叶氏还重视食养，提出“食物自适，即胃喜为补”的观点，借以辅助药力，恢复胃气。他认为“饮食增而津血旺，以致充血生精而复其真元之不足”（《临证指南医案·虚劳》）。

总之，叶氏把胃气的盛衰，视为治疗虚损转归的一个重要依据。

【医案例举】

华　春深地气升，阳气动，有奔驰饥饱，即是劳伤。《内经》劳者温之。夫劳则形体震动，阳气先伤。此温字，乃温养之义，非温热竞进之谓，劳伤久不复元为损，《内经》有损者益之之文，补益也。凡补药气皆温，味皆甘，培生生之初阳，是劳损主治法则。春病入秋不愈，议从中治，据述晨起未纳水谷，其咳必甚，胃药坐镇中宫为宜。金匮麦门冬汤去半夏。（《临证指南医案·虚劳》）

3. 血肉填精

叶氏主张用血肉有情之品填精补髓益气养血，治疗虚损。他说：“夫精血皆有形，以草木无情之物为补益，声气必不相应”，又说：“血肉有情，皆充养身中形质，即治病法程矣”（《临证指南医案·虚劳》）。故他对精血内夺，见腰脊痠痛，两足痿弱，盗汗，遗精，脉细弱或细数，舌萎少苔的劳伤肾精之病症，多重用血肉有情之品，如人乳、牛乳、猪骨髓、河车、龟胶、鹿角胶、阿胶等。阳虚者以鹿茸为主，佐以温柔之品，如苁蓉、杞子、菟丝子、当归之属；阴虚者，以龟板为主，佐以凉润，如二地、二冬、柏子、女贞之属，而避免用刚烈的桂、附及苦寒之知、柏，这是叶氏理虚大法的一个特点。叶氏又十分重视摄生养精，主张远房帏，戒色欲，建议独居静室，甚至山林静养，保养真元。

【医案例举】

胡　厥阳上冲，心痛振摇，消渴齿血，都是下焦精损。质重味厚，填补空隙，可冀其效。

熟地、五味、茯神、建莲、芡实、山药、人乳粉、秋石、生精羊肉胶丸。早服四钱。(《临证指南医案·虚劳》)

4. 中下兼顾

叶氏对肾中阴精亏损，兼见胃气不足者，即取中、下兼顾，脾肾同治的方法。他强调“阴药中必扶胃气”，并指出“填精血务在有情，庶几不夺胃气”（《临证指南医案·卷二》)。以下损为主的，每在填精药中参入山药、茯苓等，提出“必胃强加谷者，阴药可以效灵”（《临证指南医案·卷二》)。中损为主的，则往往在补中药里酌加熟地等。它如以人参、山药、熟地、五味、天冬、女贞等药所组成的“平补足三阴法”，以及脾胃双补等法，都是说明通过中下兼顾的治疗，来达到“安谷精生”的目的，足证中下兼顾在叶氏整个治疗虚损的过程中占有较重要的地位。

【医案例举】

赵 虚不肯复谓之损，纳食不充肌肤，卧眠不能着左，遇节令痰必带血，脉左细，右劲数。是从肝肾精血之伤，延及气分，倘能节劳安逸，仅堪带病永年，损症五六年，无攻病之理，脏属阴，议平补足三阴。

人参、山药、熟地、天冬、五味、女贞（《临证指南医案·吐血》)

叶氏重视中下损，并非忽视上损，如久嗽、咯血等上损病证，他反对单纯地“见血投凉，因嗽理肺”（《临证指南医案·吐血》)，除常用沙参、阿胶、五味、杏仁等养肺以外，还主张“益胃土以生金”（《临证指南医案·咳嗽》）来治嗽，“填实脏阴”（《临证指南医案·吐血》）以治嗽止血。

叶氏治疗虚损病证不乏独到之处，除强调脾胃分治、滋养胃阴外，其通补阳明，刚柔相济的方法亦颇为可取，所形成的补益肾脏的独特用药规律，较之六味、八味、左归、右归以熟地为中心的补肾方法又有新的创见。

损证变化虽多，叶氏总不离“安谷精生”之治，他认为精生于谷，中气运纳则二气常存。久病以寝食为要，不必汲汲论病，这是他主张“存体”观点的体现。

（二）久病入络论治

仲景《伤寒论》中，鳖甲煎丸，抵当汤、旋覆花汤、当归四逆汤等就是治络病的范例。叶氏不仅继承仲景之法，而对于络病的形成和证治方面都比仲景有了较大的发展。叶氏认为，凡寒、暑、劳形、阳气受损、嗔怒动肝、七情郁结等皆能致气血阻滞而伤人经络。“初为气结在经”（《临证指南医案·卷四》）症状表现为胀痛无形；“久则血伤入络”，由气钝而致血滞，经脉痹窒，败血瘀留而成癥积、疟母、内疝，痛势沉着，“形坚似梗”（《临证指南医案·吐血》）等证。

对于络病的治疗，叶氏认为以部位而言，“邪非在表”，所以“散之不解”；“邪非着里”，所以“攻之不驱”，“补正却邪，正邪并树无益”（《临证指南医案·疟》)。说明单纯发表、攻里及扶正祛邪皆非其治。由于络病范围极广，症状表现不一，其治当灵活多变。但总以辛为治，或辛润，或辛温，或辛咸等，盖辛则通，使血络瘀滞得行，气机调畅，邪去正安。如“初起形寒寒热，渐及胁肋脘痛，进食痛加，大便燥结”，此为“久病已入血络，兼之神怯瘦损，辛香刚燥，决不可用”（《临证指南医案·疟》），当用辛润通络法，药如旋覆花、新绛、青葱管、桃仁、当归须、柏子仁。见阴寒之证，则佐以肉桂、桂枝、茴香等辛温通络之药。若是风湿客邪，留于经络，上下四肢留走而痛，邪行触犯，不拘一处，或“数十年之周痹”者，须用虫蚁之类辛咸之品，以搜剔络邪，松透病根，药如蜣螂虫、全蝎、地龙、穿山甲、蜂房、川乌、麝香等。若见“右胸胁形高徽突，初病胀痛无形，久则形坚似梗”（《临证指南医案·卷四》），为气钝血滞，日渐瘀滞而延为癥瘕，治须用通络消瘀，药如蜣螂虫、䗪虫、当归须、桃仁、川郁金、川芎、生香附、煨木香、生牡蛎、夏枯草等。

叶氏关于久病入络的认识和治疗方法，对治疗慢性病提供了新的治疗途径，为后世医家所效法。

【医案例举】

例一 张 久痛在络，营中之气，结聚成瘕，始而夜发，继而昼夜俱痛，阴阳两伤。遍阅医药，未尝说及络痛，便难液涸，香燥须忌。

青葱管、新绛、当归须、桃仁、生鹿角、柏子仁。(《临证指南医案·癥瘕》)

例二 王 骑射驰骤，寒暑劳形，皆令阳气受伤。三年来，右胸胁形高徽突，初病胀痛无形，久则形坚似梗，是初为气结在经，久则血伤入络。盖经络系于脏腑外廓，犹堪勉强支撑，但气钝血滞，日渐瘀痹，而延癥瘕。怒劳努力，气血交乱，病必旋发，故寒温消克，理气逐血，总之未能讲究络病工夫。考仲景于劳伤血痹诸法，其通络方法，每取虫蚁迅速飞走诸灵，俾飞者升，走者降，血无凝著，气可宣通，与攻积除坚，徒入脏腑者有间，录法备参末议。

蜣螂虫、䗪虫、当归须、桃仁、川郁金、川芎、生香附、煨木香、生牡蛎、夏枯草。

用大酒曲末二两，加水稀糊丸，无灰酒送三钱。(《临证指南医案·积聚》)

例三 沈 初起形寒寒热，渐及胁肋脘痛，进食痛加，大便燥结，久病已入血络，兼之神怯瘦损，辛香刚燥，决不可用。

制旋覆花、新绛、青葱管、桃仁、归须、柏子仁。(《临证指南医案·胁痛》)

例四 秦 久有胃痛，更加劳力，致络中血瘀，经气逆，其患总在络脉中痹窒耳。医药或攻里或攻表，置病不理，宜乎无效，形瘦消减，用缓逐其瘀一法。

蜣螂虫（炙）、䗪虫（炙）、五灵脂（炒）、桃仁、川桂枝尖（生）、蜀漆（炒黑）。

用老韭根白捣汁泛丸，每服二钱，滚水下。(《临证指南医案·胃脘痛》)

分析 久病入络是叶氏临证总结的理论，以上四案可以看出，不论是癥瘕积聚，还是胁痛、胃脘痛，凡病久未愈，叶氏均认为病已由气入血，故选用活血通络之品以治。在《临证指南医案》中还记载有其治疗发黄、痹痛、疟疾诸病的医案，可见这一理论绝非泛泛空谈。

（三）奇经论治

奇经八脉早在《黄帝内经》一书中已提出，但前人分析病证，对于奇经八脉很少涉及。叶氏在《内经》理论指导下，运用经络理论，将脏腑、十二经与奇经八脉结合起来，观察分析了奇经的证候和病机，在继承前人经验的基础上，提出了相应的方法，为中医杂病的治疗开拓了新的门径。

叶氏认为，奇经八脉隶于肝肾。肝肾虚损，精血耗乏，奇经八脉受累，奇经八脉正常功能必受到影响，从而使人体收摄、护卫、维续、包举的功能低下，而出现遗精、月经不调、崩漏、带下、内伤、发热、下元衰惫、色夭神夺等证。奇经虽隶属肝肾，但又依赖脾胃之水谷精气以涵养，脾胃旺盛，八脉由此而充实。阳明脉虚，奇经不固，必然产生崩漏、久泻、久痢、脱肛、便血等证。因此在病理上，凡肝肾脾胃之病，先天不足，后天亏损，或情志内伤等都可导致奇经为病。在辨治上，奇经之病又须分虚实。

奇经病证的治疗，叶氏指出："奇经之结实者，古人必用苦辛和芳香，以通脉络；其虚者，必辛甘温补，佐以流行脉络，务在气血调和，病必痊愈"（《临证指南医案·卷九》）。可见，奇经治法有通有补，必须审证论治。凡属虚者，治之以补，"虚者补之"之常法也。或用龟板、鳖甲、阿胶、淡菜、人乳等血肉有情之品以补奇经之精血；或用鹿茸、紫河车、鹿角、苁蓉、羊肉、羊肾等柔剂阳药，以温奇经之阳。若有逆气上冲，又用牡蛎、紫石英等以镇逆；若有奇经不固之带下、淋浊、滑泄，又宜鹿角霜、桑螵蛸、五味子、覆盆子、金樱子、芡实、山药以固涩。凡属实者，治之以通。通者，通其脉络，务在调和气血。临床上单纯的实证，实属少见，往往是标实本虚，多因气痹血瘀而成。虚中挟实的病证，往往用通补兼施的方法。如奇经空泛而瘀血阻络者，应既取血肉之补，又投芳香之通，以补为主，以通为用，二者相辅相成。

【医案例举】

例一 范 父母弱症早丧，禀质不克充旺，年二十岁未娶，见病已是损怯，此寒热遇劳而发，即《内经》阳维脉衰，不司维续，护卫，包举。下部无力，有形精血不得充涵筋骨矣，且下元之损，必累八脉，此医药徒补无用。

鹿茸、杞子、归身、巴戟、沙苑、茯苓、舶茴香、羊肉胶丸。（《临证指南医案·虚劳》）

例二 陈 脉左虚涩，右缓大，尾闾痛连脊骨，便后有血，自觉惶惶欲晕，兼之纳谷最少，明是中下交损，八脉全亏，早进青囊斑龙丸，龟补玉堂、关元，暮服归脾膏，涵养营阴，守之经年，形体自固。

鹿茸（生初薄另研）、鹿角霜（另研）、鹿角胶（盐汤化）、柏子仁（去油烘干）、熟地（九蒸）、韭子（盐水浸炒）、菟丝子（另磨）、赤白茯苓（蒸）、补骨脂（胡桃肉捣烂蒸一日，揩净炒香），溶膏炼蜜为丸，每服五钱，淡盐汤送。

鹿茸壮督脉之阳，鹿霜通督脉之气，鹿胶补督脉之血，骨脂独入命门，以收散越阳气，柏子凉心以益肾，熟地味厚以填肾，韭子、菟丝就少阴以升气固精，重用茯苓淡渗，《本草》以阳明本药，能引诸药入于至阴之界耳，不用萸、味之酸，以酸能柔阴，且不能入脉耳。（《临证指南医案·便血》）

例三 程 冲脉为病，男子内结七疝，女子带下瘕聚。故奇经之结实者，古人必用苦辛，和芳香以通脉络；其虚者，必辛甘温补，佐以流行脉络，务在气血调和，病必全愈。今产后体虚，兼瘀而痛。法当益体攻病，日期已多，缓治为宜。

生地、生姜、丹皮、琥珀末调入。

此苦辛偶方，加丹皮以通外，琥珀以通内，所以取效。（《临证指南医案·产后》）

例四　郭　产后下元阴分先伤，而奇经八脉皆丽于下，肝肾怯不固，八脉咸失职司，经旨谓阳维脉病苦寒热，阴维脉病苦心痛，下损及胃，食物日减，然产伤先伤真阴，忌用桂、附之刚，温煦阴中之阳，能入奇经者宜之。

人参、鹿茸、紫石英、当归、补骨脂、茯苓。（《临证指南医案·产后》）

分析　龚商年按《临证指南医案》产后门曾说："先生于奇经之法，条分缕析，尽得其精微。如冲脉为病，用紫石英以为镇逆；任脉为病，用龟板以为静摄；督脉为病，用鹿角以为温煦；带脉为病，用当归以为宣补。凡用奇经之药，无不如芥投针"。以上四案，均属八脉亏虚之证，故叶氏多选奇经之药以补摄，为虚损病证治疗独开门径，其辨证处方，值得深入体会。

（四）临床用药特色

叶氏临证处方遣药特色鲜明，创制大量新方，善于化裁古方。在治疗外感温病方面，立方严谨，用药轻灵；杂病调理，颇多创见。理虚善用甘药培中，血肉填下；调制脾胃，创立甘寒育阴，常用酸甘化阴和辛甘化阳。具体用药则主张慎用刚燥，勿滥投苦寒，注重顾护精血，养育脾胃。对疾病发展过程中的病机特征均能洞悉原委，灵活运用相反相成法则，方药切证，最具卓识。谨举其特色，摘要如下。

1. 上下互治

观叶氏医案，多有上下互治之例，临证抛却常法，每有上病下取或下病上治案例。如病中风，往往是"肝肾虚馁，阴气不主上承，重培其下，冀得风熄"（《临证指南医案·中风》）；治气喘、吐血及眩晕等证，亦常用固摄下元的方法，指出"上病当实下焦"（《临证指南医案·喘》）；治肠痹便秘的下焦之病，又善以杏仁、枇杷叶、淡豆豉等开上通下。

【医案例举】

例一　陈　形瘦，脉促数，吸气如喘，痰气自下上升。此属肾虚，气不收摄，失血后有此，乃劳怯难愈大症，用贞元饮。（《临证指南医案·吐血》）

例二　翁四二　脉细尺垂，形瘦食少，身动即气促喘急。大凡出气不爽而喘为肺病，客感居多。今动则阳化，由乎阴弱失纳，乃吸气入而为喘，肾病何辞？治法唯以收摄固真，上病当实下焦，宗肾气方法意。

熟地、萸肉、五味、补骨脂、胡桃肉、牛膝、茯苓、山药、车前子蜜丸。（《临证指南医案·喘》）

例三　叶　二便不通，此肠痹，当治在肺。

紫菀、杏仁、蒌皮、郁金、黑山栀、桔梗（《临证指南医案·肠痹》）

分析　此三例，一、二为肾虚而喘，例三为肠痹，其当治在肾与肺及肠与肺而见效。

2. 通补兼顾

叶氏治病既非一味呆补，又不孟浪攻泄，而常取通补兼顾，并行不悖的方法。如治虚劳，脾胆同病，投四君子汤补虚，桑叶、丹皮泄邪。其他如治痿证的"通摄法"、"通纳法"，治痢疾的"通塞"、"通涩"法等，都据正虚宜补，留滞宜通的原则而定，寓有通补之意。

【医案例举】

例一 沈 长夏湿热，经脉流行气钝，兼以下元络脉已虚，痿弱不耐，步趋常似酸楚，大便或结或溏，都属肝肾为病。然益下必佐宣通脉络，乃正治之法。倘徒呆补，恐季夏后，湿热还忧，须为预理。

鹿角霜、当归、生茅术、熟地（姜汁制）、茯苓、桑椹子、苁蓉、巴戟、远志、小茴、金毛狗脊（酒蒸），水熬膏和丸，淡盐汤送下。（《临证指南医案·痿》）

例二 江 食物不调，肠胃蕴蓄，郁蒸积聚而滞下，三月不愈。清疏带补之。

人参、川连、炒白芍、炒楂肉、广皮、茯苓、炒当归、乌梅。（《临证指南医案·痢》）

分析 此二例以通与补互用以治疗便秘、便溏，或郁蒸积聚之症。

3. 寒热并用

叶氏常效法仲景，熔寒热药味于一炉，以治疗寒热错杂的病证。如以乌梅丸治吐蛔；以附子泻心汤治高年“下元衰惫”而见“寒热邪气扰中”（《临证指南医案·呕吐》）的呕吐症等。

【医案例举】

例一 王 胃虚少谷，肝来乘克，呕吐不能受纳，盖脏厥象也。

人参、川连、附子、黄芩、干姜、枳实。（《临证指南医案·呕吐》）

例二 朱 胃中不和，食入呕吐。怒动而病，必先制肝。

温胆合左金为宜，去甘草、茯苓，加姜汁。（《临证指南医案·呕吐》）

分析 例一、二均以肝木克脾土致呕吐，叶氏以热之附子或吴萸；寒之黄芩或黄连化裁治之而取效。

4. 兼顾升降

叶氏非常重视人体阴阳、脏腑的升降运动，尤其是对于脾升胃降的论述，颇多发挥，指出：“纳食主胃，运化主脾，脾宜升则健，胃宜降则和”（《临证指南医案·脾胃》）。升与降既相反又相成，脾气不升会影响到胃气不降；胃气的不得下行也能导致脾阳的难以升发。所以叶氏在治疗脾胃升降失司时，升脾药中常兼降胃，降胃方里时参升脾。平时立方，往往兼顾升降。但对“脾气不升”或“胃气不降”的症状十分典型和显著的情况，也有单用“升脾”或“降胃”之法，以奏升脾即可降胃、降胃亦能升脾之功。

【医案例举】

例一 王 素有痰饮，阳气已微，再加悒郁伤脾，脾胃运纳之阳愈惫，致食下不化，食已欲泻。夫脾胃为病，最详东垣，当升降中求之。

人参、白术、羌活、防风、生益智、广皮、炙草、木瓜。（《临证指南医案·脾胃》）

例二 某 脉弦。食下䐜胀，大便不爽。水谷之湿内著，脾阳不主默运，胃腑不能宣达。疏脾降胃，令其升降为要。

金石斛、厚朴、枳实皮、广皮白、苦参、神曲、茯苓、麦芽。（《临证指南医案·脾胃》）

5. 润燥兼施

脾恶湿，肾恶燥，脾肾两虚则湿聚于中，液亏在下，治疗颇费周章。叶氏常取润燥兼施法，如肠红喘嗽，既蕴饮浊，又亏肾阴，则投以姜桂合牡蛎；若见“酒湿污血”（《临证指南医案·便血》）之症，则用黑地黄丸，以术姜之燥，地黄之润，相辅互制，得刚柔既济之妙。

【医案例举】

沈 酒湿污血，皆脾肾柔腻主病。当与刚药。黑地黄丸。

分析 凡脾肾为柔脏，可受刚药，肝为刚脏，可受柔药，不可不知。谦甫治此症，立法以平胃散作主，加桂、附、干姜、归、芍，重加炒地榆，以收下湿，用之神效，即此意也。（《临证指南医案·便血》）

6. 滑涩互施

滑则通利，涩则填固。叶氏治疗遗精，每用此法，他反对一味固涩，指出“精关已滑，涩剂不能取效，必用滑药引导，同气相求，古有诸法”（《临证指南医案·遗精》）。其涩药是指五味、萸肉、芡实等固摄之品，而滑药则涵义较广，如远志、茯苓、砂仁等通利药物以及牛羊骨髓、猪脊髓等脂滑润腻之味，两者往往协同涩药起到固精作用。

【医案例举】

例一 郑 脉数，垂入尺泽穴中，此阴精未充早泄，阳失潜藏。汗出吸短，龙相内灼，升腾面目，肺受熏蒸，嚏涕交作，兼之胃弱少谷，精浊下注，溺管疼痛，肝阳吸其肾阴，善怒多郁，显然肾虚如绘。议有情之属以填精，仿古滑涩互施法。

牛骨髓、羊骨髓、猪脊髓、麋角胶、熟地、人参、山萸肉、五味子、芡实、湖莲、山药、茯神、金樱膏、胶髓丸。（《临证指南医案·虚劳》）

例二 冯 阴虚体质，常有梦泄之疾。养阴佐以涩剂，仍参入通药可效。

六味去丹泽，加湖莲、芡实、五味、远志、秋石。（《临证指南医案·遗精》）

分析 二例均以五味子、萸肉、芡实等固涩之品，配伍远志、砂仁、茯苓等通利之药以治疗虚劳及遗精之疾显效。

7. 开阖并举

叶氏非常强调“太阳司开，阳明司阖”（《临证指南医案·痰饮》）的生理功能。在饮证中，太阳开则饮邪外有出路，不得内聚；阳明阖则真元充足，饮食不失其度，运化不停其机。如太阳失开，则饮邪弥漫；阳明不阖，则胃气空乏。他在治疗开阖失司而症见咳呛气促、小便不利、足跗浮肿、纳差、呃逆、大便或溏或秘时，常用太阳阳明开阖法，以姜、桂辛开太阳，蠲饮袪邪，用参、苓等益气健胃，内阖阳明。

【医案例举】

某 夏季阳气大升，痰多呛咳，甚至夜不得卧，谷味皆变，大便或溏或秘，诊脉右大而弦。议以悬饮流入胃络，用开阖导饮法。

人参、茯苓、桂枝、炙草、煨姜、南枣。（《临证指南医案·痰饮》）

分析 此病案以姜、桂开太阳，蠲饮袪邪，以人参、茯苓等益气健脾，内阖阳明以治痰饮之症。

徐大椿

一、生平和著作

徐大椿，字灵胎，晚号洄溪老人，江苏吴江人，生活于清康熙三十二年至乾隆三十七年（公元1693—1772年）。二十岁县庠入泮，“至是更名大业”，后因亲人多病，乃弃举子业而转治医。他刻苦学习，攻究典籍，潜心披览，寝室俱废。在其著作中自称：“五十年中批阅之书约千条卷，泛览之书约万余卷。”对天文、历算、史地、音乐、武技、水利等无不研究。袁枚在《徐灵胎先生传》中，称其“聪明过人，凡星经、地志、九宫音律，以至舞刀夺槊、勾卒赢越之法，靡不宣究，而尤长于医”。

在医学方面，他主张寻本溯源，从源及流；治疗疾病善于审证求因，奇证痼疾，每奏捷效，故医名噪海内。其著作甚多，有《难经经释》《神农本草经百种录》《医学源流论》《伤寒类方》《慎疾刍言》《兰台轨范》《医贯砭》《洄溪医案》等十余种。

《难经经释》成书于公元1727年，为徐氏研究《难经》的专著，该书主要特点是以《内经》理论为据，对《难经》进行注释和发挥。徐氏在注释中，一方面提出要对《难经》中有悖于《内经》的内容进行驳正，但同时也认为《难经》“别有师承”，不能单纯以《内经》来判断《难经》的论述正确与否。

《神农本草经百种录》成书于公元1736年，是徐氏从《神农本草经》中选取一百种药物，并对各药的主治、功用等详加阐释，以示人用药之规范。

《医学源流论》成书于公元1757年，全书二卷，分经络、脏腑、脉、病、方药、治法、书论、古今七门。论述了经络脏腑的生理、病理及元气存亡、阴阳升降、脉证的轻重、方剂组合及药物运用、临床诊治原则和方法、运气与人体的关系等。

《伤寒类方》成书于公元1759年，为徐氏研究《伤寒论》的专著。全书四卷，将《伤寒论》中的113方分为12类，体现了他从方立论研究《伤寒论》的思想。

《兰台轨范》成书于公元1764年，全书八卷，为徐氏临床经验的总结。对各病的论述均先叙病源，次辨病证，后立治法。强调“先识疾病之所由生，再辨病状之所由异。治必有定法，法必有主方，方必有主药”。并提出治病不应专用汤药，对单方、验方、针灸、按摩等法，亦当相应采用。

《医贯砭》成书于公元1764年，全书共分二卷。徐氏鉴于当时温补之风盛行，为了补偏救弊，对明代医家赵献可的《医贯》进行逐字逐句的批驳砭斥。“择其背道之尤者，力为辨析”。徐氏此书，虽言语过于偏激，却不尽失之于理，从学术争鸣的角度来看，是有益的。《四库全书提要》认为其“肆言辱詈，一字一名，索垢求瘢，有伤雅道”。全书反映了徐氏尊经崇古，反对温补的学术思想。

《洄溪医案》，于徐氏殁后80余年面世，因其史实有征，且文理清晰，不尚奇方，与其学术风格相合。其研究内容涉及内、外、妇、儿诸科，堪为后人临证参考。

二、学术思想

徐氏一生勤于治学，善于思考，长于实践，在中医学术领域中建树颇多。

（一）元气论

元气禀受于先天而赖后天滋养，故李杲着重阐发脾胃与元气的关系，张介宾则认为："命门为元气之根，为水火之宅，五脏之阴气非此不能滋，五脏之阳气非此不能发"（《景岳全书·命门余义》）。徐氏重命门元气，系张介宾命门学说的继承和发展，但在论治时反对滥施温补，更具实际意义。

徐氏认为，元气乃元阴元阳之概称，元气原于先天，根于命门，附于气血，布于脏腑，是人体生命活动的动力。故谓："命门为元气之根，真火之宅，一阳居二阴之间，熏育之主，而五脏之阴气，非此不能滋，五脏之阳气，非此不能发"（《杂病源·命门》）。"元气者，视之不见，求之不得，附于气血之内，宰乎气血之先。"并进一步揭示了元气与脏腑的内在联系，谓"元气虽自有所在，然实与脏腑相连属者也"。故"五脏有五脏之真精，此元气之分体者也"（《医学源流论·元气存亡论》）。由此强调命门元气是脏腑的根本，脏腑的功能活动必赖元气的不断充养才能发挥其正常功能；反之，元气不足，脏腑功能失常，人体难以维持健康。

元气与生命的关系，徐氏喻为薪与火，元气"其成形之时，已有定数"。如置薪与火，始燃尚微，渐久则烈，薪力既尽而火熄矣。"故人在四十岁前日生日长，元气渐盛，四十岁以后日消日减，元气渐尽而至于死。"如"终身无病者，待元气之自尽而死，此所谓终其天年者也"（《医学源流论·元气存亡论》）。因此元气的盛衰，实为人体存亡的关键。故徐氏把保护元气作为"医家第一活人要义"（《杂病源·命门》）。

徐氏在分析病人时，强调医生必须审察元气。"若元气不伤，虽病甚不死；元气或伤，虽病轻亦死"（《医学源流论·元气存亡论》）。在疾病与元气邪正关系上，"其中又有辨焉。有先伤元气而病者，此不可治者也；有因病而伤元气者，此不可不预防之者也；亦有因误治而伤及元气者；亦有元气虽伤未衰，而尚可保全之者，其等不一"。故提出"诊病决生死者，不视病之轻重，而视元气之存亡，则百不失一矣"（《医学源流论·元气存亡论》）。

徐氏认为，元气、脏腑原相依为用，故察脏气则可知元气。如"心绝则昏昧不知世事，肝绝则喜怒无常，肾绝则阳道萎缩，脾绝则食入不化，肺绝则气促声哑，六腑之绝而失其所司亦然"（《医学源流论·一脏一腑先绝论》）。绝字，含有元气不盛而衰，或已伤之义。如若脏腑正常功能出现障碍，并表现于脉证者，便为元气所伤。

诊视元气之法，亦必有显然可见之处。徐氏说："人生之气，无所不在，如脏腑有生气，颜色有生气，二便有生气，生气即神气，神自形生，何可不辨"（《杂病源·命门》）。外在的神气是内在精气的反映，元气充则生气盛，生气盛则神气旺。元气存于内而形于外，无处不存其表现，故无处不可作为察元气盛衰的依据。

徐氏认为，无论已病或未病，均以保护元气为要。至于如何保护元气，徐氏说："若夫有疾病而保全之法何如？盖元气虽自有所在，然实与脏腑相连属者也。寒热攻补不得其道，则实其实而虚其虚，必有一脏大受其害，邪入于中而精不能续，则元气无所附而伤矣。故人之一身，无处不宜谨护，而药不可轻试也。若夫预防之道，惟上工能虑在病前，不使其势已横而莫救，使元气克全，则自能托邪于外；若邪盛为害，则乘元气未动，与之背城而一决，勿使事后生悔，此神而明之之术也”（《医学源流论·元气存亡论》）。在防治疾病的过程中，只有掌握辨证施治的原则，使元气得以保全无虞，元气充沛全身，自能托邪于外。否则，若误诊妄治，使脏腑有所伤，致元气难以依存而损耗，则邪甚而病危。

徐氏对元气的辨治，提出了攻邪安正和补虚养正之法，谓“衰者速培，犹恐弗及。然必细审孰者已亏，孰者能益生气，孰者宜先攻病气以保元气，孰者宜先固生气以御病气”（《杂病源·命门》）。并反对以“劫剂”治病。他说：“药猛厉则邪气暂伏，而正气亦伤；药峻补则正气骤发，而邪内陷，一时似乎有效，乃至药力尽，而邪复来，元气已大坏矣”（《医学源流论·劫剂论》）。在“固正气”和“攻邪气”时，需审病之标本缓急，否则，不顾正气而徒攻病气，虽“病已愈而不久必死”。“邪气虽去，而其人之元气与病俱亡”（《医学源流论·病有不愈不死》）。

总之，徐氏对元气的研究，进一步阐述了元气为生命之本，元气的盛衰决定生命存亡的观点，故提出防治疾病的关键在于护养元气。在临床辨证施治中有着重要的指导意义。

（二）亡阴亡阳论

阴阳学说自《内经》论述以来，历代医家通过自己的实践，多有新的发挥，而徐氏则认为阴阳互根且阴阳有先天后天之分。其对阴阳学说的发挥与补充，对亡阴亡阳的临床辨治有现实指导意义。

亡阴亡阳是临床上的危重症，多发生于高热熏蒸，汗出过多，或吐泻过度，或失血过甚等情况下。属亡阴还是属亡阳，当救阴还是救阳，须决断于顷刻之间，徐氏对此辨之最精，治之最活，取效最捷。

对亡阴亡阳的病机，徐氏说：“经云：夺血者无汗，夺汗者无血。血属阴，是汗多乃亡阴也”。又指出：“亡阴不止，阳从汗出，元气散脱，即为亡阳”（《医学源流论·亡阴亡阳论》）。然其亡阴亡阳，临床上何以辨别？徐氏云：“亡阴之汗，身畏热，手足温，肌热，汗亦热而味咸，口渴喜凉饮，气粗，脉洪实，此其验也；亡阳之汗，身反恶寒，手足冷，肌凉，汗冷而味淡微黏，口不渴而喜热饮，气微脉浮数而空，此其验也；至于寻常之正汗、热汗、邪汗、自汗又不在二者之列”（《医学源流论·亡阴亡阳论》）。徐氏之辨既明且细，能使人在仓促之际，有所依循。然亡阴、亡阳除汗有冷热之别，脉有虚实之辨外，还须结合全身症状，综合分析，才不致误判。

亡阴亡阳，治法截然。心主血，汗为心液，汗多亡阴，汗从皮毛而出，肺主皮毛，故徐氏用凉心敛肺之药以止汗。此为正治。“惟汗出大甚，则阴气上竭，而肾中龙雷之火，随水而上。若以寒凉折之，其火愈炽，惟用大剂参、附，佐以寒咸之品，如童便、牡蛎之类，冷饮一碗，直达下焦，引其真阳下降，则龙雷之火，返乎其位，而汗随止，此与亡阴之汗，真大相悬绝”（《慎疾刍言·补剂》）。“医者能于亡阴亡阳之交分其界限，则用药无误矣。”“当阳气之未动也，以阴药止汗，及阳气之既动也，以阳药止汗，而龙骨、牡蛎、黄芪、五味收涩之药，则两方皆可随宜用之”（《医学源流论·亡阴亡阳论》）。徐氏对亡阴亡阳之动向，尤其考究，他说：“当亡阴之时，阳气方炽，不可即用阳药，宜收敛其阳气，不可不知也。亡阴之药宜凉，亡阳之药宜热，一或相反，无不立毙，标本先后之间，辨在毫发”

（《医学源流论·亡阴亡阳论》）。如若阳随大汗外越之时，应用参、附加童便以固阳回脱，至阳回汗止之后，有阴伤津竭之象，则又当急以充津救液；不能再进回阳固脱的温热之剂。徐氏所论亡阴亡阳的诊治要点，亡阴之汗，身畏热，手足温，肌热，汗亦热而味咸，口渴喜凉饮，气粗，脉洪实，此其验也；亡阳之汗，身反恶寒，手足冷，肌凉，汗冷而味淡微黏，口不渴而喜热饮，气微，脉浮数而空，此其验也。至于常之正汗、热汗、邪汗、自汗，又不在二者之列，实为经验之谈。这从《洄溪医案·暑》《洄溪医案·痰喘亡阴》等篇中足窥一斑。亦为后世医者临证提供借鉴。

【医案举例】

例一 苏州沈母，患寒热痰喘，唤其婿毛君延余诊视。先有一名医在座，执笔沉吟曰：大汗不止，阳将亡矣。奈何？非参、附、熟地、干姜不可。书方而去。余至不与通姓名，俟其去乃入，诊脉洪大，手足不冷，喘汗淋漓。余顾毛君曰：急买浮麦半合，大枣七枚，煮汤饮之可也。如法服而汗顿止，乃为立消痰降火之方，二剂而安。盖亡阳亡阴相似，而实不同。一则脉微，汗冷如膏，手足厥逆而舌润；一则脉洪，汗热弗黏，手足温和而舌干。但亡阴不止，阳从汗出，元气散脱，即为亡阳。然当亡阴之时，阳气方炽，不可即用阳药，宜收敛其阳气，不可不知也。亡阴之药宜凉，亡阳之药宜热，一或相反，无不立毙，标本先后之间，辨在毫发，乃举世更无知者，故动辄相反也。（《洄溪医案·痰喘亡阴》）

分析 徐氏辨证，精当入微，虽喘汗淋漓，但手足不冷，证属亡阴，治宜收敛其阳气，用药宜凉不宜热。故用浮小麦止汗而敛心液，大枣益中气而固阴精。继主消痰降火之方，则肺气清而喘嗽平。

例二 观察毛公裕，年届八旬，素有痰喘病，因劳大发，俯几不能卧者七日，举家惊惶，延余视之。余曰：此上实下虚之证，用清肺消痰饮，送下人参小块一钱，二剂而愈。毛翁曰：徐君学问之深，固不必言，但人参切块之法，此则聪明人以此玄奇耳。后岁余，病复作，照前方加人参煎入，而喘逆愈甚。后延余视，述用去年方而病有加，余曰：莫非以人参和入药中耶？曰：然。余曰：宜其增病也。仍以参作块服之，亦二剂而愈。盖下虚固当补，但痰火在上，补必增盛，惟作块则参性未发，而清肺之药已得力，过腹中而人参性始发，病自获痊。此等法，古人亦有用者，人自不知耳，于是群相叹服。（《洄溪医案·痰喘亡阴》）

分析 本案属年高素有痰喘，因劳而大发，乃下虚上盛之候。下虚当补，但痰火在上，补必致痰火增盛。上盛当清，如徒与清疾降火，则必碍其下虚。故用人参切块服而不入汤剂，取其作用迟发而徐缓，待清肺之药性已发挥之后，补益始作，为先清后补之法，以防关门留寇。体现了徐氏用药如用兵的胆识。

例三 芦墟迮耕石，暑热坏证，脉微欲绝，遗尿谵语，循衣摸床。此阳越之证，将大汗出而脱。急以参、附加童便饮之，少苏而未识人也。余以事往郡，戒其家人曰：如醒而能言，则来载我。越三日未请，亟往，果生矣。医者谓前药已效，仍用前方，煎成未饮。余至曰：阳已回，火复炽，阴欲竭矣，附子入咽即危。命以西瓜啖之，病者大喜，连日啖数枚，更饮以清暑养胃而愈。（《洄溪医案·暑》）

分析 暑为热病，治当清凉。本案出现脉微欲绝，遗尿谵语，循衣摸床。徐氏诊为暑热坏证，乃误治后的变证，故用参、附加童便以固脱回阳，待阳回汗止后，则现阴伤津竭之象，又当急与滋阴津、清暑热、养胃阴之法，不可再与温热，极合《内经》标本缓急之意。

例四 毛履和之子介堂，暑病热极，大汗不止，脉微肢冷，面赤气短，医者仍作热证治。余曰：此即刻亡阳矣，急进参、附以回其阳。其祖有难色。余曰：辱在相好，故不忍坐视，亦岂有不自信而尝试之理，死则愿甘偿命。方勉饮之。一剂而汗止，身温得寐；更易以方，不十日而起。同时，东山许心一之孙伦五，病形无异，余亦以参、附进，举室疑骇。其外舅席际飞笃信余，力主用之，亦一剂而复。但此证乃热病所变，因热甚汗出而阳亡，苟非脉微足冷，汗出舌润，则仍是热证，误用即死。(《洄溪医案·暑》)

分析 本案为暑病热极，大汗不止，脉微肢冷，是阳将随汗外脱之证。面赤气短，乃阳有上越之象，故急与参附回其阳。

（三）针砭时弊，溯源穷流

清初医家多采用刘河间、李东垣、朱丹溪、张景岳各家的学说，并结合临证经验，发挥已见，自立其说。当时医界受明代温补学派的影响，滥用温补之风行于一时。徐大椿指出："医者先以虚脱吓人，而后以补药媚人。浙江则六味、八味汤加人参、麦冬等药；江南则理中汤加附、桂、熟地、鹿茸等药"（《慎疾刍言·补剂》）。更有甚者，临证不精求医理，"议论则杂乱无统，其方药则浮泛不经……惟记通治方之数首，药名数十种，以治万病"（《兰台轨范·序》）。针对上述情况，他重视理论研究，认为"一切道术必有本源。未有目不睹汉、唐以前之书，徒记时尚之药数种，而可以为医者"（《慎疾刍言·宗传》）。因而，主张"推求原本，仍当取《内经》《金匮》等全书，潜心体认，而后世之书亦当穷其流派，掇其精华，摘其谬误"（《兰台轨范·序》）。"不知神农、黄帝之精义，则药性及脏腑经络之源不明也；不知仲景制方之法度，则病变及施治之法不审也"，所以医家之经典理论"犹之儒家的六经四子"，为医家必读之书。并认为："医家之最古者《内经》，则医之祖乃岐黄也"（《医学源流论·医学渊源论》）。《神农本草经》则是"本草之始，仿于神农，药止三百六十品，此乃开天之圣人与天地为一体，实能采造化之精，穷万物之理，字字精确，非若后人推测而知之者"（《医学源流论·本草古今论》）。对于《伤寒论》则倍加赞赏，认为"仲景《伤寒论》中诸方，字字金科玉律，不可增减一字"。并且提出"能熟于《内经》及仲景诸书，细心体认，则虽其病万殊，其中条理井然，毫无疑似，出入变化，无有不效"（《医学源流论·内伤外感论》）。故此他要求医家"言必本于圣经，治必尊乎古法"。

徐氏尊崇古典，是卓有所见的，但忽视历史的发展，对以后的成就多有非议之处。如对唐宋以后的医学，则持异议，认为"唐时诸公，用药虽博，已乏化机；至于宋人，并不知药，其方亦板实肤浅；元时号称极盛，各立门庭，徒骋私见；迨乎有明，蹈袭元人绪余而已"（《医学源流论·方剂古今论》）。尤其对薛立斋、赵献可、张景岳等，进行了激烈的抨击，认为滥用温补的时弊皆为受他们的影响所致。这种学古以救时弊的主张，从根本上着手，是有积极意义的，但崇古而非今，多所指摘，亦未免过激。

（四）以方类证，研究伤寒

徐氏对《伤寒论》的造诣很深，认为研究伤寒，必须以探讨仲景的辨证论治和制方法度为主，反对考订、错简、尊经诸种方法。针对明代以来一些医家在《伤寒论》编次方面的无休止争论，他明确指出："后人各生议论，每成一书，必前后更易数条，互相訾议，各是其说，愈更愈乱，终无定论。不知此书非仲景依经立方之书，乃救误之书也。其自序云：'伤横夭之莫救，所以勤求古训，博采众方'。盖因误治之后，变证错杂，必无循经现证之理。当时著书，亦不过随证立方，本无一定之次序也"（《伤寒类方·序》）。因而，徐氏致力于处方用药的探讨，因为"方之治病有定，而病之变迁无定，知其一定之治，随其病之千变万化而应用不爽，此从流溯源之法，病无遁形矣。至于用药则各自条理，解肌发汗、攻邪散痞、逐水驱寒、温中除热，皆有主方，其加减轻重，又各有法度，不可分毫假借"（《伤寒类方·序》）。他将《伤寒论》113方归纳为桂枝汤、麻黄汤、葛根汤、柴胡汤、栀子汤、承气汤、泻心汤、白虎汤、五苓散、四逆汤、理中汤、杂方等12类，除杂方外，其上11类主方之下，列述有关证治条文，并又罗列同类诸方。这样，既把伤寒论诸方作了类分，且对同类诸方随证加减变化作了更深刻的研究。正如他说："其方之精思妙用，又复一一注明，条分而缕析之，随以论中用此方之证，列于方后，而更发明其所以然之故，使读者于病情药性，一目显然，不论从何经来，从何经去，而见证施治，与仲景之意无不吻合"（《伤寒类方·序》）。徐氏的《伤寒类方》，对于临床施治颇有实际意义，与拘泥尊经考订者有所不同，因此很受后世医家的重视。

三、医学实践

徐氏学验俱丰，在长期的临床实践中，总结了不少重要经验，并提出许多学术见解，兹举其要。

（一）病症异同论

世间之病名有不同，症有多寡，变化多端，时日难测。以同一病中症有多寡者，因有异同者，体质有大小、男女、强弱之别者，如此等等，由此治之亦有差异。

1. 知病必先知症论

"凡一病必有数症，有病同症异者，有症同病异者，有症与病相因者，有症与病不相因者，盖合之则曰病，分之则曰症。古方以一药治一症，合数症而成病，即合数药而成方，其中亦有以一药治几症者，有合几药而治一症者。又有同此一症，因不同，用药亦异，变化无穷。其浅近易知者，如吐逆用黄连、半夏，不寐用枣仁、茯神之类，人皆知之。至于零杂之证，如《内经》所载，喘惋噫语，吞欠嚏呕，笑泣目瞑，嗌干，心悬善恐，涎下涕出，啮唇啮舌，善忘善怒，喜握多梦，呕酸魄汗等症，不可胜计。或由司天运气，或由脏腑生克，或由邪气传变，《内经》言之最详。后之医者，病之总名亦不能知，安能于一病之中，辨明众症之渊源？即使病者身受其苦，备细言之，而彼实茫然不知古人以何药为治，仍以泛常不切之品应命，并有用相反之药以益其疾者，此病者之所以无门可告也。学医者，当熟读《内经》，每症究其原由，详其情状，辨其异同，审其真伪，然后遍考方书本草，详求古人治法，一遇其症，应手辄愈。不知者以为神奇，其实古圣皆有成法也"（《医学源流论·知病必先知症论》）。

2. 病症不同论

"凡病之总者谓之病，而一病必有数症。如太阳伤风，是病也。其恶风、身热、自汗、头痛，是症也，合之而成其为太阳病，此乃太阳病之本症也，若太阳病而又兼泄泻、不寐、心烦、痞闷，则又为太阳病之兼症矣。如疟病也，往来寒热、呕吐、畏风、口苦，是症也，合之而为疟，此乃疟之本症也。若疟而兼头痛、胀满、嗽逆、便闭，则又为疟疾之兼症矣。若疟而又下痢数十行，则又不得谓之兼症，谓之兼病。盖疟为一病，痢又为一病，而二病又各有本症，各有兼症，不可胜举。以此类推，则病之与症，其分并何啻千万，不可不求其端而分其绪也。而治之法，或当合治，或当分治，或当先治，或当后治，或当专治，或当不治，尤其视其轻重缓急，而次第奏功。一或倒行逆施，杂乱无纪，则病变百出，虽良工不能挽回矣"（《医学源流论·病同人异论》）。

3. 病同因别论

凡人之所苦谓之病，所以致此病者谓之因。如同一身热也，有风有寒，有痰有食，有阴虚火升，有郁怒、忧思、劳怯、虫疰，此谓之因。知其因则不得专以寒凉治热病矣。盖热同而治各别者尽然，则一病而治法多端矣。而病又非止一症，必有兼症焉，如身热而腹痛，则腹痛又为一症。而腹痛之因，又复不同，有与身热相合者，有与身热各别者，如感寒而身热，其腹亦因寒而痛，此相合者也。如身热为寒，其腹痛又为伤食，则各别者也。又必审其食为何食，则以何药消之，其立方之法，必切中二者之病源而后定方，则一药而两病俱安矣。若不问其本病之何因，及兼病之何因，而徒曰某病以某方治之，其偶中者，则投之或愈，再以治他人，则不但不愈，而反增病，必自疑曰何治彼效而治此不效？并前此之何以愈，亦不知之，则幸中者甚少，而误治者甚多。终身治病，而终身不悟，历症愈多而愈惑矣。

4. 病同人异论

天下有同此一病，而治此则效，治彼则不效，且不惟无效，而反有大害者，何也？则以病同而人异也。夫七情六淫之感不殊，而受感之人各殊，或气体有强弱，质性有阴阳，生长有南北，性情有刚柔，筋骨有坚脆，肢体有劳逸，年力有老少，奉养有膏粱藜藿之殊，心境有忧劳和乐之别，更加天时有寒暖之不同，受病有深浅之各异，一概施治，则病情虽中，而于人之气体迥乎相反，则利害亦相反矣。故医者必细审其人之种种不同，而后轻重缓急、大小先后之法故定。《内经》言之极详，即针灸及各科之治法尽然。故凡治病者，皆当如是审察也。

5. 用药如用兵论

徐氏对制方遣药，提倡主方主药；深得诸医家赞赏。如云："一病必有一方，专治者名曰主方。而一病又有几种，每种亦各有主方，诸此先圣相传之法，莫之能易也。"又说："凡人所患之症，止一二端，则以一药治之，药专则力厚，自有奇效。若病兼数症，则必合数药而成方"（《医学源流论·单方论》）。但方中每一味药，不一定都按其原有性能发挥作用。他说："方之与药，似合而实离也。得天地之气，成一物之性，各有功能，可以变易血气以除疾病，此药之力也……制方以调剂之，或用以专攻，或用以兼治，或相辅者，或相反者，或相用者，或相制者。故方之既成，能使药各全其性，亦能使各失其性……此方之妙也”（《医学源流论·方药离合论》）。而善于制方者，“用药之法，并不专取其寒热温凉补泻之性也。或取其气，或取其味，或取其色，或取其形，或取其所生之方，或取其嗜好之偏。其药似与病情之寒热温凉补泻若不相关，而投之反有神效”（《医学源流论·药石性同用异论》），这种精辟论述极为可贵。

徐氏制方，务切病情，既守法度，又不拘泥。他说“按病用药，药虽切中，而立方无法，谓之有药无方；或守一方以治病，方虽良善，而其药有一二味与病不相关者，谓之有方无药”（《医学源流论·方药离合论》）。他要求所制之方“分观之而无药弗切于病情，合观之而无方不本于古法”（《医学源流论·单方论》）。在用药上，提倡“轻药愈病”法。对于常见病“起病时仍用切近之药”（《景岳全书·命门余义》），反对“专求怪僻”，至于危险疑难之证，则须博考群方，以求变法。徐氏强调审证求因，提倡主药，很有现实意义。

药者，物也；用药者，人也，医之用药如人之用兵乎！徐氏认为，圣人之所以全民生也，五谷为养，五果为助，五畜为益，五菜为充。而毒药则以之攻邪，故虽甘草、人参，误用致害，皆毒药之类也。古人好服食者，必生奇疾，犹之好战胜者，必有奇殃，是故兵之设也以除暴，不得已而后兴；药之设也以攻疾，亦不得已而后用，其道同也。故病之为患也，小则耗精，大则伤命，隐然一敌国也。以草木偏性，攻脏腑之偏胜，必能知彼知己也，多方以制之，而后无丧身殒命之忧。是故传经之邪，而先奇其未至，则所以断敌之要道也。横暴之疾，而急保其未病，则所以守我之岩疆也。夹宿食而病者，先除其食，则敌之资粮已焚。合旧疾而发者，必防其并，则敌之内应既绝。辨经络而无泛用之药，此之谓向导之师。因寒热而有反用之方，此之谓行间之术。一病而分治之，则用寡可以胜众，使前后不相救，而势自衰。数病而合治之，则并力捣其中坚，使离散无所统，而众悉溃。病方进，则不治其太甚，固守元气，所以老其师；病方衰，则必穷其所之，更益精锐，所以捣其穴。若夫虚邪之体，攻不可过，本和平之药，而以峻药补之，衰敝之曰不可穷民力也。实邪之伤，攻不可缓，用峻厉之药，而以常药和之，富强之国可以振威武也。然而选材必当，器械必良，克期不愆，布阵有方，此又不可更仆数也，孙武子十三篇，治病之法尽之矣（《医学源流论·病同人异论》）。

（二）兼擅内外科

徐氏精于内科，但对外科也有很深造诣。他认为内外科虽分为二，但不能截然区分。因为临床上往往有内外科兼见。或外科见内证，或内科变外证，辨证不明，多易误诊。故主张“必读书临症二者皆到，然后无误”（《医学源流论·疡科论》）。

对于腹内痈症，徐氏最为重视。他说：“显然如内证者，内科治之，显然为外证者，外科治之。其有病在腹中，内外未显然者，则各执一说，各拟一方，历试诸药，皆无效验，轻者变重，重者即殒矣”（《医学源流论·腹内痈论》）。同时，还指出痰火瘀热与各种痈症既应鉴别，而在病因病机上又有联系。如“大凡瘀血久留，必致成痈，产后留瘀及室女停经，外证极多。而医者俱不能知，至脓成之后，方觅外科施治”（《洄溪医案·肠痈》）。这些经验，对后世临床是具有现实意义的。

【医案例举】

例一 长兴朱季舫少子啸虎官，性极聪敏，年九岁，腹痛脚缩，抱膝而卧，背脊突出一疖，昼夜哀号。遍延内外科视诊，或云损证，或云宿食，或云发毒，当刺突出之骨，以出脓血。其西席茅岂宿力荐余治。余曰：此缩脚肠痈也，幸未成脓，四日可消。闻者大笑，时季舫为滦州牧，其夫人孔氏，名族之女，独信余言。余先饮以养血通气之方，并护心丸，痛遂大减，诸医谓偶中耳。明日进消瘀逐毒丸散，谓曰：服此又当微痛，无恐。其夜痛果稍加，诸医闻之哗然，曰：果应我辈之言也。明早又进和营顺气之剂，痛止八九，而脚伸脊平，果四日而能步，诸医以次辞去。中有俞姓者，儒士也；虚心问故。余谓：杂药乱投，气血伤矣，先和其气血，自得稍安。继则攻其所聚之邪，安能无痛。既乃滋养而通利之，则脏腑俱安矣。(《洄溪医案·肠痈》)

分析 本案为九岁男童，无虚损见症，虽有脊背突出疖疮，但其腹痛在先，发疖在后。亦无宿食之因。徐氏据《金匮要略》所叙脉证，诊为缩脚肠痈而尚未成脓。先以养血通气、护心镇痛，继以消疮逐毒，后用和荣顺气，调理气血而收功。

例二 南濠徐氏女，经停数月，寒热减食，肌肉消铄，小腹之右，下达环跳，隐痛微肿。医者或作怯弱，或作血痹，俱云不治。余诊其脉，洪数而滑，寒热无次。谓其父曰：此瘀血为痈，已成脓矣。必自破，破后必有变证，宜急治。与以外科托毒方并丸散，即返山中。越二日，天未明，叩门甚急，启视，则徐之戚也。云脓已大溃，而人将脱矣。即登其舟往视，脓出升余，脉微肤冷，阳随阴脱。余不及处方，急以参、附二味，煎汤灌之，气渐续而身渐温。然后以补血养气之品，兼托脓长肉之药，内外兼治，两月而漏口方满，精神渐复，月事以时。大凡瘀血久留，必致成痈，产后留瘀及室女停经，外证极多，而医者俱不能知，至脓成之后，方觅外科施治，而外科又不得其法，以致枉死者比比然也。(《洄溪医案·肠痈》)

分析 本案为室女停经数月，医者不辨其真，从怯弱、血痹治之，非但无效，反致肌肉消铄，寒热减食。徐氏据其痛在小腹之右，下达环跳，隐痛微肿之候，诊为肠痈，脓成将溃。病久溃脓，正气已亏，当标本兼顾。先与托毒内服之方，因脓出太多，阳随阴脱，而以参附回阳救急，继以补血养气，兼托脓生肌之品，内外兼治而愈。

吴　瑭

一、生平和著作

吴瑭，字配衍，号鞠通，江苏淮阴人。生活于清代乾隆二十三年至道光十六年（公元1758—1836年）。吴氏“十九岁时，父病年余，至于不起”（《温病条辨·自序》），逐慨然放弃学业而购求方书，伏读于苫块之余。后至京师，检校“四库全书”，专心学步吴又可，通考晋唐以来诸贤议论，十阅春秋而有所得。乾隆五十八年（公元1793年），京师瘟疫大行，“诸友强起瑭治之，大抵已成坏病，幸存活数十人”（《临证指南医案·虚劳》）。“虽医忌且诟，识者自叹服焉”（《医医病书·胡芸序》）。吴氏深感，“生民何辜，不死于病而死于医，是有医不若无医也。学医不精，不若不学医也”（《温病条辨·自序》）。吴氏好学敏求，居心仁厚。时人顾南雅先生赠楹贴以称颂其医德和医术，曰："具古今识艺斯进，空世俗见功乃神"（《医医病书·胡芸序》）。吴鞠通著有《温病条辨》《医医病书》和《吴鞠通医案》。

《温病条辨》六卷。吴氏"抗志以希古人，虚心而师百氏"（《温病条辨·汪廷珍序》），远则"追踪乎仲景"，近则"师承于叶氏"（《温病条辨·征保序》），"历取诸贤精妙，考之《内经》，参以心得"（《温病条辨·凡例》），撰成此书，卷首引《内经》原文19条，以溯温病之源。卷一上焦篇，论述各种温病的上焦证治；卷二中焦篇，论述各种温病的中焦证治及寒湿证治，并在湿温中参论疟、痢、疸、痹等病；卷三下焦篇，论述各种湿病的下焦证治，兼述湿病之邪所致的便血、咳嗽、疝瘕、痢、痹等杂病。卷四为杂说，集吴氏医学论文18篇，分论和温病有关的病因、病机、诊断、辨证、治疗等内容；卷五、卷六分别为"解难产"和"解儿难"，为吴氏结合温病理论讨论产后的调治和小儿惊风、痘证等。

《医医病书》二卷，载医论、医话72篇，曹炳章所整理的石印本则有81篇。吴氏好友胡沄"因身受时医补阴之误"（《医医病书·胡芸序》），力促吴氏著《医医病书》，以矫医界时弊。"此书一以医流俗之病，一以补前刻（指从《温病条辨》）所补给，盖前刻未及内伤与杂证也"（《医医病书·凡例》）。本书主要内容分四个方面：一论医德、医术及医者之弊；二论诸种内科杂病的诊治；三论治疗原则和治疗方法；四论药物性能及用药之道。

《吴鞠通医案》四卷，系吴氏晚年汇集一生经验编成。书按疾病分类，卷一为温病、伤寒医案，病例7种、医案72例；卷二、三为杂病医案，列病32种，医案197例；卷四为妇科、儿科医案，列病16种，医案84例，对学习和研究吴氏的学术思想颇具价值。

二、学术思想

吴瑭的学术思想和成就，集中反映在温热病的认识和总结上。吴氏心折于叶天士，而深惜叶氏论治温病的学验未被当时医者所广泛采纳，故说："叶天士持论平和，立法精细，然叶氏吴人，所治学多南方证，又立论甚简，但有医案散见于杂证之中，人多忽之而不深究"（《温病条辨·凡例》）。同时时医又多囿于门户，习用辛温、苦寒之剂治疗外感热病，以致误治甚多。吴氏有鉴于此，对四时热病条分缕析，较全面地阐述了温病的证治法则。他对伤寒和温病的理论分析、提倡温热病三焦辨证论治的基本原则，不仅风靡一时，而且百余年来一直盛行不衰，有效地指导着温热病的临床治疗和理论研究。

（一）寒温水火阴阳辨

吴氏认为，宋元以来诸名家皆不知温病伤寒之辨，如庞安常之《卒病论》、朱肱之《活人书》、韩祗和之《微旨》、王实之《证治》、刘守真之《伤寒医鉴》和《伤寒直格》、张子和之《伤寒心镜》等书，非以治伤寒之法治温病，即将温暑认作伤寒，且疑麻、桂之法不可用，遂别立防风通圣、双解通圣、九味羌活等汤，甚至于辛温药中加苦寒。论温病之最详者，莫过张景岳、吴又可和喻嘉言三家，时医所宗者，也以三家为多。然而，张景岳、喻嘉言皆著讲寒字，并未理会《素问·阴阳应象大论》中所说的"冬伤于寒，春必病温"和"重阴必阳，重阳必阴"二句。张氏立论袭前人之旧，悉与伤寒混，谓温病即伤寒；喻氏立论，虽有分析，中篇亦混入伤寒少阴、厥证，出方也不外辛温发表、辛热温里，为害不浅。吴又可实能识得寒温二字，遂直断温热之原非风寒所中。“瑭推原三子之偏，各自有说。张氏混引经文，将论伤寒之文，引证温热，以伤寒化热之后，经亦称热病故也。张氏不能分析，遂将温病认作伤寒。喻氏立论，开口言春温，当初春之际，所见之病多有寒证遂将伤寒认作温病。吴氏当崇祯凶荒兵火之际，满眼温疫，遂直辟经文‘冬伤于寒，春必病温’之文。盖皆各执己见，不能融会贯通也”（《温病条辨·卷首·原病篇》）。吴氏认为，伤寒和温病两病，实有水火之别，伤寒之原，原于水；温病之原，原于火。伤寒病为寒邪，是水之气，膀胱者水之腑，寒邪先伤足太阳膀胱经，是以水病水；温热病为温邪，是火之气，肺者金之脏，温热先伤手太阴肺经，是火乘金。这便是伤寒、温病最根本的区别所在。

吴氏指出，伤寒由毛窍而入，自上而下，始足太阳。足太阳膀胱属水，寒即水之气，同类相从，故病始于此。古来但言膀胱主表，殆未尽其义。肺者，皮毛之合也，独不主表乎？治法必以仲景六经次传为视法。温病由口鼻而入，自上而下。鼻通于肺，始手太阴。太阴金也。温者，火之气；风者，火之母。火未有不克金者，故病始于此。必从河间三焦定论。再，寒为阴邪，虽《伤寒论》中亦言中风，此风从西北方来，乃觱发之寒风也，最善收引。阴盛必伤阳，故首郁遏太阳经中之阳气，而为头痛、身热等症。太阳阳腑也，伤寒阴邪也，阴盛伤人之阳也。温为阳邪此论中亦言伤风，此风从东方来，乃解冻之温风也，最善发泄。阳盛必伤阴，故首郁遏太阴经中之阴气，而为咳嗽、自汗、口渴、身热、尺热等症。太阴阴脏也，温热阳邪也，阳盛伤人之阴也。阴阳两法门之辨，可了然于心目间矣。

吴氏从寒、温、风三邪的性质加以分析，指出温邪首犯太阴而寒邪先伤太阳的道理，并从《内经》八风理论受到了启发，认为风无定体，有冷冽之风和温暖之风的不同。由于寒邪首犯太阳之表，阴盛则伤阳，故其传变必然是先表后里，先三阳后三阴，由太阳而后阳明、少阳、太阴、少阴、厥阴，诊治也必须遵循仲景六经辨证纲领。温热之邪从口鼻入而犯肺卫，是火来克金，先上焦而后中焦、下焦，诊治不当以六经分证法，而当用刘河间的三焦分证法。三焦和六经，一个横看，一个纵看，一横一纵，使温病的辨证完全脱离了伤寒的辨证体系，成为一个新的独立的辨证体系。他说：“若真能识得伤寒，断不致疑麻桂之法不可用；若能真识得温病，断不至以辛温治伤寒之法治温病。伤寒自以仲景为祖，参考诸家注疏可也；温病当于是书中之辨似处究心焉”（《温病条辨·凡例》）。

由于寒邪易伤人之阳气，温热之邪易伤人之阴液，因此在治法上也是截然不同。吴氏的寒热水火阴阳辨，为温病的治法提供了理论依据。吴氏认为：“伤寒伤人身之阳，故喜辛温、甘温、苦热，以救其阳；温病伤人身之阴，故喜辛凉、甘寒、甘咸，以救其阴”（《温病条辨·卷二·中焦篇》）。吴氏的这一认识，和叶桂的学术思想是完全一致的。

（二）温病三焦辨治

吴氏沿用《内经》《难经》三焦之名，参照三焦的生理功能和病理变化，借用《灵枢·营卫生会》和《难经·三十一难》的三焦分部概念，把温病发病过程概括为上、中、下三种证候和由上及下的传变规律。吴氏指出：“温病自鼻而入，鼻气通于肺，口气通于胃。肺病逆传则为心包；上焦病不治，则传中焦胃与脾也；中焦病不治，则传下焦肝与肾也。始上焦，终下焦”（《温病条辨·卷二·中焦篇》）。

吴氏在《温病条辨》中所载述的十一种外感病是风温、温热、温疫、温毒、冬温、暑温、伏暑、湿温、寒湿、温疟、秋燥。其中风温属“初春阳气始开，厥阴行令，风夹温也”；温热属“春末夏初，阳气弛张，温盛为热也”；温疫属“厉气流行，多兼秽浊，家家如是，若疫使然也”；温毒属“诸温夹毒，秽浊太甚也”；冬温属“冬应寒而反温，阳不潜藏，民病温也”；暑温属“正夏之时，暑病之偏于热者也”；“长夏受暑，过夏而发者名曰伏暑”；湿温属“长夏初秋，湿中生热，即暑病之偏于湿者也”（《温病条辨·卷一·上焦篇》）；“寒湿者，湿与寒水之气相搏也”；温疟属“阴气先伤，又因于暑，阳气独发也”；秋燥属“秋金燥烈之气也”（《温病条辨·卷二·中焦篇》）。对于上述疾病，悉分三焦辨治。

1. 上焦证治

“凡温病者，始于上焦，在手太阴”，症见“脉不缓不紧而动数，或两寸独大，尺肤热，头痛，微恶风寒，身热自汗，口渴，或不渴而咳，午后热甚”（《温病条辨·卷一·上焦篇》）；风温、温热、温疫、冬温初起恶风寒者，桂枝汤主之；但热不恶寒而渴者，辛凉平剂银翘散主之。风温但咳，身不甚热，微渴者，辛凉轻剂桑菊饮主之。脉浮洪、舌黄，渴甚，大汗面赤，恶热者，辛凉重剂白虎汤主之；若见脉浮芤，汗大出，鼻孔煽等危重证象，宜白虎加人参汤主之；津伤口渴则雪梨浆、五汁饮沃之。发斑，用化斑汤主之；发疹，用银翘散去豆豉，加生地、丹皮、大青叶、倍元参主之。邪入心包，神昏谵语，舌蹇肢厥，用清宫汤、牛黄丸、紫雪丹等分别治之。湿温见头痛，恶寒，身重疼痛，舌白不渴，胸闷，午后身热等症，宜用三仁汤宣泄。秋燥伤及太阴气分者，宜桑杏汤主之；燥伤肺胃阴分，或热或咳者，宜沙参麦冬汤主之。

2. 中焦证治

“面目俱赤，语声重浊，呼吸俱粗，大便闭，小便涩，舌苔老黄，甚则黑有芒刺，但恶热、不恶寒，日晡益甚者，传至中焦，阳明温病也”（《温病条辨·卷二·中焦篇》）。风温、温热、温疫、温毒、冬温，证见脉厚洪躁甚者，白虎汤主之；脉沉数有力，甚则脉体小而实者，大承气汤主之；若肢厥，神昏，不大便，或胸腹满坚，甚则拒按，亦大承气汤主之；诸证悉具而微，脉不浮者，小承气汤微和之；纯利稀水无粪者，为热结旁流，调胃承气汤主之。阴虚之人，患阳明温病，无上焦证，数日不大便，不可用承气，宜用增液汤。阳明温病，下后汗出，当复其真阴，用益胃汤。

“阳明湿温、气壅为哕者”（《温病条辨·卷二·中焦篇》），宜新制橘皮竹茹汤主之；湿郁三焦，脘闷、便溏、身痛、舌白，宜二加减正气散主之；吸受秽湿、神识昏迷、舌白、渴不多饮、先宜芳香通神利窍，用安宫牛黄丸，继用茯苓皮汤，以淡渗分消之；湿甚为热，疟邪痞结心下，烦躁自利，舌白口渴，用泻心汤。秋燥伤胃阴，可用五汁饮或玉竹麦门冬汤；燥证气血两燔者，治以玉女煎。

吴氏善以变化承气汤治疗各种中焦温病。“阳明温病，下之不通，其证有五：应下失下，正虚不能运药，不运药者死，新加黄龙汤主之。喘促不宁，痰涎壅滞，右寸实大，肺气不降者，宜白承气汤主之。左尺牢坚，小便赤痛，时烦渴甚，导赤承气汤主之。邪闭心包，神昏舌短，内窍不通，饮不解渴者，牛黄承气汤主之。津液不足，无水舟停者，间服增液，再不下者，增液承气汤主之”（《温病条辨·卷二·中焦篇》）。这些方药已被后世医家广泛应用于临床。

3. 下焦证治

“风温、温热、温疫、温毒、冬温，邪在阳明久羁，或已下，或未下，身热面赤，口干舌燥，甚则齿黑唇裂，脉沉实者，似可下之；脉虚大，手足心热甚于手足背者，加减复脉汤主之”（《温病条辨·凡例》）。说明吴氏认为中焦温病久羁不已，会进一步耗及下焦之阴，而为下焦温病，故以加减复脉汤主之。若下后大便溏，脉数者，与一甲复脉汤；真阴欲竭，壮火复炽，心中烦，不得卧者，黄连阿胶汤主之；夜热早凉，热退无汗，热自阴来者，青蒿鳖甲汤主之；热邪深入下焦，脉沉数，舌干齿黑，手指但觉蠕动，急防痉厥，二甲复脉汤主之；既厥且哕，脉细而劲，小定风珠主之；热邪久羁，吸铄真阴，或因误治，神倦瘛疭，脉气虚弱，舌绛苔少，时时欲脱者，大定风珠主之。

湿温久羁，三焦弥漫，神昏窍阻，少腹硬满，便结者，宜治以宣清导浊汤。秋燥伤及肝肾之阴、昼凉夜热，甚则痉厥者，三甲复脉汤、定风珠等主之。

4. 三焦温病的传变

温病传变的一般规律是始上焦、继中焦、终下焦，但在临床上常常会出现不依次传变的情况，必须依照临床表现来分析和判断，不能墨守成规、按图索骥。如“手太阴暑温，发汗后，暑证悉减，但头微胀，目不了了，余邪不解者，清络饮主之”（《温病条辨·卷一·上焦篇》）一条，就是邪气轻微，在上焦欲自解之候，不必一定传于中下焦。又如“温病三焦俱急，大热大渴、舌燥、脉不浮而燥甚，舌色金黄，痰涎壅甚，不可单行承气者，承气合小陷胸汤主之”（《温病条辨·卷二·中焦篇》）。即说明上焦之邪气仍在，又侵及中焦阳明，并煎熬下焦肾水，应用小陷胸合承气汤，尽清上中下三焦之热邪。这又是三焦俱病的情况。

以上吴氏所阐述外感热病的三焦证治，是以六经辨证为基础结合三焦辨证命名的病证。事实上三焦辨证和六经辨证是不可分割的，正如吴氏所说：“《伤寒论》六经由表入里，由浅入深，须横看；本论论三焦，由上及下，亦由浅入深，须竖看，与《伤寒论》为对待文字，有一纵一横之妙”（《温病条辨·凡例》）。吴氏所论的三焦病机与叶桂所总结的卫气营血病机有着密切的联系。上焦病机和叶氏的“温邪上受，首先犯肺，逆传心包”，诸证相合，中焦与气分诸证、下焦与营血诸证相类。同时，吴氏在辨识证候时，常常采用叶氏的提法，如“邪在气分”、“热搏血分”等等。可见，吴氏的三焦辨证在叶氏卫气营血辨证基础上发展而成。三焦辨证“实可羽翼伤寒”，充实六经辨证，而且又扩展了卫气营血辨证，对外感热病的辨证论治体系的形成与完善起到了积极的作用。

【医案例举】

暑温　乙丑十月廿二日，广廿四岁，六脉洪大之极，左手更甚。目斜视，怒气可畏，两臂两手卷曲而瘛疭，舌斜向不语三四日，面赤身热，舌苔中黄边白。暑入心包、胆络，以清心胆之邪为要，先与紫雪丹。

连翘　（连心）五钱，羚羊角三钱，竹茹三钱，金银花五钱，暹罗犀角三钱，丹皮三钱，麦冬五钱，细生地五钱，桑叶三钱，天冬三钱，鲜荷叶（去蒂）一张，煮四杯，分四次服。

又碧雪丹一两，每服三钱，凉开水调服。以神清热退为度，现在热厥。

廿三日　肝热之极，加天冬凉肝于前方内。加天冬三钱，其碧雪丹照前常服。

廿四日　暑入心胆两经，与清心络之伏热，已见小效，仍用前法而进之。

乌犀角五钱，连翘（连心）四钱，粉丹皮五钱，羚羊角三钱，银花三钱，茶菊花三钱，细生地五钱，麦冬（连心）五钱，冬桑叶三钱，煮四杯，分四次服。

廿五日　加黄芩三钱，白扁豆花一枝，川连一钱五分，鲜荷叶一枚。

廿六日　暑入心胆两经，屡清两经之邪，业已见效。今日饮水过多，水入微呕。盖暑必挟湿，议于前方内去柔药，加淡渗。

茯苓皮五钱，银花三钱，黄柏炭二钱，生苡仁五钱，连翘（连心）三钱，真川连一钱，羚羊角三钱，犀角二钱，冬桑叶三钱，黑山栀三钱，茵陈三钱，荷叶边二枚，煮三杯，分三次服。

廿七日　暑热退后，呕水，身微黄，热退湿存。

云苓块（连皮）五钱，银花三钱，白蔻皮二钱，生苡仁五钱，连翘三钱，黄柏炭二钱，杏仁泥三钱，茵陈三钱，白通草一钱，黑山栀三钱，煮三杯，分三次服。（《吴鞠通医案·卷一·暑温》）

分析　暑温之邪侵入心胆二经，吴氏先以紫雪丹开其上窍，使神明不致坐困。然后用清营汤加减，方中重用连翘，并增加犀角、竹茹、鲜荷叶共清心胆之邪，使暑热得退。暑多挟湿，遂去方中柔药，加入茯苓皮、生苡仁等淡渗利湿之品和白蔻皮、茵陈芳香化湿药，使湿从上下得解而痊。

（三）外感热病清热养阴论

在外感热病的治疗方面，吴氏较为全面地总结了前人的学术经、强调“温热，阳邪也，阳盛伤人之阴也”（《温病条辨·卷一·上焦篇》），故治疗温病始终以救阴精为主，而清热养阴为治疗外感热病的基本法则。

吴氏目睹时医治温病易犯的错误，其一是辛温之误，指出：“温热之邪，春夏气也，不恶风寒，则不兼寒风可知。此非辛凉秋金之气，不足以解之。桂枝辛温，以之治温，是以火济火也”（《温病条辨·卷一·上焦篇》）；故后人称“全书（《温病条辨》）力辟以温治温之非”其二是苦寒之误，如“举世皆以苦能降火，寒能泻热，坦然用之而无疑。不知苦先入心，其化以燥，服之不应，愈化愈燥……吾见温病而恣用苦寒，津液干涸不救者甚多，盖化气比本气更烈”。甚至，他还批评吴又可“恣用大黄”、“未通甘寒一法也”（《温病条辨·卷二·中焦篇》）。吴氏吸取前贤的经验，结合自己的临床实践，遵《内经》“风淫于内，治以辛凉，佐以苦甘；热淫于内，治以咸寒，佐以甘苦”之训，指出上焦主以辛凉，中焦主以甘寒，下焦主以咸寒，从而制订出清表热三法、清里热三法、养阴三法。同时，他还提出了依据三焦不同部位的组方用药原则和注意事项，如“治上焦如羽，非轻不举；治中焦如衡，非平不安；治下焦如权，非重不沉”（《温病条辨·卷四·杂说》）。并告诫医者不可“治上犯中，治中犯下”（《温病条辨·凡例》）。吴氏治上焦温病常用辛凉平剂银翘散、辛凉轻剂桑菊饮、辛凉重剂白虎汤。他认为银翘散“纯然清肃上焦，不犯中下，无开门揖盗之弊，有轻以去实之能”；“肺为清虚之脏，微苦则降，辛凉则平，”桑菊饮则“辛甘化风，辛凉微苦”，适用于“但咳，身不甚热，微渴者”；对于“脉浮洪，邪在肺经气分”之证，辛凉平剂不能胜任，故吴氏借仲景之白虎汤，而为辛凉重剂，以冀“虎啸风生，金飙退热，而又能保津液”（《温病条辨·卷一·上焦篇》），三者或轻清宣达，或散热保津，诚为清表热的三个良方。

对于里热，吴氏又总结了清宫、清营、清络三法。若暑温余邪不解，留于肺络，吴氏指出其治法：“既曰余邪，不可用重剂明矣，只以芳香轻药清肺络中余邪足矣”。因而选用辛凉芳香诸品，组成清络饮，取其轻清之性，以祛暑清热。若热邪入营，则立清营汤一方，以咸寒苦甘诸药配伍，急清营分之热，方中银花、连翘、黄连、竹叶清热解毒、透邪外出，可促营之热透出气而解，体现了叶氏“入营犹可透热转气”的治疗原则；若邪陷心包，吴氏又立清宫汤，亦以咸寒甘苦之品相合，取诸药辟秽解毒、清心凉营，解膻中秽浊之热，并配伍安宫牛黄丸、紫雪丹等化痰开窍，以治神昏谵语诸症。

对于温病养阴，吴氏认为“温病最善伤精，三阴实当其冲”（《温病条辨·卷三·下焦篇》），“故喜辛凉、甘寒、甘咸，以救其阴”。其所谓“三阴”，实为手太阴肺、足厥阴肝和足少阴肾。上焦温病，吴氏以益气阴为治，如白虎加人参汤，以“白虎退邪阳，人参固正阳，使阳能生阴，乃救化源欲绝之妙法也”（《温病条辨·卷一·上焦篇》）。手太阴暑温“汗多脉散大，喘喝欲脱者，生脉散主之”。“用生脉散的酸甘化阴，守阴所以留阳。阳留，汗自止也。以人参为君，所以补肺中元气也”（《温病条辨·卷一·上焦篇》）。中焦温病，吴氏则擅长运用甘寒、甘凉诸方来滋养肺胃。“温热本伤阴之病，下后邪解汗出。汗亦津液所化，阴液受伤，不待言矣，故云当复其阴，此阴指胃阴而言，盖十二经皆禀气于胃，胃阴复而气降得食，则十二经之阴皆可复矣。欲复其阴，非甘凉不可”（《温病条辨·卷二·中焦篇》）。例如“燥伤肺胃阴分，或热或咳者，沙参麦冬汤主之”；太阴、阳明温病，口渴甚者，以“雪梨浆沃之”（《温病条辨·卷一·上焦篇》）；若“燥伤胃阴，五汁饮主之，玉竹麦门冬汤亦主之”（《温病条辨·卷二·中焦篇》）。“阳明温病，下后汗出，当复其阴，益胃汤主之”。“胃液干燥，外感已净者，牛乳饮主之”。还有增水以行舟之增液汤，这些以甘寒、甘凉法所组的方剂，皆有滋阴养胃的疗效。

下焦温病，每因热邪深入，导致肝肾阴液涸竭，吴氏则主以咸寒，以育阴救阴为急务，属填补肝肾之治。其认为“温邪久羁中焦，阳明阳土，未有不克少阴癸水者，或已下而阴伤，或未下而阴竭……若中无结粪，邪热少而虚热多，其人脉必虚。手足心主里，其热必甚于手足背之主表也。若再下其热，是竭其津而速之死也。故以复脉汤复其津液，阴复则阳留，庶可不至于死也”。“温邪深入下焦劫阴，必以救阴为急务。”例如当“热邪深入，或在少阴，或在厥阴，均宜复脉”（《温病条辨·卷三·下焦篇》）。而用加减复脉汤。当下后阴虚而防滑脱者，则用一甲养而涩之；当阴虚而阳不潜者，则用二甲养而镇之；当阴虚而不能上济于心者，则用三甲养而济之。养阴则一，却有涩、镇、济之异。同一加减复脉汤，仅在牡蛎、鳖甲、龟板三种同类药物之间作了一些调整，其效用之不同若此。

对“热邪久羁，吸铄真阴，或因误表，或因妄攻，神倦瘛疭，脉气虚弱，舌绛苔少，时时欲脱者，大定风珠主之”，此方“以大队浓浊填阴塞隙，介属潜阳镇定”，治疗肝肾阴伤、虚风内动，可谓备至矣。

吴氏还善于借鉴前贤的经验，结合自己的临床实践而创制新方。如桑菊饮、银翘散、化斑汤、清营汤等，都是叶氏治温病的经验药方，后经吴氏临床采用，并为之确定方名。又如承气与复脉之化裁，悉宗仲景，又依据自己的经验而加减化裁。至于甘寒诸方，则更是源于《千金》、朱丹溪、缪仲淳等的治疗经验。正如吴氏所说：“用古法不拘泥用古方，医者之化裁也。”

总之，吴氏在温病学说中取得了很大的成就，但这些都是在前人学术基础上发挥总结来的，他说：“诸贤如木工钻眼，已至九分，瑭特透此一分，作圆满会耳，非敢谓高过前贤也”（《温病条辨·凡例》）。这种虚心谦逊和实事求是的治学态度，实堪为后世之师。

【医案例举】

癸亥六月十二日 史男，七岁。右脉洪大无伦，暑伤手太阴，有逆传心包势。喘喝（疑为喝字）太甚，烦躁不宁，时有谵语，身热且呕。议两清心营肺卫之热。

川连一钱，知母一钱，藿香梗一钱，竹叶一钱，丹皮一钱。生甘草一钱五分，日二帖。

十三日 诸证俱减，热已退，但右脉仍洪，舌黄而滑，呕未尽除。

飞滑石一钱，连翘一钱五分，川黄连一钱，杏仁泥一钱五分，银花一钱五分，生甘草八分，生苡仁二钱，苇根三钱，荷叶边二钱，炒知母八分，二帖。（《吴鞠通医案·卷四·暑温》）

分析 患儿喘喝、烦躁、谵语，大有逆传心包之势，故吴氏用川连、知母、竹叶、丹皮两清心营肺卫之热，透邪外出。当热退，烦渴、谵语得减之时，吴氏则采用了清轻淡渗之品，使余热退，所挟之湿尽除。

三、医学实践

吴鞠通具有丰富临床经验，且有不少创见，如对温病的治疗禁忌、五种危证的治疗以及脏腑体用补益法等，均为重要的总结和独到的见解，值得学者重视和借鉴。

（一）温病治疗禁忌

温病的治疗禁忌在《内经》中已有阐述，张仲景的《伤寒论》中也曾论及。其后，历代医家亦有发挥，可惜记载不全，致使医者借鉴无多，患者难免受害。吴氏深刻总结了温病误治的教训，提出治法、方剂、药量、煎法、服法、饮食等诸方面的禁忌，用以“济病者之苦，医医士之病”（《温病条辨·凡例》）。

1. 温病发汗之禁

自古多将温病混称伤寒，初起无不辛温发汗，以解散表邪，患者受害匪浅。为纠正千古之失，吴氏在银翘散方论中明确提出“温病忌汗”，即忌用辛温之剂发温热之邪。他认为：“汗之不惟不解，反生他患。盖病在手经，徒伤足太阳无益。病自口鼻吸受而生，徒发其表亦无益也。且汗为心液，心阳受伤，必有神明内乱，谵语癫狂，内闭外脱之变”（《温病条辨·卷一·上焦篇》）。吴氏还在清营汤的注解中进一步阐述温病忌汗的道理：“温病忌汗者，病由口鼻而入，邪不在足太阳之表，故不得伤太阳经也。时医不知而误发之，若其人热甚血燥，不能蒸汗，温邪郁于肌表血分，故必发斑疹也；若其表疏，一发而汗出不止，汗为心液，误汗亡阳，心阳伤而神明乱，中无所主，故神昏；心液伤而心血虚，心以阴为体，心阴不能济阳，则心阳独亢，心主言，故谵语不休也”（《温病条辨·卷一·上焦篇》）。基于此，吴氏对温热病初起不兼表寒的肺卫风热证，遵《内经》“风淫于内，治以辛凉，佐以苦甘”之训，巧立辛凉清透之法，创银翘散、桑菊饮等方，妙在辛凉透解，辟秽浊之毒，畅肺卫之气，导邪外出。吴氏又指出，在某些特定情况下，辛温解表亦属可用之法。如温病初起，兼有风寒外搏者，可暂用辛温以解表寒；湿温病初起，其治疗主以芳化，亦多属辛温之品。吴氏认为，此类辛温药和辛温发汗则迥然有别。

2. 白虎之禁

吴氏指出：“白虎本为达热出表，若其人脉浮弦而细者，不可与也；脉沉者，不可与也；不渴者，不可与也；汗不出者，不可与也。”这就是说，白虎汤的适应证是阳明无形热盛，若见脉浮弦或沉，则是邪在表，或在半表半里，或属阴虚血少，或为热结于里，须禁用白虎汤。如不渴，为邪热不盛，津液未伤，也不能用白虎汤；如汗不出，为邪遏于里，非浮盛之热，也不可用白虎汤。应当说明的是，如已见阳明热盛之征，但因表气郁闭而无汗者，白虎汤仍可投用，以取其达热出表之功。

3. 湿温三禁

湿温初起，医者见有头痛、恶寒、身重且痛等症，容易误认为是伤寒，而施以辛温发汗；见有中满不饥、大便不畅之候，又容易误认为是积滞内停，而擅用苦寒攻下；见有午后身热，则医者易误诊为阴虚发热，而用柔药润之。如此误治，往往会导致种种严重后果。因此，吴氏对湿温初起，特设“汗、下、润”三禁，以警同道。他强调，“汗之则神昏耳聋，甚则目瞑不欲言；下之则洞泄，润之则病深不解。”对避免湿温病误治，颇有指导意义。

4. 斑疹治疗禁忌

吴氏指出：“斑疹用升提则衄，或厥，或呛咳，或昏痉；用壅补则瞀乱”（《温病条辨·卷二·中焦篇》）。说明治疗温病斑疹不可用升提和壅补之法。斑属阳明热盛，内迫血分而外溢于肌肤。对斑的治疗，“只喜轻宣凉解”，如误用升提，势必助热动血伤阴；疹则多属手太阴风热内窜营分，外现于血络，其治疗当主以透发，也不宜用升、柴、麻、桂等辛温升提之品，以防助长火热之势。吴氏认为斑疹“若用柴胡、升麻辛温之品，直升少阳，使热血上循清道则衄；过升则下竭，下竭者必上厥；肺为华盖，受热毒之熏蒸则呛咳；心位正阳，受升提之摧迫则昏痉。至若壅补，使邪无出路，络道比经道最细，诸疮痛痒，皆属于心，既不得外出，其势必返而归之于心，不瞀乱得乎”（《温病条辨·卷二·中焦篇》）。应当指出，对于因表气郁闭而疹透不畅者，升提之法并非绝对禁用。至于补法，对邪热亢盛者固然有助邪之弊，但对正气不足而斑疹透发不畅，或甫出即隐者，亦可酌用，可收托斑透疹之效。故斑疹禁壅补，乃是针对一般情况而言，并非意味着斑疹绝对禁用补法。

5. 淡渗之禁

吴氏说：“温病小便不利者，淡渗不可与也，忌五苓、八正辈”（《温病条辨·卷二·中焦篇》）。温病出现小便不利的主要原因多是热盛伤阴，阴伤必然小便减少而不利此时如误投淡渗利水药，非但不能利小便，反而会更伤阴液。既然“热病有余于火，不足于水，惟以滋水泻火为急务，岂可再以淡渗动阳而燥津乎”（《温病条辨·卷二·中焦篇》）。然而，温病出现小便不利的原因，除了阴伤外，还多与水湿运行障碍有关。若小便不利属湿热阻于膀胱，或水湿内停，或三焦气化失司，则并非不能用淡渗之法。

6．苦寒之禁

吴氏认为：“温病燥热，欲解燥者，先滋其干，不可纯用苦寒也，服之反燥甚”（《温病条辨·卷二·中焦篇》）。这说明温病热盛而伤阴者，用苦寒之品有化燥伤阴之弊，吴氏指出：“举世皆以苦能降火，寒能泻热，坦然用之无疑。不知苦先入心，其化以燥，服之不应，愈化愈燥”（《温病条辨·卷二·中焦篇》），故每应注意热盛伤阴的病机特点和苦寒化燥之弊，须配合甘寒生津之品，以取清热养阴而无苦寒伤阴之失。

7．数下之禁

吴氏说：“阳明温病，下后脉静，身不热，舌上津回，十数日不大便，可与益胃、增液辈，断不可再与承气也；下后舌苔未尽退，口微渴，面微赤，脉微数，身微热，日浅者，亦与增液辈；日深舌微干者，属下焦复脉法也，勿轻与承气”（《温病条辨·卷二·中焦篇》）。这说明在使用攻下法之后，如热结已去，大便不解，余热未尽者，多与肠液不足有关，应给予养阴生津以增水行舟，不可贸然再用承气汤之类。

8．少阴耳聋之禁

吴氏指出：“温病耳聋，病系少阴，与柴胡汤者必死。六七日之后，宜复脉辈复其精”（《温病条辨·卷三·下焦篇》）。这里指出因少阴肾精亏损，不能上荣于耳而引起的耳聋，不可误认为是邪在少阳，而投以小柴胡汤。少阳证虽可见“两耳无所闻”，但其病机为少阳胆热循经犯耳，和肾精亏损不能上荣所致的耳聋截然不同，故少阴耳聋当用滋阴补肾的复脉汤，不能用柴胡法。

9．治下焦病之禁

吴氏认为：“壮火尚盛者，不得用定风珠、复脉；邪少虚多者，不得用黄连阿胶汤；阴虚欲痉者，不得用青蒿鳖甲汤”（《温病条辨·卷三·下焦篇》）。这是因为下焦病证虽然都以肝肾真阴不足为主要病机，所用的方剂也“皆为存阴退热而设”，但这些病证的具体情况并不相同，其中有壮火尚盛者，不宜过用滋腻之品；有邪少虚多者，不宜过用苦燥之品；有阴虚欲痉者，不宜用搜剔少阳、芳香透络之品。总之，对下焦病证的治疗要根据邪正虚实来确定扶正祛邪的侧重点。

10．饮食调养禁忌

饮食不当会给温病的治疗带来极为不利的影响，对此古人早已有所认识。吴氏承继前贤之论，十分具体地指出：“大抵邪之着人也，每借有质以为依附。热时断不可食，热退必须少食。如兵家坚壁清野之计，必俟热邪尽退，而后可大食也”（《温病条辨·卷首·原病篇》）。热病初愈，“饮食之坚硬浓厚者，不可骤进”（《温病条辨·卷三·下焦篇》），尤其是“阳明温病，下后热退，不可即食，食者必复。周十二时后，缓缓与食。先取清者，勿令饱。饱则必复，复必重也”（《温病条辨·卷二·中焦篇》）。这些饮食调养的禁忌，医者、病家都应重视。

（二）对温病五种绝证的总结

吴氏在《温病条辨·上焦篇》指出，“温病死状百端，大纲不越五条。在上焦有二：一曰肺之化源绝者死；二曰心神内闭，内闭外脱者死。在中焦亦有二：一曰阳明太实，土克水者死；二曰脾郁发黄，黄极则诸窍为闭，秽浊塞窍者死。在下焦则无非热邪深入，消烁津液，涸尽而死也。”这五种危证的详情，载述于该书的有关条文中。

1. 肺之化源绝者死

所谓“肺之化源绝”，是指温热病邪犯肺，肺失宣降，在上焦表现为热邪耗伤肺津；在下焦则可见肾液亏耗，水不上济，心火亢胜，克伐肺金。肺失清肃，热迫血溢，从而使肺之化源绝。其临床表现有三：

其一，热伤气阴，出现“汗涌、鼻煽、脉散，皆化源欲绝之征兆也”。吴氏指出，“太阴温病，脉浮大而芤，汗大出，微喘，甚至鼻孔煽者，白虎加人参汤主之；脉若散大者，急用之，倍人参”。吴氏自注道：“浮大而芤，几于散矣，阴虚而阳不固也，补阴药有鞭长莫及之虞。惟白虎退邪阳，人参固正阳，使阳能生阴，乃救化源欲绝之妙法也”（《温病条辨·卷一·上焦篇》）。

其二，热迫血溢，“化源速绝”。这是由于温邪怫郁，热灼肺阴，动血伤络，肺宣降失司，而出现“吐粉红色血水”，“血从上溢，脉七八至以上，面反黑”，“粉红色水非血非液，实血与液交迫而出，有燎原之势”，“乃温病第一死法也”（《温病条辨·卷一·上焦篇》）。至于治疗，吴氏认为，可用清络育阴法，以犀角地黄汤合银翘散主之。

其三，气津欲脱，化源欲绝。温病后期，邪热虽退，但气津耗伤过甚，使肺之化源欲绝，症见汗出不止、喘喝欲脱、脉散大等，可与生脉散。吴氏指出：“汗多而脉散大，其为阳气发泄太甚，内虚不司留恋可知。生脉散酸甘化阴，守阴所以留阳，阳留，汗自止也。以人参为君，所以补肺中元气也”（《温病条辨·卷一·上焦篇》）。

2. 心神内闭，内闭外脱者死

本证属热灼营阴，邪陷心包，心神内闭。如开闭不及或治不得法，使心肺之气不相顺接，毒热内阻而闭，阳气外越而脱，症见神昏谵语、舌蹇肢厥、肤冷汗出、大小便闭、喘促气急，或不语如尸，或躁扰不宁、脉细疾或沉弱，继而厥汗如油，阴阳离绝而亡。吴氏指出：“汗为心液，心阳受伤，必有神明内乱，谵语癫狂，内闭外脱之变。”治当开闭固脱。用生脉散重用人参，或参附龙牡汤送服安宫牛黄丸。如兼瘀血阻络，兼见痰盛气粗，口唇、爪甲青紫，舌质紫暗，脉沉涩，可兼服犀地清络饮以清心豁痰、通瘀开窍。

如兼阳明腑实，腹满便秘，舌绛苔黄燥，甚则焦燥，脉沉滑数，可配服牛黄承气汤以清心开窍、攻下热结。

如湿浊酿痰，蒙蔽心包而见身热不扬，神识呆痴，时昏时醒，昏则谵语，醒则神呆，苔白腻或黄腻，脉濡滑或濡滑而数，当清利湿热，豁痰开窍。用菖蒲、郁金合苏合香丸或至宝丹治之。

3. 阳明太实，土克水者死

阳明热盛，燥屎内结，“煎熬肾水”，“无水舟停”（《温病条辨·卷二·中焦篇》），临床出现目中不了了，睛不和，数日不大便，腹胀满，按之痛或心下痛，齿黑舌燥唇裂，口燥咽干，发热汗出，甚则昏谵肢厥，苔色金黄，脉不浮而躁甚。治当增水行舟，滋阴通便。如三焦俱急，可用小承气合小陷胸汤；如正虚不运，可用新加黄龙汤；如无水舟停，则用增液汤或增液承气汤。

吴氏认为，本证的治疗，“不可纯用苦寒也，服之反燥甚”，“轻与（指轻与承气）者肺燥而咳，脾滑而泄，热反不除，渴反甚也”。如“下后脉静，身不热，舌上津回”，为向愈之转机；若“下后汗出，当复其阴，益胃汤主之”（《温病条辨·卷二·中焦篇》）。

4．脾郁发黄，黄极则诸窍为闭，秽浊塞窍者死

本证所述，是因温热或湿热之邪郁于阳明，熏蒸肝胆，使胆汁外溢肌肤而发黄；如湿热秽浊壅盛，心神被蒙，诸窍内闭，则可见神昏谵语、躁扰、腹满、便闭；甚则动风抽搐惊厥。吴氏指出：“发黄外闭也，腹满内闭也。内外皆闭，其势不可缓。”可用甘露消毒丹合安宫牛黄丸，以清利湿热，芳香化浊，开窍醒神。

5．热邪深入，消铄津液，涸尽者死

温热病邪，深入下焦，损伤肝肾精血，虚热内生。临床表现为身热不甚，手足心热甚于手背，口干舌燥，心悸，神疲欲眠，耳聋，舌红绛而干，苔少或无苔，脉虚大，或迟缓结代；热铄肝肾之阴，筋失所养，而虚风内动，则手足蠕动发瘛疭；肾水不能上济心火，心阴耗竭，心失所养，则心中澹澹大动，心中作痛；真阴耗竭，经脉枯涸，阴阳气不相顺接，阳气不布，则手足厥逆；病久津液干涸，肌肤失养，则见形体消瘦，皮肤干皴，唇焦舌萎等。对于热邪消铄、津液涸尽之象，可用吴氏之复脉法、大定风珠等。

应当说明的是，由于历史的原因，这五种危证在当时确属危重，故吴氏以“死”言其预后。

（三）脏腑体用补益法

吴氏认为，脏腑功能有藏泻之别，补法则应有通守之异。不能完全以黄芪、熟地等药为补，一涉流动之品，即谓消导。他指出：“补五脏补以守，补六腑补以通；补经络、筋经亦补以通也；补九窍亦补以通。《周礼》谓滑以养窍是也。补肌肉则有守有通。”吴氏根据脏腑的体用不同，提出了补脏腑的用药规律。他认为，五脏之体为阴，其用皆阳。补五脏之阴者，即补其体；补五脏之阳者，即补其用。六腑之体为阳，其用皆阴。补六腑之阳者，即补其体；补六腑之阴者，即补其用。补心阴用龟板、柏子仁、丹参、丹砂之类；补心阳用桂枝、人参、茯神之类。补肝阴用阿胶、山萸肉、鳖甲、牡蛎之类；补肝阳用当归、郁金、降香之类。补肺阴用麦冬、沙参、五味子、百合之类；补肺阳用茯苓、人参、白术、白蔻皮之类。补脾阴用桂圆、大枣、甘草、白术之类；补脾阳用广皮、益智仁、白蔻仁、神曲之类；补肾阴用鲍鱼、海参、地黄、玄参之类；补肾阳用肉桂、附子、硫黄、菟丝子之类。补胆之阳用川椒、吴萸、当归等；补胆之阴用青黛、龙胆草、胡连、芦荟等。补胃阳用人参、茯苓、半夏、薏苡仁等；补胃阴用生地、玉竹、梨汁、藕汁等。补大肠之阳用薤白、杏仁、木香、诃子等；补大肠之阴用芒硝、旋覆花、知母、猪苓等。补小肠之阳用附子、灶中黄土、丁香、荜茇等；补小肠之阴用芦荟、黄连、黄芩、甘草等。补三焦之阳用川椒、吴萸、丁香、肉桂等；补三焦之阴用滑石、木通、灯心、寒水石等。补膀胱之阳用肉桂、附子、猪苓、茯苓等；补膀胱之阴用黄柏、川楝子、晚蚕沙、滑石等。此实发前人所未发，对后人用药颇有启迪。

【医案例举】

例一 乙酉五月初三日 李 廿四岁 每日五更，胃痛欲食，得食少安。胃痛则背冷如冰，六脉弦细，阳微。是太阳之阳虚，累及阳明之阳虚。阳明之阳虚现症，则太阳之阳更觉其虚。此等阳虚，只宜通补，不宜守补。

桂枝八钱，广皮四钱，川椒炭五钱，半夏六钱，干姜四钱，煮三杯，分三次服。

十四日 背寒减，腹痛下移，减桂枝，加茱萸、良姜。(《吴鞠通医案·卷二·虚劳》)

例二 癸亥七月初二日 兴男 三岁 暑湿伤脾，暮夜不安，小儿脉当数而反不数，且少腹以下常肿痛，肝肾亦复虚寒。况面色青黄，舌苔白，手心时热。调理乳食要紧，防成疳疾。议腑以通为补，食非温不化例。

生苡仁二钱，半夏（炒）一钱五分，小枳实八分，杏仁泥一钱五分，厚朴一钱五分，白蔻仁四分，焦神曲一钱五分，扁豆（炒）一钱，广皮炭八分，小茴香（炒）一钱，生姜（煨）三小片，鸡内金一钱，四帖。

初六日 前证已愈。惟脾尚虚弱，以疏补中焦为主（《吴鞠通医案·卷四·暑温》）。

分析 李某和兴男之病，一为胃痛，一属暑湿伤脾，吴氏均从六腑以通降为顺、以通为补的特点，或采用理气和胃温通之，或采用理气和胃，健脾化湿之法，皆收良效。

吴氏认为，内伤虚损既有阴虚，又有阳虚，临证必须详加辨察，不可“不察伤阴伤阳，惟自己好尚，专门师传之是”（《医医病书·治内伤须辨阴阳三焦论》）。他看到时医治疗虚损盛行补阴之风，遂著论多篇，痛斥时医概以六味地黄丸之类补虚之偏。

吴氏拟制专翕大生膏[1]，以大队浓浊厚味填补下焦之品补下焦之阴，治肝肾虚损，精亏血少之证；制通补奇经丸[2]，补下焦之阳，治肾阳不足，八脉虚寒之证；制天根月窟膏[3]，阴阳双补，治下焦阴阳两伤之证。

吴氏还强调，治内伤虚损，“必究上中下三焦，所损何处”（《医医病书·治内伤须辨阴阳三焦论》），从而确定相应的补益用药大法。“补上焦以清华空灵为要；补中焦以脾胃之体用，各适其性，使阴阳两不相忤为要；补下焦之阴，以收藏纳缩为要；补下焦之阳，以流动充满为要”。又说：“补上焦如囊之空，补中焦如横之平，补下焦如水之注”（《医医病书·治内伤须辨阴阳三焦论》）。与《温病条辨》中所说的“治上焦如羽，非轻不举；治中焦如衡，非平不安；治下焦如权，非重不沉”（《温病条辨·卷四·杂说》），其意义相近相通。

【医案例举】

范氏 二十八岁 每殒胎，必三月，肝虚而热也。已殒过三次。考古法用桑寄生汤，按寄生汤内用人参五钱，又非二三帖所能保。况业已见红，即人参甚便，亦不能定其必可以保，况力不足者多，能用参者少；且寄生未定其桑也，柳寄生亦复不少。药不真，焉能见效？《内经》谓，“上工治未病”，何若于未孕未殒之前，先用药为妙。故用专翕大生膏一料，计二十四斤，每日服一两，分早中晚三次。一料尽，又受孕。自二百四十天仍旧不保。其夫来报，余甚惭愧，自以为计之不善也。其夫云：“不然，前次之殒，滑不可解，若不知者然。

此次之殒，宛如大生，艰难万状。是药力已到，而未足其补之量也。皆久滑难补之故。望先生为加减，急急再做一料，乘月内服起，必可大生也。”于是，照前方加重分量，共计生料八十斤，外加嫩麋茸二斤，作细末和膏内，得干丸药三十斤。以后连生四五胎，无一小产者。(《吴鞠通医案·卷四·胎前》)

分析　吴氏用专翕大生膏治疗范氏的习惯性流产，不仅使其足月分娩，而且还连生四五胎，其效佳、其力宏，足资借鉴。

【注释】

[1] 专翕大生膏　人参二斤，茯苓二斤，龟板一斤，乌骨鸡一对，鳖甲一斤，鲍鱼二斤，海参二斤，白芍二斤，五味子半斤，麦冬二斤，羊腰子八对，猪脊骨一斤，鸡子黄二十圆，阿胶二斤，莲子二斤，芡实三斤，熟地黄三斤，沙苑蒺藜一斤，白蜜一斤，枸杞子一斤，煎熬成膏。

[2] 通补奇经丸　鹿茸八两，紫石英二两，龟板四两，枸杞子四两，当归四两，肉苁蓉六两，小茴香四两，鹿角胶六两，沙苑蒺藜二两，补骨脂四两，人参二两，杜仲四两，上为极细末，炼蜜为丸，如梧子大。

[3] 天根月窟膏　鹿茸一斤，乌骨鸡一对，鲍鱼二斤，鹿角胶一斤，鸡子黄十六枚，海参二斤，龟板二斤，羊腰子十六枚，桑螵蛸一斤，乌贼骨一斤，茯苓二斤，牡蛎二斤，洋参三斤，菟丝子一斤，龙骨二斤，莲子三斤，桂圆肉一斤，熟地四斤，沙苑蒺藜二斤，白芍二斤，芡实二斤，归身一斤，小茴香一斤，补骨脂二斤，枸杞子二斤，肉苁蓉二斤，萸肉一斤，紫石英一斤，生杜仲一斤，牛膝一斤，萆薢一斤，白蜜三斤，煎熬成膏。

王清任

一、生平著作

王清任，亦名全任，字勋臣，清直隶省玉田（今河北玉田县）人。生活于清乾隆三十三年至道光十一年（公元1768—1831年）。少年爱好拳术，初为武庠生，捐资得千总衔。约20岁开始业医。曾游历滦州、奉天等地，后行道于北京，并开设药铺“知一堂”。王氏“精岐黄术，名噪京师”，颇受推崇。

王氏一生勤奋好学，治学态度严谨，他反对空谈和主观臆测，主张著书立说“必亲治其症，屡验方法，万无一失，方可传于后人”（《医林改错·半身不遂论叙》）。他批评那些空谈的理论家“其言仿佛似真，其实脏腑未见，以无凭之谈，作欺人之事，利己不过虚名，损人却属实祸”（《医林改错·脏腑记叙》）。他告诫后人，如果病不知源，方不对症，将会导致“以活人之心，遗作杀人之事”（《医林改错·半身不遂论叙》）。因此，对自己的著作，希望“后人倘遇机会，亲见脏腑，精查增补”（《医林改错·自序》），再三申明“病有千状万态，不可以余为全书”（《医林改错·方叙》）。可见，他治学谦虚谨慎，崇尚求实。

王氏著有《医林改错》一书，成书于公元1830年，并于是年刻板刊行于世。全书分上下两卷。上卷，主要是辨析古人在脏腑解剖和脏腑生理方面的错误，并详述其通窍活血汤、血府逐瘀汤及膈下逐瘀汤主治的各种病证。下卷，重点论述半身不遂的病因、病机、病证和治疗方药，对瘫痿等其他病证也作了讨论，并载自制的28个方剂。该书不但对中国的临床医学和解剖学颇有贡献，而且对世界医学也产生过影响，英人德贞氏曾译成英文，登于

《博医会报》上，并尊王氏为“近代解剖学家”（《中国医学简史》）。

二、学术思想

王氏认为只有通过自己的实践，总结经验，才有真知灼见，有的放矢，医之于人，治之于病，方可行之有效，否则宁息缺疑，留待后人补充，故王氏重视实践求索，最主要的表现在两个方面：一者为方药的求索：“医家立言著书，心存济世者，乃良善之心也。必须亲治其症、屡验方法，万无一失，方可传于后人。若一症不明，留与后人再补。断不可徒取虚名，恃才立论，病未经见，揣度立方。倘病不知源，方不对症，是以活人之心，遗作杀人之事，可不畏欤?”他也认为“古人立方之本，效与不效，原有两途。其方效者，必是亲治其症，屡验之方；其不效者，多半病由议论，方从揣度。以议论揣度，定论立方如何能明病之本源”（《医林改错·半身不遂论叙》）。此处王氏论述古人治病的情况，医生用方屡见疗效的，是自己亲自验证出来的；而疗效不好的，多半是推测、估量来定论立方的。王氏也强调立法遣方不能臆度，要求亲诊其症。另一方面是强调作为医生应从实践中求索人体脏腑解剖知识，故常言“业医诊病，当劖有脏腑”，“治病不明脏腑，何异于盲子夜行”（《医林改错·脏腑记叙》）。这里强调，医生悉知脏腑的重要性。故王清任几十年如一日处处留心观察，他为此事，特专心致志，不避臭秽和艰难，不畏严寒、暑热、坎坷长途，还请教有识见的同道，访验尸体脏腑，经历了四十二年寒暑岁月，可见专心致志之深，是一般人不易做到的事。

（一）灵机记性在脑论

王氏继汪昂之后，进一步否定了“心主思”的说法，明确指出“心乃出入气之道，何能生灵机，贮记性”，“灵机记性在脑”（《医林改错·脑髓说》）。认为脑为髓海，髓海的充盈决定了记忆力的强弱。其曰：“小儿无记性者，髓海未满也；年高无记性者，髓海渐空（《医林改错·脑髓说》）。”并援引婴幼儿脑髓生长与感觉、语言发育的关系论证人脑主司的感觉、语言、思维功能。“小儿初生时，脑未全，囟门软，目不灵动，耳不知听，鼻不知闻，舌不言。至周岁，脑渐生，囟门渐长，耳稍知听，目稍有灵动，鼻微知香臭，舌能言一二字。至三四岁，脑髓渐满，囟门长全，耳能听，目有灵动，鼻知香臭，言语成句”（《医林改错·脑髓说》）。指出了脑发育与智力发展的联系。

此外，王氏还察觉到两耳通于脑，两目系于脑，鼻连于脑，故视、嗅、听诸灵机皆根于脑。脑气不足或脑气被邪阻不通，皆可引起五官功能的异常。如“脑气虚，脑缩小，脑气与耳窍之气不接，故耳虚聋”或“若有阻滞，故耳实聋”（《医林改错·方叙》）。癫狂乃“气血凝滞脑气”（《医林改错·癫狂梦醒汤》）所致，病位在脑，元气不能转入脑髓则发作，气转入脑则发作停止等等。这对脑与五官的生理、病理功能联系都作了一定的描述。

（二）诊病先明脏腑论

王氏很重视人体脏腑之解剖位置与生理作用，他在《医林改错·脏腑记叙》中指出“业医诊病，当先明脏腑”，否则，脏腑不明，“本源一错，万虑皆失”。他认为“著书不明脏腑，岂不是痴人说梦，治病不明脏腑，何异于盲子夜行！”于是从20岁开始便致力于对人体内脏的研究，他有感于“古人脏腑论及所绘之图，立言处处自相矛盾”，而产生了更正之心，后因念及古人所以错论脏腑，皆由未尝亲见，其30岁“游于滦州之稻地镇，其时彼处小儿，正染瘟疫痢症，十死八九……各义冢中，破腹露脏之儿，日有百余”，他“遂不避污秽，每日清晨，赴其义冢，就群儿之露脏者细视之，后来因胸中膈膜一片，未能验明”。“自思一篑未成，不能终止”，而三次亲临刑场观察剐犯，并登门请教“知之最悉”者，最终著成《医林改错》一书，在中医学解剖发展史上，做出了很大的贡献。

王清任经历多年苦心孤诣的努力，发现了幽门括约肌，弄清了肺、胃、肝、胆、胰管、大网膜、动脉、静脉等位置及功用，纠正了前人所立之“肝左三叶，右四叶，凡七叶，胆附于肝之短叶”等错误论述，作出了“余不论三焦者，无其事也”的结论。并在此基础上，把解剖所见绘成脏腑图谱，愿“医林中人，一见此图，胸中雪亮，眼底光明，临症有所遵循，不致南辕北辙，出言含混，病或少失”。这种崇尚实践的科学态度和方法，诚难能可贵。

然而，由于历史条件的局限，以及王氏所观察的大多是受到损坏之尸体，因此，在解剖方面难免存在不少错误，所绘之图较粗略，对脏腑细微结构及功能认识也比较简单。但王氏注重局部形态学的研究，从方法论上突破了千百年来中医学研究的积习，在某种程度上促进了中医脏腑学说的发展。

（三）治病要诀，在明白气血

王清任治病重视气血。曰：“治病之要诀，在于明白气血，无论外感内伤，要知初病伤人何物，不能伤脏腑，不能伤筋骨，不能伤皮肉，所伤者无非气血”（《医林改错·气血和脉说》）。强调临证治病之关键在于调理气血，“能使周身之气通而不滞，血活而不瘀，气通血活，何患不除”（《医林改错·黄芪赤风汤》）。对于气血之病，王氏则又特别强调气虚和血瘀为致病之源。

王清任认为元气是生命的根源，人体的生命活动均赖元气。他提出“元气即火，火即元气，此火乃生命之源”（《医林改错·亲见改正脏腑图》）。“人行坐转动全仗元气。若元气足则有力，元气衰则无力，元气绝则死矣”（《医林改错·半身不遂本源》）。又认为：“气有虚实，实者邪气实，虚者正气虚”（《医林改错·气血和脉说》）。即正气为病唯有虚候，无实证可言。所以，他把许多疾病归之于气虚。特别是与肢体活动异常有关的疾病，皆认为由气虚所引起，如半身不遂等。此外，“抽风”、“瘫痪”、“难产”等症也皆从气虚立论。

对于血，他认为“血有亏瘀”，而尤强调血瘀。血亏之因归咎于各种出血所致，“或因吐血、衄血，或溺血、便血，或破伤流血过多，或崩漏、产后伤血过多”（《医林改错·气血和脉说》）。而血瘀之因，除“元气既虚，必不能达于血管，血管无气，必停留而瘀”（《医林改错·论抽风不是风》）之气虚血瘀外，邪与血结是重要原因。所谓“血受寒，则凝结成块，血受热，则煎熬成块”（《医林改错·膈下逐瘀汤所治症目》），“蕴毒在内烧炼其血，血受烧炼，其血必凝”（《医林改错·论痘非胎毒》）等等。王氏积平生经验，罗列了血瘀证50种，分别记载于“通窍”、“血府”、“膈下”、“少腹”等逐瘀汤的适应证中。除癥瘕痞块、臌胀、痛处不移、脉涩或结代等典型血瘀症状外，大多数是平常并不被当作血瘀的比较特殊的病证。如伤寒、温病愈后脱发，及无病脱发者，王氏认为这是“皮里内外血瘀，阻塞血路”，使新血不能养发所致；“眼疼白珠红”、“糟鼻子”、“耳聋”、“牙疳”、“出气臭”或“白癜风”等，不见表里诸证者，乃是“头面四肢周身血管血瘀之证”；对于夜卧露胸开膛，“胸不任物”证，及“夜卧令仆妇坐于胸方睡”的“胸任重物”怪证，及长期失眠，久治不愈的头痛、久泻等顽固疾患，也认为可以按血瘀论治。这些瘀血证候，大多数都是王氏基于长期观察，反复实践首次提出来的，在临床有较高的参考价值。

此外，在诸瘀血中，他尤重视血府血瘀，他所论“血府，血之根本，瘀则殒命”（《医林改错·论抽风不是风》），“血府之血，瘀而不活，最难分别”（《医林改错·气血和脉说》），以及“血府血瘀，血管血又瘀”等，指出心脏与脉道的功能正常与否也是血瘀证的重要病机。

三、医学实践

（一）瘀血证治

王氏承前人之说，熔“扶正祛邪”与“祛邪安正”两种思想于一炉，主张治病应分清因果虚实而后投药，他说：“因虚弱而病；自当先补弱而病可痊；本不弱而生病，因病久致身弱，自当去病，病去而元气自复”（《医林改错·通窍活血汤所治症目》）。所以《医林改错》中所载33首方剂，其组方不外两个方面，即对瘀血之证采取活血化瘀法，对元气亏虚之证取补气活血法。

1. 补气活血法

对于有典型气虚血瘀症状的痹、瘫、痿、泄泻等疾患，王氏补气善用黄芪，而且补气与活血合用，标本同治，形成他学术上的一个显著特点。《医林改错》中补气方12首，其中11方用黄芪，9方补气与活血药同用。如补阳还五汤（生黄芪四两，归尾二钱，赤芍一钱半，地龙一钱，川芎一钱，桃仁一钱，红花一钱）、黄芪赤风汤（生黄芪四两，赤芍一钱，防风一钱）、可保立苏汤（生黄芪一两五钱，党参三钱，白术二钱，甘草二钱，当归二钱，白芍二钱，炒枣仁三钱，山萸肉一钱，枸杞子二钱，破故纸一钱，核桃一个）、止泄调中汤等（黄芪八钱，党参三钱，甘草二钱，白术二钱，当归二钱，白芍二钱，川芎一钱，红花三钱，附子一钱，良姜五分，官桂五分）。方中益气或单用黄芪，或用黄芪伍党参，使气旺血行；或配伍赤芍、当归、桃仁、红花等活血化瘀之药，然后再视不同兼证而加减。如“治痘六七日，作痒不止”加皂刺、山甲；“治痘六七日后泄泻不止，或十余日后泄泻”加附子、良姜、官桂、白术；“治诸疮诸病，或因病虚弱”及瘫腿，用黄芪配伍赤芍、防风；对于吐泻转筋、身凉汗多或汗出如水、身冷如冰的亡阳证，则用参术四逆回阳益气为主，配伍桃仁、红花活血，组成了别具一格的回阳救脱新方，为临床救治阳脱危证开辟了新的辨治思路。

此外，在运用补气活血法时，王氏还十分重视补气药的用量，他说：“药味要紧，分量更要紧”（《医林改错·怀胎说》）。在诸补气方中，黄芪的用量明显大于其他补气药物的用量，其用量最小为八钱，最大为八两，一般在一至四两之间。因而我们在选用这些方时，不可忽视用量上的这一特点。

2. 活血化瘀法

对于血瘀实证，王氏善用行气活血之方药。《医林改错》中立活血化瘀方共15首，以活血化瘀药与理气药同用为主，可谓化瘀不忘行气。他在活血化瘀方面的突出贡献是创立了分部治疗血瘀证的方法。如“立通窍活血汤（赤芍一钱，川芎一钱，桃仁三钱，红花三钱，老葱三根，红枣七个，麝香五厘，黄酒半斤），治头面四肢周身血管血瘀证；立血府逐瘀汤（桃仁四钱，红花三钱，当归三钱，生地黄三钱，川芎一钱半，赤芍二钱，牛膝三钱，桔梗一钱半，柴胡一钱，枳壳二钱，甘草一钱），治胸中血府血瘀之证；立膈下逐瘀汤（五灵脂三钱，当归三钱，川芎二钱，桃仁三钱，丹皮二钱，赤芍二钱，乌药二钱，延胡索一钱，甘草三钱，香附一钱半，红花三钱，枳壳一钱半），治肚腹血瘀之证”（《医林改错·方叙》）。此三方是王清任活血化瘀的代表性方剂。药用桃仁、红花、赤芍、川芎，主要不同的是理气药的配伍因病位而略有所异。如通窍用麝香、酒、葱通窍行气；血府用柴、枳、桔梗通降胸胁之气；膈下则用乌药、元胡、香附调理肝脾之气。如此组方，则活血理气兼备。王氏还根据邪气的性质与瘀血结滞的病机，把活血化瘀之药与清热解毒、平肝、养阴、攻逐、散寒、祛风、通经等品同用；如对“瘟毒烧炼血液”为瘀者，立解毒活血汤（连翘二钱，葛根二钱，柴胡三钱，当归二钱，生地五钱，赤芍三钱，桃仁八钱，红花五钱，枳壳一钱，甘草三钱），以清热解毒的连翘、葛根、生地与活血药同用；对冲任虚寒、少腹积块者，立少腹逐瘀汤（小茴香七粒，干姜二分，延胡索一钱，当归三钱，川芎一钱，官桂一钱，赤芍二钱，蒲黄三钱，五灵脂二钱），以活血药配伍祛寒之干姜、茴香、肉桂温经活血；治血臌主以古下瘀血汤（桃仁八钱，大黄五分，䗪虫三个，甘遂五分），以祛瘀药与逐水药同用；立身痛逐瘀汤（秦艽一钱，川芎二钱，桃仁三钱，红花三钱，甘草二钱，羌活一钱，没药二钱，当归三钱，五灵脂二钱，香附一钱，牛膝三钱，地龙二钱）治血气阻塞经络的痹证，活血与祛风除湿药同用，以逐瘀活血，通经祛邪；治癫狂用癫狂梦醒汤（桃仁八钱，柴胡三钱，香附二钱，木通三钱，赤芍三钱，半夏二钱，大腹皮二钱，青皮二钱，陈皮二钱，桑白皮三钱，苏子四钱，甘草五钱），以逐瘀为主，兼以疏肝理气化痰。以上诸法均是活血逐瘀法的发展变化。

【医案例举】

例一　江西巡抚阿霖公，年七十四，夜卧露胸可睡，盖一层布则不能睡，已经七年，召余诊之，此方五付痊愈。（《医林改错·血府逐瘀汤所治之症目》）

分析　王氏治病重视气血，此患者年高体弱，夜卧胸不任物，延治日久，推知胸中必有血瘀。证乃血瘀气滞，胸中窒闷所致，用血府逐瘀汤活血化瘀，气通血畅，故病霍然而愈。

例二　道光癸未年，直隶布政司素纳公，年六十，因无子甚忧，商于余，余曰：“此事易耳”。至六月，令其如君服此方，每月五付，至九月怀孕，至次年甲申六月二十二日生少君，今七岁矣。（《医林改错·少腹逐瘀汤说》）

分析　此案虽没说明原因，从投以少腹逐瘀汤获效可推知为寒滞血凝、阻闭胞宫所致不孕。王氏认为子宫内如有瘀血内阻，则血难聚以成胎。故取少腹逐瘀汤。以小茴香、干姜、官桂温经散寒，通达下焦，元胡、没药行气散瘀；蒲黄、灵脂活血化瘀；当归、川芎、赤芍活血行气，散滞调经。寒散瘀祛，冲任通调而有子。

（二）中风之论治

王氏对中风的研究是从半身不遂开始的。他认为“半身不遂一证，古之著书者，虽有四百余家，于半身不遂立说者，仅只数人。然数人中并无一人说明病之本源，病不知源，立法安得无错?”他自述其临证以来，始遵《灵枢》、《素问》、仲景，后遵河间、东垣、丹溪，“沿用其方，投药罔效，”而后历经40年潜心研究，并反复验于临床，对中风的病机及辨治提出了全新的认识。

中风之本源。王氏推崇张景岳“高人之见，治半身不遂大体属气虚”（《医林改错·半身不遂论叙》)，他认为，中风半身不遂之根本在于元气亏损。元气充沛，则充满于周身经络之中，运行不息。元气一亏，经络不能充满而出现空隙，这时流动不息的元气将向空隙之处归并。当元气亏损已甚，全身只剩五成元气时，这五成元气有可能归并于一侧，以至于另一侧处于完全无气的状态，而为半身不遂或口眼歪斜等。其口角流涎则由于气不能摄津，大便干燥则缘于气虚无力推动，小便频数则因气虚不能提固，舌不能全动，说话不真，语言謇涩，则由于舌之半边无气。

中风之先兆。王氏在《医林改错》中记载了中风先兆34症，其内容主要可分为三个方面。一是精神症状：平素聪明，突然短暂无记性或语无伦次。二是头面五官的异常形症：如偶尔一阵头晕或头无故一阵发沉、耳内一阵风响或蝉鸣、眼前常见旋风等。三是肌体四肢的异常症状：如上唇跳动或拇指无故自动、腿无故发麻、肌肉无故瞤动、无名指一时曲而不伸等等。王氏记述之详，为他人所不及。

中风之治疗。王氏认为中风根源在于元气亏虚。元气亏虚，推动无力，其血必瘀。故王氏论治中风，一反诸家散风、清火之法，他指出：“以气虚血瘀之症，仅用散风清火之方，安得不错，服散风药，无风服之则散气；服清火药，无火服之则血凝；再服攻伐克消之方，气散血亡，岂能望生”（《医林改错·半身不遂本源》)。故论治中风主以大补元气，兼以活血通络，其代表方补阳还五汤，是治疗半身不遂和痿证的名方。本方重用黄芪，少佐归尾、赤芍、桃仁、红花、川芎、地龙补气活血同用，意在使气旺血行，络通瘀除。他主张方中黄芪之用量应为四至八两，这样才可使亏损五成之元气得以恢复，意即补阳还五之意，其对元气的重视由此可见端倪。

根据王氏的经验，初患半身不遂，须于方中加防风一钱，服至四、五剂而后去之。如患者对重用黄芪心存疑虑，可先用一二两，后逐渐增加至四两，待略见效果，令其日服二剂，使黄芪用量达到八两，一周后仍改为每日一剂。对于已病两三个月且已多服寒凉药的患者，王氏常于方中加附子五钱；对服散风药过多者，加党参四五钱。还嘱其“服本方愈后，药不可断，或隔三五日吃一付，或七八日吃一付”（《医林改错·论瘫痿》)，以巩固疗效。

【医案例举】

例一 刘，高年体肥，肥人多痰，猝然昏仆，半身不遂，大小便失禁，气出多进少，口角微斜。此乃虚极之气并于一偏。其舌大，脉不归部，纯是气虚之象，危候也！当急急扶其气。

生黄芪、党参、黑附子、龙骨、归身、川芎、地龙、桃仁、红花。(《近代名医经验选编·范文甫专辑》)

分析 此案年高半身不遂，大小便不禁，且脉大无根，为气虚阳脱之象，故急用参附汤加龙骨固脱，同时师效王氏，取补阳还五汤益气振衰。

例二 赵，猝然昏倒，左边半身麻木不仁，步履艰难，口角歪斜，流涎不止，言语艰涩，带有痰声，不能起床已月余矣，脉沉而细，宜养正活络祛瘀，以王清任法加减之。

生黄芪、赤芍、当归、地龙肉、川芎、桂枝尖、桃仁泥、南红花、竹沥水（两次兑）、生姜汁（两次兑）三滴，舒络丹一丸白水下。(毛有丰等，赵树屏医案，中医杂志，1958；(4)：265)

分析 猝然昏倒，半身麻木不仁兼流涎不止、痰声时作，为气虚挟痰。故取王氏补阳还五汤益气通络活血治其本，用竹沥、生姜汁兑服去痰以治标，标本同治，则收效速也。

吴师机

一、生平和著作

吴师机，原名安业，字尚先，晚年亦署杖仙，自号潜玉居士，浙江钱塘（今杭州市）人。生活于清嘉庆十一年至光绪十二年（公元1806年—1886年）。吴氏自幼习儒，道光十四年（公元1834年）中举，翌年入都，因疾未应试，遂淡于功名。随父寓居江苏扬州，以诗文自娱，兼治医学。咸丰三年（公元1853年），太平军起，为避战乱，伴母迁至江苏泰州东北乡俞家垛，因见“不肯服药之人”与“不能药之证”以及无力购药者，不忍坐视不救，开始自制膏药为人治病。由于外治法具有简、廉、验的优点，又可避免内服药物引起的不良反应，因此很受群众的欢迎，据载每日求治者有百人之多。其弟官业曾生动地叙述了当时患者的待诊情况：“凡远近来者，日或一二百人，或三四百人，皆各以时聚……拥塞于庭，待膏之救，迫甚水火”（《理瀹骈文·官业序》）。同治四年（公元1865年），吴氏重返扬州，于城东琼花观右之观巷设存济药局，建碧祠兼书塾药局，彰义烈，训童蒙，救疾疴。其子炳恒、孙养和均以医为业。

吴氏医德高尚，治学严谨，他告诫为医者当尽其心，不论贫富，一视同仁，尤其是穷苦病家，应尽力周济。至于自制膏药，也强调虽无人见，但不可鬻良杂苦，自失其真，更不可乘人之急，挟货居奇，因而吴氏深受病家爱戴。所著《理瀹骈文》一书，是他历时十二载，易稿十余次而完成的经验荟萃，是我国第一部外治法专书。理瀹是取“医者理也，药者瀹也”之义；骈文是指对偶式的文体，故名《理瀹骈文》。该书由略言、续增略言、正文、膏方等部分组成，阐述了“内外治殊途同归之理”及膏方的制法、使用和治疗范围，是一部以膏药为主及多种外治方法的外治专著，对发展中医外治学作出了贡献，因而吴氏被人尊称为“外治之宗”。

二、学术思想

（一）外治法的源流

吴氏指出，外治法的历史渊源很早，如《内经》上就有桂心渍酒以熨寒痹，用白酒和桂以涂风中血脉，这就是外用膏药以治病的开端。

《伤寒论》更有火熏法发汗，噀冷水劫热，猪胆汁蜜煎导法通大便，蒲屑纳鼻孔中吹之治尸厥气闭等等，都是外治方法。以后又有罨法、熨法治结胸痞气，黄连水洗胸、皮硝水㩉胸法，芫花水拍胸，石膏和雪水敷胸，蚯蚓和盐捣敷胸等。治疗伤寒邪热传里，温病发斑更有胆汁青黛水、升麻水扫法，吐衄有井水噀法、搭法，蓄血有苏叶汤摩法，并有犀角地黄汤熬贴法。尤其叶天士用平胃散炒熨治痢，用常山饮炒嗅治疟，变汤剂为外治，实开后人无限法门。

综观吴氏外治方法，除以膏药为主，并扩大它的治疗范围外，并有敷、熨、熏、浸、洗、罨、擦、坐、嗃、嚏、缚、刮痧、火罐、推拿、按摩等一二十种之多，可以说，他对中医外治法进行了一次划时代的实验总结。

其实《内经》是外治、内治并列的，并未对人专用内治法；何况上用嚏，中用填（如填脐散），下用坐（坐药），其效尤捷于内治法。他举了一些例子，如种牛痘（最早是痘痂研末嗃、鼻的），纳药鼻中而传十二经，还有急救卒中暴绝，用药吹耳而能通七窍等，药气之相感，几如通神。还有尝遇不肯服药之人，不能服药之症，怎能坐视不顾，此时处理，外治是最好的应变方法。

（二）外治法的理论根本

外治法与内治法并列，但必须根本于内治，绝不仅仅是一两个相传有效的方子而已。吴氏指出："外治必如须内治者，先求其本。本者何？明阴阳，识脏腑也"（《理瀹骈文·略言》）。因此，从《素问》《灵枢》而后，如《伤寒论》《金匮要略》以及诸大家的著作，均须阅读，即如喻嘉言、柯韵伯、王晋三诸君之书，都有所阐发，并有精思，亦应细心寻绎。这些书籍均是名师，如其"通彻之后，诸书皆无形而有用，操纵变化自我，虽治在外，无殊治在内也。外治之学，所以颠扑而不破者此也。所以与内治并行，而能补内治之不及者此也"（《理瀹骈文·略言》）。

吴氏进一步指出："外治之理，即内治之理，外治之药，亦即内治之药；所异者，法耳（《理瀹骈文·略言》）。"其实，临床处理，医理与药性，并无二致，但在运用的方法上，则神奇变幻，治法很多，上可以发扬造化五行之奥蕴，下可以扶危救急，层见叠出而不穷。何况外治之法，不像内治有许多制药禁制，外治法则无窒碍，无牵掣，无沾滞，"世有博通之医，当于此见其才"（《理瀹骈文·略言》）。

即如外治法的膏方，亦都取法于内治法的汤丸。汤丸按照辨证论治设法，外治亦是按照这个大义立法的，所以"凡汤丸之有效者，皆可熬膏"。不仅香苏、神术、黄连解毒、木香导滞、竹沥化痰等，即理中、建中、调胃、平胃、六君、养心、归脾、补中益气等，都为常用之方。外用既有内治之效，而且没有内服或误人之弊。

再论膏药之用，亦是完全按照内治理论设法的，如膏与药有别，有人混称。其实，“膏，纲也；药，目也。膏判上中下三焦，五脏六腑，表里寒热虚实，以提其纲；药随膏而条分缕析，以为之目”。吴氏还说：“膏有上焦心肺之膏，有中焦脾胃之膏，有下焦肝肾之膏。有专主一脏之膏，脏有清有温；有专主一腑之膏，腑有通有涩。又有通治三焦，通治五脏，通治六腑之膏。又有表里寒热虚实分用之膏、互用之膏、兼用之膏。药则或糁膏内，或敷膏外，或先膏而用洗擦，或后膏而用熏熨。膏以帅药，药以助膏”（《理瀹骈文·略言》）。一切措施，都贯穿着内治之理。这里的关键，是一个“通”字，“理通则治自通矣；然通须虚心读书”。所以，外治法是有理论根据的。

（三）外治法的三焦分治论

三焦分治。吴氏认为，病邪多从外入，步居三焦，故外治法亦应从三焦分治。

上焦之病，以药研细末，嗃、鼻取嚏发散为第一捷法，不独通关急救用闻药也。连嚏数十次，则腠理自松，即解肌也；涕泪痰涎并出，胸中闷恶亦宽，即吐法也。盖一嚏实兼汗吐二法。“取嚏用药多以皂角、细辛为主，藜芦、踯躅花为引，随症加药”（《理瀹骈文·续增略言》）。

此外，上焦之病，尚有涂顶、覆额、涂眉心、点眼药、塞耳法、擦项及肩；又有扎指法、握掌法、敷手腕、涂臂法等等，而膻中、背心两处，尤为上焦病用药要穴。

【医案例举】

一舟子病伤寒发黄，鼻内痠痛，身与目如金色，小便赤而数，大便如常，或欲用茵陈五苓，许曰：非其治也，小便利，大便如常，则知病不在脏腑。今眼睛疼，鼻痠痛，是病在清道中。清道者，盖肺之经也，若下，大黄，则必腹胀为逆。用瓜蒂散先含水，次嗃之，鼻中黄水尽乃愈。（《名医类案·卷一·伤寒》）

分析 此案身黄、小便赤数之症，看似湿热蕴内之实证，但小便赤而不涩反利，示非阳热之证。《阴证略例·论阴证小便赤》指出，阳走于外，小便虽赤，但溺时茎中不涩而快利也。投茵陈五苓散类清利湿热，必将重伤正气，招致实实虚虚之患。今湿热余邪留滞，上干清窍而眼疼、鼻痠，用瓜蒂散嗃鼻外治，不仅可避免内服苦寒药物伤胃之弊，且亦可通过宣肺而调畅气机，使清升浊降而疾除。吴氏曾指出：“嚏法可以升清，清升而阳不壅于上、陷于下也，不至有降而无升也，亦可以降浊气，从上而下也，又上窍开，而下窍亦利也。”即此义也。

中焦之病，以药切粗末，炒香，布包敷脐上，为第一捷法。如古方治风寒，用葱、姜、豉、盐炒热，布包掩脐上。治霍乱用炒盐，布包置脐上，冷则易之。治痢用平胃散炒热敷脐上。治疟用常山饮炒热敷脐上，其发必轻，再发再捆，数次必愈。此法无论何病，无论何方，皆可照用。

昔人治黄疸，用百部根放脐上，酒和糯米饭盖之，以口中有酒气为度。又有用干姜、白芥子敷脐者，至口中辣则去之。则知由脐而入，无异于口中，且药可逐日变换也。

总之，炒、熨、煎、抹与缚之法，理脾胃者也，可以疏中焦之沤，通天地气，而蒸腾营气以化精微。

【医案例举】

例一 一人病伤寒经汗下，病去而人虚，背独恶寒，脉细如线，汤熨不应。滑乃以理中汤剂加姜、桂、藿、附，外以荜茇、良姜、桂、椒、诸品大辛热为末，和姜糊为膏，厚敷满背，以纸覆之，稍干即易，如是半月竟平复不寒矣，此治法之变者也。（《名医类案·卷一·伤寒》）

分析 此案脉细如线，汤熨不应，知沉寒痼冷、阴气内盛由来已久。用内服、外敷相合，意在加强温阳散寒之力。温热药物外敷可直达患处，且一日内可数次更易，使药力持久而深透于内，故可驱寒疗疾。

例二 柳学洙，工人，30岁。小便癃闭已一周，曾导尿一次，积尿排出，旋又不通。面色无华，不尿而小腹膨胀，时时皱眉，仰卧难于转侧。舌淡红，脉沉细，此阴虚损而阳亦不足。先用麝香三厘，葱半斤，切碎，纱布包，放麝香于脐上，葱白放于麝香上，再取暖水袋装热水置于葱白上，约1小时，尿逐渐排出，腹胀顿消。（《名中医治病绝招续编》）

例三 虞恒德治一人泄泻，日夜无度，诸药不效，偶得一方，用针砂、地龙、猪苓三味，共为细末，生葱捣汁，方匕贴脐上，小便长而泻止。（《医学正传·泄泻门》）

分析 以上两例，虽一为癃闭，一为泄泻，均用外治敷脐而愈。《理瀹骈文》认为“中焦之病，以敷脐为主”，脐为神阙穴所在，现代研究表明，该穴局部无皮下脂肪，表皮角质较薄，屏障功能较弱，脐下两侧布有丰富的血管网，中药敷脐易于渗透，通过经脉之循行，输布于全身，调整脏腑气血功能，从而达到扶正祛邪，调整阴阳，治愈疾病的目的。临床为提高脐部皮肤温度，加速药物渗透，常适当加温。据医学文献记载脐疗对于许多危急病证，如晕厥、休克、尿潴留、急慢性肾炎、溃疡病等，均有独特的治疗作用。

下焦之病，以药或研或炒，或随症而制，布包坐于身下，为第一捷法。如水肿，捣葱一斤，坐身下，水从小便出；小便不通亦然。水泻不止，用艾叶一斤，坐身下（并可缚脚），微火烘脚，泻自止。以上治法一属前阴，一属后阴，凡有病宜从二便治者仿此。

凡下部之病，无不可坐。若内服药不能达到，或恐伤胃气者，或治下须无犯上中者，或上病宜釜底抽薪者，更以坐为优。

又有治臌肿及秘结，有煎药水倾桶中坐熏者，即用峻药，亦不至大伤元气。又治久痢人虚，或血崩脱肛者，不敢用升药，用补中益气煎汤坐熏。产妇阴脱，用四物煎汤加龙骨入麻油熏洗，皆与坐法一例，或泻或补任用。

同时，下焦之治，尚有摩腹法、暖腰法、兜肚法，治疗部位除前后二阴外，尚有命门、脐下、膝盖、腿弯、腿肚、脚跟，足心等处，均有疗效。

【医案例举】

东垣治一女子脱肛，用糯米一勺，浓煎饮，去米，候温洗肛。却先以砖一片火烧通红，用醋沃之，以青布铺砖上，坐肛于青布上，如热则加布令厚，其肛自吸入而愈。（《名医类案·卷八·脱肛》）

分析 此案为坐法之验例，实取醋沃后蒸气的熏疗作用以疗疾。吴师机疗便秘，曾用竹叶煎煮水一桶，后加绿矾一把，然后令患者坐桶上熏蒸。可见坐法可使药气自外及内，通过振奋气机而收提肛、通便、散寒、除湿等作用。

总之，外治可分上、中、下三焦分治，但由于三焦以气贯通，临证又须灵活变通，如上焦之症可下治，下焦之症可上治，中焦之症可上下分治；或治中而上下相应，或三焦并治，其法俱不出于此。不独可代内服，并可补膏药之所不及。凡古方之有效者，视症加减，无不可作外治用，只需辨证分明，一无拘牵顾忌。医有数不治，外治则见得到即行得到，是诚至善者。

三、医学实践

（一）膏药的施用

吴氏坦言：其施诊专以膏药为主，因其较汤药为方便。具体运用，亦是首分三焦。如治上焦风热，及内外热症并用清阳膏。外感风热，初起头痛者，以一膏贴太阳及风门，风即散，无传经之变。内热者，兼贴膻中。夹食者，并贴金仙膏。如邪热入里，欲用清阳法者，加硝石散，糁膏贴；欲用下法者，贴膏后用硝黄散，以鸡子清调敷胸腹，虽结胸亦能推之使下，屡试皆验。

中焦郁积，用金仙膏为多，气痛、腹痛贴脐立效。疟疾，先用此膏贴胸口，化其痰食暑湿即轻。数发后可以截住者，用散阴膏加药末，贴项第三、第四骨两骨中间；先一时间用生姜擦后再贴，并贴一膏于脐上（不必加药），再以生姜两块捣敷膝盖。轻者即愈，重者两张亦愈。三阴症虽数年者亦效。又如痢疾，无论老少，皆用金仙膏，一贴胸口，一贴脐上。轻症半日腹响泻气，小便通利，胸中廓然即愈；重症逐渐减轻，不过数日亦愈。

下焦寒湿，用散阴膏为多。若上热下寒者，贴足心；脾虚泄泻者，贴脐。风寒湿痹，筋骨疼痛，及跌打闪挫，一贴即愈。

同时，尚有五法：一审阴阳，分别表里寒热，邪正虚实；二审四时五行，根据四时所伤，五脏病变；三求病机，探讨风、气、湿、寒、火的变化；四度病情，忧、愁、思虑之伤五脏；五辨病形，即五脏六腑病外症不同，均有用膏大法。

吴氏自制膏方共数十种。其中以清阳膏[1]、散阴膏[2]、金仙膏[3]、云台膏[4]、行水膏[5]用之最广、最验。吴氏自述每年施膏一二十万张，其中五膏十居八九。云台膏即夔膏，通治外科痈疮诸症，而清阳、散阴、金仙三方，则为内病外治之膏。

1. 清阳膏

本双解散、败毒散诸方推广，主治上焦风热及内外热证。外感风热，初起头痛者，用清阳膏贴太阳及风门；连脑痛者，并贴脑后第二椎下两旁风门穴；鼻塞贴鼻梁；咳嗽及内热者，贴天突穴、膻中穴，或兼贴肺俞。夹食者，加贴金仙膏；若邪热入里，欲用清法者，加硝石散[6]掺在膏内贴；若是须下，贴膏后再用硝黄散（即承气诸方加减），以鸡蛋清调敷胸腹，虽结胸亦能推之使下，吴氏记载用上方治疗，屡试屡验。

2. 散阴膏

此方本五积、三痹诸方推广之，主治下焦寒湿。若上热下寒，贴足心；脾虚泄泻贴脐；风寒湿痹、筋骨疼痛及跌打闪挫，一贴即愈。

3. 金仙膏

又名开郁消积膏，此方本六郁、利气诸方推广，主治中焦郁积，能和气血，疗脾胃诸病，气痛、腹痛用之立效，并治疟痢。疟疾，先用此膏贴胸口，化其痰食暑湿即轻。又如痢疾，无问老少，皆用金仙膏，一贴胸口，一贴脐上。轻症半日腹响泄气，小便通利，胸中豁然即愈；重症逐渐减轻，不过数日亦愈。吴氏云："此二症夏秋最多，余治愈不止万人，特为拈出"（《理瀹骈文·续增略言》）。

此外，吴氏尚有养心安神膏[7]、清肺膏[8]、滋阴壮水膏[9]、健脾膏[10]、扶阳益火膏[11]等，凡遇重症，酌用糁末，其效更佳。

从以上可见，吴氏运用膏药，也是分三焦论治。膏药不仅可治疗慢性疾病，而且也能治疗某些急性疾病。至于膏药贴法，不专主一穴，如治太阳经外感，初起以贴两太阳、风池、风门、膻中穴；更用药敷天庭，熏头面腿弯，擦前胸后背，两手心、足心，以分杀其势。其余诸经，可仿此推广。若脏腑病，则视病之所在，上贴心口，中贴脐眼，下贴丹田。或兼贴心俞与心口对，命门与脐眼对，足心与丹田应。如属重症，酌用糁末，专治尤应。如属外科病，除用云台膏贴患处外，随证选用一膏贴心口以护其心，或用开胃膏开胃进食，以助其力。

【医案例举】

例一 一男子腹内有痞者，先以烫热好醋将痞上洗净，量所患大小用面圈圈定，用皮硝一斤放入面圈内铺定，用纸盖硝上，熨斗盛火，不住手熨。俟硝化尽，再用烫醋洗去，用红绢摊膏贴于患处，用旧布鞋底炙热，熨两三时，每七日一换。贴药重不过三七，肿血化去。

千金贴痞膏：黄丹十两（水飞七次，炒紫色），阿胶三钱，阿魏三钱，没药五钱，当归三钱，两头尖五钱，白芷五钱，川山甲十片，榧子十个，麝香一钱。上俱为细末，用香油一斤；槐、桃、桑、柳、榆各二尺四寸，巴豆一百二十个，蓖麻子一百二十个（去壳）。先净铁锅盛油，炭火煎滚，入巴豆、蓖麻，在内熬焦，捞去渣，次下前药，用桃、柳等不住手搅匀，然后下丹，滴水成珠为度，磁器收储。（《寿世保元·卷三·积聚》）

分析 痞有二义，痞结成形之痞，是病；胸膈痞满，是症。此例为痞结之痞，即积聚之类。痞者，塞也，气血壅滞，结聚而不通，初病气结在经，久病血伤入络。此时用膏方治疗，其膏方用药须于辛香之中加入搜络剔透之品，透松病根，方能有效。故千金化痞膏中用白芷、麝香芳香透窜，山甲、桃、柳、槐、桑等开窍透骨，化瘀消积，拔病外出，且药多为生香猛药，较之汤药内服，膏方作用缓而持久，且"无禁制"，又可避免实实虚虚之患。吴氏《理瀹骈文》中载有化痞膏专治痞症，惜未附医案，今引他书案例以佐证。

例二 一妇年四十余，面白形瘦，性急，因忤意，乳房下贴肋骨间结一块，渐长，掩心微痛，膈闷食减，口苦，脉微短涩，知其经亦不行，思其举动如常，尚有胃气，一琥珀膏贴块，以参术芎归佐以七药，二百余贴，并吞润下丸，脉涩减，渐充，经行紫色。用前汤丸加醋炒三棱、佐以抑青丸，块消一大半，食进……次夏块复作，大于旧。脉平和略弦，自言食饱后则块微痛闷，食行却自平。知其因事激也，以前补药加炒芩，佐以木通、生姜、去三棱，吞润下丸，外贴琥珀膏，半月经行而块散。（《名医类案·卷五·积块》）

分析 此例为膏药外贴与内服相伍而用之案。脉微短涩，食减口苦为正气亏虚，脾胃虚弱，气滞血瘀之象。瘀血留而不去，日久可化热，热邪上扰则口苦。治疗以内服为主，养血活血，用琥珀膏（南星、大黄、郁金、白芷）外贴，疏通气血，内外合治，则顽疾得除。

（二）膏方用药特点

膏药的作用，与汤药之理，是殊途同归的，但膏药之用药，亦有不得不与汤头异者，“汤主专治分六经，用药一病一方，日可一易，故其数少而精；膏主统治六经，用药百病一方，月才一合，故其数广而多”（《理瀹骈文·续增略言》）。同时膏中之药，必得通络走络，开窍透骨，拔病外出之品为引，如姜、葱、韭、蒜、白芥子、花椒，以及槐、柳、桑、桃、蓖麻子、凤仙草、轻粉、山甲之类，要不可少，不独冰、麝也。必得气味俱厚，方能得力。虽苍术、半夏之燥，入油则润；甘逐、牵牛、巴豆、草乌、南星、木鳖之毒，入油则化，并无妨碍。又炒用、蒸用皆不如生用；勉强凑用，不如意换用。总要假猛药、生药、香药，率领群药，开结行滞，直达其所，俾令攻绝滋助，无不如志，一归于气血流通而病自已。若与和平清淡之剂相比，相差很远，未免使一般医生吃惊。

1. 猛药

是指药性峻厉或有毒之品，这些药物在内服方中是应禁用或慎用的，在外治方中却是不可缺少的要药。如乌、附、斑蝥、砒、硇、硫黄、芫花、大戟、轻粉之类。

2. 生药

不经炮制，气味俱厚之品，在内服汤丸中必须经过炮制方能入药，在膏药则宜生用，如生半夏、生南星等。“虽苍术，半夏之燥，入油则润；甘遂、牵牛、巴豆、草乌、南星、木鳖之毒，入油则化”（《理瀹骈文·略言》）。诸如此类的有毒之品，“炒用、蒸用，皆不如生用”（《理瀹骈文·略言》）。

3. 香药

是指芳香辛透之品。吴氏常用的香药如苏合香，十香丸、冰片、麝香、乳香、没药之类。除此，吴氏还指出膏中用药必须以通经走络、开骨透窍、拔病外出之品为引，如姜、葱、韭、白芥子、花椒以及槐、柳、桑、蓖麻子、凤仙草、穿山甲之类，均不可少。

即使用补药，必用血肉之物，则与人有益，如牛肉汤、猪肾丸、乌骨鸡丸、鳖甲煎、鲫鱼膏之类，可以仿加。但须注意，外治者，气血流通即是补，不必从药补为补。这是吴氏积数十年之苦心，领会前人精义，别开生面的成果，盖尤得力于张子和者。

总之，膏药的功用，“一是拔，一是截。凡病所结聚之处，拔之则病自出，无深入内陷之患；病所经由之处，截之则邪自断，无妄行传变之虞”（《理瀹骈文·续增略言》）。

至于膏药贴法，不专主一穴，如治太阳经外感，初起以贴两太阳、风池、风门、膻中穴；更用药敷天庭，熏头面腿弯，擦前胸后背，两手心足心，分杀其势，即从热病五十刺之理推出。其余诸经，可做此推广。若脏腑病，则视病所在，上贴心口，中贴脐眼，下贴丹田；或兼贴心俞与心口对，命门与脐眼对，足心与丹田应，如属重症，酌用糁末，专治尤应。如属外科病，除用云台膏贴患处外，随证选用一膏贴心口以护其心；或用开胃膏使进饮食，以助其力，可以代内托法治外症，亦不必再另服药。

一般情况下，膏药热者易效，凉者次之，盖热性急而凉性缓；攻者易效，补者次之，以攻力猛而补力宽缓。然而大热之症，给以凉药，其气即爽；极虚之症，援之以补，其神即安，这里的关键，在于药贵对症。

更有热证可用热药者，是因其病得热则行，同时热药又能引邪外出之故，这就是所谓“从治”方法。虚证亦可以用攻药者，是有病当先去，不可以养病遗患；同时亦具有同气相感之意，虚体亦能胜任。但这些都是临床活变，应斟酌而用之。

古法在汤头治病中，往往有寒热并用者，有消补兼行者，膏药何独不然。《精要》有贴温膏、敷凉药之说，足为用膏药者之一诀。推之外治，亦可贴补膏，敷消药，此即扶正以逐邪之义。若治一身两种病，则寒热消补虽同用，而上不犯下，下不犯上，中不犯上下，更无顾忌。

（三）膏药熬制的经验

膏药古时叫做薄贴，多以植物油、铅丹为基质，经过熬制糁以其他药物而成，即熬者为膏，撮者谓药，膏为基质，固定不变，药则随治疗用途而灵活运用。根据基质的不同，膏药有黑膏、白膏、油膏、胶膏、松香膏、绿松膏、银黝膏、玉红膏之别，吴氏《理瀹骈文》所用膏药多为黑膏药。

关于膏药的熬制，吴氏有着丰富的经验，对其制作过程阐述颇详。“每干药一斤，约用油三斤或二斤半；鲜药一斤，约用油斤半或一斤。先浸后熬，熬枯后去渣，将油再熬至滴水成珠，秤之视前油约七折上下。每净油一斤，下炒黄丹六两收。盖膏蒸一回老一回，嫩则尚可加丹，老则枯而无力，且不能黏也”（《理渝骈文·续增略言》）。强调制膏关键，在于防止膏的“嫩”及“老”。嫩则膏药太软，而黏性过强；老则膏药黏性小，易于脱落。适当的稠度是油熬炼至滴一点于冷水中时，油滴不在水面扩散。并述“膏成后将锅取起，俟稍温，以皮硝一二两，醋炖化，乘热加入，则膏黏，须搅千余遍，愈多愈好，务必令其均匀，然后浸于凉水中数日，以去火毒”（《理瀹骈文·续增略言》）。上述经验值得参考。

（四）其他疗法

吴氏外治除善用膏药外，还善用其他数十种外治疗法。如温热疗法，为将药末等炒热或熨烫患处或穴位。水疗法，系利用药物煎汤浸浴、熏蒸或凉水榻洗。又有黄蜡加热敷贴、净黄泥调水敷、蒜泥敷等等，都有一定疗效，值得后人重视和学习。

【注释】

[1] **清阳膏** 统治四时感冒、风温、温症、热病、温疫、温毒、热毒，一切脏腑火症。薄荷五两，荆芥穗四两，羌活、防风、连翘、牛蒡、天花粉、元参、黄芩、黑山栀、大黄、朴硝各三两，生地、天冬、麦冬、知母、桑皮、地骨皮、黄柏、川郁金、甘遂各二两，丹参、苦参、大贝母、黄连、川芎、白芷、天麻、独活、前胡、柴胡、丹皮、赤芍、当归、秦艽、紫苏、香附、蔓荆子、干葛、升麻、藁本、细辛、桔梗、枳壳、橘红、半夏、胆星、大青、山豆根、山慈菇、杏仁、桃仁、龙胆草、蒲黄、紫草、葶苈、忍冬藤、大戟、芫花、白丑、生甘草、木通、五倍子、猪苓、泽泻、车前子、蒌仁、皂角、石决明、木鳖、蓖麻仁、白芍、生山甲、僵蚕、蝉衣、全蝎、犀角各一两，羚羊角、发团各二两，红花、白术、官桂、蛇蜕、川乌、白附子各五钱，滑石四两。又：生姜（连皮）、葱白（连须）、大蒜头各四两，槐枝（连花用）、柳枝、桑枝（均连叶）、白菊（连根叶）、白凤仙（全株用）各二斤，苍耳草、益母草、马齿苋、诸葛菜

(皆全用)、紫花地丁、芭蕉（无蕉用桑叶)、竹叶、桃枝（连叶)、芙蓉叶各八两，侧柏叶、九节菖蒲二两，以上皆取鲜者，夏秋令方全，内中益母草、地丁、芙蓉叶、凤仙草等，如干者，一斤用四两，半斤用二两。两共用小磨麻油三十五斤（凡干药一斤用油三斤，鲜药一斤用油一斤零）分两起熬枯，去渣，再并熬，俟油成（油宜老)，仍分两起，下丹免火，旺走丹（每净油一斤，用炒丹六七两收)。再下炒铅粉一斤，雄黄、明矾、硼砂、青黛、轻粉、乳香、没药各一两，生石膏八两，牛胶四两（酒蒸化)。俟丹收后，搅至温温，以一滴试之，不爆，方下，再搅千余遍令匀，愈多愈妙。勿炒珠，炒珠无力，且不黏也。以下诸膏，皆照此熬法，如油少，酌加二三斤亦可，凡熬膏总以不老不嫩合用为贵。

[2] 散阴膏　统治伤寒阴症、寒中三阴、阴毒等症。生附子五两，白附子四两，生南星、生半夏、生川乌、生草乌、生麻黄（去节)、生大黄、羌活、苍术各三两，川芎、当归、姜黄、细辛、防风、甘遂、延胡、灵仙、乌药各二两，独活、灵脂、黑丑头、荆芥、三棱、莪术、藁本、赤芍、白芍、紫苏、香附、白芷、青皮、陈皮、秦艽、枳壳、川朴、槟榔、远志、益智、杜仲、牛膝、川断、紫荆皮、桂皮、五加皮、木瓜、吴萸、蛇床子、补骨脂、大茴、巴戟、胡芦巴、巴豆仁、杏仁、桃仁、苏木、红花、草果、良姜、皂角、骨碎补、自然铜、刘寄奴、马鞭草、大戟、商陆、芫花、防己、甘草、木鳖、蓖麻仁、生山甲、蜂房、全蝎、蛇蜕、荜茇、甘松、山奈、黄连、黄柏各一两，发团二两。炒蚕砂二两四钱、干地龙十条。又：生姜、葱白各二斤，韭白、蒜头、桑枝、苍耳草（全）各一斤，凤仙草（全株）约二三斤，槐枝、柳枝、桃枝各八两，干姜、艾叶、侧柏叶各四两，炮姜、菖蒲、胡椒、川椒、白芥子各二两。两共用油三十五斤，分熬丹收，再入松香八两，金陀僧四两，陈壁土、赤石脂（煅）各二两，雄黄、明矾、木香、丁香、降香、乳香、没药、官桂、樟脑、轻粉各一两，牛膝四两，酒蒸化，如清阳膏下法，苏合油一两，搅匀，临用糁香末贴。一方加制硫黄（如遇阴寒重症，临时酌加最稳)。

[3] 金仙膏　一名开郁消积膏。通治风寒暑湿气血痰食六郁五积诸症。苍术五两，白术四两，羌活、川乌、姜黄、生半夏、乌药、川芎、青皮、生大黄各三两，生香附、炒香附、生灵脂、炒灵脂、生延胡、炒延胡、枳实、川连、川朴、当归、灵仙、黑丑头（半生半炒)、巴豆各二两，枯芩、黄柏、生蒲黄、黑栀、郁金、于术、三棱、槟榔、陈皮、山楂、麦芽、神曲、南星、白丑头、苦葶苈、苏梗、藿梗、薄荷、草乌、独活、柴胡、前胡、细辛、白芷、荆芥、防风、连翘、干葛、桔梗、知母、大贝母、甘遂、大戟、芫花、蒌仁、防己、腹皮、花粉、赤芍、白芍、枳壳、茵陈、川楝、木通、泽泻、车前子、猪苓、木瓜、皂角、杏仁、桃仁、苏子、益智、良姜、草果、吴萸、红花、木鳖、蓖麻仁、僵蚕、全蝎、蜈蚣、蝉蜕、生山甲、生甘草各一两，发团二两，滑石四两。又：生姜、葱白、薤白、蒜头、红凤仙、白凤仙（全)、槐枝、柳枝、桑枝各一斤（凤仙干者或用四两)，榆枝、桃枝各八两，均连叶，石菖蒲、莱菔子、干姜各二两，陈佛手、小茴、艾各一两。两药共用油四十斤，分熬丹收，再入松香、生石膏各四两，陈壁土、明矾各二两，雄黄、轻粉、砂仁、白芥子、川椒、木香、檀香、官桂、乳香、没药各一两制，牛胶四两（酒蒸化)，如前下法。或加苏合油，临用加沉麝。

[4] 云台膏　通治外科诸症、一切无名肿毒疔毒。生大黄五两，木鳖仁三两，元参、生地、忍冬藤、生草节、薄荷、土贝母、朴硝各二两，生黄芪、当归各一两六钱，苍术、羌活、独活、防风、连翘、香附、乌药、陈皮、青皮、天花粉、川芎、白芷、山栀、赤芍、杏仁、桃仁、生草乌、生川乌、生南星、生半夏、黄柏、黄连、细辛、五倍子、僵蚕、生山甲、蜈蚣、全蝎、蜂房、黄芩、蝉蜕、蛇蜕、地龙、蟾皮、牡蛎、皂角、红花、火麻仁各一两，发团二两四钱。又：生姜、葱白、蒜头各四两，槐枝、柳枝、桑枝各八两，苍耳草、凤仙草、野紫苏、紫地丁、益母草、石菖蒲二两，川椒一两。两共用油三十斤，分熬丹收。再入铅粉（炒）一斤，松香八两，金陀僧、陈石灰、黄蜡各四两，铜绿、枯矾、生矾、银朱、扫盆粉、明雄、制乳香、制没药、官桂、丁香、樟脑、苏合油各一两。

[5] 行水膏　统治暑湿之邪，与停水不散诸症。苍术五两，生半夏、黄芩、防己、黄柏、苦葶苈、甘遂、大戟、芫花、木通各三两，生白术、龙胆草、羌活、大黄、黑丑头、芒硝、黑山栀、桑皮、泽泻各一

两，川芎、当归、赤芍、黄连、川郁金、苦参、知母、商陆、枳实、连翘、槟榔、郁李仁、腹皮、防风、细辛、杏仁、胆南星、茵陈、白丑头、花粉、苏子、独活、青皮、陈皮、藁本、瓜蒌仁、柴胡、地骨皮、白鲜皮、丹皮、灵仙、旋覆花、生蒲黄、猪苓、牛蒡子、马兜铃、白芷、升麻、川楝子、地肤子、车前子、杜牛膝、香附、莱菔子、土茯苓、川萆薢、生甘草、海藻、昆布、瞿麦、萹蓄、木鳖仁、蓖麻仁、干地龙、土狗、山甲各一两，发团二两，浮萍三两，延胡、厚朴、附子、乌药各五钱，龟板三两，飞滑石四两。又：生姜、韭白、葱白、榆白、桃枝各四两，大蒜头、杨柳枝、槐枝、桑枝各八两，苍耳草、益母草、诸葛菜、车前草、马齿苋、黄花地丁（鲜者）各一斤，凤仙草全株，干者用一两，九节菖蒲、胡椒、白芥子各一两，皂角、赤小豆各二两。两共用油三十斤，分熬丹收。再入铅粉（炒）一斤，松香八两，金陀僧、生石膏各四两，陈壁土、明矾、轻粉各二两，官桂、木香各一两，牛胶四两（酒蒸化，如清阳膏下法）。如外毒拔毒收水，可加黄蜡和用。又龙骨、牡蛎皆收水，亦可酌用。

[6] 硝石散　即犀角地黄、白虎、紫雪诸方加减。

[7] 养心安神膏　治心虚有痰火，不能安神者，亦治胆虚。牛心一个，牛胆一个用小磨麻油三斤，浸熬听用。黄连三两，麦冬、丹参、元参、苦参、郁金、胆南星、黄芩、丹皮、天冬、生地各二两，党参、熟地、生黄芪、于术、酒白芍、当归、贝母、半夏、苦桔梗、陈皮、川芎、柏子仁、连翘、熟枣仁、石斛、远志肉（炒黑）、天花粉、蒲黄、金铃子、地骨皮、淮山药、五味子、枳壳、黄柏、知母、黑山栀、生甘草、木通、泽泻、车前子、红花、官桂、木鳖仁、羚羊角、犀角各一两，生龟板、生龙齿、生龙骨、生牡蛎各二两。又：生姜、竹茹、九节菖蒲各二两，槐枝、柳枝、竹叶、桑枝各一两，百合、鲜菊花各四两，凤仙花一株。两共用油十六斤，分熬去渣，合牛心油饼熬丹收。再入寒水石、金陀僧各四两，芒硝、朱砂、青黛各二两，明矾、赤石脂、煅赭石各一两，牛胶四两。

[8] 清肺膏　治一切咳喘等症属肺热者。生黄芩三两，薄荷、桑白皮、地骨皮、知母、贝母、天冬、麦冬、连翘、苏子、花粉、葶苈、芫花各二两，桔梗、橘红、郁金、香附、荆芥、枳壳、牛子、山豆根、瓜蒌、旋覆花、杏仁、川芎、白芷、马兜铃、前胡、蒲黄、防风、苏梗、青皮、胆星、防己、射干、白前、槟榔、白丑头、款冬花、五倍子、元参、生地、生甘草、忍冬藤、归尾、白芍、赤芍、丹皮、木通、车前子、枳实、黄连、黄柏、黑栀、白及、白蔹、大黄、芒硝、木鳖仁、蓖麻仁、山甲各一两，滑石四两。又：生姜、葱白各二两，冬桑叶、白菊花、槐枝、柳枝、桑枝各八两，枇杷叶四两，竹叶、柏叶、橘叶各二两，凤仙、百合、莱菔子各一两，花椒、乌梅各五钱。两共用油二十斤，分熬丹收。再入生石膏四两，青黛、海石、蛤粉、硼砂、明矾、轻粉各一两，牛胶四两。

[9] 滋阴壮水膏　治男子阴虚火旺，妇人骨蒸潮热诸症。生龟板一斤，用小磨麻油三斤，浸熬去渣听用，或下黄丹亦可。元参四两，生地、天冬各三两，丹参、熟地、萸肉、黄柏、知母、麦冬、当归、白芍、丹皮、地骨皮各二两，党参、白术、生黄芪、川芎、柴胡、连翘、桑白皮、杜仲、牛膝、薄荷、郁金、羌活、防风、香附、蒲黄、秦艽、枳壳、杏仁、贝母、青皮、橘皮、半夏、胆星、荆芥、桔梗、天花粉、远志肉（炒）、女贞子、柏子仁、熟杏仁、紫菀、菟丝饼、石斛、山药、续断、巴戟、黑山栀、茜草、红花、黄芩、黄连、泽泻、车前子、木通、甘遂、大戟、大黄、五味子、五倍子、金樱子、炒延胡、炒灵脂、生甘草、木鳖仁、蓖麻仁、炮山甲、羚羊角、犀角、生龙骨、生牡蛎、吴萸各一两，飞滑石四两。又：生姜、干姜（炒）各一两，葱白、韭白、蒜头各二两，槐枝、柳枝、桑枝、枸杞根、冬青枝各八两，凤仙草、旱莲草、益母草各一株，桑叶、白菊花、侧柏叶各四两，菖蒲、小茴香、川椒各一两，发团二两。两共用油二十四斤，分熬去渣，合龟板油并熬丹收，再加铅粉（炒）一斤，生石膏四两，青黛、轻粉各一两，磁石（醋煅）二两，官桂、砂仁、木香各一两，牛胶四两，朱砂五钱。

[10] 健脾膏　治脾阳不运，饮食不化，或噎塞饱闷，或泄痢腹痛，或湿痰水肿、黄疸、臌胀、积聚等症。牛精肉一斤，牛肚四两，用麻油三斤浸熬听用。苍术四两，白术、川乌各三两，益智、姜半夏、南星、当归、川朴、陈皮、乌药、姜黄、甘草（半生半炙）、枳实各二两，黄芪、党参、川芎、白芍、赤芍、

羌活、白芷、细辛、防风、香附、灵脂、苏梗、苏子、延胡、山楂、麦芽、神曲、木瓜、青皮、槟榔、枳壳、桔梗、灵仙、腹皮、醋三棱、醋莪术、杏仁、柴胡、升麻、远志、吴萸、五味、草蔻仁、肉蔻仁、巴戟、补骨脂、良姜、荜茇、大茴、红花、川连、黄芩、大黄、甘遂、苦葶苈、大戟、巴仁、黑丑头、茵陈、木通、泽泻、车前子、皂角、木鳖仁、蓖麻仁、全蝎、炮山甲、白附子、附子各一两，滑石四两。又：生姜、薤白、韭白、葱白、蒜头各四两，鲜槐枝、柳枝、桑枝各八两，莱菔子、干姜、川椒各二两，石菖蒲、艾、白芥子、胡椒、佛手（干）各一两，凤仙草全株，枣七枚。两共用油二十二斤，分熬丹收。再入官桂、木香、丁香、砂仁、檀香各一两，牛膝四两。

[11] 扶阳益火膏　治元阳衰耗，脾胃寒冷诸症。生鹿角屑一斤，高丽参四两，用油三四斤，先熬枯，去渣听用，或用黄丹收亦可。生附子四两，川乌、天雄各三两，白附子、益智、苍术、桂枝、生半夏、补骨脂、吴茱萸、巴戟肉、胡芦巴、肉苁蓉各二两，党参、白术、黄芪、熟地、川芎、酒当归、酒白芍、山萸肉、山药、仙茅、蛇床子、菟丝、陈皮、南星、细辛、覆盆子、羌活、独活、白芷、防风、草乌、肉蔻仁、草蔻、远志、荜澄茄、炙甘草、砂仁、厚朴、杏仁、香附、乌药、良姜、黑丑、杜仲、川断、牛膝（炒）、延胡（炒），灵脂（炒）、秦皮（炒）、五味子、五倍子、诃子肉、草果仁、大茴、红花、川萆薢、车前子、狗脊、金樱子、甘遂、黄连、黄芩、木鳖仁、火麻仁、龙骨、牡蛎、山甲各一两，炒蚕砂三两，发团一两六钱。又：生姜、蒜头、川椒、韭、葱子、棉花子、核桃仁、艾各四两，凤仙、干姜、炮姜、白芥子、胡椒、石菖蒲、木瓜、乌梅各一两，槐枝、柳枝、桑枝各八两。

石芾南

一、生平和著作

石芾南，字寿棠，又字湛棠，江苏涟水县人。生活于清道光元年至咸丰十一年（公元1821—1861年）。其家七世事医，石氏早年朝儒夕医，历数十寒暑如一日。他才识既高、学术并茂，“欲因病之原，探医之原，并探其原中之原”（《医原·张星亘序》），故著《医原》二十篇。书中燥湿理论、用药要旨等论述，尤为精深独到。

二、学术思想

石氏《医原》有《百病提纲论》与《用药大要论》，分析了燥湿两气致病及其治疗，论述了药物之刚柔、药性之开合、用药之寓意等内容与临床经验。

（一）论燥湿致病与治疗

1. 燥湿赅六气论

石氏认为“阴阳之气，燥湿之气也。乾金为天，天气主燥；坤土为地，地气主湿。乾得坤之阴爻成离，火就燥也；坤得乾之阳爻成坎，水流湿也。乾坤化为坎离，故燥湿为先天之体，水火为后天之因。水火即燥湿所变，而燥湿又因寒热而化。水气寒，火气热，寒搏则燥生，热烁则燥成；热蒸则湿动，寒郁则湿凝。是寒热皆能化为燥湿”（《医原·百病提纲论》）。具体说明了燥湿两气都可由寒热所化，并有寒热之分。

外感有风寒暑湿燥火六气，六气之中风居于首，寒暑燥湿居于中，火居于终。故“风居乎始者，风固燥湿二气所由动也；寒暑居乎中者，寒暑固燥湿二气所由变也；火居乎终者，火由燥湿二气所由化也”（《医原·百病提纲论》）。其理由为，风者外阳内阴，故为阳邪。由于风善动数变而无定体，因此“东方湿气动必雨，故曰湿风；西方燥气动必旱，故曰燥风；南方暑气动必热而湿，故曰暑风；北方寒气动必冷而燥，故曰寒风。东南之风，湿兼暑也；东北之风，湿兼寒也；西南之风，燥兼火也；西北之风，燥兼寒也”（《医原·百病提纲论》）。若动之得中，人物因之以生；动之太过，人物则感之而病。皆因燥微则物畅其机，燥甚则物即干萎，湿微则物受其滋，湿甚则物被其腐，物类如此，人可知矣。故曰：风皆燥湿二气所动。

寒本燥所生，而火又由燥所成。夏月炎暑司机，物见风日，则津汁渐干，人出汗多，则津液渐耗。故“经曰：燥胜则干”（《素问·阴阳应象大论》），因而火胜则成为燥。秋冬寒凉司令，在草木则枯萎，在人则手足皴裂，两者皆受寒燥之气盘结。寒冰外凝而燥火内济，故寒燥之病，易化为燥热，“经谓：伤寒为热病，盖寒则燥，燥则热，理相应也”（《医原·百病提纲论》）。若冬月阳不潜藏，地湿不收，则寒又必夹湿，所以冬得秋病，如病疟、病痢、病温者，皆兼乎湿邪耳。

暑即湿热两气互酿为害，而化为燥。但须为湿多或热多，偏于湿者化燥缓，偏于热者化燥急。若纯热无湿则又为中暍之暑燥。因此，寒暑皆燥湿二气所变。

至于火，藏于金木水土之中，动之则出，是燥湿二气所归宿。故肺与心动为燥火，若湿与热蒸又为湿火。肝动为燥火，若湿与热蒸又为湿火。肾火为水中之火，水亏火旺化为燥火，若湿与热蒸又为湿火。脾属土，故脾火多为湿火，湿火伤及脾阴，又化为燥火。所以燥、湿二气终归火化。石氏还阐发燥湿二气，每因时、因地、因人而殊。同一燥或湿，随四季晴雨之不同而变易。如“久旱则燥气胜；干热干冷，则燥气亦胜。在春为风燥；在夏为暑燥；在秋为凉燥；在冬为寒燥。久雨则湿气胜，地气不收，溽暑阴冷，则湿气亦胜，在春为风湿；在夏与初秋为暑湿；在深秋与冬为寒湿”（《医原·百病提纲论》）。同一燥或湿，随西北东南高下之势而迥殊。如“西北地高燥气胜，东南地卑湿气胜”（《医原·百病提纲论》）。同一燥或湿，随人体阴阳之虚衰而异其病。如“阴虚体质，最易化燥，燥固为燥，即湿亦化为燥。阳虚体质，最易化湿，湿固为湿，即燥亦必夹湿”（《医原·百病提纲论》）。

以上所言，燥湿虽为寒热所化，但可因时间、地域和人的体质而表现各种不同的情况。石氏认为，风火寒暑统由燥湿二气之动、之变、之化而生，故燥湿可赅风火寒暑，也即风火寒暑山栀四气都能与燥湿相兼为病，虽然他以燥湿为“百病之提纲”，与一般的论述有所不同，但其见解确有独特之处。

2. 燥湿之病证

燥湿可赅六气，故外感百病无不兼挟燥湿二气。石氏列举风温、春温诸种病症，进一步说明燥湿与风寒暑火之关系。如“春温，寒化燥而夹湿。风温，风化燥。温热暑温，湿热交合为病，而偏于热。湿温，湿热交合而为病，而偏于湿。温疫，病如役扰，乃浊土中湿热郁蒸之气，而化燥最速。伏暑，乃暑湿交合之邪，伏于募原，待凉燥而后激发。疟疾，有暑湿合邪，伏于募原；有风寒逼暑，入于营舍，亦皆待二凉燥而后激发。霍乱，有伤于暑燥；有伤于寒燥；有伤于暑湿；有伤于寒湿；有燥夹湿；湿化燥，相因而为病”（《医原·百病提纲论》）。寿棠不仅认为外感百病不离燥湿，而内伤杂病亦与燥湿二气的异常有密切关系。

如认为："内伤千变万化，而推致病之由，亦只此燥湿两端，外感者实也，虽虚而必先实；内伤者虚也，虽实而必先虚"（《医原·百病提纲论》）。如阳气虚则蒸运无力而成内湿；阴血虚则营养无资而成内燥；思虑过度则气结，气结则枢转不灵而成内湿；气结则血亦结，血结则营运不周而成内燥。且阴阳互根，气血同源，故阳虚甚者，阴亦必虚；气虚甚者，血亦必虚。往往始以病湿，继则湿又化燥。阴虚甚者，阳亦必虚；血虚甚者，气亦必虚。往往始也病燥，继则燥又夹湿。以上内容，详细论述了内伤燥湿之根源。

以燥湿联系五脏，"内燥则起于肺、胃、肾。胃为重，肾为尤重。盖肺为敷布精液之源，胃为生化精液之本，肾又为敷布生化之根柢。内湿则起于肺、脾、肾。脾为重，肾为尤重。盖肺为通调水津之源，脾为散输水津之本，肾又为通调散输之枢纽"（《医原·百病提纲论》）。要之，五脏之中，肺、胃、脾和肾为内伤燥湿之根本。

凡内伤之湿，或由阳虚而蒸运无力；或由气结而枢转不利所致。内伤之燥，或由阴虚而营养无资；或由血结而营运不周所成。如上所述，燥多责之于肺、胃、肾。湿多责之于肺、脾、肾，但肺之敷布津液、胃之化生津液；肺之通调水津、脾之散输水津，皆以肾为根柢。故内伤之燥与湿，于肾更为重要。

3. 燥湿之治法

燥湿既有外感内伤之分，故治法亦有所异。治外感燥湿之邪，"使邪早有出路而已"，所谓出路，即指肺、胃、膀胱的通调疏泄作用。盖邪从汗解为外解，邪从二便解亦为外解。故治宜"轻开所阻肺气之邪，佐以流利胃肠气机，兼通膀胱气化"（《医原·百病提纲论》）。如燥邪以辛润开之；湿邪以辛淡开之。燥兼寒者，以辛温润开之；燥兼热者，以辛凉轻剂开之。湿兼寒者，以辛温淡开之；湿兼热者，以辛凉淡开之。燥化热者，以辛凉重剂开之；湿化热者，以辛苦通降开之。燥为湿郁者，辛润之中，参苦辛淡以化湿；湿为燥郁者，辛淡之中，参辛润以解燥。燥扰神明者，以辛凉轻虚开之；湿昏神志者，以辛苦清淡开之。燥邪所致者，大肠多有结粪，必咸以软之，润以通之；湿邪所致者，大便多似败酱，必缓其药力，以推荡之，或用丸药以磨化之。燥伤津液者，以润滑之品，增液以通之；湿阻气机者，以辛苦之味，开化以行之。

因此，外感燥湿之邪，无论为燥为湿，在表在里，以均使其"外解"为原则，在表者汗以开之，在里者利以开之，汗利皆能使邪外解。但分辨其兼夹与兼化之不同而用法有别。内伤燥湿之邪，"化湿犹自外来，化燥则从内涸"（《医原·百病提纲论》）。若因燥化湿者，仍当以治燥为本，而治湿兼之；由湿化燥者，即当以治湿为本，而治燥兼之。因病有燥湿，药有燥润，病有纯杂，方有变通，治法自有标本先后之分。

石氏对燥湿理论的阐发，探原立论，颇多创见，不仅在燥湿理论上有所阐发，而且在临床实践上也有一定参考价值。

三、医学实践

（一）用药须辨体质刚柔。

石氏用药治病，颇有心得。其引《易经》"立天之道，曰阴与阳；立地之道，曰柔与刚”（《周易·说卦》）的原理，认为草木虽微，其气味也有阴阳之分，药物体质亦有刚柔之别。古人论药性多言气味，少言体质，因地之刚柔，即天之阴阳所化，故言阴阳而刚柔即在其中。在其论中曾谓：“病有燥湿，药有燥润。凡体质柔软，有汁有油者皆润；体质干脆，无汁无油者皆燥”（《医原·用药大要论》）。然而，润有辛润、温润、平润、凉润、寒润之殊；燥有辛燥、温燥、热燥、平燥、凉燥、寒燥之异。又有微润、甚润、微燥、甚燥之不同，大抵润药得春秋冬三气者多，得夏气者少；燥药得夏秋冬三气者多，得春气者少。润药得地气多，故能治燥；燥药得天气多，故能治湿。而药物之性未有不偏者，以偏救偏，故名曰药。试举其大略言之。

1. 润药

（1）辛润之药　杏仁、牛蒡、桔梗、葛根、细辛、前胡、防风、青蒿、紫菀、百部、当归、川芎、桃仁、红花、茺蔚子、白芷、鲜石菖蒲、远志、鲜郁金、蜀漆、僵蚕、芥子、莱菔子、苏子、薤白、生姜、豆豉、葱白、芹菜汁、韭汁之类。

（2）温润之药　党参、高丽参、黄芪、甜冬术、苁蓉、枸杞、山萸、菟丝、芦巴、巴戟天、桑椹、金樱子、五味子、桂圆、大枣、胡桃、鹿茸、鹿角、羊肾、海参、淡菜、紫河车之类。大抵温润一类，气温，得天气多；质润，得地气多。受气比它类较全，且味多带甘，秉土之正味，治阴阳两虚者，颇为合拍。

（3）平润之药　南北沙参、东洋参、熟地、首乌、芍药、玉竹、百合、沙苑、柏子仁、酸枣仁、甜杏仁、冬瓜仁、麻仁、亚麻仁、黑芝麻、乌梅、蜂蜜、饴糖、阿胶、燕窝、猪肤、鸭肠、人乳之类。

（4）凉润之药　干地黄、元参、天麦冬、西洋参、鲜石斛、女贞子、银花、菊花、鲜桑叶、蒲公英、知母、荷叶、竹沥、竹茹、竹叶、淡竹叶、芦根、白茅根、怀牛膝、川贝母、枇杷叶、瓜蒌、花粉、海藻、昆布、柿霜、紫草、白薇、梨汁、蔗汁、荸荠汁、露水、龟板、鳖甲、牡蛎、决明、文蛤、海浮石、童便之类。

（5）寒润之药　石膏、鲜生地、犀角、羚羊角、蚌水、猪胆汁之类。

2. 燥药

（1）辛燥之药　羌活、独活、苏叶、荆芥、薄荷、藿香、佩兰、香竹茹、木香、香附、麻黄、桂枝、牵牛、芫花之类。

（2）湿燥之药　苍术、厚朴、半夏（半夏虽燥其汁尚滑）、南星、蔻仁、砂仁、益智仁、破故纸、山楂、青陈皮、槟榔之类。

（3）燥热之药　附子、肉桂、干姜（肉桂、桂枝、干姜，质虽微润，究竟气厚）、炮姜、吴萸、椒目之类。

（4）平燥之药　茯苓、琥珀、通草、苡仁、扁豆、山药（体微燥而精尚多）、甘草、神曲、炒谷芽、猪苓、泽泻、川牛膝、萆薢、茵陈、防己、豆卷、蚕砂、车前子、海金沙（车前子精汁颇多，但其性走泄。海金沙质微燥，二者在利水药中，尚不甚伤阴）之类。

（5）凉燥之药　连翘、栀子、霜桑叶、丹皮、地骨皮、钗石斛、滑石、寒水石、柴胡、升麻、蝉蜕、钩藤、槐米、枳壳、枳实、葶苈子之类。

（6）寒燥之药　黄连、黄芩、黄柏、木通、苦参、金铃子、龙胆草、大黄、玄明粉、大戟、甘遂之类。

本草体质大略如此。要之，凡体质柔软，有汁有油者皆柔润；体质干脆，无汁无油者皆刚燥。以上药物体质之论，石氏颇多创见，可供研究本草所重视。

（二）用药须辨药性开合

用药既要详审其体质，又须辨别其气味。“大抵气薄者，多升多开；味厚者多降多合。辛甘发散为阳，主升；酸苦涌泄为阴，主降。温者多开，寒者多合；泻者多开，补者多合；辛苦辛酸之味多开，酸咸之味多合。辛能散能润，又能通津行水；苦能燥能坚，又能破泄。酸能收之，咸能软之，又能凝之。甘得土之正味，同开则开，同合则合，缓中之力独多，淡得天之全气（淡薄无味象天，寓有清肃之燥气，故功耑渗湿），上升于天，下降于泉，渗湿之功独胜”（《医原·用药大要论》）。如龟板、鳖甲诸品，禀乾刚之气，得坎水之精，体刚质柔，味咸而淡，能攻坚软坚，能燥湿清热，能滋阴潜阳，一药三用。阴虚挟虚热者，血燥结块者，用之尤宜。独有草木受气多偏，味难纯一，故一药多兼数味，或先苦后辛后甘，或先甘后辛后苦，总以味偏胜者为主。味居后者为真。

总之，药性具四气五味，而其性能总的表现不外乎开合，大抵气薄者多开，味厚者多合；气温者多开，气寒者多合；泻者多开，补者多合，味甘缓中则能多开多合。然而，仍须参合为用，不能执一不变。

（三）用药之法须知用意

石氏认为：“医者意也，以意治病，是最上乘，不得已而用药，已落二乘。然无情之药，以有知之意用之则灵。古法用药如用兵，用兵有战有守、有奇有正，用药亦然。”他还指出“六气之中，寒湿偏于合，燥火偏于开。风无定体，兼寒湿则合；兼燥火则开。暑有热有湿，偏于热者多开；偏于湿者多合。用药治病，开必少佐以合，合必少佐以开；升必少佐以降，降必少佐以升；或正佐以成辅助之功，或反佐以作向导之用”（《医原·用药大要论》）。故燥病治以润，不妨佐以微苦，以微苦属火，火能胜金也。湿病治以燥，不如治以淡，以淡味得天之燥气，功耑渗湿也。更有病纯者药纯，病杂者药杂（如泻心黄连诸汤）。有病虽杂而出于一源，则立方要耑主；有病虽纯而夹以他病，则立方要有变通。燥病须防其夹湿，湿病须防其化燥。故表里寒热虚实，固当分明；标本先后轻重，尤宜权变。

至于剂型，亦宜审证用意。燥病当用膏滋，湿病当用丸散。燥病夹湿，润药用炒，或用水丸；湿病化燥，燥药用蒸，或用蜜丸。欲其速行，则用汤药，取汤以荡之之义；欲缓化，则用丸药，取丸以缓之之义。

至于煎法，亦须论病用意，如阴液大亏，又夹痰涎，则浊药轻煎，取其流行不滞（如地黄饮子）；如热在上焦，法宜轻荡，则重药轻泡，取其不犯下焦（如大黄黄连泻心汤）；如上热下寒，则寒药淡煎，温药浓煎，取其上下不碍（如附子泻心汤，大黄、黄连、黄芩以开水渍泡去渣，混入浓煎之附子汁中）。或先煎以厚其汁，或后煎以取其气，或先煎取其味厚而缓行，或后煎取其气薄而先至（如大承气汤先煎大黄、枳实、厚朴，后下芒硝）。欲其速下，取急流水；欲其缓中，用甘澜水。欲其上升外达，用武火；欲其下降内行，用文火。或药后啜薄粥，助药力以其汗；或先食后药，助药性之上升。

种种治法，必须随宜选用，如属燥病，宜辨是寒燥或燥热，寒燥当用辛润、温润药；燥热当用凉润、寒润药。于立法遣药之际，要观其已往，治其现在，顾其将来，加意用药，自能功效显著。反之则适足致害。

综上所述，用药首先要辨其体质之刚柔，刚者燥，柔者润，润者有辛、温、平、凉、寒之殊；燥者有辛、温、热、平、凉、寒之异。药性具有四气五味，其性能表现不外乎开合，然不能据守一法，而当参合为用，灵活权变。石氏的用药大要，对临证施治有启迪作用。

唐宗海

一、生平和著作

唐宗海，字容川，四川彭县人。生活于清道光二十五年至光绪二十三年（公元1846—1897年）。唐氏自幼天资聪敏，勤奋好学，为诸生时已名闻三蜀，门弟子常数十人。光绪15年（公元1889年）举进士，授礼部主事。曾任广西来宾知县。唐氏一生除读书为官外，兼攻岐黄，他虽涉足仕途，但真正的成就是在医学方面。唐氏父亲体弱多病，其感为人子不可不知医，于是“早岁即习方书，有恙辄调治之”（《血证论·自叙》），后来其父罹血证，先吐血，后下血，延六年而卒。唐氏痛感“悟道不早”。自此遍览方书，钻研典籍，专攻血证。他的治学主张是“好古而不迷信古人，博学而能取长舍短”（《血证论·自叙》）。他十分重视临床实践，每遇一证，务必从实效出发。悟出切实之理，力求理足方效。其时，西方医学已广泛传入中国，唐氏为维护和发展祖国医药学，率先提出“中西汇通”，力图寻找中西医学术之间的汇通途径。

唐氏的著作有《中西汇通医书五种》，内函《中西汇通医经精义》《血证论》《伤寒论浅注补正》《金匮要略浅注补正》《本草问答》，此外有《医易通说》《医学见能》和《痢症三字诀》等。

《中西汇通医经精义》是从中西医两个理论领域注释《内经》的有关内容。该书成于1892年，全书二卷。作者试图将其中、西医之间原理一致的内容，互相训解，直接“汇通”另一方面将西医的解剖学与中医气化理论互相结合，说明人的生理功能与病理性质，以之“取长补短”。这种学说对于后世影响很大。如谢利恒曾经赞扬道：“能参西而崇中，不得新而忘旧，且于数十年前，早知中西汇通为今后医家之大业，不可不谓吾道中之先知先觉也”（《中国医学源流论》）。

《血证论》成书于公元1884年，全书8卷，是在总结前人经验和理论的基础上，结合自己的实践，专论血证之医书。在其阴阳水火气血论中，强调水、火、气、血互相维系的作用和变化；在血证的病机方面，重视脏腑的不同特性和症状；血证的治疗，提出止血、消瘀、宁血、补血为治血四大纲；在方药的选择中，注重辨证论治。

《伤寒论浅注补正》成书于公元1894年，全书七卷，是在陈修园《伤寒论浅注》的基础上进行补正。故有此书名。其内容特点有二：其一，明确三焦实质，常用三焦之生理、病理来解释伤寒诸证的病机和症状；其二，结合西医理论注释《伤寒论》。

《金匮要略浅注补正》成书于公元1893年，全书九卷，是对陈修园《金匮要略浅注》的补充和订正，以《内经》和仲景理论为基础，结合西医学进行解释贯通，以阐明其精义。为中西汇通注释《金匮要略》之开端。

《本草问答》成书于公元1893年，全书共三卷，属问答体，参照西药的理性原理讨论中药的性味、归经、相制相畏等理论，是较早对中药参照西法进行研究的药学专著。

二、学术思想

唐氏在前人学说的启示下，在长期的临床实践中，对血证进行了深入的研究，积累了丰富的经验，其独到的见解，对后世影响颇大。

（一）火、水、气、血关系论

唐氏以阴阳学说为理论基础，认为人体整个生理活动是阴阳两气不断运动的结果，他指出："人之一身不外阴阳，而阴阳二字，即是水火。水火二字，即是气血。水即化气，火即化血"（《血证论·阴阳水火气血论》）。以此为纲，对水火气血的相互资生进行了论述。

1. 气的生化

对于气的生化与作用，唐氏受《易经》理论的启发，认为水能化气，气来源于水，他以"气著于物，复还为水"（《血证论·阴阳水火气血论》），说明气能凝结成水，水亦能化解为气。以"《易》之坎卦，一阳生于水中"（《血证论·阴阳水火气血论》），认为水是生气的根源。对于人体气的生化，又说："人身之气，生于脐下丹田气海之中"。因为脐下是肾与膀胱所主，乃"水所归宿之地"，所以有"气生于肾水"之说。但是，肾中之水不能自化为气，必须依赖鼻吸入天地间的阳气，"从肺管引心火下于脐之下，蒸其水"（《血证论·阴阳水火气血论》），才能使水化为气。

在生理上，唐氏认为，气生之后，"随太阳经脉为布护于外"而起卫外为固的作用，上交于肺而维持人体的正常呼吸，内贯脏腑，则"五脏六腑息以相吹"，人体的一切生理活动，均赖气以维持。再则从气与水的关系来说，"气生于水，即能化水"，二者之间互相转化，互相依存。气挟水阴达于皮毛则为汗；气载水阴升腾于肺则为津；气化于下，则水道通而为溺、汗，津、溺、汗都是气化的具体表现，"气之所致，水亦无不至焉"（《血证论·阴阳水火气血论》）。

病理上，唐氏论述水气的病理变化时认为"水化于气，亦能病气"，即一旦水的通调发生紊乱，亦能影响到气的功能，产生疾病。他指出："设水停不化，外则太阳之气不达，而汗不得出，内则津液不生，痰饮变动。"同时气固然生于水，而气病也足以影响水液的输化，"肺之制节不行，气不得降，因而癃闭滑数"。又如肾中阳气不能镇水，亦为饮为泻等等，不一而足。

总之，水病可致气病，气病亦可导致水病。所以唐氏说"病水而即病气"，"病气即病水"。从这个意义上说，"水即水也"，"水即气也"，故提出"气与水本属一家，治气即是治水，治水即是治气"的观点。

2. 血的生化

《黄帝内经》有“中焦受气取汁，变化而赤是谓血”，以及“心主血”之论。唐氏认为，生血的物质来源于脾，变化为赤的过程在于心，因为“血色，火赤之色也，火者心之所主”，火为阳而生血之阴，所以唐氏强调血的生化在于心脾二脏。他说：“食气入胃，脾经化汁，上奉心火，心火得之，变化而赤，是之谓血”（《血证论·阴阳水火气血论》）。

根据水火相济，阴阳平衡的道理，唐氏认为血的生化赖心火，而心火亦须依赖阴血的涵养，炎而不亢，才能正常发挥血的生理功能。他说：“火为阳而生血之阴，即赖阴血以养火，故火不上炎，而血液下注，内藏于肝，寄居血海，由冲、任、带脉行达周身，以温养肢体。男子则血之转输无从觇验，女子则血之转输月事时下。血下注于血海之中，心火随之下济，故血盛而火不亢烈，是以男子无病而女子受胎也”（《血证论·阴阳水火气血论》）。

在病理方面，火与血之间可以互相影响。生理之火，固然可以化生血液，但火旺或火衰，亦能危害血液的生化，他所说的“火化太过，反失其化”，“火化不及而血不能生”，就是指病理之火所造成的血病。反之，血病又可以累及火病。如血液虚少，肝失所藏，木旺动火，使生理之火变成病理之邪火，即血不足而火上炎。可见火病可致血病，血病也可造成火病。故唐氏指出：“血与火原一家，知此乃可言调血矣”（《血证论·阴阳水火气血论》）。

3. 水火气血的相互关系

水火、气血是两对不同属性的物质。唐氏曰：“在下焦，则血海膀胱同居一地；在上焦，则肺主水道，心主血脉，又并域而居……一阴一阳互相维系”（《血证论·阴阳水火气血论》）。这说明气与血，水与火互相依存，互相为用。他又说：“运血者即是气，守气者即是血。”又“气为血之帅，血随之而运行；血为气之守，气得之而静谧”（《血证论·吐血》）。这又指出气血之间是不可分离的。血的运行，必须依赖气的统帅，而气的宁谧，又必须依靠血的濡润，二者之间，互相维系，才能发挥其生理功能。反之，如血离开气，或气离开血，气血关系失调，就会产生病理上的互相影响。如气不运血，则成瘀血；气失血之濡润，则为躁气或浮气。所以唐氏说：“气结则血凝”，又说“血病则累气”，“阴分之血液不足则津液不下而病气”（《血证论·阴阳水火气血论》）。然“水即化气”，“火即化血”，气与血的关系，还可以表现在水与血，火与气方面。唐氏认为，“气盛即为火盛”，“血虚即是水虚”，“气分之水阴不足，则阳气乘阴而干血”，进而导致“水病累血”。另一方面，又认为血病亦可累水而致水病。临床有血病兼水者，如“吐血、咳血必兼痰饮”，“失血家往往水肿，瘀血化水，亦发水肿”（《血证论·阴阳水火气血论》）。

总之，水火、气血存在的形式虽然不同，但属于一个整体的两个方面，合则为一，分则为二，紧密依存，互资互用，必须“深明此理，而后治血理气，调阴和阳”，才可左右逢源。

唐氏在论述水火气血的生化及维持其正常生理功能的过程中，特别强调脾的枢纽作用，他说：“血生于心火而藏于肝，气生于肾水而上主于肺，其间运上下者脾也。水火二脏皆系先天，人之初胎，以先天生后天，人之既育，以后天生先天，故水火两脏全赖于脾”。所以，他指出：“治血者必以脾为主，乃为有要”。“凡治气者，亦必知以脾为主，而后有得也”（《血证论·阴阳水火气血论》）。

（二）血证的病机

唐氏在《血证论》中指出：平人血液，畅行脉络，是谓循经，一旦血不循经，溢出于外，即为血证。常见之血证可表现为两种情况：其一是血液溢于体外；其二是血液内溢积于脏腑、经络、腠理。前者如吐血、衄血等，后者如各种瘀血、蓄血等。血证的病因、病机十分复杂，现据唐氏所述，可归纳为四个方面。

1. 气机冲逆，血随上溢

气为血帅，气机冲和则血循常道，畅流全身。气机冲逆，“气迫则血走”（《血证论·吐血》），血离常道，随气上溢而为吐血、呕血、咳血等证。

（1）吐血 唐氏认为吐血之症，尽管来路不一，而“实则胃主之也”，他说：凡人吐食“皆胃之咎，血虽非胃所主，然同是吐证，安得不责之于胃”，“阳明之气，下行为顺”，吐血的病机主要是胃“失其下行之令”，血随气逆所致，而胃气之所以上逆者，与邪气壅实及冲脉之气失调有关。他说：“试思人身之血，本自潜藏，今乃大反其常，有翻天覆地之象，非实邪与之战斗，血从何而吐出哉。所以逆上者，以其气实故也。”说明邪盛气实，迫血妄行，是吐血一证的主要病机。唐氏又说：“血之归宿，在于血海，冲为血海，其脉丽于阳明，未有冲气不逆上，而血逆上者也”（《血证论·吐血》）。

（2）呕血 唐氏认为，呕血与吐血虽然“同是血出口中”，“吐血者……血出无声”，“其病在于胃”，病情较轻。“呕血者，血出有声”，“其病在于肝”，病情较重。呕血“乃因肝胆火旺，疏泄失常，气机逆乱”，“清气遏而不升，浊气逆而不降”，横逆犯胃所致（《血证论·呕血》）。

（3）咳血 唐氏认为，“肺主气、咳者气病也，故咳血属之于肺”，其病变的原因有虚实两种，实证多因外感风邪，皮毛固闭，肺气不得达于肤表，其气反而内壅，“牵动胸背脉络之血随咳而出”，或胃火上炎，或肝经怒火逆上侮肺，或“热邪激动水气，水上冲肺”所致。虚证多责之于“阴虚火动，肺中被刑，金失清肃下降之令，其气上逆”所致。除此，“亦有一二属肺经虚寒者”（《血证论·咳血》）。然而，不论虚实，大都离不开肺失清肃，气机上逆这一主要病机。

2. 脾失统摄，血无归附

脾有统摄血液在经脉之中流行，防止血溢出脉外的功能。五脏六腑之血，全赖脾气之统摄。唐氏指出“脾能统主五脏，而为阴之守也。其气上输心肺，下达肝肾，外灌溉四旁，充溢肌肉，所谓居中央畅四方者如是。血即随之运行不息，所谓脾统血者亦即如是”（《血证论·唾血》）。故血之运行上下全赖脾气，若饮食、劳倦、思虑伤脾，脾气虚损，血失统摄，则可以上下溢出，而变生各种出血病证。例如，脾不摄血而唾血，脾不统血而崩中，脾虚“中宫不守，血无所摄而下”（《血证论·便血》）则远血。此外，吐血、衄血等证，因脾虚不能统摄所致者，亦不少见。

3. 火热炽盛，逼血妄行

唐氏认为“血之为物，热则行”（《血证论·吐血》），热伤阳络则衄血；热伤阴络则下血；阳明燥热所致，则鼻衄；肝胆三焦相火内动，挟血妄行，则耳衄；胃火上炎，血随火动，则齿衄；心火亢盛，血为热逼而渗出，则舌衄；心经火旺，血脉不得安静，因而带出血丝，则咯血；心肺火盛，逼血从毛孔中出，则为血箭；心经遗热于小肠，则尿血等等，此皆火热内盛，逼血妄行所致。

4. 瘀血阻络，血行失常

唐氏认为，凡离经气血停留体内，不论色黑成块或清血、鲜血都是瘀血。其“与荣养周身之血已睽绝而不合”（《血证论·瘀血》），不但阻碍新血之化机，而且可成为血证之因，导致出血不止，或再次出血。唐氏说：“经隧之中，既有瘀血踞住，则新血不能安行无恙，终必妄走而吐溢矣”（《血证论·吐血》）即是此意。此外，他还指出，凡有所瘀，莫不壅塞气道，阻滞生机，久则变为骨蒸、干血、痨瘵等证。可见唐氏十分重视瘀血之为病。

综上所述，唐氏认为血证的病机主要是气机冲逆，脾失统摄、血热妄行、瘀血内阻四个方面。同时，他还认为血证与脏腑密切相关，如吐血主病在胃，呕血主病在肝，咯血主病在肾，唾血主病在脾，咳血主病在肺。有一脏为病，而不兼别脏之病者；亦有一脏为病，而兼别脏之病者，临证必须结合脏腑辨证，综合分析。他指出“脏腑之性情部位，各有不同，而主病亦异。治杂病者宜知之，治血证者亦宜知之。临证处方，分经用药，斯不致南辕北辙耳”（《血证论·脏腑病机论》）。

三、医学实践

（一）血证的治疗

唐氏在理论上对血证有较多的见解，在临床治疗中也积累了不少心得和经验方药，这些都很值得我们参考和借鉴。

1. 治疗原则

唐氏认为血证是阴阳水火气血失调所致的一种病证，所以治疗自以调其气血，和其阴阳，补其不足，损其有余，制亢阳之焰张，救水阴之将涸为基本法则。其中尤重调气，他认为，“血之所以不安者，皆由气之不安故也”（《血证论·脏腑病机论》）。大凡气逆者，以降逆为主，他说：“治病之法，上者抑之，必使气不上奔，斯血不上溢。降其肺气，顺其胃气，纳其肾气，气下则血下，血止气亦平复”（《血证论·用药宜忌论》）；“止血之法虽多，而总莫先于降气”（《血证论·吐血》）。气实者，以泻实为主，他认为：“气盛即火盛”（《血证论·阴阳水火气血论》），泻实即泻火，火去血自安宁。至于气虚不能统血者，当补脾摄血，脾气健旺，自能统摄。元气下陷，血随气下者，则宜升举元气，气升则血升。总之，调气和血是唐氏治疗血证的主要原则。

2. 治血四法

对于血证的治疗，唐氏将自己的临证经验归纳为止血、消瘀、宁血、补血四法作为通治血证之大纲。

（1）止血

对血证骤作，血溢奔腾，倾吐不止之症，唐氏指出：“此时血之原委，不暇究治，惟以止血为第一要法”（《血证论·吐血》），否则即有气随血脱的严重后果。所谓止血，主要是止业已动跃奔突于经脉之中，而尚未外溢之血，“止之使不溢出，则存得一分血，便保得一分命”（《血证论·吐血》）。唐氏认为吐血之症，乃胃所主，多因邪热内盛，气火逆上，逼血妄行所致，此时“补肾水以平气”，乃“迂阔之谈”也；“补心血以配火”，是“不及之治也”。惟有泻火降逆，“亟夺其实”，“除暴安良”，折其冲逆之势，才能“却其邪以存其正”（《血证论·吐血》）。选方用药，唐氏特别推崇泻心汤，他说：“方名泻心，实则泻胃，胃气下泄，则心火有所消导，而胃中之热气亦不上壅，斯气顺而血不逆矣”（《血证论·吐血》）。此实属釜底抽薪之法。唐氏对大黄一药尤为赞赏，他认为，此药既是气药，亦是血药，“其药气最盛，故能克而制之，使气之逆者，不敢不顺”，不但能“速下降之势”，下胃中之实邪，而且“凡属气逆于血分之中，致血有不和之处，大黄之性，亦无不达”（《血证论·吐血》），既能推陈致新，损阳和阴，又能凉血止血，活血祛瘀，是止血不留瘀之妙药。

唐氏止血之法，并非见血治血，一味止涩，而是指治本而言，审病之因而分别以止其血。邪实血逆者，当用泻心汤；劳倦伤中，思虑伤脾者，当以补中益气汤和归脾汤；寒证，阳不摄阴，阴血走溢者，则宜甘草干姜汤；瘀血不行而血不止者，用血府逐瘀汤。至于气随血脱的危证，非徒用血药可治，而当以独参汤抢救，唐氏说：“血脱而气不脱，虽危犹生，一线之气不绝，则血可徐生，复还其故”（《血证论·脉证死生论》）。此外，因于伤风者，宜小柴胡汤加味，因温疫伏热攻发者，用犀角地黄汤。止血是唐氏治血证的第一法，以上所言乃其大略。

（2）消瘀

血止之后，其离经之血而未溢出体外者，是为瘀血，既与好血不相合，反与好血不相能。或壅而成热，或变而为痨，或结瘕，或刺痛，日久变证，未可预料，必亟为消除，以免引出后来诸患，故以消瘀为第二法。

瘀血的治疗，可按不同的部位分而治之。瘀血在上焦的可用血府逐瘀汤，在中焦的可用甲己化土汤，在下焦的可用归芎失笑散。此外，花蕊石散能令瘀血化水而下，且不动五脏真气，为祛瘀妙药，可广泛用于种种瘀血证候。如无花蕊石，可用三七、郁金、桃仁、牛膝、醋炒大黄，亦有迅扫之功。

（3）宁血

止血消瘀之后，恐血再潮动，须用药安之。或者消瘀后，或数日间，或数十日间，血不安其经，复潮动而吐者，必须用宁血之法，血得安乃愈，故以宁血为第三法。止血消瘀之法，多用猛峻之药以取效，乃取“削平寇盗之术”。宁血之法，多取和缓之治以奏功，是以“抚绥”安血之意，二者显然有别。宁血之治，一般用祛邪、调气、凉血、泻火、润燥、清肝诸法。其中特别重视调气，他说“宁气即是宁血”（《血证论·吐血》），具体治疗则当探求各种动血之因而分别处之，如外感风寒，营卫未和者用香苏饮；肺经燥气，气不清和者，用清燥救肺汤；胃经遗热，血不得安者，用犀角地黄汤；肝经风火，血不能静者用逍遥散和之；冲脉挟肾中虚阳上逆喘急者，宜四磨汤调纳逆气等，临证当详细审察而处之。

（4）补血

唐氏认为“邪之所凑，其正必虚，去血既多，阴无有不虚者矣。阴者阳之守，阴虚则阳无所附，久且阳随而亡，故又以补虚为收功之法”（《血证论·吐血》）。补虚之法，当在补血的同时，分别阴阳、辨别脏腑，而后补之。在调治五脏之中，唐氏尤其重视补益肺、脾、肝三脏。他认为，吐血已止先要补肺，调养后天着重补脾，补血总要以补肝为要。他说“未有吐血而不伤肺气者也，故初吐必治肺，已止尤先要补肺”（《血证论·吐血》）。肺有制节五脏六腑的作用，补肺则诸窍通调，五脏受益。又言“脾主统血，运行上下，充周四体，且是后天，五脏皆受气于脾，故凡补剂，无不以脾为主”。再曰：“肝为藏血之脏，血所以运行周身者，赖冲、任、带三脉以管领之，而血海胞中，又血所转输归宿之所，肝则司主血海，冲、任、带三脉又肝所属，故补血者，总以补肝为要”（《血证论·吐血》）。

在运用补法过程中，唐氏提出瘀邪未清者，忌用补益，他说：“如邪气不去而补之，是关门逐贼，瘀血未去而补之，是助贼为殃（《血证论·用药宜忌论》）。”

所以“实证断不可用补虚之方，而虚证则不废实证诸方，恐其留邪为患也”（《血证论·吐血》），补血法务在邪清瘀消之后方可应用。

综观以上四法，均是围绕止血复正这一目的而施用。四法之间，前后兼顾，互相关联，难以截然分开，止血往往兼用消瘀之药，消瘀又常寓有宁血之意，宁血又蕴有止血之用，补虚有时亦具有止血之功，临证当根据各种血证的不同情况而恰当运用。

（二）治血证用药宜忌

唐氏在《血证论·用药宜忌论》中说：“汗、吐、攻、和为治杂病的四大法，而失血之证则有宜不宜。”在血证的治疗过程中，他力主下和而禁汗吐。

1. 忌汗

根据血汗同源及仲景关于衄家严戒发汗的理论，唐氏提出“血家忌汗”（《血证论·用药宜忌论》），他认为“吐血既伤阴血，又伤水津”，气血两虚，汗源不足，如再汗之，必更竭其阴血，伤其正气。再者，吐血之人，气逆血动，只能敛气降气，才能使“脉潜气伏，斯血不升”，如再发汗，动气泄气，更助其升提之势，必致“血随气溢”，吐血不可遏抑之危险，所以失血家当禁用发汗。若用表证，亦只宜和散，不得用“麻、桂、羌、独”等辛温泄气动血之品。如“果系外感失血”（《血证论·用药宜忌论》），而不得表散者，亦须敛散兼施，毋令过汗亡阴。

2. 禁吐

唐氏对失血之人，尤严禁用吐法，他指出：“失血之人气既上逆，若见痰涎而复吐之，是助其逆势，必气上不止矣……血家最忌是动气，不但病时忌吐，即已愈后，另有杂证，亦不得轻用吐药，往往因吐便发血证。知血证忌吐。则知降气止吐，便是治血之法”（《血证论·用药宜忌论》）。

3. 主下

血证骤发，多为气盛火旺，血溢之后又伤阴血，故唐氏主张用下法，既可折其气，泄其火，又可泻火救阴。他说：“血证气盛火旺者十居八九，当其腾溢，而不可遏，正宜下之以折其势。仲景阳明证，有急下以存阴法，少阴证，有急下以存阴法。血证火气太盛行者最恐亡阴，下之正是救阴，攻之不啻补之矣”。而且下之必须及时，“如实邪久留，正气已不复支，或大便溏泻，则英雄无用武之地”。此时，“只可缓缓调停，纯用清润降利，以不违下之意”（《血证论·用药宜忌论》）。可见下法在血证治疗中的重要地位。

4. 宜和

唐氏认为和法是血证之第一良法，其具体运用是：“表则和其肺气，里则和其肝气，而尤照顾脾肾之气，或补阴以和阳，或损阳以和阴，或逐瘀以和血，或泻水以和气，或补泻兼施，或寒热互用，许多妙意，未能尽举”（《血证论·用药宜忌论》）。可见唐氏所论的和法乃是调其气血，和其阴阳，损其有余，补其不足，取以平为期之意，实属治病求本，审因论治之旨。

（三）血上干证治

唐氏所谓血上干，即出血见于上窍者，如吐血、呕血、咯血、唾血、咳血、鼻衄、齿衄、舌衄等等，就其临床辨证治疗特点，介绍如下。

1. 吐血

吐血之证，有来于肺者，有来于肝者，但以胃为主。胃气下行为顺，所以逆上者，以其病气实之故；尤其初吐时，邪气最盛。正虽虚而邪则实，因此治宜降气止逆，清泄胃热，从而止血，用泻心汤。如吐血多者，加童便、茅根，加强清火止血之功。如气逆喘满者，加杏仁、厚朴，降气以引血归经。如血虚者，加生地、当归，养阴益血。如气随血脱，不能归根者，加人参、当归、五味子、附子，益气生血，敛气归元。如见寒热者，加柴胡、生姜，调和其气；或加干姜、艾叶，以反佐之。然亦有病之轻者，用十灰散[1]即能见效，其妙亦在方中有大黄。以上是为属实者设法。

证属虚寒者，为数较少，因虚证去血太多，其症喘促昏愦，神气不续，六脉细微虚浮散数，如刀伤出血，血尽而气亦尽，是危脱之证，急用独参汤[2]救护其气，使气不脱，则血亦可以不致崩败。至于寒证，是阳不摄阴，阴血因而走溢。其症见手足清冷，便溏遗溺，脉细微迟涩，面色惨白，唇口淡和；或内寒外热，即虚寒假热，宜用甘草干姜汤[3]主之，以阳和运阴血，则虚热退而阴血自守。阴寒甚者，阳虚不能摄血，亦当用姜附；上热下寒，芩、连、姜、附同用亦可。

2. 呕血

呕血之证，治当以调肝为主。如肝火横逆，迫血呕出，宜先泻火，用当归芦荟丸加丹皮、蒲黄。亦有因怒呕血，气逆血逆，宜凉肝血，调胃气，用犀角地黄汤加柴胡、枳壳。血止以后，再用逍遥散加阿胶、牡蛎、香附以收功。有平时呕酸呕苦，以及失血之后，常呕酸苦者，唐氏认为，呕酸是湿热，呕苦是相火，宜借用左金丸再加血分药以治之。盖此二药，辛苦降泄，治血药中以为引导尤效。“凡血证带呕者，但治其血，血止而呕自止；凡呕证带血者，有如回食病，呕后见血水，此胃逆血枯，为难治之证，大半夏汤[4]、麦门冬汤[5]治之，玉女煎[6]加蒲黄、麻仁亦效”（《血证论·呕血》）。

3. 咯血

咯血证，是痰中带血丝。其病有出于心者，是心经火旺，血脉不得安静，因而带出血丝。如见咳逆咽痛者，用导赤散加黄连、丹皮、血余、蒲黄、天冬、麦冬、贝母、茯苓治之。咯血又有出于肾者，是肾经之气不化于膀胱，而反载膀胱之水上行为痰。膀胱者胞之室，膀胱之水，随火上沸，引动胞血随之而上，是水病而连累胞血之一证。治以猪苓汤[7]加丹皮、蒲黄，以清血分，亦可用六味地黄汤加旋覆花、五味子、天冬、麦冬、蒲黄，火盛者，用大补阴丸[8]。

4. 咳血

肺主气，咳血亦属于肺。咳血的成因，一为外感，一为内伤。如外感风寒，属于实证，小柴胡汤通利三焦，治肺调肝而和荣卫，对于血证兼表者，最为妥当。若加紫苏、荆芥、当归、白芍、丹皮、杏仁，于气分血分两兼治之，有和表清里之妙。如火重大便秘结者，可适当加用酒大黄。胸胁腰背刺痛胀满者，为有瘀血，再加桃仁、红花。如病情较轻，亦可改用止嗽散以调之。止血加蒲黄、藕节；清火加黄芩、麦冬；降痰加贝母、茯苓；降气加杏仁、枳壳；补血加当归、生地。

咳血虚证，无论寒久变火，火郁似寒，总以保和汤[9]治之。此方清肺涤痰，止血和气，最为适当。如其肺中阴虚，本脏气燥，生痰带血，发为痿咳；以及失血之后，肺燥成痿，痰凝气郁，久咳不止，此乃内伤所致，用清燥救肺汤[10]，甘凉滋润，以补胃阴，而生肺金，肺金清润，则火自降，痰自祛，气自调，咳自止。血枯加生地，痰多加贝母，带血加蒲黄。

如因肺中痰饮实热，气机壅逆而咳血者，用泻肺丸[11]主之。此方清泄破下，力量最大，果必实证，非此不除。亦有无痰无血，但是气呛作咳，乃是失血家真阴虚损，以致肺气不敛，肾气不纳，可用清燥救肺汤加百合、五味、琥珀、钟乳石，以镇补肺金；六味丸加沉香、五味子、麦冬、磁石，以滋补镇纳之。亦有因肺金虚寒或脾经虚寒者，可用甘草干姜汤温之。

5. 鼻衄

伤于太阳经而为衄者，病由风寒外感，可酌用麻黄人参芍药汤[12]。如为肺火壅盛，头昏痛气喘，脉滑大数实者，用人参泻肺汤[13]加荆芥、葛根、蒲黄、茅根、生地、童便。如久衄血虚，用丹溪止衄散[14]加茅花、黄芩、荆芥、杏仁。

伤于阳明经而为衄者，原因虽多，总是阳明燥金，合邪而致衄血。治法亦总以平燥气为主。方用泻心汤加生地、花粉、枳壳、白芍、甘草；或用犀角地黄汤加黄芩、升麻，大解热毒。鼻衄止后，宜用玉女煎加蒲黄以滋降之，再用甘露饮多服以调养之。肆饮梨膏、藕汁、莱菔汁、白蜜等，皆与病相宜。

6. 齿衄

乃胃火上炎，血随火动。治法总以清理胃火为主。胃中实火，口渴龈肿，发热便闭，脉洪数者，通脾泻胃汤[15]蒲黄、藕节治之。如大便不闭，不须下利者，但用清凉解之即可。胃中虚火，口燥龈糜，其脉细数，宜甘露饮加蒲黄以止衄，玉女煎引胃火以下行，兼滋其阴。

亦有肾虚火旺，齿豁血渗，以及睡则流血，醒则止者，皆阴虚血不收藏之故。统以六味地黄汤加牛膝、天冬、麦冬、骨碎补、蒲黄。上盛下虚，火不归原，尺脉微弱，寸脉浮大者，加肉桂、附子，补肾以引火归原。

（四）血下泄证治

血下泄证，即出血之见于下窍者，如便血、尿血等。

1. 便血

便血为大肠之病，其中有由中气虚陷，湿热下注者；有由肺经遗热，传于大肠者；有由肾经阴虚，不能润肠者；有由肝经血热，渗漏大肠者。乃大肠与各脏相连之义，但病所由来，则自各脏而生，至病已在肠，则不能复还各脏，必先治肠以去其标，后治各脏以清其源，才能病愈而永不复发。

先便后血者为远血，先血后便者为近血，《金匮要略》已有分类。但近血之中，尚有二证。即脏毒与肠风。脏毒下血，肛门肿硬，疼痛流血，与痔漏相似。若大肿大痛，大便不通者，用解毒汤；如大便不结，肿痛不甚者，用四物汤加地榆、荆芥、槐角、丹皮、黄芩、土茯苓、地肤子、苡仁、槟榔治之。脏毒久不愈者，治宜清胃散[16]加银花、土茯苓、防己、黄柏、苡仁、车前子升清降浊，则脏毒自愈。或予龙胆泻肝汤[17]、逍遥散[18]。

至于远血，即古所谓阴结下血，黄土汤[19]主之。也有用理中汤[20]加归芍，或归脾丸、补中益气汤[21]者。总之根据具体病情，相人而用之。

2. 尿血

膀胱与血室，并域而居，热入血室则蓄血；热结膀胱则尿血。尿血乃水分之病，其病之由，则有内外二因，在病情上又分虚实。

外因大多为太阳阳明传经之热，结于下焦。症见身有寒热，口渴腹满，小便不利，溺血疼痛，宜桃仁承气汤[22]治之；或小柴胡汤[23]加桃仁、丹皮、牛膝。

内因乃心经遗热于小肠，肝经遗热于血室。症见淋秘割痛，小便点滴不通者为赤淋，治宜清热。清心经用导赤散[24]加炒山栀、连翘、丹皮、牛膝。治肝经用龙胆泻肝汤加桃仁、丹皮、牛膝、郁金。亦有兼治肺，用人参泻肺汤去大黄加苦参；或清燥救肺汤加藕节、蒲黄。

虚证则溺出鲜血，如尿长流，绝无碍滞者。当清热滋虚，兼用止血之药，无庸再行降利。宜用四物汤加减治之。如养肝凉血，加丹皮、山栀、柴胡、阿胶；清心养血，加黄连、阿胶、血余。补脾摄血，加鱼鳔胶、黄芪、人参、艾叶、黑姜、甘草、五味。如属房劳伤肾者，加鹿角胶、海螵蛸。

（五）血中瘀证治

唐氏以为，凡离经之血，与营养周身之血，已不相同，不仅不能补充好血，反而阻碍新血之化生，故凡血证，总以祛瘀为要。如瘀血攻心，心痛头晕，神气昏迷，不省人事，无论产妇及吐衄家，都是危候，急降其血，而保其心，可用归芎失笑散加琥珀、朱砂、麝香治之；或归芎汤调血竭、乳香末亦佳。如瘀血乘肺，咳逆喘促，鼻起烟煤，口目黑色，用参苏饮保肺祛瘀。此皆危急之候，凡吐血即时毙命者，往往是血乘于肺，壅塞气道所致。若肺实气塞者，但去其瘀，可用葶苈大枣泻肺汤加苏木、蒲黄、五灵脂、童便治之。

瘀血在经络脏腑之间，则周身作痛，以其堵塞气之往来，故滞碍而痛，治宜通瘀，“通则不痛”。用佛手散[25]加桃仁、红花、血竭、续断、秦艽、柴胡、竹茹、甘草，酒为引；或用小柴胡汤加当归、芍药、丹皮、桃仁、荆芥，尤为通治内外之方。瘀血在上焦，或发脱不生，或骨膊、胸膈顽硬刺痛，目不了了，通窍活血汤[26]治之；小柴胡汤加归、芍、桃仁、红花、大蓟亦治之。瘀血在中焦，则腹痛，胁痛，腰脐间刺痛着滞，血府逐瘀汤[27]主之；小柴胡汤加香附、姜黄、桃仁、大黄亦治之。瘀血在下焦，则季胁少腹胀满刺痛，大便黑色，失笑散[28]加醋军、桃仁治之；膈下逐瘀汤亦可。瘀血在里，则口渴，以内有瘀血，阻气不能载水津上升之故，名曰血渴，瘀血去则不渴。四物汤加枣仁、丹皮、蒲黄、三七、花粉、茯苓、枳壳、甘草；小柴胡汤加桃仁、丹皮、牛膝，皆治之。瘀血在腠理，则荣卫不和，发热恶寒，小柴胡汤加桃仁、红花、当归、荆芥治之。瘀血在肌肉，则翕翕发热，自汗盗汗。由于肌肉为阳明所主，因而阳明燥气与瘀血蒸郁，故其证似白虎，用犀角地黄汤[29]加桃仁、红花治之；血府逐瘀汤加醋炒大黄，亦可治之。

【注释】

[1] 十灰散　大蓟、小蓟、白茅根、棕榈皮、侧柏叶、大黄、牡丹皮、荷叶、茜草、栀子各等分，烧存性为末。

[2] 独参汤　人参二两，大枣五枚。

[3] 甘草干姜汤　甘草（炙）三钱，干姜（炮）二钱，五味子一钱（较《伤寒论》方多五味子）。

[4] 大半夏汤　半夏二升（洗），人参三两，甘草二两，粳米三合，大枣十二枚。

[5] 麦门冬汤　麦门冬七升，半夏一升，人参三两，甘草二两，粳米三合，大枣十二枚。

[6] 玉女煎　熟地黄五钱，石膏、知母、麦门冬、牛膝各三钱。

[7] 猪苓汤　猪苓、茯苓、泽泻、滑石、阿胶各三钱。

[8] 大补阴丸　熟地八钱，龟板四钱，知母、黄柏各三钱。

[9] 保和汤　知母、贝母、百合、天门冬、麦门冬、桔梗、薏苡仁、阿胶各三钱，马兜铃、甘草各二钱，五味子、薄荷各一钱。

[10] 清燥救肺汤　人参、甘草、黑芝麻、阿胶、杏仁各一钱，石膏（锻）、麦门冬各二钱，桑叶三钱，枇杷叶（炙）一片。

[11] 泻肺丸　瓜蒌霜、贝母、半夏、炒葶苈子、杏仁、黄芩各三钱，郁金、黄连各二钱，大黄钱半，甘草一钱。

[12] 麻黄人参芍药汤　麻黄、炙甘草、五味子各一钱，人参、黄芪、白芍、当归、麦门冬、桂枝各三钱。

[13] 人参泻肺汤　人参、黄芩、栀子、枳壳、杏仁各三钱，桔梗、桑白皮各二钱，大黄 、连翘、薄荷、甘草各一钱。

[14] 丹溪止衄散　生地黄五钱，黄芪、当归、赤芍、白芍各三钱，阿胶二钱。

[15] 通脾泻胃汤　黄柏、玄参、防风、知母、炒栀子、石膏、茺蔚子各三钱，大黄一钱。

[16] 清胃散　生地黄、当归、丹皮各三钱，黄连二钱，升麻、甘草各一钱。

[17] 龙胆泻肝汤　生地黄、当归、车前子、黄芩各三钱，龙胆草、炒栀子、柴胡、泽泻各二钱，木通一钱，甘草钱半，薄荷一钱。

[18] 逍遥散　柴胡、白芍、白术、茯苓、煨姜、丹皮各三钱，当归四钱，栀子二钱，甘草钱半，薄荷一钱。

[19] 黄土汤　灶心土、熟地黄、白术各三钱，黄芩、阿胶各二钱，炮附子钱半，甘草一钱。

[20] 理中汤　白术、人参各三钱，干姜二钱，甘草一钱。

[21] 补中益气汤　黄芪、人参、白术、当归各三钱，柴胡二钱，升麻、陈皮、甘草各一钱，大枣三枚。

[22] 桃仁承气汤　桃仁五钱，桂枝、大黄各二钱，芒硝三钱。

［23］小柴胡汤　柴胡八钱，黄芩、半夏各三钱，人参、生姜各二钱，甘草一钱，大枣三枚。

［24］导赤散　生地黄四钱，竹叶心、甘草梢各三钱，木通二钱。

［25］佛手散（即归芎汤）　当归五钱，川芎三钱，酒水各半煎服。

［26］通窍活血汤　赤芍、桃仁、老葱各三钱，川芎、红花各一钱，生姜三片，大枣三枚，麝香少许，黄酒一杯。

［27］血府逐瘀汤　当归、生地黄、桃仁、赤芍各三钱，柴胡、桔梗、牛膝各二钱，川芎、红花、枳壳、甘草各一钱。

［28］失笑散　蒲黄三钱，五灵脂五钱。

［29］犀角地黄汤　犀角钱半（现多以水牛角浓缩粉3~4倍量代），白芍、牡丹皮各三钱，生地黄五钱。

附 录

历代医家著作年表

公元	朝代	年号	学术著作	备注
前475	东周 战国 元王仁	元年	马王堆汉墓出土帛书中，有《足臂十一脉灸经》《五十二病方》等，为医学之较早著作	
			《黄帝内经》约于此时成书	
前180	汉 高后吕雉	八年	淳于意创制诊籍，记载二十五则病案	
1	汉 平帝	元始元年	我国第一部药物专著《神农本草经》约成于此时	
76	东汉 章帝	建初元年	王充著《养性书》	
89	和帝	永元元年	郭玉著《经方颂说》	
190	献帝	初平元年	《难经》约于此时成书	
210		建安十五年	张机《伤寒杂病论》约于此时成书	
220	三国（魏） 文帝	黄初元年	《吴普本草》、李当之《药录》约于此时成书	
220	魏		王叔和著《脉经》，约成书于220～256年；陶弘景著《名医别录》，约成书于220～419年	
223		四年	嵇康著《养生篇》	
239	吴 大帝	赤乌二年	吕广著《玉匮针经》《黄帝众难经注》	
256	魏 高贵乡公	甘露元年	皇甫谧著《甲乙经》	
264	魏 元帝	咸熙元年	张子存著《赤乌神针经》	
309	西晋 怀帝	永嘉三年	范汪著《范汪方》，约成书于309～372年	
317	东晋 元帝	建武元年	支法存著《道林摄生论》，约成书于317～420年	
357	穆帝	升平元年	于法开著《议论备豫方》	
363	哀帝	兴宁元年	葛洪卒，生前著《金匮药方》《肘后备急方》	
371	简文帝	咸安元年	张湛著《养生要集》《延年秘录》，约成书于371～396年	
388	孝武帝	太元十三年	王珉卒，生前著《伤寒身验方》	
392		十七年	孔汪卒，生前著《孔中郎杂药方》	
399	安帝	隆安三年	殷仲堪卒，生前著《殷荆州要方》	

公元	朝代	年号	学术著作	备注
420	南北朝（宋）　武帝	永初元年	胡洽居士著《百病方》。刘裕著《杂戎狄方》。释慧义著《寒食解杂方》	
424	文帝	元嘉元年	徐叔响著《针灸要钞》	
432		九年	羊欣卒，生前著《中散杂汤丸散酒方》《中散药方》	
443		二十年	秦承祖于此前著《药方》《本草》《脉经》等。王微卒，生前著《服食方》	
445		二十二年	范晔卒，生前著《上香方》《杂香膏方》	
			陈延之著《小品方》，约成书于445～473年	
450		二十七年	程天祚著《针经灸经》	
454	孝武帝	孝建元年	崔浩卒，生前著《食经》，约成书于454～501年。《深师方》问世	
465	明帝	泰始元年	刘彧著《香方》	
477	顺帝	升明元年	徐文伯著《疗妇人瘕》。李修撰《药方》	
479	（南齐）　高帝	建元元年	全元起注《黄帝素问》。徐玉著《小儿方》。褚澄著《杂药方》《褚氏遗书》	
			刘休著《食方》，德贞常著《产经》，约成书于479～501年。徐嗣伯著《徐嗣伯方》	
495	明帝	建武二年	李思祖著《药方》	
499	东昏侯	永元元年	刘涓子著《鬼遗方》	
500		二年	陶弘景著《补阙肘后百一方》《疗目方》。李密著《药录》	
502	和帝	中兴二年	陶弘景撰《神农本草经集注》	
	（梁）　武帝	天监元年	萧衍著《所服杂药方》。徐奘著《要方》	
512		十一年	姚法卫著《集验方》	
516		十五年	王世荣著《单方》	
534		中大通六年	徐之才著《徐氏家传秘方》，另有《药对》《逐月养胎方》	
536		大同二年	陶弘景著《养性延命录》	
538		四年	智顗著《修习止观坐禅要法》，又称《童蒙止观》，约成书于538～597年	
550	简文帝	大宝元年	谢士泰著《删繁方》，约成书于550～557年	

公元	朝代	年号	学术著作	备注
566	（陈） 文帝	天康元年	姚最著《本草音义》	
580	宣帝	太建十二年	姚僧垣著《集验方》	
589	隋 文帝	开皇九年	刘祐著《产乳书》	
605	炀帝	大业元年	《龙树眼论》于此时撰写	
609		五年	《淮南玉食经》约成于此时	
610		六年	巢元方著《诸病源候论》	
617		十三年	萧吉著《五行大义》。新撰《玉房秘诀》《四海类聚方》《四海类聚单要方》	
618	唐 高祖	武德元年	孙思邈著《明堂经图》	
626		九年	杨玄操撰《黄帝八十一难经注》	
627	太宗	贞观元年	甄权著《明堂人形图》，约成书于627～649年之后	
			甄立言卒，生前著《本草药性》《古今录验方》《本草音义》	
633		三年	宇文士及卒，生前著《妆台方》	
643		十七年	甄权卒，生前著《脉经》《针方》《古今录验方》	
652	高宗	永徽三年	孙思邈著《备急千金要方》《（真本）千金方》	
659		显庆四年	苏敬、李勣编《新修本草》	
666		乾封元年	杨上善注《黄帝内经太素》，约成书于666～668年。许仁则著《许仁则方》	
668		总章元年	杨上善著《黄帝内经明堂类成》	
669		二年	李勣卒，生前著《脉经》	
675		上元二年	王勃卒，生前著《医语纂要》《八十一难序文》	
682		开耀二年	苏游著《玄感传尸方》	
		永淳元年	孙思邈著《千金翼方》	
685	武则天	垂拱元年	崔知悌卒，生前著《纂要方》《骨蒸病灸方》《产图》	
690		天授元年	张文仲等编《疗风气诸方》。张文仲著《随身备急方》。王方庆著《新本草》	
691		二年	杨氏阙名著《太仆医方》	

公元	朝代	年号	学术著作	备注
700		久视元年	张文仲著《张文仲方》，在此之前	
701		大足元年	孟诜著《食疗本草》，约成书于701～704年	
705	中宗	神龙元年	《近效方》问世，约成书于705～713年	
708	中宗	景龙二年	宇陀·宁玛元丹贡布著《四部医典》，约成书于708～833年	
713	玄宗	开元元年	李隆基著《本草》《百一集验方》 孟诜著、张鼎增补《食疗本草》，约成书于713～741年	
723		十一年	御撰《广济方》颁行天下	
739		二十七年	陈藏器著《本草拾遗》	
742		天宝元年	《天宝单行方药图》颁行。谢道人《天竺经眼论》作于其生前。杨损之著《删繁本草》。徒都子著《膜外气方》	
749		八年	吴兢卒，生前著《五藏论应象》	
752		十一年	王焘著《外台秘要》	
756	肃宗	至德元年	白岑著《发背方》	
758		乾元元年	郑虔著《胡本草》	
762	代宗	宝应元年	王冰注《黄帝内经素问注》	
769		大历四年	李含光卒，生前著《本草音义》	
795	德宗	贞元十一年	陆贽著《集验方》	
796		十二年	《贞元广利方》颁布于州府	
805	顺宗	永贞元年	贾耽著《备急单方》	
806	宪宗	元和元年	杨归厚著《产乳集验方》。薛景晦著《古今集验方》。梅彪著《石药尔雅》	
813		八年	李翱著《何首乌录》	
815		十年	刘禹锡著《传信方》	
827	文宗	大和元年	薛弘庆著《兵部手集方》	
830		四年	崔元亮著《海上集验方》	
835		九年	郑注著《药方》	
841	武宗	会昌元年	蔺道人著《仙授理伤续断秘方》	

公元	朝代	年号	学术著作	备注
847	宣宗	大中元年	司空舆著《发焰录》。杜光庭著《玉函经》，约成书于847～856年。昝殷著《食医心鉴》，约成书于847～859年	
848		二年	原题梁丘子注《黄庭内景玉经注》《黄庭外景玉经注》。胡愔著《黄庭内经五脏六腑补泻图并序》	
852		六年	昝殷编《经效产宝》，约成书于852～856年	
855		九年	（旧题）唐·雁门公著《雁门公妙解录》	
860	懿宗	咸通元年	韦宙著《集验独行方》。青萝子著《道光通元秘要术》	
894	昭宗	乾宁元年	雷敩著《炮炙论》	
907	五代十国（后梁）太祖	开平元年	不著撰者《颅囟经》	
908	吴越钱镠	天宝元年	日华子著《日华子诸家本草》，约成书于908～923年	
919	前蜀王衍	乾德元年	李珣著《海药本草》	
926	（后唐）庄宗	同光四年	侯宁著《药谱》，约成书于926～929年	
927	（后唐）明宗	天成二年	直鲁古著《脉诀针灸书》	
934	末帝	清泰元年	罗普宣著《广正集灵宝方》。蜀·韩保升等删订《唐本草》与《图经》，并加注释，世称《蜀本草》	
936	（后晋）高祖	天福元年	和凝著《疑狱集》	
937		二年	陈士良著《食性本草》。王颜著《续传信方》。华宗寿著《升元广济方》	
954	（后周）世宗	显德元年	刘翰著《经用方书》《论候》	
959		六年	不著撰者著《急救仙方》	
965	宋　太祖	乾德三年	《太素脉法》始传于世	
968		开宝元年	高继冲编录《伤寒论》，但缺乏考证	
973		六年	刘翰等九人，详定《开宝本草》	
974		七年	李昉等著《开宝重定本草》	

公元	朝代	年号	学术著作	备注
978	太宗	太平兴国三年	医官院献经验方，集编《圣惠方》	
			《黄帝明堂灸经》，即《太平圣惠方》第一百卷	
986		雍熙三年	贾黄中等纂《神医普救方》	
989		端拱二年	陈抟撰《二十四气坐功导引治病图》	
990		淳化元年	《铜人针灸经》，即《太平圣惠方》第九十九卷。吴复珪、刘翰同修《太平圣惠方》	
992		三年	王怀隐等编成《太平圣惠方》	
995		至道元年	《至道单方》传于此时	
1005	真宗	景德二年	赵自化著《四时养颐录》《名医显秩传》	
1008		大中祥符元年	钱惟演著《箧中方》	
1026	仁宗	天圣四年	王惟一编修《铜人腧穴针灸图经》	
1029		七年	《铜人腧穴针灸图经》分赐诸州。《新刊补注铜人腧穴针灸图经》成书，补注者佚名	
1034		景祐元年	许希著《神应针经要诀》	
1053		二年	丁度等校正《素问》	
1046		庆历六年	何希彭续编《圣惠选方》	
1047		七年	王衮著《博济方》	
1048		八年	发布《庆历善救方》	
1051		皇祐三年	周应编《简要济众方》。孙兆校勘《外台秘要》	
1055		至和二年	高若讷卒。生前著《素问误文阙义》	
1056		嘉祐元年	高保衡、林亿同校正《黄帝内经》。文彦博著《节要本草图》《药准》	
1057		二年	高保衡、林亿等校注《重广补注黄帝内经素问》。掌禹锡、林亿、张洞、苏颂共同校正《神农本草》《灵枢》《太素》《甲乙经》《广济》《千金》《外台》等书。掌锡禹、林亿、苏颂等辑《嘉祐补注本草》	
1060		五年	《嘉祐补注本草》成书	
1061		六年	苏颂编成《图经本草》	
1062		七年	丁德用著《难经补注》	

公元	朝代	年号	学术著作	备注
1065	英宗	治平二年	孙兆等校勘《外台秘要》已峻。刻印《伤寒论》	
1066		三年	高保衡、孙奇等校定《备急千金要方》已峻。林亿等校注《金匮玉函经》。萧世基撰《脉粹》	
1067		四年	虞庶注《难经注》	
1068	神宗	熙宁元年	高保衡、林亿校定《脉经》。刘彝著《赣州正俗方》。宋迪著《阴毒形证诀》。宋堪著《指南方》	
1069		二年	高保衡、林亿、孙奇校正《黄帝针灸甲乙经》	
1076		九年	刘元宾撰《脉要新括》《伤寒辨类括要》	
1078		元丰元年	董汲著《脚气治法总要》。陈直著《养老奉亲书》	
1080		三年	宋太医局编《太平惠民和剂局方》，首次颁行	
1082		五年	唐慎微撰《经史证类备急本草》	
1085		八年	史堪编《史载之方》。吕惠卿刻《孙氏传家秘宝方》。孙尚编《传家秘宝脉证口诀并方》	
1086	哲宗	元祐元年	韩祗和著《伤寒微旨论》。陈承撰《本草别说》	
1090		五年	通真子著《补注王叔和脉诀》	
1092		七年	陈承著《重广补注神农本草并图经》	
1093		八年	董汲撰《施舍备要方》《董氏小儿斑疹备急方论》	
1096		绍圣三年	王蘧著《发背方》	
1097		四年	初虞世著《养生必用书》	
1098		元符元年	杨子建著《十产证论》。杨天惠撰《彰明附子记》，约成书于 1098 ~ 1100 年	
1099		二年	刘温舒撰《素问入式运气论奥》	
1100		三年	庞安时撰《伤寒总病论》。苏轼、郭五常等辑录《圣散子方》	
1107	徽宗	大观元年	朱肱著《伤寒类证活人书》。陈师文、陈承、裴宗元校正《太平惠民和剂局方》	

公元	朝代	年号	学术著作	备注
1108		二年	艾晟据《经史证类备急本草》补订成《大观经史证类备急本草》	
1109		三年	李师圣、郭稽中编撰《产育宝庆方》	
1111		政和元年	骆龙吉著《内经拾遗方论》	
1112		二年	赵佶主编《圣济总录》，约成书于1112～1117年。卢昶校正《和剂局方》，曾著《伤寒方玉集》《医镜》	
1116		六年	曹孝忠等校正刊行《经史证类备急本草》，遂改名为《政和经史证类备用本草》。寇宗奭著《本草衍义》	
1119		宣和元年	钱乙撰《小儿药证直诀》	
1124		六年	郭思编《千金宝要》	
1125		七年	王贶撰《济世全生指迷方》	
1126	钦宗	靖康元年	张涣著《小儿医方妙选》	
1127	南宋　高宗	建炎元年	沈括、苏轼撰《苏沈内翰良方》。张永撰《卫生家宝》	
1128		二年	庄绰著《膏肓腧穴灸法》	
1131		绍兴元年	郭稽中辑补《妇人产育保育方》。王俣著《编类本草单方》	
1132		二年	许叔微著《伤寒百证歌》《伤寒九十论》《伤寒发微论》	
1133		三年	陈光撰《妇科秘兰全书》。张锐著《鸡峰普济方》	
1142		十二年	许叔微撰《类证普济本事方》《本事方续集》	
1144	高宗（金　熙宗）	绍兴十四年（皇统四年）	成无己注《伤寒论注解》。杨用道著《附广肘后方》	
1146		十六年	窦材集《扁鹊心书》	
1147		十七年	张致远著《瘴论》	
1150		二十年	刘昉撰《幼幼新书》	
1153		绍兴二十三年（贞元元年）	何若愚撰《子午流注针经》	
1155		二十五年	史崧著《灵枢经音释》	

公元	朝代	年号	学术著作	备注
1156		绍兴二十六年（正隆元年）	不著撰者《小儿卫生总微方论》。成无己撰著《伤寒明理论》	
1559		二十九年	王继先等据《大观本草》校定《绍兴校定经史证类备急本草》	
1160		三十年	温革撰、陈晔续撰《锁碎录医家类》	
1162		三十一年	钱闻礼撰著《伤寒百问歌》	
1163	孝宗（金 世宗）	隆兴元年（大定三年）	宋云公撰《伤寒类证》刊行	
1165		乾道元年	何滋著《伤寒辨疑》。钱竿者《孙真人海上仙方》。郑春敷著《女科济阴要语万金方》。薛轩撰《坤元是保》	
1166		二年	李知先著《活人书括》	
1170		六年	魏泰撰《卫济宝书》。洪遵撰《洪氏集验方》	
1171		七年	李柽撰《伤寒经旨》	
1172		乾道八年（大定十二年）	刘完素著《医方精要宣明论》，简称《宣明论方》	
1173		九年	汤尹才著《伤寒解惑论》。郑樵著《本草成书》《鹤顶方》。王宗正撰《难经注义》	
1174		淳熙元年	陈言著《三因极一病证方论》。崔嘉彦著《脉诀秘旨》。郑端友著《全婴方论》	
1175		淳熙二年（大定十五年）	纪天锡著《集注难经》	
1176		三年	程迥著《医经正本书》	
1178		五年	杨倓著《杨氏家藏方》	
1180		淳熙七年（大定二十年）	旧题扁鹊，疑为宋人编集《子午经》。吴彦夔著《传信适用方》。陆游著《续集验方》。刘完素撰《三消论》，约成书于1180～1200年	

公元	朝代	年号	学术著作	备注
1181		淳熙八年	郭雍著《伤寒补亡论》	
1182		淳熙九年（大定二十二年）	刘完素撰《素问玄机原病式》	
1184		十一年	朱端章撰、徐国安增补《卫生家宝方》。朱端章著《妇科家宝产科备要》《卫生家宝小儿方》	
1186		淳熙十六年（大定二十六年）	叶大廉撰《叶氏录验方》。刘完素撰《素问病机气宜保命集》。张元素著《医学启源》。刘完素撰、葛雍编集《伤寒直格》。张元素注《黄帝八十一药注难经》。刘完素撰《伤寒标本心法类萃》	
1189		淳熙十六年（大定二十九年）	张杲著《医说》。张存惠等据《政和本草》校补，撰《重修政和经史证类备用本草》	
1191		绍熙二年	王硕撰《易简方》	
1195	宁宗	庆元元年	张允蹈著《外科保安要用方》	
1196		二年	李迅著《集验背疽方》。土墋者《是斋百一选方》。郭坦著《备全古今十便良方》	
1197		三年	方导著《家藏集要方》。蔡元定卒，生前著《脉经》	
1207		开禧三年	桂万荣撰《棠阴此事》	
1208		嘉定元年	许洪编、陈师文等校正《增广）和剂局方用药总论》	
1213		六年	张松著《究原方》	
1216		九年	温大明撰《隐居助道方服药须知》。刘信甫著《活人事证方》	
1217	宁宗（金　宣宗）	嘉定十年（兴定元年）	常德撰《伤寒心镜》	备注
1220		十三年	周守忠著《历代名医蒙求》。王介撰《履巉岩本草》。齐仲甫著《妇科百问》。王执中编《针灸资生经》，徐正卿重刊	
1222		十五年	颜直之卒，生前著《疡医方论》《疡医本草》《外科会海》。周守忠撰《养生类纂》《养生月览》	

公元	朝代	年号	学术著作	备注
1225	理宗 （金　哀宗）	宝庆元年 （正大二年）	张从正撰《儒门事亲》，约成书于 1225 ~ 1232 年	
1226		二年	闻人耆年著《备急灸法》	
1227		三年	陈衍撰《宝庆本草折衷》。魏岘著《魏氏家藏方》	
1231		绍定四年 （正大八年）	李杲著《内外伤辨惑论》	
1232		绍定五年	闻人规著《闻人氏痘疹论》	
1234	理宗 （金　末帝）	端平元年 （天兴三年）	马宗素撰《伤寒医鉴》。镏洪编《伤寒心要》。张元素撰《洁古珍珠囊》	
1236		端平三年	王好古撰《阴证略例》	
1237		嘉熙元年	陈自明著《妇人大全良方》。魏了翁卒，生前著《学医随笔》	
1241		淳祐元年	施发撰《察病指南》。刘开著《刘三点脉诀》。陈文中撰《小儿痘疹方论》	
1242		二年	原撰者佚名，《御药院方》初刻。李世英著《痈疽辨疑论》。元好问著《集验方》	
1243		三年	施发撰《续易简方论》	
1247		七年	宋慈著《洗冤录》	
1248		八年	李杲撰《脉诀指掌图》（原题朱震亨）	
1249		九年	李杲著《脾胃论》	
1251	理宗 （元　宪宗）	淳祐十一年 （宪宗元年）	李杲撰《医学发明》。刘完素《素问病机气宜保命集》刊行	
1253		宝祐元年	严用和撰《严氏济生方》	
1254		二年	陈文中著《陈氏小儿痘疹方论》《陈氏小儿病源方论》	
1260		景定元年	黎寿民初注《玉函经》，后著《简易方》《断病提纲》《决脉精要》，谓之医家四书	
1263		四年	陈自明撰《外科精要》	
1264		五年	杨士瀛著《医学真经》《伤寒类书活人总括》《仁斋直指小儿方论》。释继洪纂修《岭南卫生方》。李浩著《素问钩玄》	

公元	朝代	年号	学术著作	备注
1265	度宗	咸淳元年	薛辛著《女科万金方》《薛氏济阴万金书》。薛辛撰《妇科胎产问答要旨》，约成书于1265～1279年。朱佐编《类编朱氏集验医方》	
1266	（元　世祖）	至元三年	罗天益辑《东垣试效方》	
1267		四年	严用和撰《严氏济生续方》。原撰者佚名，许国桢增补《御药院方》	
1269		六年	李駉撰注《黄帝八十一难经纂图句解》	
1271		八年	陈自明著《（新编）备急管见大全良方》。薛时平注《注释素问玄机原病》	
1275	恭宗	德祐元年	滕伯祥著《走马急疳真方》	
1276	端宗 （元　世祖）	景炎元年 （至元十三年）	李杲撰《兰室秘藏》初刊。赵希鹄著《调燮类编》。林洪撰《山家清供》。陈达叟编《本心斋蔬菜食谱》。姜蜕撰《养生月录》	
1277		景炎二年 （至元十四年）	王镜潭著《重注标幽赋》《增注针经密语》《针灸全书》等	
1279	赵昺	祥兴二年	齐仲甫撰《产宝杂录》。薛辛著《家传产后歌诀治验录》	
1281	元　世祖	至元十八年	罗天益撰《卫生宝鉴》	
1283		二十年	释继洪著《澹寮集验秘方》	
1288		二十五年	太医院《新本草》成书	
1291		二十八年	李鹏飞撰《三元延寿参赞书》。王好古著《医垒元戎》	
1294		三十一年	曾世荣撰《活幼心书》。王好古著《伊尹汤液仲景广为大法》	
1295	成宗	元贞元年	窦默撰《针经指南》。王氏著《小儿形证方》。胡氏可撰《本草歌括》	
1298		大德二年	王幼孙卒，生前著《简便方》。赵大中著《风科集验名方》	
1301		五年	张道中撰《脉学秘旨》	
1303		七年	忽泰必烈著《金兰循经取穴图解》	

公元	朝代	年号	学术著作	备注
1305		九年	邹铉增补、陈直原著《养老奉亲书》	
1308	武宗	至大元年	杜思敬辑《济生拔粹》。王好古撰《汤液本草》《此事难知》初刊	
1311		四年	窦桂芳编集《针灸四书》	
1315	仁宗	延祐二年	杜思敬辑《针经节要》《针经摘英集》《云岐子论经络迎随补泻法》，编《杂类名方》。张璧撰《云岐子保命集论类要》。王好古撰《癍论萃英》。不著撰者《田氏保婴集》	
1316		三年	李迺季等撰《永类钤方》	
1318		五年	李辰拱著《胎产急救方》	
1321	英宗	至治元年	孙允贤原撰、熊彦明增补《医方大成论》	
1323		三年	艾元英撰《如宜方》	
1324	泰定帝	泰定元年	沙图穆苏著《瑞竹堂经验方》。程德斋撰《伤寒钤法》，约成书于1324～1328年	
1327		四年	旧题朱震亨传《罗太无先生口授三法》	
1328	文宗	天历元年	吴瑞撰《日用本草》	
1329		二年	王国瑞著《扁鹊神应针灸玉龙经》	
1330		三年	忽思慧撰《饮膳正要》	
1331		至顺二年	尚从善编著《伤寒纪玄妙用集》	
1332		三年	曾世荣著《活幼口议》	
1333	顺帝	元统元年	谢缙孙著《难经说》	
1335		（后）至元元年	刘德之著《外科精义》。滑寿编注《读素问钞》，约成书于1335～1367年	
1337		三年	危亦林编《世医得效方》	
1338		四年	王珪著《泰定养生主论》。吴恕著《伤寒活人指掌图》《伤寒图歌活人指掌》	
1341		至正元年	滑寿撰《十四经发挥》。敖氏（佚名）原撰、杜本增定《敖氏伤寒金镜录》	
1343		三年	尚从善著《本草元命苞》	

公元	朝代	年号	学术著作	备注
1347		七年	朱震亨撰著《本草衍义补遗》《格致余论》《局方发挥》	
1348		八年	葛乾孙著《十药神书》	
1354		十四年	胡元庆著《痈疽神妙灸经》	
1355		十五年	艾元英著《如宜方》	
1358		十八年	戴思恭辑补《金匮钩玄》	
1359		十九年	滑寿撰《诊家枢要》	
1361		二十一年	滑寿校注《难经本义》	
1364		二十四年	滑寿著《麻疹全书》	
1367		二十七年	不著撰者《卫生宝鉴神遗》《回回药方》。黄石峰编《秘传痘疹玉髓》。陈致虚编注《周易参同契分章注》	
1368		二十八年	徐彦纯撰《本草发挥》。佚名氏著《银海精微》，后托名孙思邈著	
1368	明 太祖	洪武元年	杨文德著《太素脉诀》。王履著《医经溯洄集》。徐彦纯著《玉机微义》。赵良仁著《金匮方论衍义》，未刊。邵以正撰《上清紫庭痨仙方》，约成书于 1368 ~ 1369 年	
1369		二年	王永辅编《（简选）袖珍方书》	
1370		三年	元代倪维德撰《原机启微》刊行	
1378		十一年	杨清叟著《外科集验方》	
1384		十七年	胡任撰《诸证总录奇方》	
1388		二十一年	刘纯著《医经小学》	
1391		二十四年	李恒编《袖珍方大全》。朱权著《乾坤生意》	
1393		二十六年	黄仲理撰《伤寒类证》	
1395		二十八年	赵宜真辑录《秘传外科方》刊行	
1396		二十九年	刘纯著《伤寒治例》	
1402	惠帝	建文四年	不著撰者《袖珍小儿方》	
1403	成祖	永乐元年	徐用宜编《袖珍小儿方论》，约成书于 1403 ~ 1424 年	

公元	朝代	年号	学术著作	备注
1405		三年	庄应祺《补要袖珍小儿方论》	
1406		四年	朱橚等编辑《普济方》。召修《大典运气书》。朱橚著《救荒本草》	
1408		六年	刘纯著《杂病治例》	
1415		十三年	周礼著《医学碎金》	
1418		十六年	盛启东撰《医经秘旨》，著《脉药玄微》	
1422		二十年	许弘撰《湖海奇方》	
1423		二十一年	胡濙著《卫生易简方》	
1424		二十二年	朱权撰《臞仙神隐》。蒋用文著《治效方论》	
1425	仁宗	洪熙元年	刘瑾校辑、陈会原撰《神应经》	
1426	宣宗	宣德元年	许敬著《经验方》。葛哲辑撰《保婴集》，约成书于 1426～1435 年	
1431		六年	《刘河间伤寒三书》刊行，《刘河间伤寒六书》初刊	
1432		七年	刘渊然卒，生前著《济急仙方》	
1436	明　英宗	正统元年	铁峰居士撰《保生心鉴》。赵季敷著《救急易方》。熊均续编《类编伤寒活人书括指掌图论》。熊均据元代胡仕可原著，增补成《图经节要补增本草歌括》，约成书于 1436～1449 年。兰茂著《滇南本草》。董宿著《试效神圣保命方》	
1437		二年	兰茂撰《医门擎要》。熊均著《王叔和脉诀图要俗解》	
1438		三年	熊均注《勿听子俗解八十一难》	
1439		四年	释景隆编《慈济方》	
1443		八年	戴思恭著《推求师意》《秘传证治要诀》《证治要诀类方》	
1445		十年	陶华著《痈疽神秘验方》《伤寒六书》	
1446		十一年	熊宗立著《名方类证医书大全》	
1447		十二年	金循义等撰《针灸择日编集》	
1449		十四年	熊均辑《王叔和脉诀》	
1455	代宋	景泰六年	徐彪著《本草证治辨明》《论咳嗽条》《伤寒纂例》	

公元	朝代	年号	学术著作	备注
1457	明 英宗	天顺元年	不著撰者《疮疹集》	
1458		二年	熊宗立著《伤寒运气全书》。凌云撰《凌门传授铜人指穴》，约成书于1458～1505年	
1459		三年	邵以正著《表囊杂纂》《小儿痘疹证论》《济急仙方》	
1465	明 宪宗	成化六年	熊均注钱乙原著，成《类证注释钱氏小儿方诀》。熊均纂集《黄帝内经素问灵枢运气音释补遗》。赵值吾编《京本校正注释音文黄帝内经素问灵枢集注》，约成书于1465～1487年。程玠著《松厓医经》，约成书于1456～1505年	
1468		四年	寇平著《全幼心鉴》	
1471		七年	方贤撰《太医院经验奇效良方大全》刊行	
1474		十年	唐椿著《原病集》。丘濬辑《群书抄书》	
1480		十六年	玉玺著《医林类证集要》	
1481		十七年	程充撰《丹溪心法》	
1484		二十年	卢和著《丹溪先生医书纂要》。程玠撰《眼科应验良方》。刘全备著《注解药性赋》	
1487		二十三年	刘伦撰《济世内外经验全方》	
1488	明 孝宗	弘治元年	周文采纂辑《诊脉捷法》，约成书于1448～1505年	
1489		二年	茅友芝著《安亭芳氏世传女科》	
1492		五年	王纶著《胎产医案》	
1493		六年	周恭著《医说续编》。俞朝言撰《医方集论》	
1495		八年	钱大用著《秘传活幼全书》。周文采编《医方选要》	
1496		九年	王鏊著《本草单方》。王纶著《本草集要》	
1497		十年	夏英撰《灵枢经脉翼》	
1498		十一年	周文采著《外科集验方》。刘宇编辑《安老怀幼书》。娄子贞撰《怀幼书》。张一六著《救急易方》	

公元	朝代	年号	学术著作	备注
1499		十二年	陆彦功撰《伤寒类证便览》	
1500		十三年	颜汉著《便产须知》	
1501		十四年	萧昂著《医萃》	
1502		十五年	王纶撰《明医杂著》	
1505		十八年	王九思等辑《难经集注》。彭用光撰《原幼心法》。吴绶著《伤寒蕴要全书》。刘文泰等纂修《本草品汇精要》	
1506	明　武宗	正德元年	(题) 王蔡传《修真秘要》。沙铁峰著《保生心鉴》。王磐撰《野菜谱》，约成书于1506～1521年。汪机著《医学原理》。汪颖撰《食物本草》	
1510		五年	刘锡著《活幼便览》。张世贤著《图注脉诀辨真》《图注八十一难经》	
1521		七年	夏珊著《外科秘方》。李辉撰《夏氏小儿良方》。饶鹏著《节略医林正宗》	
1515		十年	崔嘉彦原著李闻言删补《四言举要》。杨珣著《针灸集书》。不著撰者《平阳府所刻医书六种》。虞抟著《医学正传》《苍生司命》	
1518		十三年	蔡维藩著《痘疹方论》	
1519		十四年	汪机撰《痘治理辨》《医读》。元·滑寿原编、汪机续注《读素问钞》	
1520		十五年	汪机著《石山医案》。薛己撰《食物本草》《本草约言》。周宏著《卫生集》	
1521		十六年	王銮著《幼科类萃》。卢和编著《食物本草》。孙东谷撰《内经类钞》	
1522	明　世宗	嘉靖元年	汪机著《汪石山医书八种》《本草会编》。俞弁撰《续医说》刊行。韩悫著《韩氏医通》刊行。潘之泮撰《因应便方》。王轩著《伤寒六书》。高士著《志斋医论》。王文禄著《胎息经疏》《参同契疏略》，约成书于1522～1566年。洪楩著《食治养老方》。蒋庭编著《太一金华宗旨》(原题唐·吕洞宾传)。罗洪先著《万寿仙书》。太医院原本，罗必炜参订《医门初学万金一统要诀》《太医院增补医方捷经》。陈文昭撰《陈素庵妇科补解》。《银海精微》刊行	

公元	朝代	年号	学术著作	备注
1523		二年	异远真人撰《（秘传）跌打损伤妙方》戴启宗撰、汪机补订《脉诀刊误集解》刊行	
1525			魏直著《痘疹全书博爱心鉴》。高士撰《灵枢经摘注》	
1526		五年	李濂著《医史》	
1527		六年	郁凝祉撰《喉科秘本》。劳天池著《劳氏家宝》	
1528		七年	薛己著《外科发挥》。《外科心法》《外科经验方》刊行	
1529		八年	薛己撰《疠疡机要》《正体类要》，并有《口齿类要》《保婴粹要》《女科撮要》《痘疹撮要》《内科摘要》等。高武著《针灸聚英》《针灸节要》。丁瓒著《素问补钞》	
1530		九年	汪机著《针灸问答》，撰《外科理例》《痘疹理辨》	
1531		十年	陈桷编《汪石山医案》。杨瑞汇集《良方类编》	
1533		十二年	盛端明著《程斋医抄撮要》	
1534		十三年	何塘撰《医学管见》。叶文龄著《医学统旨》。吴旻著《扶寿精方》	
1536		十五年	万表著《万氏积善堂集验方》。方广撰《丹溪心法附余》《古庵药鉴》。汪机编《伤寒选录》	
1537		十六年	吴禄撰《食品集》。高武著《针灸素难要旨》	
1538		十七年	胡嗣廉著《加减灵秘十八方》	
1539		十八年	鲁伯嗣撰《婴童百问》	
1540		十九年	李荥著《闺门宝鉴》	
1541		二十年	孙应奎著《内经类钞》	
1542		二十一年	李汤卿撰《心印绀珠经》刊行	
1543		二十二年	高宾校正《丹溪治法心要》	
1544		二十三年	彭用光著《体仁汇编》《十二经络脏腑病情药性》刊行	
		二十四年	俞桥撰《广嗣要语》。郭鉴著《医方集略》。郑宁撰《药性要略大全》	
1547		二十六年	刘瑒著《胤嗣录》。程伊著《脉荟》《释方》	

公元	朝代	年号	学术著作	备注
1549		二十八年	彭用光著《试效要方并论》。万全著《万氏女科》《万氏妇科汇要》《广嗣纪要》《养生四要》《片玉心书》《育婴秘要》《痘疹心法》《片玉痘疹》。江瓘编《名医类案》。周臣撰《厚生训纂》	
		二十九年	王文禄著《医先》。沈之问撰《解围元薮》。薛己著《保婴金镜录》。张时彻著《摄生众妙方》《急救良方》	
1551		三十年	钱乙撰、薛己注《钱氏小儿药证直诀》。许希周著《药性粗评》	
1554		三十三年	丁凤撰《医方集宜》、徐春甫编《古今医统大全》	
1555		三十四年	薛铠撰、薛己增补《保婴撮要》	
1556		三十五年	贺岳辑《医经大旨》	
1557		三十六年	徐春甫撰《内经要旨》。鲍叔鼎著《医方约说》	
1558		三十七年	王化贞撰《产鉴》	
1559		三十八年	(旧题)元·朱震亨编辑、王肯堂订正《产宝百问》。高武著《痘疹正宗》	
1561		四十年	彭用光著《潜溪续编伤寒蕴要》《简易普济良方》	
1564		四十三年	李时珍著《濒湖脉诀》《脉诀考正》。吴正伦撰《脉症治方》。胡朝臣著《伤寒类编》	
1565		四十四年	罗洪先撰《仙传四十九方》。楼英编《医学纲目》刊行。陈嘉谟著《本草蒙筌》初刊	
1566		四十五年	洪楩著《洪楩辑刊医药摄生类八种》《陈虚白规中指南》《太上玉轴气诀》《逸游事宜》，校订《霞外杂俎》	
1567	明　穆宗	隆庆元年	万宁著《万氏医贯》。缪存济著《识病捷法》《伤寒撮要》。阴秉旸撰《黄帝内经始生考》。方谷著《本草纂要》。万全著《保命歌括》，约成书于 1567～1572 年	
1569		三年	窦梦麟续增《疫疡经验全书》	
1570		四年	李豫亨著《推蓬寤语》	
1571		五年	薛己撰《外科枢要》初刊	
1572		六年	张翼校《外科经验精要方》。李时珍著《奇经八脉考》	

公元	朝代	年号	学术著作	备注
1573	明　神宗	万历元年	周之幹撰《周慎斋医案稿》《慎斋遗书》。孙一奎著《孙文垣医案》《医旨绪余》《赤水玄珠全集》。周之幹撰、查可合编《周慎斋三书》。陈嘉文著《新刊秘传小儿痘疹释难》。文洁著《太乙仙制本草药性大全》。唐继山撰《脉诀》。周礼撰《医圣阶梯》。许兆祯著《诊翼》《医四书》。1573～1620年陈继儒著《养生肤语》。1573～1620年袁黄著《静坐要诀》。1573～1620年张昶著《痨瘵问对》《白痴问对辨疑》。1573～1620年不著撰者，严振漫翁识《循经考穴编》。1573～1620年童养学图注《图注八十一难经定本》。1573～1620年李中梓著《颐生微论》刊行。1573～1620年顾从德撰《医学六经》。1573～1620年不著撰者《丹溪摘要》。1573～1620年周履靖撰《续易牙遗意》	约成书于1573～1620年（万历四十八年）
1574		二年	吴正伦著《养生类要》。万谷著《脉经直指》。支秉中著《痘疹玄机》。匡铎著《痘疹方》	
1575		三年	原题葆光道人著《（秘传）眼科龙木论》刊行。张太素著《太素张绅仙脉诀玄微纲领宗统》。李梴著《医学入门》	
1576		四年	孙子禄撰、徐师曾删正《经络全书》。龚信辑撰、龚廷贤续编《古今医鉴》	
1577		五年	郭子章著《博集稀痘方论》。汪若源著《汪氏痘书》	
1578		六年	周履靖编，吴惟贞续增《赤凤髓》。李时珍著《本草纲目》。皇甫嵩撰《本草发明》	
1579		七年	万全著《幼科发挥》。翁仲仁著《痘疹金镜录》。程武撰《程氏医彀》。吴文炳著《医家赤帜益辨全书》	
1580		八年	王执中编《（重校）东垣先生正脉》。吴嘉言著《医经会元》	
1581		九年	姚言著《螽斯集》。龚廷贤著《神彀金丹》《种杏仙方》	
1582		十年	殷之屏撰《医方便览》	

公元	朝代	年号	学术著作	备注
1584		十二年	许兆祯著《脉翼》。吴崑著《脉语》《医方考》。方隅《医林绳墨》初刊。杨四知著《惠民正方》	
1585		十三年	管橓辑录《保赤全书》。张浩著《仁术便览》。张三锡撰《医学六要》	
1586		十四年	马莳著《黄帝内经素问注证发微》《黄帝内经灵枢注证发微》	
1587		十五年	王三才著《医便》	
1588		十六年	张鹤腾著《伤寒伤暑辨》	
1589		十七年	方有执著《伤寒论条辨》《本草抄》。龚信著《古今医鉴》《太医院补遗医学正传》刊行	
1590		十八年	李时珍《本草纲目》在南京刻印。周济仁著《痘科保赤大成》	
1591		十九年	龚廷贤著《云林神彀》。高濂撰《遵生八笺》。袁黄著《摄生三要》。邓调元著《摄生要语》。钟惺著《灵秘丹全书》。陈言著《常山敬斋杨先生针灸全书》刊行。吴勉学著《师古斋汇聚简便单方》。陈文治撰《文嗣全诀》	
1592		二十年	胡文焕著《寿养丛书》《广嗣须知》《摄生集览》《类修要诀》《养生导引法》《太素心要》。并刊宁原《食鉴本草》。蒋学成撰《尊生要旨》。朱栋隆著《四海同春》。王廷相著《摄生要义》	
1593		二十一年	孟继孔撰《幼幼集》《治痘详说》。杨希洛等整理《明目至宝》。王文谟著《碎金方》。李中立著《本草原始》	
1594		二十二年	朱惠明撰《痘疹传心录》《慈幼心传》。龚廷贤著《鲁府禁方》。吴崑注《黄帝内经素问吴注》	
1595		二十三年	朱栋隆著《痘疹不求人》。冯时可撰《众妙仙方》。赵开美编《集注伤寒论》，约成书于1595～1608年	
1596		二十四年	张嵋阳著《痘疹括》。周守中撰《养生类纂》	

公元	朝代	年号	学术著作	备注
1597		二十五年	周履靖著《唐宁卫生歌》刊行，《益龄草》刊行，《炼形内旨》辑入《夷门广牍》刊行。不著撰者《金笥玄玄》，辑入《夷门广牍》	
1598		二十六年	高我冈等撰编《仙传痘疹奇书》。杜文燮著《药鉴》	
1599		二十七年	赵开美刻《仲景全书》。郑大忠著《痘经会成》。李之用撰《幼科发挥》。王文浩图注《图注八十一难经评林捷径统宗》	
1600		二十八年	万邦孚辑《痘疹诸家方论》。许兆祯著《药准》。不著撰者《（新刊）明目良方》	
1601		二十九年	杨济时著《针灸大成》。赵文炳撰《铜人明堂之图》。不著撰者《陈氏小儿按摩经》，见《针灸大成》。吴勉学编《刘河间医学六书》。王肯堂辑、吴勉学校《古今医统正脉全书》初刊	
1602		三十年	王肯堂著《杂证准绳》《妇科证治准绳》《肯堂医论》《郁冈斋笔麈》《妇科证治准绳》《端本堂考证脉镜》《类方准绳》。阴有澜著《痘疹一览》。俞新宇授、王肯堂参订《胤产全书》。孙一奎著《痘疹心印》。李贽撰《养生醍醐》。万表编、万邦孚补辑《万氏家抄方》。王肯堂著《灵兰要览》，约成书于1602～1613年，书成未刊，公元1923年裘吉生辑入《三三医书》刊行	
1603		三十一年	李时珍编《濒湖脉学奇经八脉考脉诀考正》刊行。胡文焕著《格致丛书》刊行。刘浴德著《壶隐子日用方》	
1604		三十二年	褚胤昌撰《达生录》。孔弘擢传、吕坤编《疹科真传》。龚廷贤著《小儿推拿秘旨》。申拱辰撰《外科启玄》。王肯堂编《伤寒准绳》	
1605		三十三年	周于蕃著《小儿推拿仙术》	
1606		三十四年	聂尚恒撰《痘疹慈航》。钱雷著《脏腑证治图说人镜经》	
1607		三十五年	王肯堂撰《幼科证治准绳》。梁学孟著《痰火颛门》。陈文治著《痘疹真诀》	

公元	朝代	年号	学术著作	备注
1608		三十六年	王肯堂撰《疡医证治准绳》	
1609		三十七年	张三锡著《经络考》《本草选》。刘松石著《松皇岗刘氏保寿堂活人经验方》。张三锡撰、王肯堂校《四诊法》。郑全望著《瘴症指南》。万表著《万氏家抄济世良方》	
1610		三十八年	芮经等编《杏苑生春》。张介宾撰《痘疹诠古方》。方如川著《重证本草丹方》	
1612		四十年	张太素撰、刘伯祥注《太素咏秘诀》。聂尚恒编《八十一难经图解》。宋林皋著《宋氏女科秘书》	
1613		四十一年	缪希雍撰、丁元荐编《先醒斋医学广笔记》。陈治道著《保产万全书》。陶华撰《痘科秘传》。吴东园著《痘症要诀》。卢复著《芷园复余》	
1615		四十三年	龚廷贤著《万病回春》《寿世保元》。尤遵叙著《食色绅言》	
1616		四十四年	聂尚恒著《医学汇函》《奇效医述》《活幼心法》。龚廷贤著《新刊医林状元济世全书》。卢复撰辑《神农本经》《医种子》	
1617		四十五年	滕弘著《神农本经会通》。赵献可著《医贯》《邯郸遗稿》。李长科撰《胎产护生篇》。陈实功著《外科正宗》	
1618		四十六年	王化贞撰《产鉴》。吴崑著《针方六集》。殷仲春编《医藏书目》	
1619		四十七年	不著撰者《真仙上乘导引术》。朱一麟著《摘星楼治痘全书》。王宗显撰《(增补)医方捷径》。姚思仁著《菉竹斋集验方》。卢复编《芷园臆草题药》	
1620	明　光宗	泰昌元年	武之望著《济阴纲目》。淡允贤撰《女医杂言》。赵南星著《上医本草》。邹元标著《仁文书院集验方》	
1621	明　熹宗	天启元年	程玠撰《眼科易知录》。程岺著《程原仲医案》	
1622		二年	鲍山著《野菜博录》。(题)李杲撰、钱允治注《珍珠囊指掌补遗药性赋》。缪希雍著《缪仲醇先生医案》《炮炙大法》。伍守阳撰《天仙正理》。王大纶著《婴童类萃》。卢复著《芷园臆草勘方》。邵达撰《订补明医指掌》	

公元	朝代	年号	学术著作	备注
1623		三年	卢复著《芷园臆草存案》。王肯堂撰《医学穷源集》。沈应旸著《清修颐养妙论延年祛病笺诀》。张鹤腾著《伤暑全书》	
1624		四年	张介宾著《小儿则》《妇人规》《宜麟策》《古方八阵》《新方八阵》《外科钤》《本草正》《脉神草》。《类经》刊行，《类经图翼》初刊，《类经附翼》初刊。龚居中著《五福万寿丹书》。倪朱谟著《本草汇言》初刻。晋王熙编、孙际飞重订《天元脉影归指图说》。张遂辰注《张卿子伤寒论》	
1625		五年	缪希雍著《神农本草经疏》	
1626		六年	郑五全撰《（新刊）胎产方书》。唐云龙著《痘疹奇衡》	
1628	明　毅宗	崇祯元年	龚廷贤撰《云林医圣普渡慈航》。彭宗孟著《疡科选粹》。张介宾撰《痘疹铨》。王九达编注《黄帝内经素问灵枢合类》。翟良著《医学启蒙汇编》《痘科类编释意》。陈文治撰《疡科选粹》。程云鹏著《慈幼新书》。王化贞著《普门医品》	
1629		二年	孙志宏编《简明医彀》。张延登辑《悬袖便方》刊行	
1630		三年	龚居中著《新刊太医院校正小儿痘疹医镜》《女科百效全书》《外科活人定本》《痰火点雪》。顾逢伯撰《分部本草妙用》	
1631		四年	钱养庶编《绣阁宝生书》。童学养撰《增补王叔和脉诀图注定本》《伤寒活人指掌补注辨疑》。江旭奇编《痘经》。陈长卿著《伤寒秘要》。胡正心等编《（订补）简易备验方》	
1632		五年	程从周撰《程茂先医案》。童养学纂辑《伤寒六书纂要辨疑》。陈司成著《霉疮秘录》。胡正心撰《十竹斋刊袖珍本医书十三种》	
1633		六年	缪希雍著《本草丹方》刊行。陈文治撰《伤寒集验》。王象晋编《清寤斋心赏编》	
1634		七年	喻政著《虺后方》。程嘉祥撰《程氏家传经验痧麻痘疹秘要妙集》。孟笨著《养生要括》刊行	

公元	朝代	年号	学术著作	备注
1635		八年	邹志夔撰《脉理正义》。岳甫嘉编《妙一斋医学正印种子编》。黄承昊著《折肱漫录》刊行。吕献策撰《痘疹幼幼心书》。孙光裕著《太初脉辨》	
1636		九年	张介宾著《景岳全书》《伤寒典》。胡慎柔撰《慎柔医案》。胡慎柔著述、门人石震等编订《慎柔五书》	
1637		十年	李中梓著《医宗必读》《本草征要》。孙文胤著《丹台玉案》《先天脉镜》。吴元溟撰《痘科切要》	
1638		十一年	乔琛著《幼幼心裁》。洪基撰《胞与堂丸散谱》。吴元溟著《儿科方要》	
1639		十二年	施沛著《脉要精微》。薛己原著、黄承昊辑评《汇集薛氏内科医案》。欧士海撰《山谷便方》	
1640		十三年	洪基著《养生秘要活人心诀》。施沛著《祖剂》。严治著《医家二要》	
1641		十四年	秦昌遇撰《幼科折衷》《幼科医鉴》《症因脉治》《痘疹折衷》《脉法颌珠》。胡正心著《万病验方》。皇甫中撰《明医指掌》，约成书于1641~1644年。李中梓著《病机沙篆》	
1642		十五年	李中梓撰《诊家正眼》《删补颐生微论》。《内经知要》刊行。吴有性著《温疫论》。卢之颐著《学古诊则》，约成书于1642~1644年	
1643		十六年	喻昌撰《寓意草》刊行。（原题）古愚公撰《兰阁秘方》。查万合著《正阳篇选录》。邓玉函著《人身说概》。闵芝庆撰《伤寒阐要编》。叶允仁著《伤寒指南书》	

公元	朝代	年号	学术著作	备注
1644		十七年	金梦石著《产家要诀》。萧京撰《轩岐救正论》。汪绮石著《理虚元鉴》。程羽文著《二六功课》。倪士奇撰《两都医案》。秦昌遇编《医验大成》。卢之颐著《本草乘雅半偈》。（原题）郑芝龙著《金枪跌打接骨秘方》《伤科秘书》。龚居中著《幼科百效全书》。贾所学撰《药品化义》。王象晋辑《保安堂三补简便验方》。蔡维藩著《蔡氏小儿痘疹袖珍方论》。朱巽著《痘科键》。袁颢著《袁氏痘疹全书》。陈时彻撰《痘疹集验》。马之琪著《疹科纂要》。傅仁宇著《审视瑶函》初刊。林长生著《眼科简便验方》。邓苑撰《一草亭目科全书》。冯时可著《上池杂说》。裴一中著《裴子言医》	
			汪黝撰《痘疹玄言》。卢之颐著《仲景伤寒论疏钞金》。沈野编、顾自植校订《暴证知要》。（原题）刘基撰《秘传刘青田先生家藏禁方》。刘基著《跌打损伤方》。（原题）冷谦撰《修龄要旨》。沈仕著《摄生要录》。张懋辰撰《脉便》	成书年未详
1644	清　世祖	顺治元年	戈维城著《伤寒补天石》。易大艮著《易氏医案》。徐谦编《仁端录痘疹玄珠》。喻昌著《温症朗照》。高隐撰《医论广见》。王元标著《紫虚脉诀启微》。吴嗣昌撰《伤寒正宗》《医学慧业》	
1646		三年	少林寺传《伤科秘方》	
1648		五年	喻昌著《尚论篇》初刻	
1649		六年	李中梓著《伤寒括要》刊行	
1650		七年	宋·崔嘉彦原著、潘楫增注《医灯续焰》。祝登元著《心医集》，约成书于1650～1656年	
1652		九年	蔡烈先著《万方针线》	
1653		十年	程知著《医经理解》	

公元	朝代	年号	学术著作	备注
1655		十二年	李中梓著《本草通玄》。郭佩兰著《本草汇》	
1658		十五年	喻昌撰《医门法律》	
1659		十六年	翟良著《医学启蒙汇编》。费启泰著《救偏琐言》	
1661		十八年	沈时誉撰《医衡》。沈穆著《本草洞诠》	
1662	清　康熙	康熙元年	李延昰编《脉诀汇辨》。马元仪著《马师津梁》。柯琴撰《伤寒来苏集》，约成书于1662～1722年。王琦编《医林指月》初刊	
1663		二年	张志聪著《伤寒论宗印》。蒋士吉撰《医宗说约》	
1664		三年	刘若金著《本草述》。张志聪著《金匮要略注》	
1665		四年	汪淇撰《保生碎事》。张璐著《伤寒缵论》《伤寒绪论》刊行。祁坤著《外科大成》	
1667		六年	林起龙撰《本草纲目必读》。徐彬著《伤寒一百十三方发明》。尤乘著《寿世青编》，辑《李士材三书》，增补《病机沙篆》	
1668		七年	张登著《伤寒舌鉴》。叶广祚编《采艾编》	
1669		八年	莫熺撰《本草纲目摘要》。姚绍虞著《素问经注节解》	
1670		九年	张志聪撰注《黄帝内经素问集注》《黄帝内经灵枢集注》。程应旄著《伤寒后条辨》《医经句测》。高斗魁撰《四明医案》《医家心法》。张志聪著《侣山堂类辨》	
1671		十年	史树骏撰《经方衍义》。徐彬撰《金匮要略论注》。李而炽著《方钥记要》。蒋示吉著《望色启微》	

公元	朝代	年号	学术著作	备注
1672		十一年	汪琥撰《痘疹广金镜录》。何镇著《本草纲目类纂必读》。莫熺著《难经直解》	
1673		十二年	程林撰《金匮要略直解》。张志聪著《伤寒论纲目》。傅山著《傅青主女科》	
1674		十三年	林森撰《痧疫论》	
1675		十四年	罗美著《内经博义》《古今名医方论》《古今名医汇粹》。郭志邃撰《痧胀玉衡书》。林澜著《伤寒折衷》。尤乘编《尤氏喉科秘书》。释傅杰著《明医诸风疠疡全书指掌》	
1676		十五年	朱本中撰《饮食须知》。程林著《医暇卮言》。熊应雄著《推拿广意》	
1677		十六年	周扬俊著《伤寒论三注》	
1678		十七年	陈素中著《伤寒辨证》	
1679		十八年	周扬俊著《温热暑疫全书》。蒋居祉编《本草择要纲目》	
1680		十九年	汪琥撰《伤寒论辨证广注》。王翃著《万全备急方》	
1681		二十年	程林编《圣济总录纂要》。萧壎著《妇科经论》。汪昂撰《医方集解》。王翃著《握灵本草》	
1682		二十一年	汪昂著《勿药元诠》	
1683		二十二年	张志聪撰注、高世栻补订《伤寒论集注》。陈尧道著《痘科辨证》。吕留良著《东庄医案》	
1686		二十五年	汪琥著《中寒论辨证广注》	
1687		二十六年	李用粹撰《证治汇补》。过孟起著《本草经》。周扬俊撰《金匮要略二注》。陈士铎著《脉诀阐微》《石室秘录》《辨证录》	

公元	朝代	年号	学术著作	备注
1688		二十七年	王宏翰著《医学原始》。林澜撰《灵素合抄》。汪昂著《素问灵素类纂约注》	
1689		二十八年	张璐撰、张登编《诊宗三昧》初刊。刘默著《证治百问》	
1691		三十年	骆如龙撰《幼科推拿秘书》。沈李龙著《食物本草会纂》。贾所学撰、尤乘增辑《药品辨义》	
1692		三十一年	沈明宗撰《金匮要略编注》《客窗偶读》	
1963		三十二年	沈镜微著《删注脉诀规正》。沈明宗撰《伤寒六经辨证治法》	
1694		三十三年	汪昂编《汤头歌诀》《本草备要》。陈嘉璴注《周慎斋先生脉法》。陈士铎撰《洞天奥旨》。冯兆张著《冯氏锦囊秘录》初刻	
1695		三十四年	夏鼎撰《幼科铁镜》。张璐著《本经逢原》《张氏医通》。高世栻编《黄帝素问直解》。宋麟祥撰《痘疹正宗》	
1696		三十五年	汪启贤著《食物须知》。景日昣著《嵩厓尊生书》。李文来撰《医鉴》	
1697		三十六年	陈治著《诊视近纂》《伤寒近编》《证治大还》。万成金撰《长生秘诀》。王宏翰卒，生前著《古今医史》	
1698		三十七	张璐著《千金方衍义》	
1699		三十八年	高世栻著《医学真传》初刊。程知撰《伤寒经注》。余飞鳞著《秘传推拿捷法》	
1700		三十九年	陈岐撰《医学传灯》	
1701		四十年	王景韩著《舌镜》。王道任等校正《本草品汇精要》，并成《续集》。李菩著《痘疹要略》	
1702		四十一年	冯兆张著《内经纂要》	
1705		四十四年	郑重光撰《伤寒论条辨续注》	

公元	朝代	年号	学术著作	备注
1706		四十五年	乐凤鸣编《同仁堂药目》。秦昌遇撰《伤寒总论》。董采卒，生前著《西塘感证》	
1707		四十六年	郑重光著《素圃医案》。钱峻编《丹方汇编》	
1708		四十七年	钱潢撰《伤寒溯源集》。沈颋等编《病机汇论》初刊。叶其榛著《幼科指掌》	
1709		四十八年	石成金撰《秘授延寿单方》《食鉴本草》	
1710		四十九年	马印麟著《瘟疫辨论》刊论。梁文科著《集验良方》。郑重光撰《瘟疫论补注》	
1711		五十年	罗浮山释《生草药性》。郑重光撰《伤寒论证辨》。孙望林编《良朋汇集》	
1712		五十一年	蔡烈先著《本草万方针线》。张锡驹著《伤寒直解》	
1713		五十二年	朱纯嘏著《种痘全书》《痘疹定论》。朱纯嘏撰。潘蕤于订《麻疹秘传》。马俶著《印机草》	
1714		五十三年	秦之祯撰《伤寒大白》	
1716		五十五年	亟斋居士著《达生编》刊行	
1717		五十六年	顾靖远撰《素灵摘要》。韩贻丰著《太乙神针心法》	
1718		五十七年	顾靖远著《顾氏医镜》刊行。汪光爵卒，生前著《医要》	
1721		六十年	魏荔彤著《金匮要略方本义》。周南撰《其慎集》。陈振先著《采药录》	
1722		六十一年	戴天章著《广瘟疫论》	
1723	清　世宗	雍正元年	陈梦雷等原辑、蒋廷锡重辑《外诊法》。林之翰著《四诊抉微》	
1724		二年	(旧题) 叶桂、姚球著《本草经解要》。唐见撰《医学心镜录》	

公元	朝代	年号	学术著作	备注
1725		三年	年希尧著《集验良方》。马印麟《温疫发源》刊行。高世栻撰《医家心法》初刊。杨乘六辑评、王汝谦补注《医宗己任编》	
1726		四年	蒋廷锡等纂辑《古今图书集成·医部全录》。孟河著《幼科直言》	
1727		五年	徐大椿撰《难经经释》,《徐氏医书六种》刊行。俞茂鲲著《痘疹集解》	
1729		七年	萧霆撰《瘟疫全书痧疹一得》。尤怡著《金匮要略心典》《静香楼医案》	
1730		八年	阎纯玺著《胎产心法》	
1731		九年	朱彝尊撰《食宪鸿秘》	
1732		十年	程国彭撰《外科十法》,《医学心悟》刊行。王子接著《绛雪园古方选注》《得宜本草》。甘边著《伤科方论》。徐大椿撰《痘学真传》	
1734		十二年	马印麟著《预防痘疹记》。陶承熹著《惠直堂经验方》	
1735		十三年	方开撰《却病延年法》	
1736	清　高宗	乾隆元年	丁锦著《古本难经阐注》。徐大椿著《神农本草百种录》	
1739		四年	舒韶撰《舒氏伤寒集注》《辨脉篇》。尤怡著《医学读书记》。吴澄著《不居集》。沈昌惠撰《沈元善先生伤科》。朱钥撰《本草诗笺》	
1740		五年	叶桂著《幼科要略》。王洪绪著《外科证治全生集》	
1741		六年	雷升著《丸散膏丹方论》。黄庭镜撰《目经大成》。徐大椿著《舌鉴图》,《医贯砭》刊行。张琰撰《种痘新书》	
1742		七年	吴谦等编纂《御纂医宗金鉴》。沈彤著《释骨篇》	
1745		十年	杨乘六撰《临症验舌新法》《潜村医案》。叶桂撰《本事方释义》	

公元	朝代	年号	学术著作	备注
1746		十一年	叶桂著《温热论》。叶桂著述、郭维浚纂集《眉寿堂方案选存》。叶桂著述、门人周显录《未刻本叶氏医案》	
1748		十四年	黄元御著《伤寒悬解》《金匮悬解》。谢玉琼撰《麻科活人书》	
1749		十四年	《医宗金鉴》刊行	
1750		十五年	陈复正著《幼幼集成》。黄宫绣撰《医学求真录总论》	
1751		十六年	何梦瑶著《痘科辑要》，《医碥》刊行。孔毓礼著《痢疾论》	
1753		十八年	黄元御撰《长沙药解》《四圣悬枢》。郭治著《脉如》。朱音恬著《金匮要略略注》。袁旬撰《痘疹精言》	
1754		十九年	黄元御著《伤寒说意》《玉楸药解》《素灵微蕴》。薛雪著《医经原旨》。汪元琦撰《杂症会心录》	
1755		二十年	黄元御著《素问悬解》	
1756		二十一年	黄元御撰《灵枢悬解》	
1757		二十二年	吴仪洛著《本草从新》。杨瑞山著《岳后杨氏疗喉秘典》。徐大椿撰《医学源流论》。杨凤庭著《杨西山先生医集》。张宗良著《喉科指掌》	
1758		二十三年	允干辑录《吴师真授跌打法门》。张健著《痘疹宝筏》。汪绂著《医林纂要探源》	
1759		二十三年	赵学敏撰《串雅内编》《串雅外编》。鲁照著《串雅补》。杨凤庭著《杨西失血大法》《修真秘旨》。徐大椿撰《伤寒论类方》。金理著《医原图说》	
1760		二十五年	顾世澄撰《疡医大全》	
1761		二十六年	吴仪洛著《成方切用》。洪炜著《虚损启微》。王敬义撰《疫病溯源》	
1762		二十七年	唐千项著《大生要旨》	

公元	朝代	年号	学术著作	备注
1763		二十八年	陈廷铨撰《罗遗编》	
1764		二十九年	叶桂著述《临证指南医案》。沈又彭撰《沈氏女科辑要》。徐大椿著《内经诠释》《兰台轨范》	
1765		三十年	沈又彭撰《伤寒卒病论读》《医注读》。 赵学敏著《本草纲目拾遗》	
1766		三十一年	陆烜撰《人参谱》。邵成平著《幼科正医录》。吴仪洛撰《伤寒分经》	
1767		三十二年	吴宏定著《景岳新方汤头》。张志聪撰、高世栻补订《本草崇原》。徐大椿著《慎疾刍言》。孙从添卒，生前著《石芝医话》	
1768		三十三年	尤怡撰《金匮翼》。郑宏纲著《重楼玉钥》	
1769		三十四年	黄宫绣著《本草求真》	
1770		三十五年	薛雪撰《湿热条辨》。赵学敏序录《利济十二种》	
1771		三十六年	静光禅师等编撰《竹林寺三禅师女科三种》。徐文弼著《寿世传真》	
1773		三十八年	沈金鳌著《杂病源流犀烛》《幼科释谜》《妇科玉尺》《伤寒论纲目》《要药分剂》《沈氏尊生方》。曹庭栋撰《老老恒言》。沈大润著《金疮铁扇散医案》。吴道源撰《痢疾汇参》《女科切要》	
1774		三十九年	魏之琇编《续名医类案》。王琦卒，生前曾刻《医林指月》	
1775		四十年	华岫云编辑《种福堂公选良方》。叶桂著述、华岫云辑校《续临证指南医案》。缪遵义撰《缪氏医案》。唐黉著《外科心法》。（旧题）元·朱震亨撰，汤望久校辑《脉因证治》初刊。沈懋发撰《服食须知》	

公元	朝代	年号	学术著作	备注
1776		四十一年	周毓龄著《广达生编》。俞根初著《通俗伤寒论》。周于蕃撰、钱汝时补遗《秘传推拿妙诀》。熊品立撰《治疫全书》。沈金鳌著《沈芊绿医案》	
1777		四十二年	庄一夔著《福幼篇》	
1778		四十三年	唐秉钧著《人参考》。俞震编《古今医案按》。董西园著《医级》	
1780		四十五年	鲁永斌撰《法古录》。汪喆著《产科心法》。车宗略、胡宪丰著《伤寒第一书》	
1781		四十六年	史大受撰《史氏实法寒科》。霍孔昭著《损伤科》	
1782			纪均总纂、陆锡熊总校《四库全书·医学类》。钱临疏、钱本瑜辑注《立斋医案疏》	
1783		四十八年	贺升平著《脉要图注》。王玷桂撰《不药良方》	
1784		四十九年	杨璿著《伤寒温疫条辨》	
1785		五十年	许豫和著《怡堂散记》。沈果之卒，生前著《医学希贤录》	
1786		五十一年	刘奎著《松峰说疫》初刊。余霖著《疫疹一得》。杨炜撰《方义指微》。程永培撰《六醴斋医书十种》。沈源著《奇症汇》。曾鼎著《痘疹会通》，后更名为《幼科指归》	
1787		五十二年	刘秉锦撰《疫痧二证合编》	
1788		五十三年	周震著《幼科医学指南》	
1789		五十五年	陈杰撰《回生集》。陈杰、徐文弼著《攒花易简方》。罗国纲著《会约医镜》	
1790		五十五年	杜玉友著《本草辑要》	
1791		五十六年	毛世洪撰《便易经验良方》《济世养生经验集》	
1792		五十七年	汪汲著《解毒篇》。唐大烈编《吴医汇讲》，于1792~1801年刊行	

公元	朝代	年号	学术著作	备注
1793		五十八年	钱榱村撰《小儿科推拿直录》。杜玉友著《伤寒辑要》	
1795		六十年	随霖著《羊毛瘟证论》	
1796	清　仁宗	嘉庆元年	吴贞安撰《伤寒指掌》。萧晓亭著《疠效辑要》《疠疾备要》	
1797		二年	陈念祖撰《伤寒论浅注》。庄一夔著《痘疹遂生篇》	
1798		三年	何世仁著《何元长先生医案》。吴瑭著《温病条辨》《吴鞠通医案》。李守先撰《针灸易学》	
1799		四年	孙冯翼校定《神农本草经》。黄宫绣撰《锦芳医案》	
1800		五年	曹绳彦编《本草纲目万方类编》。陈念祖著《南雅堂医案》。张基序刊《古本难经阐注》	
1801		六年	汪汲著《怪疾奇方》。陈念祖撰《时方歌括》。陈耕道著《疫痧草》。唐大烈编《吴医汇讲》停刊	
1802		七年	陈念祖著《景岳新方砭》。孙震元撰《疡科会粹》	
1803		八年	陈念祖著《金匮要略浅注》《时方妙用》《神农本草经读》	
1804		九年	陈念祖撰《医学三字经》。郑承瀚编《重楼玉钥续编》。朱翔宇增补《喉症全科紫珍集》。计楠著《客尘医话》。邓赞夫著《目科正宗》。叶慕樵著《平易方》	
1805		十年	高秉钧著《疡科心得集》。程文囿编《程杏轩医案》。李炳卒，生前著《金匮要略注》《西垣诊籍》《辨疫琐言》。方灿撰《种痘真传》	
1806		十一年	齐秉慧编《齐氏医案》刊行	
1807		十二年	不著撰者、许梿校订《咽喉脉证通论》	

公元	朝代	年号	学术著作	备注
1808		十三年	陈念祖著《医学实在易》。钱秀昌撰《伤科补要》。王学权著《重庆堂随笔》。怀抱奇撰《医彻》	
1809		十四年	陈平伯著《温热病指南集》。顾锡撰《银海指南》。吴世铠著《本草经疏辑要》	
1810		十五年	尤怡著《伤寒贯珠集》刊行。周位西著《增辑良乡集要》	
		十六年	张泰著《类伤寒集补》	
1812		十七年	蔡贻绩著《伤寒瘟疫抉要》刊行。黄凯钧撰《友渔斋医话》	
1813		十八年	章穆著《调疾饮食辨》。王之政编《王久峰临证医案》	
1815		二十年	邱熺著《引痘略》。邵登瀛撰《温毒病论》《四时病机》。胡廷光著《伤科汇纂》	
1816		二十一年	陆成本著《经验良方》	
1817		二十二年	熊庆笏撰《扁鹊脉书难经》。程文囿著《医述》	
1818		二十三年	曾焴著《治验偶存》	
1820		二十五年	陈念祖撰《女科要旨》，《医学从众录》初刊。刘一明著《杂疫证治》刊行。孙德润编《医学汇海》。刘松岩著《目科捷径》	
1821	清　宣宗	道光元年	江上外史著《针灸内篇》。寇兰皋著《痧症传信方》。汪期莲辑《瘟疫汇编》。熊笏著《中风论》	
1822		二年	李学川著《针灸逢源》。张廉撰《麻疹阐注》	
1823		三年	陈念祖编《陈修园医书二十八种》。钱松刻《辨证奇闻》。周纪常著《女科辑要》。顾金寿著《吴门治验录》	
1824		四年	江秋撰《笔花医镜》。释本圆等辑《针灸全生》。程文囿编《杏轩医案续集》	

公元	朝代	年号	学术著作	备注
1825		五年	章楠著《医门棒喝》	
1826		六年	程文囿著《方药备考》，《医述》初刊。周登庸撰《续广达生篇》。胡嗣超著《伤寒杂病论》	
1827		七年	周学霆著《三指禅》。叶霖著《金匮要略阙疑》。邵澍卒，生前著《邵氏伤寒成方辑要》。德丰撰《草药图经》《罗军门集验简易良方》	
1828		八年	陆言著《经验方抄》	
1829		九年	张琦著《素问释义》。邵雨撰《外科辑要》	
1830		十年	陈念祖著《脉诀真传》。叶氏（佚名）撰《伤寒玉液舌色法》。张曜孙著《产孕集》。王清任著《医林改错》初刊	
1831		十一年	许克昌撰《外科证治全书》。吴瑭著《医医病书》。叶桂等《三家医案合刻》成书。吴金寿汇刊《叶氏医效秘传》	
1832		十二年	吴有性撰，孔以克等评注《重订医门普渡温疫论》。杨时泰著《本草述钩玄》。叶桂等编《叶氏医案存真》	
1833		十三年	不著撰者《少林寺伤科》。何其伟著《救迷良方》	
1834		十四年	高文晋著《外科图说》。余含棻撰《保赤存真》	
1835		十五年	章楠著《伤寒论本旨》《医门棒喝二集》。李文荣著《仿寓意草》	
1836		十六年	齐秉慧撰《痘麻医案》。张千里著《珠村草堂医案》《张千里医案》。陆岳等编《陆氏三世医验》刊行。吴篪著《临证医案笔记》	
1837		十七年	邹澍撰《本经疏证》《续疏》《本经序疏要》。陆儋辰著《运气辨》	
1838		十八年	邹岳著《外科真诠》。王士雄著《外科简效方》《归砚录》，《潜斋医学丛书八种》刊行	

公元	朝代	年号	学术著作	备注
1839		十九年	林珮琴著《类证治裁》。王士雄著《霍乱论》初刊	
1840		二十年	姚阑撰《本草分经》。邹汉璜辑录《千金方摘抄》。蒋宝素著《医略十三著》。江考卿撰《江氏伤科学》。谢元卿著《良方集腋》	
1841		二十一年	曹禾著《疡医蛾术录》	
1843		二十三年	王士雄撰、周锳汇集《王氏医案正编》	
1844		二十四年	廖云溪著《汤头歌括》。顾观光著《神农本草经》。方略撰《幼科集要》。曹禾著《豆医蠡酌录》	
1845		二十五年	郑光祖著《一斑录》	
1846		二十六年	鲍相璈著《验方新编》。周克庵撰《暑风论》	
1848		二十八年	赵术堂著《医学指归》。吴其濬编《植物名实图考》	
1849		二十九年	侯功震著《痘疹大成》。李文荣撰《知心必辨》	
1850		三十年	王士雄撰、张鸿等汇集《王氏医案续编》。蒋宝素编《问斋医案》。顾德华编《花韵楼医案》。吕震名著《伤寒寻源》。程尔资撰《经验治蛊奇方》。王锡鑫著《针灸便览》。文晟编《医方十种汇编》	
1851	清　文宗	咸丰元年	赵廷海辑《救伤秘旨》。王士雄著《圣济方选》,《潜斋医话》刊行。史典撰、王士雄评《愿体医话》刊行。《全体新论》刊行。曹禾著《医学读书志》。魏玉璜著《柳州医话》	
1852		二年	王士雄撰《温热经纬》。曹禾著《疡医雅言》	
1853		三年	王德森著《市隐庐医学杂著》。俞震编、王士雄选编《古今医案按选》。王士雄著《叶案批谬》	

公元	朝代	年号	学术著作	备注
1854		四年	王士雄撰、徐然石汇编《王氏医案三编》。黄思荣著《唐千金类方》。梿历撰、柏仙录《全身骨图考正》。吴烊撰《医学辑要》	
1855		五年	徐大椿著《洄溪医案》,《徐灵胎医学全书》刊行	
1856		六年	莫枚士著《研经言》	
1857		七年	单南山撰、陈彩钟增辑《胎产指南》刊行。吴士瑛著《痢疾明辨》	
1858		八年	潘霨著《卫生要求》《内功图说》。徐大椿撰《古方集解》。陆以湉著《冷庐医话》。钱沛著《增补治疹全书》刊行。叶灏撰《增广大生要旨》	
1859		九年	曹存心著《琉球百问》《过庭录存》《曹仁伯医案论》。曹存心撰、吴之善编《延陵弟子记略》	
1860		十年	汪琥著《伤寒论辨证广注》。陆懋修编《仲景方汇录》。王泰林撰《环溪医案》。张畹香著《张氏温暑医旨》	
1861		十一年	石寿棠著《医原》初刊。谢星焕撰《得心集医案》刊行	
1862	清　穆宗	同治元年	王士雄著《重订霍乱论》	
1863		二年	费伯雄辑《费氏全集》《医醇賸义》。屠道和著《本草汇纂》	
1864		三年	吴尚先撰《理瀹骈文》。张绍修著《时疫白喉捷要》。徐大椿编《徐灵胎十二种全集》刊行	
1865		四年	许佐廷著《喉科白腐要旨》。费伯雄编《孟河费氏医案》。陈念祖著《南雅堂医书全集》刊行。陆懋修著《素灵约囊》。潘名熊撰《评琴书屋医略》	
1866		五年	陆懋修著《内经难字音义》《金鉴方论》《二十四品》《伤寒论阳明病释》《世补斋医书》	

公元	朝代	年号	学术著作	备注
1867		六年	高亿撰《黄帝内经素问评注直讲全集》。金德鉴著《烂喉痹痧辑要》	
1868		七年	陆廷珍著《六因条辨》。郑西园辑、许佐廷订《喉科秘钥》	
1869		八年	连自华撰《望诊补》。张衍思著《传悟灵济灵》。黄钰著《本经便读》	
1870		九年	刘兴撰《草本便方》。吴尚先撰《二十一膏良方》。赵开泰著《增补牛痘三要》。包诚著《伤寒审证表》	
1871		十年	王燕昌著《王氏医存》初刊	
1872		十一年	胡澍著《黄帝内经素问校义》。景照撰《本草纲目万方类聚》。高学山著《伤寒尚论辨似》	
1873		十二年	邱熺等著《牛痘新法全书》。潘明熊撰《叶案括要》	
1874		十三年	周孝垓撰《内经病机纂要》。廖润鸿著《针灸集成》	
1875	清　德宗	光绪元年	汪宏著《望诊遵经》。任本照集《理瀹骈文摘要》	
1876		二年	余显廷著《脉理存真》。张琰著《新辑中西痘科全书》	
1877		三年	何愚、朱巘合编《舌图辨证》。陈绍勋著《内经撮要》。胡光墉编《胡庆余堂丸散膏丹全集》。邹存淦著《外治寿世方初编》	
1878		四年	唐载庭撰《温疫析疑》刊行。宋兆淇著《南病别鉴》。陈惠畴著《经脉图考》刊行。丁丙辑刊《当归草堂医学丛书》	
1879		五年	朱载扬撰《麻症集成》刊行	
1880		六年	黄维翰著《白喉辨证》	
1881		七年	戴心田撰《临证指南方歌》。赵彦晖著《存存斋医话稿》	
1882		八年	吴尚先著《杨州存济堂药局膏药方》。雷丰著《时病论》。李纪方撰《白喉全生集》。程芝田著《医法心传》	

公元	朝代	年号	学术著作	备注
1883		九年	费伯雄著《食鉴本草》。金冶田传、雷丰编《灸法秘传》	
1884		十年	莫文泉著《经方例释》。唐宗海著《血证论》刊行	
1885		十一年	汪宏撰《神农本草经集解》。王闿运著《神农本草》。戈颂平著《神农本草经指归》	
1887		十三年	张秉成著《本草便读》。程曦著《医家四要》	
1888		十四年	叶桂撰、张振家参校《叶天晚年方案真本》刊行。张振鋆著《厘正按摩要术》	
1889		十五年	张光裕撰《桂考》	
1890		十六年	叶霖著《痧疹辑要》。郑宫应著《中外卫生要旨》。刘廷桢著《中西骨格辨正》。邵同珍撰《医易一理》	
1891		十七年	朱兰台著《疫证治例》。耐修子著《白喉治法忌表抉微》。周学海著《增辑内经本义》《诊家直诀》《脉义简摩》《脉简补义》。赵濂撰《伤科大成》	
1982		十八年	唐宗海著《中西汇通医经精义》《金匮要略浅注补正》《伤寒论浅注补正》，《中西汇通医书五种》初刊。马文植著《外科传薪集》。朱沛文著《华洋脏象约纂》	
1893		十九年	唐宗海撰《本草问答》。孙诒让著《札迻》	
1894		二十年	梁玉瑜著《舌鉴辨正》。姜衍泽堂编《姜衍泽堂发记丸散膏丹录》。周学海著《形色外诊简摩》。余景和撰《外证医案汇编》	
1895		二十一年	叶霖著《难经正义》。郑奋扬增订《鼠疫约编》。罗汝兰著《鼠疫汇编》。金有恒撰《金子久医案》	
1896		二十二年	周学海著《辨脉平脉章句》	

公元	朝代	年号	学术著作	备注
1898		二十四年	刘恒瑞著《察舌辨证新法》。周学海著《读书随笔》	
1899		二十五年	梁玉池著《救疫全生篇》刊行。刘仲衡撰《中西汇参铜人图说》。张大爔著、柳宝诒评注《爱庐医案》	
1900		二十六年	林庆铨等编《时疫辨》刊行。张羽中著《跌打损伤全书》。柳宝诒著《温热逢源》《柳选四家医案》。陈葆善撰《燥气总论》。莫文泉著《神农本草经校注》。高思敬撰《外科医镜》《五脏六腑图说》	
1902		二十八年	陈虬著《瘟疫霍乱答门》。毛祥麟撰《对山医话》	
1903		二十九年	张士骧著《雪雅堂医案》。于鬯著《内经素问校正》，约成书于1903~1908年	
1904		三十年	周岩著《本草思辨录》。张秉成撰《成方便读》。黄皖著《救伤集成解毒集成》。顾文垣编《顾雨田医案》抄本。曹存心编《继志堂医案》初刊	
1905		三十一年	周学海著《伤寒补例》。贺龙骧撰《女丹合编》。周憬著《卫生简易方》	
1906		三十二年	徐鹤著《伤暑论》。王有忠撰《中西汇参医学图说》	
1907		三十三年	何炳元著《新医案必读》	
1908		三十四年	无名氏著《中西汇参医学》	
1909	清　溥仪	宣统六年	丁福保撰《内经统论难经通论》。张锡纯著《医学衷中参西录》《处方学》	
1910		二年	北平药行商会编《北平药行商会丸散目录》。丁福保著《中西医方汇通》。余德壎撰《鼠疫抉微》。郁闻尧著《鼠疫良方汇编》。贺季衡编《贺季衡医案》	
1911		三年	余德壎著《疫证集说》。不退和尚辑录《少林秘传》。周学海编《周氏医学丛书》刊行。张山雷著《脉学正义》	